FRAUEN HANDBUCH DER HOMÖOPATHIE

Dr. Andrew Lockie - Dr. Nicola Geddes

FRAUEN HANDBUCH DER HOMÖOPATHIE

Körperliche und seelische Störungen erkennen, behandeln, dauerhaft heilen

Aus dem Englischen übersetzt und für die deutsche Ausgabe bearbeitet von Margaret Minker

Bechtermünz Verlag

Genehmigte Lizenzausgabe für
Weltbild Verlag GmbH, Augsburg 2000

Titel der englischen Originalausgabe:
The Women's Guide to Homeopathy
Penguin Books Ltd., London 1992

Lektorat: Sophie von Lenthe
Umschlaggestaltung: ARTelier für Grafik & Werbung, München
Typographische Gestaltung: Martina Eisele
Produktion: Peter Karg-Cordes
Satz: Stefan Elsberger, Renate Hausdorf,
Dorle Matussek
Gesamtherstellung: Wiener Verlag GmbH, Himberg bei Wien
Printed in Austria
ISBN 3-8289-1842-5

Für M., der den Samen säte,
der nun zu einem Wald heranwächst
(A. L.)

Für meine Eltern und den Förster
(N. G.)

Inhalt

Teil 3 Ernährung

Teil 4 Anhang

Danksagungen

Die Autoren möchten Alleysa Wint für die Erlaubnis danken, ihre Anmerkungen über die Entbindung, leicht gekürzt, abzudrucken; darüber hinaus geht unser Dank an Michael Thomson für seine wertvolle Hilfe beim Durchforsten des MacRepertory (des Großen Repertoriums), die uns Stunden der Frustration ersparte; an Kate Theobald für ihre Ratschläge zur Einführung; an Margaret Royle für ihre Informationen zur Alexander-Technik; an Barbara Lockie für ihre unschätzbaren Recherchen; an Sandra Dawn für ihre Materialien zur Schönheitspflege; an Lesley Holloway für das Eingeben von Gedanken in den Computer; an Chris, Marjorie, Clare und Jackie dafür, daß sie die Praxis stets am Laufen hielten; an G.M.B. für die Informationen zum Thema Sehnenscheidenentzündung; sowie an Pam Dix für ihr Verständnis und ihr aufmerksames Beachten von Details.

Dr. Lockie dankt außerdem David, Kirsty, Alastair und Sandy für ihre Hilfe, Ermutigung und Geduld, Keith Taylor für seinen Rat hinsichtlich einiger Probleme beim Strukturieren des Buchs, sowie Dr. Nuria Booth, Dr. Michael Callender, Dr. David Curtin, Christopher Sutton und Dr. Jane Winfield für ihre hilfreichen Kommentare und Anregungen.

Gedankt sei außerdem den Hömoopathie-Experten der Karl-und-Veronica-Carstens-Stiftung, dem Förderverein Natur und Medizin e. V. in Essen sowie Herrn Oliver Müller, Homöopathie-Forum e. V., Gauting, Frau Dr. Sabine Niederle von der Deutschen Homöopathie Union Karlsruhe und auch den Fachleuten der Deutschen Angestellten-Krankenkasse Hamburg für die überaus wertvollen Hinweise bei der Bearbeitung der deutschen Ausgabe.

Vorwort

Im weiblichen Lebenszyklus gibt es immer wieder körperliche und seelische Herausforderungen, mit denen eine Frau umgehen muß. Diese können mit bestimmten Lebensumständen zusammenhängen, oder sie finden ihre Ursache in der biologischen Möglichkeit der Frau, Kinder zu gebären, also im weiblichen Monatszyklus. Wir haben versucht, sowohl Krankheitsbilder – wie zum Beispiel Gewichtsprobleme und Eßstörungen oder das prämenstruelle Syndrom – als auch besondere Ereignisse im Leben einer Frau – wie Schwangerschaft und Geburt –, in diesem Buch zusammenzufassen und zu zeigen, wie man diesen „Wechselfällen des Lebens" mit Hilfe der Homöopathie begegnen kann.

In der Adoleszenz gibt es zum Glück nur selten größere gesundheitliche Probleme, auch wenn diese Zeit des Heranwachsens für junge Frauen, die sich mit ihrer neuentdeckten Sexualität auseinandersetzen und ihren Platz in der Welt definieren müssen, ein äußerst turbulenter Lebensabschnitt ist. Den individuellen Problemen, die diese Veränderungen mit sich bringen, kann man oftmals nur schwer begegnen. Wir hoffen, daß dieses Buch – etwa die Ausführungen über Erröten, Schüchternheit, Akne – helfen kann, solche Herausforderungen zu meistern.

Frauen zwischen zwanzig und dreißig sehen sich meist mit der schweren Aufgabe konfrontiert, einen guten Arbeitsplatz zu ergattern und beruflich Karriere zu machen. Zu den typischen medizinischen Problemen dieses Lebensabschnitts gehören beispielsweise das prämenstruelle Syndrom sowie Hautausschläge, Blasenentzündungen und das Chronische Müdigkeits-Syndrom.

Wenn Sie ein Baby bekommen sind überaus große Veränderungen und Anpassungen notwendig, vor allem dann, wenn Sie bisher ausschließlich damit beschäftigt waren, beruflich weiterzukommen. Eine Schwangerschaft hat ebenso dramatische Auswirkungen wie die Pubertät. Viele Frauen empfinden Schwangerschaft und Geburt als zutiefst befriedigend, und sie sind in glücklichem Einklang mit ihrem sich verändernden Körper. Falls Sie sich jedoch Sorgen machen oder ungute Gefühle irgendwelcher Art mit dem Schwangersein verbinden sollten, lesen Sie bitte die Kapitel über Fruchtbarkeit und Schwangerschaft, Entbindung und Probleme nach der Geburt.

Eine ganz neue Erfahrung ist es dann wiederum, Kinder großzuziehen. Eine der schwierigsten Aufgaben wird dabei sein – sobald Sie sich erst einmal soweit von schlaflosen Nächten erholt haben, daß Sie wieder klar denken können – mit dem scheinbaren Verlust Ihrer Konzentrationsfähigkeit umzugehen. Diese geht jedoch meistens nicht verloren; vielmehr benötigen Sie jetzt andere Fähigkeiten, sich zu konzentrieren, als zuvor. Bei Ihrer Arbeit konnten Sie sich in der Regel mit voller Kraft auf eine Sache zur gleichen Zeit konzentrieren. Als Mutter und Hausfrau – vielleicht sind Sie außerdem berufstätig – müssen Sie ganz unterschiedliche Dinge gleichzeitig im Auge behalten, ohne sich jedoch allzusehr im einzelnen mit ihnen beschäftigen zu können. Wir hoffen, die Abschnitte über Ermüdung, Streß und Kleinkinder sind dabei für Sie eine Hilfe.

Falls Sie sich dazu entschieden haben, zuhause zu bleiben, solange Ihre Kinder noch klein sind, gibt es später vielleicht Probleme mit dem Wiedereinstieg ins Berufsleben, ob Sie nun teilzeit oder ganztags arbeiten. Zwar haben Frauen heute insgesamt mehr Möglichkeiten als früher, ins Arbeitsleben zurückzukehren und mit Männern auf mehr oder weniger gleicher Ebene zu konkurrieren; doch immer noch müssen die Kinder versorgt, muß der Haushalt in Ordnung gehalten werden, ob mit oder ohne Partner, der bereit wäre, mit anzupacken. Ein großer Teil dessen, was berufstätige Mütter so unter Druck setzt, rührt daher, daß sie an furchtbar viele Dinge gleichzeitig denken müssen – was viele Männer allerdings immer noch nicht zur Genüge anerkennen. Dieser Konflikt kann nur dadurch gelöst werden, daß die gesellschaftliche Einstellung dazu sowie das Arbeitsleben sich insgesamt entsprechend verändern; homöopathische Behandlungen – vor allem die konstitutionellen – können Frauen jedoch immerhin dazu verhelfen, voll über ihr vorhandenes Kräftepotential zu verfügen.

In den Wechseljahren schließlich und danach verlangsamt sich der Stoffwechsel; Sie nehmen an Gewicht zu, die Haut verliert ihre Elastizität, und es zeigen sich Falten. Denken Sie aber daran:

Der Teil Ihrer selbst, den Sie „ich" nennen, bleibt immer unverändert; er ruht friedvoll tief in Ihrem Innern. Es mag Ihnen vielleicht schwerfallen, die äußerlichen Veränderungen, mit denen eventuell auch Veränderungen Ihres Selbstbilds verbunden sind, in der richtigen Perspektive zu sehen. Um in Form zu bleiben, ist es wichtig, mehr für gesunde Ernährung und regelmäßige Bewegung zu sorgen. Wenn Sie aber mit sich selbst im reinen sind, strahlt das aus Ihnen heraus und ermöglicht es Ihnen, in Würde alt zu werden. Wir hoffen, die Abschnitte über die Wechseljahre und über Haut, Haare und Nägel können Ihnen dabei nützen.

Natürlich haben wir uns in diesem Buch nicht auf Erkrankungen und Beschwerden beschränkt, die ausschließlich Frauen betreffen. Unter „Weitere Beschwerden von A bis Z" finden Sie beispielsweise Kopfschmerzen, Krampfadern, Gallensteine und Verstopfung. Das sind Symptome, die selbstverständlich auch bei Männern auftreten. Wir haben uns bei der Auswahl von den Problemen leiten lassen, von denen Frauen, denen wir in der Praxis begegnen, am häufigsten betroffen sind. So haben wir beispielsweise auch ein Kapitel über Säuglinge und Kleinkinder aufgenommen, weil wir der Ansicht sind, daß Probleme der Babies unmittelbar nach der Geburt im Grunde Probleme der Mutter sind.

Das vorliegende Buch zeigt Ihnen, wie Sie sich bei leichteren Beschwerden und Unfällen selbst helfen können und auch, wann Sie mit der Behandlung aufhören können.

Es soll Sie auch in schwierigen Situationen unterstützen, indem es Ihnen Informationen an die Hand gibt, wen Sie wann um Rat und Hilfe bitten können, zu welchem Zeitpunkt Sie das tun sollten und was Sie selbst noch unternehmen können, während Sie auf Hilfe von außen warten.

Auf eines möchten wir Sie jedoch hinweisen: Homöopathische Mittel können in der Tat bei vielen spezifischen und unspezifischen Beschwerden und Befindlichkeitsstörungen helfen. Ihre Wirkungen halten jedoch nur kurzfristig an, wenn nicht auch die Ernährung, die Bewegung sowie geistige und seelische Faktoren gemeinsam darauf ausgerichtet werden, die Vitalität zu stärken.

Und zum Schluß: Bitte vergessen Sie bei alledem niemals, daß ein Buch nie einen guten Arzt oder eine gute Ärztin wirklich ersetzen kann. Sollten Sie also irgendwann einmal an die Grenzen der Selbstbehandlung stoßen oder irgendwelche Zweifel hegen: *Gehen Sie zum Arzt!*

Im übrigen hoffen wir, daß Ihnen dieses Buch als ständiger Begleiter in vielen Lebenslagen eine Hilfe ist.

Teil 1

Einführung

Grundlagen der Homöopathie

Was ist Homöopathie?

Ähnliches mit Ähnlichem heilen

Homöopathie ist eine außergewöhnlich sichere, nebenwirkungsarme Therapiemethode, bei der das Individuum als Ganzes behandelt wird. Sie dient gleichermaßen der Erhaltung der Gesundheit als auch der Wiederherstellung der Gesundheit im Krankheitsfall, und wie jegliche Art von Medizin – selbst solche, bei der starke Medikamente und High-Tech-Operationen im Vordergrund stehen – setzt sie auf die körpereigenen Selbstregulations- und Selbstheilungskräfte, um ihre Wirkungen voll zu entfalten. Die Homöopathie hat, seit sie vor rund 200 Jahren entwickelt wurde, schon Millionen Menschen jeden Alters, die unter ganz unterschiedlichen Lebensbedingungen in allen Ländern der Erde leben und gelebt haben, geholfen.

Das Wort Homöopathie wurde aus zwei altgriechischen Wörtern gebildet: *homoion*, das bedeutet „ein Ähnliches oder ein Gleiches", und *pathos*, das heißt „Leiden". Ein homöopathisches Mittel ist eine Substanz, die beim gesunden Menschen die gleichen Symptome hervorruft wie diejenigen, an denen der kranke Mensch leidet, dem sie helfen soll: Sie provoziert den Körper dazu, diese Krankheitssymptome abzuschütteln. „Ähnliches möge mit Ähnlichem geheilt werden" – auf lateinisch: *similia similibus curantur* – lautet der Grundsatz homöopathischer Heilmittel, die sogenannte Ähnlichkeitsregel. Den Gegensatz dazu bildet die sogenannte Allopathie (von griechisch *allos*, „das Andere"); sie wird definiert als ein therapeutisches System, das Krankheiten kurieren soll, indem es den Körper durch bestimmte Mittel in einen Zustand versetzt, der mit dem jeweiligen Leiden unvereinbar bzw. ihm entgegengesetzt ist. Die Vorstellung, Heilmittel und Symptome könnten in bestimmten Charakteristika übereinstimmen und derart miteinander in Wechselwirkung treten, daß die Krankheit dadurch zum Verschwinden gebracht wird (was ja den logischen Gedanken impliziert, zwei gleichartige Zustände des Unwohlbefindens könnten nicht gleichzeitig im selben Körper existieren), war auch vor zweihundert Jahren durchaus nichts Neues. Die große Errungenschaft des deutschen Arztes Samuel Hahnemann, des Begründers der Homöopathie, bestand darin, daß er systematisch alle der damals gebräuchlichen Heilmittel studierte – und großenteils an sich selbst erprobte –, ihre Auswirkungen auf gesunde Menschen exakt notierte und schließlich anhand dieser selbsterworbenen Kenntnisse Mittel auswählte, die kranken Menschen auf sehr spezifische und sichere (das heißt, nicht oder kaum mit Nebenwirkungen behaftete) Weise zu helfen vermochten. Das war revolutionär zu einer Zeit, in der medizinische Mittel ziemlich wahllos verordnet wurden, dazu oft auch noch in Mengen, die den Körper vergifteten.

Homöopathie ist eine naturnahe Heilmethode – sie sucht die Natur zu unterstützen, statt sie zu unterdrücken, und sie fördert die körpereigenen Heilkräfte, statt sie zu schwächen. Die „Krankheit" wird dabei nicht bloß gleichgesetzt mit einer Virus- oder Bakterieninfektion: Viren und Bakterien sind lediglich Mikroorganismen, die sich einschleichen können, wenn die Abwehrkräfte des Menschen erlahmen. Auch die Entdeckung ganzer Heerscharen von Mikroorganismen seit Hahnemanns Zeiten hat nicht an dieser fundamentalen Wahrheit rütteln können. Das Fieber, die Entzündung, der Durchfall, das Kopfweh – all das ist nicht etwa die Krankheit selbst, sondern ein Versuch des Körpers, zur Normalität zurückzufinden. Für Menschen, die in dem Glauben aufgewachsen sind, sowohl die Krankheitsattacke als auch die Heilung käme stets von außerhalb des Körpers, mag es nicht ganz einfach sein, sich mit dieser Vorstellung anzufreunden; von humanistischen Ärzten wurden solche Ideen jedoch stets, schon zu Hippokrates' Zeiten, vertreten.

Jedes Individuum ist einzigartig

Ein weiterer Grundsatz der naturnahen – und daher auch der homöopathischen – Philosophie des Heilens lautet: Jedes Individuum ist einzigartig; keine Person gleicht genau der anderen. Das gleiche Mittel, die gleiche Ernährungsweise, der gleiche Rat helfen nicht notwendigerweise allen Menschen mit dem gleichen Leiden. Ja, es existiert noch nicht einmal so etwas wie das „gleiche Leiden“: Eine ganz bestimmte Krebserkrankung verläuft bei einer Person zum Beispiel so, bei der nächsten jedoch ganz anders. Die Homöopathie ist demnach das flexibelste aller Heilmittelsysteme überhaupt, wie dieses Buch noch zeigen wird. Das effektivste Homöopathikum ist stets dasjenige, das drei Dingen gerecht wird: den körperlichen Symptomen, den geistigen und seelischen Symptomen und den allgemeinen Empfindlichkeiten der jeweiligen Person. Es muß außerdem in der kleinstmöglichen Dosis über eine kürzestmögliche Zeitspanne eingenommen werden.

Sollte die Homöopathie Ihr bevorzugtes Heilverfahren werden – oder schon sein –, so werden Sie wahrscheinlich von Zeit zu Zeit auch eine erfahrene homöopathische Fachkraft konsultieren wollen. Es ist auch tatsächlich das beste, wenn deren Kenntnisse Ihre eigenen ergänzen und in die richtige Richtung lenken. Das Ziel dieses Buches ist es, Sie in die Lage zu versetzen, bei bereits diagnostizierten Leiden und Beschwerden vernünftig vorzugehen. Darüber hinaus ist es Ihnen dabei behilflich, Homöopathika bei Symptomen richtig einzusetzen, die insgesamt kein klares, diagnostizierbares Beschwerdebild ergeben – Symptome, wie sie praktische Ärzte und Ärztinnen so häufig vorfinden und so selten erfolgreich behandeln können.

Homöopathie ist im übrigen ein sehr rationales Behandlungskonzept. Wenn Ihre Selbstheilungskräfte durch eine ungesunde Ernährungsweise, schlechte Lebensgewohnheiten, destruktive Gefühle und Streß blockiert sind, können Homöopathika allein logischerweise nur begrenzten Erfolg haben. Wenn Sie dann einen Homöopathen oder eine Homöopathin aufsuchen, wird er oder sie wahrscheinlich zuerst einmal empfehlen, daß Sie Veränderungen in Ihrer Lebensführung vornehmen, bevor Ihnen irgendwelche Homöopathika verordnet werden. Die Homöopathie ist nicht für jene gedacht, die immer nur einfache, rasch wirksame Mittel gegen ihre Beschwerden erhoffen, auch wenn sie bei akuten Erkrankungen oft sehr schnell Hilfe bringen kann. Sie setzt voraus, daß Sie sich sorgfältig selbst beobachten und den Willen haben, eine einmal angefangene Therapie auch zu Ende zu führen. Sie gewinnen dabei größere Vitalität und stärkere Widerstandskräfte in gesunden wie in kranken Tagen.

Die Anfänge der Homöopathie

Der „Vater“ der Homöopathie war Dr. med. Christian Friedrich Samuel Hahnemann, der am 10. April 1755 in Meißen geboren wurde. Obwohl er aus eher bescheidenen Familienverhältnissen kam – sein Vater arbeitete als Porzellanmaler in einer Meißener Manufaktur – erhielt er eine gute Ausbildung, sprach acht Sprachen fließend und studierte Chemie sowie Medizin. Schließlich ließ er sich als praktischer Arzt nieder. Die allseits akzeptierten medizinischen Usancen jener Tage – dazu gehörten der exzessive Gebrauch von Klistieren, Aderlässe sowie das großzügige Verschreiben von Medikamenten, die mehr Schaden als Nutzen anrichteten – nagten jedoch an seinem Gewissen, und ein paar Jahre später verdiente er sein Brot lieber mit Übersetzungen als mit der Ausübung der ärztlichen Kunst.

Als Hahnemann eine Abhandlung über Heilkräuter übersetzte – *Materia Medica*, verfaßt von einem bekannten schottischen Pharmakologen namens Dr. William Cullen aus Edinburgh –, wurde schließlich der Same gesät, der sich später zu einem ganzen medizinischen System auswachsen sollte. Cullen berichtete nämlich, daß Chinin, eine adstringierende Substanz aus der Rinde des Cinchonabaums (*Cinchona calisaya*), eben deswegen sich so hervorragend für die Behandlung des Wechselfiebers (der Malaria) eigne, weil sie adstringierend, also zusammenziehend wirke. Warum aber, fragte sich Hahnemann, sollte wohl ausgerechnet das Chinin bei Malaria wirken, wo doch andere, weitaus stärkere Adstringenzien keineswegs halfen? Er beschloß, der Sache auf den Grund zu gehen. Mehrere Tage lang nahm er selbst Chininrindenextrakt ein und notierte detailliert alle Symptome, die dabei auftraten. Offenbar rief Chinin bei einer gesunden Person, wie er es war, alle Anzeichen der Malaria hervor – Fieber, Schweißausbrüche, Schüttelfrost, Schwächeanfälle. Sollte das etwa der Grund dafür sein, weshalb es gegen Malaria half?

Hahnemanns Arzneimittelprüfungen

Fasziniert wiederholte Hahnemann den Chinintest, den er als „Arzneimittelprüfung“ bezeichnete, an Familienangehörigen und Bekannten, die sich als Freiwillige zur Verfügung stellten, und schrieb gewissenhaft jede Einzelheit ihrer Reaktionen nieder. Dann wandte er sich anderen weithin gebräuchlichen Substanzen zu, etwa Arsen,

Belladonna und Quecksilber. Die Menschen, an denen er seine Arzneimittelprüfungen vornahm, mußten strengen Kriterien entsprechen: Sie hatten körperlich und geistig bei bester Gesundheit zu sein; sie durften nichts essen oder trinken, was die Resultate hätte verfälschen können, etwa Alkohol, Tee, Kaffee oder stark gewürzte Speisen, und sie mußten während der Versuchsphase allen „störenden Leidenschaften" entsagen.
Hahnemann fand heraus, daß die Reaktionen der Versuchspersonen sich ziemlich voneinander unterschieden. Manche reagierten auf eine bestimmte Substanz nur mit ein oder zwei vergleichsweise geringfügigen Symptomen, wohingegen andere auf die gleiche Substanz heftige Reaktionen zeigten und vielfältige Symptome entwickelten. Die für eine Substanz besonders typischen Zeichen nannte er „Leitsymptome" oder „Symptome ersten Grades". „Symptome zweiten Grades" hießen diejenigen, die weniger häufig vorkamen, und „Symptome dritten Grades" waren seltene oder außergewöhnliche. Zusammengenommen ergaben sie ein sogenanntes Arzneimittelbild der jeweiligen Substanz.
Von den Ergebnissen seiner Arzneimittelprüfungen ausgehend, erprobte Hahnemann verschiedene Substanzen schließlich an kranken Menschen. Zuvor jedoch befragte er sie sehr ausgiebig nach ihren Symptomen sowie nach ihrem allgemeinen Gesundheitszustand, ihren Lebensgewohnheiten und -einstellungen; außerdem führte er eine gründliche körperliche Untersuchung durch. Aus den Befragungen und Untersuchungen ergab sich für ihn dann das, was er „individuelles Krankheitsbild" nannte; daraufhin verschrieb er diejenige Substanz, deren Arzneimittelbild den beobachteten und geschilderten Symptomen am allernächsten kam. Je größer die Übereinstimmung, desto größer war auch der Erfolg der Behandlung. Was er schon bei seinen frühen Versuchen mit der Chinarinde vermutet hatte, bewahrheitete sich in der Tat: Ein Heilmittel und eine Krankheit, die die gleichen Symptome hervorrufen, löschen einander auf irgendeine, noch unerforschte Weise aus. Der Grundsatz „Ähnliches möge mit Ähnlichem geheilt werden" erwies sich als richtig. In seiner ersten Abhandlung zum Thema, *Versuch über ein neues Prinzip zur Auffindung der Heilkräfte der Arzneisubstanzen*, die er 1796 in der damals sehr bekannten Ärztezeitschrift *Hufelands Journal* veröffentlichte, konstatierte er: „Man sollte die Natur nachahmen, die eine chronische Krankheit manchmal durch eine zusätzliche Krankheit zu heilen vermag. Man sollte angesichts der zu heilenden Krankheit, vor allem, wenn es sich um eine chronische handelt, dasjenige Mittel anwenden, welches eine solche künstlich hervorgerufene Krankheit zu simulieren in der Lage ist, und zwar eine, die der ersteren so ähnlich wie möglich sei, und diese wird dadurch geheilt werden ..." Und er gab diesem neuen Behandlungsprinzip den Namen „Homöopathie".

Die sogenannte Verschüttelung

Damit hatte die Geschichte jedoch noch keineswegs ein Ende. Zu Hahnemanns Bestürzung berichteten einige seiner Patienten, ihre Symptome seien erst einmal erheblich schlimmer geworden, bevor eine Besserung eintrat. Um solche „Erstverschlimmerungen", wie er das Phänomen nannte, zu verhüten, begann Hahnemann damit, seine Mittel zu verdünnen. Zunächst verfertigte er eine sogenannte Ur- oder Reintinktur der jeweiligen Substanz, indem er sie in ein Lösungsmittel – gewöhnlich reinen Alkohol – gab und einen Monat lang stehen ließ. Dann filterte er die Flüssigkeit, die Urtinktur, ab. Anschließend mischte er einem Tropfen der Urtinktur 99 Tropfen Weingeist hinzu, verdünnte also um den Faktor 1 : 100. Um beide Flüssigkeiten gut miteinander zu vermischen, „verschüttelte" er die Mixtur, indem er den Behälter eine bestimmte Zeit lang regelmäßig auf eine harte Unterlage prallen ließ. Dieser Verdünnungs- und Verschüttelungsprozeß konnte beliebig oft wiederholt werden; jede weitere Verdünnung enthielt dann nur noch ein Hundertstel der Urtinktur-Verdünnung aus der vorhergehenden Mischung. War die jeweilige Substanz unlöslich, bediente er sich der Trituration (Verreibung), das heißt, die Substanz wurde aufs feinste zerrieben und mit reinem Milchzucker als Trägersubstanz vermischt, oder aber er stellte die sogenannten Streukügelchen (Globuli) her, die aus reinem Milchzucker bestanden und auf die er die Urtinktur im Verhältnis 1 : 100 aufträufelte. Diese Kügelchen wurden anschließend getrocknet.
Zu Hahnemanns großer Überraschung gab es bei derart verdünnten Mitteln nicht nur keine Erstverschlimmerungen mehr, sondern sie schienen auch weitaus rascher und effektiver zu wirken. Paradoxerweise waren sie zwar schwächer, doch

potenter als zuvor. Der Prozeß der Verdünnung und Verschüttelung „potenzierte" offenbar die Ursubstanz in einer Weise, die nur schwer zu erklären ist.

Herstellung und Wirkung von homöopathischen Mitteln

In England und Frankreich sind die meisten Homöopathika heute noch vorrangig in sogenannten Hunderterpotenzen (Centesimalpotenzen, abgekürzt C) erhältlich, wie sie auch Hahnemann selbst zumeist verwendete; das heißt also, in sukzessiven Verdünnungen (Potenzierungen) um den Faktor 100. In Deutschland wird hingegen häufig mit Dezimalpotenzen (abgekürzt D) gearbeitet, also Verdünnungen um den Faktor 10; auch triturierte Ursubstanzen sind erhältlich. In diesem Buch wird für die meisten akuten bzw. vorübergehenden Beschwerden die Potenz C6 empfohlen, die Potenz C30 hingegen bei chronischen Erkrankungen oder auch in Notfällen. C6 bedeutet, daß das Mittel sechsmal um den Faktor 100 verdünnt und verschüttelt wurde; C30 heißt, daß es dreißigmal um den Faktor 100 verdünnt wurde. In der Homöopathie bedeutet das, daß Mittel mit der Potenz C30 um ein Vielfaches potenter, also wirksamer sind als Niedrigpotenzen, auch wenn sie nur noch sehr wenige Moleküle der ursprünglichen Heilsubstanz enthalten. Einige homöopathisch aufbereitete Arzneimittel – häufig sogenannte Komplexmittel, also Mischpräparate aus mehreren homöopathischen Einzelmitteln – sind in den meisten Apotheken sofort erhältlich oder können kurzfristig hergestellt werden.

Viele gebräuchliche Homöopathika werden als Globuli, also Streukügelchen aus Milchzucker angeboten, die mit der potenzierten Tinktur getränkt wurden; sie müssen im Mund behalten werden, bis sie sich auflösen (empfehlenswert, wenn man keinen Alkohol zu sich nehmen darf). Andere sind in Form von Tropfen erhältlich, die entweder direkt auf die Zunge geträufelt werden müssen (empfehlenswert, falls man gegen Milchzucker = Laktose allergisch ist) oder auf Laktosekügelchen. Daneben gibt es die Triturationen (Verreibungen) in Form von Laktosepulver, festgepreßten Tabletten ohne weitere Bindemittel, als Cremes oder Salben; einige Präparate werden auch als Injektionen und neuerdings als Trinkampullen angeboten. Dilutionen (Tropfen) sind die am häufigsten verwendete Darreichungsform; Injektionen dürfen nur von qualifizierten Fachkräften für Homöopathie verabreicht werden. Wie Sie eine homöopathische Hausapotheke zusammenstellen können, erfahren Sie auf Seite 29.

Bevor wir jedoch zu Hahnemanns Arbeiten zurückkehren, müssen wir auf eines hinweisen: So etwas wie ein „homöopathisches Medikament" gibt es eigentlich nicht. Ein Mittel kann zwar durch kontinuierliches Verdünnen und Verschütteln und genau nach den Richtlinien des Deutschen Homöopathischen Arzneibuchs homöopathisch aufbereitet werden, homöopathisch *wirken* wird es jedoch nur dann, wenn sein Arzneimittelbild so genau wie möglich mit dem individuellen Krankheitsbild der Person übereinstimmt, die es einnimmt. Hierin liegt denn auch die große Kunst homöopathischer Verschreibungen. Ein x-beliebiges, in der Apotheke frei verkäufliches Produkt fällt einer an schlimmem Heuschnupfen leidenden Patientin vielleicht ins Auge, weil groß darauf steht „Gegen Heuschnupfen", und es kann ihr sogar helfen – aber das ist dann lediglich purer Zufall. Viel sicherer ist der Weg zum Heilungserfolg, wenn das Mittel ganz genau danach ausgesucht wurde, ob es zur Konstitution und Persönlichkeit der Heuschnupfenkranken sowie zu den ärgsten Symptomen ihres Leidens paßt. Ein Grundsatz der Homöopathie – und darüber hinaus auch aller anderen Heilkünste – besagt, daß es so etwas wie ein ausschließlich körperliches oder ausschließlich seelisches Leiden nicht gibt. Körper und Seele sind eins. Wer das eine beeinflußt, wirkt stets auch auf das andere ein. Wer das eine unter Streß setzt, tut dies immer auch mit dem anderen. Das Schöne an der Homöopathie ist, daß das ihr zugrundeliegende Verschreibungssystem – auch wenn es sehr komplex erscheint – stets den ganzen Körper und die ganze Seele in Betracht zieht.

Sie können sich leicht vorstellen, mit welcher Verachtung Hahnemanns Zeitgenossen seiner Behauptung begegneten, verdünnte und daher schwächere Mittel hätten stärkere Wirkungen. Das lief – und läuft noch heute – allen Grundsätzen der klinischen Pharmakologie zuwider. Bleibt denn bei Potenzierungen über die elfte oder die zwölfte Centesimalverdünnung hinaus überhaupt noch ein einziges Molekül der Urtinktur in der Dilution enthalten? Die moderne Physik liefert zwar die Andeutung einer Erklärung dafür, weshalb die Energien der Originalsubstanz auch dann weitervermittelt werden können, wenn die Substanz immer wieder verdünnt und verschüttelt wird. Doch was gab Hahnemann vor zweihundert Jahren seinen Kritikern zur Antwort? Eins ist gewiß: Damals wie heute waren die Heilerfolge, die mit Homöopathie erzielbar sind, sehr real. Sie können nicht hinweggeleugnet werden, nur weil der Wirkmechanismus noch nicht in allen Einzelheiten erklärbar ist.

Die Vitalkraft

Als Chemiker wußte Hahnemann, daß seine potenzierten Homöopathika, welches Wirkprinzip ihnen auch immer innewohnen mochte, dieses nur in unendlich winzigen Spuren enthalten konnte. Und doch reichte diese winzig kleine Spur aus, um starke Wirkungen hervorzurufen. Auf irgendeiner Ebene des Körpers, so folgerte er, mußte es etwas geben, das auf diese winzigen Reize ansprach, ein äußerst subtiles Etwas, das in der Lage war, das Befinden von Krankheit auf Gesundheit umzuschalten und umgekehrt. Er nannte dieses Etwas die „Vitalkraft" oder Lebenskraft.

Diese Kraft war es, die dafür verantwortlich war, daß der Körper normalerweise gut, also auf gesunde Art funktionierte, und seine Abwehrkräfte in Schwung hielt. Hahnemann stellte sich die Vitalkraft tatsächlich als eine Art elektromagnetischer Energie oder Schwingung vor. Wurde diese den ganzen Menschen durchziehende Energie in irgendeiner Form gestört bzw. durch Streß, schlechte Ernährung, Bewegungsmangel, angeborene Konstitutionsprobleme, Klimawechsel oder etwas dergleichen durcheinandergebracht, so war Krankheit die Folge. Die Symptome der jeweiligen Krankheit drückten den Versuch des Körpers (und der Seele) aus, die Ordnung wiederherzustellen.

Die meisten Beschwerden, mit denen die Ärzteschaft sich konfrontiert sieht, sind „akut" – sie setzen ziemlich rasch ein, verlaufen einigermaßen vorhersagbar und hören irgendwann wieder auf, ob mit oder ohne Behandlung. Hahnemanns Rechtfertigung, in solchen Fällen überhaupt Homöopathika zu verschreiben, bestand darin, daß sie die Heilung beschleunigen konnten. Die Vitalkraft, zeitweilig unterdrückt, kehrte vielfach mit doppelter Stärke zurück. Hahnemann entdeckte, daß bei Ausbrüchen akuter Infektionen – beispielsweise der Masern –, deren Leitsymptome sich bei den meisten Menschen gewöhnlich stark ähneln, den Kranken auch routinemäßig das gleiche Mittel verschrieben werden konnte. Er verordnete es dann darüber hinaus auch als Mittel zur Prävention (Krankheitsvorbeugung).

Im Gegensatz dazu stellen „chronische", also langdauernde Krankheiten, nichts anderes dar als kleine Siege und dann wieder Kapitulationen der Vitalkraft. Auch wenn es nach Rückfällen immer wieder aufwärts zu gehen scheint, ist die gesamte Tendenz doch eher rückläufig: Es geht den Kranken im Lauf der Zeit immer schlechter. In seinen Schriften verglich Hahnemann diesen Prozeß mit einem sich dahinschleppenden Bürgerkrieg, in dem beide Seiten immer mal wieder eine Schlacht gewinnen und eine verlieren. Unter solchen Umständen hat die Vitalkraft die Unterstützung durch Söldner bitter nötig, das heißt vielmehr, durch ganz präzise ausgewählte homöopathische Arzneien.

Heutzutage sollten wir vielleicht ein weniger kriegerisches Vokabular wählen, um den Geist der Homöopathie in Worte zu fassen. Stellen wir uns also statt dessen einmal vor, die Vitalkraft sei ein Trampolin, und die Streßreize, die uns allen von Zeit zu Zeit zu schaffen machen, seien Steine, die aus großer Höhe und nach dem Zufallsprinzip auf das Trampolin herabstürzen. Ist die Vitalkraft so stark, wie sie sein sollte, hält das Trampolin dem Aufprall der Steine stand, und jeder Brokken, selbst ein ziemlich großer, wird wieder davongeschleudert. Ein homöopathisches Heilmittel trägt lediglich dazu bei, daß die Spannkraft – und damit die Geschwindigkeit des Wegschleuderns – erhöht wird.

Ist die Vitalkraft jedoch schwach und durcheinander, hängt das Trampolin sozusagen durch; es besitzt nicht genügend Spannkraft, um die Steine wegzuschleudern, so daß sie liegenbleiben und schließlich dazu führen, daß das Trampolin noch ärger in den Seilen hängt. Die einzige Art und Weise, in der die Spannkraft sich so erhöhen ließe, daß die Steine weggeschleudert würden, bestünde nun darin, ein sehr viel schwereres Gewicht auf das Trampolin fallen zu lassen, in der Hoffnung, es würde dann doch noch einmal so viel Elastizität aufbieten können, um die Steine samt dem schweren Objekt abzuschütteln. Das beschreibt ungefähr, was homöopathische Mittel bei chronischen Erkrankungen bewirken: Sie stimulieren die Lebenskraft.

Auch wenn Hahnemann weder über unser heutiges Verständnis des Immunsystems verfügte, die raffinierten Details der Homöostase (des Fließgleichgewichts der Flüssigkeiten im Körper) kannte oder hätte wissen können, daß an Infektionen stets auch Viren, Bakterien und andere Mikroorganismen beteiligt sind, läßt sich die Richtigkeit seiner Intuition, der Mensch müsse eine Eigenschaft oder Energie besitzen, die über Gesundheit und Krankheit entscheidet, doch nicht bestreiten.

Das Miasma

Hahnemann nahm schließlich seine ärztliche Praxis wieder auf, in der er seine neuen homöopathischen Methoden in die Tat umsetzte. Es dauerte jedoch nicht allzulange, bis er feststellten mußte, daß bestimmte Patienten, die er wegen akuter Krankheitszustände behandelt hatte, wieder zu ihm kamen und sich nun über ganz neue Symptomenkomplexe beklagten. Oft, so schien es ihm, hatten diese Beschwerden nach größeren Streßsituationen begonnen. Im Lauf der Jahre wurde er sich darüber klar, daß diese Patienten sich auf einer abwärtsführenden Gesundheitsspirale bewegten, auch wenn es ihnen zwischendurch immer wieder ziemlich gutging. Ob es sich bei ihren akuten Krankheitsausbrüchen wohl um Symptome einer Erkrankung handelte, die allem zugrundelag? Und wenn er nun jeweils nur die Symptome behandelte, unterdrückte er damit nicht bloß dieses tieferliegende Problem, das „Miasma"? Diesen Begriff, der im damaligen Sprachgebrauch neben „Gifthauch" oder „Ansteckungsstoff" auch angeborene oder erworbene Krankheitsanlagen bezeichnete, verwendete Hahnemann, um solche mutmaßlich existierenden Grundstörungen zu beschreiben.
Hahnemann unterschied mehrere solcher Miasmen; von einigen wissen wir heute, daß sie von spezifischen Mikroorganismen ausgelöst werden und tatsächlich immer wieder aufflackernde – und jedes Mal schlimmer werdende – Krankheitsepisoden bewirken können, falls die Kranken nicht rechtzeitig oder inadäquat behandelt werden. Dazu gehörten Syphilis, Gonorrhö, Tuberkulose und Cholera, des weiteren die sogenannte „Psora", die sich charakteristischerweise in Hautpusteln äußerte. Die Errungenschaften der modernen Medizin brachten es mit sich, daß solche infektiösen Krankheiten heute wesentlich seltener geworden sind; das „Miasma-Konzept" ist jedoch nach wie vor nützlich und wird in homöopathischen Kreisen immer wieder diskutiert. Heute wissen wir, daß viele Bakterien und Viren – unter anderem diejenigen, die Masern, Windpocken, echte Grippe und AIDS auslösen – in prädisponierten Personen eine übersteigerte Empfindlichkeit gegenüber allen Arten von Beschwerden auslösen, die mit der Grundkrankheit scheinbar nichts zu tun haben. So liegen sehr vielen Krankheitszuständen, von Migräne bis hin zu Krebs, häufig tiefe Depressionen und Ängste zugrunde. Und auch angeborene Krankheitsanlagen haben oft miasmatischen Charakter. Die Aufgabe der homöopathischen Fachkraft besteht darin, solche Grundstörungen aufzuspüren und sie zu behandeln. Im Zuge seiner gründlichen Forschungen, meist an kranken Menschen, gelang es Hahnemann, homöopathische Mittel zu entwickeln, die offenbar auf dieser tieferliegenden „miasmatischen" Ebene wirkten. Daneben gab er seinen Patienten strikte Anweisungen bezüglich ihrer Ernährung und ihres Lebensstils – keine Parfüms und Duftwässer, kein Zahnpulver, kein Schnupftabak, nur sehr gemäßigtes Pfeiferauchen, keine wollene Unterwäsche, kein übermäßiges Baden, kein Kartenspiel, nur sehr gelegentliche Theaterbesuche, mäßiges Studieren und keinerlei wilde Ritte zu Pferd oder anstrengende Ausfahrten mit der Kutsche.
Die erste Ausgabe des *Organon der rationellen Heilkunst*, die bekannteste und umfassendste aller Schriften Hahnemanns über die Natur der Gesundheit, der Krankheit und des homöopathischen Heilens (meist als *Organon* abgekürzt), erschien im Jahre 1810. Vor seinem Tod im Jahre 1843 überarbeitete er dieses Werk fünfmal, stets auf der Suche nach tieferem Verständnis für die Heilkräfte homöopathischer Arzneien und die Beschaffenheit der Vitalkraft. Heute wird das *Organon* immer noch nachgedruckt.

Die Ausbreitung der Homöopathie

Im Verlauf des 19. Jahrhunderts breiteten sich Hahnemanns Ideen von Deutschland über ganz Europa aus, schließlich auch nach Nord- und Südamerika sowie ostwärts nach Asien. Heutzutage gilt die Homöopathie in vielen Ländern als respektable Heilmethode, vor allem in Deutschland, England, Frankreich, den Niederlanden, Griechenland, Indien (wo sie auch von den staatlichen Gesundheitsbehörden anerkannt und unterstützt wird), Italien, Israel, Südafrika, den Vereinigten Staaten sowie Südamerika; in anderen Ländern mißtraut man ihr allerdings.

In den USA wurde das Feuer der Homöopathie von Dr. Konstantin Hering (geb. 1800) entzündet. Zum einen formulierte er erstmals die „Regeln des Heilens", die im folgenden noch zusammengefaßt werden; zum anderen war er ein Pionier der sogenannten Nosoden, also von homöopathischen Arzneien, die nicht Pflanzen oder Mineralien, sondern kranken Geweben oder Körpersekreten entstammten. Im Jahre 1838 verwendeten er und seine Kollegen beispielsweise ein homöopathisches Präparat aus infizierter Schafmilz, um den Milzbrand zu heilen, damals eine fast sicher tödlich endende Krankheit.

Homöopathische Handbücher und Repertorien

Hahnemann veröffentlichte die Ergebnisse seiner Arzneimittelprüfungen zunächst in mehreren Schriften, die er „Arzneimittelbilder" betitelte. Darin listete er unter jedem Homöopathikum sorgfältig auf, welche Symptome dieses Mittel jeweils bei Gesunden hervorruft. Spätere Forschungen ließen die Zahl dieser Ursubstanzen und dieser -tinkturen auf mehr als 3 000 anschwellen, auch wenn nicht alle auf dieselbe gründliche Art und Weise durchgetestet wurden wie Hahnemanns Originalstoffe.

Die heute erhältlichen homöopathischen Fachhandbücher enthalten nicht nur detaillierte Symptombeschreibungen aus den Arzneimittelprüfungen, sondern auch toxikologische Angaben über die Giftwirkungen sowie Einzelheiten über Symptome, die man in klinischen Versuchen beobachtet hat.

Die meisten der dort beschriebenen Mittel wurden im letzten Jahrhundert beziehungsweise im frühen zwanzigsten Jahrhundert entdeckt. Viele Homöopathen sind sich darüber einig, daß diese Informationen dringend der Aktualisierung bedürfen, damit man feststellen kann, ob sich durch die Umweltbelastungen unseres Jahrhunderts die Reaktionen der Menschen auf homöopathische Mittel in irgendeiner Weise verändert haben. Einiges ist auf diesem Gebiet bereits geschehen – vor allem in England, manchen mitteleuropäischen Ländern und in den USA –, doch es bleibt noch sehr viel zu tun.

Solche Arzneibild-Sammlungen werden dazu benutzt, um festzustellen, welche Symptome das jeweilige Mittel verursacht (also wahrscheinlich auch heilen) kann. Darüber hinaus wurden sogenannte Repertorien oder Arzneisuchtabellen entwickelt. In einem solchen Repertorium findet man eine Reihe von Überschriften, etwa „seelische/geistige Symptome", „Schwindelgefühl", „Symptome im Kopfbereich", „Augensymptome", „Nasenbeschwerden" und so weiter, bis hinunter zu den Zehen. Unter jeder dieser Überschriften steht dann eine Liste von Symptomen, zum Beispiel Schmerzen, Rötung oder Schwellung. Jedem Symptom ist eine Liste all jener Substanzen beigefügt, von denen man weiß, daß sie das jeweilige Symptom auslösen können, außerdem alle Zusatzfaktoren, die dabei vielleicht eine Rolle spielen.

Die homöopathischen Anwendungsregeln

Einige Bereiche der „Regeln des Heilens" wurden von dem Arzt entwickelt, der die Homöopathie in den Vereinigten Staaten etablierte, nämlich Dr. Konstantin Hering. In ihnen wird festgehalten, daß der Heilprozeß immer vom Kopf zu den Füßen abwärts vonstatten geht, von innen nach außen und von den lebenswichtigen Organen hin zu den am wenigsten wichtigen. Die Heilung, heißt es weiter, findet immer in der umgekehrten Reihenfolge statt, in der die Symptome erstmals aufgetreten sind. Ein kranker Mensch wird sich demzufolge zunächst seelisch besser fühlen, bevor die körperlichen Symptome verschwinden, und langdauernde Beschwerden werden länger brauchen, um sich aufzulösen, als kurzfristig aufgetretene.

Weitere „Regeln des Heilens" lauten:

- Leichte Stimuli (Reize) bringen lebende Organismen in Schwung, mittelstarke Stimuli setzen ihnen zu, und starke Stimuli blockieren sie meist oder zerstören sie sogar vollends (Arndtsche Regel).
- Um eine Veränderung herbeizuführen, genügt der kleinstmögliche Anstoß; entscheidend ist dabei jeweils die kleinstmögliche Dosis in manchen Fällen gar eine unendlich kleine.
- Die Vitalkraft produziert funktionelle Symptome, die genau proportional zur Schwere der Störung sind; solche funktionellen Symptome treten auf, bevor sich strukturelle Veränderungen einstellen.

Die Rolle der Homöopathie in der Prävention

Grundsätzlich und zuallererst ist die Homöopathie dazu gedacht, Krankheiten vorzubeugen. Homöopathika machen sich nicht einfach im Organismus breit, rotten Krankheitserreger aus und hinterlassen das Immunsystem in schwächerem Zustand als zuvor. Ganz im Gegenteil. Sie stärken das Immunsystem – und zwar nicht nur die diversen Formen weißer Blutkörperchen, sondern auch Geist und Seele, die diese Immunzellen beeinflussen – derart, daß es rascher und besser reagieren kann und die Krankheit dadurch ferngehalten wird beziehungsweise Rückfälle ausbleiben. Homöopathisch Ausgebildete haben vor allen Dingen gelernt, nach latenten Erkrankungen zu fahnden, noch *bevor* sie sich manifestieren. Wenn ein homöopathischer Arzt oder eine Ärztin ein sogenanntes Konstitutionsmittel verordnen, so soll dieses nicht nur derzeit offenkundige Beschwerden lindern, sondern auch Tendenzen entgegenwirken, die sich noch nicht zu einem medizinisch diagnostizierbaren Leiden verdichtet haben.

Ungeborene im Mutterleib können homöopathisch behandelt werden, um gewisse konstitutionelle Ungleichgewichte auszugleichen, die sie vom Vater oder von der Mutter mitbekommen haben. Homöopathische Behandlungen in der Kindheit verringern die Risiken latenter Schwachstellen, die vielleicht erst später im Leben aktiviert werden: Säuglinge und Kleinkinder, deren Immunsystem erst noch im Wachsen begriffen ist, reagieren ganz ausgezeichnet auf homöopathische Behandlungen. Homöopathische Immunisierungen gegen schwerere Kinderkrankheiten werden jedoch in der Regel nur dann angeboten, wenn das Kind sich in einer besonderen Risikosituation befindet; ansonsten ziehen es die meisten Homöopathen vor, lieber die allgemeine Widerstandskraft gegenüber Krankheiten zu stärken als ein Kind unnötigerweise dem Einfluß starker Krankheitserreger auszusetzen (wie es bei vielen Impfungen geschieht). Dem ist allerdings hinzuzufügen, daß *homöopathische* Immunisierungen noch nie jemandem geschadet haben, auch wenn bislang noch keine klinischen Studien durchgeführt worden sind, die exakt nachweisen hätten können, daß solche Immunisierungen ebenso effektiv sind wie die Impfungen der Schulmedizin.

Bei erwachsenen Frauen kann die prompt erfolgende homöopathische Behandlung leichterer Beschwerden häufig verhindern, daß sich eine chronische und manchmal auch viel schwerere Störung daraus entwickelt. An jedem Punkt des Lebenszyklus, von der Entwicklung im Mutterleib bis zur Geburt über die Zeit des Heranwachsens bis ins Erwachsenenalter, lassen sich durch sorgfältige homöopathische Analyse auch subtilste Hinweise auf konstitutionelle Schwachstellen herausarbeiten und einer Behandlung zuführen, bevor sie sich zu einer chronischen und womöglich auf andere Organsysteme übergreifenden Krankheit ausweiten.

Leider ist bislang noch keine Möglichkeit ausfindig gemacht worden, sowohl homöopathische als auch schulmedizinische Mittel an ein und derselben Person zu erproben und ihre Auswirkungen über den ganzen Lebensverlauf hin zu beobachten. Die folgende hypothetische Fallgeschichte mag jedoch zeigen, wie ein homöopathischer Arzt zum Beispiel bei Asthma vorgehen kann, das erst relativ spät im Leben aufgetreten ist.

Nehmen wir einmal Frau X: Im Alter von neun Monaten treten bei ihr erstmals Ekzeme auf; die dagegen verordnete Salbe trocknet ihre Haut stark aus. Von der trockenen Haut und von gelegentlicher Verstopfung abgesehen, wächst das Mädchen jedoch recht gesund heran. Als Jugendliche von vierzehn Jahren hat sie einen bösen Reitunfall. Ein Jahr später bekommt sie Heuschnupfen, der sich schließlich zu einer allergischen Rhinitis ausweitet (ihre Nase läuft das ganze Jahr hindurch). Hauttests ergeben, daß sie auf Hausstaub und die darin nistenden Milben, auf Gräserpollen und Pferdehaare allergisch ist. Desensibilisierende Spritzen befreien sie zwar vom Heuschnupfen, doch fühlt sie sich danach noch ziemlich lange unwohl.

Als sie Anfang zwanzig ist, hat die junge Frau Untergewicht und leidet fast ständig unter einer laufenden Nase (ein Nasenkatarrh, bei dem dauernd Tropfen des Nasensekrets in den Rachenraum fließen). Ende zwanzig heiratet sie und bekommt zwei Kinder, beides gesunde, normal ausgetragene Babies. Von der trockenen Haut, der Verstopfung, gelegentlichem Nasenbluten und unregelmäßigen Menstruationsblutungen abgesehen, fühlt sie sich im folgenden Jahrzehnt eigentlich ziemlich gesund. Als sie Anfang vierzig ist, verliert sie zwei Menschen, die ihr sehr nahe-

stehen, nämlich ihre Mutter und ihren ältesten Sohn. Kurz darauf bekommt sie Asthma.
Zum ersten Mal in ihrem Leben konsultiert sie einen homöopathisch arbeitenden Arzt. Er verschreibt ihr hochpotenziertes *Natrium muriaticum*, das ihr besser über ihre Trauer hinweghelfen soll, und sie bekommt den Rat, weniger Salz und Kohlenhydrate zu sich zu nehmen. Einen Monat später hat sie zwar keine Asthmaanfälle mehr, leidet jedoch immer noch unter trockener Haut, Verstopfung und Nasen-Rachen-Katarrh; ihr Hals, beklagt sie sich, ist sogar noch schlimmer geworden, außerdem fröstelt sie oft und ist reizbar, hat sogar ein paar richtige Wutanfälle gehabt. Nun wird ihr *Hepar sulfuris* verschrieben. Das hebt zwar ihre Stimmung und lindert den Katarrh, doch ihre Nase läuft immer noch. *Allium sativum* sowie *Arnica* beheben die Nasenbeschwerden; *Sulfur* wirkt ihrer trockenen Haut und ihrer Verstopfung entgegen. An diesem Punkt der Behandlung taucht das Ekzem wieder auf, unter dem sie als Kind gelitten hat. Da in ihrer Familienanamnese auch Tuberkulose und Allergien vorgekommen sind, wird ihr *Tuberculinum* (eine Nosode) verschrieben; daraufhin geht der Hautausschlag zurück. Außerdem rät ihr der Homöopath, bestimmte Nahrungsmittel nicht häufiger als zweimal pro Woche zu essen. Sie lebt noch viele Jahre bei guter Gesundheit und sucht in unregelmäßigen Abständen den Homöopathen auf, bis sie dann schließlich mit 75 Jahren an einer Lungenentzündung stirbt.
Eine homöopathische Behandlung gleicht in gewisser Weise dem Schälen einer Zwiebel: Schale für Schale werden die Krankheitsschichten abgetragen, von oben nach unten, in umgekehrter Reihenfolge des Auftretens der Symptome, und jedes Mal greift man dabei tiefer in die Kette von Ursache und Wirkung ein.
Zweifelsohne kommen bestimmte Anfälligkeiten für Beschwerdekomplexe bzw. Erkrankungen familiär gehäuft vor. Die „Achillesferse" von Frau X war sozusagen ihr Respirationstrakt. Wäre sie von Kindheit an homöopathisch behandelt worden, hätte diese Schwachstelle möglicherweise austariert werden können. Doch auch noch nach ihrem 45. Lebensjahr bescherte ihr die homöopathische Therapie viele zusätzliche Lebensjahre und erhöhte ihre Lebensqualität.
Anders als viele andere Methoden der „Gesundheitsfürsorge", die erst dann zum Einsatz kommen, wenn die Gesundheit bereits darniederliegt, gründet sich die Homöopathie darauf, den Organismus zu stärken, so daß er gar nicht erst zusammenbricht.

Die Konstitutionsmittel

Die meisten Menschen leiden, wenn sie krank sind, nicht nur unter den diagnostischen Leitsymptomen der jeweiligen Erkrankung, sondern auch unter Symptomen, die für sie ganz speziell charakteristisch sind. In der Schulmedizin wird solchen individuellen Beschwerden kaum Bedeutung beigemessen. In der Homöopathie hingegen sind sie für die korrekte Arzneimittelfindung vorrangig. Aus diesem Grund werden verschiedenen Personen meist ganz unterschiedliche Mittel verordnet, obwohl sie doch an der gleichen Krankheit leiden.
Viele Homöopathen, die Arzneimittelprüfungen vornahmen – allen voran der Amerikaner James Tyler Kent –, stellten fest, daß verschiedene Persönlichkeitstypen auf bestimmte Homöopathika ganz besonders stark reagierten, und schlugen daher vor, Menschen in sogenannte „Konstitutions-Typen" einzuteilen. In der Homöopathie spricht man daher beispielsweise von „Phosphor-Typen" (Menschen, die stark auf Phosphorgaben reagieren) oder von „Arsenicum-Typen" (also Personen, die besonders auf die Verabreichung von *Arsenicum album* reagieren). Viele sind der Ansicht, daß Menschen eines bestimmten Typus auch in anderen Dingen Übereinstimmungen aufweisen, so etwa in der Körperform, in Charakterzügen und Persönlichkeitsmerkmalen sowie den Krankheiten, die sie typischerweise erleiden. „Natrium-muriaticum-Frauen" beispielsweise haben demnach meist einen birnenförmigen Körper, einen eher dunklen Teint, sind vom Charakter her ziemlich rigide und schwer zufriedenzustellen, leben ziemlich introvertiert, essen gern Salziges und leiden oft unter Verstopfung. Die „Lycopodium-Frauen" hingegen sind meist recht hochgewachsen und von knochiger und leicht vornübergebeugter Erscheinung. Sie haben einen ängstlichen Gesichtsausdruck, essen sehr gern Süßes und neigen zu Blähungen.
Die Einteilung in konstitutionelle Typen hat natürlich ihre Grenzen. Schließlich ist jede Person ein Individuum, und es gibt etwa ebenso viele konstitutionelle Typen, wie es Menschen gibt. Man muß in jedem Einzelfall in Betracht ziehen,

welche Prädispositionen die jeweilige Person ererbt und an welchen Krankheiten sie gelitten hat, wie sie sich ernährt, auf ihre Umwelt reagiert, welche intellektuellen und psychischen Charakteristika sie besitzt und welche Haltung sie zum Leben einnimmt. Das alles zusammen bedeutet es, wenn in diesem Buch von „konstitutioneller Behandlung" die Rede ist.

Die Anwendung der Homöopathie im Alltag

Weltweit werden heute mehr als 3 000 verschiedene homöopathische Heilmittel verwendet. Die meisten sind pflanzlichen oder mineralischen Ursprungs; einige stammen aus tierischen und menschlichen Geweben oder Sekreten, einige wenige aus den Mikroorganismen, die sich im Verlauf von Krankheitsprozessen vermehren, und ein paar sind sogar homöopathische Aufbereitungen moderner Medikamente. In diesem Buch werden rund 250 von ihnen genannt; Sie finden sie ab Seite 344 mit ihren vollen lateinischen sowie den gebräuchlichen deutschen Namen aufgelistet.
Ausführlichere Details zu sechzig der wichtigsten Heilmittel, also ihre Arzneimittelbilder, finden Sie im Anhang ab Seite 354.
Für den täglichen Hausgebrauch ist ein Vorrat von drei oder vier Dutzend Homöopathika mehr als ausreichend. Auf Seite 29 haben wir Vorschläge dafür gemacht, wie Sie sich eine Hausapotheke zusammenstellen können. Um die Anschaffungskosten etwas zu verteilen, ist es am sinnvollsten, wenn Sie zuerst die wichtigsten Homöopathika für den Anfang, die Salben sowie die angegebenen Urtinkturen kaufen und andere Mittel erst nach und nach hinzufügen.

Die häufigsten Fragen und Antworten

Wo kann ich homöopathische Heilmittel bekommen?
Homöopathische Arzneien sind in Deutschland apothekenpflichtig; das heißt, Sie bekommen die Mittel in jeder homöopathisch ausgerichteten Apotheke sowie in vielen allopathischen Apotheken, die gebräuchliche Homöopathika auf Lager haben. In jeder Apotheke können Sie darüber hinaus Verordnungen Ihrer homöopathischen Fachkraft sowie Mittel bestellen, die Sie sich selbst aus unseren Arzneisuchtabellen ausgewählt haben. Manche in der Homöopathika-Herstellung ausgebildeten Apotheker oder Apothekerinnen können bestimmte Mittel nach den Vorschriften des Deutschen Homöopathie Arzneibuchs selbst herstellen; ansonsten werden die Bestellungen an die entsprechenden homöopathischen Herstellerfirmen weitergeleitet. Sie müssen dann meist einen Tag, bei Spezialpräparaten auch länger, auf das Eintreffen des Präparats warten. Davon abgesehen kann auch Ihr Homöopath oder Ihre Homöopathin einige Mittel vorrätig haben und Ihnen mitgeben.
Alles, was Sie sonst noch für Ihre homöopathische Hausapotheke benötigen könnten – etwa Fläschchen, Apothekenschränkchen, Tropfenspender etc. –, bekommen Sie im Apothekenfachhandel.

In welcher Form sind homöopathische Mittel erhältlich?
In Deutschland werden Homöopathika in Form von (alkoholhaltigen!) Tropfen oder in Form von kleineren oder größeren Globuli (Kügelchen) oder Tabletten vorrätig gehalten, sind aber auch in anderen Darreichungsformen lieferbar.
Homöopathische Tabletten oder Globuli müssen lediglich auf oder unter der Zunge zergehen; Pulver bzw. Granulate müssen je nach Anweisung unverändert im Mund aufgelöst oder aber in wenig Wasser verrührt und kurze Zeit im Mund behalten werden, bevor man sie schluckt. (Granulate sind für Babies empfehlenswert, da sie sich rasch auflösen und nicht so leicht wieder ausgespuckt werden können.) Homöopathische Tropfen müssen in der angegebenen Menge, entweder unverdünnt oder in wenig Wasser aufgelöst, eingenommen werden; vor dem Hinunterschlukken ebenfalls etwas im Mund behalten! Sollten Sie gegen Laktose (Milchzucker) allergisch sein, können Sie Tropfenpräparate, die eigentlich auf Laktosepillen zu träufeln sind, auch direkt auf die Zunge geben. Der Tropfenspender sollte dann nach jedem Gebrauch sterilisiert werden. Sollten Sie hingegen keinerlei Alkohol vertragen bzw. ist das Heilmittel für Kinder bestimmt, sind feste Darreichungsformen – Globuli, Tabletten, Pulver, Granulate – empfehlenswert. Sie sind auf spezielle Anforderung hin auch auf Sojabasis, also ohne Laktose, erhältlich.

Einige Homöopathika können Sie nur für den äußerlichen Gebrauch als Salben oder Heilöle bekommen, andere als Injektionen oder neuerdings auch als Trinkampullen.

So stellen Sie eine homöopathische Hausapotheke zusammen
Für den Anfang: Aconitum, Apis mellifica, Arnica, Belladonna, Cantharis, Carbo vegetabilis, Hypericum (jeweils C30 und C6; für den Anfang genügt C30); Chamomilla, Euphrasia, Ledum, Rhus toxicodendron, Ruta (nur C6).

Weitere weithin gebräuchliche Mittel: Bryonia, Ferrum phosphoricum (C30 und C6; für den Anfang genügt C30); Allium cepa, Alumina, Argentum nitricum, Arsenicum album, Calcium carbonicum, Colocynthis, Gelsemium, Hamamelis, Hepar sulfuris, Ignatia, Ipecacuanha, Lachesis, Lycopodium, Magnesium phosphoricum, Mercurius solubilis Hahnemanni, Natrium muriaticum, Nux vomica, Phosphorus, Pulsatilla, Silicea, Sulfur, Urtica (sämtlich nur in C6).

Weniger gebräuchliche, doch nützliche Mittel: Glonoinum (C30), Acidum phosphoricum, Anacardium occidentale, Antimonium crudum, Antimonium tartaricum, Barium carbonicum, Calcium phosphoricum, Causticum, Chelidonium, China, Dioscorea, Dulcamara, Graphites, Hyoscyamus, Kalium carbonicum, Natrium sulfuricum, Phytolacca, Sepia, Spongia, Staphisagria, Tarantula, Thuja, Veratrum album (alles in C6).

Urtinkturen: Calendula, Hypericum, Euphrasia (als Badewasserzusätze, für Gurgelwässer usw.).
Zubereitung einer Lotion: Zehn Tropfen Reintinktur mit 1/4 Liter abgekochtem, kühlgestelltem Wasser vermischen. Euphrasia als Augenlotion: der Lösung einen Teelöffel Salz hinzufügen.

Salben: Calendula-, Hypericum- und Urtica-Salbe (antiseptische Salben zur Behandlung von Hautschürfungen und -wunden; *nicht* auf offene Wunden oder Hautrisse geben.)

Wann und wie sollte ich Homöopathika einnehmen?
Homöopathische Heilmittel werden am besten zwischen den Mahlzeiten eingenommen, wenigstens aber eine halbe Stunde nach der letzten Mahlzeit; sie sollten langsam im Mund aufgelöst bzw. als Tropfen eine Weile im Mund behalten werden. Stets auf eine saubere Zunge geben! Nicht einnehmen, wenn der Mund noch nach Zahnpasta, Tabak, Süßigkeiten, starkgewürzten Speisen oder Getränken schmeckt; notfalls den Mund vor der Einnahme gründlich mehrmals ausspülen.

Welche Dosierung ist korrekt?
Einnahmedauer und Dosierungen aller hier genannten Homöopathika werden unter den jeweiligen Beschwerden genau angegeben.
Sowohl für Kinder als auch für Erwachsene bedeutet die Angabe „eine Dosis“ jeweils: fünf bis zehn kleine Globuli, zwei bis vier größere Globuli, ein bis zwei Tabletten oder fünf Tropfen bzw. eben so viel des Granulats, wie auf dem kleinen Fingernagel Platz hätte. Für chronische Leiden wird meist die Potenz C6 verwendet; in Notfällen oder akuten Situationen kann das jeweilige Mittel in der Potenz C30 empfehlenswerter sein.
In akuten Fällen sollte anfangs jede halbe oder jede Stunde eine Dosis eingenommen werden, bis zu maximal zehn Dosen. Sobald eine Besserung eintritt, sollte der Abstand zwischen den Dosiseinnahmen höchstens zwei bis drei Tage lang auf acht oder zwölf Stunden verlängert werden. *Es besteht absolut keine Notwendigkeit, ein homöopathisches Mittel weiterhin einzunehmen, wenn die jeweiligen Symptome bereits deutlich besser werden!*
In chronischen Fällen gilt: Je ausgeprägter die geistigen und seelischen Symptome, desto höher sollte das Mittel potenziert sein, und je stärker die körperlichen Symptome vorherrschen, desto niedriger die Potenzierung.
Denken Sie stets daran: Die Wirksamkeit homöopathischer Mittel hängt sehr davon ab, wie genau Ihr individuelles Krankheitsbild mit dem Arzneimittelbild übereinstimmt; nehmen Sie dann die kleinstmöglichen Dosierungen über den kürzestmöglichen Zeitraum ein, denn *mehr hilft nicht mehr!* Wenn das Präparat dem Organismus einmal seine Botschaft übermittelt hat, besorgt Ihre Vitalkraft alles übrige.

Kann ich auch Säuglingen oder sehr kleinen Kindern schon Homöopathika geben?

Ja. Vielleicht finden Sie es jedoch einfacher, ihnen Granulate statt Pillen oder Tropfen zu verabreichen, denn sie sind sehr rasch löslich und schwer auszuspucken. Wenn es das jeweilige Präparat nicht als Granulat geben sollte, zerdrücken oder zerreiben Sie jeweils eine Pille zwischen zwei sauberen Plastiklöffeln oder lösen sie in etwas warmem Wasser auf.

Was soll ich tun, wenn die Symptome sich verschlimmern?

Sogenannte Erstverschlimmerungen, die kurze Zeit anhalten, sind bei der Einnahme von Homöopathika nichts Ungewöhnliches. Meist sind sie sogar als gutes Zeichen zu werten – nämlich dafür, daß das Mittel zu wirken beginnt! Sollten Sie hingegen ganz einfach das falsche Mittel eingenommen haben, tritt gewöhnlich überhaupt keine Wirkung ein. In akuten Fällen geht es Ihnen vielleicht ein paar Minuten lang schlechter, selten länger. Bei chronischen Erkrankungen kann die Erstverschlimmerung länger anhalten, jedoch kaum länger als ein bis zwei Tage.

Unter solchen Umständen sollten Sie schlicht eins tun: mit der weiteren Einnahme aussetzen, bis Ihre Symptome zu verschwinden beginnen (was bei Einnahme des richtigen Mittels fast sicher geschieht). Geht es Ihnen dann kontinuierlich besser, besteht kein Anlaß mehr, das Mittel noch einzunehmen. Setzen die Symptome hingegen erneut ein, greifen Sie wieder zu Ihrem Mittel. Sollte es Ihnen eine Zeitlang besser, dann jedoch wieder schlechter gehen und die Beschwerden immer wieder einmal aufflammen, nehmen Sie das Mittel am besten in einer höheren Potenzierung. Beispiel: Hatten Sie bisher die Arznei in C6 geschluckt, nehmen Sie jetzt bis zu zehn Dosen in C30.

Was soll ich tun, wenn einige Symptome sich bessern, andere nicht?

Wenn Sie sich insgesamt besser fühlen, reicht es möglicherweise, die Dosis des Mittels allmählich herabzusetzen („auszuschleichen") – die körperlichen Symptome sollten mit der Zeit dann von selbst vergehen. Sollten Sie hingegen das Gefühl haben, auf der Stelle zu treten, brauchen Sie wahrscheinlich noch ein anderes, das bisherige Mittel ergänzende Homöopathikum.

Wenn Ihre körperlichen Symptome nachlassen, Ihre psychischen oder geistigen jedoch bestehen bleiben, kann das unter Umständen bedeuten, daß die Symptome lediglich unterdrückt worden sind (was allerdings bei homöopathischen Behandlungen nur selten vorkommt). Wahrscheinlicher ist jedoch, daß Ihr zugrundeliegendes Leiden sich verändert. Dann brauchen Sie vermutlich ebenfalls ein anderes Mittel.

Was soll ich tun, wenn neue Symptome auftauchen?

Zuerst einmal setzen Sie Ihr Homöopathikum ab; es kann sein, daß Sie damit sozusagen eine Arzneimittelprüfung durchführen. Die Symptome sollten daraufhin eigentlich rasch zurückgehen. Wenn nicht, wurde Ihnen höchstwahrscheinlich entweder eine falsche Diagnose gestellt oder das falsche Mittel verabreicht (bzw. Sie selbst haben sich geirrt). Wenn Sie im Zweifel sind, fragen Sie Ihren Hausarzt bzw. Homöopathen.

Was soll ich tun, wenn die Symptome gleich bleiben, also weder eine Verbesserung noch eine Verschlimmerung eintritt?

Notieren Sie Ihre Symptome noch einmal so sorgfältig und ausführlich wie möglich, und sehen Sie dann in den Allgemeinen Arzneisuchtabellen nach (ab S. 333), ob sich nicht ein spezifischeres Mittel für Sie finden läßt.

Muß ich irgendwelche Substanzen vermeiden, so lange ich Homöopathika einnehme?

Ja. Kaffee, Alkohol, Tabak, Pfefferminz und Pfefferminzgeschmack, stark parfümierte Kosmetika und Toilettenartikel, stark riechende Haushaltsreiniger sowie einige essentielle Öle, die in der Aromatherapie verwendet werden, können sämtlich als „Antidote" – das sind Gegenmittel, die die Wirkung des Homöopathikums aufheben – wirken und sollten bei akuten Krankheitserscheinungen unbedingt vermieden werden.

Wenn Sie unter einer chronischen Krankheit leiden, die sich während der homöopathischen Behandlung allmählich bessert, können Sie nach und nach die eine oder die andere der oben genannten Substanzen wieder benutzen; sollte dann jedoch die Besserung nicht weiter voranschreiten, liegt es wahrscheinlich genau daran; also Vorsicht!

Wie sollten Homöopathika aufbewahrt werden?
An einem kühlen, trockenen Ort, weit weg von allem, was einen starken Duft oder Geruch ausströmt; achten Sie auch darauf, daß die Verschlußkappen der Fläschchen und Behälter stets fest zugedreht sind. So aufbewahrt, können die Homöopathika bis zu 100 Jahre lang wirksam bleiben. Füllen Sie die Mittel nicht in andere Behälter um, und heben Sie sie außer Reichweite von Kindern auf! Homöopathika sind zwar – mit Ausnahme mancher Urtinkturen – nicht giftig, wieviel ein Kind davon auch schlucken mag; Kleinkinder können jedoch von zuviel Milchzucker auch Durchfall bekommen – und Ihre gesamte Hausapotheke ist womöglich auf einmal leergefegt!

Kann ich Homöopathika auch neben schulmedizinischen Medikamenten einnehmen?
Schulmedizinische Medikamente, die Ihr Arzt oder Ihre Ärztin Ihnen verschrieben hat, werden in ihrer Wirkung von Homöopathika nicht beeinträchtigt. Viele solcher Medikamente – etwa Cortisontabletten oder -salben, Tranquilizer und leichtere Beruhigungsmittel, die Antibabypille, Schlafmittel, Antihistaminika – verändern oder blockieren jedoch ihrerseits die Wirkung homöopathischer Mittel. Sollten Sie keine schulmedizinischen Medikamente mehr einnehmen wollen, müssen Sie darüber zunächst einmal mit Ihrem Arzt, Ihrer Ärztin reden. *Auf gar keinen Fall dürfen Sie verschriebene Medikamente einfach auf eigene Faust absetzen!* Sind Sie bei einem auch homöopathisch arbeitenden Arzt oder einer Ärztin in Behandlung, müssen Sie ihn schon zu Beginn darüber informieren, was Sie derzeit einnehmen.

So finden Sie eine gute homöopathische Fachkraft

In Deutschland wie auch in anderen europäischen Ländern, etwa England, wird Homöopathie von ganz unterschiedlich ausgebildeten Menschen praktiziert. Zum einen sind das Ärzte und Ärztinnen, die ein normales Medizinstudium und zusätzlich – oft auch erst viel später während ihres Berufslebens – eine gründliche Ausbildung in Homöopathie gemacht haben: nicht an medizinischen Hochschulen, von denen bislang nur wenige die Homöopathie auch in ihren (freiwillig belegbaren) Lehrstoff aufgenommen haben, sondern in Aus- und Fortbildungskursen, wie sie etwa vom Deutschen Zentralverein homöopathischer Ärzte e. V., der Internationalen Liga homöopathischer Ärzte oder anderen Vereinigungen von Homöopathie-Fachleuten veranstaltet werden. Nach der eigentlichen Ausbildung folgen dann noch Jahre praktischer Erfahrung mit der Homöopathie in eigener Praxis oder in der Klinik- und Krankenhausarbeit, etwa in naturheilkundlich orientierten Abteilungen, bevor diese Ärztinnen und Ärzte sich zu den erfahrenen Fachkräften für Homöopathie zählen können. (Manche allerdings weisen sich auf ihrem Praxisschild durch die Zusatzbezeichnung „Homöopathie" gelegentlich auch dann schon als homöopathische Fachkraft aus, wenn sie nur einige wenige anerkannte Homöopathie-Kurse mitgemacht haben – diese Einschränkung ist leider zu konstatieren). Schulmedizinisch ausgebildete Homöopathinnen und Homöopathen können Ihnen sowohl das Arsenal der orthodoxen Diagnostik und Therapie als auch ihre Homöopathie-Kenntnisse anbieten.
Daneben gibt es Heilpraktikerinnen und Heilpraktiker, die nach einer bestimmten Prüfung im örtlichen Gesundheitsamt, entsprechend dem geltenden deutschen Heilpraktikergesetz, eine Praxis eröffnen durften und sich – eventuell neben anderen naturheilkundlichen und/oder psychologischen Verfahren – auf die Homöopathie spezialisiert haben. Ihr Ausbildungsgang ist bisher in Deutschland, trotz vieler Bemühungen der einschlägigen Berufsverbände, nicht einheitlich gesetzlich geregelt; es gibt daher Schulen und Heilpraktiker-Ausbildungskurse sehr unterschiedlicher Qualifikation und Qualität. Ob ein Heilpraktiker bzw. eine Heilpraktikerin tatsächlich den erforderlichen Wissensstand – auch auf medizinischem Gebiet – besitzt, um erfolgreiche und korrekte homöopathische Behandlungen durchführen zu können, müssen Sie nach wie vor selbst herausfinden. Am besten erkundigen Sie sich im Verwandten-, Freundes- und Bekanntenkreis nach vertrauenswürdigen, als gut geltenden Heilpraktiker/innen, wenn Sie in Ihrem Wohnbereich keine ärztliche Homöopathie-Fachkraft finden können: Empfehlungen zufriedener Patientinnen und Patienten sind noch immer die beste Propaganda. Selbst von sehr guten Heilpraktikern oder Heilpraktikerinnen können und dürfen

Sie jedoch in aller Regel keine so umfassenden medizinischen Grundkenntnisse erwarten, wie ein Medizinstudium sie vermittelt; hinzu kommt, daß dieser Berufsstand in bestimmten Fällen – etwa bei Infektionskrankheiten – *nicht* behandeln darf, sondern Sie zu einem Arzt oder einer Ärztin schicken muß, über bestimmte diagnostische Geräte (etwa Röntgen- und Mammographiegeräte) nicht verfügt und auch keine intravenösen Injektionen verabreichen darf, was den Behandlungsspielraum einengen kann.
Andererseits nehmen sich oft gerade Heilpraktiker oder Heilpraktikerinnen die – in ärztlicher Praxis nicht bis schlecht vergütete – Zeit, das individuelle Krankheitsbild nach allen Regeln homöopathischer Kunst zu erkunden und es mit den Arzneimittelbildern abzustimmen, so daß Sie sich zum einen im ganzheitlichen Sinne ernstgenommen fühlen und zum anderen genau das für Sie passende Mittel verordnet bekommen. Eine solche klassisch-homöopathische Erstanamnese dauert durchschnittlich rund eineinhalb Stunden (und ist ein sehr guter Gradmesser für die Qualifikation des Behandlers bzw. der Behandlerin).[1]
Es kann Ihnen übrigens passieren, daß man Ihnen eine homöopathische Fachkraft empfiehlt, die recht unkonventionelle Methoden anwendet. Der Begriff Homöopathie wird heute für mancherlei Konzepte ge- und manchmal auch mißbraucht. Sollten Sie feststellen, daß die Philosophie dieser Fachkraft weder Ihren Erwartungen entspricht, noch Sie ihr gedanklich folgen mögen, steht es Ihnen selbstverständlich völlig frei, sich eine andere zu suchen.
Wir sind der Meinung, daß ein guter Homöopath oder eine gute Homöopathin das Wohlergehen der Behandlungsbedürftigen über alles stellen muß, ganz unabhängig davon, was er oder sie von bestimmten homöopathischen Ansätzen halten mag. Wie Hahnemann schon sagte, sind weniger die Theorien über Ursachen und Behandlung von Wichtigkeit, sondern vielmehr die Resultate – oder, wie der Volksmund sagt: Wer heilt, hat recht.

1 Die Kosten für eine homöopathische Behandlung werden in Deutschland von den gesetzlichen Krankenkassen nur übernommen, wenn diese von einem Arzt oder einer Ärztin mit Kassenzulassung durchgeführt wird. Sind Sie privat versichert, erkundigen Sie sich bei Ihrer Versicherung, ob diese die Kosten übernimmt (Anm. d. Übers.)

Wie Sie dieses Buch benutzen

In diesem Buch wird unter dem jeweiligen Stichwort immer wieder erläutert, wie Sie vorgehen müssen, um das richtige Mittel zu finden. In den meisten Fällen wird Ihnen das nicht schwerfallen, mitunter gibt es jedoch nicht genau definierbare Probleme, bei denen es schwieriger ist, das richtige Homöopathikum zu finden. Für diese Fälle haben wir im Anhang umfangreiche Allgemeine Arzneisuchtabellen zusammengestellt, mit deren Hilfe Sie hoffentlich auch weniger gut definierbare Symptome und Auffälligkeiten und die zugehörigen homöopathischen Mittel finden. Diese Allgemeinen Arzneisuchtabellen sollen Ihnen dabei behilflich sein, Ungleichgewichte aufzuspüren und zu behandeln, bevor Sie Ihre Widerstandskraft und Vitalität so schwächen, daß daraus eine medizinisch diagnostizierbare Erkrankung wird.
Ebenfalls im Anhang können Sie die Arzneimittelbilder der sechzig wichtigsten homöopathischen Mittel nachschlagen. Falls Sie sich über ein Mittel noch nicht ganz sicher sind, sollten Sie sich immer das betreffende Arzneimittelbild durchlesen – falls es aufgeführt ist –, um zu prüfen, ob das Mittel auch allgemein zu Ihnen oder der Person, die Sie behandeln, paßt.
Symptome, die schon sehr lange vorhanden sind, so daß sie eher als Norm, denn als Ausnahme erscheinen, deuten auf eine tieferliegende Störung hin. In solchen Fällen ist es besser, sich von einer gut ausgebildeten homöopathischen Fachkraft konstitutionell behandeln zu lassen, als den Versuch einer Selbstbehandlung zu unternehmen.
Lesen Sie die nun folgende „Gebrauchsanweisung" und die sich anschließenden Fallbeschreibungen sorgfältig durch und machen Sie sich auf diese Weise mit der Struktur des Buches vertraut. Mit der Zeit werden Sie den Umgang mit der Homöopathie lernen – auch wenn es jetzt noch völliges Neuland für Sie sein sollte.

So finden Sie das richtige Mittel, sobald Sie Ihrer Diagnose sicher sind

1. Notieren Sie sich zunächst die auffallendsten Krankheitssymptome – sie können körperlicher Art sein (etwa Schwellungen, Rötungen, Schmerzen), geistig-seelischer Natur (wie etwa Angst, Reizbarkeit, Trauer), können mit Nahrungsmitteln zusammenhängen (wie et-

wa Abscheu vor Milch, Gier nach Fettem oder Süßem) oder auch mit der Umwelt (wie etwa große Lärmempfindlichkeit, Auftreten der Symptome, wenn man in den Regen gekommen ist oder kaltem Wind ausgesetzt war). Notieren Sie alles, was bei Ihnen vom Üblichen abweicht. Es sollten mindestens sechs Symptome sein.

2. Suchen Sie jetzt den entsprechenden Abschnitt im Buch, entweder über das Inhaltsverzeichnis oder über das Register, und lesen Sie ihn sorgfältig. Wenn unter der jeweiligen Erkrankung oder Beschwerde spezifische Mittel für spezifische Symptome aufgeführt sind, suchen Sie das Mittel heraus, das am besten zu Ihren Symptomen paßt, und nehmen Sie es wie angegeben.
3. Sollten Sie unter einer umfassenderen Symptomatik leiden – etwa dem prämenstruellen Syndrom, Gewichtsproblemen und Eßstörungen oder Erschöpfung und Müdigkeit – so finden Sie im Anschluß an die jeweilige Erkrankung sogenannte „Kurz-Arzneimittelbilder". Unter diesen werden in Frage kommende Mittel mit den Symptomen, die sie abdecken, beschrieben.
   Lesen Sie alle Mittel sorgfältig durch. Ist eines darunter, das die wichtigsten Leitsymptome abdeckt, die Ihnen zu schaffen machen? Falls ja, können Sie dieses Mittel anweisungsgemäß einnehmen. Sollte das Mittel in den umfassenden Arzneimittelbildern ab Seite 354 im Anhang enthalten sein, können Sie dort noch weiteres Wissenswerte dazu nachlesen. Bitte beachten Sie: Unter dem von Ihnen ausgewählten Mittel sind höchstwahrscheinlich mehr Symptome aufgelistet, als Sie selbst aufweisen. Das hat nichts zu bedeuten. Sie brauchen keineswegs alle im Arzneimittelbild eines Homöopathikums aufgeführten Symptome am eigenen Leib zu verspüren, um es einnehmen zu können; im Gegenteil, es ist sogar ein gutes Zeichen, wenn nicht alle bei Ihnen auftreten.
4. Wie sollten Sie vorgehen, wenn offenbar vier oder fünf Mittel auf Sie zutreffen und Sie sich nicht recht entscheiden können? Ziehen Sie nun die jeweilige „Arzneisuchtabelle" im Anschluß an die „Kurz-Arzneimittelbilder" zu Rate, mit deren Hilfe Sie weitere Symptome hinzufügen können, die in den Texten der Kurz-Arzneimittelbilder Ihrer Erkrankung nicht genannt wurden.
5. Wenn Ihnen die Informationen immer noch nicht ausreichen, nehmen Sie weitere Symptome aus den Allgemeinen Arzneisuchtabellen (ab S. 333) hinzu (siehe dazu auch Fallgeschichte 3 auf S. 35).
6. Falls Sie trotz alledem nicht weiterwissen, fragen Sie eine homöopathische Fachkraft.

So finden Sie ein Mittel für unspezifische Beschwerden

Die Allgemeinen Arzneisuchtabellen (ab S. 309) können auch für das Auffinden von Mitteln benutzt werden, die bei allgemeinem Unwohlsein helfen sollen, für Situationen, in denen Sie sich „neben der Schüssel" fühlen, generell streßgeplagt sind oder es Ihnen einfach nicht gut geht. Voraussetzung ist allerdings, daß Sie mindestens sechs verschiedene ungewöhnliche Symptome aufweisen – sechs Symptome, die für Sie bzw. die zu behandelnde Person wirklich aus dem Rahmen des Üblichen fallen. Wahrscheinlich stellt sich dabei heraus, daß die meisten dieser Symptome direkt oder indirekt mit äußeren Ereignissen zu tun haben, mit etwas, das kürzlich erst passiert ist, oder mit einem Dauerzustand.

Nehmen Sie beispielsweise einmal an, eine Ihrer Freundinnen verliert plötzlich ihre Mutter, die einen Herzinfarkt erlitten hat. Ein paar Monate lang scheint sie das tapfer zu tragen; dann jedoch wirkt sie zunehmend erschöpfter und reizbarer. Im Gespräch mit Ihnen gibt Ihre Freundin schließlich zu, daß der Tod ihrer Mutter sie depressiv und auch zornig macht. Sie wollen ihr mit einem Homöopathikum helfen, schlagen also zunächst in den Allgemeinen Arzneisuchtabellen unter Zorn, Reizbarkeit und Depression sowie unter Beschwerden infolge von Trauer nach. Sie beschließen, daß die Hauptsymptome Ihrer Freundin zu den Beschwerden infolge von Trauer passen, notieren alle darunter aufgeführten Mittel, wie in den Fallbeschreibungen der nächsten Seiten angegeben, und machen einen Strich unter jedes Mittel, das auch bei den anderen Symptomen auftaucht.

In dem Kapitel „Erschöpfung und Müdigkeit" (S. 62 ff.) suchen Sie in der dortigen Arzneisuchtabelle nun die Mittel heraus, die unter „Müdigkeit nach Trauer" angegeben sind (achten Sie darauf, daß es sich um dieselben handelt wie bei

„Beschwerden infolge von Trauer"). Wenn Sie nun Ihre Striche zusammenzählen, ergeben sich die meisten bei den Mitteln *Aurum metallicum* oder *Natrium muriaticum*. Sie brauchen also weitere Informationen; deshalb fragen Sie nun Ihre Freundin, ob sie noch irgend etwas Ungewöhnliches an sich bemerkt hat. Sie antwortet, sie habe öfter als sonst großen Hunger und sei besonders versessen auf Salziges wie Salzstangen. Wenn Sie nun unter „Gewichtsprobleme und Eßstörungen" (S. 39 ff.) nachsehen, dann bei den Mitteln für vermehrten Appetit und Hunger auf Salziges, werden Sie rasch feststellen, daß Ihre Freundin offenbar *Natrium muriaticum* benötigt. Sie prüfen das weiter nach, indem Sie unter den umfassenden „Arzneimittelbildern" im Anhang nachsehen, wie das volle Arzneimittelbild von *Natrium muriaticum* aussieht. Wenn Sie sich nun ganz sicher fühlen, können Sie ihr das Mittel in der Potenzierung C6 verabreichen; sie sollte es dreimal täglich maximal vierzehn Tage lang einnehmen, bis Sie feststellen, daß es ihr besserzugehen scheint. Dann sollte Ihre Freundin das Homöopathikum absetzen.
Wenn unter dem wichtigsten (Leit-)Symptom nur ein oder zwei Mittel aufgelistet sind, nehmen Sie jeweils die für Sie zweitwichtigsten und drittwichtigsten Symptome hinzu, bis Sie aus mindestens sechs Mitteln auswählen können. Sollten Sie mit dem Bild, das sich daraus ergibt, allzu wenig anfangen können, fragen Sie Ihren Homöopathen.

Fallbeschreibungen

Fall 1

Eine akute Blasenentzündung macht Ihnen zu schaffen. Ihre Hauptsymptome sind: heftige Schmerzen in der Blase beim Harnlassen, danach Brennen; wenn Sie nicht rechtzeitig auf die Toilette gehen, können Sie den Harn nicht halten, und es tröpfelt.

Schlagen Sie nun bitte das Kapitel „Blasenentzündung" auf. Möglicherweise müssen Sie zwar auch ärztliche Hilfe in Anspruch nehmen, doch wenn Sie einstweilen erst ein Homöopathikum heraussuchen wollen, werden Sie feststellen, daß *Sepia* das einzige ist, das auf alle diese Symptome zutrifft. Sie können Details auch noch in den Arzneimittelbildern im Anhang (ab S. 354) nachlesen. Jetzt nehmen Sie das Mittel anweisungsgemäß ein. Und wie schon gesagt: Sollten unter *Sepia* noch weitere Symptome stehen, die Sie nicht haben, ignorieren Sie sie einfach.

Fall 2

Sie sind müde und erschöpft; Ihr Kopf ist schwer, und wenn Sie am Morgen aufwachen, fühlen Sie sich kein bißchen frisch und ausgeschlafen. Ihre Menstruationsblutungen werden stärker, und Sie fühlen sich in dieser Zeit noch müder als sonst schon. Außerdem haben Sie festgestellt, daß Ihnen seit kurzem mehr Haare ausgehen als gewöhnlich und Ihre Hände leicht zittern. Manchmal sind Sie kurzatmig. Klar, Sie waren im letzten halben Jahr ja auch ganz schön im Streß, weil Sie so viel für die Hochzeit Ihrer Tochter vorbereiten mußten, und die Aufregungen haben Ihnen ziemlich zugesetzt.

Lesen Sie bitte unter „Erschöpfung und Müdigkeit" (S. 62 ff.) nach. Wahrscheinlich stellen Sie fest, daß kein Mittel ganz genau zu Ihren Symptomen paßt. Am ehesten scheinen zuzutreffen: *Sulfur, Natrium muriaticum, Nux vomica, Lachesis, Acidum nitricum* sowie *Carbo vegetabilis*. Unter diesen Mitteln sind alle Ihre Symptome aufgelistet, mit Ausnahme von „Verschlimmerung während der Menstruation", „Müdigkeit schlimmer nach starken Aufregungen" und „nicht erfrischender Schlaf". Schreiben Sie diese Symptome untereinander auf, wie die Tabelle zeigt.

	Sulfur	Natrium muriaticum	Nux vomica	Lachesis	Acidum nitricum	Carbo vegetabilis
Verschlimmerung während Menses					|	
Müdigkeit nach starker Aufregung		|	|	|	|	
nicht erfrischender Schlaf				|	|	

Dann schlagen Sie die Arzneisuchtabelle für „Erschöpfung und Müdigkeit“ auf (S. 66 ff.). Suchen Sie dort die drei Symptome und die zugehörigen Mittel heraus – und Sie werden sehen, daß *Acidum nitricum* das Mittel der ersten Wahl ist. Sie können zur Sicherheit noch das zugehörige Arzneimittelbild im Anhang (ab S. 354) nachlesen. Nehmen Sie dann das Mittel gemäß den Anweisungen.

Fall 3

Ihre Menstruation rückt näher, und Sie fühlen sich wieder einmal reizbar und nervös. Sie verbringen immer mehr Zeit bei der Arbeit, und manchmal reißen Sie anderen Leuten schier den Kopf ab. Sie leiden unter Schwindelgefühlen und gelegentlichem Herzflattern, und Ihre Brüste werden schmerzempfindlich. Von den üblichen Krämpfen im Unterbauch abgesehen, tut Ihnen der linke Eierstock weh – ein Schmerz, der dann auch auf den rechten Eierstock übergreift.

Schlagen Sie nun bitte den Abschnitt über das prämenstruelle Syndrom (S. 109 ff.) auf und schreiben Sie alle dort genannten Mittel heraus, so wie die Tabelle unten es zeigt (Querspalte). In der Längsspalte notieren Sie untereinander alle Ihre Symptome; benutzen Sie dazu die Formulierungen der Arzneisuchtabelle (ab S. 116) und machen Sie Ihre Striche unter den jeweils passenden Mitteln. Wie Sie sehen, könnte es ebensogut *Sepia* wie *Pulsatilla* oder *Lachesis* sein. Sie haben jedoch noch ein As im Ärmel! Ihr Schmerz im Eierstock begann doch links, nicht wahr, und griff dann nach rechts über? Schlagen Sie jetzt die Allgemeine Arzneisuchtabelle – Körper auf, und zwar die Rubrik „Linke Seite/Rechte Seite“. Unter „Symptome schlimmer auf der linken Seite“ finden Sie *Sepia* und *Lachesis* genannt. *Lachesis* ist jedoch das einzige Mittel, auf das die Beschreibung „erst links schlimmer, dann rechts“ zutrifft – es ist deshalb Ihr Mittel der ersten Wahl. Sie können das noch einmal gegenchecken, indem Sie unter den Arzneimittelbildern im Anhang nachlesen (ab S. 354). Nehmen Sie dann *Lachesis* gemäß den Anweisungen.

	Sepia	Calcium carbonicum	Lycopodium	Pulsatilla	Sulfur	Lachesis	Natrium muriaticum	Nux vomica	Phosphorus	Graphites	Kalium carbonicum	Silicea	Belladonna	Causticum
„Workaholic“ (arbeitet zu viel)	│	│				│			│					
Reizbarkeit	│		│	│			│	│						│
Schwindelgefühle				│		│								
Unterleibskrämpfe	│			│		│					│		│	│
Schmerzen im Eierstock				│		│							│	
schmerzempfindliche Brüste		│												
Herzflattern	│						│							

Fall 4

Sie sind in den Wechseljahren und haben ein großes Problem. Ihre Menstruationsblutungen sind wohl etwas stärker geworden, wenn auch nicht besorgniserregend. Sie haben gelegentlich Schweißausbrüche im Gesicht. Ihre Scheide ist ein bißchen trocken, doch etwas Gleitcreme kann dem leicht abhelfen. Was Sie jedoch am meisten stört, obwohl Sie sich ansonsten ganz gesund fühlen und wirklich glücklich verheiratet sind, ist die Tatsache, daß Sie überhaupt keine Lust mehr auf Sex haben.

Schreiben Sie bitte alle Mittel auf, die Sie unter den Kurz-Arzneimittelbildern für Wechseljahre (S. 223 ff.) finden (siehe Tabelle). Nehmen Sie dann die Arzneisuchtabelle dieses Abschnitts vor und listen Sie Ihre Symptome auf. Wie Sie sehen, ist die Sache jetzt noch nicht ganz klar: Sie könnten *Sepia* brauchen, oder auch *Calcium carbonicum, Lycopodium, Belladonna* oder *Graphites*. Sie schauen unter den zugehörigen Arzneimittelbildern im Anhang (ab S. 354) nach, doch danach sind Sie so klug wie zuvor. Denken Sie aber bitte daran, daß Ihr einziges größeres Problem der Libidoverlust ist. Wenn Sie noch einmal zur Arzneisuchtabelle für Wechseljahre zurückkehren, finden Sie unter der Überschrift „Libidomangel" nur ein einziges Mittel, nämlich *Conium*. Sie finden das zugehörige Arzneimittelbild nicht unter den Arzneimittelbildern im Anhang (ab S. 354). Das macht aber nichts; nehmen Sie es ruhig gemäß den Anweisungen, die Sie zu Beginn des Abschnitts über Mittel in den Wechseljahren finden.

	Sepia	Sulfur	Calcium carbonicum	Lycopodium	Lachesis	Pulsatilla	Belladonna	Carbo vegetabilis	Graphites	Arsenicum album	Mercurius solubilis Hahnemanni	Phosphorus	Bryonia	Causticum	Natrium muriaticum
Scheidentrockenheit	│			│					│	│					│
Schweiß im Gesicht			│	│		│	│	│			│				
verstärkte Menstruationsblutungen	│	│	│		│				│						

Teil 2

Erkrankungen und Beschwerden

Gewichtsprobleme und Eßstörungen

Übergewicht und Fettleibigkeit (Adipositas)

Die Definition der Fettleibigkeit (Adipositas) lautet: übermäßig viel Körperfett. Die Definition des Übergewichts lautet hingegen: zu viel Körperfett im Vergleich zur Körpergröße. Eine muskulöse Person kann demnach übergewichtig sein, obwohl ihr Anteil an Körperfett relativ niedrig liegt; das Körpergewicht allein reicht daher nicht aus, um sicher zu bestimmen, ob ein Mensch tatsächlich adipös, also fettleibig ist oder nicht. Meistens spricht man bei Frauen von Adipositas, wenn ihr Körpergewicht zirka 20 Prozent des durchschnittlichen Gewichts überschreitet, das jeweils für Frauen einer bestimmten Körpergröße als wünschenswert angesehen wird. Übergewicht hingegen bedeutet: Das Körpergewicht liegt um mehr als zehn Prozent über dem, was durchschnittlich für Frauen einer bestimmten Körpergröße als wünschenswert angesehen wird. Der Körper-Massen-Index (KMI) ist der nützlichste Parameter zur Bestimmung des Körpergewichts, weil er auch noch die Körpergröße des Individuums mitberücksichtigt. KMI bedeutet: Gewicht in Kilogramm geteilt durch Körpergröße in Metern im Quadrat, das heißt: Eine Frau mit einer Körpergröße von 1,70 m, die 60 kg wiegt, hat einen KMI von $60 : 1{,}70^2 = 20{,}76$.

Ganz grob gesagt, gibt es fünf KMI-Grade, auch wenn sie sich bei Frauen und bei Männern etwas unterscheiden. Ein KMI unter 19 bedeutet Untergewicht; die Norm ist 19–25; ein KMI zwischen 25 und 30 heißt Übergewicht, 30–40 wird adipös genannt, und bei einem KMI über 40 liegt starke Fettleibigkeit vor.

Anhand dieser Kriterien läßt sich sagen, daß schätzungsweise ein Drittel aller Patientinnen und Patienten eines praktischen Arztes übergewichtig sind. Die meisten Fachleute sind sich außerdem darüber einig, daß ein KMI über 30 ein ernstzunehmendes Gesundheitsrisiko darstellt.

Wieviele von ihnen wiegen demnach wohl zuviel? Übergewicht ist in westlichen Industrienationen, nach Zahnkaries und Herz-Kreislauf-Krankheiten, die dritthäufigste Gesundheitsstörung. Eine Übersicht über die britischen Ernährungsgewohnheiten des Jahres 1990 ergab, daß sich die Zahl der klinisch als fettsüchtig geltenden Frauen seit 1984 verdreifacht hat. Die Hälfte aller britischen Frauen war gerade dabei, eine Schlankheitskur zu machen, und wiederum 50 Prozent von ihnen gaben auf, bevor sie ihr Zielgewicht erreicht hatten.

Außerdem stellte man folgendes fest:

- Trotz des Reports, den das britische Komitee für medizinische Aspekte der Ernährungspolitik (COMA) 1983 veröffentlicht hatte und in dem eine Reduktion der Nahrungsfette von 40 auf 35 – oder im Idealfall auf 30 – Prozent der gesamten Kalorienaufnahme empfohlen worden war, nahmen die meisten immer noch 40 Prozent ihrer Kalorien in Form von Fett zu sich, darunter ein inakzeptabel hoher Anteil tierischer (saturierter) Fette.
- Der Konsum an Süßigkeiten, Keksen, Kuchen und Schokolade hatte zugenommen – vor allem bei Frauen.
- Auch der Alkoholkonsum war weiterhin angestiegen: Zwei Drittel aller Frauen tranken jede Woche Alkohol. Das bedeutet, sie nahmen noch mehr „leere Kalorien“ auf (alkoholische Getränke enthalten keine Mineralstoffe und Spurenelemente, sind daher vom Ernährungsstandpunkt aus wertlos). Alkoholika haben mit sieben kcal/g ziemlich viele Kalorien – sie liegen damit zwischen Fett (neun kcal/g) und Proteinen sowie Kohlenhydraten (vier kcal/g).
- Immer häufiger wurde auswärts gegessen. Mahlzeiten außer Haus machten ein Viertel aller Mahlzeiten der befragten Frauen aus. Solches Essen enthält in aller Regel mehr Zucker und weniger Proteine, Ballaststoffe, Vitamine und Mineralstoffe als Essen, das zuhause zubereitet wird. Zudem hatte der Konsum an Hamburgern, Pommes frites und anderem Fast Food erheblich zugenommen – sämtlich Nahrungsmittel mit hohem Anteil an saturierten Fetten.
- Trotz der täglich empfohlenen Ballaststoffmenge von 30 bis 35 Gramm nahmen weniger als 16 Prozent aller Frauen gerade einmal 25 Gramm pro Tag zu sich.

Welcher Gruppe gehören Sie an?
Um herauszufinden, ob Sie untergewichtig, normalgewichtig, übergewichtig oder adipös sind, sollten Sie in der Querspalte unten erst Ihre Körpergröße suchen und dann mit dem Finger nach oben fahren, bis Sie am rechten Rand in Höhe Ihres derzeitigen Gewichts angelangt sind.

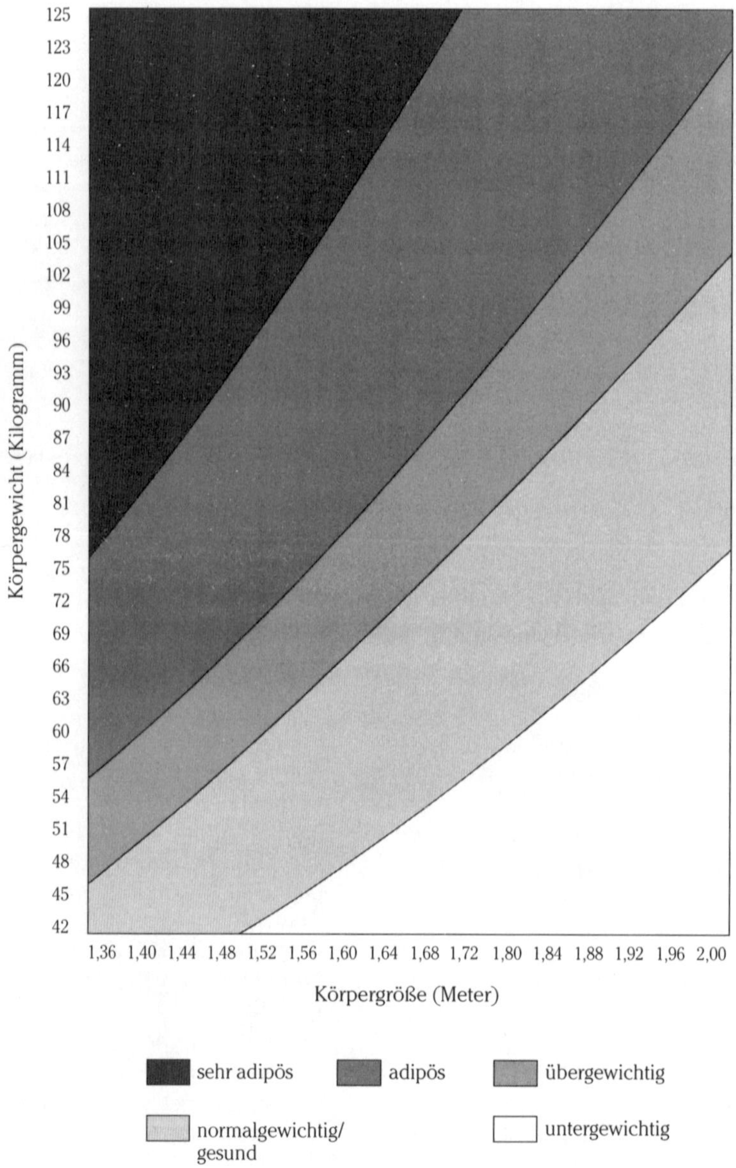

Gewichtstabelle für Frauen

- Der Bewegungsmangel griff weiter um sich: 50 Prozent aller Frauen ab 65 machten überhaupt keinen Sport, keine Gymnastik oder größere Spaziergänge mehr; 30 Prozent der erwachsenen Frauen verschafften sich gelegentlich Bewegung, doch nur sechs Prozent so oft, daß es ihre Gesundheit positiv beeinflußte.

Risiken der Fettleibigkeit

Zuerst besteht das Risiko, vorzeitig zu sterben. Versicherungsdaten aus Großbritannien und den USA zeigen eindeutig, daß die Zahl der Todesfälle im Zusammenhang mit Adipositas ansteigt; so geht eine stark übergewichtige Person ein dreimal höheres Risiko ein, vorzeitig zu sterben, als eine normalgewichtige. Das Risiko steigt wiederum signifikant an, wenn die Betroffene auch raucht. Was die ernsthaften Gesundheitsstörungen infolge von Fettleibigkeit angeht, so müssen Dicke wesentlich öfter mit folgendem rechnen:

- Herz-Kreislauf-Erkrankungen: Herzinfarkt, Herzversagen, hoher Blutdruck und Gehirnschlag.
- Altersdiabetes: Neuere Forschungen ergaben, daß das Gewebe von Fettleibigen eine Resistenz gegenüber Insulin entwickelt; Dicke haben ein fünfmal höheres Diabetes-Risiko als Normalgewichtige. Aus jüngsten Studien geht außerdem hervor, daß Babies, die im ersten Lebensjahr übergewichtig sind, erheblich häufiger zuckerkrank werden.
- Gallensteine: Das Fettgewebe enthält sehr viel Cholesterin; dicke Menschen konzentrieren mehr Cholesterin in ihrer Gallenflüssigkeit, das sich dann oft zu Gallensteinen zusammenklumpt.
- Unfalltod: Dicke bewegen sich langsamer und können Gefahren oft weniger rasch ausweichen, zum Beispiel, wenn sie eine Straße überqueren.
- Schwangerschaftskomplikationen und verminderte Fruchtbarkeit aufgrund von Übergewicht.
- Kurzatmigkeit bei Anstrengungen sowie größere Empfindlichkeit gegenüber Anästhetika bei Operationen.
- Arthritis der Knochen, die das Gewicht tragen müssen – vor allem des Rückens, der Hüften und Knie.
- Krebserkrankungen – Brustkrebs, Gebärmutterkrebs, Zervixkarzinom und Eierstockkrebs haben anscheinend mit einer Störung im Hormonhaushalt (Ungleichgewicht der weiblichen und männlichen Hormone) zu tun, die von einem im Fettgewebe enthaltenen Enzymsystem zumindest mitausgelöst wird.

Zu den weniger schwerwiegenden Gesundheitsstörungen, die von Übergewicht und hier vor allem von einer ballaststoffarmen Ernährung verursacht werden, gehören Hämorrhoiden, Krampfadern, Divertikulitis (eine Darmentzündung) und Ösophagusreflux (Wiederaufstoßen von Speisen).

Bei alledem ist die Fettverteilung im Körper nicht unwichtig. Menschen mit „männlicher" Körperfett-Verteilung, also dickem Bauch über schmaleren Hüften, haben ein höheres Risiko für Herz-Kreislauf-Leiden als Menschen mit „weiblichem", also eher birnenförmigem Körper.

Mögliche Ursachen für einfaches Übergewicht

Wenn die Energieaufnahme über einen bestimmten Zeitraum hinweg den Energieverbrauch übersteigt, dann wird man zu dick. Die häufigste Ursache des Übergewichts ist daher überreichliches Essen bei gleichzeitigem Bewegungsmangel. Andere Ursachen sind relativ selten, zum Beispiel Schilddrüsenunterfunktion (Hypothyreose; siehe Schilddrüsenerkrankungen). Einfaches Übergewicht kann eine ganze Reihe körperlicher und seelischer Ursachen haben, darunter die folgenden:

- *Genetische Faktoren.* Studien an adoptierten Kindern zeigten, daß zwischen dem Gewichtsstatus der Kinder und dem ihrer biologischen Eltern signifikante Übereinstimmungen herrschen, die nicht mit Umweltfaktoren erklärbar sind. Allerdings ergaben genauere Analysen, daß Umwelt plus genetische Einflüsse gemeinsam wichtiger sind als die Vererbung allein. Das heißt auch, daß Menschen, in deren Familie es immer viele Dicke gegeben hat, trotzdem sehr effektiv behandelbar sind.
- *Gestörte Reaktionen auf Hungerreize.* Experimente zur Appetitkontrolle ergaben, daß Kinder anscheinend die Fähigkeit besitzen, ihre Aufnahme hochkalorischer und niedrigkalorischer Nahrungsmittel so zu steuern, daß sie immer ungefähr auf demselben Kalorien-

stand bleiben; Erwachsene hingegen verfügen über diese Kompensationsfähigkeit nicht (mehr). Möglicherweise besitzen auch sie noch diesen angeborenen Kontrollmechanismus, doch wird er wohl durch andere Faktoren mehr oder weniger außer Kraft gesetzt.

- *Die verlangsamte Ausscheidung von Toxinen:* Eine weitere mögliche Ursache für Übergewicht, die meist von naturheilkundigen Fachleuten vertreten wird, ist die verlangsamte Ausscheidung von Nahrungsrückständen und Schadstoffen (Toxinen) durch den Darm. Allgemein wird zu wenig zur Kenntnis genommen, daß Fett – dessen Verstoffwechselung sehr viel Energie erfordert – eine sehr bequeme „Mülldeponie" für Schadstoffe aller Art ist. Je mehr Toxine im Blut kreisen, desto mehr Fett lagert der Organismus an, um sie aus dem Blut zu entfernen. Heilmittel ist hier eine ballaststoffreiche Diät, die ebenfalls Toxine binden und aus dem Körper schleusen kann, sowie der Versuch, so wenig natürliche bzw. umweltbedingte Schadstoffe wie nur irgend möglich zu sich zu nehmen.
- *Psychologische Faktoren* wie zum Beispiel emotionale Aushungerung (Hunger nach Zuneigung und Anerkennung), wobei Essen unbewußt den Mangel kompensieren soll; die Angst Verantwortung zu übernehmen, wie zum Beispiel bei Heranwachsenden, die zu dick oder zu dünn werden, um nicht sexuell attraktiv zu sein und keine Verantwortung für Beziehungen übernehmen zu müssen; Verluste – und Trostsuche im Essen; Flucht aus zu strikter Kontrolle (dabei steht das Zu-viel-Essen für den Ausbruch aus allzu strikter Diät bzw. zu rigiden Ernährungsvorschriften, und ist eine Art Überkompensation); „Erlernte Hilflosigkeit"; die unter anderem das Gefühl umfaßt, wenig Kontrolle über das eigene Leben zu haben, auch nicht über das eigene Gewicht (Beispiel: Beim Kantinenessen besteht wenig Auswahl, und das wird eben als unveränderbar hingenommen. In solchen Fällen ist Essen die Ersatzreaktion für eine ganze Reihe tieferliegender psychischer Probleme. Das trifft auch für zwanghafte Eßanfälle zu, unter denen sehr viele übergewichtige Frauen leiden (siehe Bulimie); und nicht zuletzt die Macht der Werbung, die zum Beispiel Butter und Zucker als „gute", „natürliche" Nahrungsmittel preist (von der Schweiz abgesehen, hat Großbritannien den höchsten Schokoladeverbrauch in ganz Europa, und zwar durchschnittlich 17 Pfund pro Kopf und Jahr. Bemerkenswert ist die Tatsache, daß die Schokoladenhersteller in einem Jahr zwanzigmal mehr Geld für Werbung ausgeben als das öffentliche Gesundheitswesen für die Aufklärung über gesunde Ernährung!).
- *Erschöpfung:* Mangel an Schlaf führt dazu, daß der Organismus nicht genügend Schadstoffe ausscheiden kann (siehe oben). Erschöpfte Frauen können sowohl über- als auch untergewichtig werden. Nicht richtig ist dagegen, daß Übergewichtige grundsätzlich mehr essen, daß sie ihr Essen nur so hinunterschlingen und daß sie einen verlangsamten Stoffwechsel haben.

Von diesen psychologischen Faktoren einmal abgesehen, gibt es im wesentlichen vier körperliche Faktoren, die die Fetteinlagerung im Organismus beeinflussen:

- Der Appetit, die Menge und Art der Nahrungsmittel, die gegessen bzw. getrunken werden.
- Das Ausmaß körperlicher Bewegung.
- Der Grundumsatz des Stoffwechsels; er errechnet sich aus der Energiemenge, die für das Aufrechterhalten der Organfunktionen und der Körpertemperatur aufgewendet werden muß. Diese nimmt mit zunehmendem Alter stetig ab. Wie bereits erwähnt, führt Gewichtszunahme dazu, daß sich der Grundumsatz erhöht. Wird die zugeführte Kalorienmenge reduziert, nimmt auch der Grundumsatz ab: So reagiert der Körper auf den „Hungerzustand". Anstrengende und stetige körperliche Bewegung kann den Grundumsatz steigern, und zwar nicht nur während dessen, sondern auch noch einige Zeit danach. Steigt zum Beispiel die Körpertemperatur bei heftiger körperlicher Bewegung um ein Grad Celsius an, so nimmt der Grundumsatz gleichzeitig um etwa zwölf Prozent zu.
- Die Thermogenese, das ist die Fähigkeit des Körpers, überschüssige Kalorien zu verstoffwechseln und dabei Wärme zu erzeugen. Sie wird ebenfalls durch Bewegung sowie durch die Zufuhr von Nahrungs-„Treibstoffen" erhöht, und zwar zusätzlich zur Erhöhung des Grundumsatzes und erhöhter Verbrennung von Kalorien, sobald man sich viel bewegt.

Appetit und Bewegung kann jeder Mensch weitgehend selbst beeinflussen, den Grundumsatz des Stoffwechsels etwas weniger; bislang ist noch nicht klar, inwiefern auch die Thermogenese beeinflußbar ist.

Essen als Trostspender

Bei Menschen, die zwanghaft essen, löst offenbar nicht ein körperliches, sondern ein psychisches Signal diese Verhaltensweise aus. Essen als Reaktion auf emotionale „Trigger" ist ein Verhalten, das in der Kindheit geprägt wurde: Die Nahrungsaufnahme bedeutet Trost im Sinne von Zuwendung. Bei Kindern ist eine solche Reaktion noch sehr verständlich; den ersten Trost dieser Art spendet ihnen schließlich die Mutterbrust bzw. das Fläschchen. Erwachsene hingegen lassen sich damit stets nur vorübergehend trösten; danach setzen rasch Schuldgefühle und Selbstkritik ein, und sie versuchen zwischen zwei Eßanfällen stets aufs neue, das zusätzliche Gewicht durch striktes Diäthalten wieder loszuwerden. Solche Schlankheitskuren sind jedoch auf längere Sicht zur Erfolglosigkeit verdammt, denn sie werden größtenteils von einem ausgesprochen negativen Selbstbild gespeist. Die ganz natürliche Reaktion auf schwere Selbstverleugnung, im Hinblick auf Essen, besteht in Rebellion: und das heißt, in einem Freßanfall. So lange also die Nahrungsaufnahme vom echten Hungergefühl abgekoppelt ist, bleibt unweigerlich ein Teufelskreis aus Diäthalten und übermäßigem Essen bestehen. Und je strikter die selbstauferlegte Diät, desto heißhungriger stürzt man sich zwischendurch aufs Essen. Es wird geschätzt, daß mehr als 90 Prozent aller Personen, die erfolgreich extreme Abmagerungskuren machen, das verlorene Gewicht auf diese Weise wieder zunehmen, ja oft noch darüber hinaus. Um diesen Teufelskreis endlich durchbrechen zu können, sollten Sie folgendes bedenken:

- Pausenlose Selbstkritik und Selbstbestrafung durch striktes Diäthalten können die Eßgewohnheiten niemals auf Dauer positiv beeinflussen.
- Abmagerungskuren lösen das Grundproblem nicht, das sich darin äußert, daß Sie überhaupt Trost im Essen suchen, ohne hungrig zu sein.
- Lernen Sie Ihren Körper so zu mögen, wie er ist, ohne ihn ständig mit negativen Gedanken zu plagen, und erlauben Sie sich auch Mitgefühl für Ihr Bedürfnis, Trost im Essen zu suchen.
- Versuchen Sie, Ihren tieferliegenden Problemen und Ängsten ins Gesicht zu sehen, anstatt sie dauernd in Nahrungsaufnahme zu „übersetzen", die ohnehin nur vorübergehende Befriedigung verschafft.
- Nehmen Sie mit Ihren echten, körperlichen Hungergefühlen wieder Kontakt auf, statt nur aus emotionalem Hunger heraus zu essen.

Bestimmte Schlankheitskuren können zwar für den Anfang sehr sinnvoll sein; gleichzeitig aber müssen Sie Ihre Einstellung gegenüber dem Essen sowie Ihre Eßgewohnheiten grundlegend ändern, damit der Erfolg von Dauer ist. Es werden zahlreiche, sehr unterschiedliche Arten von Schlankheitskuren angepriesen; es handelt sich jedoch im großen und ganzen stets entweder um eine Ausschluß- oder Einschluß-Diät.

Diäten

Ausschluß-Diäten

Dabei werden bestimmte Nahrungsmittel eingeschränkt oder ganz vom Speisezettel gestrichen, zum Beispiel Schokolade, Zucker, Kartoffeln, manchmal auch ganze Gruppen von Nahrungsmitteln, etwa bei Diäten, die niedrigen Fettanteil, geringe Kohlenhydrat- oder höhere Protein- und Ballaststoff-Aufnahme vorsehen.

Früher basierten die meisten Abmagerungskuren auf niedriger Kohlenhydrataufnahme; das gilt jedoch heute als überholt, weil es unvermeidlich zu höherer Energiezufuhr in Form von Proteinen und Fetten führt. Nicht-raffinierte, also nicht industriell aufbereitete Kohlenhydrate sind die beste Energiequelle überhaupt, weil sie reich sind an Vitaminen, Mineralstoffen, Spurenelementen und Ballaststoffen; sie sollten daher mindestens 55 Prozent der gesamten zugeführten Kalorien ausmachen. Eine solche Diät bedeutet, daß man weniger Fett und Zucker zu sich nimmt und früher satt wird.

Raffinierte Kohlenhydrate hingegen haben bei der industriellen Aufbereitung den größten Anteil ihrer Nähr- und Ballaststoffe verloren. Ballaststoffe, auch Faserstoffe oder nicht-stärkehaltige Polysaccharide genannt, stellen eine Untergruppe der Kohlenhydrate dar; es gibt zweierlei Sorten, nämlich lösliche und unlösliche:

Unlösliche Ballaststoffe sind in Cerealien enthalten, beispielsweise Weizenkeimen, sowie in faserhaltigem Obst und Gemüse. Sie nehmen viel Wasser auf und tragen damit zum Erreichen eines Sättigungsgefühls bei. Sie führen dazu, daß sich die Aufnahme einfacher Zuckermoleküle aus dem Darm verlangsamt, also auch keine Hypoglykämie (Unterzuckerung) entstehen kann, und sie verringern den Zeitraum der Darmpassage; das beugt Verstopfung und Divertikulitis vor und hilft, den Körper von Schadstoffen, Gallensalzen usw. zu befreien.

Zu den löslichen Ballaststoffen gehören sehr viele Früchte und Gemüsesorten, Hülsenfrüchte sowie Haferflocken; diese Ballaststoffe werden teilweise auch vom Blut aufgenommen, wo sie Cholesterin binden und so Arteriosklerose verhüten können.

Zu den weiteren Krankheiten, die mit ballaststoffarmer Ernährung zusammenhängen, gehören Darmkrebs, Erkrankungen der Koronararterien, Diabetes, Gallensteine, Hämorrhoiden und Krampfadern. In Großbritannien (und auch in Deutschland) beträgt die Aufnahme von Nahrungsballaststoffen ungefähr nur ein Achtel dessen, was bestimmte afrikanische Stämme täglich zu sich nehmen in denen solche Zivilisationskrankheiten so gut wie unbekannt sind. (Allerdings wurden im jüngsten Bericht des britischen Komitees für medizinische Aspekte der Ernährungspolitik [COMA] Zweifel daran geäußert, ob diese Unterschiede wirklich allein auf die ballaststoffarme westliche Ernährung zurückzuführen seien oder nicht vielmehr auf den Anteil an Stärke, tierischen Fetten und Proteinen – das heißt also, unsere Nahrung enthält wenig Stärke, wenig Ballaststoffe und zu viel Fett. Weitere Studien dazu sind notwendig.) Ideal wäre es, wenn der durchschnittliche Anteil an Ballaststoffen einstweilen mindestens verdoppelt würde.

Hier der Fasergehalt einiger Nahrungsmittel pro 100 Gramm: Getreideflocken, frisch gemahlen, oder frisches Müsli 44 g; Weizenvollkornbrot 8,5 g; Weißbrot 2,7 g; Roggenvollkornbrot 12 g; „Verdauungskekse“ 6 g; Baked Beans (weiße Bohnen in der Dose) 8 g; getrocknete Bohnen und Linsen bis zu 25 g.

Diäten mit niedrigem Fettgehalt

Bei praktisch allen derzeitigen Diäten wird empfohlen, die Fettaufnahme zu reduzieren. Eine Diät, die Fett ganz ausschließt, ist jedoch unangemessen, denn dabei werden in aller Regel auch die essentiellen Fettsäuren ausgeschlossen, die der Körper aber nicht selbst herstellen kann. Im Idealfall sollte die Fettaufnahme auf 25 bis 30 Prozent der zugeführten Gesamtkalorien beschränkt werden. Das Verhältnis zwischen mehrfach oder einfach ungesättigten und ungesättigten und gesättigten Fettsäuren sollte auf jeden Fall 2 : 1 sein.

Sie können das Fett in Ihrer Nahrung folgendermaßen reduzieren:

- Essen Sie weniger „rotes Fleisch“, also Rindfleisch und Schweinefleisch.
- Kaufen Sie nur mageres Fleisch und schneiden Sie auch davon das Fett ab; ziehen Sie bei Geflügel stets die Haut ab.
- Ersetzen Sie rotes Fleisch durch Wild und Fisch.
- Backen, grillen und braten Sie mit wenig Fett, am besten mit Olivenöl, das einen hohen Anteil an einfach ungesättigten Fettsäuren enthält und auch bei hohen Temperaturen am stabilsten bleibt. Ein Schweinekotelett, bei dem das Fett nicht entfernt wurde, enthält nach dem Grillen pro 100 Gramm etwa 25 g Fett, eines ohne Fettrand nur zirka 8 g.
- Sollten Sie Öl benötigen, benutzen Sie nur kleine Mengen Sonnenblumen-, Soja- oder Olivenöl.
- Kochen Sie mehr Bohnen- oder Linsengerichte, denen nur wenig Fleisch zugesetzt ist.
- Bratkartoffeln sollten Sie nur bei besonderen Gelegenheiten essen; bevorzugen Sie ansonsten gekochte (auch Pell-) oder gebackene Kartoffeln.
- Essen Sie weniger fettreichen Käse, trinken Sie weniger Vollmilch, und ersetzen Sie Sahne beispielsweise durch Joghurt oder Crème fraîche.
- Achten Sie auf Nahrungsmittel mit verstecktem Fettgehalt! Das Fett in unserer Nahrung stammt meistens zu 33 Prozent aus Fleisch oder Fleischprodukten; zu 25 Prozent aus Butter oder Margarine; zu 13 Prozent aus Milch; zu 6 Prozent aus Keksen, Kuchen usw.; zu 5 Prozent aus Käse und Sahne; und zu 18 Prozent aus anderen Nahrungsmitteln.

Diäten mit hohem Proteingehalt

In westlichen Ländern ist Proteinmangel buchstäblich unbekannt. Eine Ernährung, die sehr viel tierisches Eiweiß enthält, ist jedoch zum Abnehmen ungeeignet, und zwar aus folgenden Gründen:

- Dabei nimmt man viel Fett zu sich, denn Fett sitzt auch zwischen den Muskelfasern des Fleisches, nicht nur am Rand oder an den Knochen.
- Fleisch enthält ziemlich viel Phosphat und trägt so zum Kalziumverlust aus den Knochen bei.
- Es hinterläßt sehr viel stickstoffreiche Abbauprodukte und belastet dadurch die Nieren übermäßig.
- Wenn die Tiere nicht aus biologischer Aufzucht stammen, enthält ihr Fleisch in aller Regel Antibiotika, Pestizide und Hormonrückstände.
- Fleisch hat einen sehr geringen Ballaststoffgehalt.

Auch wenn tierisches Eiweiß mit allen notwendigen Aminosäuren gekoppelt ist, kann man diese doch ebensogut zu sich nehmen, indem man drei oder vier verschiedene Sorten pflanzlicher Proteine ißt, etwa Reis mit Tofu und Gemüse oder Bohnen mit Reis oder Hirse mit Linsen, dazu stets auch Nüsse, Samen, Keimlinge oder daraus hergestellte Produkte wie etwa Nußbutter, Müsli und ähnliches. Übrigens: Erdnüsse ähneln ihrem Aufbau nach eher den Hülsenfrüchten als den sonstigen Nüssen und haben einen ziemlich hohen Fettgehalt.

Hier einige typische Beispiele dafür, woher die Proteine in unserem Essen stammen können (pro 100 Gramm Nahrungsmittel): Huhn 33 g; Rindfleisch 27 g; Fisch 25 g; Hartkäse 25 g;

Der durchschnittliche Tagesbedarf an Proteinen beträgt für Frauen zwischen 18 und 54 Jahren etwa 45 Gramm. Die ideale Diät sollte also viele nicht-raffinierte Nahrungsmittel, viele Ballaststoffe, dafür wenig Fett, Salz, Zucker und unnötige Chemikalien enthalten. Weitere Informationen entnehmen Sie bitte der „Zweimal-wöchentlich-Regel".

Einschluß-Diäten

Dabei ist zwar nichts ausdrücklich verboten, doch ist die *gesamte* Energiezufuhr großen Restriktionen unterworfen. Das bedeutet, man muß sich mit dieser Art Diät ständig auseinandersetzen und dauernd Kalorien zählen, was soziale Einschränkungen mit sich bringt, langweilig und zeitraubend ist und dazu noch nicht einmal so akkurat, wie es notwendig wäre. Davon abgesehen ist es auch recht unnatürlich, Tag für Tag genau die gleiche Menge Kalorien zu sich zu nehmen, denn sie schwankt ja normalerweise.

Anstatt sich auf einen Kalorienzähler zu verlassen, sollten Sie lieber Ihr Bewußtsein dafür schärfen, wie viele Kalorien Ihre Nahrungsmittel jeweils ungefähr enthalten; damit gewinnen Sie auch selbst mehr Kontrolle über das, was Sie tun. Fett und Zucker beispielsweise sind die Nahrungsmittel mit dem höchsten Kaloriengehalt. Ballaststoffe hingegen sind ausgezeichnete Kaloriensparer, denn sie verringern die kalorische „Dichte", das heißt zum Beispiel: Zwei Teelöffel Zucker haben den gleichen Kaloriengehalt wie 114 g Erbsen. Und ein halbes Pfund Schokolade entspräche fünf Pfund Äpfeln!

Schärfen Sie Ihren Blick für Kalorien, wenn Sie auswärts essen gehen; wählen Sie dann etwa gegrilltes Fleisch oder Fisch, bestellen Sie sich einen großen Salat mit wenig Sauce, vermeiden Sie weitestgehend Alkohol und appetitanregende Leckereien vorweg. Auch Butter auf dem Brot und fettreiche, gezuckerte Süßspeisen sollten Sie möglichst meiden.

Setzen Sie sich zum Ziel, etwa in 90 Prozent aller Fälle wenig Fett, Zucker und raffinierte Kohlenhydrate sowie viel Ballaststoffe zu sich zu nehmen, und gönnen Sie sich 10 Prozent an „besonderen Gelegenheiten", bei denen Sie ruhig auch einmal zulangen können, ohne das Gefühl haben zu müssen, jetzt ganz schrecklich gegen Ihre Diätregeln zu verstoßen.

Sehr niedrigkalorische Diäten/Nulldiät

Solche sehr niedrigkalorischen Diäten, sogenannte Nulldiäten oder „Hungerkuren" mit maximal 500 kcal pro Tag führen anfangs zwar zu eindrucksvollem Gewichtsverlust, nützen auf die Dauer jedoch wenig, und das aus mehreren Gründen:

- Bei einem Gewichtsverlust von mehr als zwei Pfund pro Woche wird prozentual mehr fettfreie Masse verstoffwechselt. Dabei sinkt der Grundumsatz. Und wenn man dann wieder normal ißt, nimmt man leichter zu als vor Diätbeginn.

- Wenn man für die sehr niedrigkalorische Diät nicht spezielle vorgefertigte Diätgerichte benutzt, denen alle notwendigen Vitamine und Mineralstoffe zugefügt wurden, gerät man rasch in eine Mangelsituation. Werden die Energie-, Vitamin- und Mineralstofflager des Körpers auf diese Weise geplündert, meldet sich der Hunger, weil der Organismus unterzuckert ist – und Sie haben unweigerlich wieder mit Eßanfällen zu kämpfen.
- Niedrigkalorische Diät-Fertiggerichte entbinden Sie von Ihrer Verantwortung, selbst auf Ihre Kalorienaufnahme zu achten. Ihr Eßverhalten wird daher in keiner Weise positiv verändert.
- Sehr niedrigkalorische bzw. Nulldiäten führen manchmal zu gefährlich hohen Verlusten an fettfreier Körpermasse; dabei gehen Sie ein – wenn auch kleines Risiko – ein, plötzlich an Herzversagen zu sterben, weil Ihr Herzmuskel angegriffen wurde.

Sehr niedrigkalorische Schlankheitskuren oder Nulldiäten sind nur bei sehr Fettleibigen angebracht oder bei solchen, die rasch an Gewicht verlieren müssen, zum Beispiel vor einer geplanten Operation.
Sie sollten keinesfalls länger als einen Monat und nur unter ärztlicher Aufsicht durchgeführt werden, und jedes unerwartete Symptom, das während einer solchen Diät auftritt, sollte unverzüglich dem Arzt oder der Ärztin mitgeteilt werden.
Auf keinen Fall sollten Sie eine solche Diät machen, falls Sie an Gicht oder Porphyrie (einer Blutkrankheit, auch Günther-Syndrom genannt) leiden. Und wenn Sie mit einer niedrigkalorischen Diät wieder aufhören, ist es ungemein wichtig, sich die bereits beschriebenen gesunden Eßgewohnheiten anzueignen (siehe auch unten).

Ein vernünftiges Programm zum Abnehmen

Bevor Sie mit einer Schlankheitskur beginnen, welcher Art sie auch sein mag, ist es klug, zunächst einmal folgende Vorbereitungen zu treffen:

- Führen Sie mehrere Wochen lang ein Ernährungs- und Bewegungs-Tagebuch und denken Sie genau über alles nach, was Sie daraus entnehmen können.
- Stecken Sie Ihr Ziel, wieviel Sie abnehmen wollen, zunächst nicht so hoch, sondern seien Sie realistisch!
- Suchen Sie sich Hilfe beim Abnehmen, etwa in einer Selbsthilfegruppe (zum Beispiel die „Weight Watchers"), lassen Sie sich regelmäßig ärztlich untersuchen und ermuntern oder gehen Sie in eine Gymnastikgruppe bzw. ein Fitness-Center.

Vor allem aber: Versuchen Sie, die Dinge in Ihrem Leben zu ändern, die Sie immer wieder dazu bringen, sich dem Essen als Ihrem „tröstlichen Feind" zuzuwenden, und entwickeln Sie ein gutes Kalorienbewußtsein, das Sie darin bestärkt, Ihrem eigenen Urteil zu vertrauen. Dann können Sie sich gelegentlich durchaus erlauben, Ihre Diätregeln auch mal außer acht zu lassen und sich ein kleines Lecker-Fest zu gönnen, ohne sich anschließend sofort wieder in Schuldgefühle zu stürzen.

Wie rasch sollte man abnehmen?

Um langsam aber sicher an Gewicht zu verlieren, müssen die meisten Frauen ihre Kalorienaufnahme täglich auf 1250 bis 1000 Kalorien beschränken und sich erheblich mehr bewegen. Wer eine Diät beginnt, kann dem Körper allerdings nicht befehlen, nun ausschließlich Fett abzubauen. Zu seinen Energiequellen gehören ja vielmehr auch noch der Blutzucker, das in Muskeln und Leber gespeicherte Glykogen, Fett und Proteine.
Wird zu Beginn einer Diät der Glykogenabbau in der Leber mobilisiert, so verliert der Körper Wasser; dieser Wasserverlust bewirkt, daß man in den ersten paar Wochen einer Schlankheitskur mehr Gewicht abnimmt als danach. Wer dann wieder normal ißt, nimmt das Wasser und damit das Gewicht unweigerlich wieder zu.
Bei Dicken besteht das überschüssige Gewicht zu rund 75 Prozent aus Fett und zu rund 25 Prozent aus fettfreier Masse, also zum Beispiel Muskelmasse, die Proteine, Glykogen und Wasser enthält. Um möglichst viel Fett und möglichst wenig fettfreie Masse zu verlieren, ist es am besten, wenn man die tägliche Kalorienaufnahme um ungefähr 1000 kcal reduziert; dann nimmt man etwa zwei Pfund pro Woche ab. Denken Sie jedoch daran, daß die fettfreie Masse Ihres Körpers, Ihr Grundumsatz und Ihr täglicher Energiebedarf abnehmen, je mehr Sie an Gewicht verlieren. Das bedeutet, Sie müssen Ihre Kalorienauf-

nahme immer wieder leicht nach unten korrigieren, um weiterhin kontinuierlich abzunehmen, also pro Tag etwa fünf kcal für jedes Pfund, das Sie leichter geworden sind.

Bewegung und Gewichtsverlust
Im Vergleich zu der Energie, die der Körper in seinen Fettreserven lagert, ist die Energie, die bei zusätzlicher Bewegung verbrannt wird, eigentlich ziemlich gering. 1 kg Fett = 9 000 kcal; das entspricht ungefähr 38 Stunden Spazierengehen. Zunächst einmal klingt das recht entmutigend; und doch ist es sehr wohl möglich, ein Fitneßprogramm aufzubauen, das im Laufe einiger Monate auch deutliche Erfolge zeitigt.
Ein regelmäßig, am besten täglich durchgeführtes Bewegungsprogramm kann nämlich dazu beitragen, den erzielten Gewichtsverlust zu stabilisieren, ja oft noch zu vergrößern: Wenn Sie sich bewegen, werden zusätzliche Kalorien verbrannt, und der Grundumsatz – die Geschwindigkeit des Stoffwechsels – steigt an. Voraussetzung ist allerdings, daß man sich ausreichend schwungvoll und energisch bewegt.
Versuchen Sie, jeden Tag 20 bis 30 Minuten lang Ihren Kreislauf in Schwung und Ihre Extrapfunde in Bewegung zu bringen! Beim – nicht zu langsamen – Radfahren, Schwimmen oder Tennisspielen zum Beispiel verlieren Sie in einer halbe Stunde 210 kcal, beim Joggen oder Bergwandern sogar 300 kcal.
Bewegung tut Ihnen außerdem aus folgenden Gründen gut:
- Die Thermogenese (Wärmeentwicklung im Körper) wird gesteigert, dabei werden mehr Nahrungskalorien verbrannt.
- Nach dem Bewegungsprogramm ist der Appetit etwa eine Stunde lang gebremst.
- Ihr Körper gewinnt an Elastizität und Form.
- Muskelkraft und Kondition steigen erheblich.
- Bewegung wirkt als natürliches Antidepressivum, baut Streß jeder Art ab und läßt Sie besser schlafen.
- Bewegung senkt den Blutdruck, verbessert Kreislauf und Herzleistung, senkt den Cholesterinspiegel und beugt der Osteoporose (Knochenbrüchigkeit) vor.

Wenn Sie sich normalerweise wenig bewegen und keine gute Kondition haben, sollten Sie Ihr Bewegungsprogramm schrittweise aufbauen und sich anfangs nicht überfordern – sonst geben Sie wahrscheinlich bald wieder auf. Besser ist es, langsam zu beginnen und allmählich die Intensität zu steigern.

Medikamente zum Abnehmen?
Mittel, die beim Abmagern helfen sollen, werden in verschiedenen Formen angeboten: einmal als Abführmittel, sowohl pflanzlicher (rezeptfrei) als auch chemischer Herkunft (teilweise rezeptpflichtig), zum anderen als Appetitzügler; diese sind fast ausschließlich chemischer Herkunft und auch rezeptpflichtig. Da sie bei längerem Gebrauch stets zu Medikamentenabhängigkeit führen, großenteils schwere Nebenwirkungen haben können und immer nur kurzfristig (maximal vier Wochen lang unter ärztlicher Aufsicht!) eingenommen werden dürfen, ist ihre Einnahme unserer Ansicht nach nur in sehr seltenen Fällen gerechtfertigt – etwa, wenn jemand vor einer Operation unbedingt abnehmen muß oder wenn es gilt, einer extrem übergewichtigen Person über ein anfängliches Gewichtsplateau hinwegzuhelfen. Die künstliche Kontrolle des Hungergefühls ist *nicht* geeignet, Übergewichtigen dauerhaft zu helfen.
Im Augenblick wird eifrig daran gearbeitet, ein „ideales thermogenes Medikament" zu entwickeln, das den Energieverbrauch des Körpers um etwa 20 Prozent steigern soll, ohne daß dabei mehr Energie zugeführt werden muß; gleichzeitig sollen dabei Körperfett und fettfreie Körpermasse abnehmen. Doch auch hier gilt: Medikamente zum Abnehmen können immer nur kurzfristig Symptome behandeln; die zugrundeliegenden Probleme von Übergewichtigen lösen sie nicht, weshalb Sie auch keinen dauerhaften Erfolg bringen.

Neues Eßverhalten erlernen
Auch wenn sie zeitweilig von Nutzen sein mögen, bringt doch in den meisten Fällen keine Diät dauerhaften Gewichtsverlust, und zwar großenteils deshalb, weil dabei die Selbstkontrolle zugunsten des Beachtens von Diätregeln aufgegeben wird. Bei solchen Einschränkungen über längere Zeiträume hinweg sind gelegentliche Eßanfälle mehr als wahrscheinlich. Das führt dann zu Schuldgefühlen und Selbstbezichtigungen – und dazu, daß die Diätregeln noch mehr verschärft werden. Ein solcher Teufelskreis geht manchmal lebenslang so weiter: mal großer Mangel, mal

Überfluß; dazwischen steigt man wie besessen ständig auf die Waage und rechnet unentwegt im Kopf aus, wieviele Kalorien man wohl heute bereits zu sich genommen hat. Wenn Sie lernen, auf Ihre echten Hungergefühle zu horchen, können Sie auch Ihr Eßverhalten wieder selbst unter Kontrolle bekommen, und das allein bringt Ihnen schon ungeheure Erleichterung. Manchmal suchen Sie dann vielleicht trotzdem noch Trost im Essen. Doch ist es unwahrscheinlich, daß Sie dabei jedesmal große Mengen Schokolade oder Kuchen in sich hineinstopfen, denn das haben Sie gar nicht mehr nötig, da Sie im Prinzip ja alles essen können, was Sie wollen. Nur wenn Sie sich bestimmte Nahrungsmittel strikt verbieten, besteht die Gefahr, daß Sie bei einem Heißhungeranfall zu den Dingen greifen, die Sie so lang entbehren mußten. Ihr Idealgewicht (bzw. Ihr „Wohlfühlgewicht") erreichen Sie sicherlich dauerhaft erst, wenn Sie Ihr Eßverhalten grundlegend und langfristig ändern.

Die folgenden Überlegungen können Ihnen sicherlich dabei helfen:

- Ergründen Sie, was dahintersteckt, wenn Sie zu viel essen: Langeweile, Frustration, Ärger, schlechte Gewohnheit? Essen kann eine Reaktion auf alle möglichen Emotionen sein. Versuchen Sie es einmal mit einem Ernährungs-Tagebuch, in das Sie ungefähr einen Monat lang jeden Tag eintragen, was Sie gerade zu sich genommen, wieviel, zu welchen Zeiten Sie gegessen/getrunken haben und was Sie dabei gefühlt und getan haben. Das wird Ihnen zeigen, wann Sie tatsächlich aus bestimmten Emotionen heraus zum Essen greifen, wie ausgewogen oder unausgewogen Ihre Ernährung dabei ist, und es wird Ihnen auch nützliche Hinweise darauf geben, in welchen Situationen Sie Trost im Essen suchen.
- Lernen Sie zu unterscheiden, ob Sie aus Hunger oder aus anderen Gründen essen.
- Versuchen Sie, mindestens dreimal am Tag eine Mahlzeit einzunehmen. Wenn Sie nämlich Mahlzeiten auslassen, antwortet Ihr Körper darauf einfach mit einer Hungerreaktion, bei der noch mehr Fett eingelagert wird.
- Nehmen Sie Ihre Mahlzeiten ohne Ablenkung und in einer Umgebung zu sich, in der Sie sich entspannen können.
- Essen Sie langsam, und genießen Sie dabei alles, was das Essen Ihnen zu bieten hat: seine Zusammensetzung, seinen Geschmack, Aroma, Duft und Farben. Vermeiden Sie es, beim Essen zu lesen oder fernzusehen; das lenkt Sie nur vom Genießen ab.
- Versuchen Sie, immer etwas Essen auf Ihrem Teller zu lassen.
- In Ihrem Haushalt sollten stets jede Menge nicht dickmachender, leckerer Snacks vorhanden sein.
- Haben Sie keine Angst davor, sich beim Essen gelegentlich einmal gehen zu lassen.
- Wenn Sie auswärts essen gehen, lassen Sie sich nicht davon beeindrucken, daß Ihnen der Teller vielleicht zu vollgeladen wird; essen Sie nur soviel, wie Sie wirklich Hunger haben.

Magersucht

Diese potentiell tödliche Erkrankung wurde 1874 erstmals beschrieben. Inzwischen hat sie sich jedoch zu einer geradezu typischen Krankheit der heutigen Zeit entwickelt – dem vielleicht dramatischsten Ausdruck dafür, wie überaus besessen unsere Kultur versucht, die Körpermaße zu manipulieren. In den letzten 20 Jahren ist die Erkrankungsrate erheblich gestiegen; inzwischen soll bereits mindestens eine von 100 jungen Frauen zwischen 15 und 25 Jahren magersüchtig sein. Die Betroffenen stammen meist aus der Mittelschicht. Die Erkrankung kann in jedem Alter zwischen 12 und 35 Jahren auftreten. Etwa ein Drittel der betroffenen Frauen waren früher einmal übergewichtig, und ziemlich viele von ihnen sind oder waren zuckerkrank.

Ursachen und Erscheinungsformen der Magersucht

Die Magersucht wird im allgemeinen als Erkrankung der Adoleszenz betrachtet, also der Zeit des Heranwachsens. Oft geht ihr die Angst vor dem Erwachsenwerden und der Sexualität voraus; das junge Mädchen versucht dann, seinen Körper sozusagen zu entweiblichen. In vielen Fällen liegen auch Persönlichkeitsstörungen vor, die durch innerfamiliären Streß entstanden sind. Vor Ausbruch der Magersucht legt die Betreffende meist ein vorbildliches Benehmen an den Tag, verhält sich angepaßt, ist sehr gut in Schule oder Ausbildung; darunter verbergen sich jedoch starke Selbstzweifel und das Gefühl, eine Versagerin zu sein. Anlaß für den Ausbruch der Magersucht ist oft eine neue Lebenssituation, die das Mädchen verletzlich macht, etwa der Wechsel zu einer anderen Schule und das Bedürfnis, beliebt zu sein, was das junge Mädchen dann nur glaubt erreichen zu können, wenn es schlanker wird. Manchmal steckt auch eine familiäre Eßstörung dahinter: Das Mädchen fürchtet, genau so dick zu werden wie andere Familienmitglieder.

Auch die elterliche Haltung hat allem Anschein nach viel mit dem Ausbruch der Erkrankung zu tun. So vereiteln zum Beispiel manche Eltern magersüchtiger Mädchen, bewußt oder unbewußt, die Versuche ihrer Tochter, normale Beziehungen zu Gleichaltrigen aufzunehmen, indem sie ständig ihre Freundschaften kritisieren, ihr Ausgehverbote und andere Beschränkungen auferlegen, um sie fest ans Haus zu binden. Die Jugendliche ist dann hin- und hergerissen zwischen der Angst, sich gegen die Familie aufzulehnen, und dem Wunsch, von ihresgleichen anerkannt zu werden. Auch die Tatsache, daß ihr Körper im Verlauf der Pubertät andere Formen annimmt, trägt dazu bei, daß sie das Gefühl bekommt, überhaupt keine Kontrolle mehr über ihr Leben zu haben. Im eisernen Bestreben, wenigstens ihr Gewicht zu kontrollieren, manifestieren sich dann ihre Ängste. Unterstützt wird sie darin von dem überall verkündeten kulturellen Ideal, nur schlank sei schön; Diäthalten, meint sie, sei die einzige Lösung, um aus dieser Adoleszenzkrise herauszukommen. Vielfach gelten in der Familie der Magersüchtigen auch sehr strikte Regeln, und jede Mahlzeit findet in einer belastenden oder angespannten Atmosphäre statt.

Was die Krankheit zum Ausbruch bringt, hat oft soziokulturelle Hintergründe. So häufen sich in bestimmten Gruppen ziemlich anomale Haltungen gegenüber allem, was mit Essen und Gewicht zu tun hat, etwa bei Fotomodellen oder Ballettschülerinnen.

Das Essen wird dann zu einer Art Kriegsschauplatz, auf dem Begierden und intensive Ängste aufeinanderprallen.

Das Diäthalten beginnt meist recht unverdächtig, etwa mit einer Schlankheitskur unter der Woche und normalem Essen am Wochenende, oder es werden tagsüber alle Mahlzeiten ausgelassen, bis zum Abendessen, oder die Heranwachsende ißt nur noch „Schlankheitskost", legt regelmäßig Fastentage ein und so weiter.

Essensverweigerung und besessenes Kalorienzählen gehört zu den wichtigsten Verhaltensweisen, die Magersüchtige in puncto Nahrungsaufnahme an den Tag legen. Manche entwickeln sogar großes Interesse an der Zubereitung des Essens für andere, weigern sich jedoch, selbst etwas davon zu essen. Bei dem ständigen Hin und Her zwischen tiefster Scham, wenn sie einmal etwas zu sich genommen haben, das dick macht und höchster Begeisterung, wenn sie wieder auf eine neue Diät gestoßen sind, wird der Körper der Magersüchtigen unweigerlich zum Objekt heftigster Selbstkritik.

Der Wunsch, nichts zu essen, schlägt gelegentlich in die völlige Unfähigkeit zur Nahrungsaufnahme um; dann treiben manche Magersüchtige plötzlich sehr intensiv Sport, oder sie bekommen einen Freßanfall, wenn ihre Ängste sie überwältigen. Ihr Ziel, „akzeptabel dünn" zu werden, erreichen sie jedoch nie – und zwar ganz einfach deshalb, weil ihre Körperwahrnehmung kraß gestört ist. Sie fasten daher immer strenger, oft sogar derart, daß ihre Auszehrung lebensgefährliche Ausmaße annimmt.

Symptome

Magersucht hat die folgenden charakteristischen Symptome: Die Magersüchtige schränkt von sich aus die Nahrungsaufnahme strikt ein. Sie hat krankhafte Angst, dick zu werden, und ein entsprechend gestörtes Körperselbstbild. Sie meint stets, sehr viel dicker zu sein, als sie tatsächlich ist.

Hinzu kommt eine anomale Funktion der Fortpflanzungsorgane, die sich meist als Amenorrhö (Ausbleiben der Menstruation) äußert.

Körperlich können folgende Symptome bestehen: Trockene Haut und übermäßiges Wachstum von trockenem, feinem, sprödem Haar am Nackenansatz, auf den Wangen, Unterarmen und Waden, auch Lanugohaar genannt; kalte Hände und Füße sowie Ödeme an der Körperperipherie; Herzrhythmusstörungen und niedriger Blutdruck; Verstopfung.

Manche anderen Erkrankungen gehen mit ganz ähnlichen Symptomen einher, etwa eine Thyrotoxikose (das ist eine schwere Schilddrüsenstörung), das Malabsorptionssyndrom (eine Stoffwechselstörung) sowie eine Überfunktion der Hirnanhangdrüse. Sie sollten ärztlich ausgeschlossen werden.

Behandlung

Dankenswerterweise ist man heute weitgehend von Zwangsernährung, womöglich per Tropf oder Intubation, und Appetitanregern abgekommen und wendet nun meistens eine Kombination aus Verhaltenstherapie und Familientherapie bzw. Paartherapie an. Muß die Magersüchtige in ein Krankenhaus eingewiesen werden, erwartet sie dort vielfach eine ganze Schar von Fachleuten aus den unterschiedlichster Gebieten, meist mit einer zentralen Person, zu der die Magersüchtige am ehesten eine gute therapeutische Beziehung aufbauen kann.

Ziel der Behandlung ist es zunächst, die Magersüchtige dazu zu bewegen, wieder zu essen und so die möglicherweise lebensbedrohliche Situation zu entschärfen; sie sollte dabei einen Körper-Masse-Index von etwa 19 erreichen. Langfristig soll sie ein normales Eßverhalten erlernen und aufhören, sich zu erbrechen, Abführmittel einzunehmen und allzu extrem Sport zu treiben.

Da die Magersüchtige Angst davor hat, daß ihr die Kontrolle entgleitet und sie wieder zunimmt, wird sie wahrscheinlich versuchen, die Therapie zu sabotieren, indem sie alle möglichen Tricks anwendet und die Unwahrheit sagt. Es ist unbedingt notwendig, daß sie irgendwann Einsicht in ihr Kranksein gewinnt und ihrem Problem ins Gesicht sieht – und sich auch endlich einmal Mitleid mit sich selbst zugesteht. Nur so kann sie ihre Gefühle akzeptieren lernen. Erst dann hört nämlich nahrhaftes Essen auf, für sie bedrohlich zu sein und Ängste in ihr auszulösen, und sie kann ihren Körper ganz allmählich so sehen und akzeptieren lernen, wie er ist.

In vielen Ländern gibt es inzwischen Selbsthilfeorganisationen für Magersuchtgefährdete bzw. (ehemals oder aktuell) Magersüchtige.

Bulimie (Eß-Brech-Sucht)

Sie wurde erstmals 1979 von dem Psychiater Gerald Russell beschrieben und hängt oftmals eng mit der Magersucht zusammen (40 bis 50 Prozent aller Magersüchtigen entwickeln irgendwann eine Bulimie), kann aber auch gesondert davon auftreten.

Ursachen und Erscheinungsformen

Wie auch bei der Magersucht liegen die Ursachen für das Auftreten der Eß-Brech-Sucht im sozialen, kulturellen und psychologischen Bereich, das heißt, es sind Ängste bezüglich des Aussehens und der sexuellen Attraktivität. Die Hauptauslöser sind offenbar Ängste, einer Verantwortung nicht gewachsen zu sein, Selbstzweifel hinsichtlich der Möglichkeit, überhaupt von irgend jemandem gemocht und geliebt zu werden sowie ein Drang, es immer allen recht zu machen; das alles mündet schließlich in Identitätsverlust und dem Abhandenkommen von Lebenszielen.

Amerikanischen Studien zufolge sollen bei dieser Erkrankung auch besonders niedrige Beta-Endorphin-Werte eine Rolle spielen; das sind natürliche, vom Körper selbst produzierte, morphinähnliche Substanzen, die Schmerzen abblocken und Euphorie auslösen können. Beim Joggen oder Laufen beispielsweise werden sie in vermehrtem Maße freigesetzt.

Eß-Brech-Süchtige haben typischerweise krankhafte Angst vor dem Dickwerden; gleichzeitig leiden sie immer wieder unter zwanghaften Freßanfällen, denen sie nicht widerstehen können. Sie essen daher abwechselnd sehr viel und dann wieder überhaupt nichts oder sehr wenig. Selbst herbeigeführtes Erbrechen, Abführmittel, Klistiere und Diuretika (Entwässerungsmittel) sollen verhindern, daß die zuvor aufgenommene Nahrung sie dick macht. Diese Eßstörung betrifft schätzungsweise zwei von 100 Frauen unter 40. Rund 20 Prozent aller Frauen unter 40 sollen jedoch nach Expertenschätzungen an weniger schweren Eßstörungen leiden, bei denen gelegentliche „Freßorgien" eine Rolle spielen. Solche Heißhungeranfälle werden meist ausgelöst durch unerträgliche Spannungen, Versagensängste, das Gefühl nutzlos zu sein, Langeweile, Entscheidungskrisen sowie unterdrückten Zorn. Die meisten Eß-Brech-Süchtigen verbergen ihr Leiden sorgfältig vor der Umwelt und essen während eines Anfalls gewöhnlich so lange weiter, bis sie von außen gestört werden, ihnen die Nahrungsmittel ausgehen oder ihr Bauch zum Bersten gefüllt ist.

Aufhorchen sollte man, wenn jemand regelmäßig die Mahlzeiten ausfallen läßt und dazu den Kommentar „Ach, ich esse später noch was" abgibt; wenn jemand sofort nach dem Essen das

Badezimmer bzw. die Toilette aufsucht; wenn Nahrungsmittel auf unerklärliche Weise verschwinden; wenn jemand ständig Kritik an den eigenen Körperformen übt; wenn jemand abends scheinbar grundlos lange aufbleibt oder nachts aufsteht; wenn jemand apathisch wird, sich zurückzieht und pessimistische Ansichten über das Leben äußert.

Essen und Erbrechen können irgendwann fast nicht mehr voneinander zu trennen sein, so daß die Betreffende starke Angstzustände bekommt, wenn sie einmal nicht sofort erbrechen kann. Der Freßanfall, bei dem die Bulimikerin gewöhnlich große Mengen raffinierter Kohlenhydrate (Schokolade, Kuchen etc.) zu sich nimmt, löst ein vorübergehendes Hochgefühl aus, dem unvermeidlich Hypoglykämie (Unterzuckerung) folgt; dabei kann es zu Schweißausbrüchen, Schwächegefühl, absonderlichem Verhalten oder geistiger Verwirrtheit kommen. Es bringt ungeheure Erleichterung, alles auskotzen zu können, als ob sich der Körper dabei auch von der Last seiner emotionalen Probleme befreit hätte, und sei es noch so vorübergehend. Das Erbrechen erfüllt außerdem die Funktion einer selbstauferlegten Buße, der Strafe für Willensschwäche. Und schließlich vermittelt es der Bulimikerin ein Sicherheitsgefühl: die Gewißheit nämlich, daß sie gleichzeitig ihrem Freßanfall nachgeben kann und doch nicht dick wird. Da ein Teil der Nahrung oftmals bereits verstoffwechselt wird, bevor die Eß-Brech-Süchtige sich erbrechen oder ein Abführmittel nehmen konnte, sehen diese Frauen meist nicht so ausgezehrt aus, wie es bei Magersüchtigen der Fall ist.

Körperliche und seelische Auswirkungen

Sie hängen davon ab, wie lange die Frau bereits eß-brech-süchtig ist, wie oft sie sich erbricht oder Abführmittel und Klistiere benutzt, und von der Qualität der Nahrung, die sie insgesamt aufnimmt. Schließlich kommt es auch darauf an, in welchem Ausmaß der Körper es jeweils fertigbringt, das krankheitsbedingte Stoffwechsel-Ungleichgewicht auszuhalten.

Zu den Nebenwirkungen der Freßanfälle können gehören: schmerzhafte Auftreibung des Bauches; Schwellung der Speicheldrüsen; Erschöpfung, Übelkeit und Atemnot; Karies oder auch Zahnfleischerkrankungen infolge von zuviel Süßem. Zu den Nebenwirkungen des Erbrechens – abgesehen von der Unterzuckerung – gehören unter anderem die Störung des Elektrolythaushalts – beim Erbrechen werden Natriumsalze und Wasserstoffionen aus dem Körper befördert, was zu Muskelschwäche und Kribbeln und Taubheitsgefühl in Fingern und Zehen, Erschöpfung, Kopfschmerzen, Verwirrtheit und Konzentrationsmangel, Herzklopfen und niedrigem Blutdruck sowie Nierenschäden führen kann; Proteinmangelerscheinungen, z. B. Ödeme, also Schwellungen im Gesicht sowie an den Knöcheln; Zahnschmelzschäden durch die beim Erbrechen heraufgewürgte Magensäure; Blutungen im Magen-Darm-Trakt: das Erbrechen kann zu Abschürfungen und Rissen in der Speiseröhre führen, die dann blutet und beim Schlucken wehtut.

Die weiteren Begleiterscheinungen der Eß-Brech-Sucht sind: Depressionen, die Neigung zu Alkoholmißbrauch oder Medikamentenabhängigkeit und prämenstruell auftretende Gier nach Kohlenhydraten sowie Nahrungsmittelallergien.

Kürzlich wurde über einen Zusammenhang zwischen Bulimie und Eierstockzysten (dem sogenannten polyzystischen Ovarialsyndrom) berichtet. Zu den emotionalen Folgeerscheinungen gehören in aller Regel heftige Stimmungsschwankungen. Das Gefühl, das alles nicht mehr ertragen zu können, sowie Aggressivität und Selbsttäuschungen nehmen zu, gefolgt von neuerlichen Schuldgefühlen und Selbstanklagen sowie dem stetig wachsenden Gefühl der Isolation und Verzweiflung. Um diesen Teufelskreis zu durchbrechen, muß die Bulimikerin unbedingt begreifen lernen, daß Essen für sie nur ein Mechanismus ist, irgendwie mit Streß fertig zu werden, und daß sie es dringend nötig hat, alternative Wege dafür zu finden.

Behandlung

Eß-Brech-Süchtigen stehen vielerorts ambulante Therapiemöglichkeiten zur Verfügung; meist handelt es sich dabei um eine Gesprächstherapie, kombiniert mit Verhaltenstherapie. Im ersten Fall geht es darum, kontinuierlich wieder Selbstvertrauen, Selbstliebe und auch Selbstdisziplin aufzubauen, während gleichzeitig die eigenen Stärken und Schwächen analysiert werden. In einer Verhaltenstherapie lernt die Betroffene, all jene Situationen und Gefühle zu erkennen, die einen Freßanfall auslösen können, etwa Einsamkeit, Zorn oder Langeweile, und alternative Wege, um

mit diesen Emotionen fertig zu werden und wieder Kontrolle über das eigene Eßverhalten zu gewinnen. Wie bei der Magersucht auch, ist Aufrichtigkeit der erste Schritt zur Besserung, vor allem angesichts der Tatsache, daß Bulimikerinnen oft dazu neigen, ihre Fortschritte der Therapeutin/dem Therapeuten gegenüber zu übertreiben, weil sie das Bedürfnis haben, es nur ja „recht zu machen".
Es kann für sie sehr nützlich sein, ein Ernährungs-Tagebuch zu führen, so daß die Zusammenhänge zwischen ihren Emotionen und ihren Freßanfällen deutlich werden; wenn es ihr gelingt, Mitgefühl mit sich selbst zu haben, wird es ihr auch eher gelingen, ihr Problem zu akzeptieren. Anschließend ist es notwendig, daß sie einen Kompromiß zwischen striktem Diäthalten und daraus resultierenden Freßanfällen findet. In vielen Fällen hilft bereits zu akzeptieren, daß man gelegentlich einen kleinen Rückfall bekommt, und die Gründe dafür zu erkennen.
Auch für die Bulimikerin ist es wichtig, neues Eßverhalten zu lernen.

Homöopathische Behandlung

Sie sollten sich zusätzlich zu einer homöopathischen Selbstbehandlung Ihrer Gewichtsprobleme oder Eßstörungen unbedingt einer homöopathischen Konstitutionstherapie, vorzugsweise bei einer homöopathischen Fachkraft, unterziehen.
Für die Selbstbehandlung lesen Sie zunächst die nun folgenden Kurz-Arzneimittelbilder sorgfältig durch. Falls Sie hier bereits ein Mittel finden, das Ihnen am passendsten erscheint, vergleichen Sie es mit dem entsprechenden ausführlichen Arzneimittelbild im Anhang (ab S. 354), falls es dort aufgeführt ist, um zu sehen, ob es auch allgemein zu Ihnen paßt. Nehmen Sie das Mittel in der Potenz C30 etwa eine Woche lang, und zwar bis zu acht Einzeldosen.
Falls Sie sich über das passende Mittel noch nicht im klaren sind, fertigen Sie eine Tabelle an (siehe S. 34 ff.): Schreiben Sie diejenigen Mittel der Kurz-Arzneimittelbilder, die in Frage kommen – oder alle, falls Sie sich nicht entscheiden können –, nebeneinander in eine Querspalte. Dann suchen Sie aus der Arzneisuchtabelle für Gewichtsstörungen und Eßprobleme die Symptome heraus, die auf Sie zutreffen, und schreiben Sie untereinander in eine Längsspalte. Es müssen mindestens sechs Symptome sein. Nun machen Sie jeweils einen Strich in Ihrer Tabelle, wenn eines der Mittel in Ihrer Querspalte unter dem Symptom Ihrer Längsspalte aufgeführt ist. Das Mittel, das am Ende die meisten Striche hat, ist das Mittel Ihrer Wahl. Nehmen Sie es in der Potenz C30 eine Woche lang, und zwar bis zu acht Einzeldosen.
Falls Sie immer noch nicht fündig geworden sind, lesen Sie noch einmal die Seiten 32 bis 36.

Kurz-Arzneimittelbilder

■ Calcium carbonicum
Griff zum Essen aus Kummer oder Sorgen; Panikattacken; Depressionen; Schwindelgefühl; juckende Kopfhaut; Gier nach Süßem; krampfartige Schmerzen; Streß-Inkontinenz, die sich durch Husten verschlimmert; Scheidenausfluß vor der Menstruation; prämenstruell geschwollene Brüste; Schmerzen im Brustkorb; steifer Hals; Unbeholfenheit; Ekzeme.
Allgemeine Modalitäten: Hitzewallungen; Schwächegefühl, das sich durch unregelmäßiges Essen verschlimmert; Neigung zu Arthritis.

■ Lycopodium
Gewichtszunahme unter Streß, Griff zum Essen bei Angstgefühlen; scheinbare Gewichtszunahme auch dann, wenn nur kleine Mengen gegessen werden; Neigung zum Weinen vor und nach der Menstruation; Konzentrationsschwierigkeiten; Reizbarkeit vor der Menstruation; Schwindelgefühl; juckende Kopfhaut; Haarausfall; schmerzende Augen; Gier nach Süßem; aufgedunsener Unterleib vor der Menstruation; krampfartige Unterleibsschmerzen; Streß-Inkontinenz, die sich durch Husten verschlimmert; Kurzatmigkeit; steifer Hals; Ischiasleiden; geschwollene Finger; heiße Füße.
Allgemeine Modalitäten: Neigung zu Arthritis; prämenstruell sich verschlimmernde Erschöpfung.

■ Sepia
Gewichtszunahme unter Streß und während der Wechseljahre; prämenstruelle Reizbarkeit; Konzentrationsschwierigkeiten; Haarausfall; chronische Nebenhöhlenentzündung; Gier nach Süßem; Streß-Inkontinenz, die sich durch Lachen

oder Husten verschlimmert; Scheidenausfluß vor der Menstruation; steife Gelenke; Hitzewallungen mit Schweißausbrüchen.
Allgemeine Modalitäten: Hitzewallungen; Erschöpfung, die sich vor und nach der Menstruation verschlimmert; Neigung zu Arthritis.

■ Sulfur
Gewichtszunahme unter Streß infolge erheblich gesteigerten Appetits; Gewichtszunahme in den Wechseljahren; juckende Kopfhaut; Haarausfall; chronische Nebenhöhlenentzündung; Gier nach Süßem, vor allem prämenstruell; Jucken, den Rücken entlang und zwischen den Gesäßbacken; steife Gelenke; geschwollene Finger; heiße Füße; Hitzewallungen mit Schweißausbrüchen; Ekzeme.
Allgemeine Modalitäten: Hitzewallungen; Erschöpfung, die sich prämenstruell verschlimmert; Neigung zu Arthritis.

■ Pulsatilla
Gewichtszunahme infolge merklich gesteigerten Appetits; scheinbare Gewichtszunahme auch dann, wenn nur sehr kleine Mengen gegessen werden – schlimmer in den Wechseljahren; Entschlußlosigkeit, Neigung zu Tränenausbrüchen und Reizbarkeit vor der Menstruation; Schwindelgefühl; Migräne; Gier nach Süßem; prämenstruell aufgedunsener Unterleib; Streß-Inkontinenz, die durch Lachen oder Husten schlimmer wird; Hautausschläge; Kurzatmigkeit; Schmerzen im Brustkorb; geschwollene Finger; heiße Füße.
Allgemeine Modalitäten: beträchtliche Wassereinlagerungen; Hitzewallungen; Erschöpfung, die sich prämenstruell verschlimmert; Neigung zu Arthritis.

■ Phosphorus
Gewichtszunahme infolge merklich gesteigerten Appetits, selbst wenn jeweils nur kleine Mengen verzehrt werden; Konzentrationsschwierigkeiten; Panikattacken; Neigung zu Tränenausbrüchen vor und nach der Menstruation; Schwindelgefühl; Erschöpfung, die sich nach der Menstruation verschlimmert.

■ Lachesis
Gewichtszunahme in den Wechseljahren; Konzentrationsprobleme; Entschlußlosigkeit; Depressionen; Haarausfall; Kloßgefühl in der Kehle; aufgedunsener Unterleib vor der Menstruation; Kurzatmigkeit; steifer Hals; schmerzende Beine; heiße Füße; Unbeholfenheit.
Allgemeine Modalitäten: Hitzewallungen; Erschöpfung, die sich vor und nach der Menstruation verschlimmert sowie dann, wenn man längere Zeit nichts gegessen hat.

■ Natrium muriaticum
Gewichtszunahme unter Streß infolge merklich gesteigerten Appetits; scheinbare Gewichtszunahme, selbst wenn stets nur kleine Mengen verzehrt werden; Neigung zu Tränenausbrüchen und Reizbarkeit vor der Menstruation; Schwindelgefühl; juckende Kopfhaut; Haarausfall; gerötete, schmerzende Augen; Kloßgefühl in der Kehle; Streß-Inkontinenz, die sich durch Lachen oder Husten verschlimmert; Hautausschläge.
Allgemeine Modalitäten: prämenstruelle Erschöpfung und Schwächezustände; Neigung zu Arthritis.

■ Kalium carbonicum
Gewichtszunahme unter Streß, Essen bei Angstgefühlen; scheinbare Gewichtszunahme, selbst wenn stets nur kleine Mengen verzehrt werden; Panikattacken; Haarausfall; Migräne; chronische Nebenhöhlenentzündung; Gier nach Süßem; prämenstruell geschwollene Brüste; steifer Hals.
Allgemeine Modalitäten: prämenstruelles Syndrom; man fühlt sich generell schlechter, wenn man eine Weile nichts gegessen hat; Neigung zu Arthritis.

■ Arsenicum album
Griff zum Essen bei Kummer und Sorgen; Depressionen; Panikattacken; Gier nach Süßem; Hautausschläge; Kurzatmigkeit; Schmerzen im Brustkorb; Gelenksteifigkeit; geschwollene Finger; Ekzeme.
Allgemeine Modalitäten: erhebliche Wassereinlagerungen; Schwächegefühl.

■ Causticum
Griff zum Essen bei Kummer und Sorgen; Depressionen; Konzentrationsprobleme; prämenstruelle Reizbarkeit; Migräne; Streß-Inkontinenz, die sich durch Husten oder Lachen verschlimmert; Kurzatmigkeit; Schmerzen im Brustkorb; steifer Hals; steife Gelenke; heiße Füße; Unbeholfenheit.

Allgemeine Modalitäten: Hitzewallungen; Neigung zu Arthritis.

■ Mercurius solubilis Hahnemanni
Gewichtszunahme unter Streß sowie scheinbar auch dann, wenn nur kleine Mengen gegessen werden; Panikattacken; schmerzende Augen; Gier nach Süßem; Hautausschläge; geschwollene Finger.

■ Belladonna
Griff zum Essen bei Kummer und Sorgen; Gewichtszunahme, selbst wenn stets nur kleine Mengen gegessen werden; Schwindelgefühle; krampfartige Schmerzen im Unterleib; Schmerzen im Brustkorb; steifer Hals; schmerzende Beine; Unbeholfenheit; Hitzewallungen.
Allgemeine Modalitäten: erhebliche Wassereinlagerungen; prämenstruelle Schwächegefühle.

Arzneisuchtabelle für Gewichtsprobleme und Eßstörungen

Kropfbildung (Schilddrüsenschwellung bei stark Übergewichtigen)	Fucus vesiculosus
dicker Rumpf, dünne Arme und Beine	Ammonium muriaticum
starkes Übergewicht bei jungen Mädchen	Antimonium tartaricum Badiaga Calcium carbonicum Capsicum Ferrum metallicum Kalium bichromicum
Übergewicht in den Wechseljahren	Graphites
Übergewicht bei alten Frauen	Aurum metallicum Kalium carbonicum
Übergewicht nach einer Schwangerschaft	Kalium carbonicum
	Pulsatilla Sabadilla Sulfur Veratrum album
Appetit leicht stillbar	China Lycopodium Platinum
gesteigerter Appetit	Abies canadensis Ammonium carbonicum Argentum metallicum Arsenicum album Calcium carbonicum Calcium sulfuricum China Cina Cinnabaris Graphites Jodum Lycopodium Natrium muriaticum Nux vomica Oleander Petroleum Phosphorus Psorinum
Appetitmangel	Arsenicum album Asarum Calcium carbonicum Chamomilla Chelidonium China Cocculus Cyclamen Ferrum metallicum Kalium bichromicum Lycopodium Natrium muriaticum Nux vomica Phosphorus Pulsatilla Rhus toxicodendron Sepia Silicea Sulfur
Appetitmangel trotz Hungergefühl	Cocculus Lachesis

Arzneisuchtabelle für Gewichtsprobleme und Eßstörungen, Fortsetzung

Natrium muriaticum
Nux vomica

Appetitmangel und Durst

Calcium carbonicum
Colchicum
Kalium bichromicum
Kalium nitricum
Phosphorus
Psorinum
Spigelia
Sulfur

Appetit- sowie Durstmangel

Argentum nitricum

Heißhunger

Ammonium carbonicum
Argentum metallicum
Arsenicum album
Arsenicum jodatum
Calcium carbonicum
Calcium phosphoricum
Calcium sulfuricum
Carboneum sulfuratum
China
Cina
Ferrum metallicum
Graphites
Jodum
Lycopodium
Natrium muriaticum
Nux vomica
Oleander
Petroleum
Phosphorus
Psorinum
Pulsatilla
Sabadilla
Silicea
Sulfur
Veratrum album

Essen lindert Symptome

Chelidonium
Jodum
Natrium carbonicum
Phosphorus
Sepia
Spongia

Fasten verschlimmert Symptome

Calcium carbonicum
Crocus
Jodum
Staphisagria

Symptome vor dem Essen schlimmer als sonst

Acidum fluoricum
Anacardium occidentale
Jodum
Laurocerasus
Natrium carbonicum
Phosphorus

Symptome nach dem Essen schlimmer

Aloe
Arsenicum album
Bryonia
Calcium carbonicum
Calcium phosphoricum
Causticum
Colocythis
Conium
Kalium bichromicum
Kalium carbonicum
Lachesis
Lycopodium
Natrium muriaticum
Nux vomica
Phosphorus
Pulsatilla
Rumex
Sepia

Silicea
Sulfur
Zincum metallicum

Symptome bessern sich während des Essens

Chelidonium
Jodum
Natrium carbonicum
Phosphorus
Sepia
Spongia

Symptome verschlimmern sich während des Essens

Acidum nitricum
Ammonium carbonicum
Carbo animalis
Carbo vegetabilis
Conium
Kalium carbonicum
Sulfur

Essen bis zum Sattwerden lindert Symptome

Arsenicum album
Jodum
Medorrhinum
Phosphorus

Essen bis zum Sattwerden verschlimmert Symptome

Calcium carbonicum
Lycopodium
Pulsatilla
Sulfur

kalte Getränke lindern Symptome

Bismut
Bryonia
Causticum
Phosphorus
Sepia

Arzneisuchtabelle für Gewichtsprobleme und Eßstörungen, Fortsetzung

kalte Getränke verschlimmern Symptome	Cantharis Ferrum metallicum Rhus toxicodendron Sepia
warme Getränke lindern Symptome	Arsenicum album Nux vomica Rhus toxicodendron
warme Getränke verschlimmern Symptome	Rhus toxicodendron
Kaffee lindert Symptome	Chamomilla
Kaffee verschlimmert Symptome	Cantharis Causticum Chamomilla Ignatia Nux vomica
Tee verschlimmert Symptome	Selenium Sepia
Essig verschlimmert Symptome	Antimonium crudum
Aversion gegen Getränke	Belladonna Cantharis Ferrum metallicum Hyoscyamus Nux vomica Stramonium
Aversion gegen warme Getränke	Phosphorus Pulsatilla
Aversion gegen Bier	Belladonna China Cocculus Nux vomica
Aversion gegen Kaffee	Calcium carbonicum Nux vomica
Aversion gegen Wasser	Hyoscyamus Nux vomica Staphisagria Stramonium
Aversion gegen Wein	Aconitum Lachesis Sabadilla
Verlangen nach kalten Getränken	Aconitum Arsenicum album Bryonia Chamomilla China Cina Mercurius solubilis Hahnemanni Mercurius sublimatus corrosivus Natrium sulfuricum Phosphorus Veratrum album
Verlangen nach warmen Getränken	Bryonia Lac caninum
Verlangen nach Alkohol	Arsenicum album Asarum Capsicum Crotalus Hepar sulfuris Lachesis Nux vomica Sulfur
prämenstruelles Verlangen nach Alkohol	Selenium
Verlangen nach Bier	Aconitum Nux vomica Sulfur
Verlangen nach Hochprozentigem	Lac caninum Lachesis Lycopodium Nux vomica Opium Ranunculus Sulfur
Verlangen nach Limonade	Belladonna

Arzneisuchtabelle für Gewichtsprobleme und Eßstörungen, Fortsetzung

Durst verschlimmert Symptome	Acidum aceticum Aconitum Argentum nitricum Arsenicum album Bryonia Calcium carbonicum Capsicum Causticum Chamomilla China Digitalis Eupatorium Helleborus Jodum Mercurius solubilis Hahnemanni Natrium muriatricum Opium Phosphorus Rhus toxicodendron Secale Silicea Stramonium Sulfur Tarantula Veratrum album
Mangel an Durst	Acidum phosphoricum Antimonium tartaricum Apis China Colchicum Gelsemium Helleborus Menyanthes Nux moschata Pulsatilla Sabadilla
brennendes Durstgefühl	Acidum aceticum Bryonia Mercurius solubilis Hahnemanni Phosphorus Tarantula
Durst, dabei Verlangen nach großen Mengen Flüssigkeit	Arsenicum album Bryonia Natrium muriaticum Phosphorus Sulfur Veratrum album
in größeren Abständen Verlangen nach großen Mengen Flüssigkeit	Bryonia
Durst, dabei Verlangen nach kleinen Mengen Flüssigkeit	Arsenicum album Lycopodium
häufiges Verlangen nach kleinen Mengen Flüssigkeit	Arsenicum album
kalte oder gefrorene Nahrung verschlimmert Symptome	Arsenicum album Dulcamara Lachesis Lycopodium Nux vomica Rhus toxicodendron Silicea
Rohkost verschlimmert Symptome	Ruta
stärkehaltige Nahrung verschlimmert Symptome	Berberis Copaiva Natrium muriaticum Natrium sulfuricum
fettige oder ölhaltige Nahrung verschlimmert Symptome	Carbo vegetabilis Cyclamen Ferrum metallicum Graphites Pulsatilla Taraxacum Tarantula
blähende Nahrungsmittel wie Bohnen und Erbsen verschlimmern Symptome	Bryonia Lycopodium Petroleum
Obst verschlimmert Symptome	Arsenicum album Bryonia China Colocynthis Natrium sulfuricum Pulsatilla Veratrum album
Salziges verschlimmert Symptome	Natrium muriaticum Phosphorus

Arzneisuchtabelle für Gewichtsprobleme und Eßstörungen, Fortsetzung

Saures verschlimmert Symptome	Aconitum Antimonium Carbo vegetabilis
Süßes verschlimmert Symptome	Argentum nitricum Ignatia
Brot verschlimmert Symptome	Bryonia Pulsatilla
Buchweizen verschlimmert Symptome	Pulsatilla
Butter verschlimmert Symptome	Carbo vegetabilis Pulsatilla
Kohl jeder Art verschlimmert Symptome	Bryonia Lycopodium Petroleum
leicht verdorbenes Fleisch verschlimmert Symptome	Arsenicum album
Milch verschlimmert Symptome	Acidum nitricum Aethusa Calcium carbonicum Calcium sulfuricum China Conium Lac vaccinum defloratum Magnesium muriatricum Natrium carbonicum Sepia Staphisagria Sulfur
Zwiebeln verschlimmern Symptome	Lycopodium
Kuchen aller Art verschlimmern Symptome	Antimonium Pulsatilla
Schweinefleisch verschlimmert Symptome	Carbo vegetabilis Cyclamen Graphites Pulsatilla Sepia
Sauerkraut verschlimmert Symptome	Bryonia Petroleum
grüne Gemüse verschlimmern Symptome	Natrium sulfuricum
der bloße Anblick von Essen verschlimmert Symptome	Colchicum Sulfur
Essensgeruch verschlimmert Symptome	Colchicum
Empfindlichkeit gegenüber Essensgerüchen	Arsenicum album Colchicum Sepia
Aversion gegen Essen trotz Hungergefühls	Cocculus Lachesis Natrium muriaticum Nux vomica
Aversion gegen warmes oder heißes Essen	China
Aversion gegen Essens-gerüche	Cocculus Colchicum Ipecacuanha Sepia
Aversion gegen den Anblick von Essen	Arsenicum album
Aversion gegen Essen, bis es gekostet wurde, dann Heißhunger	Lycopodium
Aversion gegen Fett und schweres Essen	China

Arzneisuchtabelle für Gewichtsprobleme und Eßstörungen, Fortsetzung

	Cyclamen Petroleum Pulsatilla
Aversion gegen Fisch	Graphites
Aversion gegen Obst	China Ignatia Phosphorus Pulsatilla
Aversion gegen Knoblauch	Sabadilla
Aversion gegen jegliches Fleisch	Acidum muriaticum Calcium carbonicum Calcium sulfuricum Carbon sulfuricum China Graphites Nux vomica Petroleum Pulsatilla Sepia Silicea Sulfur
Aversion gegen Schweinefleisch	Colchicum
Aversion gegen Fleisch beim bloßen Gedanken daran	Graphites
Aversion gegen Milch	Ignatia
	Lac vaccinum defloratum Natrium carbonicum Sepia Staphisagria
Aversion gegen Oliven	Sulfur
Aversion gegen Olivenöl	Arsenicum album
Aversion gegen Salz und Salziges	Graphites
Aversion gegen Süßes	Causticum Graphites
Aversion gegen Rohkost oder Salate	Helleborus
Abneigung gegen Nahrungsmittel im allgemeinen	Arnica Arsenicum album Belladonna Bryonia China Cocculus Colchicum Ferrum metallicum Ipecacuanha Lilium Natrium muriaticum Nux vomica Pulsatilla Sepia
Verlangen nach bitterschmeckendem Essen	Digitalis
Verlangen nach Brot und Butter	Mercurius solubilis Hahnemanni
Verlangen nach Kohlgerichten	Cicuta
Verlangen nach Schokolade	Phosphorus
Verlangen nach Kaffee	Nux vomica Selenium
Verlangen nach kalten Speisen	Phosphorus Pulsatilla Veratrum album
Verlangen nach Gurken	Antimonium
Verlangen nach Leckereien	China Ipecacuanha Tuberculinum
Verlangen nach Eiern, vor allem hartgekochten	Calcium carbonicum

Arzneisuchtabelle für Gewichtsprobleme und Eßstörungen, Fortsetzung

Verlangen nach stärkehaltigen Nahrungsmitteln	Lachesis
Verlangen nach Fett oder fetten Nahrungsmitteln	Acidum nitricum Arsenicum album Hepar sulfuris Nux vomica Sulfur
Verlangen nach Fettem und Süßem	Sulfur
Verlangen nach Obst	Acidum phosphoricum Veratrum album
Verlangen nach Heringen	Acidum nitricum
Verlangen nach scharfgewürzten Speisen	China Phosphorus Sulfur
Verlangen nach heißen Speisen	Lycopodium
Verlangen nach Speiseeis	Phosphorus
Verlangen nach Ungenießbarem wie Asche, Kohle, Papier, Stoffetzen, Teesatz usw.	Alumina Calcium carbonicum Calcium phosphoricum
Verlangen nach saftigen, erfrischenden Dingen	Acidum phosphoricum Veratrum album
Verlangen nach Zitronen	Arsenicum album Belladonna
Verlangen nach Kalzium in Form von Kalk und (Ton-)Erde	Acidum nitricum Alumina Calcium carbonicum
Verlangen nach Fleisch	Magnesium carbonicum
Verlangen nach Schweinefleisch	Crotalus
Verlangen nach geräuchertem Fleisch	Causticum Tuberkulinum
Verlangen nach Milch	Rhus toxicodendron Sabadilla
Verlangen nach Oliven	Lycopodium
Verlangen nach Olivenöl	Arsenicum album
Verlangen nach Austern	Lachesis
Verlangen nach Pfeffer	Capsicum
Verlangen nach Rohkost	Silicea Sulfur
Verlangen nach Salzigem	Acidum nitricum Argentum nitricum Carbo vegetabilis Lac caninum Natrium muriaticum Phosphorus Veratrum album
Verlangen, Sand zu essen	Tarantula
Verlangen nach geräucherten Nahrungsmitteln	Calcium phosphoricum Causticum
Verlangen nach Saurem und Bitterem	Aconitum Arnica Hepar sulfuris Sulfur Veratrum album

Arzneisuchtabelle für Gewichtsprobleme und Eßstörungen, Fortsetzung		
Verlangen nach Salzigem und Saurem	Verlangen nach Süßem	– zusammen mit Saurem
Carbo vegetabilis Natrium muriaticum Phosphorus Veratrum album	Argentum nitricum Arsenicum album China Chininum sulfuricum Kalium carbonicum Lycopodium Staphisagria Sulfur	Sulfur
Verlangen nach Süßsaurem	– dabei Kopfschmerzen	Verlangen nach warmem Essen
Sulfur	Calcium carbonicum	Arsenicum album
Verlangen nach Essig	– vor der Menstruation	nicht wissen, was man will; angebotenes Essen ablehnen
Hepar sulfuris	Sulfur	Bryonia Ignatia Ipecacuanha Pulsatilla
Verlangen nach Zucker	– zusammen mit Salzigem	unbestimmtes Verlangen nach Essen
Argentum nitricum	Argentum nitricum	Bryonia Ignatia Pulsatilla
Verlangen nach Zucker, der jedoch nur in großen Mengen verdaut werden kann		seltsame Eßgelüste in der Schwangerschaft
Staphisagria		Lyssin

Erschöpfung und Müdigkeit

Ursachen und Erscheinungsformen

Erschöpfung, oder auch einfache Müdigkeit, ist meistens auf Schlafmangel, Streß und Überarbeitung zurückzuführen. Oft folgt sie auch einem seelischen oder körperlichen Trauma, etwa einer Operation, einer Entbindung oder dem Tod eines geliebten Menschen. Erschöpfung kann außerdem mit der Qualität und Menge der zugeführten Nahrung bzw. mit der Verdauung zusammenhängen und sie tritt bei Anämie auf, begleitet von Blässe, Atemschwierigkeiten und Herzklopfen. Auch ein Mangel an bestimmten Vitaminen oder Mineralstoffen in der Nahrung, vor allem Vitamin B1 und Kalium, kann zu Erschöpfungszuständen führen.

Müdigkeit ist oft ein Ausdruck dafür, daß das Stoffwechsel- oder Hormongleichgewicht gestört ist, etwa beim prämenstruellen Syndrom, in den Wechseljahren, bei Hypoglykämie (Unterzuckerung), bei Diabetes, bei Schilddrüsenunterfunktion, bei Urämie (mangelhafte Urinproduktion, Erbrechen und geistige Verwirrtheit) und Leberversagen.

Erschöpfung kann zudem ein Zeichen dafür sein, daß mit dem Immunsystem etwas nicht in Ordnung ist. So kann zum Beispiel eine Nahrungsmittelallergie (vor allem eine Weizenallergie, siehe Allergien) oder ein sogenanntes Autoimmunleiden vorliegen, bei dem das Immunsystem sich gegen körpereigene Gewebe wendet und sie attackiert.

Erschöpfung ist darüber hinaus eine geläufige Nebenwirkung vieler Medikamente sowie des Rauchens, des Alkoholkonsums (siehe Alkoholismus) und der Aufnahme zu großer Mengen Koffein. Sie kann auch mit einer Überdosierung von Vitamin A zusammenhängen.

Infektionen und Parasitenbefall sind sehr oft von Erschöpfungszuständen begleitet, vor allem Infektionen des Harntrakts (siehe Blasenentzündung) sowie Bandwurmbefall. Neuerdings ist auch viel vom Chronischen Müdigkeits-Syndrom die Rede.

Müdigkeit ist darüber hinaus eines der Leitsymptome von Depressionen.

Weitere Ursachen von Müdigkeit sind chronische Lungenerkrankungen, beispielsweise Asthma, Herzkrankheiten, Krebs und neurologische Erkrankungen, etwa Multiple Sklerose.

Hinzu kommen eine Reihe von Symptomen, die durch Müdigkeit bzw. Erschöpfung hervorgerufen oder verschlimmert werden können. Die von uns untersuchten Patientinnen und Patienten nannten: Schweregefühl im Kopf, Migräne, verspannte Muskeln, juckende Kopfhaut, Schwindelgefühl, schmerzhaft entzündete Augen, Angstzustände, Kummer, Apathie, Konzentrationsmangel, Gedächtnisschwäche, Stimmprobleme, Scheidenausfluß, Rückenschmerzen, Wassereinlagerungen, juckende Füße, Ekzeme und Abneigung gegen Kälte.

Was Sie selbst dagegen tun können

Als erstes sollten Sie sich einer ärztlichen Untersuchung unterziehen, bei der zugrundeliegende Erkrankungen diagnostiziert bzw. ausgeschlossen werden können. Wenn nichts dergleichen vorliegt und Sie einfach nur immerzu müde sind, sollten Sie sich vergegenwärtigen, daß die Energie Ihres Körpers mit einem Bankkonto vergleichbar ist, das Ihnen als Giro- und als Sparkonto zugleich dient. Dauerhafte Erschöpfungszustände und Müdigkeit zeigen an, daß Sie all Ihr Geld auf dem Girokonto aufgebraucht haben und schon seit einer Weile auf Ihr Erspartes zurückgreifen. Um aus dieser Situation herauszukommen, müssen Sie unbedingt Ihr Sparkonto wieder auffüllen. Beruht Ihre Müdigkeit auf Überarbeitung und Streß, müssen Sie sich eben dringend Urlaub nehmen, wenn das irgend geht. Tun Sie das nicht, werden Sie irgendwann zusammenklappen – und das ist auf längere Sicht gesehen weitaus schlimmer.

Wenn Sie übermüdet sind, weil es Ihnen an Schlaf fehlt, sollten Sie unbedingt versuchen, mehr Nachtschlaf zu bekommen. Gehen Sie jeden zweiten oder dritten Abend eine Viertelstunde früher als sonst zu Bett, bis Sie einmal richtig durch- und ausschlafen können und morgens erfrischt erwachen. Auch ein viertelstündiges Nikkerchen nach dem Mittagessen wirkt oft Wunder und kann eine ganze Stunde Nachtschlaf ersetzen, weil es den Tag in zwei Hälften teilt. Versuchen Sie außerdem, Ihren täglichen Energieverbrauch – also Ihre energieraubenden Aktivitäten – um ein Viertel zu senken, so daß Ihr „Energiesparkonto" täglich aufgefüllt wird. Werden Sie zum Beispiel allzu müde, wenn Sie jeden Tag sechs Kilometer zu Fuß zurücklegen, dann gehen Sie fortan nur viereinhalb; oder wenn Sie nach zwei Stunden intensiven Lernens sehr müde sind, legen Sie Ihre Bücher am nächsten Tag nach anderthalb Stunden weg, und so weiter. Sollten Sie trotz dieser Maßnahmen nach einem Monat immer noch mit großer Müdigkeit zu kämpfen haben, suchen Sie noch einmal Ihren Arzt oder Ihre Ärztin auf.

Homöopathische Behandlung

In Ihrem Fall ist vermutlich eine homöopathische Konstitutionstherapie, vorzugsweise bei einer homöopathischen Fachkraft, angebracht.
Für die Selbstbehandlung lesen Sie zunächst die nun folgenden Kurz-Arzneimittelbilder sorgfältig durch. Falls Sie hier bereits ein Mittel finden, das Ihnen am passendsten erscheint, vergleichen Sie es mit dem entsprechenden ausführlichen Arzneimittelbild im Anhang (ab S. 354), falls es dort aufgeführt ist, um zu sehen, ob es auch allgemein zu Ihnen paßt. Nehmen Sie das Mittel in der Potenz C6 zweimal täglich bis zu einer Woche lang.
Falls Sie sich über das passende Mittel noch nicht im klaren sind, fertigen Sie eine Tabelle an (siehe S. 34 ff.): Schreiben Sie diejenigen Mittel der Kurz-Arzneimittelbilder, die in Frage kommen – oder alle, falls Sie sich nicht entscheiden können –, nebeneinander in eine Querspalte. Dann suchen Sie aus der Arzneisuchtabelle für Gewichtsprobleme und Eßstörungen die Symptome heraus, die auf Sie zu treffen; und schreiben sie untereinander in die Längsspalte. Es müssen mindestens sechs Symptome sein. Nun machen Sie jeweils einen Strich in Ihrer Tabelle, wenn eines der Mittel in Ihrer Querspalte unter dem Symptom Ihrer Längsspalte aufgeführt ist. Das Mittel, das am Ende die meisten Striche hat, ist das Mittel Ihrer Wahl. Nehmen Sie es in der Potenz C6 zweimal täglich bis zu einer Woche lang.
Falls Sie immer noch nicht fündig geworden sind, lesen Sie noch einmal die Seiten 32 bis 36.

Kurz-Arzneimittelbilder

■ Calcium carbonicum
Schwächezustände am Morgen; Muskel- und geistige Schwäche, dabei vermehrtes Schwitzen; Erschöpfung nach Schwangerschaft; Angstgefühle; Kummer und Sorgen; Interesselosigkeit; Depressionen; Angst, sterben zu müssen; Schwindelgefühle; juckende Kopfhaut und Kopfschmerzen; chronisches Kopfweh, das sich prämenstruell verschlimmert; brennende Augen; Ekzem am äußeren Teil des Ohrs; wunde Zunge; Schilddrüsenunterfunktion; Blähbauch; Krampfschmerzen im Unterleib; Wurmbefall des Darms; unregelmäßige, schwere Monatsblutungen; Gebärmutterschmerzen während der Menstruation; brennender Scheidenausfluß; Stimmprobleme bzw. schwache Stimme; chronische Bronchitis; prämenstruell geschwollene, empfindliche Brüste; Dehnungsschmerzen im Rücken; Schmerzen im Schulter-Hals-Bereich und im Kreuz; Händezittern; Krampfadern; kalte Hände und Füße; Kribbeln in den Händen, Waden und Füßen; Schläfrigkeit tagsüber; Schlaflosigkeit nachts; Ekzeme.
Allgemeine Modalitäten: die Müdigkeit verschlimmert sich bei Kälte sowie kurz vor der Menstruation; Neigung zu Gewichtszunahme; extremes inneres Kältegefühl; Neigung zu Arthritis.

■ Pulsatilla
Morgendliche Müdigkeit; Erschöpfung nach Entbindung oder während der Schwangerschaft; Durchblutungsstörungen im Gehirn; Interesselosigkeit; Depression und Reizbarkeit vor der Menstruation; Schwindelgefühl; einseitiges Kopfweh; prämenstruelle Kopfschmerzen; Appetitverlust; krampfartige Unterleibsschmerzen; insgesamt leicht reizbarer Darm; Verstopfung; chronische Blasenentzündung; unregelmäßige, schwere Monatsblutungen; sehr empfindliche Scheide; Gebärmutterschmerzen während der Menstruation; schwache Stimme; chronische Rachenentzündung; Atemschwierigkeiten; knotige Brüste (Mastopathie); prämenstruell schmerzende Brüste; Krampfadern; Kribbeln in den Füßen; Wadenschmerzen; rheumatische Gelenkschmerzen; Neigung zu Hautentzündungen.
Allgemeine Modalitäten: Muskelverspannungen, die sich prämenstruell verschlimmern; Neigung zu Wassereinlagerungen und Übergewicht, vor allem nach Brotessen; Neigung zu Arthritis.

■ Lycopodium
Erschöpfungszustände; morgendliches Schwächegefühl; Erschöpfung nach der Entbindung sowie auch während der Schwangerschaft; Muskelschwäche; Durchblutungsstörungen des Gehirns; vermehrtes Schwitzen bei Erschöpfung; Angstgefühle; Konzentrationsmangel, vor allem bei Streß; Gedächtnisschwäche; Neigung zu Tränenausbrüchen; prämenstruelle Reizbarkeit; Schwindelgefühl; Haarausfall; juckende Kopfhaut; Kopfweh vor der Menstruation; schmerzende Augen; chronische Ohrinfektion; wunde Zunge; Schilddrüsenunterfunktion; Blähbauch; Appetitmangel; Gier nach Süßem; krampfartige Unterleibsschmerzen; prämenstruell aufgedunsener Unterleib; Verstopfung; allgemein leicht reizbarer Darm; unregelmäßige Menstruationen; Neigung zu Candida-Infektionen; Libidomangel; schwache Stimme; Atemschwierigkeiten; chronische Bronchitis; Krampfadern; Taubheitsgefühle im Unterarm; Kribbeln in den Händen; Schmerzen im rechten Arm; Schläfrigkeit tagsüber.
Allgemeine Modalitäten: Symptome verschlimmern sich bei kaltem Wetter sowie prämenstruell; Neigung zu Gewichtszunahme, vor allem nach Brotgenuß; Neigung zu Arthritis.

■ Sulfur
Allgemeine Erschöpfung; Schwächegefühl am Morgen; abendliche Mattigkeit; Muskelschwäche; Erschöpfung, die sich unter Streß verschlimmert; Schweregefühl im Kopf; Haarausfall; juckende Kopfhaut; ziehende Kopfschmerzen; prämenstruelles Kopfweh; chronische Ohrenentzündung; chronische Nebenhöhlenentzündung; Blähbauch; Verlangen nach Süßigkeiten; Afterjucken; allgemein leicht reizbarer Darm; chronische Blasenentzündung; unregelmäßige Menstruationen; sehr empfindliche Scheide; schwache Stimme; chronische Bronchitis; Schmerzen im Kreuz; Händezittern; juckende Füße; Taubheitsgefühl im Unterarm; Kribbeln in den Beinen; Neigung zu Hautentzündungen; Ekzeme und Dermatitis.
Allgemeine Modalitäten: Erschöpfung prämenstruell sowie bei Hunger verschlimmert; Neigung zu Übergewicht, vor allem nach Brotgenuß; Neigung zu Arthritis.

■ Natrium muriaticum
Erschöpfungszustände; Mattigkeit vor der Menstruation und nach dem Essen; morgendliches und auch abendliches Schwächegefühl; Muskelschwäche; Erschöpfung, die sich durch Streß verschlimmert; Gleichgültigkeit; Depressionen, die sich prämenstruell verschlimmern; prämenstruelle Reizbarkeit; Schwindelgefühl; Schweregefühl in den Gliedern; Haarausfall; juckende Kopfhaut; prämenstruelles Kopfweh; Flimmern vor den Augen; brennende Augenschmerzen; Neigung zu Schilddrüsenunterfunktion; allgemein leicht reizbarer Darm; Neigung zu Candida-Infektionen; Libidoverlust; schwache Stimme; Händezittern; Taubheitsgefühl im Unterarm.
Allgemeine Modalitäten: Muskelverspannungen, die sich vor der Menstruation verschlimmern; allgemeines Zittern vor der Menstruation – schlimmer, wenn man Brot gegessen hat; Neigung zu Arthritis.

■ Sepia
Morgendliches und abendliches Schwächegefühl, das sich durch Bewegung/Gymnastik bessert; Erschöpfung während und nach einer Schwangerschaft; allgemeine Muskelschwäche; Konzentrationsschwäche, vor allem unter Streß; Gedächtnisschwäche; Gleichgültigkeit; Depressionen; prämenstruelle Reizbarkeit; Haarausfall; Kopfschmerzen durch künstliches Licht; wunde Zunge; Neigung zu Schilddrüsenunterfunktion; Wurmbefall des Darms; chronische Blasenentzündung; unregelmäßige Menstruationen; juckender Scheidenausfluß, durch Sexualverkehr verschlimmert; Neigung zu Candida-Infektionen; Libidoabnahme; Kreuzschmerzen; Kribbeln in den Füßen; Schläfrigkeit tagsüber.
Allgemeine Modalitäten: Muskelverspannungen, die sich bei Kälte sowie prämenstruell verschlimmern; Neigung zu Arthritis, vor allem, wenn man Brot gegessen hat.

■ Nux vomica
Morgendliches Schwächegefühl; Erschöpfung nach Entbindung und während der Schwangerschaft; geistige Erschöpfung; Konzentrationsschwierigkeiten, vor allem unter Streß; Gleichgültigkeit; große Reizbarkeit, vor allem prämenstruell; Angst, sterben zu müssen; Schwindelgefühl; chronischer Drehschwindel; ziehende Kopfschmerzen; morgendliches Kopfweh; Appetitver-

lust; krampfartige Unterleibsschmerzen; Afterjucken; leicht reizbarer Darm; schwere, unregelmäßige Menstruationen; Gebärmutterschmerzen während der Menstruation; schwache Stimme; chronische Rachenentzündung; Kreuzschmerzen; Händezittern und Kribbeln in den Händen.
Allgemeine Modalitäten: Muskelverspannungen, die sich bei Kälte verschlimmern; Neigung zu Wassereinlagerungen (Ödemen); extremes inneres Kältegefühl, das sich verschlimmert, nachdem man Brot gegessen hat.

■ Phosphorus
Schwäche und Erschöpfung am Morgen; geistige Erschöpfung; Konzentrationsmangel; Kummer und Sorgen; Gedächtnisschwäche; Gleichgültigkeit; Angst, sterben zu müssen; Schwindelgefühl, auch chronisch; Schweregefühl; Haarausfall; chronische Nebenhöhlenentzündung; Neigung zu Schilddrüsenunterfunktion; allgemein leicht reizbarer Darm; schwere Menstruationsblutungen; schwache Stimme; chronische Rachenentzündung; Atemschwierigkeiten; knotige Brüste (Mastopathie); brennende Rückenschmerzen; Kreuzschmerzen; Händezittern; Kribbeln in Händen und Füßen; Schläfrigkeit tagsüber.
Allgemeine Modalitäten: Muskelverspannungen, die sich bei Kälte verschlimmern; Neigung zu Übergewicht; starkes inneres Kältegefühl.

■ Lachesis
Erschöpfung; morgendliches und abendliches Schwächegefühl; Durchblutungsstörungen im Gehirn; Konzentrations- und Gedächtnisschwäche; Depressionen; Schweregefühl; Haarausfall; prämenstruelle Kopfschmerzen; chronische Nebenhöhlenentzündung; wunde Zunge; Neigung zu Schilddrüsenunterfunktion; Appetitmangel; prämenstruell aufgedunsener Unterleib; allgemein leicht reizbarer Darm; schwere, unregelmäßige Menstruationsblutungen; chronische Rachenentzündung; Atemschwierigkeiten; knotige Brüste (Mastopathie); Kribbeln in den Händen; Schlaflosigkeit.
Allgemeine Modalitäten: Erschöpfung verschlimmert sich prämenstruell.

■ Arsenicum album
Morgendliches Schwächegefühl; Erschöpfung nach dem Essen; Angstzustände; Gedächtnisschwäche; große Angst vor dem Tod; Schwindelgefühl; ziehende Kopfschmerzen; Verlangen nach Süßem; allgemein leicht reizbarer Darm; chronische Blasenentzündung; Atemschwierigkeiten; chronische Bronchitis; brennende Rükkenschmerzen; Nackenschmerzen; kalte Hände und Füße; Schlaflosigkeit; Ekzeme.
Allgemeine Modalitäten: Erschöpfung verschlimmert sich bei Kälte; Neigung zu Wassereinlagerungen (Ödemen) und Gewichtszunahme; deutliches inneres Kältegefühl.

■ Causticum
Schwächegefühl am Abend; Erschöpfung nach der Entbindung, während der Schwangerschaft, nach dem Verlust eines lieben Menschen; Angstzustände; Konzentrationsmangel; Gedächtnisschwäche; Depressionen; Schwindelgefühl; Stirnkopfschmerzen; Migräne; ein Flimmern vor den Augen; stechende, brennende Augenschmerzen; Unterfunktion der Schilddrüse; Appetitverlust; Durchfall; unregelmäßige Menstruationsblutungen; Libidomangel; schwache Stimme; chronische Rachenentzündung; Atemschwierigkeiten; trockener Husten, der besser wird, wenn man etwas Kaltes trinkt; einschießende Rückenschmerzen; Nackenschmerzen; Händezittern; rheumatische Gelenkschmerzen; Schmerzen im Oberarm.
Allgemeine Modalitäten: Erschöpfung bei Kälte schlimmer, in warmen Räumen besser; Muskelschmerzen; deutliches inneres Kältegefühl; Neigung zu Arthritis; Symptome verschlimmern sich generell, wenn man Brot gegessen hat.

■ Kalium carbonicum
Erschöpfung nach der Entbindung; Durchblutungsstörungen im Gehirn; Angstzustände, unter Streß verschlimmert; Haarausfall; einseitige Kopfschmerzen; Blähbauch; allgemein leicht reizbarer Darm; Atemschwierigkeiten; Taubheitsgefühl im Unterarm; Kribbeln in Händen, Beinen und Füßen; Schlaflosigkeit.
Allgemeine Modalitäten: Erschöpfung verschlimmert sich bei Kälte, vor der Menstruation sowie bei Hungergefühl; Neigung zu Gewichtszunahme; extremes inneres Kältegefühl; Neigung zu Arthritis.

■ Mercurius solubilis Hahnemanni
Schwächegefühl am Morgen sowie nach Wurmbefall des Darms; Erschöpfung, die sich unter Streß verschlimmert; Gedächtnisschwäche; zie-

hende Kopfschmerzen; immer wiederkehrende Candida-Infektionen der Scheide; chronische Rachenentzündung; Schlaflosigkeit; Neigung zu Hautentzündungen.
Allgemeine Modalitäten: Zittern bei Kälte; Arthritis.

■ Acidum nitricum
Morgendliches Schwächegefühl; Muskelschwäche; Erschöpfung, die sich unter Streß verschlimmert; Gedächtnisschwäche; Angst vor dem Tod; Schweregefühl; Haarausfall; schmerzende Augen; wunde Zunge; allgemein leicht reizbarer Darm; schwere, unregelmäßige Menstruationsblutungen; juckender Scheidenausfluß; Neigung zu Candida-Infektionen; chronische Bronchitis; einschießende Rückenschmerzen; Händezittern; Taubheitsgefühl im Unterarm; Kribbeln in Händen und Füßen; Neigung zu Hautentzündungen.
Allgemeine Modalitäten: Muskelverspannungen, die sich bei Kälte und prämenstruell verschlimmern; extremes inneres Kältegefühl, das generell schlimmer wird, wenn man Brot gegessen hat.

■ Carbo vegetabilis
Erschöpfung, die morgens am schlimmsten ist und sich auch während einer Schwangerschaft verschlimmert; Muskelschwäche; Durchblutungsstörungen im Gehirn; Angstzustände; Konzentrationsmangel, vor allem bei Streß; Gleichgültigkeit; Schweregefühl; Haarausfall; Kopfschmerzen vor der Menstruation; wunde Zunge; Blähbauch; krampfartige Unterleibsschmerzen; Durchfall; Wurmbefall; schwere Menstruationsblutungen; schwache Stimme; chronische Rachenentzündung; Atemschwierigkeiten; chronische Bronchitis; Krampfadern; kalte Hände und Füße.

Arzneisuchtabelle für Erschöpfung und Müdigkeit		
Erschöpfung nach Verletzungen	Ständige Müdigkeit und Schwere- bzw. Erschöpfungsgefühl der Gebärmutter in den Wechseljahren, allgemeine Mattigkeit	Arme zittern vor Erschöpfung bei Überanstrengung
Acidum sulfuricum Arnica Conium Hepar sulfuris Hypericum Pulsatilla Rhus toxicodendron	Bellis	Cuprum metallicum Plumbum
Beinahe-Zusammenbruch nach Überanstrengung oder intensivem Lernen	Schweregefühl in den Beinen, als seien sie sehr ermüdet	Kribbeln in Armen und Beinen, wie vor Erschöpfung
Lachesis	Argentum nitricum Calcium carbonicum Kreosotum Magnesium muriaticum Moschus Murex Natrium sulfuricum Psorinum Pulsatilla Ruta Sulfur	Natrium muriaticum
Muskelschwäche und Kältegefühl sowie Erschöpfung in den Wechseljahren	Gelenkschwellung bei leisester Anstrengung	Schmerzen in Armen und Beinen, wie vor Erschöpfung
Calcium carbonicum	Actaea	Petroleum
		Wadenschmerzen, wie vor Erschöpfung
		Sulfur
		ziehende Schmerzen in den Füßen, als seien sie sehr müde
		Kalium carbonicum

Arzneisuchtabelle für Erschöpfung und Müdigkeit, Fortsetzung

wunde Füße nach großer Anstrengung	Clematis
Zittern vor Erschöpfung	Plumbum
Erschöpfung, die morgens schlimmer ist	Lachesis Nux vomica Ruta Sepia
Erschöpfung schon beim Aufwachen	Bryonia Calcium carbonicum Carbo animalis Causticum Conium Lycopodium Magnesium muriaticum Natrium muriaticum Nux vomica Thuja Zincum metallicum
Müdigkeit beim Aufwachen	Clematis Cocculus Graphites Natrium muriaticum Nux vomica Podophyllum Sepia Sulfur
Erschöpfung bessert sich nachmittags	Kalium carbonicum
abendliche Erschöpfung	Acidum muriaticum Sulfur
rasche Erschöpfung an frischer Luft	Carbo vegetabilis
rasche Ermüdung beim Treppensteigen	Sulfur jodatum
Gefühl, als sei man „müde zur Welt gekommen“	Onosmodium
Erschöpfung nach Sexualverkehr	Agaricus
Erschöpfung durch Gespräche	Ambra
Erschöpfung nach Durchfall	Sulfur jodatum
Erschöpfung beim Essen	Kalium carbonicum
Erschöpfung, Müdigkeit nach dem Essen	Arsenicum album Barium carbonicum Carbo animalis Lachesis Natrium muriaticum Nux moschata Rhus toxicodendron
Erschöpfung bei leisester Anstrengung	Barium carbonicum
Erschöpfung nach geistiger Arbeit	Aconitum Aurum metallicum Conium Graphites Ignatia Natrium carbonicum Nux vomica Selenium
Erschöpfung, begleitet von Scheidenausfluß	Prunus
Erschöpfung im Anschluß an Scheidenausfluß	Glonoinum
prämenstruelle Erschöpfung	Belladonna Natrium muriaticum
menstruelle Erschöpfung	Acidum nitricum Ammonium carbonicum Causticum Ignatia Nux moschata Petroleum
Erschöpfung und Schmerzen im ganzen Körper	Ruta

Arzneisuchtabelle für Erschöpfung und Müdigkeit, Fortsetzung

Symptom	Arzneimittel
Erschöpfung nach dem Spielen eines Instruments	Anacardium occidentale
Erschöpfung nach dem Lesen	Aurum metallicum
Erschöpfung durch sexuelle Erregung	Sarsaparilla
Erschöpfung, sobald man sich hinsetzt	Mercurius solubilis Hahnemanni
morgens müder als abends	Magnesium carbonicum
nichterfrischender Schlaf	Acidum nitricum Calcium carbonicum Causticum Kalium carbonicum Lachesis Magnesium carbonicum Magnesium muriaticum Phosphorus Tuberculinum
Erschöpfung und Schläfrigkeit	Antimonium crudum
Erschöpfung und Schläfrigkeit beim Essen	Kalium carbonicum
Erschöpfung verschlimmert sich im Stehen	Acidum muriaticum
Erschöpfung nach dem Sprechen	Alumina Calcium phosphoricum
Erschöpfung nach langem Sprechen	Calcium carbonicum
Erschöpfung bessert sich beim Laufen	Acidum muriaticum Lac vaccinum defloratum
Erschöpfung infolge akuter Erkrankung	Acidum phosphoricum Anacardium occidentale Carbo vegetabilis China Chininum arsenicosum Cocculus Kalium phosphoricum Phosphorus Psorinum Tarantula
Erschöpfung bei akuter, nicht-fieberhafter Erkrankung	Arsenicum album Baptisia Carbo vegetabilis China
Erschöpfung bessert sich an frischer Luft	Conium
Erschöpfung bessert sich durch Alkoholgenuß	Cantharis
Erschöpfung nach der Entbindung	Graphites Kalium carbonicum Pulsatilla Sepia
Erschöpfung nach Fehlgeburt, Abgang oder Abtreibung	Ruta Sepia
Erschöpfung, die sich bei Kälte oder kalter Luft verschlimmert	Agaricus Allium cepa Arsenicum album Aurum metallicum Badiaga Barium carbonicum Calcium carbonicum Calcium phosphoricum Camphora Causticum Cimicifuga Cistus Dulcamara Hepar sulfuris Hypericum Kalium arsenicorum Kalium carbonicum Lycopodium Magnesium phosphoricum Moschus Nux moschata Nux vomica Psorinum Ranunculus Rhododendron

Arzneisuchtabelle für Erschöpfung und Müdigkeit, Fortsetzung

Rhus toxicodendron
Rumex
Sabadilla
Sepia
Silicea
Strontium

Erschöpfung, die sich bei feuchtkaltem Wetter verschlimmert

Ammonium carbonicum
Arsenicum album
Badiaga
Calcium carbonicum
Calcium phosphoricum
Colchicum
Dulcamara
Medorrhinum
Natrium sulfuricum
Nux moschata
Pyrogenium
Rhododendron
Rhus toxicodendron
Silicea
Tuberculinum

Erschöpfung nach Aufenthalt in der Sonne

Antimonium crudum
Glonoinum
Natrium carbonicum
Natrium muriaticum
Pulsatilla

Erschöpfung bei Regen/nassem Wetter schlimmer

Ammonium carbonicum
Arsenicum album
Badiaga
Calcium carbonicum
Dulcamara
Natrium sulfuricum
Nux moschata
Pulsatilla
Rhododendron
Rhus toxicodendron

Erschöpfung, die sich bei kaltem Wind verschlimmert

Belladonna
Hepar sulfuris
Nux vomica
Spongia

Erschöpfung, die sich im Winter verschlimmert

Acidum hydrofluoricum
Aurum metallicum
Nux vomica
Rhus toxicodendron

Erschöpfung, die sich durch Kritik oder Ablehnung verschlimmert

Belladonna
Platinum

Erschöpfung infolge von Zorn, Angst, Schreck

Aconitum
Arsenicum album
Ignatia
Nux vomica

Erschöpfung infolge von Wut und Empörung

Colocynthis

Erschöpfung infolge von Zorn, der sich während des Trauerns aufgestaut hat

Ignatia
Staphisagria

Erschöpfung, die sich durch Erwartungsangst oder Sorgen verschlimmert

Argentum nitricum
Calcium carbonicum
Graphites
Hyoscyamus
Lycopodium
Medorrhinum
Natrium muriaticum
Phosphorus
Plumbum
Psorinum
Pulsatilla
Silicea

Erschöpfung nach Erhalt schlechter Nachrichten

Calcium carbonicum
Gelsemium

Erschöpfung nach ungewöhnlicher Euphorie

Coffea
Crocus
Hyoscyamus
Lachesis
Natrium carbonicum

Erschöpfung aus Neid

Lachesis
Pulsatilla

Erschöpfung nach Aufregung

Acidum nitricum
Acidum phosphoricum
Aconitum
Anacardium occidentale
Argentum nitricum
Aurum metallicum
Belladonna
Causticum
Chamomilla
Coffea
Collinsonia
Graphites
Hepar sulfuris
Hyoscyamus
Kalium bromatum
Kalium jodatum

Arzneisuchtabelle für Erschöpfung und Müdigkeit, Fortsetzung

Lac caninum Lachesis Moschus Natrium muriaticum Nux vomica Opium Phosphorus Pulsatilla	Pulsatilla Silicea	Ignatia Natrium muriaticum
Erschöpfung wegen des Gefühls, einsam und verlassen zu sein	**Erschöpfung nach Trauer**	**Erschöpfung nach tiefster Verlegenheit**
Aurum metallicum Psorinum Pulsatilla	Acidum phosphoricum Aurum metallicum Causticum Cocculus Ignatia Lachesis Natrium muriaticum Staphisagria	Acidum phosphoricum Colocynthis Ignatia Lycopodium Natrium muriaticum Palladium Staphisagria
Erschöpfung nach großem Schreck	**Erschöpfung aus Eifersucht oder nach Eifersuchtsanfall**	**Erschöpfung nach Zurückweisung oder Kritik**
Acidum phosphoricum Aconitum Ignatia Lycopodium Natrium muriaticum Opium Phosphorus	Apis Hyoscyamus Nux vomica Phosphorus Pulsatilla	Ignatia Opium Staphisagria
	Erschöpfung aus Liebeskummer	**Erschöpfung, nachdem man Verachtung erfahren hat**
	Acidum phosphoricum Hyoscyamus	Bryonia Chamomilla Nux vomica

Chronisches Müdigkeits-Syndrom

Das Chronische Müdigkeits-Syndrom, abgekürzt CMS (oder auch CFS, nach dem englischen Begriff *Chronic Fatigue Syndrome*), ist auch als postvirales (Erschöpfungs-)Syndrom, als Island-Krankheit, Fibromyalgie, myalgische Enzephalomyelitis (ME) oder, wie es in den Medien anfangs oft hieß, als „Yuppie-Grippe" bekannt.

Dabei handelt es sich wohl um eine der umstrittensten Krankheiten unserer Zeit. Bislang gibt es kein aussagekräftiges Diagnoseverfahren, mit dem das CMS zweifelsfrei feststellbar wäre, und weil die Symptome zudem einer ganzen Reihe anderer Erkrankungen sehr ähneln wird das CMS sehr kontrovers diskutiert. Allein schon die Tatsache, daß das Syndrom so viele Namen hat, weist darauf hin, wie unterschiedlich es sich zu verschiedenen Zeiten und in verschiedenen Ländern der Welt präsentiert: Es ist, als wolle man einen Eisberg allein nach dem Aussehen seiner Spitze beschreiben.

Trotz der vielfältigen Theorien über Ursache(n) und zugrundeliegende Mechanismen der Erkrankung kann sie vielleicht doch am besten anhand einer Analogie beschrieben werden. Stellen Sie sich einmal vor, die Energie des Körpers gleiche einem Giro- und Sparkonto in der Bank. Wir sind auch hinsichtlich des Chronischen Müdigkeits-Syndroms der Meinung: Menschen, die daran erkranken, haben ihr Energiekonto wochen-, monate-, manchmal sogar jahrelang überzogen, bevor die Erkrankung zum Ausbruch kam. Irgendwann ist dann der Punkt erreicht, an dem das Energiesparkonto beinahe leer ist, und wenn der Organismus nun zum Beispiel mit einer Infektion fertigwerden muß, kann er keine Energie mehr vom Konto – dem Immunsystem – abrufen. Da ihre Reserven buchstäblich erschöpft sind, wird die Frau schließlich chronisch oder subakut krank, statt sich nach der akuten Infektion zu erholen, wie sie es normalerweise getan hätte. Schließlich bricht das Immunsystem zusammen und der Stoffwechsel gerät aus dem Gleichgewicht – wie, weiß man noch nicht.

Wer dem CMS anheimfällt, hat meist kurz zuvor eine Virusinfektion entweder der oberen Atemwege – etwa eine nichtfieberhafte Erkältung – oder des Verdauungstrakts durchgemacht, mit Erbrechen und Durchfall. Statt sich danach wieder normal zu erholen, gleitet die Patientin in einen Zustand ständiger, langanhaltender Erschöpfung; dazu können sich die nachfolgend beschriebenen Symptome einstellen. Gewöhnlich besteht leichtes Fieber (erhöhte Temperatur), das nach und nach abnimmt. Charakteristisch ist auch, daß die Muskelkraft sehr lang braucht, um wiederzukehren. Nach mäßiger körperlicher Anstrengung, von der sich eine gesunde Person spätestens nach der nächsten Runde Schlaf wieder erholt hätte, braucht die CMS-Patientin drei bis vier Tage, bis sie wiederhergestellt ist – und nach größerer Anstrengung womöglich sogar zwei bis drei Wochen. Wird die Erholungsphase durch weitere Anstrengungen oder Gesundheitsstörungen unterbrochen, kommt eins zum nächsten: Die Auswirkungen kumulieren sich.

Mögliche Ursachen

Es ist unwahrscheinlich, daß diesem Syndrom nur eine einzige Ursache zugrunde liegt. Zwar können gelegentlich Anomalien im Immunsystem und im Stoffwechsel entdeckt werden, doch diese sind vermutlich eher Folge und nicht Ursache der Erkrankung. Zu den Faktoren, die aller Wahrscheinlichkeit für das Defizit auf dem Energie-Konto verantwortlich sind, gehören: Vitamin- und Mineralstoffmangel, zu wenig Ruhe und Schlaf, schlechte Ernährung, Nahrungsmittelallergien, Candida-Infektionen, chronische Vergiftung durch Umweltverschmutzung, Schadstoffbelastung am Arbeitsplatz und in Wohnräumen, durch Erdstrahlung (geopathischer Streß, siehe unten), chronische Kohlenmonoxidvergiftung, zum Beispiel durch schadhafte Gasöfen, chronischer Darmparasitenbefall. Auch Hyperventilation (Überatmen) wurde schon in diese Liste aufgenommen, denn sie spielt in vielen Fällen eine Rolle, desgleichen Magnesiummangel.

Das Phänomen, das auch als geopathischer Streß (Erdstrahlung) bekannt ist, bereitet vielfach Wohnprobleme. Heute ist weithin anerkannt, daß das natürliche „Netz" der Erdstrahlen, die uns ständig von unten her erreichen, durch unterirdische Wasseradern, Mineralgestein in Felsadern, schadhafte Leitungen und unterirdische Hohlräume abgelenkt, gestört und überlagert werden kann. Die dabei entstehenden schwachen elektromagnetischen Felder können unter Umständen für lebende Organismen schädlich sein. Wenn Sie das Gefühl haben, daß es Ihnen nicht mehr gutgeht oder Sie nicht mehr richtig schlafen können, seit Sie umgezogen sind oder Ihr Schlafzimmer umgeräumt haben, könnte ein solches elektromagnetisches Phänomen der Grund dafür sein. Sie sollten dann einmal Ihr Bett umstellen oder in einem anderen Zimmer schlafen. Streß aller Art trägt stark zum Ausbruch des Chronischen Müdigkeits-Syndroms bei, und in ungefähr 80 Prozent der Fälle ist er der Tropfen, der das Faß schließlich zum Überlaufen bringt. Menschen, die CMS entwickeln, gehören höchstwahrscheinlich zu denjenigen, die es schwer haben, sich selbst zu akzeptieren und die sich deshalb immerfort zur Perfektion antreiben, ja geradezu besessen sind von Leistung, Arbeit und materiellem Wohlstand. Neuesten Forschungen der Psychoneuroimmunologie zufolge führt das dazu, daß verstärkt ACTH freigesetzt wird, ein Hormon, das die Nebennierenrinden und damit auch die Adrenalinausschüttung aktiviert. Leider hemmt dieses Hormon gleichzeitig auch die Produktion der sogenannten T-Zellen (in der Thymusdrüse auf ihre Arbeit vorbereitete Immunzellen), die äußerst wichtig sind für den Abwehrkampf gegen Viren. Darüber hinaus gibt es die Theorie, daß allzu häufige Einnahme von Antibiotika das Immunsystem schwächt und es daran hindert, ordentlich zu funktionieren. Auch Impfungen können einen ähnlichen Effekt haben. Eines steht bereits fest: Das Alter, in dem CMS erstmals auftritt, sinkt ständig; inzwischen können sogar Kinder von acht Jahren oder jünger daran erkranken.

Symptome

Nach dem derzeitigen Stand der Wissenschaft müssen vier Faktoren zusammenkommen, damit man das Chronische Müdigkeits-Syndrom medizinisch diagnostizieren kann:

- Der wichtigste Faktor ist Erschöpfung; sie muß während mindestens 50 Prozent der Zeit und schon mindestens sechs Monate lang vorhanden sein.
- Es muß deutlich feststellbar sein, wann der Erschöpfungszustand angefangen hat.
- Die Erschöpfung muß ziemlich schwer sein und körperliche sowie geistige Funktionen beeinträchtigen.
- Es sollten noch weitere Symptome diagnostizierbar sein, einschließlich Muskelschmerzen, Gewichtsschwankungen und Schlafstörungen.

Weitere Anzeichen können sein: Schwächegefühl, Unbeholfenheit (motorische Störungen), Kribbeln und „Ameisenlaufen“, Muskelzuckungen, Kopfschmerzen, Lärm- und Lichtempfindlichkeit, Herzklopfen, Schwindelgefühl, Magen-Darm-Störungen, immer wiederkehrendes Halsweh, Übelkeit, Lymphknotenschwellungen, Husten, Hautausschläge, Appetitverlust, Fieberanfälle, Gewichtszu- oder -abnahme sowie geschwollene Finger. Ein überempfindliches Temperaturkontrollsystem des Körpers führt dazu, daß man sich rasch überhitzt fühlt oder aber leicht friert. Alkoholkonsum verschlimmert die Symptome; manchmal sind sie auch prämenstruell stärker als sonst. Schmerzende Augen, Flimmern vor den Augen, Muskelverspannungen und Scheidenausfluß kommen oft noch hinzu.

Zu den geistigen Symptomen gehören Gedächtnis- und Konzentrationsschwäche, die Unfähigkeit, richtig zu sprechen, Gesprochenes zu verstehen oder sich verständlich zu machen, sowie Verwirrtheitszustände.

Zu den psychischen Symptomen gehören: Depressionen, Angstzustände, Unfähigkeit, mit Streß umzugehen, Neigung zu Tränenausbrüchen, Reizbarkeit, die sich prämenstruell verstärkt, sowie Panikattacken.

Viele der obengenannten Symptome ähneln den Anzeichen einer Hypoglykämie (Unterzuckerung).

Natürlich muß man sich bei Verdacht auf CMS einer gründlichen ärztlichen Untersuchung unterziehen – doch meist läßt sich dabei nur wenig Konkretes feststellen. Die meisten CMS-Patientinnen sehen zunächst verblüffend gesund aus; das trägt nicht gerade dazu bei, Mitgefühl für ihr sie zu erwecken. Immerhin können ihre Lymphdrüsen am Hals, unter den Achseln oder an den Lenden druckempfindlich oder geschwollen sein; manchmal ist der Rachen auch chronisch entzündet, oder es bestehen örtliche Muskelschmerzen. Bei CMS-Verdacht muß stets auch eine Differentialdiagnose gestellt werden, die andere Erkrankungen ausschließt, unter anderem Infektionen wie Toxoplasmose, Tuberkulose, Brucellose, AIDS, Epstein-Barr-Virus-Infektion (Ursache des Lymphdrüsenfiebers), perniziöse Anämie und andere Anämien, Multiple Sklerose, Depressionen, Hysterie und Angstzustände, Epilepsie sowie bestimmte Krebsleiden, weiterhin Stoffwechselstörungen wie die Addisonsche Krankheit, das Cushing-Syndrom sowie Schilddrüsenerkrankungen, Leberkrankheiten, chronische Medikamenten- oder Drogenvergiftung, Alkoholismus sowie Autoimmunleiden.

Labortests

Bei Patientinnen und Patienten mit CMS wurden bereits eine Reihe von Anomalien festgestellt. So wurden unter anderem Enteroviren im Organismus nachgewiesen, die vor allem Infektionen im Verdauungstrakt hervorrufen. Weiterhin wurde häufig das Epstein-Barr-Virus gefunden, das das Lymphdrüsenfieber hervorruft. Bei einer Muskelbiopsie können oft Virusproteine und virale Nukleinsäuren festgestellt werden, dazu anomale Komplementbindungsreaktionen der Immunglobuline, anomale Antikörper sowie T-Zellen, deren Anzahl oder Aktivität gestört scheint. Was den Stoffwechsel anbelangt, so wird unter Umständen eine Hypoglykämie (Unterzuckerung) entdeckt. Größere Veränderungen der Kohlenmonoxidkonzentrationen im Blut können auf eine Hyperventilation (Überatmen) hinweisen. Manchmal sind die Magnesiumwerte des Bluts zu niedrig; das Ergebnis eines solchen Tests ist allerdings oft schwer zu interpretieren, da die verschiedenen Labors unterschiedliche Testmethoden anwenden und daher auch zu unterschiedlichen Werten gelangen. Ein Zinkmangel läßt sich mittels Schweiß- oder Speicheltest diagnostizieren.

Was Sie selbst dagegen tun können

Wie in fast allen anderen Dingen auch, die diese Krankheit betreffen, gibt es bezüglich der CMS-Behandlung erhebliche Meinungsverschiedenheiten. Die meisten Experten empfehlen vor allem Ruhe, manche jedoch – meist psychiatrische Fachleute – auch Tätigkeit und Bewegung; ihres Erachtens kommt die Patientin eines Tages „wie Phönix aus der Asche" von selbst wieder aus ihrem Zustand heraus. Unserer Ansicht nach rührt diese ganze Kontroverse daher, daß es zwei ganz unterschiedliche Phasen der Behandlung und Rehabilitation gibt, die nicht genügend voneinander abgegrenzt werden.

Phase 1: Die Aufbauphase

Das Energiekonto auffüllen. In dieser Phase müssen Sie tatsächlich der Ruhe pflegen, bis Sie „aus dem Gröbsten heraus" sind. Das ist der Fall, sobald Sie wieder in der Lage sind, Ihr Energiekonto allmählich aufzufüllen. Sehr wahrscheinlich sind Sie nämlich überhaupt nur deshalb so krank geworden, weil Sie die Warnsignale Ihres Körpers überhört oder beiseitegeschoben haben. Sie müssen also erst einmal wieder lernen, sie als solche zu erkennen und auf sie zu horchen. Sollten die Signale zu undeutlich oder zu winzig sein, als daß Sie sie richtig auffangen könnten, dann müssen Sie Ihre Aktivitäten eben zeitlich oder räumlich ganz genau begrenzen. Zu Beginn kann es sich zum Beispiel als notwendig erweisen, Ihre Energie auf 50 Prozent dessen zu begrenzen, was Sie im jetzigen Zustand müde machen würde. Das bedeutet, Sie müssen zunächst vielleicht ein paar Tage oder sogar ein paar Wochen Bettruhe einhalten. Anschließend, um ein paar Beispiele zu nennen, sind Sie etwa ein oder zwei Tage lang total ausgelaugt und erschöpft, wenn Sie einen Kilometer eine flache Straße entlanggegangen sind. In diesem Fall sollten Sie bei nächster Gelegenheit nur einen halben Kilometer gehen. Wenn das immer noch zuviel ist, dann eben nur ein paar hundert Meter, und so weiter. Das gleiche gilt, wenn Sie nach einer halben Stunde Lernen oder Lesen so erschöpft sind, daß Sie sich einen oder zwei Tage lang von dieser Anstrengung erholen müssen. Das nächste Mal dürfen Sie dann eben nur eine Viertelstunde lang lesen. Sobald Sie nach einiger Zeit merken, daß Sie auf diese Weise Ihr Energiekonto langsam wieder auffüllen, können Sie Ihren Energie-Output auf 75 Prozent der „Müdigkeits-Grenze" steigern. Dabei sollten Sie bleiben, bis Sie Phase 2 erreicht haben. Viele CMS-Leidende kommen offenbar irgendwann an den – sehr schwierig zu diagnostizierenden – Punkt, an dem es so aussieht, als sei das Energiesparkonto jetzt einigermaßen ausgeglichen, und sie könnten wieder von einem Plus zehren. Wenn Sie merken, daß Sie auch einmal ein wenig übertreiben können, ohne gleich wieder völlig erschöpft zu sein, dürften Sie diesen Punkt erreicht haben.

Dann ist es besonders wichtig, daß Sie sich ein schrittweise aufgebautes Bewegungsprogramm zusammenstellen. Psychiatrische und andere Fachleute haben nämlich zu Recht darauf hingewiesen, daß es den Muskeln gar nicht guttut, wenn sie lange Zeit unbenutzt bleiben, ebenso den Atemwegen und dem Herz-Kreislauf-System, ganz zu schweigen von der Depression, die Sie befällt, wenn Sie nicht tun können, wozu Sie Lust haben. Daneben gilt es, ein sekundäres Problem möglichst zu verhüten: Wenn Sie nämlich krank geworden sind, weil Sie bestimmte Dinge übertrieben haben, neigen Sie vielleicht dazu, diese Dinge künftig völlig zu meiden, und es stellt sich nach und nach geradezu eine Phobie ein.

Das Immunsystem stärken. Andere Therapien zielen wiederum darauf ab, den Stoffwechsel zu stimulieren und zu entgiften und so das Immunsystem zu unterstützen. Dabei wird auch eine eventuell bestehende Hypoglykämie, eine Hyperventilation oder eine Candida-Infektion (Candida-Mykose) beseitigt. Stellen Sie Ihre Ernährung auf Vollwertkost um, essen Sie Fleisch, Fisch, Eier, Käse und Zucker jeweils nur zweimal wöchentlich und wählen Sie möglichst nur biologisch angebaute Nahrungsmittel aus, um Ihren Organismus von Chemikalien, Medikamenten und schädlichen Zusatzstoffen zu befreien. Auch eine Darmsanierung kann Ihnen sehr von Nutzen sein. Trinken Sie sehr viel abgekochtes oder gefiltertes Wasser, falls Sie die Qualität Ihres Trinkwassers in Zweifel ziehen (bis zu zehn Glas Wasser täglich tun Ihnen gut!).

Das Lymphsystem stimulieren. Das Lymphsystem wird stimuliert, wenn Sie jeden Tag ein sanftes, schrittweise aufgebautes Muskeldehnungsprogramm machen, etwa vorsichtiges Stretching oder aber Yoga. Auch die Alexander-Technik eignet sich unseres Erachtens sehr gut für CMS-Patientinnen. Viele haben offenbar Probleme mit der Wirbelsäule und den Gelenken, vor allem im Nacken-Schulter-Bereich; ein solches Bewegungsprogramm kann dabei viel helfen. Wenn Sie sich hinsetzen, sollten Sie Ihre Füße höher lagern als Ihr Gesäß. Gute Stimulation bietet darüber hinaus das Hautbürsten: Benutzen Sie dazu eine nicht zu weiche (und nicht aus Nylon bestehende) Badebürste und bürsten Sie Ihre Haut trocken, von den Füßen beginnend bis hinauf zur Brust sowie von den Händen zu den Schultern mit sanft streichenden Bewegungen, etwa zwei Minuten täglich. Das Gesicht sowie Hautstellen, die von Ausschlag befallen sind, sollten Sie dabei jedoch auslassen. Bürsten Sie sich lieber vor als nach dem Baden bzw. Duschen. Im Anfangsstadium des CMS können auch wechselwarme Anwendungen, vor allem über der Leberregion (zwischen rechtem Rippenrand und oberem Magenbereich), sehr nützlich sein: Legen Sie etwa eineinhalb Minuten lang ein in heißes Wasser getauchtes Handtuch oder einen großen Waschlappen auf diese Region, anschließend eine halbe Minute lang eine kalte Packung, und wiederholen Sie diese Reiztherapie bis zu fünfmal hintereinander.

Allergische Reaktionen vermeiden. Falls Sie Nahrungsmittelallergien zu Ihren Problemen zählen, sollten die jeweiligen allergieauslösenden Substanzen möglichst erkannt und gemieden werden; Sie können es auch mit einer EPD-Behandlung versuchen (einer Enzym-potenzierten Desensibilisierung). Bei dieser Methode wird Ihnen eine Mixtur aus hochverdünnten Allergen-Extrakten zusammen mit einem Enzym verabreicht, welches das Immunsystem zur Reaktion auf die jeweiligen Nahrungsmittel anregen soll. Sie bekommen entweder eine Spritze unter die Haut, oder die Haut wird etwas eingeritzt und das Mittel direkt aus einem Plastikbehälter dort aufgeträufelt. Anfangs muß diese Prozedur etwa alle zwei Monate durchgeführt werden, später alle drei Monate.

Nahrungsergänzungen. Es gibt nur zwei Möglichkeiten, die Ernährung beim Chronischen Müdigkeits-Syndrom sinnvoll zu ergänzen, wie klinische Studien gezeigt haben:

- Eine Mischung aus Fisch- und Pflanzenölen, die viel Gammalinolinsäuren enthalten (in Apotheken und Reformhäusern nachfragen).
- Magnesiumpräparate, die eventuell per Injektion verabreicht werden müssen.

Andere Ergänzungen, die gelegentlich empfohlen werden wie Multivitaminpräparate und Mineralstoffe, Vitamin D, Vitamin B5, Eisen, Kupfer, Selen, Betakarotin, Vitamin E, Vitamin C sowie Zink, sollten nur bedingt und in der richtigen Dosierung eingenommen werden. Manche Ärzte bzw. Heilpraktiker verwenden auch Thymusdrüsenextrakt. Auch Vitamin B6 wird manchmal verabreicht; in solchen Fällen nimmt man an, das Problem bestehe in einer Mangelproduktion desjenigen Enzyms, das Vitamin B6 verstoffwechselt; es muß daher in Form von P5P – Pyroxidal-5-Phosphat – zugeführt werden.

Körperlichen und seelischen Streß reduzieren. Wieder gesund zu werden und Entscheidungen darüber zu treffen, welche Behandlungen dazu beitragen können, erfordert einen sehr großen Energieaufwand. Denn natürlich können Ihnen nicht alle hier aufgeführten Methoden gleichermaßen helfen. Sollten Sie einen Arzt oder eine Ärztin kennen, die in CMS-Therapie besonders erfahren sind, raten wir Ihnen auf jeden Fall, hinzugehen. Sie selbst können am meisten für sich tun, wenn Sie Ihre Energien so einteilen, daß dadurch Ihr Energiesparkonto langsam wieder aufgefüllt wird bzw. nicht ins Minus gerät. Das kann bedeuten, daß Sie einige weitreichende Entscheidungen treffen müssen, die Ihre Arbeit bzw. den dafür nötigen Zeitaufwand betreffen. Wenn Sie erschöpft sind und Ihr Gedächtnis nachläßt, kann es für Sie zu anstrengend sein, an Sitzungen mit Kollegen teilzunehmen. Sollte es Ihnen also irgend möglich sein, ändern Sie Ihre Arbeitszeiten oder ziehen Sie einen Arbeitsplatzwechsel in Betracht.

Sind Sie mehr als nur leicht CMS-krank, müssen Sie unter Umständen daran denken, nur noch halbtags zu arbeiten. Wir haben bei unseren Patientinnen beobachtet, daß es vielen von ihnen sehr guttat, morgens zu arbeiten, dann heimzugehen, zu Mittag zu essen, nachmittags ein wenig zu schlafen und später noch Arbeit zu Hause zu erledigen. Auf diese Weise wird der Tag in zwei Hälften unterteilt, und Sie haben nicht immer mit einem vollen Arbeitstag „an einem Stück“ zu kämpfen. Eigentlich sollten Sie ja überhaupt nicht kämpfen müssen! Denn sehr wahrscheinlich war es ja gerade der Kampf gegen das Kranksein, das Weitermachen mit den (über)langen Arbeitstagen und danach womöglich noch mit anstrengenden Fitneßprogrammen – weit über den Punkt hinaus, an denen Ihnen Ihr Körper „Aufhören!" signalisierte –, was das Chronische Müdigkeits-Syndrom überhaupt zum Ausbruch brachte. Viele Menschen erkranken an CMS, weil sie viel zu lange in einer Situation verharren, aus der sie sich längst hätten lösen müssen – nur konnten sie sich nicht recht dazu entschließen. Oft ist dann die endlich getroffene Entscheidung, eben wegen der CMS-Erkrankung bestimmte Situationen zu ändern, der erste Schritt zur Besserung: Von da an geht es bergauf. Sollte es in Ihrem Leben also einen schon lange schwelenden Konflikt geben, versuchen Sie unbedingt, ihn hier und heute zu lösen, auch wenn das anfangs ziemlich schmerzhaft sein mag.

Phase 2: Die Erholungsphase

Diese Phase beginnt, wenn Sie über den Berg sind und Ihr Energiesparkonto die 60-Prozent-Marke überschritten hat: Dann können Sie auch wieder Energie einsetzen. Jetzt sollten Sie Ihr Bewegungsprogramm schrittweise steigern, und es sollte Ihnen auch möglich sein, wieder längere Zeit mit geistiger Arbeit zu verbringen, ohne sofort müde zu werden. Wir raten Ihnen zum Beispiel, Ihre Spaziergänge langsam auszudehnen, bis Sie etwa acht Kilometer zu laufen imstande sind, ohne zusammenzuklappen, und es danach auch einmal mit Schwimmen und Radfahren zu versuchen.

Außerdem sollten Sie jetzt versuchen, sich gelegentlich Situationen auszusetzen, die Sie früher unweigerlich stark erschöpft haben. Dabei können Sie allmählich immer mutiger werden. In diesem Stadium brauchen Sie sich keine Sorgen zu machen, wenn Sie gelegentlich schlicht und einfach müde sind: Das ist eher ein Zeichen, daß Ihre Muskeln bislang eher unter- als überbeansprucht wurden. Sollten Sie allerdings Fieber und geschwollene Lymphdrüsen bekommen, also einen Rückfall erleiden, haben Sie es doch übertrieben und müssen wieder vorsichtiger sein. Trotzdem dürften Sie sich in diesem Stadium viel rascher erholen als zuvor und auch nicht mehr in einen so argen Erschöpfungszustand geraten.

Denken Sie daran: Die allermeisten Menschen kommen aus dem Chronischen Müdigkeits-Syndrom irgendwann wieder heraus, ganz gleich, wie schlimm es anfangs gewesen sein mag! Dazu braucht es allerdings Zeit und Geduld, und CMS ist sicher eine der frustrierendsten Erkrankungen, die uns derzeit bekannt sind. Während der gesamten Rekonvaleszenz müssen Sie immer achtgeben, es nicht zu übertreiben. Und das heißt, Sie müssen eine wahre Gratwanderung machen, damit Sie weder des Guten zuviel tun und dann einen Rückfall bekommen, noch zu wenig tun und dann depressiv werden.

Homöopathische Behandlung

Bevor Sie mit der homöopathischen Behandlung beginnen, sollten Sie sich unbedingt ärztlich untersuchen lassen, um eventuelle andere Ursachen für Ihre Beschwerden auszuschließen. Außerdem sollten Sie sich neben der homöopathischen Selbstbehandlung dringend einer homöopathischen Konstitutionstherapie, vorzugsweise bei einer homöopathischen Fachkraft, unterziehen.

Für die Selbstbehandlung lesen Sie zunächst die nun folgenden Kurz-Arzneimittelbilder sorgfältig durch. Falls Sie hier bereits ein Mittel finden, das Ihnen am passendsten erscheint, vergleichen Sie es mit dem entsprechenden ausführlichen Arzneimittelbild im Anhang (ab S. 354), falls es dort aufgeführt ist, um zu sehen, ob es auch allgemein zu Ihnen paßt. Nehmen Sie das Mittel in der Potenz C30 zweimal täglich bis zu zwei Wochen lang.

Falls Sie sich über das passende Mittel noch nicht im klaren sind, fertigen Sie eine Tabelle an (siehe auch S. 34 ff.): Schreiben Sie diejenigen Mittel der Kurz-Arzneimittelbilder, die für Sie in Frage kommen – oder alle, falls Sie sich nicht entscheiden können –, nebeneinander in eine Querspalte. Dann suchen Sie aus der Arzneisuchtabelle für das chronische Müdigkeits-Syndrom die Symptome heraus, die auf Sie zutreffen, und schreiben sie untereinander in die Längsspalte. Es müssen mindestens sechs Symptome sein. Nun machen Sie jeweils einen Strich in Ihrer Tabelle, wenn eines der Mittel in Ihrer Querspalte unter dem Symptom Ihrer Längsspalte aufgeführt ist. Das Mittel, das am Ende die meisten Striche hat, ist das Mittel Ihrer Wahl. Nehmen Sie das Mittel in

der Potenz C30 zweimal täglich bis zu zwei Wochen lang.
Falls Sie immer noch nicht fündig geworden sind, lesen Sie noch einmal die Seiten 32 bis 36.

Kurz-Arzneimittelbilder

■ Natrium muriaticum
Schmerzhaft geschwollene Halslymphknoten; Muskelschmerzen; Schmerzen im ganzen Körper, die sich unter Streß verschlimmern; Schwierigkeiten, sich klar auszudrücken; starke Neigung zu Tränenausbrüchen, vor allem prämenstruell; Depression und Reizbarkeit vor der Menstruation; Verwirrtheit; Schwindelgefühl; juckende Kopfhaut und Haarausfall; Kopfweh, begleitet von Fieber; Schmerzen, die sich vom Hinterkopf bis zur Stirn ziehen; müde Augen; Flimmern vor den Augen; übersäuerter Magen; Aufstoßen; allgemein leicht reizbarer Darm; Pilzinfektionen; Finger schlafen leicht ein.
Allgemeine Modalitäten: Alle Symptome können sich prämenstruell verschlimmern; Schwächegefühl und Erschöpfung, bevor die Menstruation einsetzt; Muskelverspannungen.

■ Calcium carbonicum
Geschwollene Lenden- und schmerzhaft geschwollene Halslymphknoten; ständiges Frieren; Gelenkschmerzen; Schwäche nach der leisesten Anstrengung; schlechtes Gedächtnis; deutliche Depression; große Ängstlichkeit; große Weinerlichkeit; Panikattacken; Verwirrtheit; juckende Kopfhaut; Schmerzen, die sich vom Hinterkopf zur Stirn ziehen; brennendes Schläfenkopfweh; Blähbauch; Krampfschmerzen im Unterleib; Pilzinfektionen; Finger schlafen leicht ein; schmerzende Arme; Schlaflosigkeit.
Allgemeine Modalitäten: Alle Symptome können sich prämenstruell verschlimmern.

■ Arsenicum album
Ständiges Frieren; Gelenk- und Muskelschmerzen; Schmerzen und Brennen am ganzen Körper, der ganz steif zu sein scheint, vor allem prämenstruell; Schwäche nach leisester Anstrengung; Panikattacken; große Ängstlichkeit; deutliche Depression; schlechtes Gedächtnis; Schwindelgefühl bei der leisesten Anstrengung; Kopfweh, begleitet von Fieber; Migräne; müde, schmerzende Augen; Flimmern vor den Augen; allgemein leicht reizbarer Darm; Finger und Zehen schlafen leicht ein; schmerzende Arme; Schlaflosigkeit; Kurzatmigkeit.
Allgemeine Modalitäten: morgens Neigung zu Ohnmacht.

■ Belladonna
Schwellung der Lendenlymphknoten; geschwollene, berührungsempfindliche Halslymphknoten; Muskel- und Gelenkschmerzen; dumpfe und brennende Schmerzen im ganzen Körper, die sich bei Streß verschlimmern; ständig rauher Hals; Verwirrtheit; große Ängstlichkeit; Konzentrations- und Gedächtnisschwäche; Schwierigkeiten, sich richtig auszudrücken; Kopfschmerzen, die auch von Fieber begleitet sind; schmerzende Schläfen; Migräne; brennende Schmerzen an den Kopfseiten; entzündete Augen; Aufstoßen; Krampfschmerzen im Unterleib; Pilzinfektionen; Schlaflosigkeit.
Allgemeine Modalitäten: Schwäche und Erschöpfung vor der Menstruation.

■ Lycopodium
Geschwollene Halslymphknoten; Gelenk- und Muskelschmerzen; Schmerzen und Steifheit im ganzen Körper, bei Streß verschlimmert; ständig rauher Hals; schlechtes Gedächtnis; Schwierigkeiten, sich richtig auszudrücken; Konzentrationsmangel; deutlich ausgeprägte Ängstlichkeit; allgemein „nahe am Wasser gebaut", vor allem prämenstruell; Reizbarkeit und Depression vor der Menstruation; Schwindelgefühl; juckende Kopfhaut und Haarausfall; Schläfenschmerzen; entzündete, müde Augen; Blähbauch; Aufstoßen; Krampfschmerzen im Unterleib; allgemein reizbarer Darm und Flatulenzen; Finger schlafen leicht ein; schmerzende Arme.
Allgemeine Modalitäten: Alle Symptome können sich prämenstruell verschlimmern.

■ Pulsatilla
Geschwollene Hals- und Lendenlymphknoten, bei Streß noch verschlimmert; ständig rauher Hals, vor allem linksseitig; Verwirrtheit; deutliche Depressionen; schlechtes Gedächtnis sowie Schwierigkeiten, sich richtig auszudrücken; prämenstruelles Schwindelgefühl; Kopfweh, begleitet von Fieber; Schläfenschmerzen; Migräne; entzündete Augen; Flimmern vor den Augen; Aufstoßen; Krampfschmerzen; allgemein leicht

reizbarer Darm und Flatulenzen; Pilzinfektionen; Kurzatmigkeit; Finger schlafen leicht ein; schmerzende Arme.
Allgemeine Modalitäten: Erschöpfung bessert sich durch Essen und verschlimmert sich prämenstruell; Muskelverspannungen.

■ Lachesis
Geschwollene Lenden- und Halslymphknoten, bei Streß noch schlimmer; ständig rauher Hals, vor allem linksseitig; Verwirrtheit; deutliche Depression; Gedächtnisschwäche und Schwierigkeiten, sich richtig auszudrücken; Konzentrationsmangel; prämenstruelles Schwindelgefühl; Haarausfall; Kopfweh, begleitet von Fieber; Schmerzen, die sich vom Hinterkopf zur Stirn ziehen; brennende Augen; allgemein leicht reizbarer Darm; Zehen schlafen leicht ein; schmerzende Arme; Schlaflosigkeit.
Allgemeine Modalitäten: Alle Symptome können sich prämenstruell verschlimmern.

■ Nux vomica
Ständiges Frieren; Gelenkschmerzen; Schmerzen im ganzen Körper, unter Streß noch verschlimmert; Verwirrtheit; prämenstruelle Reizbarkeit; Konzentrationsmangel und Schwierigkeiten, sich richtig auszudrücken; Schwindelgefühl; Kopfweh, begleitet von Fieber; Migräne; entzündete Augen; Flimmern vor den Augen; Aufstoßen; Krampfschmerzen im Unterleib; Flatulenzen; allgemein leicht reizbarer Darm; Pilzinfektionen.
Allgemeine Modalitäten: morgens Neigung zu Ohnmacht; Muskelverspannungen.

■ Mercurius solubilis Hahnemanni
Geschwollene Lenden- und geschwollene, berührungsempfindliche Halslymphknoten; Gelenk- und Muskelschmerzen; Schmerzen im ganzen Körper; ständig rauher Hals; Schwächegefühl nach leisester Anstrengung; übelriechender Schweiß; kann weder Hitze noch Kälte ertragen; Verwirrtheit; Panikattacken; sehr nah „am Wasser gebaut"; schlechtes Gedächtnis; Schmerzen, die sich vom Hinterkopf zur Stirn ziehen; entzündete Augen; Aufstoßen; Flatulenzen; Ausfluß; Zehen schlafen leicht ein; schmerzende Arme; Schlaflosigkeit; Speichel tropft nachts aufs Kissen.

■ Phosphorus
Geschwollene Halslymphknoten; ständiges Frieren; Gelenkschmerzen, die sich bei Streß noch verschlimmern; Schwächegefühl nach leisester Anstrengung; Verwirrtheit; Panikattacken; Neigung zu Tränenausbrüchen vor der Menstruation; Gedächtnis- und Konzentrationsschwäche; Schwindelgefühl; Haarausfall; an den Kopfseiten brennende Schmerzen; müde Augen; Aufstoßen; allgemein leicht reizbarer Darm und auch Flatulenzen.
Allgemeine Modalitäten: Erschöpfung bessert sich durch Essen und verschlimmert sich prämenstruell; Muskelverspannungen.

■ Causticum
Ständiges Frieren; Muskel- und Gelenkschmerzen; ganzer Körper ist steif; Schwächegefühl nach leisester Anstrengung; prämenstruelle Reizbarkeit; starke Neigung zu Tränenausbrüchen; deutlich ausgeprägte Angstzustände und Depressionen; Konzentrations- und Gedächtnisschwäche; Flimmern vor den Augen; schmerzende Arme.
Allgemeine Modalitäten: Alle Symptome können sich prämenstruell verschlimmern.

■ Kalium carbonicum
Geschwollene Hals- und Lendenlymphknoten; ständiges Frieren; Gelenkschmerzen; Taubheitsgefühl in der Kehle; Panikattacken; deutlich ausgeprägte Ängstlichkeit; Schwierigkeiten, sich korrekt auszudrücken; Haarausfall; Schläfenschmerzen; Schmerzen, die sich vom Hinterkopf zur Stirn ziehen; Migräne; Flimmern vor den Augen; Blähbauch; Aufstoßen; allgemein leicht reizbarer Darm; Kurzatmigkeit; Schlaflosigkeit.
Allgemeine Modalitäten: Alle Symptome können sich prämenstruell verschlimmern.

■ Carbo vegetabilis
Geschwollene, berührungsempfindliche Halslymphknoten; dumpfe und brennende Schmerzen am ganzen Körper; Verwirrtheit; deutliche Ängstlichkeit; Konzentrationsmangel; Haarausfall; Schmerzen, die sich vom Hinterkopf zur Stirn ziehen; entzündete Augen; Blähbauch; Aufstoßen; Krampfschmerzen im Unterleib; Flatulenzen; Pilzinfektionen.
Allgemeine Modalitäten: morgens Neigung zu Ohnmacht.

■ China
Gelenkschmerzen; Schwächegefühl nach leisester Anstrengung; große Ängstlichkeit, häufig Depressionen; Kopfweh, von Fieber begleitet; Schläfenschmerzen; Schmerzen, die sich vom Hinterkopf zur Stirn ziehen; Migräne; übersäuerter, geblähter Magen; Krampfschmerzen im Unterleib; Aufstoßen; Flatulenzen; Schlaflosigkeit.
Allgemeine Modalitäten: prämenstruelle Schwächezustände.

Arzneisuchtabelle für das Chronische Müdigkeits-Syndrom

CMS schlimmer in der Tageshitze	Selenium
CMS bessert sich durch Gehen	Acidum phosphoricum
CMS morgens schlimmer	Acidum phosphoricum Arsenicum album Lachesis Lycopodium Sepia
CMS vor dem Mittagessen schlimmer	Bryonia
CMS nachmittags schlimmer	Sulfur
CMS abends schlimmer	Natrium muriaticum
Behauptet, es ginge ihr gut, obgleich sie sich sehr schlecht fühlt	Apis Arnica
unruhig zuckende Beine und Fieber	Arsenicum album China Ferrum metallicum Kalium bromatum Lycopodium Nux vomica Pulsatilla Rhus toxicodendron Silicea Stramonium Tarantula Zincum metallicum
brennendheißer Körper, Fieber	Aconitum Apis Arsenicum album Belladonna Gelsemium Opium Phosphorus Pulsatilla Tuberculinum
Schläfrigkeit während der Fieberanfälle	Mezereum Opium Palladium Sambucus
Neigung zu Ohnmacht während des Fiebers	Aconitum Arnica Natrium muriaticum Phosphorus Sepia
Fieber mit Schwächegefühl	Acidum nitricum Acidum phosphoricum Arsenicum album Baptisia Bryonia Ignatia Natrium muriaticum Phosphorus Pulsatilla Rhus toxicodendron
Schwächegefühl nach Schweißausbrüchen	Bryonia Camphor Carbo animalis China Chininum sulfuricum Ferrum metallicum Jodum Mercurius solubilis Hahnemanni Phosphorus Psorinum Sambucus Sepia Tuberculinum

Arzneisuchtabelle für das Chronische Müdigkeits-Syndrom, Fortsetzung

Symptom	Arzneimittel
Fieber und starkes Unruhegefühl	Arsenicum album Pulsatilla Rhus toxicodendron
Fieber und Angstzustände	Aconitum Ambra Arsenicum album Barium carbonicum Ipecacuanha Sepia
falsche Fröhlichkeit während der Fieberanfälle	Aconitum Opium
Fieber und Verwirrtheit	Baptisia Hyoscyamus
Halluzinationen, in denen Tiere vorkommen	Arsenicum album Belladonna Calcium carbonicum Cimicifuga Crotalus Hyoscyamus Opium Stramonium
Halluzinationen von Monstern	Belladonna Stramonium
Fieber und Verzweiflung	Aconitum Arsenicum album Carbo vegetabilis Spongia
Verzweiflung, weil man „wohl nie wieder gesund wird“	Acidum phosphoricum Aconitum
Schüttelfrost	Aconitum Arsenicum album Belladonna Bryonia Hepar sulfuris Mercurius solubilis Hahnemanni Senega Tarantula
Fieber und Atemschwierigkeiten	Apis Cactus Kalium carbonicum Lachesis Sepia Silicea Tuberculinum
Schnarchen im Fieber	Opium
Fieber und Übelkeit	Natrium muriaticum
Magenschmerzen bei Fieber besser	Arsenicum album Bryonia Nux vomica
Fieber und Erbrechen	Antimonium tartaricum Eupatorium Natrium muriaticum
stark vermehrte Urinausscheidung während des Fiebers	Stramonium
stark vermehrte Urinausscheidung und starkes Schwitzen	Aconitum Dulcamara Phosphorus Rhus toxicodendron
Fieber und Schwindelgefühl	Carbo animalis Cocculus Kalium carbonicum Pulsatilla
Fieber und geistige Dumpfheit	Argentum nitricum Chamomilla Ignatia Pulsatilla
Fieber und Erregung	Apis Ferrum metallicum Petroleum Rhus toxicodendron Sarsaparilla
Fieber, wenn es draußen heiß ist	Arsenicum album

Arzneisuchtabelle für das Chronische Müdigkeits-Syndrom, Fortsetzung

Gestikulieren, Herumfuchteln während des Fieberanfalls	Stöhnen, Ächzen während des Fieberanfalls	Weinen während des Fieberanfalls
Belladonna Cocculus Hyoscyamus Stramonium Tarantula	Arnica Pulsatilla	Aconitum Belladonna Pulsatilla Spongia
große Ungeduld bei Fieber	**ungewöhnlich still bei Fieber**	**Fieber mit Kältegefühl**
Ipecacuanha Natrium muriaticum Nux vomica Pulsatilla Viola	Bryonia Gelsemium	Colchicum Rhus toxicodendron
Fieber und Apathie	**traurig bei Fieber**	**Fieber und kalte Füße**
Acidum phosphoricum Conium Opium	Aconitum Arsenicum album Natrium muriaticum	Arnica Iris versicolor Lachesis Stramonium Sulfur
rastlose Tätigkeit bei Fieber	**emotional sehr empfindlich bei Fieber**	**kalte Beine bei Fieber**
Thuja	Pulsatilla	Stramonium
Reizbarkeit bei Fieber	**Seufzen im Fieberanfall**	**fiebrig glänzende Augen**
Arsenicum album Bryonia Chamomilla Ferrum metallicum Natrium carbonicum Natrium muriaticum Nux vomica Psorinum Rheum	Arnica Chamomilla Coffea Ignatia	Belladonna Camphora
Gesprächigkeit bei Fieber	**vor Fieber wie erstarrt**	**gläserner Blick**
Lachesis Podophyllum Tuberculinum	Apis Camphor Sepia	Acidum phosphoricum Opium
	Selbstmordgedanken bei Fieber	**entzündete Augen bei Fieber**
	Arsenicum album	Lycopodium Valeriana
	Aversion gegen Berührung	**stark geweitete Pupillen bei Fieber**
	Antimonium carbonicum Chamomilla Kalium carbonicum Tarantula	Belladonna
		Kopfschmerzen bei Fieber
		Apis Arnica

Arzneisuchtabelle für das Chronische Müdigkeits-Syndrom, Fortsetzung

	Belladonna China Eupatorium Natrium muriaticum Silicea
bei Fieber kein Harnabgang	Arnica Arsenicum album Belladonna Cantharis Hyoscyamus Opium Plumbum Secale
allgemeines Frösteln	Acidum nitricum Antimonium tartaricum Apis Arnica Arsenicum album Cantharis Carbon sulphuratum Carbo vegetabilis Cedrum Chelidonium China Chininum sulfuricum Eupatorium Gelsemium Helonius Ignatia Ipecacuanha Ledum Lycopodium Mezereum Natrium muriaticum Nux vomica Nux moschata Pulsatilla Rhus toxicodendron Sabadilla Secale Sepia Staphisagria Thuja Veratrum album Veratrum viride
Schwächegefühl und Frösteln	China Natrium muriaticum Phosphorus
geistige Dumpfheit, dabei Schüttelfrost und Frieren	Capsicum Chamomilla Helleborus Lachesis
Apathie und Frösteln	Acidum phosphoricum Opium Phosphorus
Reizbarkeit und Frösteln	Calcium carbonicum Capsicum Conium Lycopodium Platinum Rheum
Gesprächigkeit bei Schüttelfrost	Podophyllum
Stöhnen, Ächzen bei Schüttelfrost	Eupatorium Natrium muriaticum
Verlangen nach Ruhe bei Schüttelfrost	Bryonia Kalium carbonicum
erkennt Angehörige nicht	Belladonna Hyoscyamus
große Unruhe bei Schüttelfrost	Arsenicum album
Traurigkeit bei Schüttelfrost	Aconitum Arsenicum album China Glonoinum Ignatia Natrium muriaticum
emotional sehr empfindlich während Schüttelfrost oder Frösteln	Capsicum
Weinen bei Schüttelfrost	Belladonna Calcium carbonicum Chamomilla Lycopodium Pulsatilla
kalte Knie bei Schüttelfrost oder Frösteln	Apis Carbo vegetabilis Phosphorus
Atemschwierigkeiten bei Schüttelfrost oder Frösteln	Apis Natrium muriaticum Thuja

Arzneisuchtabelle für das Chronische Müdigkeits-Syndrom, Fortsetzung	
heißer Kopf, kalte Arme und Beine	Belladonna
heißer Kopf bei Erkältung	Aurum metallicum
kalte Ohren bei Fieber	Ipecacuanha Lachesis
heiße Ohren	Calcium carbonicum
Geräusche im Ohr	Tuberculinum
– Brummen	Arsenicum album
– Zirpen	Lycopodium Natrium sulfuricum Pulsatilla Rhus toxicodendron
– Summen	Arsenicum album
– Rauschen, Tosen	Arsenicum album Nux vomica
kalte Nase	Camphora Carbo vegetabilis Conium Veratrum album
verfärbte Zunge – schwarz	Carbo vegetabilis China Mercurius solubilis Hahnemanni Phosphorus
– blau	Antimonium tartaricum Arsenicum album Digitalis
– braun	Ailanthus Arsenicum album Baptisia Bryonia Chininum arsenicum Hyoscyamus Kalium phosphoricum Lachesis Phosphorus Plumbum Rhus toxicodendron Secale
– schmutziggrau	China Natrium sulfuris
– blaß	Mercurius solubilis Hahnemanni
– rot	Acidum nitricum Apis Arsenicum album Belladonna Mercurius solubilis Hahnemanni Phosphorus Rhus toxicodendron
– rote Zungenspitze	Argentum nitricum Arsenicum album Phytolacca Rhus toxicodendron Sulfur
– gelb	Antimonium crudum Chelidonium Mercurius solubilis Hahnemanni Nux moschata Rhus toxicodendron Spigelia
kaltes Gesicht	Arsenicum album Carbo vegetabilis Cina Platinum Veratrum album
bleiches Gesicht bei Fieber	Arsenicum album Cina Crocus Hepar sulfuris Ipecacuanha Lycopodium
gerötetes Gesicht bei Fieber	Belladonna China Petroleum Sepia
trockene Lippen	Antimonium crudum Bryonia

Arzneisuchtabelle für das Chronische Müdigkeits-Syndrom, Fortsetzung

	Hyoscyamus Nux moschata Pulsatilla Rhus toxicodendron Sulfur Veratrum album
heißes Gesicht	Belladonna Bryonia Chamomilla Cina Graphites Hepar sulfuris Nux vomica Opium Pulsatilla Stramonium Tuberculinum
Schmerzen im Gesichtsbereich	Aconitum Arsenicum album Aurum metallicum Belladonna Calcium carbonicum Causticum Cedrum Colocynthis Gelsemium Magnesium phosphoricum Natrium muriaticum Nux vomica Phosphorus Platinum Spigelia Stannum Staphisagria Stramonium Verbascum
Schweiß im Gesicht	Pulsatilla
Lippenaufbeißen	Aurum metallicum
Gefühl, als stecke ein Haar im Hals	Kalium bichromicum Silicea Sulfur
schmerzende Halslymphknoten	Belladonna Calcium carbonicum Capsicum Carbo vegetabilis Mercurius solubilis Hahnemanni Natrium muriaticum Silicea
– dabei Husten	Natrium muriaticum
– in der Nacht	Mercurius solubilis Hahnemanni Thuja
– beim Drehen des Kopfes	Ignatia Kalium carbonicum
harte, geschwollene Halslymphknoten	Barium muriaticum Calcium carbonicum Conium Jodum Sarsaparilla Silicea
Gefühl, als läge ein Stein auf der Brust	Bovista Kalium carbonicum
Schmerzen im Brustkorb	Belladonna Conium Mercurius solubilis Hahnemanni Silicea
Herzklopfen	Acidum nitricum Arsenicum album Calcium carbonicum Pulsatilla
Husten	Arsenicum album Calcium carbonicum Conium Ipecacuanha Kalium carbonicum Natrium muriaticum Nux vomica Phosphorus Sabadilla
Kältegefühl im Unterleib	Zincum metallicum
ziehende Schmerzen im Unterleib	Antimonium crudum Arsenicum album Carbo vegetabilis Rhus toxicodendron
häufiger Harndrang	Apis

Arzneisuchtabelle für das Chronische Müdigkeits-Syndrom, Fortsetzung	
Durchfall	Cina Rhus toxicodendron
braunverfärbter Urin	Sepia Veratrum album
keine Menstruation mehr (sekundäre Amenorrhö)	Belladonna Conium Cyclamen Dulcamara Ferrum jodatum Graphites Kalium carbonicum Lachesis Lycopodium Pulsatilla Senecio Silicea Sulfur Veratrum album
nie mehr so richtig gesund gefühlt seit – einer Lungenentzündung	Kalium carbonicum
– einer Meningitis (Gehirnhautentzündung)	Calcium carbonicum Silicea
– einer Grippe	Abrotanum Cadmium sulfuratum Psorinum Tuberculinum Scutellaria
– nach Typhus bzw. typhusähnlichem Fieber	Carbo vegetabilis Pyrogenium Sulfur

Candida-Mykosen

Infektionen mit *Candida albicans*, einem Mitglied der Hefepilz-Familie, werden medizinisch Candidiasis (Betonung auf dem zweiten „di"), Candida-Mykose oder auch Soor genannt. Unter normalen Umständen ist dieser Hefepilz harmlos; doch wenn er optimale Bedingungen vorfindet, kann er sich explosionsartig ausbreiten: Jede einzelne Zelle vermehrt sich dann innerhalb von 24 Stunden um das Hundertfache; in den nächsten 24 Stunden produziert jede dieser hundert Zellen hundert weitere, und so fort. Dieser Pilz bevorzugt – abgesehen vom Darm – die Vagina und die Hautoberfläche. Er hat keinerlei hilfreiche Funktion für den menschlichen Organismus, sondern ist ein reiner Schmarotzer. Wenn man etwa sechs Monate alte Kinder einem Candida-Hauttest unterzieht, weisen die meisten von ihnen eine positive Reaktion auf, die anzeigt, daß ihr Immunsystem bereits auf die Herausforderung reagiert, indem es Immunglobuline produziert. Schätzungen zufolge leiden weltweit etwa 30 Prozent aller Menschen über zwölf Jahre – vor allem Frauen – an Erkrankungen, die mit Candida-Infektionen zusammenhängen.

Studien ergaben, daß zwischen dem Auftreten von Candida in der Scheide und Pilzinfektionen des Darms ein enger Zusammenhang besteht, und man nimmt an, daß die Candida-Mykose des inneren und äußeren Scheidenbereichs vor allem durch ungehemmtes Wachstum des Mikroorganismus gefördert wird. Interessanterweise haben die relative Häufigkeit und die Gesamtzahl der Vaginal-Mykosen seit 1970 etwa um das Doppelte zugenommen, während im gleichen Zeitraum die Fälle von Gonorrhö und Trichomonaden-Infektionen der Vagina signifikant abgenommen haben. Sehr wahrscheinlich ist dies vorwiegend dem sehr viel häufigeren Einsatz von Antibiotika zuzuschreiben, sowohl in therapeutischen Gaben zur humanmedizinischen Behandlung als auch in subtherapeutischen Gaben, nämlich als Zusatz zu Tierfutter (das auf dem Wege des Fleischkonsums dann ebenfalls in den menschlichen Körper gelangt).

Ursachen

Die Rolle der Antibiotika. Wiederholte Antibiotika-Therapien – etwa gegen Akne, Blasenentzündung oder Infektionen der oberen Atemwege – stören die normale Balance der Darmflora. Candida-Pilze können dann ungehindert wachsen. Hinzu kommt: Subtherapeutische Antibiotika, die dem Tierfutter zugesetzt werden, damit die Tiere rascher wachsen und die Fleischproduktion sich erhöht, führen unweigerlich dazu, daß bestimmte Bakterien der Darmflora gegen die verwendeten Antibiotika resistent werden. Als beispielsweise die gefährlichen Salmonellen immer stärkere Resistenz aufwiesen, beschlossen britische und andere europäische Gesundheitsbehörden in den sechziger und siebziger Jahren, ausschließlich solche Antibiotika als Tierfutter-Zusätze zuzulassen, die in der Humanmedizin nicht verwendet werden. Das Problem der Kreuzresistenz – daß nämlich bestimmte Mikroben nicht nur gegen ein Antibiotikum, sondern auch noch zusätzlich gegen andere ähnlicher Abstammung resistent werden können – bekam man auf diese Art allerdings nicht in den Griff. Darüber hinaus fördert die Praxis, dem Tierfutter Antibiotika zuzusetzen, unvermeidlich auch das Ausbreiten von Hefepilzen.

Weitere Faktoren, die Pilzinfektionen begünstigen. Dazu gehören: erbliche oder erworbene Immundefekte, etwa infolge von Ernährungsmängeln; die zunehmende Belastung des Immunsystems durch Umweltverschmutzung oder auch akute Erkrankungen des Immunsystems, etwa infolge einer HIV-Infektion (AIDS). Zu den Stoffwechsel-Faktoren, die Candida-Mykosen begünstigen können, gehören Diabetes mellitus (dabei steigt der Blutzuckerspiegel – und Hefepilze ernähren sich geradezu von Zuckermolekülen) sowie die zunehmende Alkalisierung des Scheidenmilieus in der Schwangerschaft (d. h. sein schützender Säuregrad nimmt ab), vor allem nach mehreren Schwangerschaften. Auch Medikamente, die das Immunsystem ungünstig beeinflussen – etwa Steroide, einschließlich der Hormonrückstände im Fleisch, orale Verhütungsmittel (die Antibabypille) und Immunsuppressiva, wie sie etwa zur

Krebstherapie und nach Organtransplantationen eingesetzt werden –, können zum Ausbruch einer Candida-Infektion beitragen. Bei der Antibabypille scheint es die Gestagenkomponente zu sein, die das Candida-Wachstum begünstigt; dieser Effekt macht sich daher in der zweiten Hälfte jedes Einnahme-Monats, in der vor allem Gestagene zum Zuge kommen, besonders bemerkbar. Auch nach dem Ausbruch von Allergien werden häufig Candida-Mykosen beobachtet, die wieder zurückgehen, sobald die Allergie erfolgreich behandelt wurde.
Candida-Infektionen werden außerdem begünstigt durch Slips und Bodies mit Steg, der nicht aus Baumwolle ist, Nylonstrumpfhosen (sie schaffen die „feuchtwarme Kammer" im Genitalbereich, die Candida-Pilze so besonders lieben), engsitzende Jeans, Slipeinlagen mit Kunststoffunterseite, Intimsprays und -deodorants, parfümiertes Toilettenpapier usw. Auch Sexualverkehr bei nicht ausreichend feuchter Scheide kann das Ausbreiten von Hefepilzen begünstigen: Hierbei kann die empfindliche Scheidenschleimhaut verletzt werden und kleine Risse bekommen, was den Pilzen das Eindringen erleichtert.

Symptome

Die Symptome einer Pilzinfektion, die sich im ganzen Körper ausbreiten kann, sind vielfältig und zahlreich; zu ihnen gehören immer wiederkehrende Blasenentzündungen, immer wiederkehrender Soor bzw. Scheidenentzündungen (dabei ist die Scheide wund, juckt und brennt und sondert einen fadenziehenden Ausfluß ab, der nach Essig oder Hefe riecht; oft verursacht der Sexualverkehr auch Schmerzen). Häufig juckt der gesamte Genitalbereich. Manchmal treten auch Mundsoor, schmerzhafte und unregelmäßige Menstruationsblutungen (Dysmenorrhö), das prämenstruelle Syndrom, Endometriose, Libidoverlust (Sexualstörungen) sowie Unfruchtbarkeit auf. Zu den Unterleibssymptomen gehören Verdauungsstörungen, Übelkeit, Flatulenzen (Winde), aufgedunsener Unterleib, Durchfall, Verstopfung oder Afterjucken. Häufig verspüren die Betroffenen geradezu eine Gier nach Süßem, nach Kohlenhydraten aus raffinierten Industrieprodukten (etwa Weißmehl) oder Alkohol sowie nach hefehaltigen Produkten wie Brot oder bestimmten Käsesorten. Diese führen dem Organismus zwar kurzzeitig Energie – und Nahrung für *Candida albicans* – zu, haben danach aber einen raschen Energieabfall zur Folge (Hypoglykämie).
Darüber hinaus klagen die Betroffenen oft über einen ständig rauhen Hals, eine immer wieder verstopfte Nase, Schwindelgefühle, Erschöpfung, Lethargie, Flimmern vor den Augen sowie Kopfschmerzen. Zu den seelisch-geistigen Begleiterscheinungen gehören Reizbarkeit, Angstzustände, Depressionen, das Gefühl der Irrealität, Gedächtnisschwäche und Hyperaktivität.
Im Zuge der Candida-Infektion können zudem zahlreiche Allergien ausbrechen, sowohl Nahrungsmittelallergien als auch solche des Atemtrakts. Die Hautsymptome umfassen Akne, Psoriasis, Dermatitis, Nesselsucht, Fußpilz-Infektionen sowie brüchige, braunverfärbte Nägel. Manchmal treten auch Schmerzen, Taubheitsgefühle oder „Ameisenlaufen" in den Muskeln sowie Gelenkschwellungen und -schmerzen auf. Oft verschlimmern sich die Symptome deutlich, wenn das Wetter feucht ist oder man sich in muffigen, feuchten Räumen aufhält, etwa in Höhlen oder Kellern. Und schließlich wird auch die Nahrungsmittelaufnahme und -absorption durch Candida-Befall beeinträchtigt. All diese Symptome können dem klassischen Bild der Candida-Mykose zugerechnet werden.
Darüber hinaus können gelegentlich Ekzeme auf dem Gesäß, Verschlimmerung der Candida-Symptome während der Wechseljahre, Konzentrationsmangel und Entschlußlosigkeit, Brustschwellungen (Brustprobleme), Gewichtszunahme (Gewichtsprobleme und Eßstörungen), Entzündungen der Bartholinischen Drüsen, Geschwüre auf den Labien oder rissige Labienhaut (Scheiden- und Vulvaprobleme), verstärkte Gesichtsbehaarung, Rückenschmerzen sowie brennende Augenschmerzen auftreten.
Im wesentlichen verbreiten sich die Symptome der Hefepilz-Infektion auf zwei Wegen: zum einen direkt, durch Pilzinvasion des Darms und der Vagina (*Candida albicans* kann sich im gesamten Verdauungstrakt ausbreiten, und chronische Scheidenentzündung spricht oft für organischen Candida-Befall), zum zweiten indirekt, durch Ausbreitung seiner schädlichen Stoffwechselprodukte über das Blut, das die Toxine auch in andere Organbereiche befördert. Im Darm kann der Pilz zudem seine Form ändern; er wird dann vom simplen Hefeorganismus zur „myzelähnlichen

Pilzformation", einem Netz wurzelartiger Auswüchse, dem sogenannten Rhizoid. Dieses kann in die Darmwände einwachsen und sie schwer schädigen; das erleichtert es bestimmten Nahrungsproteinen, die sonst nicht vom Organismus aufgenommen werden, in den Blutweg zu gelangen und das Immunsystem zu stimulieren. Vielfältige Nahrungsmittelallergien können die Folge sein.

Toxische Stoffwechselprodukte des Hefepilzes gelangen eventuell ebenfalls ins Blut und lösen dann eine Reihe von Symptomen wie die oben bereits genannten aus; am beunruhigendsten sind dabei die möglichen Auswirkungen aufs Gehirn. Eine Überempfindlichkeit gegenüber Hefepilz-Toxinen kann zu Angstzuständen, Depressionen und Verschlechterung der Gehirnfunktionen führen. Oft wird die zugrundeliegende Candida-Infektion in solchen Fällen nicht erkannt und die oder der Betroffene stattdessen in psychiatrische Behandlung geschickt – die natürlich erfolglos bleibt, was wiederum zunehmende Schuldgefühle, mangelndes Selbstbewußtsein und Depressionen zur Folge hat. Neben den Candida-Toxinen selbst haben auch die toxischen Stoffwechselprodukte des Zuckers und der Kohlenhydrate aus raffinierten Nahrungsmitteln schädliche Auswirkungen aufs Gehirn, vor allem die Substanz Acetaldehyd, ein normales Stoffwechselprodukt des Organismus, das nur in kleinen Mengen entsteht und in der Leber rasch abgebaut wird. Wird es jedoch im Überschuß produziert – entweder, weil eine Candida-Infektion vorliegt, oder weil die entsprechenden Leberenzyme zum Acetaldehyd-Abbau fehlen (ein Enzymmangel, den rund fünf Prozent der Allgemeinbevölkerung aufweisen) –, so bindet sich die Substanz in hohem Maße an die Körpergewebe. Das kann die Vermittlung von Nervenimpulsen im Gehirn stören und ebenfalls Angstzustände, Depressionen, Gedächtnisschwäche und eine Verschlechterung der Hirnfunktionen auslösen.

Von Abstrichen aus dem Mund und der Scheide einmal abgesehen, anhand derer sich die Diagnose Mund- bzw. Vaginalsoor stellen läßt, gibt es für Candida-Befall des Organismus – wie auch für Infektionen mit anderen Pilzen – keine eindeutigen Labortests. Die Diagnose stützt sich im wesentlichen auf die Krankengeschichte, die vorliegenden Symptome und schließlich auf Erfolg oder Mißerfolg der eingeleiteten Behandlung.

Auswirkungen auf das Immunsystem

Candida-Pilze sind Opportunisten und ergreifen jede sich bietende Gelegenheit, ihr Wachstum auszudehnen. Ein Immunsystem, das durch andere Faktoren wie Mangelernährung oder Umweltverschmutzung bereits vorgeschädigt ist, hat solchem extensivem Wachstum wenig entgegenzusetzen. Die Folge: Der Candida-Pilz kann seinerseits das Immunsystem schwächen und schädigen, so daß einer Invasion weiterer Krankheits-

Einige Bemerkungen zum Immunsystem

Hauptbestandteile des Immunsystems sind die B-Lymphozyten und die T-Lymphozyten:

Die B-Lymphozyten produzieren Proteine, die sogenannten Immunglobuline, die antigene Substanzen binden und sie unschädlich machen können. Antigene sind Substanzen, die das Immunsystem des Körpers als fremd und daher potentiell schädlich erkennt. Ein Immunglobulin ist ein spezielles Protein, das auf der Antigen-Oberfläche sitzt; hat es ein Antigen einmal unschädlich gemacht, kann dieses von anderen Immunzellen buchstäblich gefressen werden.

Von den T-Lymphozyten gibt es drei Untergruppen. Dies sind die Killerzellen, die eindringende Substanzen mit Hilfe von Enzymen und Hormonen zerstören; die Helferzellen, die den B-Lymphozyten dabei behilflich sind, Immunglobuline zu produzieren; und die Suppressorzellen; sie schützen den Körper vor etwaigen überschießenden Reaktionen des Immunsystems.

Die Effizienz der T-Lymphozyten läßt sich zu einem guten Teil über die Ernährung beeinflussen. Beim Kampf gegen Candida-Pilze kommen vor allem die Suppressorzellen zum Einsatz; das liegt großenteils an der Anpassungsfähigkeit des Pilzes, dem es oft gelingt, sich mit bestimmten Antigenen zu „maskieren" und so zu verhindern, daß das Immunsystem ihn als schädlichen Eindringling erkennt. Irgendwann nimmt dieses dann überhaupt nicht mehr wahr, daß *Candida albicans* sich im Körper eingenistet hat. Die Pilz-Toxine können fortan völlig ungestört im Blut kreisen, und der Hefeorganismus kann sich in verschiedenen Geweben breitmachen, entweder in seiner ursprünglichen Form oder als Rhizoid.

Dieser „Candida-Toleranz" des Immunsystems kann auf lange Sicht nur Einhalt geboten werden, indem man den Körper davor schützt, weiterhin mit Hefepilzen und ihren Toxinen in Berührung zu kommen (sie also im Organismus ein- für allemal ausrottet). Völlig symptomfrei erscheinende Menschen haben zu einem hohen Prozentsatz Immunglobuline gegen Hefepilze und deren Toxine im Blut. Das heißt nichts anderes, als daß ihr Immunsystem ständig mit der Abwehr von Hefepilzen beschäftigt ist.

Lebende Candida-Pilze können bis zu einem gewissen Grad ins Immunsystem vordringen. Doch selbst, wenn sie abgestorben sind, richten sie unter Umständen immer noch Schaden an: Die Proteine der Hefezellwände können von der Darmschleimhaut absorbiert werden und starke allergische Reaktionen auslösen, die unter Umständen in der „Jarisch-Herxheimer-Reaktion"gipfeln: Temperaturerhöhung und heftige Verschlimmerung aller bereits vorhandenen Symptome.

Allergische Symptome aufgrund einer Immunschwäche können sich entweder über längere Zeiträume entwickeln oder als Sofortreaktion sichtbar werden. Dieser Prozeß hängt anscheinend mit der gestörten Produktion und Funktion der T-Lymphozyten zusammen, die irgendwann nicht mehr in der Lage sind, die Immunglobulin-Produktion der B-Zellen noch richtig in Gang zu halten. Der Körper kann dann nicht mehr zwischen harmlosen und potentiell schädlichen Eindringlingen unterscheiden.

Die schädliche Wirkung der Candida-Toxine beruht großenteils darauf, daß sie sogenannte „freie Radikale" produzieren – aggressive Moleküle, die Zellmembranen angreifen und ihre Funktionen stören. So schädigen sie zum Beispiel häufig die Leber in ihrer Funktion als Entgiftungsorgan, was wiederum zur Folge hat, daß toxische Substanzen noch heftigere Reaktionen hervorrufen bzw. noch größere Schäden anrichten können. So wurde beispielsweise bereits die Theorie aufgestellt, Vergiftungen durch quecksilberhaltige Amalgam-Zahnfüllungen entstünden auf dem Boden eines Immunsystems, das durch Candida-Organismen vorgeschädigt sei.

Candida-Infektionen scheinen bei Frauen noch mehr Symptome hervorzurufen als bei Männern, möglicherweise deshalb, weil sie den weiblichen Hormonhaushalt durcheinanderbringen können. Offenbar vermögen sich Candida-Organismen an die Steroidhormone zu binden, die in den Nebennierenrinden produziert werden, und so eine Nebennieren-Insuffizienz, also eine Mangelfunktion, auszulösen. Darüber hinaus hängt ein Candida-Befall oftmals auch mit Erkrankungen der Eierstöcke und der Schilddrüse zusammen, zum Beispiel bei Oophoritis (Eierstockentzündung) oder bei einer Schilddrüsenunterfunktion infolge einer Schilddrüsenentzündung (Schilddrüsenerkrankungen). Im letzteren Fall muß nicht unbedingt ein Kropf vorliegen, und auch die Schilddrüsenfunktionswerte sind unter Umständen „ohne Befund". Verdacht sollte jedoch aufkommen, wenn die Betroffene über Erschöpfung, Depressionen, verstärkte Kälteempfindlichkeit, Verstopfung und unregelmäßige Menstruationsblutungen klagt; eine Anti-Pilz-Behandlung schlägt dann meistens gut an.

Candida-Infektionen können darüber hinaus einer ganzen Reihe von Autoimmunleiden und Immundefekten zugrundeliegen (nicht jedoch einer Schilddrüsenentzündung, der am häufigsten auftretenden Autoimmunkrankheit). Dazu gehört zum Beispiel auch die rheumatoide Arthritis. In solchen Fällen läßt sich die Symptomkette oftmals bis in die frühe Kindheit zurückverfolgen: Koliken als Kleinkind, Allergien schon in früher Kindheit, immer wieder einmal Antibiotikagaben wegen Atemwegsinfektionen, in der Adoleszenz dann verstärkt auftretende Allergiesymptome, Erschöpfung, prämenstruelles Syndrom, unregelmäßige Menstruationsblutungen, Schmerzen beim Sexualverkehr, Endometriose, Depressionen und Angstzustände.

erreger – etwa dem Epstein-Barr-Virus, dem Zytomegalievirus oder den Herpesviren – der Weg bereitet wird. Dabei wird auch der „Selbsterkennungsmechanismus" des Immunsystems zunehmend gestört, und das Risiko, an einer ganzen Reihe von Autoimmunleiden zu erkranken, steigt immer mehr an.

Homöopathische Behandlung

Sie sollten unbedingt ärztlich abklären, ob es sich tatsächlich um eine Candida-Infektion handelt. Unter Umständen ist es notwendig, bei massivem Pilzbefall eine antimykotische (pilzabtötende) Therapie durchzuführen. Juckender, brennender oder sonstwie störender Scheidenausfluß jeder Art sollte ebenfalls stets ärztlich behandelt werden, damit andere Infektionen sicher auszuschließen sind. Außerdem sollten Sie sich, falls eine Candida-Infektion vorliegt, zusätzlich einer Konstitutionstherapie, vorzugsweise bei einer homöopathischen Fachkraft, unterziehen.

Für die Selbstbehandlung lesen Sie zunächst bitte die folgenden Kurz-Arzneimittelbilder sorgfältig durch. Wenn Sie hier bereits ein Mittel finden, das Ihnen am passendsten erscheint, vergleichen Sie es mit dem entsprechenden ausführlichen Arzneimittelbild im Anhang (ab S. 354), falls es dort aufgeführt ist, um zu sehen, ob es allgemein zu Ihnen paßt. Nehmen Sie das Mittel in der Potenz C6 sechsmal täglich bis zu fünf Tage lang.

Falls Sie sich über das passende Mittel noch nicht im klaren sind, fertigen Sie eine Tabelle an (siehe S. 34 ff.): Schreiben Sie diejenigen Mittel der Kurz-Arzneimittelbilder, die in Frage kommen – oder alle, falls Sie sich nicht entscheiden können –, nebeneinander in eine Querspalte. Dann suchen Sie aus der Arzneisuchtabelle für Candida-Mykosen die Symptome heraus, die auf Sie zutreffen und schreiben sie untereinander in die Längsspalte. Es müssen mindestens sechs Symptome sein. Nun machen Sie jeweils einen Strich in Ihrer Tabelle unter dem Mittel, wenn eines der Mittel in Ihrer Querspalte unter dem Symptom Ihrer Längsspalte aufgeführt ist. Das Mittel, das am Ende die meisten Striche hat, ist das Mittel Ihrer Wahl. Nehmen Sie es in der Potenz C6 sechsmal täglich bis zu fünf Tage lang.

Falls Sie immer noch nicht fündig geworden sind, lesen Sie noch einmal die Seiten 32 bis 36.

Kurz-Arzneimittelbilder

■ Calcium carbonicum

Starkes Scheidenjucken, verbunden mit wunden Stellen am Muttermund (bei Spiegeluntersuchung mit dem Scheidenspekulum erkennbar); gelblicher oder milchigtrüber Ausfluß mit prämenstruellem Scheidenjucken; Ausfluß vor und nach der Menstruationsblutung schlimmer; brennender Ausfluß und Entzündung im Vulvabereich, die sich bei Wärme und Schwangerschaft verschlimmern; Depressionen; Angstzustände; Schwindelgefühl; chronisches Kopfweh, vor allem prämenstruell; brennende Schmerzen in den Genitalien; Appetitzunahme; dumpfe, ziehende Unterleibsschmerzen; häufiger Harndrang; Jucken nach dem Wasserlassen; schwere Menstruationsblutungen; chronische Scheidenentzündung; Polypen oder Warzen in der Scheide; prämenstruell geschwollene, schmerzempfindliche Brüste; Rückenschmerzen; Nackensteife; trockene Haut.

Allgemeine Modalitäten: prämenstruelle Symptomverschlimmerung; Schwächegefühl; Neigung zu Gewichtszunahme.

■ Sepia

Sehr übelriechender Ausfluß mit starkem Scheiden- und Vulvajucken; wunde, brennende Scheide; möglicherweise auch wunde Stellen am Muttermund; Geschwüre auf den Labien; Scheidenausfluß nach Sexualverkehr; sehr störender, brennender oder Juckreiz verursachender, gelblicher Ausfluß, der vor und nach der Menstruation schlimmer ist als sonst; Vulva-Entzündungen, die sich unter Streß sowie in der Schwangerschaft verschlimmern; prämenstruelle Neigung zu Tränenausbrüchen; Konzentrationsmangel; Depressionen; chronische Kopfschmerzen; Analfissuren; aufgedunsener Unterleib; starker Harndrang; chronische Scheidenentzündung; scharfe, stechende Gebärmutterschmerzen, die sich in den Wechseljahren verschlimmern; Rückenschmerzen; allgemein juckende Haut.

Allgemeine Modalitäten: Schwächegefühl, das sich zwischen drei und fünf Uhr morgens sowie beim Laufen verschlimmert.

■ Sulfur

Sehr unangenehmer, übelriechender Ausfluß, der stark juckt; wunde Scheide, vor allem bei

Streß; Jucken im Vulvabereich; gelber oder weißlicher Ausfluß; prämenstruell juckender Scheidenbereich; Ausfluß nach der Menstruation; brennender oder stechende Schmerzen verursachender Ausfluß; brennende Vaginaschmerzen; Schmerzen in der Scheide beim Sexualverkehr; prämenstruell verschlimmerte Vaginalschmerzen und -ausfluß; chronisches Kopfweh, das sich prämenstruell verschlimmert; brennende Augenschmerzen; gesteigerter Appetit; allgemein leicht reizbarer Darm; unangenehme, übelriechende Winde; Afterjucken; Krampfschmerzen im Unterleib; Stechen in der Nabelgegend; häufiger, starker Harndrang; Schmerzen in der Harnröhre nach dem Wasserlassen; allgemein geschwollene, juckende Haut im Vulvabereich, verstärkt in den Wechseljahren; Rückenschmerzen; Nackenschmerzen, die in die Schultern ausstrahlen; geschwollene Finger; trockene, juckende Haut.
Allgemeine Modalitäten: Neigung zu Gewichtszunahme; Candida-Infektion in der Rekonvaleszenzzeit nach akuter Erkrankung noch schlimmer als sonst; Mattigkeit.

■ Graphites
Wundes Gefühl in der Scheide; prämenstruell verschlimmerte Pilzinfektion; Geschwüre auf den Labien; sehr störender Ausfluß; prämenstruelles Jucken in der Scheide; Ausfluß nach der Menstruation; brennende Vaginaschmerzen; durch ständiges Kratzen chronisch geschwollene Haut im Vulvabereich; Konzentrationsmangel; Entschlußlosigkeit; Depressionen; gesteigerter Appetit; dumpfe, ziehende Schmerzen im Unterleib; Analfissuren; häufiger Harndrang; Beschwerden in den Wechseljahren; Rücken- und vor allem Nackenschmerzen; geschwollene Finger; trockene, juckende Haut.
Allgemeine Modalitäten: Neigung zu Gewichtszunahme; Mattigkeit, die nach der Menstruation noch zunimmt.

■ Pulsatilla
Wundes Gefühl in der Scheide, eventuell auch Erosionen am Muttermund; sehr störender, juckender Ausfluß, der sich in der Schwangerschaft noch verschlimmert; brennende, stechende Schmerzen in der Vagina; Ausfluß nach der Menstruation; wäßriger, wolkiger Ausfluß, der sich vor und nach der Menstruation sowie beim Hinlegen noch verschlimmert; Weinerlichkeit vor der Menstruation; Entschlußlosigkeit; Schwindelgefühl; prämenstruell sich verschlimmerndes chronisches Kopfweh; brennende Augenschmerzen; gesteigerter Appetit; prämenstruell aufgedunsener Unterleib; allgemein leicht reizbarer Darm; unangenehme, übelriechende Winde; häufiges Wasserlassen; häufiger Harndrang; chronische Blasenentzündung; Schmerzen in der Harnröhre nach dem Wasserlassen; schwere Menstruationsblutungen, die in den Wechseljahren noch stärker werden; chronische Scheidenentzündung; druckempfindliche Brüste; Rückenschmerzen; geschwollene Finger; juckende Haut.
Allgemeine Modalitäten: Mattigkeit.

■ Lycopodium
Pilzinfektion, die sich unter Streß verschlimmert; sehr störender Ausfluß, vor allem nach der Menstruation, dabei durch ständiges Kratzen chronisch geschwollener, juckender Vulvabereich; Weinerlichkeit vor und nach der Menstruation; Konzentrationsmangel; Angstzustände; Schwindelgefühl; prämenstruelles Kopfweh; gesteigerter Appetit; prämenstruell aufgedunsener Unterleib; dumpfer, ziehender Schmerz im Unterleib; allgemein leicht reizbarer Darm; Afterjucken; häufiges Wasserlassen; chronische Blasenentzündung; Warzen und Polypen im Genitalbereich; Rückenschmerzen; Nackensteife; geschwollene Finger; trockene, juckende Haut.
Allgemeine Modalitäten: Symptome verschlimmern sich prämenstruell; Neigung zu Gewichtszunahme; Mattigkeit, vor allem prämenstruell.

■ Carbo vegetabilis
Sehr unangenehmer, übelriechender, juckender, brennender, grünlicher Ausfluß, der sich bei Wärme verschlimmert, eventuell begleitet von Erosionen am Muttermund und Jucken im Vulvabereich, dessen Haut Risse zeigt; das alles verschlimmert sich noch in der Schwangerschaft; Ausfluß vor und nach der Menstruation; Konzentrationsmangel; Depressionen; Angstzustände; prämenstruelles Kopfweh; brennende Schmerzen im ganzen Körper; dumpfe, ziehende Schmerzen im Unterleib; übelriechende Winde; juckende Haut.
Allgemeine Modalitäten: Schwächegefühl.

■ Mercurius solubilis Hahnemanni
Sehr störender, fadenziehender, übelriechender Ausfluß, der Jucken und Brennen in der Scheide verursacht; eventuell Erosionen am Muttermund, die sich unter Streß verschlimmern; prämenstruelles Jucken in der Vagina; brennender Ausfluß; Entzündung im Vulvabereich; chronische Kopfschmerzen; dumpfe, ziehende Schmerzen im Unterleib; häufiges Wasserlassen; chronische Scheidenentzündung; Warzen und Polypen im Genitalbereich; druckempfindliche Brüste; geschwollene Finger; juckende Haut.
Allgemeine Modalitäten: Mattigkeit; abwechselndes Frösteln und Schwitzen.

■ Natrium muriaticum
Starkes Jucken in der Vagina, das sich bei Wärme und Streß noch verschlimmert; brennende Scheidenschmerzen; Schmerzen beim Sexualverkehr; Weinerlichkeit vor der Menstruation; Schwindelgefühl; chronisches Kopfweh, das sich prämenstruell verstärkt; brennende Augenschmerzen; gesteigerter Appetit; allgemein leicht reizbarer Darm; übelriechende Winde; starker Harndrang; Rückenschmerzen; juckende Haut.
Allgemeine Modalitäten: Mattigkeit, vor allem prämenstruell.

■ Acidum nitricum
Sehr unangenehmer, übelriechender, fadenziehender, grünlicher oder rosafarbener Ausfluß, vor allem nach der Menstruation; starkes Jucken, Brennen und wundes Gefühl in der Vagina; eventuell Erosionen am Muttermund, die sich unter Streß verschlimmern; Geschwüre und Risse an den Labien; Entzündungen im Vulvabereich; chronisches Kopfweh; allgemein leicht reizbarer Darm; übelriechende Winde; Analfissuren, starke Menstruationsblutungen; Warzen und Polypen im Genitalbereich; Nackensteife; geschwollene Finger.

■ Arsenicum album
Eventuell Geschwüre oder wunde Stellen am Muttermund; Geschwüre an den Labien; sehr störender, übelriechender, gelblicher, Brennen verursachender Ausfluß; durch ständiges Kratzen chronisch geschwollene Haut im Vulvabereich; Depressionen; Angstzustände; chronisches Kopfweh; brennende Augenschmerzen; gesteigerter Appetit; dumpfe, ziehende Schmerzen im Unterleib; allgemein leicht reizbarer Darm; übelriechende Winde; Nackenschmerzen; geschwollene Finger; trockene, juckende Haut.
Allgemeine Modalitäten: Schwächegefühl; Neigung zu Gewichtszunahme.

■ Kreosotum
Sehr übelriechender, juckender, milchiger oder gelblicher, störender Ausfluß, der wie Roggenbrot riecht; Brennen und wundes Gefühl in der Scheide; eventuell Geschwüre am Muttermund, die sich prämenstruell verschlimmern; dem gehen Hitzewallungen im Gesicht und Kreuzschmerzen voraus; am schlimmsten sind die Symptome nach der Menstruation; Scheidenschmerzen beim Sexualverkehr; durch ständiges Kratzen chronisch geschwollene, entzündete Haut im Vulvabereich; prämenstruelles Kopfweh; nach der Menstruation aufgedunsener Unterleib; schwere Menstruationsblutungen; chronische Scheidenentzündung.
Allgemeine Modalitäten: Großes Schwächegefühl, das sich nach der Menstruation noch verschlimmert.

■ Lachesis
Brennender Ausfluß, der sich nach Schwangerschaft verschlimmert; Konzentrationsmangel; Entschlußlosigkeit; Depressionen; prämenstruell sich verschlimmerndes, chronisches Kopfweh; prämenstruell aufgedunsener Unterleib; allgemein leicht reizbarer Darm; übelriechende Winde; häufiges Wasserlassen; schwere Menstruationsblutungen, die sich in den Wechseljahren noch verstärken; Nackensteife.
Allgemeine Modalitäten: Mattigkeit; alle Symptome verstärken sich vor und nach der Menstruation.

■ Nux vomica
Sehr übelriechender Ausfluß, der sich bei Wärme, unter Streß und in der Schwangerschaft noch verschlimmert; Konzentrationsmangel; Schwindelgefühl; chronisches Kopfweh; gesteigerter Appetit; allgemein leicht reizbarer Darm; Afterjucken; häufiges Wasserlassen; starker Harndrang; Schmerzen in der Harnröhre nach dem Wasserlassen; schwere Menstruationsblutungen; Rückenschmerzen; Nackensteife.
Allgemeine Modalitäten: Mattigkeit; alle Symptome verschlimmern sich nach der Menstruation.

■ Kalium carbonicum
Wundes Gefühl in der Vagina; Scheidenjucken, vor allem prämenstruell; Schmerzen in der Scheide beim Sexualverkehr, die sich bei Wärme und Streß noch veschlimmern; Depressionen und Angstzustände; brennende Augenschmerzen; dumpfe, ziehende Schmerzen im Unterleib; allgemein leicht reizbarer Darm; Harndrang; prämenstruell geschwollene Brüste; Rückenschmerzen; Nackensteife; trockene Haut.
Allgemeine Modalitäten: Neigung zu Gewichtszunahme, vor allem prämenstruell; Mattigkeit, vor allem nachmittags.

■ Alumina
Häufiger, heftiger, strohfarbener Ausfluß, der Brennen und Jucken im ganzen Vulvabereich verursacht und die Unterwäsche/Slipeinlagen ganz steif macht; das Jucken wird durch kalte Waschungen gelindert; der Ausfluß verschlimmert sich vor und nach der Menstruation.

■ Borax
Sehr störender, juckender Ausfluß, der durchsichtig aussieht wie Eiklar, begleitet von Hitzegefühl auf der Innenseite der Oberschenkel.

■ Carbo animalis
Gelblicher, brennender Ausfluß.

Arzneisuchtabelle für Candida-Mykosen

eventuelle Geschwüre/ wunde Stellen am Muttermund	Apis Arsenicum album Belladonna Cantharis Lac caninum Lachesis Lycopodium Pulsatilla Sabina Secale Terebinthina
Pilzinfektion und Scheidentrockenheit	Aconitum Arsenicum album Belladonna Berberis Ferrum metallicum Graphites Lycopodium Natrium muriaticum Sepia
intensives Jucken in der Scheide	Caladium Kreosotum Lilium
cremiger Ausfluß	Calcium phosphoricum Natrium phosphoricum Pulsatilla Secale
brennende Schmerzen in der Scheide	Acidum nitricum Belladonna Berberis Calcium phosphoricum Cantharis Chamomilla
	Chelidonium Graphites Kalium bichromicum Kreosotum Mercurius solubilis Hahnemanni Natrium muriaticum Petroleum Pulsatilla Sulfur Thuja
brennende Schmerzen in der Scheide beim Sexualverkehr	Kreosotum Lycopodium Sulfur

Was Sie sonst noch tun müssen

Auf bestimmte Nahrungsmittel verzichten
Die homöopathische Behandlung einer weitreichenden Candida-Infektion ist nur dann wirklich erfolgreich, wenn außerdem auch noch andere Maßnahmen ergriffen werden. So muß unbedingt eine Anti-Candida-Diät eingehalten werden. Sie ist für den Langzeiteffekt der Behandlung ganz entscheidend, weil es von der Ernährung abhängt, ob der Hefepilz gedeiht oder nicht.
Dabei müssen Sie alles aus der Nahrung verbannen, was aus Hefe hergestellt wurde oder Hefepilze und andere Nahrungsmittelpilze (wie etwa Edelpilze im Käse, Hefepilze in Backwaren, Alkoholika und Essig, Schimmelpilze in Nüssen) enthält, des weiteren dürfen Sie nur so wenig Kohlenhydrate wie möglich aus raffinierten Industrieprodukten zu sich nehmen.
Im Durchschnitt muß eine solche Diät mindestens drei Monate lang durchgehalten werden; sollten die Symptome dabei kontinuierlich verschwinden, können Sie die „verbotenen" Nahrungsmittel nach und nach dann wieder hinzufügen. Flammen die Symptome dabei jedoch erneut auf, muß man sie für längere Zeit weglassen.
Außerdem muß das Candida-Wachstum auf jeden Fall unterbunden werden, damit sich das Immunsystem wieder erholen kann. Dazu bedarf es einer Ernährung, die alle nötigen Vitalstoffe bereitstellt, so daß sich auch die vom Hefepilz angegriffenen und geschädigten Gewebe wieder regenerieren können.

Was Sie sonst noch tun können

Nahrungsergänzungen gegen Candida-Befall
Kulturen von *Lactobacillus acidophilus,* also Milchsäurebakterien, einem Bestandteil der normalen Darmflora, sind in Form von Pulver, Granulat, Kapseln erhältlich oder in Biojoghurt mit rechtsdrehender Milchsäure. Schulmedizinisch wird häufig die Ansicht vertreten, solche Lactobazillus-Produkte seien reine Zeit- und Geldverschwendung, weil sie durch die Magensäure inaktiviert und durch Enzyme des Verdauungstraktes aufgespalten würden, bevor sie überhaupt an ihren Bestimmungsort gelangten. Bei Frauen mit Candida-Infektion und anderen chronischen Erkrankungen kann die Magensäure- und Enzymproduktion durchaus so gestört sein, daß ausreichende Mengen Laktobazillen den Weg bis in den Darm finden und ihn neu zu besiedeln vermögen. Zudem behindern Laktobazillen das Hefewachstum, indem sie die Myzelbildung (das Rhiozid) bekämpfen, und sie stellen außerdem natürliche Antibiotika her, die sich gegen Krankheitserreger richten, welche mit der Nahrung in den Körper gelangen.
Ölivenöl: Zwei Teelöffel Olivenöl, dreimal am Tag eingenommen, verhindern das Wachstum des Candida-Rhiozids.
Biotin: Das ist eines der weniger bekannten B-Vitamine. Es hilft ebenfalls, das Candida-Rhiozid einzudämmen, und findet sich vorwiegend in Fleisch sowie auch in Milch- und Vollkornprodukten. Ein Biotinmangel kann sich einstellen, wenn man sich einer langzeitigen Antibiotika-Behandlung unterziehen muß oder häufig rohe Eier zu sich nimmt: Sie enthalten eine Substanz, die Biotin entgegenwirkt. Der Tagesbedarf liegt bei 0,15 mg.
Knoblauch: Er wirkt antibakteriell und pilztötend, weil er viel Allicin enthält. Auch Zwiebeln und Kleie verfügen über solche Eigenschaften. Knoblauch können Sie auch – falls gewünscht – in Kapselform einnehmen.

Nahrungsergänzungen, die das Immunsystem stärken
Die folgenden Nahrungsergänzungen sind alle in der Apotheke erhältlich. Wenn Sie nicht alle einzeln kaufen wollen, können Sie sich auch ein Multivitaminpräparat besorgen. Achten Sie aber darauf, daß zumindest annähernd die richtigen Dosierungen enthalten sind. Fragen Sie auch nach amerikanischen Präparaten, die häufig höher dosiert sind. Achten Sie bei allen Präparaten darauf, daß sie keinerlei allergieauslösende Lebensmittelzusätze enthalten.

- Vitamin C, 1–2 Gramm pro Tag.
- Vitamin A, am besten in Form von Betakarotin, täglich 10 000 Internationale Einheiten (IE).
- Vitamin E, 200–400 IE täglich.
- Vitamin-B-Komplex, eine Kapsel täglich.
- Kalzium-Panthotenat (B5), 500 mg pro Tag (empfehlenswert vor allem, wenn allergische Symptome bestehen).

- Folsäure, 20–50 mg pro Tag; sie fördert die Differenzierung von T-Zellen in Suppressor- und Killerzellen.
- Selen, 100 mg täglich.
- Zink, 20–25 mg täglich (am besten abends einnehmen).
- Magnesium, 250 mg täglich.
- Öl der Nachtkerze, 250 Milliliter ein- bis dreimal täglich (empfehlenswert, weil Candida-Toxine den Fettsäurenstoffwechsel stören können, der wiederum für die T-Zellen-Produktion bedeutsam ist).

Alle diese Nahrungsergänzungen müssen als *hefefrei* gekennzeichnet sein (wenn nicht, in Apotheke gezielt nachfragen!). Für alle Stoffe gilt: Nehmen Sie sie mindestens ein halbes Jahr lang, es sei denn, Ihr Homöopath oder Ihre Homöopathin bzw. Ihre Ernährungsfachkraft rät Ihnen zu etwas anderem.

Sonstige Maßnahmen

Es gibt eine ganze Reihe effektiver Selbsthilfemaßnahmen, mit denen Sie außerdem versuchen können, der Candida-Besiedlung zu Leibe zu rücken, so zum Beispiel in der zweiten Hälfte des Menstruationszyklus – der Zeit also, in der das Candida-Wachstum durch hormonelle Faktoren eher gefördert wird – oder in Situationen, wo Sexualverkehr zu erneut aufflammenden Candida- und eventuell auch Blasenentzündungen führt (Ping-Pong-Effekt):

- *Joghurtduschen oder -tamponaden:* Nehmen Sie ein Glas Biojoghurt mit lebenden Organismen und geben Sie es in knapp zwei Liter abgekochtes, abgekühltes Wasser. Rühren Sie gut, füllen Sie die Mischung in eine Vaginaldusche (in Apotheken erhältlich) und spülen Sie dreimal täglich die Scheide damit aus. Sie können auch ein Tampon in Biojoghurt tauchen, vollsaugen lassen und in die Scheide einführen; das Tampon müssen Sie etwa alle 3 bis 4 Stunden wechseln.
  Eine weitere Möglichkeit ist Acidophilus-Puder aus der Apotheke. Geben Sie einen halben Teelöffel auf etwa einen halben Liter abgekochtes Wasser, und machen Sie damit Scheidenspülungen.
- *Scheidenspülungen mit schwachen (!) Essig- oder Zitronensaftlösungen*
- *Scheidenspülungen mit Knoblauchlösungen:* Dafür geben Sie Knoblauchextrakt oder den Inhalt einer – geruchsfreien – Knoblauchkapsel aus der Apotheke in abgekochtes Wasser und spülen die Scheide damit dreimal täglich aus.
- *Entgiftung:* Viele Menschen, die am Candida-Syndrom leiden, haben schlecht funktionierende Ausscheidungsorgane. Wenn sich jedoch Abfallprodukte des Zellstoffwechsels im Blut anreichern, fühlen Sie sich allein deshalb schon krank; zudem können Sie die Nahrungsergänzungen und Inhaltsstoffe Ihrer Anti-Candida-Diät nicht ausreichend absorbieren. Das größte Entgiftungsorgan ist die Leber. Sie hilft dem Körper sowohl Stoffwechselschlacken als auch Umweltgifte und andere Toxine auszuscheiden. Nehmen Sie deshalb eine Darmsanierung vor, die dazu beiträgt, daß alle im Darm enthaltenen Toxine wirksam entfernt werden.

Denken Sie daran, daß auch Ihr Sexualpartner mit Candida infiziert sein könnte und sich dann mitbehandeln lassen muß! Viele Männer weisen Candida-Kulturen unter der Vorhaut auf (Übertragung beim Sexualverkehr mit einer infizierten Partnerin), ohne dessen aber recht gewahr zu werden; sie stecken dann ihre Partnerin immer wieder damit an (Re-Infektion). Nach dem Verkehr bemerkt der Mann vielleicht, daß seine Penisspitze brennt, juckt, rot ist oder wehtut; meist klingen diese Symptome aber rasch wieder ab. Sie können sowohl Anzeichen einer akuten Infektion als auch einer Überempfindlichkeitsreaktion gegenüber Candida-Toxinen bzw. -Antigenen darstellen.

Falls Sie nicht ausreichend auf die oben beschriebenen Maßnahmen reagieren, kann es sich sehr empfehlen, das Immunsystem ganz speziell im Hinblick auf Candida zu beeinflussen, vor allem, wenn gleichzeitig Mehrfach-Allergien vorliegen. Dazu gibt es zwei Möglichkeiten. Fragen Sie in diesem Fall Ihren Arzt oder Ihre Ärztin nach einer *Immuntherapie mit neutralisierenden Dosen* (ein sehr komplexes Behandlungsverfahren, das besondere Kenntnisse und Erfahrung voraussetzt, damit es anschlagen kann). Diese Therapieform ist für Patientinnen, die ganz akut an starkem Candida-Befall leiden, nicht geeignet und daher als Mittel erster Wahl nicht empfehlenswert. In jedem Fall muß eine Behandlung mit den beschriebenen diätetischen und ergänzenden Maßnahmen abgerundet werden; nur so läßt sich ei-

ne dauerhafte Symptomfreiheit erzielen. Nicht angewendet werden darf sie, falls Autoimmunleiden wie die rheumatoide Arthritis vorliegen. Das würde die Symptome nur verschlimmern.
Bei einer *Enzym-potenzierten Desensibilisierung*, die sehr erfolgreich zu sein scheint, handelt es sich um eine vergleichsweise nebenwirkungsarme Injektionstechnik, bei der im Vergleich zu herkömmlichen Hauttestungs- und Desensibilisierungsmethoden extrem kleine Dosen Allergene verwendet werden.
Vor und nach jeder Injektion ist jeweils 24 Stunden lang eine strikte allergenfreie Diät einzuhalten. 80 Prozent aller so behandelten werden dadurch höchstwahrscheinlich von ihren allergischen Symptomen befreit.

Blasenentzündung

Einer der Hauptgründe dafür, daß viele Frauen an Blasenentzündungen erkranken, ist ihre relativ kurze Harnröhre, in die Bakterien und andere Mikroben aus Scheide, Darm und Vulvabereich vergleichsweise leicht eindringen können. (Bei Männern hängt eine Blasenentzündung eher mit Prostataproblemen, Blasentumoren oder angeborenen Anomalien der Blase und der Harnröhre zusammen.)

Eine akute Blasenentzündung ist so schmerzhaft, daß die Frau oft kaum noch imstande ist, sich zu erheben, zusätzlich zu all den Unannehmlichkeiten, die ein solcher Zustand mit sich bringt. Und falls sich immer wieder Rückfälle einstellen, hat sie irgendwann wahrscheinlich überhaupt keine Lust mehr auf Sex – vor allem dann, wenn die Blasenentzündung dadurch ausgelöst wurde –, was die Partnerschaft ziemlich belasten kann.

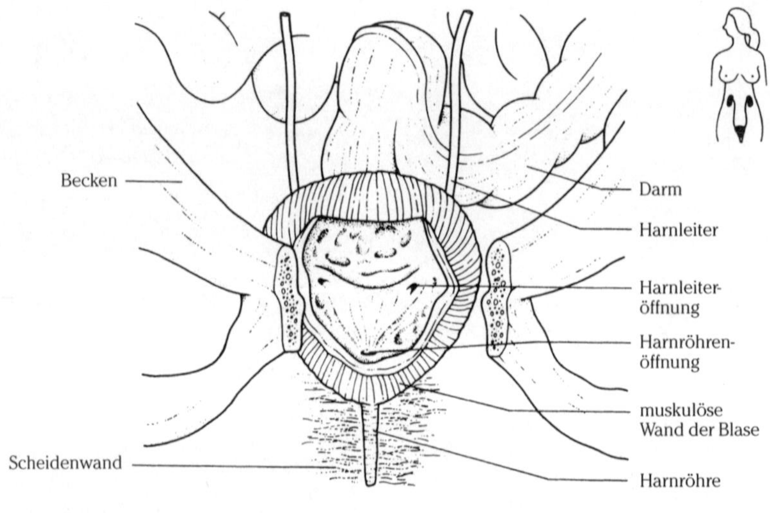

Anatomie der weiblichen Blase

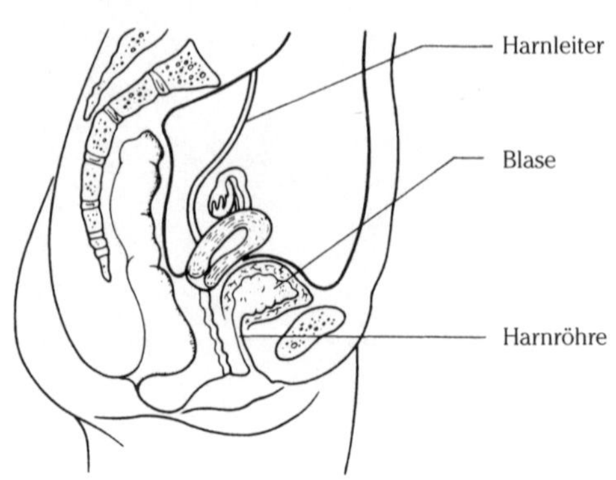

Lage der Harnröhre

Der Ausdruck „Blasenentzündung“ (medizinisch: Zystitis) wird oft recht unterschiedslos auf drei verschiedene Störungen angewendet, die ähnliche Symptome aufweisen. Es muß jedoch unterschieden werden zwischen einer *echten Zystitis*, einer Entzündung der Blase infolge einer Infektion, meist mit Kolibakterien, die aus dem Darm stammen; dem *Harnröhren-Syndrom*, einer chronischen Reizung der Blase und Harnröhre, meist nicht infektionsbedingt (mögliche Ursachen dafür sind: Antibiotika-Einnahme, bestimmte Kontrazeptiva [Diaphragmen], Hormonstörungen aufgrund von Streß oder Angst, Ernährungsmängel, Nahrungsmittelallergie, schlechte Hygiene, Reize-auslösende Bekleidung, Urinier-Gewohnheiten wie häufiges „Verkneifen“ sowie Harnröhrenverletzungen beim Geschlechtsverkehr); und einer *Harnröhrenentzündung* (Urethritis), einer Entzündung, die nur die Harnröhre, nicht aber die Blase betrifft. Gelegentlich wird sie durch Infektionen, vor allem mit Chlamydien und eventuell auch Candida-Pilzen, ausgelöst. Häufiger jedoch wird sie durch Verletzungen beim Sexualverkehr hervorgerufen. Sie dauert meist höchstens zwei bis drei Tage und tritt am ehesten bei Frauen auf, die erst seit kurzem sexuell aktiv sind.

Alle drei Störungen weisen ähnliche Symptome auf, unter anderem häufigen Harndrang, manchmal begleitet von einem dumpfen Schmerz im Unterleib, und stark riechendem Urin, der beim Wasserlassen sticht und brennt und Blutspuren enthalten kann.

Die echte Infektions-Zystitis unterscheidet sich von den beiden anderen Erkrankungen durch den Schweregrad ihrer Symptome sowie die hohe Zahl von Krankheitserregern in der Urinprobe. Inzwischen gibt es Teststreifen für den Hausgebrauch, an denen sich das Vorliegen einer Harnwegsinfektion recht genau ablesen läßt.

1986 führte das britische Meinungsforschungsinstitut Gallup eine Umfrage unter Frauen durch, um zu erkunden, was sie über Harnwegsinfektionen wissen. Dabei kam folgendes heraus:

- 50 Prozent der befragten erwachsenen Frauen hatten schon einmal eine Harnwegsinfektion gehabt.
- Sehr viele Frauen wissen nicht, wodurch die Harnwegsinfekte ausgelöst werden oder welche Symptome dabei auftreten. Die Umfrage ergab außerdem, daß ein großer Teil der Frauen mehr Aufklärung über Selbsthilfemaßnahmen benötigte.
- Etwa zehn Prozent aller Frauen, die wegen ihrer Harnwegsinfektion mit Antibiotika behandelt worden waren, hatten Nebenwirkungen verspürt, meistens Übelkeit oder Hautausschläge.

Infektionsmuster

Die Infektion folgt zumeist einem der folgenden drei Muster:

- Einzelne Attacken, die von selbst ausheilen oder bei adäquater Behandlung rasch vergehen.
- Stets wiederkehrende (rezidivierende) Harnwegsinfekte, bei denen die Behandlung die Symptome zum Verschwinden bringt, also scheinbar auch eine Heilung herbeiführt. Doch werden nicht alle Krankheitserreger in der Blase eliminiert, und die Infektion kehrt deshalb nach ein paar Tagen wieder, sobald die Bakterien sich ausreichend vermehren konnten. Das passiert zum Beispiel, wenn Antibiotika zu früh abgesetzt werden.
- Echte Re-Infektionen; sie kommen bei etwa 80 Prozent aller Frauen vor, die häufig an Blasenentzündungen leiden. Dabei werden zwar die verursachenden Bakterien eliminiert; doch weil der Harntrakt insgesamt angegriffen ist, haben es dieselben oder auch andere Krankheitserreger ein paar Wochen oder Monate später leicht, ihn erneut zu besiedeln und wieder eine Entzündung auszulösen.

Für manche Frauen sind gerade solche rezidivierenden Harnwegsinfekte ein ernstes Problem, das einer gründlicher Untersuchung bedarf. Etwa 55 Prozent der Infektionen breiten sich nämlich bis in den oberen Harntrakt aus, einschließlich des Nierenbeckens und der Nieren, und können unter Umständen sogar zu Nierenversagen führen. Bleibt ein Behandlungserfolg aus, obwohl das richtige Antibiotikum gewählt wurde, so liegt das entweder an einer Resistenz der Erreger gegen das Mittel oder daran, daß die Antibiotika nicht genau den Anweisungen zufolge eingenommen wurden.

Zu den Komplikationen einer Blasenentzündung gehören die folgenden:

- Die Entwicklung einer sogenannten *Cystitis cystica*; dabei bilden sich kleine, bakteriengefüllte Zysten oder Schwellungen an der inneren Blasenwand. Die Symptome ähneln denen einer einfachen Blasenentzündung und können monate- oder jahrelang immer wiederkehren.

- *Akute Pyelonephritis*, eine akute Infektion beider Nieren; zu ihren Symptomen gehören Schüttelfrost, begleitet von hohem Fieber, in die Lendengegend ausstrahlende Kreuzschmerzen, Übelkeit und Zittern.
- *Chronische Pyelonephritis*. Wenn die Harnwegsinfekte über Jahre hinweg immer wieder auftreten, können die Nieren unter Umständen geschädigt werden. Heutzutage kommt das zwar eher selten vor, doch wenn eine solche Erkrankung unbehandelt bleibt, führt sie schließlich zu Nierenversagen. Langzeitige Nierenentzündungen stören außerdem die Produktion und Ausschüttung bestimmter in den Nieren gebildeter Substanzen, die den Blutdruck regulieren. Das hat Salz- und Wasserretention zur Folge; das Blutvolumen steigt, und mit ihm der Blutdruck. In der Schwangerschaft bewirken die hormonellen Veränderungen manchmal, daß sich der Muskeltonus der Harnwege verändert (die Muskeln werden schlaffer); das führt dazu, daß sich Urin in der Blase oder in der Harnröhre staut. Falls sich daraus dann eine Harnwegsinfektion entwickelt, steigt die Gefahr einer Frühgeburt.

Ursachen und Faktoren, die eine Blaseninfektion begünstigen

Am häufigsten, nämlich in ungefähr 85 Prozent der Fälle, wird die Blasenentzündung von *Escherichia coli* hervorgerufen, einem normalerweise harmlosen Kolibakterium, das den Darm bewohnt. Erst wenn dieses in die Blase eindringen kann, wird es gefährlich. Unter normalen Umständen reagiert das Immunsystem auf den Eindringling, indem es weiße Blutzellen (Lymphozyten) aussendet, die ihn vernichten sollen. Manche Frauen haben jedoch offenbar Harnwegsgewebe, die den Bakterien besonders gute Eindring- und Wachstumsbedingungen bieten. Möglicherweise fehlen diesen Frauen bestimmte Substanzen (Mukopolysaccharide), die sogenannten Glykosaminoglykane (GAG). Um sich besser vor Harnwegsinfekten zu schützen, müssen die betroffenen Frauen möglichst viel Urin ausscheiden, dürfen sich den Gang zur Toilette niemals „verkneifen", sollten darauf achten, daß sie ihre Blase stets vollständig entleeren, und müssen für ein gutfunktionierendes Immunsystem sorgen.

Die Kolibakterien stammen meist aus dem Darm oder dem Genitalbereich; in die Nähe der Harnröhre gelangen sie in aller Regel, weil die Frau sich nicht genügend oder nicht richtig wäscht und sich nach dem Stuhlgang von hinten nach vorn – statt umgekehrt – abputzt.

Ein besonders risikoreicher Zeitraum sind auch die ersten 36 Stunden nach einem Sexualverkehr. Wenn Ihre Blasenentzündungen vor allem mit dem Sex zusammenhängen, sollten Sie in diesem Zeitraum sehr viel Flüssigkeit zu sich nehmen und ab und zu einen halben Teelöffel Natriumbicarbonat, in etwas Wasser verrührt, trinken. Die Blasenentzündung kommt oft dadurch zustande, daß beim Sexualverkehr oder bei der Masturbation Druck auf die Harnröhre ausgeübt wird und Bakterien dabei quasi „hineinmassiert" werden. Daneben kann auch ein Diaphragma von innen her auf die Blase drücken. Eine solche Kappe ist, wenn sie gut angepaßt wurde, zwar ein ziemlich sicheres Verhütungsmittel, verringert jedoch unter Umständen auch den Urinfluß aus der Blase. Hinzu kommt, daß das Diaphragma das bakterielle Gleichgewicht in der Scheide ungünstig beeinflussen kann: Bei den Teilnehmerinnen einer Studie fanden sich wesentlich mehr E.-coli-Kulturen in der Scheide von Diaphragma-Benutzerinnen. Falls Ihre Blasenentzündungen mit Ihrem Diaphragma zusammenhängen sollten, fragen Sie Ihre Ärztin bzw. Ihren Arzt, ob für Sie auch die nächstkleinere Größe in Frage kommt.

Engsitzende Kleidung, also Bodies, enge Jeans etc., schaffen genau die feuchten „Wärmekammern" im Schritt, die E. coli und Candida-Pilze für ihr Gedeihen benötigen. Nach dem Schwimmen sollten Sie deshalb so rasch wie möglich aus Ihrem nassen Badeanzug heraus, auf die Toilette gehen und Ihre Blase entleeren und anschließend unter die Dusche, um sich Salz oder Chlor abzuspülen.

Und schließlich gibt es noch die Blasenentzündungen, die man sich im Krankenhaus holen kann: Etwa 50 Prozent aller Hospitalismus-Infektionen sind Harnwegsinfekte nach dem Anlegen eines Blasenkatheters. Dabei wird ein kleines Röhrchen durch die Harnröhre bis in die Blase vorgeschoben, durch das der Urin abfließen kann, wenn die Patientin von allein nicht zum

Wasserlassen imstande ist oder sich die Blase – etwa bei Harninkontinenz – nie vollständig entleert.
Bei einem Pilzbefall der Scheide können auch Kolibakterien gut wachsen und gedeihen; das normale Scheidenmilieu wird dabei stark angegriffen. Antibiotika fördern diesen Prozeß noch und tragen daher nicht selten dazu bei, daß immer wieder Blasenentzündungen auftreten oder daß sie länger dauern. Wenn Sie Antibiotika einnehmen müssen, sollten Sie danach stets auch Acidophilus-Präparate verwenden.
Männer, deren Vorhaut nicht beschnitten ist, finden es manchmal schwierig, sich an dieser Stelle gründlich zu waschen. Unter der Vorhaut wachsen dann oft zahlreiche Bakterienkulturen, die beim Sexualverkehr in die Scheide und Harnröhre der Frau gelangen können. Wird die Scheide der Frau noch dazu nicht ausreichend feucht, kann die empfindliche Scheidenschleimhaut beim Verkehr Risse und kleine Verletzungen davontragen, die den Bakterien das Eindringen und Ausbreiten erleichtern. Ein spezielles Lubrikationsgel oder Vaseline können hier unter Umständen helfen.
Auch Geschlechtsverkehr bei voller Blase oder vollem Darm erhöht das Risiko von Scheidenverletzungen, desgleichen bestimmte Sexualpraktiken, etwa die „Missionarsstellung" (die Frau liegt unten, der Mann über ihr) oder Petting bzw. Vorspiel mit der Hand.
Manchmal liegt es jedoch an den Harnwegen selbst, zum Beispiel bei angeborenen Anomalien oder bei Mißbildungen der Harnwege, vor allem dem sogenannten Ureter-Reflux: Dabei funktioniert die kleine Muskelklappe zwischen Blase und Harnleiter nicht richtig, so daß immer wieder Urin im aufsteigenden Harnleiter rückgestaut wird; die Folge können Niereninfektionen und bleibende Nierenschäden sein.
Zu den Stoffwechsel-Faktoren, die Blasenentzündungen begünstigen, gehört der Diabetes mellitus; dabei ist der Zuckerspiegel im Blut und auch im Urin stark überhöht, was den Escherichia coli und den Candida-Pilzen vorzügliche Ernährungsmöglichkeiten bietet. Nierensteine hemmen den Urinabfluß und fördern daher Harnwegsinfekte. Divertikel – das sind kleine Taschen in der inneren Blasenwand – verhindern oft, daß die Blase sich völlig entleert, was wiederum Infektionen begünstigt.
Auch Streß kann zahlreiche Probleme schaffen: zum Beispiel, wenn dann die Hormonproduktion der Eierstöcke gestört wird, was sich auf die Vaginalsekretionen und das gesamte Scheidenmilieu auswirkt. Entweder wird dann zu viel oder zu wenig Scheidensekret produziert; beides erhöht das Risiko einer Scheideninfektion. Und schließlich kann auch eine Eisenmangelanämie, ausgelöst durch allzu starke, langdauernde Menstruationsblutungen, die körperlichen Abwehrkräfte gegen Infektionen herabsetzen.

Symptome

Die Symptome der Blasenentzündung sind
- ständiger Harndrang;
- das Empfinden, den Urin aus der Harnröhre herauspressen zu müssen, wobei ein ziehendes Gefühl entsteht;
- unvollständige Entleerung der Blase oder geringer Urinfluß, wobei der Harn oft nur tröpfchenweise abgeht;
- Schmerz oder Brennen in der Harnröhre beim Wasserlassen;
- nächtlicher Harndrang;
- wolkiger Urin, der auch rötlich verfärbt sein kann, weil sich Blutspuren oder sogar Bluttropfen darin befinden;
- Fieber, Übelkeit und Erbrechen.

Erkrankungen mit ähnlicher Symptomatik

Dazu gehören folgende: Endometriose, wobei manchmal Teile der Gebärmutterschleimhaut in die Blase gelangen und Störungen oder Infektionen auslösen; Streß-Inkontinenz infolge erschlaffter Beckenbodenmuskulatur, meist nach Entbindungen (die Symptome treten oft erst nach den Wechseljahren deutlich hervor, weil die veränderte Hormonproduktion sich auch auf den Muskeltonus auswirkt); Überlauf-Inkontinenz, wobei ständig etwas Harn tröpfelt, weil die Blase zu voll ist (das passiert manchmal vorübergehend, wenn die Blase nach einer Operation oder Entbindung überdehnt ist, oder auch bei einer ersten Herpes-Attacke, die sich ungünstig auf die Blasennerven auswirkt).
Manchmal treten Blasenentzündungen auch als Sekundärerscheinungen nach Unfällen oder chronischen Krankheiten auf, etwa bei Multipler Sklerose, Rückenmarksverletzungen oder als Diabetes-Komplikation etc. Werden Blasenentzündungen nach wiederholtem Auftreten nicht rich-

tig auskuriert, kann sich Inkontinenz einstellen: Der Urin, infolge der Infektionen stark übersäuert, übt einen ständigen Reiz auf den Blasenschließmuskel und die Harnröhre aus, so daß deren Funktionsfähigkeit schließlich beeinträchtigt wird. (Frauen, die erstmals unter Inkontinenz leiden, sollten sich ärztlich auf eventuelle Harnwegsinfektion untersuchen lassen. Wenn keine Infektion und auch kein Blasenvorfall vorliegen, etwa, weil die Gebärmutter auf die Blase drückt, muß nach anderen Ursachen des mangelhaften Harnhaltens gefahndet werden.)

Auch verschiedene sexuell übertragbare Krankheiten sowie Genitalherpes können Symptome hervorrufen, die denen einer Blasenentzündung sehr ähneln.

Myome in oder an der Gebärmutter können gelegentlich so auf die Blase drücken, daß Symptome wie bei einer Zystitis entstehen.

Was Sie selbst dagegen tun können

Bei einer akuten Blasenentzündung können Sie sehr viel selbst für sich tun. Um den Säuregrad des Urins herabzusetzen – er ist die Ursache dafür, daß es beim Wasserlassen sticht und brennt – und den keiminfizierten Harn so rasch wie irgend möglich aus dem Körper herauszuspülen, sollten Sie alle zwanzig Minuten einen Viertelliter kaltes Wasser, alkoholfreies Bier (nicht, wenn eine Pilzinfektion vorliegt!) oder Wasser mit etwas Natrium-Bicarbonat (Sodawasser) trinken. Übertreiben Sie es aber nicht mit dem Soda – ein Teelöffel pro Stunde, bis zu drei Stunden lang, ist das Äußerste; sollten Sie ein Herzleiden haben, bleiben Sie bei Wasser oder Gerstensaft. Erleichterung bringt auch, sich mit einer Wärmflasche oder einer Eispackung auf dem Unterleib eine Weile zusammenzurollen (ausprobieren, was Ihnen besser bekommt).

Gleichgültig, ob Sie an Zystitis, dem Harnröhren-Syndrom oder einer Urethritis leiden: Auch vorbeugend können Sie einiges dafür tun, daß Sie keinen Rückfall bekommen.

Vorbeugung

Den Gang zur Toilette sollten Sie sich niemals verkneifen. Versuchen Sie, sich anzugewöhnen, regelmäßig alle vier Stunden die Blase zu entleeren, und lassen Sie den Harn dabei stets zweimal abfließen; nur so können Sie sichergehen, daß keine Urinreste in der Blase verbleiben.

Essen und Trinken

- Erhöhen Sie Ihre Flüssigkeitsaufnahme auf drei Liter täglich, oder trinken Sie wenigstens so lange erheblich mehr als sonst, bis Ihr Urin wieder seine normale Farbe aufweist. Auf Tee und Kaffee sollten Sie lieber verzichten oder maximal zweimal die Woche trinken. Alkohol, vor allem Rotwein, macht den Urin sauer und entzieht dem Körper Wasser, sollte also ebenfalls vermieden werden. Bier und bierhaltige Getränke sind weniger problematisch, es sei denn, Ihre Harnröhre oder Blase ist von Candida befallen; dann sollten Sie solche Getränke meiden. Liköre und andere hochprozentige Drinks sind nichts für Sie! Wenn Sie unbedingt etwas Weißwein, Champagner oder Sekt trinken wollen, sollten Sie vorher und nachher reichlich Wasser oder ein Tafelwasser trinken oder das alkoholische Getränk mit Mineralwasser verdünnen. Je alkalischer (weniger sauer) Ihr Harn ist, um so besser; das erreichen Sie, indem Sie jeden Tag eine Tasse Gemüsebrühe oder zweimal täglich ein Glas Sodawasser (siehe oben) trinken. Ein alkalischer Urin färbt rosa Litmuspapier blau ein; kaufen Sie also in der Apotheke etwas Litmuspapier und testen Sie Ihren Harn selbst. Sollten Blase oder Harnröhre allerdings mit Candida befallen sein, darf Ihre Ernährung nicht allzu alkalisch sein, denn das würde das Pilzwachstum begünstigen.
- Blasenentzündungen und ähnliche Erkrankungen werden durch bestimmte Nahrungsmittel eher verschlimmert; dazu gehören: Spargel, Spinat, rohe Karotten, Kartoffeln, Tomaten, Zitrusfrüchte und Erdbeeren, Rind- und Schweinefleisch, Milch und Speiseeis, Pampelmusen (vor allem rote) sowie auch Grapefruitsaft, scharfe Gewürze, Fast Food im allgemeinen und chloriertes Trinkwasser.
- Adukibohnen (in Reformhäusern erhältlich) sollen die Zystitis-Behandlung unterstützen; Preiselbeersaft beeinträchtigt die Fähigkeit von Bakterien, sich in der Blasenwand einzunisten. Die meisten Preiselbeersaft-Produkte auf dem Markt enthalten jedoch viel zu viel Zucker, den Sie vermeiden sollten; Sie müssen daher versuchen, einen mit geringem Zuckergehalt zu finden (etwa in Reformhäusern oder Bioläden).

- Frischer Knoblauch enthält starke Wirkstoffe gegen viele Krankheitserreger, einschließlich derjenigen, die Blasenentzündungen hervorrufen können, etwa E. coli, Proteus-Organismen, Klebsiellen, usw.
- Unter den pflanzlichen Bakteriziden gehört Kanadischer Gelbwurz (Hydrastis) zu den wirksamsten; er wird von Kräuterkundigen schon lange gegen Infektionen verwendet. Am besten wird er als Tinktur in der Mischung 1:5 eingenommen, und zwar ein Teelöffel voll dreimal täglich; am wirkungsvollsten ist er, wenn der Urin bereits alkalisch ist.
- Auch Bärentraubenblätter sind empfehlenswert, entweder als Tinktur oder als Teeaufguß aus den Blättern selbst.
- Blasenteemischungen oder Kräuterpräparate, in denen Akaziengummi (Colonit) enthalten ist, können ebenfalls hochwirksam sein.

Hygienemaßnahmen

- Wischen Sie die Analregion mit weichem, ungefärbtem Toilettenpapier ab, und zwar von vorn nach hinten.
- Waschen Sie sich die Hände.
- Seifen Sie sich die Hände mit unparfümierter Seife ein und waschen Sie sich die Analregion (nicht den Scheidenbereich!).
- Spülen Sie sich die Hände gut ab.
- Füllen Sie eine kleine Flasche mit warmem Wasser, setzen Sie sich wieder aufs WC und lassen Sie das Wasser von vorn über die Klitoris, die direkt dahinterliegende Harnröhrenöffnung und den Scheidenbereich fließen; mit der freien Hand können Sie dabei alle Falten und Winkel waschen.
- Wenn alle Seifenreste fortgespült sind, trocknen Sie sich vorsichtig mit einem weichen Wegwerfhandtuch (oder gutsaugenden Haushaltspapier) ab – auf keinen Fall mit einem Handtuch, das Sie oder andere sonst noch benutzen!

Bei dieser Waschmethode sollten Sie nur Ihre sauberen Hände, unparfümierte Seife sowie klares fließendes Wasser benutzen. Der Gebrauch von Flanellhandtüchern oder Baumwollhandtüchern, Waschlappen oder Wattepads wird hingegen nicht empfohlen, da sie von Keimen besiedelt sein können. Auch Bidets, die mit hohem Wasserdruck funktionieren, sowie das Abduschen in der Badewanne mit einer Handdusche können wir nicht empfehlen – dabei werden möglicherweise Keime in die Harnröhre einmassiert. (Sie können sich natürlich über dem Bidet statt auf dem WC wie oben angegeben waschen, falls Sie über ein solches verfügen.) Nicht verwenden sollten Sie außerdem Intimsprays und andere Vaginal-Deodorants, Vaginalduschen, rezeptfreie medikamentenhaltige Salben, Badezusätze wie Badesalz, -creme, -öl, Schaumbäder, Talkumpuder oder Antiseptika für den Intimbereich; sie können die Haut zusätzlich reizen. Wenn möglich, sollten Sie auch keine Tampons verwenden, bis Ihre Entzündung ausgeheilt ist.

Sexualverkehr

Wenn irgend möglich, trinken Sie vorher ein Glas Wasser und entleeren Sie Ihre Blase! Versuchen Sie, sich so gut es irgend geht zu entspannen, und dehnen Sie die Zeit des Vorspiels so lange wie möglich aus. Benutzen Sie Vaseline oder ein Lubrikationsgel, um Ihre Scheidenfeuchtigkeit zu erhöhen, und probieren Sie auch ruhig einmal andere Positionen aus, bei denen möglichst wenig Druck auf Ihre Blase bzw. Harnröhre ausgeübt wird. Nach dem Verkehr sollten Sie Ihre Blase erneut entleeren und etwaiges Sperma mit der oben genau beschriebenen Waschmethode fortspülen. (Am besten ist es allerdings, Ihr Partner benutzt ein Kondom; dann steckt er sich nicht mit Keimen an und kann Sie auch nicht, wie beim Ping-Pong, erneut infizieren!) Der Mann sollte sich vor dem Verkehr auf jeden Fall Hände und Genitalien gründlich waschen. Da sich unter langen Fingernägeln leicht Keime ansiedeln können, sollten Sie beide Ihre Nägel kurz schneiden.

Kleidung

Sollten Sie gewöhnlich Nylonunterwäsche tragen, vertauschen Sie sie jetzt mit Baumwollunterwäsche und tragen Sie ausschließlich Strumpfhosen mit Baumwollzwickel. Wechseln Sie diese Kleidungsstücke jeden Tag! Waschen Sie sie mit reiner Kernseife und spülen Sie sie danach sehr gründlich aus.

Das Immunsystem stärken

Vitamin C (Ascorbinsäure aus der Apotheke) stärkt das Immunsystem; nehmen Sie jedoch auf längere Sicht nicht mehr als ein Gramm Vitamin C pro Tag ein, da höhere Dosen eventuell Nierensteine (und Magenbeschwerden) verursachen können. Geben Sie auch acht, wenn Sie größere Mengen Vitamin-B-Komplexe einnehmen: Dazu müssen Sie stets viel trinken, sonst wird Ihre Blase gereizt. Auch Vitamin A und Zinkpräparate können Ihnen von Nutzen sein, dürfen aber nicht zu hoch dosiert werden.

Yoga

Sollte Ihre Infektion trotz alledem bis in die Nierenregion aufgestiegen sein, versuchen Sie es einmal mit folgender Yoga-Haltung. Lehnen Sie sich im Sitzen eng an eine Wand, wobei Sie die Knie anziehen und die Füße locker vor sich auf den Boden stellen; atmen Sie jetzt mehrmals ruhig aus und ein und ziehen Sie dann die Füße so dicht an Ihren Schritt heran wie nur irgend möglich (dabei keinesfalls die Luft anhalten!). Im Ausatmen lassen Sie dann die Füße wieder vorrutschen. Mehrmals hintereinander, zum Schluß die Füße lang ausstrecken und der Wirkung der Übung nachspüren. Das hilft, die Durchblutung der Nierenregion zu verbessern und Schmerzen zu lindern.

Homöopathische Behandlung

Falls Sie Schmerzen in der Nierengegend oder in den Harnleitern verspüren oder Blutspuren im Urin finden, müssen Sie sich in ärztliche Behandlung begeben, falls innerhalb von zwölf Stunden keine Besserung eintritt! Bei immer wiederkehrender Blasenentzündung sollte eine homöopathische Konstitutionstherapie durchgeführt werden, vorzugsweise bei einer homöopathischen Fachkraft. Die nachfolgend genannten Mittel können allerdings die Symptome einer akuten Attacke lindern.

Für die Selbstbehandlung lesen Sie zunächst die nun folgenden Kurz-Arzneimittelbilder sorgfältig durch. Falls Sie hier bereits ein Mittel finden, das Ihnen am passendsten erscheint, vergleichen Sie es mit dem entsprechenden ausführlichen Arzneimittelbild im Anhang (ab S. 354), falls es dort aufgeführt ist, um zu sehen, ob es auch allgemein zu Ihnen paßt. Nehmen Sie das Mittel in der Potenz C30 alle halbe Stunde, bis zu zehnmal hintereinander, ein.

Falls Sie sich über das passende Mittel noch nicht im klaren sind, fertigen Sie eine Tabelle an (siehe S. 34 ff.): Schreiben Sie diejenigen Mittel der Kurz-Arzneimittelbilder, die in Frage kommen – oder alle, falls Sie sich nicht entscheiden können –, nebeneinander in eine Querspalte. Dann suchen Sie aus der Arzneisuchtabelle für Blasenentzündung die Symptome heraus, die auf Sie zutreffen, und schreiben Sie untereinander in die Längsspalte. Es müssen mindestens sechs Symptome sein. Nun machen Sie jeweils einen Strich in Ihrer Tabelle, wenn eines der Mittel in Ihrer Querspalte unter dem Symptom Ihrer Längsspalte aufgeführt ist. Das Mittel, das am Ende die meisten Striche hat, ist das Mittel Ihrer Wahl. Nehmen Sie das Mittel in der Potenz C30 oder in der angegebenen Potenz alle halbe Stunde, bis zu zehnmal hintereinander, ein.

Falls Sie immer noch nicht fündig geworden sind, lesen Sie noch einmal die Seiten 32 bis 36.

Kurz-Arzneimittelbilder

■ Pulsatilla

Akute oder chronische Zystitis; häufiges Wasserlassen; Brennen oder Schmerzen in der Blase – beim Wasserlassen, Gehen sowie Kälte verschlimmert; Frösteln nach dem Urinieren; Krampfschmerzen, ziehende oder chronische Schmerzen in der Harnröhre, die sich nach dem Wasserlassen noch verschlimmern; dumpfer, ziehender Schmerz im Unterleib, weil man nicht rechtzeitig auf die Toilette gegangen ist; Scheidenausfluß, entweder starker, nicht-reizender Weißfluß oder Pilzinfektion.

Allgemeine Modalitäten: Symptome prämenstruell verschlimmert; Wassereinlagerungen; Gelenkschmerzen.

■ Sulfur

Akute oder chronische Zystitis – besonders stark, falls eine Zuckerkrankheit vorliegt; Harntröpfeln, wenn man sich den Gang zur Toilette verkneift; häufiges Wasserlassen; nächtlicher Harndrang; Blasenschmerzen nach Unterleibsverkühlung; Frösteln nach dem Wasserlassen; ständiger Schmerz in der Harnröhre, vor allem nach dem Urinieren; aufgedunsener Unterleib; starker, klarer Scheidenausfluß; Pilzinfektion; alle Symptome bei Streß verschlimmert.

Allgemeine Modalitäten: verschlimmerte Symptome vor der Menstruation.

■ Sepia
Akute oder chronische Zystitis; Harntröpfeln, falls man sich den Gang zur Toilette verkneift; ziehender, brennender oder heftig einschießender Schmerz in der Blase, der sich abends und nach dem Wasserlassen verschlimmert; Frösteln nach der Blasenentleerung; Zystitis, die sich während der Schwangerschaft verschlimmert; Schmerzen in der Harnröhre nach dem Wasserlassen; das Gefühl, es seien nur wenige Tropfen Urin abgegangen; ziehende, dumpfe Schmerzen im Unterleib, wenn man sich den Gang zur Toilette verkneift; starker weißlicher Ausfluß oder Pilzinfektion, beides bei Streß verschlimmert.
Allgemeine Modalitäten: Symptome werden prämenstruell schlimmer.

■ Calcium carbonicum
Häufiges Wasserlassen; akute Zystitis; Schmerzen in der Blase beim Wasserlassen, vor allem bei Diabetikerinnen; Frösteln nach dem Urinieren; aufgedunsener Unterleib; starker weißlicher Ausfluß; Pilzinfektion der Scheide; gelegentlich auch Angstgefühle.
Allgemeine Modalitäten: Schwächezustände, die sich prämenstruell verschlimmern.

■ Lycopodium
Chronische Zystitis, vor allem bei Diabetikerinnen; häufig wiederkehrende Blasenentzündungen; Brennen in der Blase nach dem Wasserlassen; nächtlicher Harndrang; Blase fühlt sich an, als sei sie nicht vollständig entleert; ständiger Schmerz in der Harnröhre; Angstgefühl, vor allem unter Streß; aufgedunsener Unterleib; Zysten an den Eierstöcken.
Allgemeine Modalitäten: Symptome verschlimmern sich prämenstruell.

■ Arsenicum album
Akute oder chronische Zystitis, vor allem bei Diabetikerinnen; brennende Blasenschmerzen; Blase fühlt sich an, als entleere sie sich nicht richtig; Angst- und Unruhegefühle; aufgedunsener Unterleib; starker weißlicher Ausfluß; Pilzinfektion der Scheide.
Allgemeine Modalitäten: Schwächegefühl; Wassereinlagerungen; ständiges Frösteln.

■ Nux vomica
Blasenschmerzen vor dem Wasserlassen; häufiges, schmerzhaftes Wasserlassen, ohne daß dabei viel Harn abginge; ziehende Schmerzen in der Blase; akute Zystitis; Blase fühlt sich an, als entleere sie sich nicht richtig; Zystitis, die sich in der Schwangerschaft verschlimmert; Schmerzen in der Harnröhre nach dem Wasserlassen; alle Symptome unter Streß verschlimmert; aufgedunsener Unterleib; weißlicher Scheidenausfluß.
Allgemeine Modalitäten: Wassereinlagerungen; Gelenkschmerzen.

■ Mercurius solubilis Hahnemanni
Häufiges Wasserlassen; akute Zystitis; alle Symptome unter Streß verschlimmert; aufgedunsener Unterleib; starker weißlicher Ausfluß; Pilzinfektion der Scheide.
Allgemeine Modalitäten: Wassereinlagerungen.

■ Causticum
Häufiger Harndrang, vor allem beim Husten und Niesen; akute Blasenentzündung; Zystitis, die sich bei Verkühlung verschlimmert; Blase fühlt sich an, als entleere sie sich nicht richtig, doch wenn man dem Harndrang nachgibt, geht etwa 15 Minuten später erneut (unfreiwillig) Harn ab; Schmerzen nach dem Wasserlassen; Jucken um die Harnröhrenmündung; Zystitis, die sich im Verlauf der Schwangerschaft verschlimmert; Angstgefühle; starker Ausfluß; Pilzinfektion der Scheide.
Allgemeine Modalitäten: Schwächegefühl.

■ Belladonna
Akute Zystitis; Blase fühlt sich an, als entleere sie sich nicht richtig; Zystitis, die sich im Verlauf der Schwangerschaft verschlimmert; Blase, die sehr empfindlich auf Bewegungen/Rütteln reagiert; hellroter, mit kleinen Blutklümpchen durchsetzter Urin; Brennen in der Harnröhre; Angstgefühle; weißlicher Scheidenausfluß.
Allgemeine Modalitäten: Wassereinlagerungen.

■ Conium
Akute Zystitis; Blasenschmerzen beim Gehen; Blase fühlt sich an, als entleere sie sich nicht richtig; Symptome bei Streß und Angst verschlimmert; starker weißer Scheidenausfluß.
Allgemeine Modalitäten: Schwächegefühl.

■ Cantharis
Akute oder chronische Zystitis; häufiges Wasserlassen; brennender, schneidender Schmerz in der Blase und unentwegter Harndrang; Blase entleert sich nicht richtig; sehr starke Blasenschmerzen; Kreuzschmerzen, vor allem nachmittags; beim Versuch, Wasser zu lassen, nur sehr geringes Urintröpfeln mit Blutspuren; Harnröhrenverengung; ständige Schmerzen in der Harnröhre, die sich nach dem Wasserlassen noch verschlimmern.

■ Apis
Akute Zystitis; häufiges Wasserlassen; brennender, scharfer, stechender Schmerz in der Blase, der sich nach dem Wasserlassen noch verstärkt; häufiger Harndrang; Absonderung von kleinen Mengen heißen, mit Blutspuren durchsetzten Urins; aufgedunsener Unterleib; starker und weißlicher Scheidenausfluß; Pilzinfektion der Scheide.
Allgemeine Modalitäten: Symptome verschlimmern sich bei Wärme und sie bessern sich bei Kälte.

■ Dulcamara C6
Zystitis-Attacke, sobald man verschwitzt ist und sich verkühlt hat, etwa nach Sport oder Anstrengung, vor allem auch im Herbst; häufiges Wasserlassen, Blutspuren im Urin.

■ Sarsaparilla C6
Schmerzen beginnen, sobald der Urinfluß nachläßt; Harn dick und milchig; häufiger und starker Harndrang; großer Durst.

■ Terebinthis C6
Häufiges Brennen beim Wasserlassen, dazu Kreuzschmerzen, Blut im Urin, Mattigkeit und Müdigkeit, Klingeln im Ohr, Zunge rot und leuchtend; Ruhe verschlimmert Symptome, Gehen an frischer Luft lindert sie.

■ Staphisagria C6
Blasenentzündung beginnt nach Sexualverkehr oder Anlegen eines Blasenkatheters wegen Operation; Harnröhre fühlt sich an, als ob ständig ein wenig Harn in ihr tröpfelt; fast unentwegtes Brennen, auch ohne Wasserlassen.

■ Clematis C6
Harnstrahl kommt langsam und mit Unterbrechungen.

■ Camphora C6
Schmerzen schlimmer zu Beginn des Wasserlassens; trotz aller Mühe fließt kein Urin; Krämpfe des Blasenschließmuskels; Kälte verschlimmert alle Symptome.

■ Tarantula C6
Hohes Fieber, schreckliche Schmerzen in der Blasengegend; die Blase fühlt sich geschwollen und hart an; extremes Gefühl der Unruhe und Rastlosigkeit.

■ Berberis C6
Schleimiger, von Schleiern durchzogener Urin; brennende, ausstrahlende Schmerzen, die während und nach dem Harnlassen sowie in Ruhelage schlimmer werden.

Arzneisuchtabelle für Blasenentzündung		
chronische Zystitis	Pulsatilla	schleimiger Ausfluß
	Sabal	
Acidum benzoicum e resina	Sepia	Acidum benzoicum e resina
Arsenicum album	Sulfur	Colocynthis
Cantharis	Terebinthis	Dulcamara
Dulcamara	Tuberculinum	Lycopodium
Eupatorium		Nux vomica
Hydrastis		Pulsatilla
Kalium muriaticum	Druckschmerz in der Blase	Sulfur
Mercurius sublimatus corrosivus	Lycopodium	

Arzneisuchtabelle für Blasenentzündung, Fortsetzung

akute Zystitis
Aconitum Apis Belladonna Cantharis Equisetum Lachesis Lycopodium Pulsatilla Sarsaparilla Sepia Terebinthis
schmerzhaftes Pressen beim Wasserlassen
Arsenicum album Cantharis Digitalis Lilium Mercurius solubilis Hahnemanni Nux vomica Pareira Plumbum Prunus Pulsatilla Terebinthis Thuja
starker Harndrang
Acidum phosphoricum Apis Argentum nitricum Belladonna Berberis Bryonia Camphor Cantharis Causticum Chimaphila Kalium carbonicum Lilium Mercurius sublimatus corrosivus Natrium muriaticum Nux vomica Pulsatilla Sabina Sarsaparilla Sepia Staphisagria Thuja
häufiges Wasserlassen
Acidum lacticum Ammonium carbonicum Apis Argentum Argentum nitricum Barium Calcium carbonicum Calcium arsenicosum Cantharis Castoreum Causticum Euphrasia Gelsemium Graphites Ignatia Lachesis Lycopodium Mercurius solubilis Hahnemanni Mercurius sublimatus corrosivus Nux vomica Pulsatilla Staphisagria Sulfur
Blasenschmerzen, falls Gang zur Toilette verkniffen wird
Acidum lacticum Acidum sulfuricum Pulsatilla
schmerzhafter Harndrang
Nux vomica Phytolacca
Blasenschmerzen vor dem Wasserlassen
Acidum hydrofluoricum Lilium Nux vomica Phytolacca
Schmerzen zu Beginn des Wasserlassens
Cantharis Clematis Mercurius solubilis Hahnemanni
Blasenschmerzen während des Wasserlassens
Phytolacca Pulsatilla
Blasenschmerzen besser, sobald der Urin fließt
Prunus
Blasenschmerzen, sobald nur ein paar Tropfen Urin abgehen
Cantharis Causticum
Blasenschmerzen, die bis in die Nierenregion ausstrahlen
Aesculus Cantharis
Blasenschmerzen, die in die Oberschenkel ausstrahlen
Pulsatilla
Schmerzen im Blasenhals
Belladonna Berberis

Arzneisuchtabelle für Blasenentzündung, Fortsetzung

Beschwerde	Arzneien
	Calcium phosphoricum Cantharis Ferrum phosphoricum Nux vomica Zincum metallicum
– beim Versuch, Wasser zu lassen	Copaiva
– zu Beginn des Urinierens	Clematis
– gegen Ende des Urinierens	Pulsatilla Sarsaparilla
– mit Harndrang	Calcium phosphoricum
– vor dem Wasserlassen	Lilium Nux vomica
– nach dem Wasserlassen	Apis Pulsatilla
– beim Gehen	Ignatia
dumpfer Blasenschmerz vor dem Wasserlassen	Acidum hydrofluoricum Nux vomica
– nach dem Wasserlassen	Acidum hydrofluoricum Cantharis
brennender Blasenschmerz vor dem Wasserlassen	Acidum hydrofluoricum Apis Berberis Cantharis Capsicum
– während des Urinierens	Cantharis Terebinthis
– nach dem Wasserlassen	Acidum hydrofluoricum Berberis Lycopodium
brennender Blasenschmerz, durch Gehen in frischer Luft gelindert	Terebinthis
Brennen im Blasenhals	Berberis Cantharis Chamomilla Nux vomica Prunus Pulsatilla Staphisagria
– während des Wasserlassens	Cantharis Nux vomica
– nach dem Wasserlassen	Apis Pulsatilla Sarsaparilla
– bis in die Harnröhre ausstrahlend	Cantharis
Krampfschmerzen im Blasenhals	Lycopodium Mezereum
allgemeine Krampfschmerzen	Berberis Ledum Mezereum Sarsaparilla
schneidende Blasenschmerzen	Terebinthis
– bis zur Harnröhre ausstrahlend	Cantharis
ziehende Blasenschmerzen	Cantharis Chelidonium Lycopodium
kneifende Schmerzen	Berberis
Druckgefühl in der Blase	Aconitum Apis Lilium Nux vomica Sepia

Arzneisuchtabelle für Blasenentzündung, Fortsetzung

Druckschmerz in der Blase vor dem Wasserlassen	China Kalium sulfuricum Nux vomica Pulsatilla Sepia
– während des Wasserlassens	Camphora Chimaphila Hepar sulfuris Lachesis Natrium muriaticum Nux vomica Silicea
– nach dem Wasserlassen	Calcium phosphoricum Camphora Digitalis Equisetum
Druckschmerz im Blasenhals	Cantharis Nux vomica
– vor dem Wasserlassen	Nux vomica Phytolacca Pulsatilla
schneidender Schmerz im Blasenhals	Cantharis
– bis zum Harnleiter ausstrahlend	Chimaphila
druckempfindliche Blase	Cantharis Equisetum Terebinthis
druckempfindlicher Blasenhals	Calcium phosphoricum Carbo vegetabilis Nux vomica Pulsatilla
– nach dem Wasserlassen	Calcium phosphoricum
krampfartige Schmerzen im Blasenhals	Berberis Cantharis Caulophyllum Chelidonium
schneidend einschießende Blasenschmerzen	Chelidonium
Blasenstechen	Berberis Chelidonium Clematis Conium Kalium carbonicum Lilium Lycopodium Natrium muriaticum Sulfur
stechende Blasenschmerzen, dabei erfolglose Urinierversuche	Guaiacum
stechende Blasenschmerzen vor dem Wasserlassen	Lilium Mancinella
– zu Beginn des Wasserlassens	Mancinella
– während des gesamten Urinierens	Natrium muriaticum
Stechen im Blasenhals	Belladonna Calcium phosphoricum Cantharis Carbon sulphuratum Chamomilla Guaiacum Lilium Lycopodium Opium Pulsatilla Thuja
– vor dem Wasserlassen	Cantharis
– wenn man nicht auf die Toilette geht	Chamomilla
Krampfschmerzen in der Nierengegend	Acidum nitricum Causticum Chelidonium

Arzneisuchtabelle für Blasenentzündung, Fortsetzung

Schmerzen im Harnleiter, rechtsseitig

Lycopodium
Nux vomica
Sarsaparilla

– linksseitig

Berberis
Lycopodium
Pareira

Schmerz, der in der Nierengegend anfängt und bis zur Blase zieht

Berberis

Blut im Urin

Apis
Argentum nitricum
Arnica
Arsenicum album
Bothrops
Cactus
Calcium carbonicum
Cantharis
Coccus
Crotalus
Hamamelis
Ipecacuanha
Mercurius sublimatus corrosivus
Millefolium
Phosphorus
Pulsatilla
Secale
Squilla
Terebinthis

übelriechender Urin

Acidum benzoicum e resina
Acidum nitricum
Apis
Arnica
Baptisia
Calcium carbonicum
Carbo vegetabilis
Dulcamara
Sepia
Sulfur
Viola
Mercurius sublimatus corrosivus
Mercurius dulcis
Natrium sulfuricum
Nux vomica
Opium
Plumbum
Ruta
Sarsaparilla
Selenium
Sepia
Staphisagria
Sulfur
Terebinthis

nach Ammoniak riechender Urin

Jodum
Moschus

faulig riechender Urin

Calcium carbonicum

spärlicher Harnabgang

Acidum lacticum
Acidum nitricum
Arsenicum album
Cantharis
Carbon sulphuratum
Causticum
Conium
Digitalis
Equisetum
Graphites
Gratiola
Kalium nitricum
Lac caninum
Lilium
Mercurius solubilis Hahnemanni

blutiges Sediment im Urin

Acidum phosphoricum
Cantharis
Chimaphila
Pulsatilla
Sepia

schleimiges Sediment im Urin

Acidum benzoicum e resina
Berberis
Chimaphila
Equisetum
Mercurius sublimatus corrosivus
Natrium muriaticum
Pareira
Pulsatilla
Sarsaparilla
Sepia

eitriges Sediment im Urin

Arnica
Cantharis
Clematis
Uva ursi

Das prämenstruelle Syndrom

Mit diesem Namen wird ein Symptomen-Bündel bezeichnet, das körperliche sowie psychische Störungen umfaßt und viele Frauen in den Tagen vor der Menstruation betrifft. Manche verspüren das prämenstruelle Syndrom (PMS) nur zwei Tage lang, andere bis zu 14 Tage. Die Symptome hören fast augenblicklich auf, sobald die Blutung einsetzt. Es ist noch gar nicht so lange her, daß PMS überhaupt als eigenständige Erkrankung mit physischer Ursache anerkannt wurde – und das, obwohl das Syndrom sehr weit verbreitet ist: Drei von vier Frauen zwischen 30 und 40 klagen darüber. Möglicherweise ist das ein Zeichen für den naturfernen Lebensstil, den viele Frauen in westlichen Industriegesellschaften heutzutage führen. (Andererseits wurde in Kenia beobachtet, daß auch Pavianweibchen sich vor der Menstruation zurückzogen und mehr Zeit als sonst in den Bäumen bei der Futteraufnahme verbrachten.)
Die sozialen Implikationen des PMS können beträchtliche Ausmaße annehmen. Gesellschaftlich inaktzeptables Verhalten, Unfälle, Krankheiten und psychische Krisen häufen sich bei Frauen, die unter dem prämenstruellen Syndrom leiden. Heranwachsende schreiben beispielsweise in dieser Zeit schlechtere Schulnoten, bekommen mehr Verweise als sonst, sind vergeßlicher und unpünktlicher. Junge Frauen bleiben um drei bis fünf Prozent häufiger ihrer Arbeit fern. Und manchmal sind die Symptome sogar so drastisch, daß die Betroffenen sich fürchten, eine Straße zu überqueren oder Auto zu fahren, und in diesen Tagen lieber gleich zu Hause bleiben – was sie natürlich vom sozialen Leben abschneidet.
Eine Frau, die sich unter dem Einfluß von PMS nicht mehr der Norm entsprechend verhält, beeinflußt damit auch das Leben ihres Partners, ihrer Kinder, der Nachbarn und Freunde usw. Wird sie ihrem Partner gegenüber in dieser Zeit aggressiv, antwortet er darauf vielleicht seinerseits mit Gewalttätigkeit. Kinder sind ohnehin sehr sensibel, was die Stimmung der Mutter anbelangt, und reagieren auf ihnen unerklärliche Umschwünge womöglich mit psychosomatischen Symptomen wie Husten, Schnupfen, Weinen, Erbrechen, Kopfschmerzen usw. Zusätzlich zu ihren eigenen unangenehmen Symptomen und dem Gefühl, sich nicht unter Kontrolle zu haben, bekommt die Frau dann auch noch Schuldgefühle wegen der Auswirkungen, die ihr PMS auf die Menschen in ihrer Umgebung hat. Das könnte unter anderem erklären, weshalb in prämenstruellen Phasen so viele Selbsttötungsversuche geschehen. Auch andere soziale Aktivitäten, zum Beispiel Sport, können vom PMS in Mitleidenschaft gezogen werden. So kann etwa ein erhöhter Augeninnendruck zur Visusverschlechterung führen, was wiederum das Abschätzen von Entfernungen und Hindernissen beeinträchtigt. Und schließlich begehen manche Frauen, die prämenstruell zu Aggressivität neigen, in dieser Phase eher eine Gewalttat als zu anderen Zeiten ihres Zyklus.

Ursachen und Symptome

Die Ursachen des PMS sind äußerst vielfältig. Sie umfassen sowohl erblich bedingte Prädisposition als auch psychische Gründe und Ernährungsfehler. PMS-Patientinnen, so wurde festgestellt, konsumieren prämenstruell zum Beispiel um 62 Prozent mehr Kohlenhydrate aus raffinierten Industrieprodukten (etwa Weißmehl), 275 Prozent mehr Zucker, 79 Prozent mehr Milchprodukte, 78 Prozent mehr Natrium, 77 Prozent weniger Mangan, 53 Prozent weniger Eisen und 52 Prozent weniger Zink als Frauen, die nicht unter PMS leiden. Rein metabolisch, also vom Stoffwechsel her betrachtet, lassen sich vier wichtige Subtypen des PMS unterscheiden, je nach Konstellation der auftretenden Symptome.

Typ 1. Zu den Symptomen gehören vor allem nervöse Anspannung, Stimmungsumschwünge, Ängstlichkeit und Reizbarkeit. Dieser Typ kommt am häufigsten vor; er betrifft etwa 65 bis 75 Prozent der PMS-Patientinnen und wird mit erhöhtem Östrogenspiegel in Zusammenhang gebracht. Möglicherweise spielt dabei ein Vitamin-B-Mangel eine gewisse Rolle, der es der Leber erschwert, Östrogene abzubauen, damit sie ausgeschieden werden können. Kommt dann auch noch Verstopfung hinzu, werden die inerten (chemisch neutralen) Östrogene womöglich in ihrer aktiven Form im Darm reabsorbiert. Exzessive Östrogenspiegel im Blut können sich auf ver-

schiedene Weise auf Gemütslage und Verhalten auswirken:
Zum einen bewirken sie unter Umständen ein Ungleichgewicht der chemischen Substanzen, die das Gehirn beeinflussen. Steigende Adrenalin- und Serotoninspiegel zum Beispiel lösen Ängstlichkeit und Reizbarkeit aus.
Wird auch noch zu wenig Dopamin produziert, so ist es mit der inneren Ruhe und Ausgeglichenheit endgültig vorbei. Ein überhöhter Östrogenspiegel kann nämlich zweitens den Vitamin-B6-Stoffwechsel blockieren, der für die Dopaminsynthese notwendig ist. Um eine solche Störung auszubalancieren, muß die Frau unter Umständen bis zu 500 mg Vitamin B6 pro Tag einnehmen. Wegen der potentiellen Nebenwirkungsrisiken sollte das ausschließlich unter Kontrolle eines Arztes bzw. einer Ärztin geschehen, der oder die sich in Ernährungswissenschaft auskennt, oder unter Aufsicht einer Diätassistentin oder eines -assistenten. Ein Ungleichgewicht im Östrogen-Progesteron-Haushalt kann den Vitamin-B6-Bedarf erheblich steigern; die Frau weist dann vielleicht einen ganz normalen Vitamin-B6-Spiegel im Blut auf, benötigt tatsächlich aber erheblich mehr. Vitamin B6 ist außerdem notwendig, um den Gewebestoffwechsel der essentiellen Fettsäuren zu verbessern. Ein hoher Anteil saturierter (gesättigter) Fettsäuren in der Ernährung führt dazu, daß sich der Stoffwechsel essentieller (ungesättigter) Fettsäuren verschlechtert. Damit er gut funktioniert, müssen neben Vitamin B6 auch noch Magnesium, Zink sowie Vitamin C, Vitamin B3 und Chrom zugeführt werden.
Ein Mangel an essentiellen Fettsäuren kann bewirken, daß Frauen ungewöhnlich empfindlich auf ihre ganz normalen Prolaktinspiegel im Blut reagieren. Prolaktin ist ein Hormon, das in der Hirnanhangdrüse entsteht; es beeinflußt unter anderem die Östrogen- und Progesteronmenge, die in jedem Monatszyklus im weiblichen Körper produziert wird. Ein Prolaktin-Überschuß kann sich auf die Brustgewebe auswirken; die Brüste schwellen dann an und werden druck- und berührungsempfindlich. Die wenigsten PMS-Patientinnen haben jedoch tatsächlich einen überhöhten Prolaktinspiegel; offenbar reagieren sie lediglich stärker als sonst auf die im Blut kreisenden Moleküle dieses Hormons.
Zum dritten kann ein Östrogen-Überschuß auch den Zuckerhaushalt des Körpers beeinflussen und allmonatlich eine Hypoglykämie (Unterzuckerung) auslösen, die wiederum Stimmungsumschwünge zur Folge hat.

Typ 2. Zu den Symptomen gehören vor allem Wassereinlagerungen, schwere, geschwollene Brüste, Gewichtszunahme, sowie ein aufgedunsener Unterleib. Diese Symptome betreffen ebenfalls rund 65 bis 72 Prozent aller unter PMS leidenden Frauen; anscheinend ist dafür eine stark erhöhte Aldosteronproduktion verantwortlich, die zu Salz- und Wasserretention im Körper führt. Allein schon ein hoher Salzkonsum bewirkt, daß vermehrt Wasser in den Geweben eingelagert wird; dabei nimmt die Frau oft mehr als drei Pfund zu, und es kann passieren, daß Gesicht, Hände und Knöchel erheblich anschwellen. Typ 2 ähnelt Typ 1 insofern, als auch hier die Östrogenspiegel überhöht sein können; das führt wiederum zu vermehrter Serotonin- und anschließend zu erhöhter Aldosteronproduktion. Wie bei Typ 1 schüttet der Organismus vergleichsweise zu wenig Dopamin aus (dieses Hormon senkt normalerweise den Aldosteronspiegel).

Typ 3. Zu den Symptomen dieses PMS-Typs gehören insbesondere die Gier nach Süßem sowie gesteigerter Appetit, Kopfschmerzen, Herzklopfen, Erschöpfung, Schwindelgefühle und Neigung zu Ohnmachtsanfällen. Darunter leiden 24 bis 35 Prozent aller Frauen mit PMS; Ursache ist wahrscheinlich eine verringerte Kohlenhydrat-Toleranz. Hauptsächlich scheint es sich hierbei um die Folgen von Hypoglykämie (Unterzuckerung) zu handeln. Bislang ist der zugrundeliegende Mechanismus noch nicht ausreichend erklärt worden, auch wenn einigermaßen sicher scheint, daß die Betroffenen prämenstruell besonders empfindlich auf das körpereigene Insulin reagieren. Und natürlich führt ein erhöhter Kohlenhydratkonsum dazu, daß der Blutzuckerspiegel außer Kontrolle gerät, was wiederum Stimmungsumschwünge zur Folge hat. Hinzu kommt, daß dabei weniger Magnesium als nötig aufgenommen wird; dieses Spurenelement spielt bei der Progesteronproduktion, bei der Blutzuckerkontrolle und beim Verstoffwechseln der essentiellen Fettsäuren eine Rolle. Auch hoher Zuckerkonsum kann übrigens zu Wassereinlagerungen und einem aufgedunsenen Unterleib beitragen. Wer viel Kaffee oder Tee trinkt, bringt dar-

über hinaus die Aufnahme von Nährstoffen aus der Nahrung durcheinander; das ruft unter Umständen ebenfalls Stimmungswechsel, Reizbarkeit sowie Schlaflosigkeit hervor.
Hoher Alkoholkonsum kann zudem die Vitamin- und Mineralstoff-Balance empfindlich stören, den Östrogenabbau in der Leber behindern und die Blutzuckerkontrolle blockieren. Doch auch wenn die PMS-Betroffene weder zu viel Tee, Kaffee, Zucker noch Alkohol zu sich nimmt, reagiert der Körper doch stets auf eine – etwa durch zu viele Kohlenhydrate ausgelöste – Unterzuckerung des Bluts, indem er verstärkt Adrenalin produziert; das erhöht den Blutzuckerspiegel kurzzeitig, weil dabei die in der Leber befindlichen Zuckerdepots freigesetzt und dem Blutkreislauf zugeführt werden. Eine erhöhte Adrenalinausschüttung hat allerdings auch körperliche und psychische Nebeneffekte; sie löst nämlich Angstgefühle, Herzklopfen, Schweißausbrüche und Zittern aus.

Typ 4. Zu den vorherrschenden Symptomen dieses Typs gehören Depressionen, Neigung zu Tränenausbrüchen, Verwirrtheit, Vergeßlichkeit, Schlaflosigkeit. Sie betreffen zirka 23 bis 35 Prozent der PMS-Patientinnen und sind meist kombiniert mit Typ 1: Zuerst klagen die Frauen über Symptome des Typs 1, und je näher ihre Menstruation rückt, desto mehr stehen dann die Symptome des Typs 4 im Vordergrund. In diesen Fällen liegt oftmals ein hoher Progesteron- und ein niedriger Östrogenspiegel vor. Der vergleichsweise zu niedrige Östrogenspiegel kann dazu führen, daß mehr Neurotransmitter (hormonähnliche Botenstoffe) aufgespalten werden. Möglicherweise, so eine Theorie, blockiert eine Bleivergiftung – infolge von Auto- und Fabrikabgasen – die Wirkung der Östrogene im Körper, nicht jedoch die des Progesterons, so daß ein Ungleichgewicht dieser beiden Hormonwirkungen im weiblichen Körper entsteht. Falls das tatsächlich so sein sollte, muß die Betroffene unbedingt genügend Vitamin B1, Magnesium, Zink und Eisen zu sich nehmen, um die Bleiabsorption und -einlagerung verringern und die Bleiausscheidung verstärken zu helfen.

Weitere PMS-Symptome sind:

- Störungen der Haut, vor allem vermehrtes Auftreten von Akne. Die Haut wird prämenstruell fleckig und matt, bekommt Pusteln und Pickel, manchmal auch wunde Stellen. Oft ist sie fettiger als sonst.
- Schmerzen und Druckempfindlichkeit, ausgelöst durch: erhöhten Gewebedruck infolge der zunehmenden Wassereinlagerungen im Körper, die auf die Nervenendigungen drükken; erhöhte Muskelspannungen, möglicherweise infolge eines körperlichen PMS-Mechanismus, vielleicht aber auch wegen der prämenstruell gesteigerten psychischen Anspannung; sich ankündigende Dysmenorrhö (schmerzhafte Menstruation), bei der sich in den Blutgefäßen des Unterleibs und der Genitalien das Blut zu stauen beginnt und dabei dumpfe, ziehende Schmerzen auslöst (im Gegensatz zu den krampfartigen Schmerzen während der Menstruation); Unbeholfenheit, motorische Störungen, wobei die Frau sich öfter als sonst blaue Flecke holt.

Daneben haben wir folgende, eher seltene Symptome bei unseren Patientinnen gefunden: Apathie, Agoraphobie (Platzangst), Abneigung gegen Umgang mit anderen, Mißtrauen, das Gefühl, unter einer Glasglocke zu sitzen, von allem weggerückt zu sein, Selbstmordgedanken, Schwellungen der Augenlider, Haarausfall, Nebenhöhlenentzündungen, rauher Hals, Taubheitsgefühle im Hals, Rückenschmerzen, Schwellungen in den Hüften und im unteren Rückenbereich, schneidende Schmerzen in den Beinen, Jucken und Brennen in der Scheide, Scheidenausfluß, der auch gelblich verfärbt und übelriechend sein kann, Abneigung gegen den Sexualverkehr, Schmerzen beim Verkehr, brennende Blasenschmerzen, zunehmend Flatulenzen sowie abwechselnd Verstopfung und Durchfall, heiße Füße und generelles Unwohlbefinden, vor allem zwischen drei und fünf Uhr nachts.

Was Sie selbst dagegen tun können

Meiden Sie gesalzene Nahrungsmittel (und schummeln Sie auch bei Tisch nicht, indem Sie nachsalzen!), sogenanntes Junk Food (Fast Food wie Hamburger, Pommes frites usw. mit geringem Nährwert), fettreiche Nahrungsmittel sowie Tee und Kaffee. Außerdem sollten Sie möglichst wenig Milchprodukte – mit Ausnahme leberschützender, weil stark aminosäurehaltiger Magerquarks und Biojoghurts – und wenig Kohlenhydrate aus raffinierten Industrieprodukten, vor allem Weißmehl und Zucker, zu sich nehmen. Essen Sie lieber mehrere kleine, proteinreiche Snacks als wenige große Mahlzeiten pro Tag, doch achten Sie auch darauf, daß die meisten dieser Proteine aus pflanzlicher Kost stammen (zum Beispiel aus Hülsenfrüchten, Nüssen, Vollkornprodukten usw.). Essen Sie viel Rohkost und Salate mit kaltgepreßtem Sonnenblumen- oder Olivenöl. Schränken Sie das Rauchen ein oder versuchen Sie am besten, es ganz aufzugeben. Sollten Sie starkes Übergewicht haben, versuchen Sie es loszuwerden (siehe Gewichtsprobleme und Eßstörungen).

Nahrungsergänzungen

Im folgenden finden Sie einige wichtige Substanzen, mit denen Sie Ihre Ernährung ergänzen können; die Präparate sollten keine Lebensmittelzusatzstoffe enthalten.

- Pyridoxin (Vitamin B6): Dosierung nicht höher als 50 bis maximal 200 mg pro Tag; darüber hinaus besteht die Gefahr von Nervenschäden.
- Vitamin E: 150 bis 300 Internationale Einheiten (IE) pro Tag.
- Öl der Nachtkerze (in Apotheken erhältlich).
- Multivitamin- und Mineralstoffpräparate, die in Apotheken, Drogerien, Reformhäusern usw. erhältlich sind; die angegebene Tages-Höchstdosis – meist dreimal täglich 2 Tabletten – sollte nicht überschritten werden.

Alle diese Ergänzungspräparate sollten Sie im ersten Monat am besten täglich einnehmen, ab dem zweiten Monat jedoch nur noch in den zwei Wochen vor Einsetzen Ihrer nächsten Blutung oder auch nur in den Tagen, in denen Sie normalerweise Ihre PMS-Symptome verspüren; es sei denn, Ihr in Ernährungswissenschaft beschlagener Arzt bzw. Ihre Ärztin rät Ihnen zu einem anderen Einnahmemodus.

Vorbeugung

Vorbeugend läßt sich am ehesten etwas gegen das PMS unternehmen, wenn Sie auf Ihren Blutzuckerspiegel achten und eine Unterzuckerung vermeiden; wenn Sie Ihren Salzkonsum verringern; wenn Sie Ernährungsmängel ausgleichen und wenn Sie hormonelle Störungen sofort behandeln lassen. Wichtig ist vor allem eine gesunde, wohlfunktionierende Leber, da die Hormone in diesem Organ verstoffwechselt werden.

Eine schlechte Leberfunktion spiegelt sich nicht immer in den entsprechenden Bluttests, denn oft muß bereits ein großer Teil der Leber sozusagen lahmgelegt sein, bevor sich die Leberwerte deutlich verschlechtern. Die Diagnose einer „Leberstörung" beruht daher auch auf klinischen Symptomen wie Erschöpfung, allgemeinem Krankheitsgefühl, Verdauungsstörungen bis hin zur Verstopfung, dem prämenstruellen Syndrom sowie Allergien.

Häufig wird die Leberfunktion vor allem durch einen schlechten Gallenfluß beeinträchtigt, und zwar infolge von Gallensteinen; Alkoholkonsum; Ernährungsmängeln; Streß; Autointoxikation (Selbstvergiftung) durch Schadstoffrückstände im Darm; Hormongaben, einschließlich Antibabypille und Östrogentherapie; Schwangerschaft; Medikamenten und Chemikalien verschiedener Art, einschließlich umweltbedingter Schadstoffbelastung; erblichen Störungen, beispielsweise dem Gilbert-Lereboullet-Syndrom; dabei ist konstitutionell zu viel gelber Gallenfarbstoff im Blut vorhanden (Hyperbilirubinämie).

Außerdem können Sie Ihre Leber durch folgende Maßnahmen schützen:

- Reduzieren Sie Ihren Alkoholkonsum und nehmen Sie weniger gesättigte Fettsäuren zu sich; so verringern Sie das Risiko von Leberschäden und Gallenstörungen. Essen Sie statt dessen mehr Nahrungsmittel mit hohem Ballaststoffgehalt; das regt die Gallenfunktion an.
- Nehmen Sie mehr Antioxidanzien in Form von Vitamin C, Vitamin E, Zink und Selen zu sich, um sich besser vor den Schäden durch freie Radikale zu schützen. (Freie Radikale sind sehr aggressive Moleküle, die Zellstrukturen angreifen und zerstören, wenn sie nicht durch geeignete Maßnahmen daran gehindert werden.) Falls Sie das Gefühl haben, Ihre Leber arbeite nicht richtig, sollten Sie außerdem eine Leberdiät und eine Darmsanierung durchführen.

Homöopathische Behandlung

Sie sollten sich zusätzlich zu einer homöopathischen Selbstbehandlung Ihres prämenstruellen Syndroms einer homöopathischen Konstitutionstherapie, vorzugsweise bei einer homöopathischen Fachkraft, unterziehen.

Für die Selbstbehandlung lesen Sie zunächst die nun folgenden Kurz-Arzneimittelbilder sorgfältig durch. Falls Sie hier bereits ein Mittel finden, das Ihnen am passendsten erscheint, vergleichen Sie es mit dem entsprechenden ausführlichen Arzneimittelbild im Anhang (ab S. 354), falls es dort aufgeführt ist, um zu sehen, ob es auch allgemein zu Ihnen paßt. Nehmen Sie das Mittel in der Potenz C30 das erste Mal etwa 24 Stunden, bevor erfahrungsgemäß die ersten PMS-Symptome zu erwarten sind. Danach nehmen Sie es alle zwölf Stunden bis zu drei Tage lang ein.

Falls Sie sich über das passende Mittel noch nicht im klaren sind, fertigen Sie eine Tabelle an (siehe S. 34 ff.): Schreiben Sie diejenigen Mittel der Kurz-Arzneimittelbilder, die in Frage kommen – oder alle, falls Sie sich nicht entscheiden können –, nebeneinander in eine Querspalte. Dann suchen Sie aus der Arzneisuchtabelle für das prämenstruelle Syndrom die Symptome heraus, die auf Sie zutreffen, und schreiben sie untereinander in die Längsspalte. Es müssen mindestens sechs Symptome sein. Nun machen Sie jeweils einen Strich in Ihrer Tabelle, wenn eines der Mittel in Ihrer Querspalte unter dem Symptom Ihrer Längsspalte aufgeführt ist. Das Mittel, das am Ende die meisten Striche hat, ist das Mittel Ihrer Wahl. Nehmen Sie das Mittel in der Potenz C30 das erste Mal etwa 24 Stunden, bevor erfahrungsgemäß die ersten PMS-Symptome zu erwarten sind. Danach nehmen Sie es alle zwölf Stunden bis zu drei Tage lang ein.

Falls Sie immer noch nicht fündig geworden sind, lesen Sie noch einmal die Seiten 32 bis 36.

Kurz-Arzneimittelbilder

■ Sepia

Reizbarkeit, die sich bei Streß noch verschlimmert; Depressionen; Gleichgültigkeit; Agoraphobie (Platzangst); Neigung zu Tränenausbrüchen; Konzentrationsmangel; Verlangen nach Ruhe und Alleinsein; emotionale Abgestumpftheit; Selbstmordgedanken; Schreianfälle; Neigung zu Aggressivität; Zorn; Haarausfall; allgemein viel Kopfschmerzen; Druckgefühl auf dem Scheitel; chronische Nebenhöhlenentzündung; fettige Gesichtshaut; Akne; Hitzewallungen im Gesicht; rauher, sich taub anfühlender Hals; Übelkeit; Gier nach Süßem und Salzigem; Berührungsempfindlichkeit und ziehende, dumpfe Schmerzen im Unterleib; Analfissuren; brennende Schmerzen in der Blase; Brennen in der Scheide; gelblicher, brennender, übelriechender Scheidenausfluß; von Ausfluß verursachtes Scheidenjucken; Ausfluß nach Sexualverkehr, der oft juckt und brennt – schlimmer nach Entbindung; Abneigung gegen Sexualverkehr bzw. verringerte Libido; Gebärmuttervorfall; eventuell Endometriose; Scheidenschmerzen bei Sexualverkehr, die sich in den Wechseljahren noch verschlimmern; Herzklopfen; wunde Brustwarzen.

Allgemeine Modalitäten: Muskelverspannungen, vor allem zwischen drei und fünf Uhr nachts; Zittern; Schwäche und Mattigkeit am Morgen; Symptome verschlimmern sich nach Menstruation.

■ Calcium carbonicum

Depressionen; Gleichgültigkeit; Agoraphobie (Platzangst); Neigung zu Tränenausbrüchen; Reizbarkeit; Panikattacken; Selbstmordgedanken; Besorgtheit; Ängstlichkeit, vor allem auf freien Plätzen; Schwindelgefühl; prämenstruelles Kopfweh; allgemeine Kopfschmerzneigung; Schmerzen im Hinterkopf; fettige Gesichtshaut; rauher Hals; Gier nach Süßem, Zucker, Salz sowie Eiern; gelblicher, brennender, juckender Scheidenausfluß; Neigung zu Ausfluß; PMS schlimmer seit der Schwangerschaft; Gebärmuttervorfall; Unterleibsschmerzen während der Menstruation; prämenstruell geschwollene, schmerzende Brüste; Rückenschmerzen; Unbeholfenheit; geschwollene Knöchel; geschwollene Hände; schneidende Wadenschmerzen; Schlaflosigkeit.

Allgemeine Modalitäten: schmerzende Gelenke; Müdigkeit und Energiemangel; Schwächegefühl und kalte Schweißausbrüche; Neigung zu Gewichtszunahme.

■ Lycopodium

Reizbarkeit, die sich bei Streß verschlimmert; Depressionen; Mangel an Selbstvertrauen; Weinerlichkeit; Konzentrationsmangel; Wunsch nach Rückzug, Alleinsein; gesteigertes Mißtrauen; Gefühl des Ausgeklinktseins; gewalttätiges Verhal-

ten; Angst in der Menge; Neigung zu Tränenausbrüchen nach der Menstruation; Haarausfall; prämenstruelles Kopfweh; fettige Gesichtshaut; Hitzewallungen im Gesicht; rauher Hals; Übelkeit; Gier nach Süßem, nach Zucker; aufgedunsener Unterleib; dumpfe, ziehende Schmerzen, vor allem im Unterleib; allgemein leicht reizbarer Darm; gelblicher Scheidenausfluß; Abneigung gegen Sexualverkehr; eventuell Endometriose; schmerzempfindliche Brüste und Brustwarzen; Rückenschmerzen, geschwollene Rückengewebe; geschwollene Finger, Hände, Füße und Knöchel.
Allgemeine Modalitäten: Gelenkschmerzen; allgemeines Schwächegefühl; Zittern; morgendliche Mattigkeit; Schwächeanfälle mit Schweißausbruch; Neigung zu Gewichtszunahme.

■ Pulsatilla
Reizbarkeit, die sich bei Streß verschlimmert; Depressionen; Gleichgültigkeit; Mangel an Selbstvertrauen; Weinerlichkeit, Neigung zu scheinbar grundlosen Tränenausbrüchen; Verlangen nach Rückzug, Alleinsein; gesteigertes Mißtrauen; Gefühl, nicht dazuzugehören; Selbstmordgedanken; Entschlußlosigkeit; Angst vor der Zukunft; Angst auf öffentlichen Plätzen und vor Menschenmengen; Schwindelgefühl; prämenstruelles Kopfweh; Lidödeme; Gesichtsschwellungen; Übelkeit; Gier nach Süßem; aufgedunsener Unterleib; dumpfe, ziehende Schmerzen im Unterleib; Krampfschmerzen im Unterleib, die sich bei Wärme bessern; allgemein leicht reizbarer Darm; starker Harndrang; brennende Blasenschmerzen; Brennen in der Scheide; brennender, gelblicher Ausfluß und Neigung zu Candida-Infektionen; PMS schlimmer seit Schwangerschaft; Gebärmuttervorfall; Gebärmutterschmerzen während der Menstruation; unregelmäßige, eventuell auch spärliche Monatsblutungen – vor allem in den Wechseljahren; schmerzempfindliche Brüste; Rückenschmerzen; heiße Füße; geschwollene Finger, Knöchel und Füße.
Allgemeine Modalitäten: Gelenkschmerzen; Schwächegefühl; Muskelverspannungen; Neigung zu Gewichtszunahme.

■ Sulfur
Weinerlichkeit; Reizbarkeit; Wunsch nach Rückzug, Alleinsein; gesteigertes Mißtrauen; Ängstlichkeit; Aggressivität; Zorn und Besorgtheit; Haarausfall; prämenstruelles Kopfweh; ziehende Kopfschmerzen; Lidödeme; chronische Nebenhöhlenentzündung; fettige Gesichtshaut; Hitzewallungen im Gesicht; rauher Hals; starkes Verlangen nach Süßem, Zucker und Salz; ziehende, dumpfe Schmerzen im Unterleib; Verstopfung; Analfissuren; allgemein leicht reizbarer Darm; starker Harndrang; Brennen in der Scheide; gelber, brennender, juckender Scheidenausfluß; Abneigung gegen Sexualverkehr oder verringerte Libido; Scheidenschmerzen beim Sexualverkehr, die sich in den Wechseljahren verstärken; schmerzempfindliche Brustwarzen; Unbeholfenheit; heiße Füße; geschwollene Finger und Hände.
Allgemeine Modalitäten: PMS-Symptome verschlimmern sich in der Rekonvaleszenzzeit nach einer Erkrankung; Gelenkschmerzen; Neigung zu Gewichtszunahme.

■ Lachesis
Reizbarkeit; Konzentrationsschwierigkeiten; Abneigung gegen den Umgang mit anderen; gesteigertes Mißtrauen; Gefühl, nicht dazuzugehören; Selbstmordgedanken; Aggressivität; Entschlußlosigeit, vor allem unter Streß; Schwindelgefühl; Haarausfall; prämenstruelles Kopfweh; rauher Hals, vor allem linksseitig; aufgedunsener Unterleib; schmerzempfindlicher Unterleib; Verstopfung; Analfissuren; allgemein leicht reizbarer Darm; typische Wechseljahrbeschwerden; brennender Scheidenausfluß; PMS schlimmer seit Schwangerschaft; schmerzempfindliche Brustwarzen; Herzklopfen; Rückenschmerzen; Unbeholfenheit; geschwollene Knöchel; ziehende Hüftschmerzen; geschwollene Hände; Schlaflosigkeit.
Allgemeine Modalitäten: Symptome bessern sich, sobald die Menstruation einsetzt; Schwäche und Mattigkeit am Morgen, die sich nach der Menstruation noch verschlimmern.

■ Natrium muriaticum
Depressionen; Gleichgültigkeit; Mangel an Selbstvertrauen; Neigung zu Tränenausbrüchen; deutliche Abneigung dagegen, mit anderen zusammenzusein; Gefühl, nicht dazuzugehören; Ängstlichkeit; Selbstmordgedanken; Aggressivität; Angst vor Menschenmengen; alle Symptome schlimmer bei Streß; Haarausfall; prämenstruelles Kopfweh; Druck auf Scheitel; fettige Gesichts-

haut; Übelkeit; Gier nach Süßem und Salzigem; Analfissuren; allgemein leicht reizbarer Darm; Brennen in der Scheide; juckender Ausfluß; Neigung zu chronischem Ausfluß; Abneigung gegen Sexualverkehr oder verringerte Libido; Scheidenschmerzen beim Sexualverkehr; geschwollene, schmerzempfindliche Brüste; Herzklopfen.
Allgemeine Modalitäten: Schwäche; Muskelverspannungen; Zittern; morgendliche Mattigkeit; Wassereinlagerungen.

■ Nux vomica
Gleichgültigkeit; Mangel an Selbstvertrauen; Agoraphobie (Platzangst); Reizbarkeit; Konzentrationsschwierigkeiten; Abneigung gegen den Umgang mit anderen; gesteigertes Mißtrauen; Ängstlichkeit; Selbstmordgedanken; Aggressivität; Angst vor öffentlichen Plätzen und Menschenmengen; Wutausbrüche, vor allem unter Streß; Schwindelgefühle; ziehende Kopfschmerzen; Druck auf Scheitel; chronischer Katarrh; Gesichtsakne; rauher Hals; Übelkeit; Gier nach fettigem, schwerem Essen und Alkohol; nach unten ziehender Schmerz im Unterleib; Verstopfung; Analfissuren; häufiger starker Harndrang; gelber, übelriechender Scheidenausfluß und Neigung zu Candida-Infektionen; PMS schlimmer seit der Schwangerschaft; Menstruationsschmerzen in der Gebärmutter, die sich in den Wechseljahren verschlimmert haben; schmerzempfindliche Brüste; Rückenschmerzen; Unbeholfenheit.
Allgemeine Modalitäten: Muskelverspannungen; Gelenkschmerzen; morgendliche Mattigkeit; allgemein stärkeres Unwohlbefinden sowohl vor als auch nach der Menstruation; Frösteln.

■ Phosphorus
PMS wird schlimmer unter Streß; Gleichgültigkeit; Panikattacken; Konzentrationsmangel; Gefühl, nicht dazuzugehören; Aggressivität; Besorgtheit; Neigung zu Tränenausbrüchen nach der Menstruation; Zorn; Schwindelgefühl; Haarausfall; fettige Gesichtshaut; Gesichtsakne; Übelkeit; Gier nach Süßem, Zucker, Salz und stark Gesalzenem; ziehende Schmerzen im Unterleib; Analfissuren; allgemein leicht reizbarer Darm; starker Harndrang; typische Wechseljahrbeschwerden; brennender Scheidenausfluß; Abneigung gegen Sexualverkehr; Unbeholfenheit; geschwollene Finger, Hände, Knöchel und Füße; Wadenkrämpfe.
Allgemeine Modalitäten: Schwächegefühl; Gelenkschmerzen; PMS-Symptome schlimmer in der Rekonvaleszenzzeit nach einer akuten Erkrankung; Muskelverspannungen; Neigung zu Gewichtszunahme.

■ Graphites
Neigung zu Tränenausbrüchen; Reizbarkeit; Konzentrationsmangel; Ängstlichkeit; Entschlußlosigkeit; Haarausfall; Gesichtsschwellungen; Hitzewallungen im Gesicht; Verstopfung; Analfissuren; Brennen in der Scheide; gelblicher Scheidenausfluß, Neigung zu Pilzinfektionen; Libidoverlust, vor allem in den Wechseljahren; schmerzempfindliche Brüste und Brustwarzen; Unbeholfenheit; schneidende Schmerzen im Oberschenkel; geschwollene Finger, Knöchel und Füße.
Allgemeine Modalitäten: Schwäche; alle Symptome verschlimmern sich nach der Menstruation; Neigung zu Gewichtszunahme.

■ Kalium carbonicum
Reizbarkeit; Panikattacken; Zorn; innere Anspannung; Haarausfall; Lidödeme; chronische Nebenhöhlenentzündung; Gesichtsschwellungen; Gier nach Süßem, nach Zucker; ziehende, dumpfe Schmerzen überall; nagende Schmerzen im Unterleib; Verstopfung; allgemein leicht reizbarer Darm; starker Harndrang; verringerte Libido; Scheidenschmerzen beim Sexualverkehr, die sich in den Wechseljahren verschlimmert haben; geschwollene, schmerzempfindliche Brüste; Rückenschmerzen; Schlaflosigkeit.
Allgemeine Modalitäten: Gelenkschmerzen; Zittern; Neigung zu Gewichtszunahme; Erschöpfung; Symptome verschlimmern sich gegen drei Uhr nachts.

■ Silicea
Mangel an Selbstvertrauen; Konzentrationsschwierigkeiten; Haarausfall; Druck auf Scheitel; fettige Gesichtshaut; Gesichtsakne; rauher Hals; Krampfschmerzen, die sich bei Wärme bessern; Verstopfung; Analfissuren; übelriechender Scheidenausfluß; schmerzempfindliche Brustwarzen; Unbeholfenheit; geschwollene Füße.
Allgemeine Modalitäten: PMS-Symptome werden schlimmer in der Rekonvaleszenzzeit nach akuter Erkrankung; Gelenkschmerzen; Muskelverspannungen.

■ Belladonna
PMS unter Streß schlimmer als sonst; Reizbarkeit; Abneigung gegen den Umgang mit anderen; gesteigertes Mißtrauen; Selbstmordgedanken; Aggressivität; prämenstruelle Kopfschmerzen; Druck auf Scheitel; rauher Hals; überall ziehende Schmerzen; Brennen in der Scheide, Neigung zu Pilzinfektionen; PMS ist seit Schwangerschaft schlimmer; Menstruationsschmerzen in der Gebärmutter, die sich in den Wechseljahren noch verschlimmern; Unbeholfenheit; schneidende Schmerzen in den Oberschenkeln; geschwollene Hände; Schlaflosigkeit.
Allgemeine Modalitäten: Schwäche und Mattigkeit; Gelenkschmerzen; Neigung zu Gewichtszunahme.

■ Causticum
Depressionen; Neigung zu Tränenausbrüchen; Reizbarkeit; Konzentrationsmangel; gesteigertes Mißtrauen; Pessimismus; Überempfindlichkeit; fettige Gesichtshaut; Gesichtsakne; rauher Hals; häufiger Harndrang oder Anzeichen einer Blasenentzündung; Analfissuren; juckender Scheidenausfluß; PMS-Symptome schlimmer seit der Schwangerschaft; Abneigung gegen Sexualverkehr oder verringerte Libido; schmerzempfindliche Brustwarzen; Rückenschmerzen; Unbeholfenheit; geschwollene Füße.
Allgemeine Modalitäten: Schwächegefühl; Gelenkschmerzen.

Arzneisuchtabelle für das prämenstruelle Syndrom

prämenstruelle Neigung zu Gewaltausbrüchen, Beleidigungen	Gier nach Alkohol	prämenstruell gesteigerte sexuelle Gier
Chamomilla	Selenium	Stramonium
morgendliche Furcht, falls Menstruation sich verspätet	häufig Angst vor Kleinigkeiten	grundlose Lachanfälle
Natrium muriaticum	Calcium carbonicum	Hyoscyamus Nux moschata Nymphomanie Dulcamara Phosphorus Veratrum album
– Furcht am späten Vormittag	Impuls, wegzulaufen	Stimmungsschwankungen
Ammonium carbonicum	Lachesis	Chamomilla
– Furcht am Abend	prämenstruelle Arbeitswut	prämenstruelle Reizbarkeit
Acidum nitricum	Barium carbonicum Calcium carbonicum Calcium phosphoricum Hyoscyamus Ignatia Lachesis Magnesium carbonicum Phosphorus Sepia Veratrum album	Sepia
Neigung, aus einer Mücke einen Elefanten zu machen	Übereifrigkeit	Neigung zu Tränenausbrüchen unter Streß
Conium	Veratrum album	Graphites Murex
Verzweiflungszustände		
Veratrum album		

Arzneisuchtabelle für das prämenstruelle Syndrom, Fortsetzung

Ängstlichkeit Acidum nitricum Cocculus Graphites Ignatia Natrium muriaticum Nux vomica Sulfur	**prämenstruelle Neigung zu Hysterie** Cimicifuga Hyoscyamus Ignatia Magnesium muriaticum Moschus Platinum	**Neigung zu Schlampigkeit, Leichtsinn** Belladonna
prämenstruell ungewöhnlich euphorisch Acidum hydrofluoricum Aconitum Hyoscyamus	**allgemeine Reizbarkeit** Causticum Chamomilla Lycopodium Natrium muriaticum Nux vomica Pulsatilla Sepia	**Schwindelgefühle und Drehschwindel** Calcium phosphoricum Caulophyllum Conium Lachesis Pulsatilla Veratrum album Zincum metallicum
prämenstrueller Konzentrationsmangel Calcium carbonicum	**manisches Verhalten** Sepia	**Gefühl, der Kopf sei zum Bersten voll** Aconitum Apis Belladonna Glonoinum Kalium carbonicum Mercurius solubilis Hahnemanni
prämenstruelle Verwirrtheit Cimicifuga Sepia	**alle geistig-seelischen Symptome prämenstruell schlimmer als sonst** Natrium muriaticum Stannum	**Spannungen im Schädel** Hepar sulfuris Natrium carbonicum Silicea
Übererregbarkeit Kreosotum Lachesis Lycopodium Nux vomica	**besondere Unzufriedenheit** Chamomilla Lycopodium Nux vomica	**juckende Kopfhaut** Magnesium muriaticum
Angstzustände Aconitum	**prämenstruelle Neigung zu Liebeskummer** Bromium	**fleckige Kopfhaut** Sepia
große Schreckhaftigkeit Calcium phosphoricum		

Arzneisuchtabelle für das prämenstruelle Syndrom, Fortsetzung

heißer Kopf	Calcium carbonicum Conium Crotalus Ignatia Jodum Lycopodium Thuja
schwerer Kopf	Cimicifuga Crotalus Ignatia
Pochen im Schädel	Belladonna Borax Crotalus Glonoinum Lachesis Petroleum
pochende Schläfen	Lachesis
Gehirn fühlt sich überempfindlich an	Calcium carbonicum Carbo vegetabilis Conium Hyoscyamus Natrium muriaticum Phosphorus
Kopfschmerzen vor und während der Menstruation	Belladonna Cyclamen Gelsemium Glonoinum Natrium muriaticum Nux vomica Sanguinaria Sepia Sulfur Ustaligo
prämenstrueller Stirnkopfschmerz	Calcium carbonicum
Schläfenkopfschmerz	Lachesis
bohrende Schmerzen in der Schläfe	Antimonium crudum
Druckschmerz in der Schläfe	Natrium muriaticum
Druckschmerz in der Stirn über den Augen	Silicea
einschießende Stirnschmerzen	Ferrum metallicum
einschießende Seitenkopfschmerzen	Calcium phosphoricum
schwere, müde Augen	Natrium muriaticum
Weiß der Augen prämenstruell blutunterlaufen	Pulsatilla
rote Augen	Glonoinum
rotgeränderte Lider	Aurum metallicum
glasige, starrblickende Augen	Pulsatilla
Zucken in den Augenlidern	Natrium muriaticum
Ohrgeräusche	Borax Ferrum metallicum Kreosotum
Klingeln in den Ohren	Ferrum metallicum

Arzneisuchtabelle für das prämenstruelle Syndrom, Fortsetzung

prämenstruelle Gehörverschlechterung	Kreosotum
Kopfgrippe	Magnesium carbonicum
Husten mit Heiserkeit	Graphites
prämenstruelles Nasenbluten	Barium carbonicum Ipecacuanha Lachesis Natrium sulfuricum Pulsatilla Sulfur Veratrum album
Schmerzen in der Nase(nwurzel)	Conium
Gesichtsschwellungen	Graphites Kalium carbonicum Mercurius solubilis Hahnemanni Pulsatilla
blau angelaufenes Gesicht	Pulsatilla
dunkle Ringe unter den Augen	Tuberculinum
prämenstruell häufiges Erröten	Belladonna Ferrum phosphoricum Sanguinaria
Hautausschläge um die Augen herum	Magnesium muriaticum
fleckiges Gesicht	Magnesium muriaticum
Pickel	Magnesium muriaticum
Bläschen auf der Nase	Magnesium carbonicum
heißes Gesicht	Alumina Lycopodium
schmerzendes Gesicht	Stannum
Wangenschwellungen	Phosphorus
übler Mundgeruch	Sepia
wunder Mundbereich	Phosphorus
Blutspuren im Speichel	Natrium muriaticum
prämenstruell vermehrter Speichelfluß	Pulsatilla
angeschwollenes Zahnfleisch	Barium carbonicum Phosphorus
blutende Zahnfleischgeschwüre	Phosphorus
Bläschen im Mund	Magnesium carbonicum
prämenstruelles Zahnweh	Antimonium crudum Natrium muriaticum Pulsatilla Sulfur

Arzneisuchtabelle für das prämenstruelle Syndrom, Fortsetzung

bohrender Zahnschmerz	Sulfur
reißende Schmerzen im Hals	Arsenicum album
Würgegefühl	Pulsatilla
entzündeter Rachen	Magnesium carbonicum
brennende Rachenschmerzen	Sulfur
rauher Hals	Conium Magnesium carbonicum
Spannungsgefühl im Rachen	Jodum
prämenstruell sich bemerkbar machende Magengeschwüre	Magnesium carbonicum
Gefühl, als ob der Magen sich zusammenziehe	Sulfur
prämenstruelle Gier nach Süßem	Sulfur
schwaches, leeres Gefühl im Magen	Ignatia
erfolgloses nächtliches Aufstoßen	Manganum
allgemeine Neigung zum Aufstoßen, vor allem prämenstruell	Kalium carbonicum Natrium muriaticum Nux moschata Pulsatilla
– saures Aufstoßen	Kalium carbonicum
– süßliches Aufstoßen	Natrium muriaticum
– wäßriges Aufstoßen	Manganum
beim Aufstoßen kommt Wasser in den Mund hoch	Nux moschata Pulsatilla
prämenstruelles Sodbrennen	Sulfur
Völlegefühl	Tarantula
prämenstruelle (Morgen-)Übelkeit	Ammonium muriaticum Cocculus Cyclamen Ipecacuanha Nux vomica Sepia
allgemeine Übelkeit	Hyoscyamus Ipecacuanha Lycopodium Natrium muriaticum Pulsatilla
prämenstruelle Magenschmerzen	Magnesium carbonicum
Magenkrämpfe	Belladonna Pulsatilla Sepia
Druckgefühl im Magen	Nux moschata

Arzneisuchtabelle für das prämenstruelle Syndrom, Fortsetzung

Symptom	Arzneien
Verlangen nach großen Mengen Flüssigkeit	Sulfur
prämenstruell morgendliches Erbrechen	Ammonium muriaticum Cocculus Cyclamen Ipecacuanha Nux vomica Sepia
allgemeine Neigung zu Erbrechen	Calcium carbonicum Cuprum metallicum Kreosotum Nux vomica Pulsatilla
Erbrechen bitterschmeckender Flüssigkeiten	Caulophyllum
Erbrechen von Saurem	Calcium carbonicum Pulsatilla
prämenstruelle Gebärmutterkontraktionen	Natrium muriaticum
prämenstruell aufgedunsener Unterleib	Cocculus Lachesis Lycopodium Pulsatilla Zincum metallicum
Hautausschlag auf Unterleib	Apis
Rumpelgeräusche im Unterleib	Zincum metallicum
verhärteter Unterleib	Manganum
Gefühl, als läge ein Stein im Magen/im Unterleib	Pulsatilla
dumpfe, ziehende Schmerzen im Unterleib	Lachesis Lycopodium Natrium muriaticum Sepia Sulfur
reißende Schmerzen im Unterleib	Belladonna
prämenstruelle Unterleibskrämpfe	Ammonium carbonicum Belladonna Calcium phosphoricum Causticum Chamomilla Cocculus Colocynthis Cuprum metallicum Ignatia Kalium carbonicum Lachesis Magnesium phosphoricum Platinum Pulsatilla Sepia
Krampfschmerzen im Nabelbereich	Kreosotum
schneidende Schmerzen im Nabelbereich	Chamomilla Lilium
Druckschmerzen im Unterleib	Platinum Sepia
allgemein druck- und schmerzempfindlicher Unterleib	Belladonna Bryonia Sepia

Arzneisuchtabelle für das prämenstruelle Syndrom, Fortsetzung

Schwächegefühl im Unterleib	Phosphorus
prämenstruelle Verstopfung	Graphites Kalium carbonicum Lachesis Silicea
prämenstrueller Durchfall	Ammonium carbonicum Lachesis Natrium sulfuricum Silicea Veratrum album
ziehendes Schweregefühl im Rektum	Phosphorus
prämenstruell sich verschlimmernde Hämorrhoiden	Aloe Carbon sulphuratum Carbo vegetabilis Collinsonia Graphites Ignatia Lachesis Pulsatilla
Afterjucken	Graphites
prämenstruell besonders häufiger Harndrang	Alumina Kalium jodatum Pulsatilla Sarsaparilla Sulfur
besonders starker Harndrang	Kalium jodatum Pulsatilla Sulfur
Schmerzen beim Wasserlassen	Sarsaparilla
häufiger, aber nicht quälender Harndrang	Apis Sarsaparilla
schneidende Schmerzen in der Harnröhre	Cantharis
Brennen beim Wasserlassen	Cantharis
prämenstruell milchig verfärbter Urin	Acidum phosphoricum
stark riechender Urin	Mercurius solubilis Hahnemanni
wenig Harnabgang	Apis Silicea
Schleimspuren im Urin	Lachesis
Urin, der aussieht wie Molke	Acidum phosphoricum
prämenstruelle Stauung, Schwellung der Eierstöcke	Lac caninum
prämenstruelles Stauungsgefühl in der Gebärmutter	China Lachesis
(unangenehme) Zunahme der Lust auf Sex	Calcium phosphoricum Phosphorus Veratrum album
Gefühl, als hätten sich die Eierstöcke vergrößert	Silicea

Arzneisuchtabelle für das prämenstruelle Syndrom, Fortsetzung

Gefühl, als hätte sich die Gebärmutter vergrößert	Sepia
Hautausschläge im Vulvabereich	Dulcamara
Eiterpickel im Vulvabereich	Aurum muriaticum
wunde Haut im Vulvabereich	Kalium carbonicum Sepia
Hitzegefühl in der Vagina	Ignatia
Kältegefühl in der Vagina	Calcium carbonicum Graphites Kalium carbonicum Lilium Mercurius solubilis Hahnemanni Sulfur
Jucken im Scheidenbereich	Graphites
prämenstruell brennender Scheidenausfluß	Graphites
	Sepia Silicea Ustilago
Scheidenausfluß, der aussieht wie Eiweiß	Ustilago
klarer Scheidenausfluß vor und nach der Menstruation	Pulsatilla
sehr starker Scheidenausfluß	Lachesis Nux vomica
Gel-ähnlicher Scheidenausfluß vor und nach der Menstruation	Palladium
allgemeine Neigung zu prämenstruellem Ausfluß	Bovista Calcium carbonicum Graphites Kreosotum Sepia
dickflüssiger Ausfluß vor und nach der Menstruation	Zincum metallicum
prämenstruell gelblicher Scheidenausfluß	Natrium muriaticum Pulsatilla Sepia Tarantula
prämenstruelle Schmerzen im Eierstock	Apis Belladonna Cimicifuga Colocynthis Lachesis Lilium Thuja Zincum metallicum
Gebärmutterschmerzen in der Nacht vor Einsetzen der Blutung	Calcium carbonicum
allgemein prämenstruelle Gebärmutterschmerzen	Calcium carbonicum Calcium phosphoricum Caulophyllum Kalium carbonicum Pulsatilla Sepia
kaum aushaltbare Gebärmutterschmerzen (ziehend oder wehenähnlich)	Apis Belladonna Calcium phosphoricum China

Arzneisuchtabelle für das prämenstruelle Syndrom, Fortsetzung

	Cina Conium Kalium carbonicum Phosphorus Platinum Sepia Viburnum
brennende Schmerzen im Genitalbereich	Sepia
brennende Schmerzen in den Labien („Schamlippen“)	Calcium carbonicum
brennende Schmerzen im linken Eierstock bei Bewegung	Thuja
brennende Schmerzen in der Gebärmutter	Natrium muriaticum
Brennen in der Scheide	Ignatia Sulfur
prämenstruelle Krampfschmerzen in der Gebärmutter	Calcium phosphoricum Causticum Chamomilla
	Magnesium phosphoricum Viburnum
ziehende oder zerrende Schmerzen in den Eierstöcken	Colocynthis
stechende Schmerzen in der Gebärmutter	Alumina
druckempfindliche Eierstöcke	Kalium carbonicum Lac caninum
druckempfindliche Gebärmutter	Bovista
stechende Schmerzen in den Genitalien	Zincum metallicum
einschießende Eierstockschmerzen	Podophyllum
einschießende Gebärmutterschmerzen	Borax
reißende Gebärmutterschmerzen	Natrium muriaticum
prämenstruell überempfindliche Genitalien	Lachesis Platinum
Schwellungen im äußeren Genitalbereich	Sepia
prämenstruelle Eierstockschwellungen	Bromium
prämenstruelle Atemschwierigkeiten	Cuprum metallicum Natrium sulfuricum Sulfur Zincum metallicum
prämenstruelle Hustenanfälle tagsüber	Graphites
– abends im Bett	Sulfur
trockener Husten tagsüber	Graphites

Arzneisuchtabelle für das prämenstruelle Syndrom, Fortsetzung

– morgens	Zincum metallicum
– zu jeder Tageszeit	Sulfur Zincum metallicum
Husten im allgemeinen	Argentum nitricum Graphites Sulfur
prämenstruelles Bluthusten	Zincum metallicum
prämenstruell eiskalte Brüste	Medorrhinum
geschwollener Brustbereich	Kalium carbonicum
Stauungs- oder Spannungsgefühl im Brustkorb	Phosphorus
Völlegefühl im Brustkorb	Sulfur
prämenstruell verhärtete Knötchen in der Brust (Mastopathie)	Conium
juckende Achselhöhlen	Sanguinaria
prämenstruelle Milchsekretion aus den Brustwarzen	Tuberculinum
Druck- oder Schweregefühl im Brustkorb	Borax Lachesis
Brustschmerzen beim Atmen	Pulsatilla
prämenstruell schmerzende Achselhöhlen	Calcium carbonicum
allgemein schmerzende Brüste	Calcium carbonicum Conium Kalium muriaticum Lac caninum Zincum metallicum
Schmerzen an den Brust(korb)seiten	Pulsatilla
prämenstruelle Schmerzen im Herzbereich	Cactus Lilium
brennende Schmerzen im Brustbereich	Zincum metallicum
druckempfindliche Brüste vor und während der Menstruation	Zincum metallicum
prämenstruell empfindliche, schmerzende Brüste	Calcium carbonicum Conium Kalium muriaticum Lac caninum Pulsatilla Tuberculinum
geschwollene Brüste	Calcium carbonicum Lac caninum Tuberculinum
stichartige Brust(korb)schmerzen	Kalium carbonicum

Arzneisuchtabelle für das prämenstruelle Syndrom, Fortsetzung

stichartige Schmerzen an den Brust(korb)seiten	Schweregefühl im unteren Rückenbereich	prämenstruelles Schwitzen auf dem Rücken
Pulsatilla	Bovista	Acidum nitricum
prämenstruelles Herzklopfen	prämenstruelle Rückenschmerzen	Klopfen, Pulsieren im Rückenbereich
Cactus Cuprum metallicum Jodum Lilium Natrium muriaticum Sepia Spongia	Berberis Calcium carbonicum Causticum Gelsemium Hydrastis Kalium carbonicum Kalium nitricum Kreosotum Lachesis Lycopodium Magnesium carbonicum Nux vomica Nux moschata Podophyllum Pulsatilla Spongia Ustilago Viburnum	Acidum nitricum
Herzklopfen beim Aufwachen	ziehende Nackenschmerzen	prämenstruelle Nackenverspannungen
Alumina	Natrium carbonicum	Natrium carbonicum
Krampfschmerzen im Brustkorb	druckempfindliches Steißbein	prämenstruell kalte Arme
Lachesis	Spongia	Manganum
Lymphdrüsenschwellungen in den Achselhöhlen	einschießende Schmerzen im unteren Rückenbereich (Kreuz)	kalte Beine
Aurum metallicum	Natrium muriaticum	Lycopodium
prämenstruell „schwach auf der Brust" und Husten		klamme, kalte Füße
Graphites		Lycopodium Nux moschata
Hautausschläge im Nacken und zwischen den Schulterblättern, vor allem, falls mit Jucken verbunden		Wadenmuskelzuckungen
Carbo vegetabilis		Chamomilla
		Wadenkrämpfe
		Phosphorus
		müde, schwere Beine
		Lycopodium

Arzneisuchtabelle für das prämenstruelle Syndrom, Fortsetzung	
Lahmheitsgefühl in den unteren Gliedmaßen	Acidum nitricum
Taubheitsgefühl in den Beinen	Podophyllum
Taubheitsgefühl in den Füßen	Hypericum
kalter Schweiß auf den Gliedmaßen	Calcium carbonicum
Schweißfüße	Calcium carbonicum
geschwollene Füße	Lycopodium
Zittern in den Gliedern	Natrium muriaticum
Zittern nur in den Beinen	Kalium carbonicum
prämenstruelle Verschlimmerung von Krampfadern	Ambra
nächtliche Schwäche in den Füßen	Manganum
Gelenkschmerzen	Caulophyllum
Schmerzen in den Beinen	Caulophyllum
Hüftschmerzen	Cimicifuga
Schmerzen an der Hinterseite der Schenkel	Magnesium muriaticum
prämenstruelle Schlafstörungen	Alumina
(störende) sexuelle Träume	Calcium carbonicum Kalium carbonicum
prämenstruelle Angstträume	Causticum
prämenstruell auffällig viele Träume	Alumina
ruheloser Schlaf	Kalium carbonicum
prämenstruelles Gähnen und Frösteln	Pulsatilla
häufiges Bedürfnis, zu gähnen und sich zu strecken	Pulsatilla
Frösteln um Mitternacht	Lycopodium
allgemeines Frösteln und Frieren	Calcium carbonicum Caulophyllum Kalium carbonicum Lycopodium Magnesium carbonicum Pulsatilla Sepia Silicea
Hitzegefühl am späten Vormittag	Ammonium carbonicum
Hitzegefühl um Mitternacht	Lycopodium

Arzneisuchtabelle für das prämenstruelle Syndrom, Fortsetzung

prämenstruelles Schwitzen am Morgen	Natrium sulfuricum
– in der Nacht	Veratrum album
– zu jeder Tageszeit	Graphites Hyoscyamus Sulfur Thuja Veratrum album
prämenstruell kalte Haut	Silicea
prämenstrueller Herpesausbruch mit Jucken	Carbo vegetabilis
Hautausschläge	Dulcamara Urticaria (Nesselsucht)
	Dulcamara Kalium carbonicum
allgemeines Hautjucken	Graphites Silicea
Kältegefühl der Haut und „Ameisenlaufen"	Antimonium tartaricum
Hitzewallungen	Lachesis Sanguinaria
prämenstruelle Neigung zu Ohnmachtsanfällen	Acidum muriaticum Lycopodium Moschus Natrium muriaticum Nux vomica Nux moschata Sepia Thuja
prämenstruell unregelmäßiger Puls	Kalium carbonicum
zuckender Puls	Sepia
zitternder Puls	Natrium muriaticum
schwacher Puls	Alumina Ammonium carbonicum Belladonna China Cocculus Magnesium carbonicum Natrium muriaticum Veratrum album
prämenstruelle Mattigkeit	Belladonna Natrium muriaticum

Menstruationsprobleme

Endometriose (Versprengungen der Gebärmutterschleimhaut)

Bei dieser Erkrankung finden sich versprengte Fragmente der Gebärmutterschleimhaut (des Endometriums) an Stellen, wo sie überhaupt nicht hingehören, etwa am Bauchfell, an den Eierstöcken, in der Blase oder im Darm. Da auch diese Schleimhautteile unter dem zyklischen Einfluß des Progesterons und der Östrogene stehen, füllen sie sich allmonatlich mit Blut, wobei sie Druck auf die umliegenden Gewebe ausüben und diese reizen, so daß narbige Verhärtungen entstehen können. Am häufigsten tritt die Endometriose bei kinderlosen Frauen zwischen 30 und 40 auf. Bei jungen Frauen unter 20 ist sie selten anzutreffen, doch wenn, dann leiden die Heranwachsenden stets auch unter sehr schmerzhaften Menstruationsblutungen (Dysmenorrhö). Die Ursache dieser Erkrankung ist bislang unbekannt; sicherlich spielen Östrogene dabei eine Rolle, und auch ein Selenmangel sowie der Gebrauch von Tampons wurden schon damit in Zusammenhang gebracht.
Eine Endometriose wird im Zuge einer Laparoskopie diagnostiziert; dabei wird unter Narkose ein kleines teleskopähnliches Gerät durch einen kleinen Schnitt im Nabel in den Bauchraum eingeführt, um die versprengten Schleimhautteilchen aufzuspüren.

Symptome

Schwere Menstruationsblutungen (Menorrhagie), ziehende Schmerzen, die gegen Ende der Menstruation eher noch zunehmen, Unfruchtbarkeit und möglicherweise Schmerzen beim Sexualverkehr. Zwischen 15 und 30 Prozent aller eingeschränkt fruchtbaren bzw. unfruchtbaren Frauen leiden an Endometriose. Und von denjenigen, deren Endometriose bereits diagnostiziert wurde, sind wahrscheinlich bis zu 40 Prozent empfängnisunfähig.
Zu den weiteren Symptomen, die in unserer Studie beobachtet wurden, gehören: brennende Blasenschmerzen beim Wasserlassen, Reizbarkeit und Weinerlichkeit vor Einsetzen der Menstruation; prämenstruell geschwollene Brüste und Rückenschmerzen, Apathie, Wadenkrämpfe, Depressionen sowie prämenstruelle Übelkeit, geschwollene Finger, Schwindelgefühl, Schmerzen in den Schultern, Nesselsucht (Urtikaria), Gewichtszunahme sowie Wassereinlagerungen. Es kommt allerdings auch vor, daß die Endometriose überhaupt keine Symptome verursacht.
Schulmedizinisch wird die Endometriose unter anderem mit der Antibabypille behandelt, gelegentlich mit der Substanz Danazol; beide unterdrücken den Eisprung und geben dem Körper Zeit, die versprengten Endometrium-Inseln zu absorbieren, quasi einzutrocknen. Sie können aber auch mit einem Laserstrahl weggebrannt oder herausoperiert werden. Falls die Frau über sehr starke Schmerzen klagt, ihre Eierstöcke schon voller Narben sind und sie keine weiteren Kinder mehr möchte, wird manchmal auch zur Gebärmutterentfernung (Hysterektomie) geraten.

Homöopathische Behandlung

Sie sollten sich einer homöopathischen Konstitutionstherapie, vorzugsweise bei einer homöopathischen Fachkraft, unterziehen. In der Zwischenzeit können Sie Ihre Schmerzen mit einem der nachfolgend genannten Mittel lindern.
Sollten Sie Gier auf Süßes und Kohlenhydrate aus raffinierten Industrieprodukten verspüren, lesen Sie bitte unter Hypoglykämie (Unterzuckerung) nach und probieren Sie gegebenenfalls eine Diät zur Senkung des Blutzuckerspiegels aus.
Für die Selbstbehandlung lesen Sie zunächst die nun folgenden Kurz-Arzneimittelbilder sorgfältig durch. Falls Sie hier bereits ein Mittel finden, das Ihnen am passendsten erscheint, vergleichen Sie es mit dem entsprechenden ausführlichen Arzneimittelbild im Anhang (ab S. 354), falls es dort aufgeführt ist, um zu sehen, ob es auch allgemein zu Ihnen paßt. Nehmen Sie das Mittel in der Potenz C30, maximal bis zu zehn Einzeldosen. Falls Sie sich über das passende Mittel noch nicht im klaren sind, fertigen Sie eine Tabelle an (siehe S. 34 ff.): Schreiben Sie diejenigen Mittel der Kurz-Arzneimittelbilder, die in Frage kommen – oder alle, falls Sie sich nicht entscheiden können –, ne-

beneinander in eine Querspalte. Dann suchen Sie aus der Arzneisuchtabelle für Menstruationsstörungen die Symptome heraus, die auf Sie zutreffen, und schreiben Sie untereinander in die Längsspalte. Es müssen mindestens sechs Symptome sein. Nun machen Sie jeweils einen Strich in Ihrer Tabelle, wenn eines der Mittel in Ihrer Querspalte unter dem Symptom Ihrer Längsspalte aufgeführt ist. Das Mittel, das am Ende die meisten Striche hat, ist das Mittel Ihrer Wahl. Nehmen Sie das Mittel in der Potenz C30, maximal bis zu zehn Einzeldosen.
Falls Sie immer noch nicht fündig geworden sind, lesen Sie noch einmal die Seiten 32 bis 36.

Kurz-Arzneimittelbilder

■ Pulsatilla
Gebärmutterschmerzen während der Menstruation; Krampfschmerzen im Unterleib vor und während der Menstruation; prämenstruell dumpfe Schmerzen im Unterleib; ziehende Schmerzen im Unterleib; prämenstruell reizbar und weinerlich; Gleichgültigkeit; Depressionen; Schwindelgefühl vor und nach der Menstruation; prämenstruelle Übelkeit; muß manchmal vor Schmerzen erbrechen; prämenstruell aufgedunsener Unterleib; schwere Menstruationsblutungen; geschwollene Brüste und prämenstruelles Kreuzweh.
Allgemeine Modalitäten: Gewichtszunahme.

■ Calcium carbonicum
Dumpfer, ziehender Schmerz in der linken Lende; Gebärmutterschmerzen während der Menstruation; dumpfe, ziehende Schmerzen im Bereich des Krummdarms; brennende Unterleibsschmerzen; dumpfe, ziehende Unterleibsschmerzen vor und zu Beginn der Menstruation; Gleichgültigkeit; Depressionen; schwere Menstruationsblutungen; immerzu schmerzhaft geschwollene Brüste, vor allem aber prämenstruell; prämenstruelle Rückenschmerzen; Nesselsucht.
Allgemeine Modalitäten: Gewichtszunahme.

■ Lachesis
Schmerzen im linken Eierstock, die sich prämenstruell verstärken; prämenstruell krampfartige oder schneidende Schmerzen im Unterleib; Depressionen; prämenstruelles Schwindelgefühl und aufgedunsener Unterleib; schwere Menstruationsblutungen; geschwollene Brüste; prämenstruelle Rückenschmerzen.

■ Belladonna
Menstruelle Steißbeinschmerzen; Gebärmutterschmerzen während der Menstruation; Krampfschmerzen im Unterleib vor und während der Menstruation; prämenstruelle Schmerzen in den Eierstöcken; einschießende Schmerzen im Unterleib; Gebärmutterschmerzen, die sich bei Bewegung verschlimmern; dumpfe, ziehende Schmerzen, die sich beim Hinlegen verschlimmern; hellrotes Menstruationsblut; schwere Menstruationsblutungen; schwere, geschwollene Brüste; heiße, gerötete Haut.
Allgemeine Modalitäten: Wassereinlagerungen; Gewichtszunahme.

■ Kalium carbonicum
Menstruelle Steißbeinschmerzen; Krampfschmerzen im Unterleib vor und während der Menstruation; einschießende oder dumpfe, ziehende Unterleibsschmerzen vor und auch zu Beginn der Menstruation; Schmerzen zu Beginn der Blutung; aufgedunsener Unterleib vor der Menstuation, geschwollene, schmerzende Brüste sowie Rückenschmerzen.
Allgemeine Modalitäten: Wassereinlagerungen; Gewichtszunahme.

■ Lycopodium
Einschießende Schmerzen im Krummdarmbereich; prämenstruelle Unterleibsschmerzen; prämenstruell reizbar und weinerlich; Depressionen; prämenstruelle Übelkeit und ein aufgedunsener Unterleib; Brennen beim Wasserlassen; prämenstruelle Rückenschmerzen; geschwollene Finger.
Allgemeine Modalitäten: Gewichtszunahme.

■ Phosphorus
Schmerzen im linken Eierstock; dumpfe, ziehende Schmerzen im Krummdarmbereich; brennende Schmerzen im Unterleib; prämenstruelle Schmerzen im Unterleib; prämenstruelle Weinerlichkeit; Gleichgültigkeit; Schwindelgefühle; brennende Schmerzen beim Wasserlassen; schwere Menstruationsblutungen; schmerzhaft geschwollene Brüste; prämenstruelle Wadenkrämpfe; geschwollene Finger.
Allgemeine Modalitäten: Gewichtszunahme.

■ Sepia
Dumpfer, ziehender Schmerz in der linken Lendengegend, der bis zum Rücken ausstrahlt; Gebärmutterschmerzen während der Menstruation; Krampfschmerzen im Unterleib während der Menstruation; Scheidenschmerzen beim Sexualverkehr; prämenstruelle Krampfschmerzen im Unterleib; brennende Schmerzen im Unterleib; prämenstruelle Unterleibsschmerzen; ziehende Schmerzen im Unterleib; prämenstruelle Reizbarkeit; Gleichgültigkeit; Depressionen.
Allgemeine Modalitäten: Wassereinlagerungen.

■ Sulfur
Dumpfer, ziehender Schmerz in der linken Lendenregion, der bis in den Rücken ausstrahlt; Krampfschmerzen während der Menstruation; prämenstruelle Unterleibsschmerzen; ziehende Unterleibsschmerzen; Depressionen; Scheidenschmerzen beim Sexualverkehr; schmerzhaft geschwollene Brüste; geschwollene Finger; Nesselsucht.
Allgemeine Modalitäten: Gewichtszunahme.

■ Platinum
Schmerzen im linken Eierstock; Krampfschmerzen im Unterleib vor und während der Menstruation; dumpfer, ziehender Schmerz im Krummdarmbereich; Gleichgültigkeit; Depressionen; schwere Menstruationsblutungen; Scheidenschmerzen beim Sexualverkehr; Schmerzen in den Eierstöcken und in der Gebärmutter nach dem Verkehr.
Allgemeine Modalitäten: Wassereinlagerungen.

■ Nux vomica
Menstruelle Gebärmutterschmerzen; Krampfschmerzen im Unterleib während der Menstruation; brennende oder auch stechende Unterleibsschmerzen; ziehende Schmerzen; Menstruation setzt verfrüht ein und ist länger als gewöhnlich; prämenstruelle Reizbarkeit sowie Gleichgültigkeit; brennende Schmerzen beim Wasserlassen; schwere Menstruationsblutungen; prämenstruell schmerzende Brüste; prämenstruelle Rückenschmerzen.
Allgemeine Modalitäten: Frösteln; Erschöpfung.

■ Causticum
Menstruelle Steißbeinschmerzen sowie Krampfschmerzen im Unterleib vor und während der Menstruation; dumpfer, ziehender Schmerz im linken Krummdarmbereich; dumpfe, ziehende Unterleibsschmerzen, die sich beim Liegen auf der rechten Seite sowie prämenstruell, zu Beginn der Blutung und nach Sexualverkehr verschlimmern; brennende Unterleibsschmerzen; einschießende Schmerzen im Unterleib; prämenstruelle Reizbarkeit; Depressionen; prämenstruelle Rückenschmerzen; Nesselsucht.
Allgemeine Modalitäten: Gewichtszunahme.

■ Chamomilla
Schwere Krampfschmerzen im Unterleib vor und während der Menstruation sowie einschießende Schmerzen im Krummdarmbereich; prämenstruell schneidende oder dumpfe, ziehende Unterleibsschmerzen; prämenstruelle Reizbarkeit; Depression; Zornesausbrüche während der Menstruation; Ruhelosigkeit; brennende Schmerzen beim Wasserlassen; schmerzhaft geschwollene Brüste.

■ Conium
Krampfschmerzen im Unterleib während der Menstruation; brennende Unterleibsschmerzen; einschießende Schmerzen im Krummdarmbereich, die sich während der Menstruation noch verschlimmern; Gebärmutterschmerzen, vor allem bei Bewegung; Gleichgültigkeit; Schwindelgefühl vor und nach der Menstruation; allgemein geschwollene, schmerzende Brüste, vor allem prämenstruell.

■ Mercurius solubilis Hahnemanni
Menstruelle Steißbeinschmerzen; Schmerzen im linken Eierstock; einschießende Schmerzen im Krummdarmbereich; dumpfe, ziehende Unterleibsschmerzen, die sich beim Liegen auf der rechten Seite verschlimmern; prämenstruelle Unterleibsschmerzen; Depressionen; schmerzhaft geschwollene Brüste; geschwollene Finger.

Weitere Homöopathika siehe unter „Schmerzhafte Menstruationsblutungen“, S. 141 ff..

Arzneisuchtabelle für Endometriose

Beschwerde	Arzneien
Unterleibsschmerzen vor der Menstruation	Lachesis Lycopodium Natrium muriaticum Sepia Sulfur
– während der Menstruation	Calcium carbonicum Pulsatilla Sepia Sulfur
menstruelle Steißbeinschmerzen	Causticum Cicuta Cistus
Eierstockschmerzen nach Sexualverkehr	Apis Platinum Staphisagria
– vor der Menstruation	Apis Belladonna Colocynthis Lachesis Zincum metallicum
– während der Menstruation	Apis Belladonna Lachesis Palladium Phosphorus Platinum Thuja
Gebärmutterschmerzen beim Sexualverkehr	Ferrum phosphoricum Hepar sulfuris
– in den Unterleib ausstrahlend	Calcium phosphoricum
Scheidenschmerzen beim Sexualverkehr	Argentum nitricum Natrium muriaticum Sepia
Unfruchtbarkeit	Aurum metallicum Borax Natrium carbonicum Natrium muriaticum Sepia
Scheidenkrämpfe (Vaginismus)	Plumbum
prämenstruelle Verstopfung	Graphites Kalium carbonicum Lachesis Silicea
Verstopfung während der Menstruation	Ammonium carbonicum Apis Aurum metallicum Graphites Kalium carbonicum Natrium muriaticum Natrium sulfuricum Nux vomica Platinum Sepia Silicea
Schmerzen im Afterbereich vor der Menstruation	Ignatia Petroleum
– während der Menstruation	Aloe
– beim Stuhlgang	Acidum muriaticum Acidum nitricum Aloe Ignatia Mercurius solubilis Hahnemanni Sulfur
– nach dem Stuhlgang	Acidum nitricum Arsenicum album Calcium carbonicum Colchicum Collinsonia Graphites Lycopodium Podophyllum Silicea Sulfur

Schwere Menstruationsblutungen (Menorrhagie)

Medizinisch wird sie definiert als sehr starke Blutung, die rasch durch jeden Monatsschutz dringt; hinzu kommt die Ausscheidung von größeren Klümpchen geronnenen Bluts und eine Blutungsdauer von mehr als sieben Tagen. Normalerweise verliert eine Frau bei der Menstruation nicht mehr als etwa 60 ml Blut. Im Fall einer Menorrhagie sind es manchmal mehr als 90 ml. Solche schweren Blutungen können durch eine Hormonstörung, durch Myome, Endometriose oder Unterleibsentzündung hervorgerufen werden. Bei einigen Frauen, die mit einem Intrauterinpessar verhüten, sind die Blutungen aus diesem Grund sehr viel stärker als sonst. Wer immer wieder viel Blut verliert, läuft Gefahr, eine Eisenmangelanämie zu bekommen. Sollten Ihre Menstruationsblutungen also immer schwerer oder länger werden, müssen Sie sich als erstes gynäkologisch untersuchen lassen. Sie könnten auch im Frühstadium einer Schwangerschaft sein; die schwere Blutung zeigt dann einen Abgang an. Haben Sie dabei starke Unterleibsschmerzen, kann es sich auch um eine gefährliche Bauchhöhlenschwangerschaft handeln; begeben Sie sich in diesem Fall *sofort* in ärztliche Behandlung!

Bei schweren Menstruationsblutungen, denen eine Hormonstörung zugrunde liegt, werden normalerweise orale Kontrazeptiva (die Antibabypille) oder andere Hormonpräparate verschrieben, die bewirken sollen, daß weniger Blut abgeht. In anderen Fällen kommen eventuell Antibiotika, Lasertherapie oder auch eine Operation in Frage; meist werden außerdem Eisenpräparate verordnet. Manchmal ist eine Kürettage (Ausschabung) notwendig, mit deren Hilfe die Blutungsursache festgestellt werden kann; dabei wird die Gebärmutterschleimhaut mit einem speziellen chirurgischen Instrument, der Kürette, abgeschabt. Bleibt die Kürettage erfolglos, wird oft zur Gebärmutterentfernung geraten. Allein in Großbritannien verlieren mindestens 18 000 Frauen pro Jahr ihre Gebärmutter wegen schwerer oder besonders schmerzhafter Menstruationsblutungen.

Inzwischen gibt es eine neue Operationstechnik, die sogenannte transzervikale Resektion des Endometriums. Dabei wird die Gebärmutterschleimhaut unter Allgemeinnarkose kauterisiert (also abgelöst und die Wunde dann mittels Elektrokoagulation oder Laserstrahl „versiegelt"). Offenbar ist diese Methode zu rund 90 Prozent erfolgreich, und da sie weit weniger traumatisch und zudem noch viel billiger ist als die Hysterektomie, wird sie künftig wohl viele Gebärmutterentfernungen ersparen helfen.

Symptome

Folgende Symptome können unter anderem auf eine Hormonstörung hinweisen: Akne, Jucken im Scheidenbereich, ungewöhnlicher Ausfluß sowie schmerzhafte Menstruation (Dysmenorrhö), Übelkeit und Erbrechen, Depressionen, Ohnmachtsneigung, Gewichtszunahme, Angstzustände, Schweißausbrüche, Reizbarkeit, Apathie, prämenstruell schmerzhaft geschwollene Brüste, Verstopfung, Unbeholfenheit, Konzentrationsschwierigkeiten und Rückenschmerzen.

Was Sie selbst dagegen tun können

Wenn Sie unter schweren Menstruationsblutungen leiden, sollten Sie es einmal mit folgenden Maßnahmen versuchen:

- Verzichten Sie auf Tee, Kaffee oder Alkohol.
- Reduzieren Sie Ihren Konsum an Milch und Milchprodukten.
- Essen Sie sehr viel Rohkost, frische Salate etc.
- Nehmen Sie mehr Kalzium, Zink, Eisen, Vitamin A, Vitamin B und Bioflavonoide zu sich.
- Machen Sie 30 Minuten am Tag mäßigen Sport oder Gymnastik, doch achten Sie darauf, sich nicht zu überanstrengen.
- Nehmen Sie zwischen einer Menstruation und der nächsten öfter einmal ein kurzes kaltes Bad.

Wenn diese Maßnahmen keinen Erfolg haben sollten, versuchen Sie es einen Monat lang mit der Leberdiät. Meiden Sie Fleisch, Geflügel, Weißbrot, Süßigkeiten, fette Milchprodukte, Tomaten, Zitrusfrüchte, Bananen, Avocados, Pilze, Nüsse, Alkohol, Kaffee und Kakao, um die Leber zu entlasten.

Homöopathische Behandlung

Falls Sie schwere Blutungen und starke Unterleibsschmerzen haben, begeben Sie sich sofort in medizinische Behandlung. Wenn Sie sich im Frühstadium einer Schwangerschaft befinden und schwere Blutungen haben, begeben Sie sich in medizinische Behandlung, falls innerhalb von zwölf Stunden keine Besserung eintritt! Sie sollten sich neben einer homöopathischen Selbstbehandlung einer homöopathischen Konstitutionstherapie, vorzugsweise bei einer homöopathischen Fachkraft, unterziehen.

Für die Selbstbehandlung lesen Sie zunächst die nun folgenden Kurz-Arzneimittelbilder sorgfältig durch. Falls Sie hier bereits ein Mittel finden, das Ihnen am passendsten erscheint, vergleichen Sie es mit dem entsprechenden ausführlichen Arzneimittelbild im Anhang (ab S. 354), falls es dort aufgeführt ist, um zu sehen, ob es auch allgemein zu Ihnen paßt. Nehmen Sie das Mittel in der Potenz C30 alle acht Stunden bis zu insgesamt zehnmal.

Falls Sie sich über das passende Mittel noch nicht im klaren sind, fertigen Sie eine Tabelle an (siehe S. 34 ff.): Schreiben Sie diejenigen Mittel der Kurz-Arzneimittelbilder, die in Frage kommen – oder alle, falls Sie sich nicht entscheiden können –, nebeneinander in eine Querspalte. Dann suchen Sie aus der Arzneisuchtabelle für schwere Menstruationsblutungen die Symptome heraus, die auf Sie zutreffen, und schreiben Sie untereinander in die Längsspalte. Es müssen mindestens sechs Symptome sein. Nun machen Sie jeweils einen Strich in Ihrer Tabelle, wenn eines der Mittel in Ihrer Querspalte unter dem Symptom Ihrer Längsspalte aufgeführt ist. Das Mittel, das am Ende die meisten Striche hat, ist das Mittel Ihrer Wahl.

Nehmen Sie das Mittel in der Potenz C30 alle acht Stunden bis zu insgesamt zehnmal.

Falls Sie immer noch nicht fündig geworden sind, lesen Sie noch einmal die Seiten 32 bis 36.

Kurz-Arzneimittelbilder

■ Calcium carbonicum

Starker weißlicher Ausfluß während der Menstruation; PMS; prämenstruelle Krampfschmerzen im Unterleib; ebensolche zu Beginn oder während der Blutung; hellrotes Blut; unregelmäßige Menstruationsblutungen; Reizbarkeit; Gleichgültigkeit sowie Angst; Depressionen; prämenstruelles Kopfweh; Druckgefühl im Kopf; Beulen (ohne Eiterpickel) im Gesicht; bleiches Gesicht; Übelkeit während der Menstruation; juckender Scheidenausfluß; Myome; prämenstruell schmerzhaft geschwollene Brüste; geschwollene, aber nicht schmerzende Brüste während der Menstruation; Kreuzweh während der Blutung; Unbeholfenheit; feuchtkalter, klebriger Schweiß, vor allem prämenstruell.

Allgemeine Modalitäten: Neigung zu Gewichtszunahme; Frösteln.

■ Pulsatilla

PMS; Gebärmutterschmerzen vor und während der Menstruation; Erbrechen während der Menstruation; Abgehen von Blutklümpchen; menstruelle Gebärmutterkrämpfe; unregelmäßige Menstruationsblutungen; Gleichgültigkeit; prämenstruelle Reizbarkeit; Depressionen; prämenstruelles Kopfweh; Gesichtsakne und unregelmäßige Blutungen; Übelkeit bei der Menstruation; Krampfschmerzen im Unterleib, die sich durch Gehen sowie prämenstruell verschlimmern; Scheidenausfluß; eventuell Endometriose; prämenstruell druckempfindliche Brüste; geschwollene Brüste während der Blutung; Rückenschmerzen während der Blutung.

Allgemeine Modalitäten: Alle Symptome verschlimmern sich durch Wärme.

■ Lycopodium

PMS; hellrot fließendes Menstruationsblut; unregelmäßige Blutungen; Konzentrationsmangel; allgemeine Reizbarkeit, die sich prämenstruell verschlimmert; Angstzustände; Depressionen; Beulen ohne Eiter; Übelkeit während der Menstruation; prämenstruell aufgedunsener Unterleib; eventuell Endometriose; prämenstruelle Gebärmutterschmerzen; Myome; Rückenschmerzen während der Menstruation; feuchtkalter, klebriger Schweiß.

Allgemeine Modalitäten: Symptome verschlimmern sich durch Kälte.

■ Sepia

PMS; prämenstruelle Gebärmutterschmerzen; Krampfschmerzen im Unterleib während der Menstruation; Ohnmachtsneigung während der Blutung; unregelmäßige Blutungen; Konzentra-

tionsmangel; Gleichgültigkeit; prämenstruelle Reizbarkeit; Depressionen; Zickzacklinien vor den Augen; Gesichtsakne; Krampfschmerzen, prämenstruell im Unterleib; starker und juckender Scheidenausfluß; eventuell Endometriose; Schweißausbrüche während der Menstruation.
Allgemeine Modalitäten: bei Kälte sowie zu Beginn der Menstruation werden die Symptome schlimmer.

■ Kalium carbonicum
PMS; Gebärmutterschmerzen vor und zu Beginn der Menstruation; Krampfschmerzen während der Blutung; dünner, wäßriger Blutfluß ohne Blutklümpchen; Reizbarkeit; Angst; Furcht, sterben zu müssen; Beulen ohne Eiter; Übelkeit während der Menstruation; krampfartige Unterleibsschmerzen, vor allem prämenstruell; starker Scheidenausfluß; eventuell Myome; prämenstruell sowie während der Menstruation geschwollene Brüste; menstruelle Rückenschmerzen; menstruelle Schweißausbrüche.
Allgemeine Modalitäten: kalte Extremitäten; den Füßen geht es im Warmen sowie zu Beginn der Menstruation besser; Erschöpfung.

■ Nux vomica
Menstruelle Gebärmutterschmerzen; Krampfschmerzen im Unterleib bzw. der Gebärmutter während der Menstruation; Erbrechen während der Blutung; Ohnmachtsneigung während der Blutung; unregelmäßige Blutungen; Konzentrationsmangel; Gleichgültigkeit; prämenstruelle Reizbarkeit; Übelkeit während der Blutung; Unbeholfenheit; feuchtkalter, klebriger Schweiß.
Allgemeine Modalitäten: Symptome verschlimmern sich durch Kälte.

■ Lachesis
PMS; Gebärmutterschmerzen zu Beginn der Blutung; Ohnmachtsanfälle während der Menstruation; Abgang von Blutklümpchen; unregelmäßige Blutungen; Konzentrationsmangel; Depressionen; prämenstruelle Kopfschmerzen; prämenstruell aufgedunsener Unterleib; prämenstruell krampfartige Unterleibsschmerzen; eventuell Endometriose; Myome; Rückenschmerzen während der Menstruation; Unbeholfenheit.
Allgemeine Modalitäten: Symptome verschlimmern sich durch Wärme und generell vor Beginn der Menstruation.

■ Belladonna
Menstruelle Gebärmutterschmerzen; Krampfschmerzen im Unterleib während der Menstruation; Abgang von Blutklümpchen; hellroter Blutfluß; unregelmäßige Blutungen; Reizbarkeit; Angstzustände; prämenstruelles Kopfweh; Pochen im Kopf; heißes, gerötetes Gesicht; Krampfschmerzen im Unterleib, die sich beim Gehen verschlimmern; Rückenschmerzen während der Menstruation; Unbeholfenheit; Schweißausbrüche vor und während der Menstruation.

■ Sulfur
PMS; Krampfschmerzen im Unterleib während der Menstruation; Erbrechen während der Blutung; unregelmäßige Blutungen; Depressionen; prämenstruelles Kopfweh; starker Scheidenausfluß; Unbeholfenheit; Schweißausbrüche vor und während der Menstruation.
Allgemeine Modalitäten: Symptome verschlimmern dich bei Wärme.

■ Natrium muriaticum
PMS; Krampfschmerzen im Unterleib während der Menstruation; Gleichgültigkeit; prämenstruelle Reizbarkeit; Depression; prämenstruelles Kopfweh; Zickzacklinien vor den Augen; starker Scheidenausfluß.
Allgemeine Modalitäten: Symptome verschlimmern sich bei Wärme.

■ Phosphorus
Erbrechen während der Menstruation; hellroter Blutfluß; Konzentrationsmangel; Gleichgültigkeit; Gesichtsakne; Krampfschmerzen, die sich beim Gehen verschlimmern; eventuell Myome; Rückenschmerzen während der Menstruation; Unbeholfenheit; feuchtkalter, klebriger Schweiß, vor allem vor und während der Menstruation.
Allgemeine Modalitäten: Symptome verschlimmern sich bei Kälte.

■ Chamomilla
Krampfschmerzen im Unterleib während der Menstruation; Erbrechen während der Blutung; Abgang von Blutklümpchen; krampfartige Gebärmutterschmerzen während der Menstruation; hellroter Blutfluß; Reizbarkeit, die sich prämenstruell verschlimmert; Depressionen; geschwollene Brüste während der Menstruation; feuchtkalter, klebriger Schweiß.

■ Cocculus
Krampfschmerzen im Unterleib bzw. der Gebärmutter während der Menstruation; unregelmäßige Blutungen; prämenstruelle Unterleibskrämpfe; prämenstruell aufgedunsener Unterleib; Unbeholfenheit.

■ China
Intermittierende (immer wieder aufhörende) Blutungen, Abgang dunkler Blutklümpchen, Unterleibskrämpfe, Kopfweh, Schwindel- und Ohnmachtsneigung, sehr blasses Gesicht.

■ Sabina
Menstruationsblut dunkel oder rot, mit oder ohne Blutklümpchen, wehenähnliche Schmerzen im Kreuz; emotionale Aufregungen verstärken den Blutfluß; Schwierigkeiten, das Gewicht zu halten.

■ Ipecacuanha
Starke Blutungen, hellrotes Blut, Übelkeit.

■ Ferrum metallicum
Stark fließende Blutungen, Blut dunkel und wäßrig, bleiches Gesicht, gelegentlich Hitzewallungen, Herumgehen scheint die Symptome zu lindern.

■ Crocus
Abgang von Klumpen schwärzlichen Bluts; Gefühl, als bewege sich etwas in der Gebärmutter; die Frau fühlt sich schwach, krank und besorgt.

■ Borax
Starke Blutungen mit Unterleibskrämpfen und Übelkeit, vor allem in den ersten ein bis zwei Tagen der Menstruation, wobei Schmerzen und Blutung sich nachts verstärken.

Arzneisuchtabelle für schwere Menstruationsblutungen		
Verzweiflungszustände	ständiges Gähnen	nächtliche Angst
Cocculus	Apis	Sabina
besondere Dickköpfigkeit	Kopfweh und Frösteln	seltsames Benehmen nach der Menstruation
Nux vomica	Chininum sulfuricum	Sepia
Zahnschmerzen	Anämie („Blutarmut")	Übelkeit
Ferrum sulfuricum	Calcium carbonicum Cyclamen Ferrum metallicum Graphites Hydrastis Kalium carbonicum Natrium muriaticum Pulsatilla	Ipecacuanha
brennender Urin	nächtliche Angstzustände nach der Menstruation	Schweregefühl im Unterleib
Ferrum metallicum	Sepia	Apis
schwere Blutung, verknüpft mit Abgang bzw. Fehlgeburt		ziehender dumpfer Schmerz in der Magengrube
Plumbum		Magnesium carbonicum
brennender Scheidenausfluß und schwere Menstruationsblutung		stechende Unterleibsschmerzen
Jodum		Apis

Arzneisuchtabelle für schwere Menstruationsblutungen, Fortsetzung		
wehenähnliche Schmerzen	Atemschwierigkeiten	– nach der Menstruation
Caulophyllum Chamomilla Cimicifuga	Acidum hydrofluoricum	Sepia
	unruhiger Schlaf während der Menstruation	Ohnmachtsanfälle
	Sabina	China

Unregelmäßige Menstruationsblutungen

siehe auch Amenorrhö, Seite 268 f.
Unregelmäßig sind Menstruationsblutungen, sobald ihre Häufigkeit, ihre Dauer oder ihre Stärke auffällig vom gewohnten Muster abweichen. So kann zum Beispiel der Zeitraum vom ersten Tag einer Blutung zum ersten Tag der nächsten mehrmals hintereinander erheblich kürzer oder erheblich länger sein als gewohnt; die Menstruation selbst kann sehr viel kürzer oder länger sein als sonst, oder die Frau verliert dabei mal auffallend viel, mal sehr wenig Blut bzw. hat des öfteren Zwischenblutungen, die einer normalen Menstruation gleichen. Ihr zyklischer Rhythmus ist aus dem Gleichgewicht geraten. Sollte die Menstruation ganz ausbleiben, ohne daß die Frau schwanger geworden ist, spricht man von Amenorrhö.

Zu seltene Menstruation (Oligomenorrhö)

In diesem Fall ist die Menstruation zwar von gewohnter Dauer, tritt aber zu selten auf, nämlich im Abstand von mehr als 33 bis 35 Tagen. Zu Beginn der Wechseljahre kommt so etwas ziemlich häufig vor; bei manchen Frauen ist es jedoch auch vorher schon „die Norm", weil ihr hormoneller Zyklus so eingerichtet ist. Das einzige Problem dieser Frauen besteht im Grunde darin, daß sie weniger Chancen haben, schwanger zu werden. Liegt ihre Unfruchtbarkeit in unregelmäßiger Eireifung (Ausbleiben des Eisprungs) oder zu langer Lutealphase (zweite Zyklusphase nach dem Eisprung) begründet, werden von Schulmedizinern meist Hormoninjektionen verabreicht bzw. Hormonpräparate verschrieben.

Zwischen- oder Durchbruchsblutungen

In diesem Fall sollten Sie sich stets gynäkologisch untersuchen lassen. Zwischenblutungen, also Blutungen außerhalb der gewohnten Menstruationstermine, können durch Streß, Reisen, ein Intrauterinpessar, die Einnahme bestimmter (gestagenbetonter oder zu schwach dosierter) oraler Verhütungsmittel oder auch anderer Medikamente bedingt sein. Gehen zwischendurch größere Mengen wäßrigen Bluts ab – vor allem nach Sexualverkehr –, so besteht die Möglichkeit, daß Geschwüre am Muttermund (der Zervix) vorhanden sind. Es kann sich auch um Krebs handeln. Eine Frühdiagnose ist daher entscheidend; lassen Sie sich in diesem Fall so rasch wie möglich einen Termin bei Ihrem Arzt oder Ihrer Ärztin geben! Krebs kann auch die Ursache sein, wenn mehr als sechs Monate nach der Menstruation, die Sie als allerletzte betrachten (der sogenannten Menopause, siehe Wechseljahre, S. 214 ff.) erneut Blutungen auftreten.
Sollten Sie schwanger sein, kann eine Blutung, begleitet von Schmerzen im Unterleib, eine Bauchhöhlenschwangerschaft oder eine Fehlgeburt anzeigen. Dann ist rasches ärztliches Handeln geboten; suchen Sie daher sofort Ihren Arzt oder Ihre Ärztin auf. Bei einer Bauchhöhlenschwangerschaft – sie kommt ziemlich oft vor, wenn die Frau mit einem Intrauterinpessar verhütet, oder sie beruht auf Infektion oder Anomalien der Eileiter – entwickelt sich der Embryo außerhalb der Gebärmutter. Das verursacht starke Schmerzen und innere Blutungen, und die Frau gerät dabei in Lebensgefahr.
Die meisten unregelmäßigen Menstruationsblutungen basieren jedoch auf einer hormonellen Störung, und zwar ist das Gleichgewicht der Hor-

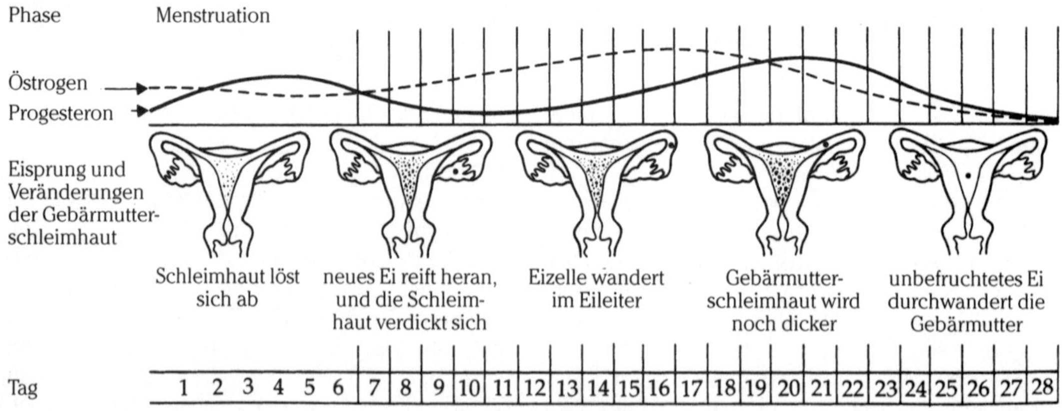

Der Menstruationszyklus

mone Progesteron und Östrogen durcheinandergeraten (siehe Abbildung). Dieses Ungleichgewicht mag auch der Grund dafür sein, weshalb Frauen in unserer Studie neben unregelmäßigen Blutungen noch eine Reihe weiterer Symptome aufwiesen; einige davon können allerdings auch nur zufällig zur gleichen Zeit aufgetreten sein.

Zu den weiteren Symptomen gehören: prämenstruell schmerzende Brüste, Akne, Schwindelgefühl, Ohnmachtsneigung, Schmerzen in den unteren Extremitäten, Taubheitsgefühle in den Beinen, Unbeholfenheit, Kopfweh, wäßrige Augen, Gedächtnisschwäche, Brotallergie, Neigung zu Tränenausbrüchen, verstärkter Achselschweiß, trockene Haut, Kältegefühl im ganzen Körper, das Gefühl, als würde Wasser im Körper hin- und herschwappen, heißer Kopf, Nackensteife, prämenstruelle Reizbarkeit, Herzklopfen, Gewichtszunahme, Haarwuchs auf dem Kinn, Schlaflosigkeit, Absonderung von Milch aus den Brustwarzen, auch wenn die Frau weder schwanger ist noch stillt, Verschlimmerung aller Symptome durch Teetrinken, Appetitverlust, Übelkeit, Verstopfung, und so fort.

Homöopathische Behandlung

Sie sollten sich einer homöopathischen Konstitutionstherapie, vorzugsweise bei einer homöopathischen Fachkraft, unterziehen.

Für die Selbstbehandlung lesen Sie zunächst die nun folgenden Kurz-Arzneimittelbilder sorgfältig durch. Falls Sie hier bereits ein Mittel finden, das Ihnen am passendsten erscheint, vergleichen Sie es mit dem entsprechenden ausführlichen Arzneimittelbild im Anhang (ab S. 354), falls es dort aufgeführt ist, um zu sehen, ob es auch allgemein zu Ihnen paßt. Nehmen Sie das Mittel in der Potenz C30 wöchentlich, bis zu vier Einzeldosen.

Falls Sie sich über das passende Mittel noch nicht im klaren sind, fertigen Sie eine Tabelle an (siehe S.34 ff.): Schreiben Sie diejenigen Mittel der Kurz-Arzneimittelbilder, die in Frage kommen – oder alle, falls Sie sich nicht entscheiden können –, nebeneinander in eine Querspalte. Dann suchen Sie aus der Arzneisuchtabelle für unregelmäßige Menstruationsblutungen die Symptome heraus, die auf Sie zutreffen, und schreiben Sie untereinander in die Längsspalte. Es müssen mindestens sechs Symptome sein. Nun machen Sie jeweils einen Strich in Ihrer Tabelle, wenn eines der Mittel in Ihrer Querspalte unter dem Symptom Ihrer Längsspalte aufgeführt ist. Das Mittel, das am Ende die meisten Striche hat, ist das Mittel Ihrer Wahl. Nehmen Sie das Mittel in der Potenz C30 einmal wöchentlich, bis zu vier Einzeldosen.

Falls Sie immer noch nicht fündig geworden sind, lesen Sie noch einmal die Seiten 32 bis 36.

Kurz-Arzneimittelbilder

■ Lycopodium
Prämenstruelle Weinerlichkeit und Reizbarkeit; Neigung, in Gesellschaft Kopfweh zu bekommen; prämenstruelle Kopfschmerzen; wäßrige Augen; Appetitverlust; prämenstruell aufgedunsener Unterleib; Flatulenzen; prämenstruell schmerzende Brüste; chronische Brustdrüsenentzündung (Mastitis); Schmerzen in der linken Brust; Milchtröpfeln, ohne schwanger zu sein oder zu stillen; trockene Haut.
Allgemeine Modalitäten: Mattigkeit beim Erwachen; prämenstruelle Ohnmachten; Neigung zu Gewichtszunahme; Erschöpfung.

■ Pulsatilla
Unregelmäßige Menstruation, vor allem in der Pubertät; schwere Menstruationsblutungen; prämenstruelle Gebärmutterschmerzen; Abgang von Blutklümpchen; prämenstruelle Weinerlichkeit und Reizbarkeit; Migräne; prämenstruelle Kopfschmerzen; wäßrige Augen; Gesichtsakne; Übelkeit; prämenstruell aufgedunsener Unterleib; linksseitige Krampfschmerzen; prämenstruell schmerzende Brüste; chronische Brustdrüsenentzündung; Milchtröpfeln, ohne schwanger zu sein oder zu stillen; prämenstruelle Rückenschmerzen.
Allgemeine Modalitäten: Schweregefühl im Körper; Mattigkeit beim Aufstehen, die sich durch Brotessen verschlimmert; Neigung zu Gewichtszunahme; allgemeine Erschöpfung.

■ Calcium carbonicum
Schwere Menstruationsblutungen; prämenstruelle Gebärmutterschmerzen; Menstruation setzt verfrüht und zu häufig ein; Neigung, nach rechts hin zu stolpern und zu fallen; wäßrige Augen; Gesichtsakne; Flatulenzen; prämenstruell schmerzende Brüste; Unbeholfenheit; Schlaflosigkeit; trockene Haut.
Allgemeine Modalitäten: Schweregefühl im Körper; Mattigkeit beim Erwachen; Neigung zu Gewichtszunahme.

■ Lachesis
Schwere Menstruationsblutungen; nach dem Tod eines geliebten Menschen sind die Blutungen unregelmäßig geworden; Neigung, vornüber zu fallen; Druck im Kopf beim Gehen; schlechter Appetit; prämenstruell aufgedunsener Unterleib; chronische Brustdrüsenentzündung; Schmerz in der linken Brust; Unbeholfenheit; Schlaflosigkeit
Allgemeine Modalitäten: Erschöpfung.

■ Natrium muriaticum
Schwere Menstruationsblutungen; Blutungen setzen verfrüht und zu unregelmäßig ein; prämenstruelle Reizbarkeit; nach dem Tod eines geliebten Menschen sind die Blutungen unregelmäßig geworden; prämenstruelle Weinerlichkeit; vergißt oft, was sie gerade tun wollte; Neigung, vornüber zu fallen; Migräne; wäßrige Augen; Zickzacklinien vor den Augen; Gesichtsakne; Übelkeit; linksseitige Krampfschmerzen; prämenstruell schmerzende Brüste.
Allgemeine Modalitäten: Schweregefühl im Körper; Mattigkeit beim Erwachen; Gefühl, als schwappe kaltes Wasser über die inneren Organe; Ohnmachten vor der Menstruation; Erschöpfung.

■ Nux vomica
Schwere Menstruationsblutungen; Blutungen setzen verfrüht und zu häufig ein; Reizbarkeit vor und während der Menstruation; nach dem Tod eines geliebten Menschen sind die Blutungen unregelmäßig geworden; Neigung, vornüber zu fallen; Akne auf der Stirn; schlechter Appetit; Übelkeit; linksseitige Krampfschmerzen; prämenstruell schmerzende Brüste; Unbeholfenheit.
Allgemeine Modalitäten: Schweregefühl im Körper; Mattigkeit beim Erwachen; prämenstruelle Ohnmachten; Erschöpfung, die sich durch Teetrinken noch verschlimmert.

■ Belladonna
Schwere Menstruationsblutungen; zu häufige Blutungen; Abgang von Blutklümpchen; heißer Kopf, doch kaltes Gesicht; Druck im Kopf beim Gehen; wäßrige Augen; Gesichtsakne; Übelkeit; chronische Brustdrüsenentzündung; Milchtröpfeln, ohne schwanger zu sein oder zu stillen; Unbeholfenheit; Schlaflosigkeit; trockene Haut.
Allgemeine Modalitäten: Gefühl, als schwappe kaltes Wasser über die inneren Organe; Neigung zu Gewichtszunahme.

■ Phosphorus
Schwere Menstruationsblutungen; Blutungen setzen verfrüht ein; nach dem Tod eines geliebten

Arzneisuchtabelle für unregelmäßige Menstruationsblutungen	
unregelmäßige Blutungen und Akne	Cimicifuga Graphites Pulsatilla Sanguinaria
Zwischenblutungen	Belladonna Bovista Calcium carbonicum Causticum Chamomilla
	Cocculus Coffea Elaps
zeitlich und von der Blutmenge her unregelmäßige Blutungen	Cimicifuga Coccus Ignatia Nux moschata Platinum
prämenstrueller Scheidenausfluß	Sepia
lange, unregelmäßige Abstände von einer Menstruation zur nächsten	Sulfur
unregelmäßige Blutungen in der Pubertät	Pulsatilla

Menschen sind die Blutungen unregelmäßig geworden; vergißt oft, was sie gerade tun wollte; wäßrige Augen; aufgedunsener Unterleib, auch durch Abgang von Winden nicht gebessert; chronische Brustdrüsenentzündung; Milchtröpfeln, ohne schwanger zu sein oder zu stillen; Unbeholfenheit.
Allgemeine Modalitäten: Schweregefühl im Körper; Neigung zu Gewichtszunahme; Erschöpfung.

■ Sulfur
Lange, unregelmäßige Abstände zwischen den einzelnen Menstruationsblutungen; Krampfschmerzen im Unterleib, die sich durch Zusammenrollen bessern; Reizbarkeit während der Menstruation; vergißt oft, was sie gerade tun wollte; Neigung, vornüber zu fallen; Scheitelkopfweh; wäßrige Augen; Akne auf der Stirn; Flatulenzen; linksseitige Krampfschmerzen; verschwitzte Achselhöhlen; Unbeholfenheit; trockene Haut.
Allgemeine Modalitäten: Schweregefühl im Körper; Neigung zu Gewichtszunahme; Erschöpfung.

■ Sepia
Prämenstruelle Gebärmutterschmerzen; Unterleibskrämpfe, die sich durch Zusammenrollen bessern; prämenstruelle Reizbarkeit; Zickzacklinien vor den Augen; Akne auf der Stirn; Übelkeit; verschwitzte Achselhöhlen.
Allgemeine Modalitäten: Schweregefühl im Körper; prämenstruelle Ohnmachten; Erschöpfung, die durch Teetrinken noch schlimmer wird.

■ Bryonia
Verfrühte Menstruation; Neigung, vornüber zu fallen; Druck im Kopf beim Gehen; schmerzende Augen; Übelkeit; linksseitige Krampfschmerzen; prämenstruell schmerzende Brüste; verschwitzte Achselhöhlen; chronische Brustdrüsenentzündung; Schlaflosigkeit; trockene Haut.
Allgemeine Modalitäten: Mattigkeit beim Erwachen; Abneigung gegen Brot, weil es die Symptome nur verschlimmert.

■ Causticum
Unregelmäßige Menstruationsblutungen; prämenstruelle Reizbarkeit; nach dem Verlust eines geliebten Menschen sind die Blutungen unregelmäßig geworden; Neigung, nach rechts und/oder vornüber zu fallen; Akne auf der Stirn; schlechter Appetit; Unbeholfenheit; Matt beim Erwachen.

■ Silicea
Unregelmäßige Menstruationsblutungen; Neigung, nach rechts und vornüber zu fallen; Akne auf der Stirn; Flatulenzen; verschwitzte Achselhöhlen; chronische Brustdrüsenentzündung; Unbeholfenheit; trockene Haut.
Allgemeine Modalitäten: Schweregefühl im Körper; Erschöpfung.

Schmerzhafte Menstruationsblutungen (Dysmenorrhö)

Die meisten Frauen fühlen sich in den ersten zwei bis drei Tagen ihrer Menstruation etwas unbehaglich; das ist völlig normal. Individuell ganz unterschiedlich kann dieses „Unbehagen" sich als dumpfer Schmerz im Kreuz oder im Unterleib äußern; manche Frauen haben zudem Krampfschmerzen, die so stark sind, daß sie Übelkeit oder Erbrechen hervorrufen. Streß und Angst können die Beschwerden verschlimmern. Die meisten Teenager und jungen Frauen leiden unter schmerzhaften Menstruationsblutungen; das heißt medizinisch: primäre Dysmenorrhö.
Meist fängt das Problem etwa zwei bis drei Jahre nach der ersten Menstruation an, sobald regelmäßig ein Eisprung stattfindet, und verschwindet dann zwischen 25 und 30 Jahren oder nach einer Schwangerschaft wieder.

Ursachen und Symptome

Dysmenorrhö kann entstehen, wenn der Körper zu viel Prostaglandine produziert oder zu empfindlich auf die normale Menge reagiert. Prostaglandine sind hormonähnliche Substanzen, die unter anderem bewirken, daß sich die Gebärmuttermuskulatur zusammenzieht. Wenn sich nach Jahren relativ schmerzlos verlaufender Blutungen plötzlich starke Schmerzen bei der Menstruation einstellen (sekundäre Dysmenorrhö), liegt ihnen meist etwas anderes zugrunde, zum Beispiel Myome (bei besonders langen oder schweren Blutungen siehe auch Gebärmutterprobleme), Endometriose (die Schmerzen werden oft zu Blutungsende hin am schlimmsten, können aber auch mit Einsetzen der Menstruation schlagartig aufhören) oder auch Unterleibsinfektionen (verfrühte, schwere Blutungen, leichtes Fieber, übelriechender Ausfluß). Wenn Sie den Verdacht haben, daß Sie an einer dieser Erkrankungen leiden können, lassen Sie sich unverzüglich gynäkologisch untersuchen. Auch Frauen, die ein Intrauterinpessar zur Empfängnisverhütung benutzen oder vor kurzem die Antibabypille abgesetzt haben, können unter stärkeren Menstruationsschmerzen leiden als zuvor.
Begleiterscheinungen können sein: Schwäche und Mattigkeit, Reizbarkeit, Kopfhautjucken, Depressionen, Kopfweh, Schwindelgefühl, gesteigertes Mißtrauen, prämenstruelles Zittern, Weinerlichkeit, prämenstruell schmerzende Brüste, geistige Dumpfheit, Geräusch-Übempfindlichkeit und Ohnmachtsneigung während der Menstruation, Gewichtszunahme, Akne sowie Symptomverschlechterung durch Wärme oder Kälte, übermäßiges Schwitzen (feuchtkalt oder klebrig), Migräneattacken, Apathie, Zornesausbrüche und Durchfall. Diese Begleiterscheinungen sind möglicherweise auf den gestörten Hormonhaushalt zurückzuführen.

Was Sie selbst dagegen tun können

Ganzheitliches Vorgehen ist die beste Möglichkeit, das Menstruationsproblem in den Griff zu bekommen. Die Ernährung sollte so viel Rohkost und frisches Obst wie nur irgend möglich enthalten. Versuchen Sie es einmal einen Monat lang mit der Leberdiät (siehe S. 133), und falls Sie Übergewicht haben, sollten Sie unbedingt etwas abnehmen. Als Ergänzungen Ihrer Ernährung empfehlen sich Vitamin E, Vitamin C, Vitamin-B-Komplex, Magnesium, Kalzium, Zink und das Öl der Nachtkerze. Außerdem sollten Sie sich mehr Bewegung verschaffen und in der Woche vor Ihrer Menstruation jeden zweiten Abend ein langes heißes Bad nehmen. In der restlichen Zeit zwischen einer Menstruation und der nächsten nehmen Sie hingegen gelegentlich ein kurzes kaltes Bad. Eine chirotherapeutische Behandlung (manuelle Medizin, bei darin ausgebildeten Orthopäden oder Heilpraktikern) hat ebenfalls oft ausgezeichneten Erfolg.

Homöopathische Behandlung

Wenn Ihren schmerzhaften Menstruationsblutungen keine offensichtliche organische Ursache zugrunde liegt, sollten Sie sich einer homöopathischen Konstitutionstherapie, vorzugsweise bei einer homöopathischen Fachkraft, unterziehen. In der Zwischenzeit können Sie mit den nachfolgend genannten Mitteln Schmerz und Spannungen lösen.
Für die Selbstbehandlung lesen Sie zunächst die nun folgenden Kurz-Arzneimittelbilder sorgfältig durch. Falls Sie hier bereits ein Mittel finden, das Ihnen am passendsten erscheint, vergleichen Sie es mit dem entsprechenden ausführlichen Arz-

neimittelbild im Anhang (ab S. 354), falls es dort aufgeführt ist, um zu sehen, ob es auch allgemein zu Ihnen paßt. Nehmen Sie das Mittel in der Potenz C30 stündlich bis zu zehn Einzeldosen, sobald Ihre Menstruationsschmerzen einsetzen.
Falls Sie sich über das passende Mittel noch nicht im klaren sind, fertigen Sie eine Tabelle an (siehe S. 34 ff.): Schreiben Sie diejenigen Mittel der Kurz-Arzneimittelbilder, die in Frage kommen – oder alle, falls Sie sich nicht entscheiden können –, nebeneinander in eine Querspalte. Dann suchen Sie aus der Arzneisuchtabelle für schmerzhafte Menstruationsblutungen die Symptome heraus, die auf Sie zutreffen, und schreiben Sie untereinander in die Längsspalte. Es müssen mindestens sechs Symptome sein. Nun machen Sie jeweils einen Strich in Ihrer Tabelle, wenn eines der Mittel in Ihrer Querspalte unter dem Symptom Ihrer Längsspalte aufgeführt ist. Das Mittel, das am Ende die meisten Striche hat, ist das Mittel Ihrer Wahl. Nehmen Sie das Mittel in der Potenz C30 stündlich bis zu zehn Einzeldosen, sobald Ihre Menstruationsschmerzen einsetzen.
Falls Sie immer noch nicht fündig geworden sind, lesen Sie noch einmal die Seiten 32 bis 36.

Kurz-Arzneimittelbilder

■ Pulsatilla
Krämpfe; Unterleibs- und Gebärmutterschmerzen vor der Menstruation, die durch Wärme besser werden; Gebärmutterschmerzen mit Übelkeit und Erbrechen während der Menstruation; Krampfschmerzen im Unterleib während der Blutung, die sich beim Gehen verschlimmern; druckempfindlicher Unterleib; schneidende Unterleibsschmerzen, die sich bei Bewegung bessern; Depressionen; prämenstruelle Reizbarkeit; gesteigertes Mißtrauen; Weinerlichkeit vor und während der Menstruation; Dumpfheit; Gleichgültigkeit; prämenstruelle Schwindelgefühle und Kopfweh; Migräne während der Menstruation; prämenstruell aufgedunsener Unterleib; Durchfall während der Blutung; schwere Blutungen; eventuell Endometriose; schwere Blutungen mit Abgang von Blutklümpchen, wobei die nächste Blutung vielleicht ziemlich leicht verläuft; prämenstruell druckempfindliche Brüste; Rückenschmerzen während der Menstruation.
Allgemeine Modalitäten: PMS; Symptome verschlimmern sich oft durch Wärme.

■ Sepia
Prämenstruelle Unterleibskrämpfe, die sich beim Zusammenrollen bessern; prämenstruelle Gebärmutterschmerzen sowie reißende Gebärmutterschmerzen während der Menstruation, die sich beim Liegen auf der rechten Seite bessern; Depressionen; Reizbarkeit vor der Menstruation; Gleichgültigkeit; prämenstruell immer schlechte Laune; Migräne, vor allem rechtsseitig; Gesichtsakne; Scheidenschmerzen beim Sexualverkehr; eventuell Endometriose; verstärktes Schwitzen während der Menstruation.
Allgemeine Modalitäten: Schwächegefühl während der Menstruation; PMS, dabei oft Zittern; prämenstruelle Schmerzen und Ohnmachtsneigung; Kälte verschlimmert die Symptome.

■ Calcium carbonicum
Gebärmutterschmerzen vor und zu Beginn der Menstruation, dabei Übelkeit, die sich während der Blutung steigert; Traurigkeit; Dumpfheit; Gleichgültigkeit; prämenstruelles Kopfweh; Migräne, vor allem rechtsseitig, während der Blutung; schwere Blutungen mit hellrotem Blutfluß; prämenstruell geschwollene, schmerzende Brüste; Rückenschmerzen; feuchtkalte und klebrige Haut.
Allgemeine Modalitäten: PMS; Neigung zu Gewichtszunahme, vor allem bei Kälte.

■ Nux vomica
Krampfschmerzen und Druckempfindlichkeit im Unterleib, die sich beim Zusammenrollen bessern; Übelkeit und Erbrechen vor Schmerzen; Reizbarkeit vor und während der Menstruation; prämenstruelle Angstzustände; Gleichgültigkeit; Migräne; Gesichtsakne; schwere Menstruationsblutungen; verfrüht einsetzende, langdauernde Blutungen; Verstopfung während der Blutung; klamme Haut.
Allgemeine Modalitäten: Schwächegefühl und Erschöpfung während der Menstruation; manchmal Ohnmacht vor Schmerzen, sowohl vor als auch während der Blutung – noch schlimmer bei Kälte.

■ Lycopodium
Prämenstruelle Gebärmutterschmerzen; Übelkeit während der Menstruation; Depression; prämenstruelle Weinerlichkeit und Reizbarkeit; gesteigertes Mißtrauen und Argwohn; langsam ar-

beitendes Gehirn; prämenstruelles Kopfweh; menstruelle Migräne; prämenstruell aufgedunsener Unterleib; eventuell Endometriose; Rückenschmerzen während der Menstruation; klamme, klebrige Haut.
Allgemeine Modalitäten: PMS; prämenstruelles Zittern, vor allem bei Kälte; prämenstruelle Ohnmachtsneigung.

■ Belladonna
Unterleibskrämpfe unmittelbar vor der Menstruation, die sich beim Gehen weiter verschlimmern; druckempfindlicher Unterleib während der Blutung, dabei reißende, dumpfe oder auch ziehende Gebärmutterschmerzen, die sich durch Hinlegen noch weiter verschlimmern; langsam arbeitendes Gehirn; Kopfweh vor der Menstruation; rechtsseitige Migräne während der Blutung; schwere Blutungen mit Abgang von Blutklümpchen; hellroter, stoßweiser Blutfluß, der bei der kleinsten Bewegung stärker wird; heiße, gerötete Haut.

■ Lachesis
Gebärmutterschmerzen zu Beginn der Menstruation, die sich bessern, sobald die Blutung sich stabilisiert hat; reißende Unterleibsschmerzen während der Blutung; prämenstruelle Schwindelgefühle; prämenstruelles Kopfweh; prämenstruell aufgedunsener Unterleib; schwere Menstruationsblutungen; eventuell Endometriose; Rückenschmerzen.
Allgemeine Modalitäten: Schwächegefühl während der Menstruation; PMS; Ohnmachtsneigung vor Schmerzen – durch Wärme noch verschlimmert.

■ Sulfur
Prämenstruelle Gebärmutterschmerzen; Unterleibskrämpfe, vor allem tief unten, die sich dann durch Zusammenrollen bessern; Erbrechen vor Schmerzen; schneidende Unterleibsschmerzen, die sich durch warmes Einwickeln bessern; prämenstruelle Angstzustände; Reizbarkeit während der Blutung; Depression; gesteigertes Mißtrauen und Argwohn; prämenstruelles Kopfweh; Scheidenschmerzen beim Sexualverkehr; Rückenschmerzen; prämenstruell verschwitzte Haut.
Allgemeine Modalitäten: Schwächegefühl während der Menstruation; PMS, das sich bei Wärme verschlimmert.

■ Kalium carbonicum
Prämenstruelle Unterleibskrämpfe; Gebärmutterschmerzen vor und zu Beginn der Menstruation; krampfartige oder schneidende Gebärmutterschmerzen während der Blutung; Übelkeit während der Menstruation; Scheidenschmerzen bei Sexualverkehr; prämenstruell geschwollene Brüste; Rückenschmerzen.
Allgemeine Modalitäten: Schwächegefühl und Mattigkeit während der Menstruation; PMS; prämenstruelles Zittern, vor allem bei Kälte.

■ Natrium muriaticum
Krampfschmerzen im Unterleib, die sich während der Menstruation verschlimmern und bis in den Rücken ausstrahlen; Depressionen; Angstzustände; prämenstruelle Reizbarkeit und Weinerlichkeit; während der Blutung Neigung zu Tränenausbrüchen, Gleichgültigkeit, langsam arbeitendem Gehirn; Kopfweh vor der Menstruation; Scheidenschmerzen beim Sexualverkehr.
Allgemeine Modalitäten: PMS; Zittern und Ohnmachtsneigung vor der Menstruation, beides bei Wärme noch schlimmer.

■ Cocculus
Unterleibskrämpfe vor und während der Menstruation, dabei sehr druckempfindlicher Unterleib; schneidende Gebärmutterschmerzen; prämenstruelle Angstzustände; Weinerlichkeit während der Blutung; prämenstruell aufgedunsener Unterleib.
Allgemeine Modalitäten: Schwächegefühl während der Menstruation.

■ Phosphorus
Erbrechen vor Schmerzen; Unterleibskrämpfe, die sich beim Gehen verschlimmern; prämenstruelle Neigung zu Tränenausbrüchen, dabei Gleichgültigkeit und langsam arbeitendes Gehirn; Gesichtsakne; Durchfall während der Blutung; schwere, hellrote, stoßartig kommende Blutungen, die sich bei der kleinsten Bewegung noch verstärken; Haut feuchtkalt und klebrig.
Allgemeine Modalitäten: Schwächegefühl während der Menstruation, das sich bei Kälte noch verschlimmert.

■ Causticum
Krampfschmerzen vor und nach der Menstruation; schneidende und reißende Gebärmutter-

bzw. Unterleibsschmerzen zu Beginn und während der Menstruation; Depressionen; prämenstruelle Reizbarkeit; gesteigertes Mißtrauen und Argwohn; Gesichtsakne; Durchfall während der Blutung; Rückenschmerzen; Schweißausbrüche während der Menstruation.
Allgemeine Modalitäten: Schwäche und Mattigkeit während der Menstruation, die sich bei Kälte noch verschlimmern.

■ Graphites
Krampfartige oder reißende Unterleibsschmerzen während der Menstruation, die sich beim Gehen noch verschlimmern, dazu Übelkeit; Rükkenschmerzen.
Allgemeine Modalitäten: Schwächegefühl während der Menstruation; Neigung zu Gewichtszunahme, vor allem bei Kälte.

■ Chamomilla
Schwere Unterleibskrämpfe vor und während der Menstruation; Erbrechen vor Schmerzen; prämenstruelle Reizbarkeit; Depression und schlechte Laune während der Menstruation; Ruhelosigkeit; schwere Blutungen mit Abgang von Blutklümpchen.

■ Magnesium phosphoricum
Krampfartige Schmerzen, die sowohl durch Wärme als auch durch Druck und Bewegung gelindert werden; mit dem Blut gehen Gewebefetzchen ab.

■ Viburnum
Menstruation setzt spät ein, Blut fließt spärlich; die Schmerzen strahlen bis in die Oberschenkel aus.

■ Gelsemium
Menstruation setzt spät ein, Blut fließt spärlich; scharfe Schmerzen, die durch Wärme gelindert werden können; Gebärmutter fühlt sich schwer an.

■ Cicimifuga
Sehr starke Gebärmutterkrämpfe, mit Wehen vergleichbar; Kopfweh in den Tagen vor Einsetzen der Blutung.

■ Borax
Schmerzen strahlen bis in die Oberschenkel aus; Übelkeit; gedämpftes, hörbares Summen in den Ohren.

Arzneisuchtabelle für schmerzhafte Menstruationsblutungen		
ungewöhnliches Verlangen nach Kaffee	schmerzhafte Menstruation aufgrund von Ärger	Graphites Nux vomica Pulsatilla Ratanhia Sabina Sepia Sulfur Viburnum
Lachesis	Chamomilla	Schmerzen bessern sich durch Wärme
Auftreten von Hämorrhoiden	schmerzhafte Menstruation nach Schwangerschaftsabbruch oder Frühgeburt	Arsenicum album
Collinsonia	Senecio	nach unten ziehender Gebärmutterschmerz
Flatulenzen (Winde)	Unterleibsschmerzen während der Menstruation	Belladonna Lilium
Viburnum	Calcium carbonicum Calcium phosphoricum Carboneum sulfuratum Cimicifuga	
Schmerzen beim Wasserlassen		
Nux moschata Senecio Veratrum viride		

Arzneisuchtabelle für schmerzhafte Menstruationsblutungen, Fortsetzung

	Pulsatilla Sepia
brennende Schmerzen in der Gebärmutter	Calcium phosphoricum
Krampfschmerzen in der Gebärmutter	Caulophyllum Chamomilla Nux vomica Sabina Ustilago
schneidende Schmerzen	Cocculus
wehenähnliche Schmerzen	Chamomilla
Gebärmutterschmerz läßt durch Zusammenrollen oder Vornüberbeugen nach	Aconitum Cimicifuga Colocynthis Nux vomica
Gebärmutterschmerzen während der Blutung	Belladonna Cactus Calcium carbonicum Nux vomica Pulsatilla
– zu Beginn der Blutung	Calcium carbonicum Crotalus Lachesis
– durch Zurückbeugen oder Hintüberlehnen gebessert	Lac caninum
– durch Zusammenrollen oder Vornüberbeugen gebessert	Colocynthis Kalium carbonicum Opium Pulsatilla
Schmerz so stark, daß er zum Zusammenrollen oder Vornüberbeugen zwingt	Colocynthis Pulsatilla
Flecken auf dem Körper	Dulcamara
Frieren und Frösteln	Kalium carbonicum Veratrum album
Schmerzen in den Wechseljahren verschlimmert	Psorium
Schmerzen bei Erkältung schlimmer als sonst	Aconitum
Kältegefühl am ganzen Körper	Veratrum album
Menstruationsschmerzen nach einer Kolik	Kalium carbonicum
Menstruationsschmerzen vor allem nach dem Abendessen	Phytolacca
Schmerzen erträglicher nach Abgang von Blutklümpchen	Viburnum
Schmerzen stärker bei emotionaler Aufregung	Chamomilla
Aufstoßen bei Schmerzen	Viburnum
Menstruationsschmerzen nur, wenn aufgeregt	Calcium carbonicum
Werden die Füße gegen eine Stütze gedrückt, lassen die Schmerzen nach	Medorrhinum
Schmerzen verschlimmern sich, wenn die Füße naß werden	Phosphorus Pulsatilla Rhus toxicodendron
je stärker die Blutung, desto größer die Schmerzen	Cimicifuga
je schwächer die Blutung, desto stärker die Schmerzen	Lachesis

Arzneisuchtabelle für schmerzhafte Menstruationsblutungen, Fortsetzung

Schmerzen bessern sich, sobald das Blut richtig fließt	Magnesium phosphoricum Moschus Zincum metallicum
Menstruationsschmerzen nach Schreck	Aconitum
unregelmäßige Blutungen seit der ersten Menstruation (Menarche)	Pulsatilla
furchtbare Schmerzen, Weinen und Wimmern	Cactus Coffea Cuprum metallicum
Rückzug in infantiles Benehmen (möchte am liebsten wieder Kind sein)	Calcium phosphoricum
spasmische Zuckungen	Platinum
unregelmäßige und schmerzhafte Menstruationsblutungen	Belladonna Calcium carbonicum Caulophyllum Cimicifuga Cyclamen Natrium muriaticum Nux vomica Pulsatilla Senecio Sepia
alle zwei Wochen schmerzhafte Blutungen	Bovista Calcium carbonicum Phosphorus
Gebärmuttervorfall	Veratrum viride
schmerzhafte Blutungen in der Pubertät	Phytolacca Pulsatilla
(unwillkommene) sexuelle Wünsche während der Menstruation	Chamomilla
vor Schmerzen schreien müssen	Platinum
krampfartige Schmerzen	Belladonna Caulophyllum Cimicifuga Gelsemium Magnesium phosphoricum Nux vomica Pulsatilla Viburnum
starke Menstruationsschmerzen und Unfruchtbarkeit	Phytolacca
häufiges Wasserlassen	Medorrhinum
Menstruationsschmerzen beim Gehen schlimmer	Sabina
– bei Wärme besser	Arsenicum album Magnesium phosphoricum Nux moschata Sabina
– durch Waschungen besser	Kalium carbonicum
– nach Naßwerden schlimmer	Zincum metallicum
Schmerz in linker Brust(seite) beim Husten	Causticum
dumpfe Schmerzen in der Herzgegend	Crotalus
Brustwarzen ziehen sich zurück	Sarsaparilla
Alpträume während der Menstruation	Cyclamen
Schlaflosigkeit	Cocculus
kalte Schweißausbrüche	Sarsaparilla Veratrum album

Sexualprobleme

Probleme mit der sexuellen Identität (etwa bei Transsexuellen) sowie solche, die mit Chromosomenanomalien zusammenhängen (etwa bei Ullrich-Turner-Syndrom: Frauen mit nur einem X-Chromosom) können in diesem Buch nicht besprochen werden; dafür sind Fachärzte und/oder Psychotherapeuten sowie Sexualberatungsstellen zuständig. Sollten allerdings seelische Spannungen und Ängste mit zum Symptombild gehören, so können auch diese durch eine gezielte homöopathische Konstitutionstherapie gelindert werden.

Der Orgasmus ist zwar rein körperlich den Reflexen zuzurechnen; automatisch läuft er deshalb trotzdem nicht ab. Gedanken und Gefühle können ihn herbeiführen helfen oder aber verhindern. Vertrauen, Entspannung und Phantasie sind ihm förderlich; Schuldgefühle, sexuelle Tabus und Versagensängste stehen ihm hingegen im Weg – und zwar selbst dann, wenn alle nötigen sexuellen Stimuli vorhanden und alle Nerven, Blutgefäße, Drüsen und Hormone, die bei den sexuellen Abläufen eine Rolle spielen, vollkommen in Ordnung sind. Zumindest beim Sexualverkehr ist der weibliche Orgasmus störanfälliger als der männliche; beim Masturbieren bzw. Onanieren haben beide Geschlechter etwa die gleiche Orgasmusfähigkeit.

Die Anatomie der Sexualorgane und die verschiedenen Sexualtechniken sind in vielen Büchern bereits ausführlich beschrieben worden. Wie jedoch alle Menschen wissen, die schon einmal eine längerdauernde sexuelle Beziehung hatten, gehört zum Geschlechtsverkehr sehr viel mehr als nur die Kunst, den richtigen erogenen Zonen mit der richtigen Technik zu begegnen. Tatsächlich ist der Sexualverkehr ja auch nur ein Aspekt der Sexualität unter sehr vielen. Sich ausschließlich darauf zu konzentrieren und alles andere – Kleidung, Laune, Flirt, Verführung, Sympathie, Zärtlichkeit und so fort – links liegen zu lassen, wäre etwa so, als würde man darauf bestehen, daß Musik bei Haydn anfängt und mit Beethoven aufhört.

Es gibt im Prinzip keinen Grund, weshalb die Freude an der Sexualität und die Sexualfunktionen uns nicht erhalten bleiben sollen, bis wir achtzig oder gar neunzig Jahre alt sind, getreu dem Motto: Wer das Fest genießt, bleibt bis zuletzt! Sexualverkehr belastet zwar das Herz, das ist schon richtig – doch wenn Sie in der Lage sind, zwei Treppen ohne großes Herzklopfen hinaufzusteigen, und dabei auch nicht vollkommen außer Atem geraten, kann Ihnen eigentlich auch beim Sex nicht viel passieren.

Sehr viel ist auch schon darüber geschrieben worden, daß die sexuelle Befriedigung ausbleiben kann, wenn die männlichen und weiblichen „Zyklen der Sexualreaktionen" nicht übereinstimmen; dabei geht es um Fachausdrücke wie Erregungsphase, Plateauphase, Orgasmus, Abkling- und Erholungsphase. Meistens wird darüber geklagt, daß die Frau zu langsam, der Mann zu rasch zum Höhepunkt komme – doch haben Anthropolog(inn)en bereits aufgezeigt, daß es sich hierbei wohl eher um ein kulturbedingtes als um ein physiologisches Problem handelt. Ein körperliches Phänomen scheint hingegen die Tatsache zu sein, daß ziemlich viele Frauen über 25 bei einem einzigen Sexualverkehr mehrere Orgasmen haben können. Das kommt nur bei sehr wenigen Männern vor. Das Vorspiel kann die Erregungs- und Plateauphase des Mannes verlängern helfen und die Frau schon bis zur Plateauphase oder sogar zum Orgasmus bringen, bevor sein Glied in ihre Scheide dringt. Übrigens sind Frauen nicht für den Orgasmus ihres Partners verantwortlich, so wie überhaupt beide Geschlechter nur für ihren eigenen Orgasmus Verantwortung tragen, nicht für den der anderen Person.

Zwischen dem, was eine Frau sich vom Sexualverkehr erwartet, und dem, was tatsächlich passiert, können manchmal Welten liegen. Das führt oft zu schwerwiegenden Problemen. Zum Beispiel ist der Orgasmus durchaus nicht immer besonders auffällig oder gar dramatisch: Manche Frauen stöhnen auf oder schreien, andere erleben ihn ganz still. Und auch qualitativ kann es vom einen zum anderen mal durchaus Unterschiede geben. Gleichzeitig zum Orgasmus zu kommen – das passiert in Romanen immer wieder, nicht jedoch im wirklichen Leben. Psychologen meinen dazu, „gemeinsam kommen" sei allenfalls so etwas wie ein gelegentliches Geschenk, das die Lust am Sex aufrechterhalten kann, damit sie nicht abflacht. Übrigens können Sexualtechniken, die der einen Person Spaß machen, für die andere absolut langweilig oder unannehmbar sein – wir sind eben nicht alle gleich, auch nicht, was unser Vergnügen angeht.

Manchmal wünschen Frauen sich etwas vom Sexualverkehr, was dieser einfach nicht bieten kann; auch das birgt eine Menge Konfliktstoff. So ist die körperliche Liebe beispielsweise nur selten dazu angetan, Probleme in anderen Bereichen lösen zu helfen, und sie werden dabei auch kaum je ganz ausgeklammert – ganz im Gegenteil: Ärger im Beruf, Geldsorgen, Identitätsprobleme, Depressionen, Langeweile, Erschöpfung und so weiter haben leider die unangenehme Angewohnheit, mit uns ins Bett zu steigen.

Die Sexualerziehung fängt damit an, wie wir unsere Kinder behandeln. Wer ein Kind schlägt, ohrfeigt oder ihm körperliche Zärtlichkeit verweigert, erschwert es ihm sehr, später einmal liebevolle Sexualbeziehungen aufzubauen; seine Sexualität kann dann zum Beispiel masochistisch oder sadistisch geprägt sein. Viele Filme und Werbespots im Fernsehen suggerieren darüber hinaus auf subtile Weise, daß Sex gleichzusetzen sei mit Macht und Besitz oder es sich nicht um „richtigen Sex" handle, wenn er nicht auch mit Gewalt und Ausbeutung einhergehe. Unserer Ansicht nach sollten Eltern alles Erdenkliche tun, um solche verzerrten Darstellungen geradezurücken.

Wie jeder andere Teil des Körpers sind auch die Genitalien anfällig für Infektionen, vor allem für solche, die beim Sexualverkehr übertragen werden können. Es gibt zwar auch homöopathische Mittel für einige dieser Erkrankungen, doch ist es nach unserer Meinung aus medizinischen und sozialen Gründen durchaus gerechtfertigt, dafür Antibiotika zu verschreiben, vor allem angesichts des weltweiten Tourismus und der hohen Mobilität der Bevölkerung. Wenn jemand allerdings für sexuell übertragbare Krankheiten besonders anfällig zu sein scheint, liegt sehr wahrscheinlich ein Miasma (siehe S. 24) vor, das mittels homöopathischer Konstitutionsbehandlung aufgelöst werden sollte.

Viele der heute so weitverbreiteten sexuell übertragbaren Krankheiten werden in Zukunft wohl seltener auftreten, weil sich die Praktiken des *Safer Sex* zur AIDS-Vorbeugung doch immer mehr durchsetzen. Unter den Homosexuellen wird die Häufigkeit von Gonorrhö-Infektionen bereits als Maßstab dafür verwendet, wie viele von ihnen *Safer Sex* praktizieren und wie viele (noch) nicht. Die Auswirkungen der AIDS-Bedrohung auf das Sexualverhalten, oder doch zumindest auf die Einstellung gegenüber bestimmten Sexualpraktiken, läßt sich am besten daran ablesen, wie sich die Ansichten von Dr. Alex Comfort in den Neuauflagen seines berühmten Buches *Joy of Sex* gewandelt haben: Gruppensex ist *out*, Küssen ist *in*. Zärtlichkeiten austauschen, einander berühren und Petting machen ist genausogut „richtiger Sex" wie der Sexualverkehr mit Penetration der Scheide. Comfort weist heute sogar eindringlich darauf hin, bei jeder wie auch immer gearteten Planung des Sexuallebens daran zu denken: Jeder neue Partner oder jede neue Partnerin – wie unschuldig und attraktiv sie auch sein mögen – könnte unter Umständen Ihr Leben in Gefahr bringen.

Es gibt vieles im Alltag, das unsere Sexualität beeinflußt. Dies beginnt schon bei der Wahl unserer Partner und Partnerinnen, bei der wir offensichtlich den Befehlen unseres Unbewußten folgen: Sie wird offenbar von unseren unbewußten Projektionen mit gesteuert, und diese wiederum basieren wahrscheinlich auf der Paarbeziehung, die uns unsere Eltern vorgelebt haben. Der erste Stolperstein einer Partnerschaft liegt demnach oft darin, daß die jeweiligen Rollen, die unsere Eltern uns vermittelt haben, als Grundlage für eine gesunde Beziehung ungeeignet sind. Bevor wir mit einer anderen Person eine echte Beziehung eingehen können, müssen wir uns erst einmal von unseren Eltern abgenabelt haben. Und auch wenn diese Hürde genommen ist, kann jede Veränderung der Umstände, in denen ein Paar lebt, zu Problemen Anlaß geben. Am offensichtlichsten ist das zum Beispiel bei der Geburt des ersten Kindes, wenn die Frau aus diesem Grund eine befriedigende und lukrative berufliche Karriere aufgibt und neue Anforderungen an ihren Partner stellt. Er wiederum versucht dann vielleicht, diesen Forderungen auszuweichen, indem er sich immer mehr in seine Arbeit vergräbt. Kommt das jüngste Kind schließlich in die Schule, fühlt sich die Mutter, die immer nur zuhause geblieben ist und alles für die Kindererziehung aufgegeben hat, sehr oft zurückgesetzt und hat das Empfinden, den Kontakt zum Partner verloren zu haben. Entweder schon zu diesem Zeitpunkt oder auch später, wenn die Kinder endlich groß sind, wird sie sich wohl entschließen, wieder eine Arbeit außer Haus zu suchen. Wenn sie dann feststellt, daß die Jahre der Kindererziehung aus ihr eine hervorragende Organisatorin gemacht haben, und sich erfolgreich eine neue Karriere aufzubauen beginnt, hat ihr Partner zur gleichen Zeit bereits die höchste Sprosse seiner Karriereleiter erklommen. Das bringt wieder neue Veränderungen mit sich – und häufig genug weitere Probleme.

Andere Veränderungen, die das Sexualleben beeinflussen können, sind beispielsweise der Tod der Eltern, die eigene Pensionierung oder auch Verluste, wie sie mit Unfruchtbarkeit, Fehlgeburt oder Tod eines Kindes verbunden sind. All das erfordert Anpassungsfähigkeit in der Beziehung. Die Probleme können bewältigt werden, wenn man die jeweiligen Gefühle ehrlich zum Ausdruck bringt; sie können aber auch verschärft werden, ja die Kommunikation zwischen beiden völlig zusammenbrechen lassen, wenn man es nicht fertigbringt, offen über Gefühle zu sprechen und Schwierigkeiten gemeinsam anzugehen. Bei ernsthaften Eheproblemen sollten Sie sich als erstes an Ihren Hausarzt oder auch an eine Ehe- und Familienberatungsstelle wenden.

Unserer Erfahrung nach sind die glücklichsten Verbindungen stets diejenigen, in denen die Frau wie auch der Mann den eigenen Standpunkt verteidigen können, gleichzeitig aber auch ein offenes und liebevolles Verhältnis zueinander aufgebaut haben. Wie Khalil Gibran in seinem Buch *Der Prophet* schrieb: „Schenkt einander euer Herz, ohne es dem anderen jedoch ganz zu überlassen, denn nur die Hand des Lebens kann euer Herz umfassen. Und steht füreinander ein, doch nicht allzu eng zusammen, denn auch die Säulen des Tempels stehen voneinander entfernt, und Eiche und Zyper wachsen nicht im gleichen Schatten." Jede Beziehung enthält vier wichtige Elemente – eine körperliche, eine emotionale, eine intellektuelle und eine spirituelle Ebene. Nur selten geschieht es, daß zwei Menschen auf allen vier Ebenen gleichermaßen perfekt zusammenpassen, und jede Beziehung hat ihre starken und ihre schwachen Seiten. Wir hoffen, daß die folgenden Abschnitte Ihnen dabei behilflich sein können, Ihre Schwierigkeiten und Ängste zu bewältigen, ob Sie nun gerade in einer festen Beziehung leben oder nicht.

Weibliche Sexualprobleme von A bis Z

Ängste bezüglich des Sexualverkehrs

Diese Ängste können auf Informationsmangel, Furcht vor AIDS, Herpes und anderen sexuell übertragbaren Krankheiten, auf einer lieblosen Kindheit oder elterlichen Verboten beruhen, die eigenen Genitalien zu erkunden oder zu masturbieren. Die Flucht in Drogen oder Alkohol kann solche Ängste noch zusätzlich verschlimmern. Sind sie mit allgemeiner Unsicherheit, Minderwertigkeitskomplexen und Schwierigkeiten verbunden, überhaupt eine Beziehung einzugehen, empfehlen wir eine Konstitutionstherapie bei einer erfahrenen homöopathischen Fachkraft. Bis zu diesem Zeitpunkt können die folgenden Mittel für Sie hilfreich sein:

Nehmen Sie das Mittel Ihrer Wahl alle zwölf Stunden bis zu fünf Tage lang ein.

■ Pulsatilla C30
Für sehr gefühlsbetonte Frauen, die leicht weinen oder erröten und es nicht ausstehen können, sich in heißen, stickigen Räumen aufzuhalten.

■ Argentum nitricum C30
Bei Phobien und irrationalen Ängsten, etwa der Obsession, sich bestimmt „an irgend etwas anzustecken".

■ Ignatia C30
Bei Beziehungsschwierigkeiten, die auf Trauer oder Enttäuschung in einer früheren Partnerschaft beruhen.

Libidoprobleme

Libidomangel

Ihm liegen meistens psychische Ursachen zugrunde – Streß, Depressionen, Angst vor Schwangerschaft, Versagensängste (siehe hierzu auch Orgasmusprobleme, S. 151 f.), häufig auch Langeweile –, seltener hormonelle oder andere körperliche Auslöser. Dann einfach von „Frigidität" zu sprechen, ist zum einen völlig überholt und zum anderen ausgesprochen wenig hilfreich. Weder bei Männern noch bei Frauen gibt es einen Libido-Level, der schlichtweg als „normal" be-

zeichnet werden kann, selbst wenn bei beiden Geschlechtern das „männliche“ Hormon Testosteron für die Lust auf Sex eine Rolle spielt. Die Testosteronspiegel können durch Funktionsstörungen der Leber, der Nieren oder der Hirnanhangdrüse gesenkt werden, durch Erschöpfung, Schmerzen, Erkrankungen, Depressionen, Streß, außerdem auch durch Tranquilizer, Opiate (starke Schmerzmittel), Medikamente gegen hohen Blutdruck, Appetitzügler sowie Alkohol.
Bei vielen Frauen nimmt die Lust auf Sex kurz vor ihrer Menstruation deutlich ab (siehe auch prämenstruelles Syndrom, S. 109 ff.). Vorübergehende sexuelle Interesselosigkeit ist auch völlig normal nach einer Entbindung oder gynäkologischen Operation, und bei manchen Frauen hat die Einnahme der Antibabypille oder eine Hormon-Ersatz-Therapie negative Auswirkungen auf die Libido. Im allgemeinen gilt: Macht Sex der Frau Spaß, bevor sie in die Wechseljahre kommt, so wird er ihr in aller Regel auch danach noch Vergnügen bereiten; ja, manche Frauen blühen dann im Liebesleben geradezu auf, weil sie endlich keine Fruchtbarkeitsprobleme mehr haben und auch die Belastungen der familiären Arbeit geringer geworden sind. Sollte die Libido jedoch nach der Menopause oder nach einer Gebärmutterentfernung stark abnehmen und daraus Beziehungsprobleme entstehen, verschreiben Ärzte gelegentlich Testosteronpräparate, um sie wieder in Schwung zu bringen.
Die Behandlung der eventuell zugrundeliegenden Störungen und Erkrankungen, wie wir sie oben genannt haben, muß stets der erste Schritt zur Wiederherstellung der Libido sein. Hat die mangelnde Lust auf Sex vor allem psychische Gründe, kann eine Sexualtherapie sehr hilfreich sein. Homöopathische Fachkräfte empfehlen in solchen Fällen eine Konstitutionstherapie (vorausgesetzt, es liegen keine rein körperlichen Gründe für den Libidomangel vor); doch sollten Sie vielleicht als erstes eines der nachstehend genannten Mittel ausprobieren.

Nehmen Sie das Mittel Ihrer Wahl alle zwölf Stunden bis maximal fünf Tage lang ein.

■ Agnus castus C30
Allgemeines Schwächegefühl, vor allem nach langdauerndem oder sehr häufig stattfindendem Sexualverkehr.

■ Sepia C30
Reizbarkeit, Frösteln, Erschöpfung und Gleichgültigkeit gegenüber Sex, doch Wiederkehr der Energie nach kurzer körperlicher Anstrengung, etwa Gymnastik.

■ Natrium muriaticum C30
Libidoverlust, der mit Trauer oder unterdrückten Gefühlen zusammenhängt.

■ Causticum C30
Libidoverlust nach der Menstruation, wobei sich die Scheide aufgeschürft und wund anfühlt.

■ Apis C30
Beim Auftreten von Allergien.

■ Conium C30
Gutartige Knötchen in der Brust (Mastopathie).

■ Pulsatilla C30
Neigung zu Tränenausbrüchen und Depressionen.

■ Acidum phosphoricum C30
Allgemeine Apathie und Gleichgültigkeit.

Übermäßig gesteigerte Libido
Sie hat nur selten körperliche Ursachen, kann jedoch durch bestimmte Medikamente und Drogen hervorgerufen oder verstärkt werden. Im Prinzip ist große Lust auf Sex eigentlich kein Problem, es sei denn, die Frau hat niemand, mit dem sie gern ins Bett ginge, oder sie fühlt sich ständig zum Sexualverkehr getrieben und empfindet das als Belastung oder belastet ihren Partner damit. Eine homöopathische Konstitutionstherapie kann sich als notwendig erweisen; zuerst sollten Sie es jedoch mit einem der nachstehenden Mittel probieren. Wenn sich der übermäßige Drang nach Sex innerhalb von drei Wochen gar nicht bessern sollte, suchen Sie Ihre Hausärztin oder Ihren Hausarzt auf oder gehen Sie in eine Sexualberatungsstelle.

Nehmen Sie das Mittel Ihrer Wahl alle zwölf Stunden bis maximal fünf Tage lang ein.

■ Platinum C30
Für Frauen mit enormem sexuellem Appetit, die Männer jedoch (bewußt oder unbewußt) nicht ausstehen können und unter Depressionen leiden.

■ Hyoscyamus C30
Für Frauen, die äußerst emotional reagieren, sich ständig zu obszönen Bemerkungen getrieben fühlen, sich die Kleider vom Leib reißen und ihre Genitalien bloßlegen sowie Frauen, die unter Paranoia (Wahnvorstellungen) leiden.

■ Gratiola C30
Für Frauen, die ständig nach sexueller Erregung streben und die ein schwach ausgeprägtes Selbstwertgefühl besitzen.

Masturbationsprobleme
Häufiges Masturbieren kann mitunter zum Problem werden, wenn es zu Schwierigkeiten in der Ehe bzw. in einer wichtigen Partnerschaft führt, zur Zwangshandlung ausartet, mit extrem sadistischen Phantasien einhergeht oder der Frau ein normales Sozialleben unmöglich macht. Bestimmte Sorgen sind jedoch ganz unbegründet: etwa die, Selbstbefriedigung könne der Gesundheit schaden, zur Homosexualität führen, die Entwicklung erwachsener Sexualbeziehungen hemmen oder die Orgasmusfähigkeit beim Sexualverkehr beeinträchtigen. Studien haben vielmehr ergeben, daß Frauen, die auch in einer festen Sexualbeziehung weiterhin masturbieren, weitaus seltener wegen sexueller Probleme um Rat nachsuchen als Frauen, die das nicht tun. Nicht wenige Paare betrachten die (gegenseitige oder selbst betriebene) Masturbation sogar als Bestandteil ihrer Liebesspiele und ihres Sexuallebens. Sollte Ihnen jedoch Ihr Drang zur Selbstbefriedigung Sorgen und Angst machen, wenden Sie sich am besten an Ihre Hausärztin oder Ihren Hausarzt und fragen Sie nach einer Sexualberatungsstelle oder Psychotherapie. Eine Konstitutionstherapie bei einer erfahrenen homöopathischen Fachkraft kann helfen, Ängste und Spannungen abzubauen; bis dahin können Sie es aber auch mit einem der nachstehend angegebenen Mittel probieren.

Nehmen Sie das Mittel Ihrer Wahl alle zwölf Stunden bis maximal fünf Tage lang ein.

■ Sulfur C30
Magengrummeln vor Angst, große Unordentlichkeit, Gleichgültigkeit gegenüber dem, was andere Menschen zu Aussehen bzw. Verhalten denken und sagen.

■ Staphisagria C30
Reizbarkeit, Abneigungen, unterdrückte Emotionen, Masturbieren als Weg, sich irgendwie wieder als ganze Person zu empfinden.

■ Calcium carbonicum C30
Starkes Übergewicht, abwechselnd Hitzeschauer und Frösteln, Masturbation als Weg, Spannungen abzubauen oder sich weniger zu langweilen.

■ Natrium muriaticum C30
Zunehmender Rückzug, Isolation, Erschöpfungsgefühl nach Masturbation oder Sexualverkehr, Verstopfung.

■ Acidum phosphoricum C30
Starkes Schwächegefühl nach der Selbstbefriedigung.

■ Calcium phosphoricum C30
Ständiges Zunehmen der sexuellen Libido nach dem Masturbieren.

Orgasmusprobleme
Männer können sich auf ihren Orgasmus beim Sexualverkehr sehr viel eher verlassen als Frauen. Wie Anthropolog(inn)en bereits aufzeigten, ist das nicht zuletzt darauf zurückzuführen, daß Frauen noch vor wenigen Jahrzehnten – zumindest in Großbritannien, aber auch anderen europäischen Ländern – gar nicht zugestanden wurde, Vergnügen am Sexualverkehr bis hin zum Orgasmus zu empfinden. Heute hingegen wird er nachgerade von ihnen erwartet – und das bedeutet, daß Orgasmusunfähigkeit sie in dieselben Versagensängste treibt, die bei Männern Erektionsprobleme und Ejakulationsprobleme hervorrufen. Selbst wenn das Gehirn mit den richtigen sinnlichen Wahrnehmungsinformationen gefüttert wird, kann der Orgasmus immer noch durch Ängste, Ärger, Schuldgefühle, Mißtrauen oder die feste Entschlossenheit, ja nicht die Kontrolle über sich selbst zu verlieren, abgeblockt werden. In seltenen Fällen beruht die Unfähigkeit, einen Orgasmus zu erleben, nicht auf psy-

chischen Blockaden, sondern wird durch Einnahme bestimmter Medikamente oder Beschädigung wichtiger Nervenstränge hervorgerufen.

Für die allermeisten Frauen ist die Klitoris das Organ, das ihre sexuellen Empfindungen bis hin zum Orgasmus bündelt und diesen auslöst. Meist ist die Klitoris durch die Bewegungen des Penis in der Scheide jedoch nicht ausreichend stimulierbar; 30 Prozent aller Frauen können allein durch vaginale Stimulation zum Orgasmus gelangen.

Falls es Ihnen Sorgen macht oder Probleme bereitet, daß Sie selbst bzw. Ihr Partner oder Ihre Partnerin gar nicht oder zu selten zum Orgasmus gelangen, können Sie versuchen, die Frage, ob Sie einen Orgasmus haben oder nicht, weniger wichtig zu nehmen als bisher; gestalten Sie dafür andere Phasen Ihres sexuellen Erlebens so angenehm wie nur irgend möglich. Machen Sie Ihren Partner oder Ihre Partnerin mit Worten oder Gesten darauf aufmerksam, wo Sie Berührungen besonders gern haben und was Sie am meisten sexuell erregen kann, und erlauben Sie sich jede Menge sexueller Phantasien – sie lösen oft die „Bremse im Kopf"!

Eine Konstitutionstherapie mit Homöopathika kann ebenfalls Abhilfe schaffen; Sie sollten es jedoch zuerst mit den im folgenden genannten Mitteln probieren. Ändert das nichts an Ihrer Situation, und hat Ihre Ärztin oder Ihr Arzt körperliche bzw. medikamentöse Ursachen zuverlässig ausgeschlossen, können Sie auch eine Sexualtherapie in Betracht ziehen.

Nehmen Sie das Mittel Ihrer Wahl alle zwölf Stunden bis maximal fünf Tage lang ein.

■ Natrium muriaticum C30
Unfähigkeit, den Gefühlen freien Lauf zu lassen.

■ Agnus castus C30
Erschöpfung und Energiemangel.

■ Ignatia C30
Orgasmusschwierigkeiten nach Trauer oder schmerzlichem Ende einer Liebesbeziehung.

Scheidenkrämpfe (Vaginismus)
Das ist eine ziemlich ungewöhnliche Störung, bei der sich die den Scheideneingang umspannenden Teile der Beckenbodenmuskulatur so verkrampfen, daß Penetration beim Sexualverkehr, gynäkologische Untersuchungen oder sogar das Einführen eines Tampons schmerzhaft bis unmöglich sind. Zu den Scheidenkrämpfen kommt gelegentlich hinzu, daß sich die Frau (unwillkürlich) in Rückenlage aufbäumt und ihre Oberschenkel fest zusammenpreßt. Dieser Störung liegen nach neueren Erkenntnissen praktisch nie rein körperliche, sondern stets psychische Ursachen zugrunde, etwa sexuelle Traumata (Inzest, Vergewaltigung) oder ein anderes traumatisches, oft frühkindliches Erlebnis, das größte Berührungsängste im Genitalbereich nach sich zog. Eine Sexual- bzw. Psychotherapie kann dann sehr hilfreich sein, ebenso allmähliche Desensibilisierungsübungen, die eine darin ausgebildete, einfühlsame Ärztin oder ein Arzt Ihnen zeigen können. Gewaltsames Vorgehen macht hingegen alles nur schlimmer! Eine homöopathische Konstitutionstherapie, die Spannungen und Ängste lösen hilft, ist empfehlenswert; Sie können es jedoch auch erst einmal mit den nachfolgend genannten Mitteln probieren.

Nehmen Sie das Mittel Ihrer Wahl alle zwölf Stunden bis maximal fünf Tage lang ein.

■ Plumbum C30
Bei extremer Empfindlichkeit von Genitalbereich und Scheide sowie Verstopfung.

■ Staphisagria C30
Extreme Empfindlichkeit von Vulva und Vagina, im Sitzen noch verschlimmert, dazu Reizblase.

■ Ignatia C30
Scheidenkrämpfe als überschießende Reaktion auf Trauer oder eine unglücklich verlaufene Liebesbeziehung.

■ Belladonna C30
Brennend heiße Vagina, die sich gleichzeitig schwer wie Blei anfühlt, verschlimmert durch die leiseste Bewegung.

■ Coffea C30
Extreme Empfindlichkeit der Vulva, begleitet von unangenehmem Jucken, allgemeiner Unruhe und Schlaflosigkeit, dazu aufmerksamkeitsheischendes Verhalten.

■ Cactus C30
Schmerzhafte Menstruationsblutungen, starker, vorzeitig einsetzender Blutfluß, der beim Hinlegen aufhört, dazu Herzleiden.

Schmerzen beim Geschlechtsverkehr (Dyspareunie)

Schmerzen beim Geschlechtsverkehr können sich einstellen, wenn Frauen unter Scheiden- oder Vulvainfektionen leiden, die mit ungewöhnlichem Ausfluß oder Jucken verbunden sind, außerdem bei Blasenentzündung (häufigem Harndrang) oder Scheidenkrämpfen (Vaginismus), wobei sich die Scheidenmuskeln schmerzhaft verkrampfen. Schmerzen bei tiefem Eindringen des Penis können auf Endometriose oder eine Gebärmutterverlagerung oder auch auf Geschwüre am Muttermund hindeuten. *Scheidentrockenheit* kann für die Frau wie für den Mann schmerzhaft sein; die Scheidensekretion nimmt meist in den Wechseljahren ab; eine trockene Scheide ist aber manchmal auch Zeichen von Ängsten bezüglich des Sexualverkehrs oder zu nachlässigem Vorspiel. In vielen Fällen hilft eine Gleitcreme bzw. Vaseline.
Auch Sexualverkehr zu früh nach einer Entbindung kann schmerzhaft sein, wenn die inneren Wunden bzw. ein Dammschnitt noch nicht richtig verheilt sind, und auch der erste Geschlechtsverkehr bereitet Schmerzen, wenn dabei das Hymen (Jungfernhäutchen) gewaltsam eingerissen bzw. durchstoßen wird.
Die schulmedizinische wie auch die homöopathische Behandlung richtet sich nach den jeweiligen oben genannten Ursachen. Falls jedoch keines der verabreichten Homöopathika genau das richtige zu sein scheint, versuchen Sie es mit einem der nachstehend genannten Mittel. Sollte nach drei Wochen immer noch keine Besserung eingetreten sein, lassen Sie sich noch einmal ärztlich bzw. homöopathisch untersuchen und holen Sie gegebenenfalls eine Zweitdiagnose ein.

Nehmen Sie das Mittel Ihrer Wahl alle vier Stunden bis maximal zwei Wochen lang ein.

■ Staphisagria C6
Sehr empfindliche Vagina und Vulva, Schmerzen im Eierstock bei Sexualverkehr, „Flitterwochen-Zystitis“ (nach Eheschließung oder Aufnahme einer festen Sexualbeziehung).

■ Thuja C6
Sehr empfindliche Vagina, starke Schmerzen im linken Eierstock nach Sexualverkehr, Warzen im Genitalbereich.

■ Platinum C6
Vulva und Vagina jucken und zucken, Brennen in Gebärmutter und Eierstöcken nach dem Sexualverkehr, ungewöhnlich gesteigerte Lust auf Sex.

■ Sepia C6
Ziehendes Schweregefühl im Unterleib, Sexualverkehr verursacht Schmerzen, die durch Scheide und Gebärmutter bis zum Nabel hin emporschießen.

Sexuelle Traumata

Inzest

So wird Sexualverkehr zwischen nahen Verwandten genannt, nämlich mit Vater oder Mutter, Tochter, Sohn, Bruder, Schwester, Onkel, Tante, Nichte, Neffe, Großvater, Großmutter, Enkelin oder Enkel. Dabei geht es nicht nur um ein emotionales Tabu; das Inzest-Verbot entstand wahrscheinlich vielmehr aufgrund der Beobachtung, daß Inzucht beim etwaigen Nachwuchs sehr häufig zu angeborenen Mißbildungen und anderen Erbkrankheiten führt. Derzeit wird geschätzt, daß bis zu zehn Prozent aller Frauen bzw. Mädchen schon einmal Sexualkontakte mit einem männlichen Verwandten hatten. Sehr häufig spielt dabei die sexuelle Ausbeutung von Kindern (Kindsmißbrauch) eine Rolle. Da es heute in praktisch allen größeren Städten Notrufnummern für mißbrauchte Mädchen und vergewaltigte Frauen gibt und die Fachkräfte des Gesundheits- und Sozialwesens weithin besser als früher über Inzest informiert sind, werden auch weit mehr Fälle gemeldet und gegebenenfalls strafrechtlich verfolgt. Die Opfer leiden unter erheblichen Ängsten, Schuld- und Schamgefühlen sowie Depressionen, die sie oft viele Jahre lang verfolgen. Wir möchten daher alle diejenigen unter ihnen, die sich in einer solchen Situation befinden (oder befunden haben), dringend ermuntern, sich in einem solchen Fall so rasch wie möglich einer verantwortungsbewußten Person inner- oder außerhalb der Familie anzuvertrauen, auch wenn das – wie zumeist – bedeuten sollte, daß das Opfer sich dabei über Drohungen und über

Einschüchterungen des Peinigers hinwegsetzen muß. Spezifische homöopathische Hilfsmittel, die über Schock und Angst hinweghelfen können, finden Sie nachfolgend (siehe auch unten, Vergewaltigung). Wenn nötig, nehmen Sie auch Ihre homöopathische Fachkraft in Anspruch.

Nehmen Sie das folgende Notfall-Mittel, viermal täglich bis maximal eine Woche lang ein.

■ Staphisagria C30
Bei traumatischen Folgen von Inzest.

Vergewaltigung
In den letzten Jahren wurden erheblich mehr Fälle von Vergewaltigung, Notzucht oder sexueller Nötigung zur Anzeige gebracht. Ob das nun heißt, daß so etwas auch sehr viel häufiger vorkommt als früher, oder ob Polizeibehörden und die Gesellschaft im allgemeinen diesen Verbrechen mehr Aufmerksamkeit und Verständnis für die Opfer entgegenbringen – Tatsache ist, daß Frauen heutzutage eher Anzeige erstatten als noch vor wenigen Jahren. Dennoch ist die Dunkelziffer wohl immer noch sehr hoch; viele Frauen schweigen nach wie vor, aus Scham, aus Furcht, man glaube ihnen nicht oder lache sie aus, aus Angst vor der Öffentlichkeit und dem emotionalen Trauma eines Prozesses oder auch davor, der Vergewaltiger könne erneut über sie herfallen. Vergewaltigung findet meistens zwischen Personen statt, die einander kennen, und nicht immer wird dabei zusätzliche Gewalt angewendet. Vergewaltigungen werden nicht, wie es immer noch oft heißt, vom Opfer provoziert, und sie werden heute auch eher, ihrem Namen entsprechend, als Gewaltverbrechen und nicht als Sexualdelikte eingestuft, da es dabei weniger um Sex als um das Verlangen des Mannes geht, die Frau zu dominieren. Männer, die Frauen vergewaltigen, sind häufig aggressiv und haben sehr frauenfeindliche Ansichten; oftmals sind sie auch betrunken.
Zu den körperlichen Folgen einer Vergewaltigung gehören geschwollene Labien, Verletzungen der Scheide oder des Muttermunds sowie gelegentlich Zerreißungen des Afters oder des Dammbereichs. Manchmal ist auch deutlich sichtbar, daß das Opfer geschlagen oder gewürgt worden ist. Die psychischen Auswirkungen einer Vergewaltigung sind gewöhnlich sehr schwer; zu ihnen gehören Angstzustände und Depressionen. Manche Opfer entwickeln das gleiche posttraumatische Streßsyndrom, das sonst vor allem bei Soldaten im Feld beobachtet wird („Bombenschock"). Ein solches Syndrom findet sich auch bei Menschen, die ein schweres Unglück oder den Holocaust überlebt haben, während andere – vielleicht nahe Angehörige – dabei umgekommen sind, sowie bei Personen, die längere Zeit mit ihren Kidnappern oder Geiselnehmern verbringen mußten. Zu den Symptomen dieses Syndroms gehören Schlaf- und Konzentrationsstörungen, immer wiederkehrende Alpträume und böse Erinnerungen, Schuldgefühle, Apathie, große Reizbarkeit, das Gefühl der Isolation sowie schwere reaktive Depressionen.
Falls Sie vergewaltigt worden sind und Anzeige erstatten wollen, entweder wegen des gegen Sie verübten Verbrechens oder weil Sie verhindern wollen, daß es auch noch andere Opfer trifft, müssen Sie sich zuallererst einer ärztlichen Untersuchung unterziehen. Sollte Ihnen die Untersuchung durch einen Arzt unangenehm sein, gehen Sie zu einer Ärztin Ihres Vertrauens. Bei der Untersuchung werden Sie gründlich überall angeschaut und abgetastet, und es wird ein Scheidenabstrich gemacht (auch, um eventuelle Spermaspuren festzustellen). Sollten Sie aufgrund einer Vergewaltigung schwanger geworden sein, können Sie ohne weiteres einen Schwangerschaftsabbruch beantragen. In den meisten Fällen, oder falls Sie darauf bestehen, werden auch Tests veranlaßt, die zeigen, ob Sie bei der Vergewaltigung mit einer sexuell übertragbaren Krankheit angesteckt worden sind. Setzen Sie sich auf jeden Fall mit einer speziellen Beratungs- oder Notrufstelle für vergewaltigte Mädchen und Frauen in Verbindung, oder bitten Sie die Ärztin oder den Arzt um die Nennung entsprechender Anlaufstellen, etwa bei Pro Familia, einem örtlichen Sozialdienst, einem Frauenzentrum oder ähnlichen Einrichtungen. Unter Umständen brauchen Sie die Hilfe einer erfahrenen homöopathischen Fachkraft, um besser über die Folgen der Vergewaltigung hinwegzukommen.

Nehmen Sie das folgende Notfall-Mittel Ihrer Wahl viermal täglich bis zu eine Woche lang ein.

■ Arnica C6
Bei erheblichen Wunden und Verletzungen.

■ Staphisagria C30
Bei traumatischen psychischen Folgen einer Vergewaltigung.

Sexuell übertragbare Krankheiten

So werden Krankheiten genannt, die vorzugsweise oder ausschließlich auf dem Weg über Sexualkontakte übertragen werden.
Die Angst vor AIDS und Infektionen wie etwa Herpes (siehe S. 156 f.) verändert derzeit die allgemeine Einstellung zu sexuellen Abenteuern. Es zahlt sich aus, ziemlich wählerisch in der Wahl des Sexualpartners zu sein, vor allem, wenn es um Kontakte außerhalb der festen sexuellen Beziehung geht, die Sie selbst oder Ihr Partner haben. Nehmen Sie die gründliche Hygiene des Intimbereichs stets ernst; ignorieren Sie ungewöhnlichen Ausfluß oder andere Symptome niemals, etwa Jucken, Bläschen oder Wunden in der Genitalregion! Sollten Sie das Gefühl haben, mit irgend etwas angesteckt zu sein, was es auch sein mag: *Stecken Sie nicht auch noch andere damit an!* Berichten Sie Ihrem Partner (bzw. anderen Menschen, mit denen Sie Sexualkontakte hatten) davon, damit diese wiederum in der Lage sind, ihrerseits die Personen zu warnen, mit denen sie ins Bett gegangen sind. Suchen Sie so bald wie möglich einen Arzt oder eine Ärztin Ihres Vertrauens auf (auch zum Beispiel bei Pro Familia), oder – falls Sie anonym bleiben wollen – gehen Sie zu einem Untersuchungstermin ins nächste Gesundheitsamt; üben Sie sexuelle Enthaltsamkeit bzw. *Safer Sex*, bis Ihre Infektion ausgeheilt ist, und sehen Sie zu, daß zumindest auch Ihr fester Sexualpartner untersucht und gegebenenfalls behandelt wird.
Wenn Sie einem Mann genügend Vertrauen entgegenbringen, um mit ihm schlafen zu wollen, sollten Sie unbedingt auch den Mut haben, ihn zu fragen, ob Sie sich unter Umständen mit irgend etwas bei ihm anstecken könnten.

AIDS (erworbenes Immunschwäche-Syndrom)

Soweit bis heute bekannt ist, wird AIDS vor allem durch das sogenannte humane Immundefizienz-Virus, abgekürzt HIV, ausgelöst. Es ist jedoch auch noch für eine ganze Reihe weiterer Erkrankungen zumindest mitverantwortlich, abgesehen von der reinen HIV-Infektion: „Nur" HIV-Positive haben zwar das Virus im Blut, weisen aber keine Krankheitssymptome auf, und ein Teil von ihnen entwickelt auch niemals solche. Zu den HIV-bedingten Erkrankungen gehören: die persistierende generalisierte Lymphadenopathie (PGL); dabei bleiben die Lymphknoten mindestens drei Monate lang geschwollen, manchmal auch schmerzhaft; der AIDS-korrelierte Symptomenkomplex (eine Reihe relativ leichter Symptome einschließlich seborrhoischer Dermatitis, einem allgemeinen Krankheitsgefühl, Fieber, Nachtschweiß, starker Erschöpfung, sich verschlimmernder Akne, Herpesbläschen um den Mund, Gürtelrose, Gewichtsverlust und Durchfall); und schließlich AIDS. Zu dessen möglichen Symptomen gehören Fieber, allgemeines Krankheitsgefühl, Kopfschmerzen, Kurzatmigkeit, trockener Husten, Mundsoor, Druckempfindlichkeit des Unterleibs, Durchfall, geschwollene Lymphknoten, ein subkutaner Hautkrebs, genannt Kaposi-Sarkom, rapider Gewichtsverlust, Zerebralabszesse, Krampfanfälle, Enzephalitis und Meningitis, Lungenentzündung (verursacht auch durch ansonsten harmlose Erreger wie Pneumocystis carinii), Depressionen, psychotische Erkrankungen, Demenz sowie Persönlichkeitsveränderungen.
Das HI-Virus löst diese Symptome aus, indem es sich ins Zentrum des Immunsystems schmuggelt und dort die T4-Helferzellen außer Gefecht setzt, ohne die das Immunsystem eindringende Krankheitserreger nicht als Fremdlinge ausmachen kann. Diese Zellen werden außerdem dazu benötigt, noch weitere Faktoren des Immunsystems zu aktivieren (siehe hierzu die Anmerkungen zum Immunsystem, S. 87 f.). HIV kann darüber hinaus Veränderungen im Magen-Darm-Trakt bewirken und dazu führen, daß einerseits die für das Immunsystem notwendigen Nährstoffe nicht mehr richtig absorbiert werden und andererseits Mikroben und deren Stoffwechselprodukte ins Blut gelangen, die dort nichts zu suchen haben.
HIV wird von einem Menschen zum nächsten vor allem über das Blut und Blutprodukte sowie zudem über andere Körpersekrete übertragen. Zu den Hauptrisikogruppen zählen homosexuelle Männer sowie Drogenabhängige, die dasselbe Spritzbesteck benutzen. Über Drogenmißbrauch, bisexuelle Kontakte sowie heterosexuelle Beziehungen zu Menschen aus Ländern, in denen AIDS bereits endemische Ausmaße angenommen hat (unter anderem: Sextourismus in südostasiatische Länder) hat AIDS allmählich auch die rein heterosexuell orientierte Bevölkerung er-

reicht und beginnt sich dort auszubreiten. Ein Infektionsrisiko gehen zudem Personen ein, die bei Bluttransfusionen, Organtransplantationen oder bei Faktor-VIII-Injektionen für Bluter (Hämophile) mit Blutprodukten in engste Berührung kommen, die nicht ordnungsgemäß vorgetestet und hitzebehandelt worden sind.

Falls Sie den Verdacht haben, HIV-infiziert zu sein, oder falls Sie HIV-infiziert sind, begeben Sie sich in ärztliche Behandlung. Führen Sie außerdem eine homöopathische Konstitutionsbehandlung bei einer homöopathischen Fachkraft durch, um Ihr Immunsystem zu stärken. AIDS gehört zu den Krankheiten, bei denen eine homöopathische Selbstbehandlung nicht anzuraten ist.

Filzläuse

Das sind Läuse, die etwa zwei mm lang sind und wie winzige Krabben aussehen. Sie leben vorzugsweise im Schamhaar und den Haaren um den After, saugen dort Blut und verursachen starkes Hautjucken, vor allem nachts in der Bettwärme. Ausgewachsene Filzläuse können beim Sexualverkehr von einem Körper zum anderen gelangen, doch treten die ersten Symptome des Filzlausbefalls meist erst ein paar Wochen später auf, weil die Eier (Nissen), die diese Läuse im Haarbalg legen, erst ein bis zwei Wochen lang ausreifen müssen.

Falls Sie den Verdacht haben, mit Filzläusen infiziert zu sein, lassen Sie sich unverzüglich ärztlich untersuchen und gegebenenfalls auch behandeln. Führen Sie außerdem eine homöopathische Konstitutionsbehandlung bei einer homöopathischen Fachkraft durch. Filzläuse gehören zu den Erkrankungen, bei denen eine homöopathische Selbstbehandlung nicht anzuraten ist.

Gonorrhö (Tripper)

Das ist eine bakterielle Infektion, die vorrangig durch Mund-, Scheiden- oder Analverkehr mit einer Person übertragen wird, die sich in der Inkubationszeit befindet oder bereits Erkrankungssymptome aufweist. Die Infektion hat viel mit Promiskuität (häufig wechselnden Sexualpartnern oder -partnerinnen) zu tun und betrifft Männer etwa doppelt so oft wie Frauen. Die Inkubationszeit beträgt drei bis fünf Tage; danach setzen bei Männern Schmerzen und Unbehagen beim Urinieren ein, und aus der Penisspitze dringt zunehmend stärker werdender, dickflüssiger Eiter. Gelegentlich jedoch bleibt der Betroffene auch völlig symptomfrei. Auch infizierte Frauen haben häufig keinerlei augenfällige Symptome oder ungewöhnlichen Scheidenausfluß. Falls das Rektum infiziert ist, kann sich der Darm innerlich naß anfühlen, oder es finden sich Eiterspuren im Stuhl; nach oraler Infektion ist der Hals oft rauh und wund. Unbehandelt breitet sich die Infektion im ganzen Körper aus und kann hierbei Hautausschläge, Gelenkerkrankungen, Unterleibsinfektionen oder, beim Mann, eine Verengung der Harnröhre hervorrufen.

Falls Sie den Verdacht haben, an Gonorrhö erkrankt zu sein, begeben Sie sich unverzüglich in ärztliche Behandlung. Führen Sie außerdem eine homöopathische Konstitutionsbehandlung bei einer homöopathischen Fachkraft durch, um Ihr Immunsystem zu stärken. Es gibt außerdem spezifische homöopathische Mittel zur Behandlung einer Gonorrhö, die jedoch nur unter einer guten fachlichen Anleitung eingenommen werden sollten. Die Gonorrhö gehört zu den Krankheiten, bei denen eine homöopathische Selbstbehandlung nicht anzuraten ist.

Herpes genitalis

Herpesinfektionen im Genitalbereich werden von denselben Viren ausgelöst, die auch Herpesbläschen um den Mund verursachen. Infektionsquelle ist der oral-genitale oder genital-genitale Sexualverkehr mit einem Menschen, der sich in der Inkubationszeit befindet oder bereits Infektionssymptome aufweist. Mindestens 90 Prozent aller Menschen werden im Lauf des Lebens mit Herpesviren angesteckt. Die Infektion bleibt sehr oft latent und verursacht keine Symptome; unter Streß oder nach einer heftigen Zweitinfektion kann sie jedoch ausbrechen. Die Inkubationszeit beträgt in solchen Fällen rund zehn Tage; dann fängt der Genitalbereich an zu jucken, und an Penis oder Vulva zeigen sich kleine Gruppen von Bläschen. Diese brechen kurze Zeit später auf und entzünden sich; die Lymphdrüsen in der Lendengegend schwellen an und werden druckempfindlich, und es stellt sich leichtes Fieber ein. Innerhalb von zwei Wochen verschwinden die Symptome meist von selbst wieder. Bei etwa der Hälfte aller Betroffenen setzt sich das Herpesvirus jedoch in einem Bündel Nervenzellen am unteren Ende der Wirbelsäule fest und führt immer wieder zu neuen, milderen und mit der Zeit weniger häufig auftretenden Herpesausbrüchen, und zwar stets dann, wenn es mit der Gesundheit ganz allgemein nicht zum besten bestellt ist. Für Neugeborene kann eine Herpesinfektion allerdings fatale Folgen haben; eine Schwangere, die zum Geburtstermin hin einen Herpesausbruch hat, muß daher mit einem Kaiserschnitt rechnen. Falls Sie den Verdacht haben, an einer Herpesinfektion erkrankt zu sein, lassen Sie sich bitte unverzüglich ärztlich untersuchen; Sie bekommen dann sehr wahrscheinlich ein Anti-Virus-Mittel (Virostatikum) verschrieben und sollten bis zur völligen Ausheilung auf den Sexualverkehr verzichten. Vermeiden Sie Sexualverkehr bitte auch dann, wenn Sie das typische Jucken oder die Druckempfindlichkeit verspüren, die einem Ausbruch oft unmittelbar vorausgeht. Waschen Sie Ihre Hände nach dem Berühren der Herpesläsionen immer sorgfältig mit Wasser und Seife, und setzen Sie die Bläschen, so oft es geht, der frischen Luft aus. Sie können die Läsionen bis zu viermal täglich mit einer Hypericum- oder Calendula-Lösung waschen (fünf Tropfen Urtinktur auf 1/4 Liter abgekochtes, kühles Wasser) oder eine Calendula-Salbe auftragen. Oft helfen häufige warme Bäder, denen ein paar Eßlöffel Salz zugesetzt worden sind, das Unbehagen zu lindern und die Heilung zu beschleunigen. Mit Hilfe der im folgenden genannten Homöopathika können Sie sich selbst behandeln. Eine Konstitutionstherapie bei einer erfahrenen homöopathischen Fachkraft kann darüber hinaus dazu beitragen, weitere Herpesausbrüche zu verhüten.

Nehmen Sie das Mittel Ihrer Wahl viermal täglich bis zu 14 Tage lang ein.

■ Sempervivum C6
Schwerer Herpesbefall mit blutenden, nässenden Bläschen, vor allem nachts, und allgemein stark schmerzender, empfindlicher Genitalien.

■ Natrium muriaticum C6
Haut im Genitalbereich sehr trocken, heiße, geschwollene Läsionen und perlenähnliche Bläschen.

■ Rhus toxicodendron C6
Juckende, brennende Genitalien, verschlimmert durch Kälte oder Feuchtigkeit, allgemeine Ruhelosigkeit.

■ Capsicum C6
Brennen und Stechen im Genitalbereich, aufgesprungene Haut mit rotem sowie juckendem Ausschlag.

Nichtspezifische Urethritis (NSU)
Das ist eine Infektion und Entzündung der Harnröhre, die in zirka 45 Prozent aller Fälle von Chlamydien hervorgerufen wird – kleinen Erregern, die zwischen Viren und Bakterien anzusiedeln sind. In den restlichen Fällen ist oft unklar, woher die Entzündung kommt. Drei Viertel der Betroffenen sind Männer. Gewöhnlich, doch keineswegs immer wird die Infektion beim Sexualverkehr weitergegeben; die Inkubationszeit beträgt eine bis fünf Wochen. Bei Männern macht sich die NSU meist zuerst als Jucken an der Eichel bemerkbar, vor allem nach dem morgendlichen Urinieren. Später kommt ein zunächst klarer, dann immer dickflüssigerer und stärkerer Ausfluß aus der Penisspitze hinzu. Betroffene Frauen verspüren oftmals überhaupt keine Symptome oder haben nur leichten Scheidenausfluß, der etwas stärker ist als üblich.
Falls Sie den Verdacht haben, an einer nichtspezifischen Urethritis erkrankt zu sein, begeben Sie sich unverzüglich in ärztliche Behandlung. Auch Ihr Partner sollte sich mitbehandeln lassen, selbst wenn er (bis jetzt) keinerlei Symptome aufweist. Führen Sie danach eine homöopathische Konstitutionsbehandlung bei einer homöopathischen Fachkraft durch. Die spezifische Urethritis gehört zu den Krankheiten, bei denen eine homöopathische Selbstbehandlung nicht anzuraten ist.

Reiter-Syndrom
So wird eine Kombination aus Augenbindehaut-Enzündung (Konjunktivitis), Gelenkschmerzen und akuter Harnröhrenentzündung oder Durchfall bezeichnet, die wahrscheinlich aufgrund von infektionsbedingten Immundefekten entsteht.
Das Reiter-Syndrom kann akut oder chronisch sein, tritt vorwiegend bei Männern auf und wird gelegentlich beim Sexualverkehr übertragen; auch eine erbliche Disposition scheint eine gewisse Rolle zu spielen. Im akuten Stadium werden schulmedizinisch zumeist Antibiotika (Tetrazykline) sowie nichtspezifische Entzündungshemmer (Antiphlogistika) verschrieben. Sollte das homöopathische Konstitutionsmittel, das wir Ihnen nachstehend empfehlen, nicht innerhalb

von zwei Wochen zu einer Besserung führen, ist eine Konstitutionstherapie bei einer erfahrenen homöopathischen Fachkraft anzuraten.

Nehmen Sie das Mittel alle vier Stunden bis zu zwei Wochen lang ein.

■ Sulfur C6

Syphilis

Das ist eine bakterielle Infektion, die bei oralem, analem oder vaginalem Sexualverkehr übertragen wird. Früher raffte sie zahlreiche Menschen hinweg; heute gilt sie als relativ selten und wird meistens auskuriert, bevor sie in ein gefährlicheres Stadium übergeht. Zwei Drittel aller Betroffenen sind Männer (oft auch Homosexuelle); in Bluttests bei AIDS-Kranken zeigt sich häufig auch eine Syphilis-Infektion. Die Inkubationszeit beträgt neun bis 90 Tage. Im ersten, hochinfektiösen Stadium entsteht ein nicht schmerzhaftes Geschwür (Schanker) auf dem Penis, am After oder an der Vulva, das nach ein paar Wochen wieder verschwindet. Im zweiten, ebenfalls äußerst infektiösen und nur wenige Wochen dauernden Stadium entsteht ein nichtjuckender Hautausschlag am ganzen Körper, auch an den Handinnenflächen und Fußsohlen, begleitet von geschwollenen Lymphknoten und von nässenden Warzen um den After oder unter den Achseln. Anschließend geht die Krankheit in ein Latenzstadium (ohne Symptome) über, kann aber Jahre später wieder zum Ausbruch kommen und dann die Herzklappen und die Wände der Arterien befallen, die das Gehirn und andere lebenswichtige Organe mit Blut versorgen.

Jegliche Geschwüre auf der Vulva, am Penis oder um den After sollten Sie unverzüglich von einem Arzt begutachten lassen. Auch Ihr(e) Sexualpartner sollten sich unbedingt untersuchen und behandeln lassen! Führen Sie nach dieser Therapie eine homöopathische Konstitutionsbehandlung bei einer homöopathischen Fachkraft durch. Die Syphilis gehört zu der Art von Krankheiten, bei denen eine homöopathische Selbstbehandlung nicht anzuraten ist.

Schwangerschaft und Fruchtbarkeit

Wer nach Beweisen dafür sucht, daß Wunder tatsächlich existieren, braucht sich nur einmal näher mit dem Prozeß der Zeugung und Empfängnis zu beschäftigen. Jeden Monat, sobald ein reifes Ei aus dem Eierstock „springt" und in den Eileiter gleitet, wird der Zervixschleim am Gebärmuttereingang (dem Muttermund) dünnflüssiger. Findet jetzt Geschlechtsverkehr statt, gelangen Millionen Spermien in die Scheide. In der leicht sauren Scheidenfeuchtigkeit wird nun eine Enzymreaktion ausgelöst, durch die jedes Spermium überhaupt erst befruchtungsfähig wird (dieser Vorgang heißt Kapazitation). Kräftige Schwimmbewegungen ihrer Schwänze machen es den Spermien möglich, durch den Zervixschleim hindurch bis zur Gebärmutter und von da aus in den Eileiter zu gelangen. Hier versammeln sie sich um das (vergleichsweise sehr viel größere) Ei und versetzen es durch leichte Schwanzschläge in eine Drehbewegung. Irgendwann gelingt es einem Spermium, durch die Eizellmembran hindurchzudringen. Die Kerne des Spermas und der Eizelle, in denen auf jeweils 23 Chromosomen das Erbgut von Vater und Mutter enthalten ist, verschmelzen miteinander; dann beginnt der Prozeß der Zellteilung. Der Gesamtkern teilt sich erst in zwei, dann in vier, in acht, in 16 Zellen, wobei jede Zelle die 46 individuellen Chromosomensätze enthält, die nötig sind, damit ein neues und vollkommen einzigartiges menschliches Wesen daraus entsteht.

Etwa sieben Tage nach der Befruchtung nistet sich der Zellklumpen in der Gebärmutterwand ein. Um den 20. Tag beginnt sich die Plazenta (der Mutterkuchen) zu bilden; um den 30. Tag entsteht allmählich die Wirbelsäule des Embryos, in der sechsten Woche das Herz, und in der 13. Woche sind alle Organe des Ungeborenen ausgebildet (wenn auch noch nicht endgültig ausgereift). Im fünften Schwangerschaftsmonat fühlt die Frau, daß sich ihr Kind zu bewegen beginnt. Im sechsten Monat sind die Lungen bereits einigermaßen funktionsfähig, und die Nasenflügel des Ungeborenen öffnen sich. Im siebten Monat dreht es sich in aller Regel mit dem Kopf nach unten Richtung Scheide, aus der es bei der Geburt herausgepreßt wird.

Eine Schwangerschaft dauert in der Regel 38 Wochen, vom Tag der Empfängnis bis zum Geburtstermin. Die Empfängnis findet meistens in der Mitte des Menstruationszyklus statt, falls Sie regelmäßig und genau alle 28 Tage menstruieren. Da jedoch viele Frauen einen kürzeren oder längeren Zyklus haben, wird die Schwangerschaftsdauer meist mit 40 Wochen angegeben, vom ersten Tag Ihrer letzten Menstruation bis zum voraussichtlichen Geburtstermin gerechnet. Folgende Anzeichen weisen gewöhnlich darauf hin,

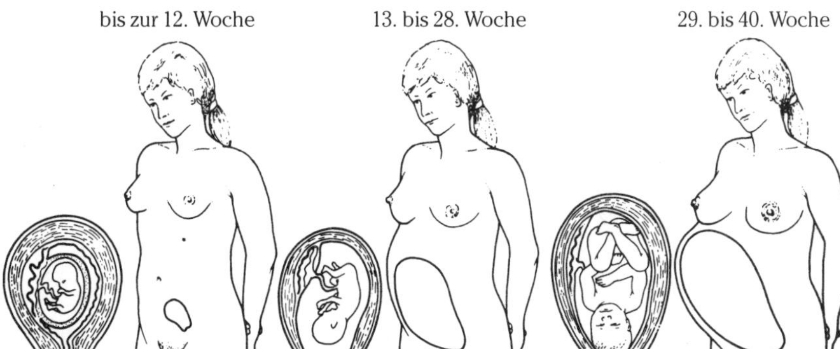

Die Stadien der Schwangerschaft

daß eine Schwangerschaft eingetreten ist: das Ausbleiben der erwarteten Menstruation, mehr als sonst geschwollene oder druckempfindliche Brüste und dunkler gewordene Brustwarzen, Morgenübelkeit, Müdigkeit, häufiger Harndrang und manchmal auch Appetitverlust oder Gier nach ausgefallenen Speisen. Um sicherzugehen, daß Sie auch wirklich schwanger sind, sollten Sie einen Schwangerschaftstest machen (lassen) – entweder beim Arzt, in einer Familienplanungsstelle (etwa von Pro Familia) oder mit Hilfe eines Tests für zuhause.

Ihre Chancen, Zwillinge zu bekommen, stehen übrigens 1 : 80! Eineiige Zwillinge entwickeln sich aus einer einzigen befruchteten Eizelle und wachsen in einer gemeinsamen Plazenta heran; zweieiige, nicht-identische Zwillinge entstammen zwei gleichzeitig befruchteten Eizellen und sind von jeweils einer eigenen Plazenta umgeben. Nur drei von zehn Zwillingspaaren sind eineiig. Drillinge kommen weitaus seltener vor: einmal bei 6 400 Schwangerschaften.

Sobald Sie Ihrer Schwangerschaft sicher sind, nehmen Sie bitte unbedingt alle ärztlichen Vorsorgeuntersuchungen wahr, die Ihnen als einer schwangeren Frau kostenlos zustehen – auch wenn das mit einigen Wartezeiten in der Arztpraxis oder Entbindungsklinik verbunden sein mag. Besuchen Sie auch – mit oder ohne Partner – einen Kurs zur Geburtsvorbereitung, in dem Sie unter anderem Atemtechniken und Gymnastik erlernen, die Ihnen die Wehen erheblich erleichtern, sowie viele praktische Tips zur Körperpflege, zum Babywickeln usw. bekommen können. Solche Kurse werden meist von Hebammen durchgeführt; fragen Sie Ihre Gynäkologin oder Ihren Gynäkologen danach. Sollten Sie eine Hausgeburt planen, müssen Sie sich rechtzeitig, das heißt, einige Monate vor dem voraussichtlichen Entbindungstermin, mit einer frei praktizierenden Hebamme in Verbindung setzen. Anschriften in Ihrer Nähe bekommen Sie über Ihre Ärztin oder Ihren Arzt oder über eine Entbindungsklinik.

Vorsorgeuntersuchungen in der Schwangerschaft sind deshalb so ungemein wichtig, weil Sie dabei schon frühzeitig auf etwaige Probleme aufmerksam gemacht werden können (und überdies viel beruhigter sind, wenn Sie wissen, daß alles in bester Ordnung ist und das Kind sich wunschgemäß entwickelt). Ultraschalluntersuchungen sind nach allem, was man heute weiß, harmlos für Mutter und Kind; mit ihrer Hilfe ist es in jedem Stadium der Schwangerschaft möglich, Größe, Gestalt und Lage des Kindes im Mutterleib zu überwachen. Eine Amniozentese (Untersuchung des Fruchtwassers, in dem das Ungeborene schwimmt) wird gewöhnlich zwischen der 16. und 18. Schwangerschaftswoche vorgenommen, doch nur dann, wenn Sie schon einmal ein irgendwie geschädigtes Kind zur Welt gebracht haben, in Ihrer Familie Kindsmißbildungen aufgetreten sind oder Sie bereits über 35 Jahre alt sind. Manche Kliniken bieten auch die sogenannte Chorionzottenuntersuchung an, einen Früherkennungstest für Anomalien, der schon um die 10. Schwangerschaftswoche durchführbar ist. Auf diese Weise können schwere Mißbildungen wie Spina bifida („offener Rücken", eine Deformation der kindlichen Wirbelsäule) oder auch das Down-Syndrom (geistig-körperliche Behinderung aufgrund einer Chromosomen-Anomalie) frühzeitig entdeckt werden. Diese Prozeduren sind jedoch nicht ganz ungefährlich, denn sie können unter Umständen eine Fehlgeburt auslösen; allerdings ist das Risiko gering. Vor einer solchen Untersuchung müssen Sie sich daher ganz genau überlegen, wie Sie wohl dazu stehen würden, wenn sich dabei herausstellen sollte, daß Ihr Ungeborenes mißgebildet ist. Käme dann für Sie ein Schwangerschaftsabbruch in Frage, oder würden Sie das Kind trotzdem austragen wollen?

Was Sie in der Schwangerschaft alles tun und lassen sollten, nennen wir Ihnen kurz im folgenden:

- Behandeln Sie Ihr Ungeborenes wie eine Person, auf die Sie Rücksicht nehmen müssen. Mäßiges Bewegen in frischer Luft, Schwimmen und Spazierengehen tun Ihnen und Ihrem Baby sehr gut; vermeiden Sie jedoch alles, was Ihre Wirbelsäule stauchen oder ruckartig zusammenpressen könnte, etwa Reiten oder Trampolinspringen.
- Versuchen Sie, ein Viertel Ihrer Energie aufs „Energiesparkonto" zu packen (siehe dazu ab S. 62 f., S. 73 ff.).
- Besuchen Sie einen Geburtsvorbereitungskurs. Dort erfahren Sie, was Sie bei der Entbindung zu erwarten haben und wie Sie richtig atmen können, um mit den Wehen besser fertigzuwerden.
- Sowie Ihr Bauch sich zu wölben beginnt, meiden Sie engsitzende Kleidung.

- Schlafen Sie, so viel Sie nur irgend können, und bleiben Sie abends so wenig wie möglich sehr lang auf.
- Falls Sie zu Ohnmacht oder Blutungen neigen, verzichten Sie auf warme Bäder, die länger als zehn Minuten dauern.
- Sollte bei Ihnen die Gefahr einer Frühgeburt bestehen, haben Sie unter Schwangerschaftskomplikationen zu leiden oder werden Sie leicht reise- bzw. seekrank, verzichten Sie während Ihrer Schwangerschaft auf jegliche längeren Reisen. Nach der 32. Woche sollten Schwangere möglichst nicht mehr fliegen (das ist den meisten Fluggesellschaften auch erheblich lieber). Wenn Sie unbedingt fliegen müssen, informieren Sie sich vorher bei der Fluggesellschaft, ob Sie von ihr überhaupt als Fluggast akzeptiert würden.
- Wenn Ihr Beruf sehr anstrengend oder stressig ist, versuchen Sie, schon vor dem eigentlichen Mutterschaftsurlaub zuhause zu bleiben.
- Schwangere Frauen sollten vorgekochte, im Kühlschrank kaltgestellte Speisen oder schon zum Verzehr vorbereitetes Geflügel (Fertigprodukte) niemals kalt oder nur leicht aufgewärmt zu sich nehmen, sondern sie vor dem Essen stark und gründlich erhitzen.
- Rauchen Sie auf keinen Fall während der Schwangerschaft.

Der alte Spruch, eine werdende Mutter müsse „für zwei" essen, ist in den letzten Jahren gründlich widerlegt worden. Essentiell ist vielmehr, daß der Stoffwechsel der Schwangeren gut funktioniert. Nehmen Sie daher mehr eisen- und kalziumhaltige Nahrungsmittel zu sich als sonst, und essen Sie auch etwas mehr Proteine, vorzugsweise in Form von nicht zu magerem Fisch (oder Fischölpräparaten aus der Apotheke), Nüssen, Samen, Hülsenfrüchten und Vollkorngetreide. Letztere, zusammen mit viel Rohkostgemüse und Salaten, schützen Sie auch vor Verstopfung. In den ersten 14 Schwangerschaftswochen sollten Sie Tee, Kaffee und Alkohol meiden. Falls Sie gelegentlich an Hypoglykämie (Unterzuckerung) leiden, müssen Sie auf zuckerarme Diät achten, vor allem in den ersten drei Monaten.

Was den Sex während der Schwangerschaft betrifft, gibt es eigentlich keine festen Regeln, mit einer Ausnahme: Wenn Ihnen nicht danach zumute ist, sollte Ihr Partner Ihre Wünsche respektieren. Falls Ihnen eine Fehlgeburt droht oder Sie schon einmal einen frühen Abgang hatten, ist es besser, in den ersten 16 Wochen auf Sex (das heißt Penetration und heftigen Orgasmus) zu verzichten; das gleiche gilt, wenn Sie gelegentlich Blutungen aus der Scheide haben oder sich große Sorgen darum machen, Sexualverkehr könnte Ihrer Schwangerschaft schaden. In den letzten Schwangerschaftsmonaten muß Ihr Partner darauf achten, nicht zu tief in die Vagina einzudringen. Manche Frauen haben übrigens das Gefühl, Orgasmen im letzten Schwangerschaftsstadium erleichterten ihnen die Wehen.

Homöopathika während der Schwangerschaft. In den ersten drei Schwangerschaftsmonaten sollten Sie, wenn irgend möglich, Medikamente aller Art meiden. Das schließt auch Nikotin, Alkohol, jegliche Drogen sowie rezeptfrei in Apotheken erhältliche Medikamente ein, vor allem in den ersten 14 Wochen. Hat Ihnen der Arzt vor Eintreten der Schwangerschaft irgendwelche Medikamente verschrieben, sprechen Sie mit ihm darüber, ob Sie sie weiter nehmen dürfen oder aber besser absetzen sollten. Unbedingt gemieden werden sollten hauptsächlich Azetylsalizylsäure (Aspirin) und andere nicht-steroidale Entzündungshemmer bzw. Schmerzmittel, weil sie Herzprobleme beim Ungeborenen hervorrufen und im letzten Schwangerschaftsstadium die Wehen verzögern können (sie hemmen die Prostaglandinsynthese, was nur von Vorteil ist, wenn es gilt, eine Fehlgeburt zu verhüten). Azetylsalizylsäure sowie Ibuprofen können außerdem zu erhöhtem Blutverlust während der Entbindung führen; in den letzten drei Monaten sollten Sie diese Substanzen daher meiden. Von den Antibiotika gelten nur Penicillin sowie Cephalosporine als einigermaßen unbedenklich. Andere Antibiotika sowie Antimykotika (Mittel gegen Pilzbefall), mit Ausnahme von Nystatin, sollten Sie wenn irgend möglich nicht einnehmen. Magnesium-Trisilikat hat einen zu hohen Natriumgehalt, ebenso Gaviscon-Präparate. Verzichten Sie auch auf rezeptfreie Schmerz- oder Hustenmittel, die Codein enthalten, denn sie können zu Verstopfung führen. Sie sollten auch keine Kräuter(tees), Vitamine oder Mineralstoffe schlucken (außer, Sie sind Ihnen ärztlich empfohlen worden). Auch Homöopathika sollten Sie nur nehmen, wenn es unbedingt notwendig ist, und auch dann nur in Potenzen ab C6.

Was homöopathische Behandlungen in der Schwangerschaft angeht, sind die Meinungen der Expertinnen und Experten durchaus gespalten. Es gibt Fachleute, die nur dann eine Behandlung einleiten, wenn bestimmte Symptome vorliegen; andere empfehlen eine Art „Generalreinigung“ und verabreichen Nosoden für alle Krankheiten oder Schwachpunkte, die in der Familienanamnese vorhanden sind; wieder andere bevorzugen das systemische „Ausleiten“ mit Sulfur, Calcium carbonicum oder Lycopodium; die nächsten sind dafür, sowohl die werdende Mutter als auch den Vater konstitutionell zu behandeln; manche geben höchstens Caulophyllum in den letzten Stadien der Schwangerschaft, um die Gebärmutter zu stimulieren.
Tatsächlich scheint sich die Schwangerschaft besonders zur Konstitutionsbehandlung zu eignen, weil in dieser Zeit die Vitalkraft ganz allgemein stark mobilisiert wird und daher sämtliche konstitutionell bedingten Eigenarten sehr deutlich hervortreten. Und wenn die mütterlichen Symptome behandelt werden, wirkt sich das auch auf die Symptome des Ungeborenen aus. Ja, manchmal sind es sogar die Symptome des Babys und nicht die der werdenden Mutter, die ihr Beschwerden verursachen. Wir neigen jedoch zur Vorsicht; ob und falls ja, auf welche Weise wir eine Behandlung durchführen, hängt sehr davon ab, wie lange und wie gut wir die werdenden Eltern und ihre Familie kennen, welche Besonderheiten ihre Familienanamnese aufweist, in welchem Gesundheitszustand sich die Frau während der Schwangerschaft befindet und manchmal auch, wie es dem werdenden Vater gesundheitlich geht. Wenn irgend möglich, raten wir beiden Elternteilen zu einer Konstitutionsbehandlung, noch bevor die Befruchtung stattfinden soll.
Leichtere Schwangerschaftsbeschwerden sollten zunächst mit Homöopathika kuriert werden. Sollte es Ihnen jedoch gar nicht gut gehen, konsultieren Sie am besten zuerst Ihre Ärztin bzw. Ihren Arzt, bevor Sie irgend ein Mittel einnehmen.

Schwangerschaftsprobleme von A bis Z

Abtreibung

siehe Schwangerschaftsabbruch

Anämie in der Schwangerschaft

siehe auch Anämie, Seite 269 f.
Ideal wäre es natürlich, eine Anämie („Blutarmut“) noch vor dem Eintritt einer Schwangerschaft zu korrigieren. Allerdings können sich bei Schwangeren ziemlich rasch eine Eisenmangel- oder Folsäuren-Anämie entwickeln. Zu den Symptomen gehören: Blässe, ungesund weißlich aussehende Fingernägel, Müdigkeit, Schwächezustände, Ohnmachtsneigung, Kurzatmigkeit, auch Herzklopfen. Die Vitamin-B12-Mangel-Anämie, die hauptsächlich Vegetarierinnen betrifft, setzt oft schleichender ein; zusätzlich zu den obengenannten Symptomen können dabei Unterleibsschmerzen, Gewichtsverlust, Gelbverfärbung der Haut sowie Kribbeln in Händen oder Füßen auftreten. Eine Anämie ist für die Mutter risikoreicher als fürs Ungeborene; niedrige Eisen- und Hämoglobinwerte machen sie leichter anfällig für postpartale Infektionen und die sogenannte postpartale Depression.
Die genannten Anämien bessern sich zumeist, wenn die Schwangere ihre Ernährung umstellt bzw. wenn sie bestimmte Nahrungsergänzungen vornimmt. Grünblättrige Gemüse enthalten sehr viel Folsäure. Vitamin B12 ist vor allem in Tierprodukten und Bierhefe enthalten. Eisen kann in Form von Eisentabletten zugeführt werden, zusammen mit Vitamin C; das verbessert die Eisenaufnahme im Körper. Wenn Sie hingegen nicht anämisch sind, ist es weder notwendig noch ratsam, in der Schwangerschaft zusätzlich Eisenpräparate einzunehmen.
Führen Sie eine homöopathische Konstitutionsbehandlung bei einer homöopathischen Fachkraft durch. Anämie in der Schwangerschaft gehört zu den Beschwerden, bei denen eine homöopathische Selbstbehandlung nicht anzuraten ist.

Atem(wegs)probleme in der Schwangerschaft

Veränderungen des Atmens, etwa Kurzatmigkeit und Hustenanfälle, sind während der letzten Monate einer Schwangerschaft nichts Ungewöhnli-

ches, vor allem wenn das Baby groß, die Mutter aber vergleichsweise klein ist. Die Bewegungen des Zwerchfells und der Rippen, die Luft in die Lungen und wieder aus ihnen herauspumpen, werden vom Druck, den die Gebärmutter von unten her ausübt, bis zu einem gewissen Grad gehemmt; darüber hinaus drückt das Ungeborene auch auf mütterliche Arterien und Venen, „verstopft" dadurch die Lungen und erschwert den Gasaustausch. Aus dem gleichen Grund leidet oft auch die Verdauung.
Wenn Sie stark husten sollten, suchen Sie unverzüglich Ihren Arzt oder Ihre Ärztin auf; in der Zwischenzeit sollten Sie alle fünf Minuten eine Dosis *Aconitum C30* einnehmen, bis zu zehn Dosen, vor allem, wenn Sie starke Angstzustände haben. Sollten Sie hingegen unter Kurzatmigkeit leiden, selbst in Ruhelage, empfehlen wir Ihnen, Ihren Arzt oder Ihre Ärztin aufzusuchen, falls innerhalb von zwölf Stunden keine Besserung eingetreten ist.

Husten
Nehmen Sie das Mittel Ihrer Wahl viermal täglich bis maximal sieben Tage lang ein.

■ Nux vomica C6
Husten nach Mahlzeiten, Kurzatmigkeit.

■ Sepia C6
Häufiger trockener, erschöpfender Husten, der sich nachts verschlimmert, dazu salziger Geschmack im Mund.

■ Ipecacuanha C6
Husten, begleitet von Übelkeit und Erbrechen.

■ Causticum C6
Husten, begleitet von unwillkürlichem Harnabgang, durch Trinken kalten Wassers gebessert.

Kurzatmigkeit
Nehmen Sie das Mittel Ihrer Wahl alle fünf Minuten ein, sobald die Symptome einsetzen, bis zu maximal zehn Dosen.

■ Aconitum C30
Kurzatmigkeit, begleitet von Herzklopfen, Ohnmachtsneigung, Angst.

■ Arsenicum album C6
Kurzatmigkeit, dazu geschwollene Knöchel, blasses und besorgt aussehendes Gesicht, Frösteln und Unruhe.

■ Ipecacuanha C6
Kurzatmigkeit, begleitet von Übelkeit, Ohnmacht.

Bauchhöhlenschwangerschaft
Eine solche ektopische, das heißt, außerhalb der Gebärmutter sich entwickelnde Schwangerschaft macht sich in den ersten drei Monaten bemerkbar und muß dann sofort beendet werden. Der Embryo hat sich dabei entweder in einem der beiden Eileiter oder in der Bauchhöhle statt in der Gebärmutterschleimhaut eingenistet. Zu den Warnsymptomen gehören ständige Unterleibsschmerzen sowie Blutungen; sie zeigen an, daß die sich formierende Plazenta in die umliegenden Gewebe eindringt, um die kindliche Blutversorgung sicherzustellen. Als Ursache für eine Bauchhöhlenschwangerschaft kommen zum Beispiel Anomalien der Eileiter infolge früherer Operationen oder Infektionen in Betracht oder aber das Tragen eines Intrauterinpessars (das dann zwar nicht die Empfängnis, wohl aber die korrekte Ei-Einnistung verhütet hat). *Sollten Sie also Blutungen und Unterleibsschmerzen haben, die mehr als drei Stunden anhalten, begeben Sie sich unverzüglich in ärztliche Behandlung;* falls wirklich eine Bauchhöhlenschwangerschaft vorliegt, müssen Sie operiert werden, denn sonst besteht Lebensgefahr für Sie (innere Blutungen)! Dabei muß der Embryo, manchmal auch der betroffene Eileiter entfernt werden. Falls Ihr zweiter Eileiter in bester Ordnung ist, haben Sie aber gute Chancen, trotzdem wieder schwanger zu werden und eine normale Schwangerschaft erleben zu können.

Bluthochdruck in der Schwangerschaft
siehe Herz-Kreislauf-Probleme in der Schwangerschaft, Seite 169 ff.

Blutungen vor dem Entbindungstermin
siehe auch Fehlgeburt, Seite 166 f.
Damit sind Blutungen gemeint, die zu irgend einem Zeitpunkt nach der 28. Schwangerschaftswoche auftreten; davor werden sie als „drohende Fehlgeburt" klassifiziert. Manchmal werden solche Blutungen auch vor dem Entbindungstermin

durch eine geplatzte Scheidenvene oder gerissene Äderchen am Muttermund verursacht; in ernsteren Fällen kann die Blutung auch von einer Placenta praevia stammen, also einer sich vorzeitig ablösenden Plazenta. Dabei wird die Versorgung des Fetus mit Nährstoffen und Blut unterbrochen und sein Wachstum gehemmt; wenn es ganz schlimm kommt, besteht Lebensgefahr für Mutter und Kind.
Jede nach der 28. Schwangerschaftswoche auftretende Blutung macht rasches Handeln erforderlich; begeben Sie sich in diesem Fall unverzüglich in ärztliche Behandlung! Sie werden dann höchstwahrscheinlich ins Krankenhaus eingeliefert. Sollten Sie viel Blut verloren haben, bekommen Sie eine stabilisierende Bluttransfusion; es kann sich auch als notwendig erweisen, die Geburt einzuleiten bzw. einen Kaiserschnitt vorzunehmen.

Nehmen Sie das Mittel Ihrer Wahl alle fünf bis zehn Minuten ein, maximal sechs Dosen, bis Hilfe eintrifft.

■ Aconitum C30
Plötzliches Einsetzen von Blutungen und Angst, es bestehe eventuell Lebensgefahr für das Baby.

■ Arnica C30
Blutungen infolge von Verletzungen.

■ Bryonia C30
Falls Arnica die Blutung nicht stoppen kann.

■ Belladonna C30
Hellroter, heißer Blutfluß.

■ Ipecacuanha C30
Starke, kontinuierliche Blutung, Übelkeit.

■ Sabina C30
Blut ist teilweise verklumpt oder geronnen; die leichteste Bewegung scheint die Blutung zu verstärken; einschießende Schmerzen in der Vagina.

■ China C30
Blutverlust kann für einige Zeit gestoppt werden; große Erschöpfung und starke Reizbarkeit.

Brustprobleme in der Schwangerschaft
Es ist ganz normal und hängt mit den hormonellen Veränderungen zusammen, daß die Brüste in den ersten paar Monaten einer Schwangerschaft schwerer werden. In den letzten zwei bis drei Monaten rührt das Schweregefühl und etwaiges Unbehagen daher, daß die Milch einschießt. Wenn die Brustbeschwerden allerdings von Fieber und druckempfindlichen Achsellymphdrüsen begleitet sind, besteht der Verdacht auf Brustdrüsenentzündung; in einem solchen Fall empfehlen wir, Ihren Arzt oder Ihre Ärztin aufzusuchen, falls innerhalb von zwölf Stunden keine Besserung eintritt.

Nehmen Sie das Mittel Ihrer Wahl alle vier Stunden bis maximal fünf Tage lang ein.

■ Conium C6
Leichte Brustbeschwerden, die mit der Brustvergrößerung zusammenhängen.

■ Bryonia C6
Brüste fühlen sich hart und gespannt an.

■ Belladonna C6
Brüste fühlen sich hart und gespannt an, und rote Streifen zeichnen sich darauf ab.

Diabetes in der Schwangerschaft
Diabetes mellitus (Zuckerkrankheit) kann sich erstmals während einer Schwangerschaft manifestieren, vor allem dann, wenn die Frau vorher schon einmal ein Kind von mehr als vier kg Geburtsgewicht zur Welt gebracht hat. Falls Ihre Urinproben, die Ihnen bei den Vorsorgeuntersuchungen in der Schwangerschaft abgenommen werden, zu hohe Glukosewerte aufweisen, wird ein Glukosetoleranztest gemacht. Fällt dieser positiv (also „mit Befund") aus, wird Ihnen ärztlicherseits eine entsprechende Diät und/oder eine Insulinbehandlung verordnet.
Gleichgültig, ob Sie schon vor der Schwangerschaft zuckerkrank waren oder es dann erst geworden sind: Schwangere Diabetikerinnen müssen sehr sorgfältig überwacht werden, weil die Risiken für Mutter und Kind dabei etwa doppelt so groß sind wie normal; auch die Gefahr einer Totgeburt ist sehr viel höher als sonst. Falls Sie unter schwerem Diabetes leiden, müssen Sie womöglich die letzten zehn Schwangerschaftswochen

im Krankenhaus verbringen, und um die 36. Woche wird eventuell die Geburt eingeleitet bzw. ein Kaiserschnitt vorgenommen.
Falls Sie den Verdacht haben, an Diabetes erkrankt zu sein, begeben Sie sich unverzüglich in ärztliche Behandlung. Folgen Sie den Ernährungsanweisungen Ihres Arztes oder Ihrer Ärztin oder führen Sie eine blutzuckersenkende Diät durch. Führen Sie eine homöopathische Konstitutionsbehandlung bei einer homöopathischen Fachkraft durch. Diabetes mellitus gehört zu den Krankheiten, bei denen eine homöopathische Selbstbehandlung nicht anzuraten ist.

Durchfall während der Schwangerschaft

siehe auch Durchfall, Seite 200 f.
Die Gefahr bei Durchfall in der Schwangerschaft besteht darin, daß er unter Umständen eine Fehlgeburt auslösen kann.

Sollten Sie dreimal hintereinander oder sogar öfter sehr flüssigen, wäßrigen Stuhlgang gehabt haben, begeben Sie sich unverzüglich in ärztliche Behandlung. In der Zwischenzeit können Sie sich eines der nachfolgend genannten Mittel aussuchen. Nehmen Sie das Mittel Ihrer Wahl stündlich bis zu maximal zehn Stunden ein.

■ Chamomilla C6
Krampfschmerzen im Unterbauch, dazu gelblich-grün verfärbter Stuhl, der aussieht wie aufgeschnittene gekochte Eier.

■ Pulsatilla C6
Krampfschmerzen im Unterbauch, gelblich-grün verfärbter, wäßriger Stuhl, schleimige Zunge, bitterer Geschmack im Mund, kein Durst, Symptome nachts schlimmer als tags.

■ Dulcamara C6
Durchfall, der auf übermäßige Abkühlung nach Gymnastik oder körperlicher Anstrengung hin einsetzt.

■ Sulfur C6
Durchfall, der Sie morgens früh auf die Toilette scheucht, dabei keine Unterbauchschmerzen.

Embryo-/Fetuswachstum

Falls Sie in der Schwangerschaft zu wenig zunehmen oder gar an Gewicht verlieren oder das Ungeborene sich plötzlich nicht mehr zu bewegen scheint, suchen Sie unverzüglich Ihren Arzt auf – alle diese Symptome deuten nämlich darauf hin, daß mit der Plazentafunktion etwas nicht in Ordnung ist. Zu den möglichen Ursachen gehören Schwangerschaftsvergiftung, Blutungen vor dem Entbindungstermin, Bluthochdruck, Diabetes, Rauchen und Drogenmißbrauch.

Emotionaler Streß in der Schwangerschaft

Für viele Frauen ist die Schwangerschaft eine sehr gefühlsbetonte Zeit; die Stimmungen wechseln rasch; Freude, Angst, Zorn und andere Emotionen scheinen weit intensiver zu sein als sonst. Teilweise ist das auf die hormonellen Veränderungen zurückzuführen; doch auch veränderte Wahrnehmungsprozesse sind dafür mitverantwortlich. Unseren Erfahrungen und den heutigen Erkenntnissen der pränatalen Psychologie zufolge wirken sich starke Emotionen der Mutter auch auf ihr Ungeborenes aus. Sollten Sie sich wegen Ihrer Gefühlsaufwallungen oder emotional aufwühlenden Erlebnisse Sorgen machen, versuchen Sie es mit einem der folgenden Mittel.

Nehmen Sie das Mittel Ihrer Wahl alle zwölf Stunden bis maximal drei Tage lang ein.

■ Aconitum C30
Angst oder große Besorgtheit: Todesangst, blasses Gesicht, Herzklopfen, Ohnmachtsanfälle.

■ Opium C30
Angst oder große Besorgtheit: Zornaufwallungen, Zittern, Atemlosigkeit, Gesicht dunkel und rot angelaufen.

■ Veratrum album C30
Angst oder große Besorgtheit: Durchfall, ständiges Frösteln.

■ Belladonna C30
Angst oder große Besorgtheit: Gesicht heiß und rot.

■ Ignatia C30
Trauer: große Traurigkeit, „Stein in der Brust“, zugeschnürte Kehle, Kopfschmerzen.

■ Acidum phosphoricum C30
Trauer: Gleichgültigkeit gegenüber anderen Menschen und der Umgebung, Energiemangel.

■ Chamomilla C30
Zorn: Atemlosigkeit, Zappeligkeit, Durchfall, Anfälle von Gallenbeschwerden.

■ Nux vomica C30
Zorn: große Reizbarkeit, überkritisches Verhalten.

■ Bryonia C30
Zorn: Bedürfnis, in Ruhe gelassen zu werden, Sorgen ums Geld.

■ Coffea C30
Freude: Schlaflosigkeit vor lauter Glück, überbordende Euphorie.

Eßgelüste und -abneigungen während der Schwangerschaft

Starke Gelüste nach bestimmten Speisen oder auch heftige Abneigungen dagegen sind während der ersten drei bis vier Schwangerschaftsmonate völlig normal, wenn auch keineswegs zwangsläufig! Wenn Sie sonst bei guter Gesundheit sind, brauchen Sie sich keinerlei Sorgen deswegen zu machen. Bleiben die Eßgelüste oder Aversionen allerdings weit über die ersten Monate hinaus bestehen, sollten Sie es mit einem der Mittel versuchen, die in der Arzneisuchtabelle für Gewichtsprobleme und Eßstörungen (siehe S. 52 ff.) angegeben sind. *Das von Ihnen gewählte Mittel sollte in der Potenz C6 dreimal täglich bis maximal sechs Tage lang eingenommen werden.*

Fehlgeburt

Eine Fehlgeburt wird in Deutschland folgendermaßen definiert: vorzeitige Beendigung einer Schwangerschaft durch Ausstoßung eines Fetus von weniger als 1 000 Gramm Gewicht, der auch keinerlei Lebenszeichen aufweist. International gilt auch die Definition: vorzeitiger Abgang von Embryo bzw. Fetus vor der 28. Schwangerschaftswoche. Danach spricht man von einer Totgeburt, falls das Baby keine Lebenszeichen aufweist, oder von einer Frühgeburt, falls es vor dem errechneten Geburtstermin zur Welt kommt, Lebenszeichen aufweist und eventuell sogar am Leben erhalten werden kann.

Die Hauptursachen einer Fehlgeburt sind Entwicklungsanomalien des Embryos bzw. Fetus, strukturelle Störungen der Gebärmutter, Zervix-Insuffizienz (siehe S. 179), Hormonstörungen sowie Stürze oder andere Unfälle der werdenden Mutter. Ein vorzeitiger Abgang allein deshalb, weil die Mutter hingefallen ist, kommt allerdings sehr selten vor, denn das Ungeborene liegt im Innern der Gebärmutter ziemlich gut geschützt. Unvermeidlich ist eine Fehlgeburt meist, wenn das Kind im Mutterleib abstirbt. In diesem Fall spricht man von *intrauterinem Fruchttod* und je nach Zeitpunkt der Fehlgeburt – vor Ende des dritten Monats – auch von *Frühabort*. Er kann ganz unbemerkt vonstatten gehen; einzige Zeichen sind dann, daß die gewohnte Morgenübelkeit aufhört, das Schweregefühl in den Brüsten verschwindet und bei der nächsten ärztlichen Untersuchung festgestellt wird, daß Ihre Gebärmutter nicht erwartungsgemäß größer geworden ist. Gewöhnlich jedoch merken Sie, wenn Sie einen Abgang haben, und zwar an Blutungen, denen größere Gewebeteile beigemengt sind, sowie Krampfschmerzen im Unterleib und Rücken. Falls Teile des Ungeborenen in der Gebärmutter zurückgeblieben sind, nennt man das medizinisch *Abortus incompletus;* Schmerzen und Blutungen halten dann unter Umständen tagelang an. Nicht ungewöhnlich ist es, wenn allmonatlich zu den Zeiten, an denen sonst eine Menstruation stattgefunden hätte, etwas bräunliches oder rotes Blut aus der Vagina fließt; das kann auf eine drohende Fehlgeburt hinweisen. Es ist aber meist kein Grund zu heller Aufregung, weil das Baby oftmals erhalten und die Schwangerschaft normal ausgetragen werden kann. Die Schmerzen einer Fehlgeburt, gleichgültig wann sie erfolgt, sind übrigens häufig ganz genau so stark wie normale Wehenschmerzen.
Jede Blutung aus der Scheide während einer Schwangerschaft kann ein Warnsignal für eine gefährliche Störung sein; suchen Sie deshalb Ihren Arzt oder Ihre Ärztin auf, falls innerhalb von zwölf Stunden keine Besserung eintritt; ist die Blutung von Unterleibsschmerzen oder -krämpfen begleitet, begeben Sie sich unverzüglich in ärztliche Behandlung! Wenn bei der Blutung irgendwelche festen Teile oder große Gewebefetzen abgehen sollten, spülen Sie sie möglichst nicht weg, sondern heben Sie sie für die ärztliche Analyse auf. Bis Hilfe eintrifft, legen Sie sich unbedingt hin und ruhen Sie

sich aus. Da es meistens notwendig sein wird, unter Vollnarkose alle Überreste eines abgegangenen Embryos/Fetus bzw. die Reste der Plazenta aus Ihrer Gebärmutter zu entfernen, um lebensgefährliche Infektionen zu verhüten, sollten Sie bis zum Eintreffen des Arztes oder der Ärztin keinesfalls etwas essen oder trinken (höchstens den Mund ausspülen, falls Sie großen Durst oder sich erbrochen haben).

Nehmen Sie das Mittel Ihrer Wahl stündlich bis zu maximal zehn Dosen ein, solange Sie auf das Eintreffen ärztlicher Hilfe warten.

■ Arnica C30
Blutungen und Schmerzen nach einem Stoß, Schlag, Sturz oder besonders heftiger Bewegung.

■ Aconitum C30
Fiebrig, unruhig, durstig und sehr besorgt, dazu trockene Haut.

■ Ipecacuanha C30
Ständige, hellrote Blutung, Krampfschmerzen im Unterleib, Schwächegefühl, Übelkeit.

■ Sabina C30
Gegen Ende des dritten Monats oder zu den Zeiten, in denen sonst die Menstruation eingesetzt hätte, Abgang von dunklem, geronnenem Blut, reißende Schmerzen zwischen unterem Rückenende und Vagina, Übelkeit und Erbrechen, Durchfall.

■ Belladonna C30
Gesicht heiß und trocken, aufgedunsener Unterleib, ziehendes Schweregefühl in der Vagina.

■ Coffea C30
Große Nervosität und Erregtheit, Schlaflosigkeit, Vulva und Vagina äußerst empfindlich.

■ Pulsatilla C30
Immer wieder neu einsetzende Blutungen, die jedesmal schwerer werden, Abgang von dunklem, geronnenem Blut, Krampfschmerzen.

■ Secale C30
Starker Abgang von eingedicktem, schwärzlichem Blut, Schwächegefühl, Erschöpfung sowie Todesangst.

Zunächst

■ Sepia C30

gefolgt von

■ Coffea C30

Frühabort ohne besondere Symptome.

Fruchtwasser-Überschuß (Hydramnion)
Manchmal bildet sich in den letzten Schwangerschaftsmonaten zuviel Fruchtwasser ums Ungeborene herum, und zwar am ehesten bei Frauen, die Mehrlinge bekommen, bei Diabetikerinnen oder infolge einer Schwangerschaftsvergiftung (siehe S. 174). Ein solcher Fruchtwasser-Überschuß macht sich nicht unbedingt durch Symptome bemerkbar; gelegentlich wird die Schwangere immer kurzatmiger, hat Verdauungsstörungen, empfindet einen dumpfen Unterleibsschmerz und bekommt Schwellungen an den Beinen, Oberschenkeln und im Gesicht. *Sollten die Symptome relativ unvermittelt einsetzen, womöglich begleitet von Übelkeit, besteht die Gefahr vorzeitiger Wehen; rufen Sie einen Notarzt. Bis die ärztliche Hilfe eintrifft, sollten Sie sich hinlegen und eines der folgenden Mittel einnehmen.*

Nehmen Sie das Mittel Ihrer Wahl alle 15 Minuten ein, bis zu maximal sechs Dosen.

■ Aconitum C30
Angst und Besorgtheit.

■ Belladonna C30
Gesicht heiß und gerötet.

Falls die Symptome eher allmählich einsetzen, nehmen Sie eines der folgenden Mittel viermal täglich bis maximal sieben Tage lang ein.

■ Arsenicum album C6
Zunehmende Kurzatmigkeit, geschwollene Beine, Gesichtsödeme.

■ Nux vomica C6
Falls zu den Symptomen auch Verstopfung oder häufiger Harndrang oder Erbrechen gehören.

■ China C6
Symptome beginnen nach Abgang oder Verlust von Flüssigkeit oder Blut.

■ Sulfur C6
Falls keines der oben angegebenen Mittel zu Ihren Symptomen zu passen scheint.

Gebärmutterkontraktionen (Scheinwehen)
In den letzten paar Schwangerschaftsmonaten verändert die Muskulatur der Gebärmutter ihren Tonus, um sich auf die Wehentätigkeit vorzubereiten, und zieht sich in unregelmäßigen Abständen zusammen. Das ist kein Anlaß zur Besorgnis, *es sei denn, die Kontraktionen halten ziemlich lange an oder werden immer stärker, oder Blut bzw. Flüssigkeit rinnt aus der Scheide. In diesem Fall sollten Sie unverzüglich ärztliche Hilfe rufen.*

Pulsatilla C6, Coffea C6, Nux vomica C6, Secale C6, Caulophyllum C6

Nehmen Sie obengenannte Mittel stündlich bis zu maximal zehn Dosen, falls die Gebärmutterkontraktionen mehr als nur störend sind, und zwar in der angegebenen Reihenfolge.

Geschwollene Knöchel
siehe Herz-Kreislauf-Probleme in der Schwangerschaft, Seite 169 ff.

Geschwollene oder entzündete Vagina
siehe Herz-Kreislauf-Probleme in der Schwangerschaft, Seite 169 ff.

Hämorrhoiden während der Schwangerschaft
Das sind Varizen (Krampfadern), die sich im Enddarm und um den After herum befinden. Sie entstehen einerseits infolge von Verstopfung, in der Schwangerschaft andererseits auch durch den Druck der Gebärmutter auf die Venen im Beckenraum.

Nehmen Sie das Mittel Ihrer Wahl viermal täglich bis maximal sieben Tage lang ein.

■ Pulsatilla C6
Mittel der ersten Wahl.

■ Nux vomica C6
Falls Pulsatilla nicht hilft und die Hämorrhoiden sich durch Wein- oder Kaffeegenuß verschlimmern, Sie zudem zu Verstopfung neigen, auch wenn Sie nicht schwanger sind.

■ Arsenicum album C6
Brennendheiße Schmerzen im Enddarm, die mit Wärme gemildert werden.

■ Carbo vegetabilis C6
Bläuliche, erweiterte Venen, brennende Schmerzen am After nach dem Stuhlgang.

■ Chamomilla C6
Analfissuren, die schneidende Schmerzen bereiten.

Harnwegsprobleme in der Schwangerschaft
Sie entstehen in aller Regel durch Druck der wachsenden Gebärmutter auf Blase, Harnröhre und die Beckenbodenmuskulatur und können durch das Tragen enger Jeans, durch Synthetik-Unterwäsche, Schaumbäder etc. noch verstärkt werden.
Eine Blasenentzündung verursacht Brennen bei Wasserlassen und häufigem Harndrang. Falls keines der nachstehend angegebenen Mitteln so recht zu Ihren Symptomen zu passen scheint, lesen Sie bitte noch unter Blasenentzündung (siehe S. 96 ff.) nach.

Nehmen Sie das Mittel Ihrer Wahl alle zwei Stunden bis maximal drei Tage lang ein.

■ Aconitum C30
Beim ersten Anzeichen eines Harnwegsinfekts, vor allem, wenn das Wetter kalt und windig ist und Sie sich fiebrig, ruhelos und besorgt fühlen.

■ Pulsatilla C6
Bei der leisesten Anspannung geht etwas Harn ab; Brennen während und nach dem Wasserlassen, kein Durstgefühl, Wärme und Hinlegen verstärken das Unbehagen.

■ Nux vomica C6
Blase und Harnröhre jucken und sind stark gereizt; oft Harntröpfeln und Schwierigkeiten beim Wasserlassen.

■ Sulfur C6
Starker nächtlicher Harndrang, Brennen sowie Wundgefühl nach dem Wasserlassen, stets Beeilung nötig; der Urin fließt reichlich und ist zudem beinahe farblos.

■ Acidum phosphoricum C6
Häufiges Urinieren, wobei der Harn wolkig aussieht; Brennen; häufiger und starker nächtlicher Harndrang.

■ Cantharis C30
Schwere, akute Blasenentzündung mit ständigem Brennen und Harndrang.

Harn-Inkontinenz
Harn-Inkontinenz während der Schwangerschaft entsteht infolge der besonderen Belastung, der die Blasenschließmuskeln in diesem Zeitraum ausgesetzt sind (siehe hierzu auch unter Streß-Inkontinenz, S. 299 f.).

Nehmen Sie das Mittel Ihrer Wahl viermal täglich bis maximal 14 Tage lang ein.

■ Pulsatilla C6
Mittel der ersten Wahl.

■ Sepia C6
Ziehendes Schweregefühl, als ob die Gebärmutter ihren Inhalt in die Vagina entlassen wollte.

■ Causticum C6
Harninkontinenz, die sich beim Husten verschlimmert.

Harnverhalten
Harnverhalten ist in den letzten Stadien der Schwangerschaft nichts Ungewöhnliches und setzt meist recht allmählich ein. Der Urinfluß läßt nach; ab und zu schmerzt die Blasenregion. (Das alles kann auch mit einer Blasenentzündung zusammenhängen; siehe oben). *Falls Sie schlimme Schmerzen bekommen und überhaupt kein Wasser mehr lassen können, begeben Sie sich unverzüglich in ärztliche Behandlung.* Der Arzt wird Ihnen einen Blasenkatheter durch die Harnröhre schieben, damit der Urin abgehen kann. Die nachstehend genannten Homöopathika eignen sich ausschließlich für die Anfangsstadien des Harnverhaltens, in denen es nach und nach immer schwieriger wird, Wasser zu lassen.

Nehmen Sie das Mittel Ihrer Wahl alle halbe Stunde bis maximal zehn Dosen ein.

■ Nux vomica C30
Mittel der ersten Wahl.

■ Pulsatilla C30
Wenn Nux vomica nicht hilft.

Hautveränderungen während der Schwangerschaft
Sie werden von den Hormonveränderungen verursacht. Falls keines der untengenannten Homöopathika so recht auf Sie zutreffen sollte, lesen Sie bitte auch noch unter Akne (S. 231 ff.) und Chloasmen (S. 237) nach.

Nehmen Sie das Mittel Ihrer Wahl viermal täglich bis maximal sieben Tage lang ein.

■ Sepia C6
Bräunliche oder schmutziggelbe Flecken auf der Nasenbrücke.

■ Sulfur C6
Trockene, juckende, heiße und sich schuppende Haut, nach dem Waschen noch schlimmer.

Herz-Kreislauf-Probleme in der Schwangerschaft
Eine Schwangerschaft erlegt Herz und Kreislauf stets zusätzliche Belastungen auf. So ist es zum Beispiel nicht ungewöhnlich, wenn sich in dieser Zeit Herzgeräusche einstellen. Sie deuten auf leichte Veränderungen des Blutflusses hin und sind normalerweise nichts Ernsthaftes. Ihr Arzt oder Ihre Ärztin wird Sie aber meist noch gründlicher untersuchen wollen. Sollten Sie schon vor Ihrer Schwangerschaft Herz-Kreislauf-Probleme gehabt haben, ruhen Sie sich jetzt so oft wie möglich aus, rauchen Sie auf gar keinen Fall, erlernen Sie eine Entspannungs- oder Meditationstechnik und richten Sie sich auch nach den Diätregeln für Bluthochdruck (siehe unten). Falls Sie unter einem angeborenen Herzfehler leiden, lassen Sie sich kardiologisch (vom Herzspezialisten) untersuchen. Handelt es sich um einen Herzklappenschaden, bekommen Sie wahrscheinlich Antibiotika verschrieben, die einer – möglicherweise lebensgefährlichen – Infektion vorbeugen sollen.

Nehmen Sie das folgende Mittel während der gesamten Schwangerschaft dreimal täglich ein und zwar an fünf von sieben Wochentagen.

■ Silicea C6
Wenn Sie einen Herzklappenschaden haben und auf keinen Fall Antibiotika nehmen können oder wollen.

Bluthochdruck
Er kann dadurch entstehen, daß Sie während der Schwangerschaft allzuviele Sorgen und Ängste durchstehen müssen. *Falls Ihr Bluthochdruck von Kopfschmerzen, Sehstörungen, Übelkeit, Erbrechen, großer Lichtempfindlichkeit und geschwollenen Knöcheln begleitet ist, besteht die Wahrscheinlichkeit, daß es sich um eine beginnende Schwangerschaftsvergiftung handelt; begeben Sie sich in diesem Fall unverzüglich in ärztliche Behandlung.*
Stellen Sie Ihre Ernährung auf wenig tierische Proteine und viel rohe Salate, Obst und Gemüse um. Salzen Sie so wenig wie irgend möglich. Führen Sie eine homöopathische Konstitutionsbehandlung bei einer homöopathischen Fachkraft durch. Bluthochdruck in der Schwangerschaft gehört zu den Beschwerden, bei denen eine homöopathische Selbstbehandlung nicht anzuraten ist.

Geschwollene Knöchel
Sie kommen meist im sechsten und siebten Schwangerschaftsmonat vor, und zwar vor allem bei Frauen, die sich zu wenig bewegen und deren Lymphfluß deshalb ins Stocken gerät. Beinehochlegen und Laufen bessern den Zustand meist. Stark geschwollene Knöchel können auch ein Zeichen für Bluthochdruck oder beginnende Schwangerschaftsvergiftung sein. Vorausgesetzt, bei der ärztlichen Untersuchung wurde letzteres ausgeschlossen, empfehlen wir eine homöopathische Konstitutionsbehandlung.

Geschwollene oder entzündete Vagina
Diese Symptome entstehen aus den gleichen Gründen wie die Schwellungen der Fußknöchel (siehe oben).

Nehmen Sie das Mittel Ihrer Wahl viermal täglich bis maximal sieben Tage lang ein.

■ Sepia C6
Ziehendes Schweregefühl im Unterleib, als wolle die Gebärmutter ihren Inhalt in die Vagina entlassen, was Sie dazu bringt, die Beine zu kreuzen oder übereinanderzuschlagen.

■ Mercurius solubilis Hahnemanni C6
Juckendes, wundes, heißes Gefühl in der Vulvaregion nach dem Wasserlassen, durch Waschen gemildert.

■ Nux vomica C6
Schwellungen der Vulva, dazu Verstopfung; erfolgloses Drücken beim Stuhlgang, dabei ständig das Gefühl, es müsse noch mehr Stuhl herauskommen; häufiger Harndrang.

■ Coffea C6
Vulva und Vagina sehr berührungsempfindlich, starker Juckreiz, Kratzen tut jedoch weh.

■ Thuja C6
Schwellungen aufgrund einer sexuell übertragbaren Krankheit.

Herzklopfen
Das ist während der Schwangerschaft durchaus nichts Ungewöhnliches; es zeigt lediglich an, daß Ihr Herz schwerer arbeiten muß, um das erhöhte Blutvolumen durch den Kreislauf zu pumpen.

Nehmen Sie das Mittel Ihrer Wahl alle zwei Stunden bis zu maximal zehn Dosen ein.

■ Aconitum C30
Plötzliches Herzklopfen nach Schock irgendwelcher Art, Todesangst.

■ Pulsatilla C6
Herzklopfen, verursacht durch Hitze oder größere Mengen fettreichen Essens, ganz allgemein Schwächegefühl.

■ Lycopodium C6
Herzklopfen nachts stärker, vor allem aber beim Liegen auf der linken Seite.

■ Natrium muriaticum C6
Die Herzschläge scheinen den ganzen Körper zu erschüttern; Druck auf der Brust und das Gefühl, keine Luft zu bekommen; Hitze und Mitleidsbezeugungen anderer machen alles nur noch schlimmer.

Krampfadern
Meist werden sie nicht von einer Schwangerschaft hervorgerufen, sondern „nur" verschlimmert, sobald das Gewicht des Babys in der Gebärmutter auf die Venen des Beckenraums zu drücken beginnt. Oft ist ein Bein stärker von Krampfadern betroffen als das andere; bei Gymnastik nehmen die Schmerzen eher noch zu, in schweren Fällen können die Blutgefäße platzen. Legen Sie so oft wie irgend möglich die Beine hoch (über Hüfthöhe) und ruhen Sie sich aus, und meiden Sie jegliche einengende Kleidung.

Nehmen Sie das Mittel Ihrer Wahl alle vier Stunden bis maximal zwei Wochen lang ein.

■ Pulsatilla C6
Mittel der ersten Wahl.

■ Carbo vegetabilis C6
Falls Pulsatilla nicht hilft, die Haut der Beine ein marmorähnliches Aussehen angenommen hat, die Venen schmerzen und knotig hervortreten.

■ Lycopodium C6
Ein Fuß ist heiß, der andere kalt.

Kindslage-Anomalien
Manchmal dreht sich das Kind erst spät in die richtige Lage, mit dem Kopf abwärts Richtung Geburtskanal. Vor der 36. Woche kann es manchmal durch besondere geburtshilfliche (oder von einer erfahrenen Hebamme) durchgeführte Handgriffe im Mutterleib gewendet werden, so daß es mit dem Kopf nach unten und den Füßen nach oben zu liegen kommt oder auch so, daß das Gesicht des Ungeborenen zum Rücken der Mutter hin weist. *Diese Veränderung der Kindslage gelingt gelegentlich auch durch Verabreichung von drei Dosen Pulsatilla C30 in zwölfstündigen Abständen.* Bleibt die Kindslage dennoch anomal – liegt das Baby zum Beispiel mit gespreizten Beinchen (Spreizlage), dem Po nach unten (Steißlage) oder quer im Mutterleib (Querlage) –, muß es sehr wahrscheinlich mittels Kaiserschnitt oder der geburtshilflichen Zange zur Welt gebracht werden.

Krampfadern
siehe Herz-Kreislauf-Probleme in der Schwangerschaft, Seite 169 ff.

Listeria-Infektion
Das britische Gesundheitsministerium empfiehlt Schwangeren, bestimmte Sorten Weichkäse zu meiden, da sie unter Umständen den Krankheitserreger *Listeria monocytogenes* enthalten könnten. Er ruft bei der Frau selbst allenfalls grippeähnliche Erscheinungen hervor, kann aber auf das Ungeborene übergreifen und dann zu Fehl-, Früh- oder Totgeburt, Tod des Kindes kurz nach der Geburt oder schweren kindlichen Schäden führen. Auch engen Kontakt mit Haustieren sollten Schwangere aus diesem Grund meiden. Zu den Käsesorten, die sie lieber nicht essen sollten, gehören Brie, Camembert sowie Gorgonzola und andere blaugeäderte Käsesorten, gleichgültig, ob sie aus pasteurisierter oder nicht-pasteurisierter Milch, von Kühen oder von Ziegen stammen. Hartkäse stellen hingegen kein Problem dar.

Ohnmachtsneigung in der Schwangerschaft
Sie kann aus keinem ersichtlichen Grund auftreten oder auch als Folge der zusätzlichen Herz-Kreislauf-Belastung, Blutverlust sowie schlechter Ernährung, vorher durchgemachter Krankheit – oder ganz einfach, weil Ihre Kleidung in der Taille zu eng ist und Ihnen die Luft und Blutzufuhr abschnürt.

Nehmen Sie das Mittel Ihrer Wahl alle zwölf Stunden bis maximal drei Tage lang ein.

■ Ignatia C30
Ohnmachtsanfälle im Zusammenhang mit Traurigkeit oder einem Trauerfall.

■ Chamomilla C30
Ohnmachtsanfälle, dazu große Reizbarkeit oder

■ Nux vomica C30

■ Aconitum C30
Ohnmachtsneigung wegen allzugroßer Belastung des Herz-Kreislauf-Systems, Angstzustände und Besorgtheit.

■ Belladonna C30
Ohnmachtsanfälle bei Hitze.

■ Bryonia C30
Ohnmachtsanfälle nach Bewegung.

■ China C30
Ohmachtsneigung infolge Erkrankung oder Blutverlust.

Placenta praevia
So nennt man medizinisch die vorzeitige Ablösung des Mutterkuchens, das heißt der Plazenta. Sie kommt vor, wenn der Mutterkuchen näher am Muttermund anstatt hoch oben in der Gebärmutter sitzt; in dieser Lage kann er sich eher ablösen oder geschädigt werden und dabei Blutungen auslösen. Schmerzen treten hingegen nur sehr selten auf. Ist die Blutung sehr stark, kann eine Bluttransfusion, manchmal sogar auch ein Kaiserschnitt nötig werden. In vielen Fällen „wandert" die Plazenta jedoch durch das langsame Ausdehnen der Gebärmutter von selbst an die richtige Stelle; das Risiko von Komplikationen ist dann erheblich geringer.
Die Placenta praevia gehört zu den medizinischen Erscheinungsbildern, bei denen eine homöopathische Selbstbehandlung nicht sinnvoll ist.

Röteln-Infektion während der Schwangerschaft
Diese Erkrankung kann zu schweren Schäden des Embryos führen, wenn die Mutter sich in den ersten drei Schwangerschaftsmonaten ansteckt. So etwas läßt sich durch eine Röteln-Impfung, etwa im 13. Lebensjahr, verhindern, falls das Mädchen nicht ohnehin schon vorher die Röteln hatte und dadurch immun geworden ist. Ob eine solche Immunität vorliegt, läßt sich durch einen Bluttest feststellen, und zwar am besten noch vor der Empfängnis oder anläßlich der allerersten Schwangerschafts-Vorsorgeuntersuchung! Das ist auch deshalb sehr sinnvoll, weil viele Krankheitserreger Symptome hervorrufen, die der Röteln-Infektion sehr ähnlich sind. Nach einer Röteln-Schutzimpfung sollte drei Monate lang keine Empfängnis stattfinden.
Wenn Sie schwanger geworden sind, ohne geimpft zu sein oder die Röteln schon gehabt zu haben, raten wir Ihnen, augenblicklich die Rubella-Nosode in der Potenz C30 einzunehmen, und zwar zunächst dreimal alle zwölf Stunden eine Dosis, danach alle drei Wochen eine Einzeldosis, bis Sie über die zwölfte Schwangerschaftswoche hinaus (im vierten Monat) sind.
Falls Sie sich in den ersten Schwangerschaftsmonaten mit dem Rötelnvirus infizieren, käme grundsätzlich auch ein Schwangerschaftsabbruch in Frage. Sprechen Sie über das Für und Wider mit Ihrer Ärztin oder Ihrem Arzt.

Rückenschmerzen während der Schwangerschaft
Kreuzschmerzen und Beschwerden im unteren Rückenbereich während der Schwangerschaft sind etwas ganz Normales; sie rühren daher, daß der wachsende Bauch als zusätzliches Gewicht an der Wirbelsäule zerrt und die Bänder sowie die Beckenknochen sich mit fortschreitender Schwangerschaft zu dehnen beginnen, um sich auf die Geburt vorzubereiten. Sie sollten beim Vornüberbeugen, Heben oder bei Drehbewegungen daher besonders vorsichtig sein, um die Wirbelsäule nicht noch mehr zu belasten; beim Stehen und Gehen sollten Sie Becken und Bauch so wenig wie möglich nach vorn schieben, damit das Kreuz nicht noch weiter durchgedrückt wird; und wenn Sie auf der Seite liegen, schieben Sie am besten ein Stützkissen unter Ihren Bauch, damit Ihr Rücken besser vom Gewicht entlastet wird.

Nehmen Sie das Mittel Ihrer Wahl viermal täglich bis maximal sieben Tage lang ein.

■ Kalium carbonicum C6
Schwäche- und Müdigkeitsgefühl im Rücken, ziehende Schmerzen im mittleren und unteren Rückenbereich.

■ Belladonna C6
Hartspann im Unterleib, heißer Kopf.

■ Pulsatilla C6
Hartspann im Unterleib, Hitzegefühl im ganzen Körper, am schlimmsten in stickigen Räumen.

■ Nux vomica C6
Hartspann im Unterleib, dazu Frösteln.

Oder nehmen Sie das folgende Mittel alle zwei Stunden ein, bis zu maximal zehn Dosen.

■ Arnica C30
Rückenschmerzen aufgrund einer Verletzung oder großen Anstrengung; gefolgt von

■ Rhus toxicodendron C6
alle sechs bis acht Stunden bis maximal sieben Tage lang, falls die Rückenschmerzen weiterhin bestehen bleiben.

Rhesusfaktor-Unverträglichkeit

Der Rhesusfaktor ist einer von vielen Faktoren, die zur Bestimmung des individuellen Bluttyps verwendet werden. Eine Mutter mit „negativem" Rhesusfaktor (abgekürzt Rh-) entwickelt in aller Regel Antikörper gegen ihr eigenes Ungeborenes, falls das Kind vom Rhesus-„positiven" Vater (Rh+) diesen Blutfaktor geerbt hat und sich beider Blut im Mutterleib vermischt. Wenn so etwas passiert, zerstören die mütterlichen Antikörper nach und nach die roten Blutkörperchen im kindlichen Blut, und das Baby kommt mit einer schweren Neugeborenen-Gelbsucht zur Welt. Beim zweiten oder dritten Rh-positiven Baby ist das Risiko noch höher als beim ersten Kind, weil das Immunsystem der Mutter von einer Schwangerschaft zur nächsten immer mehr Antikörper produziert.
Heutzutage sind Totgeburten oder Neugeborenen-Komplikationen aufgrund einer solchen Rhesusfaktor-Unverträglichkeit relativ selten geworden: Ein Bluttest, der bei einer der Schwangerschafts-Vorsorgetermine vorgenommen wird, weist rechtzeitig auf das Problem hin, und der Mutter kann unmittelbar nach der Geburt des ersten Kindes (oder auch nach einer Fehlgeburt sowie nach Blutungen vor dem Entbindungstermin oder nach einem Schwangerschaftsabbruch) ein sogenanntes Anti-D-Serum gespritzt werden, das die volle Antikörper-Ausbildung in ihrem Blut verhindert und so eventuelle weitere Kinder vor den Folgen der Rhesusfaktor-Unverträglichkeit schützt.

Schlafprobleme während der Schwangerschaft

siehe auch Schlafstörungen, Seite 296 ff.
Sorgen wegen der Schwangerschaft, Angst vor der Entbindung, Sodbrennen, verstärkter Harndrang, allgemeines Unwohlfühlen, Bewegungen und Stöße des Babys im Mutterleib – all das und vieles mehr kann den Schlaf der werdenden Mutter stören. Kommt dann die Sorge um mangelnden Schlaf hinzu, verstärkt sich die Schlaflosigkeit womöglich noch, und ein Teufelskreis beginnt.

Wenn Sie im Bett einfach keine Ruhe und richtige Schlafposition finden können, schieben Sie sich ein Kissen unter Ihren Bauch (bei Seitlage), unter Ihr Kreuz (bei Rückenlage), zwischen Ihre Knie oder wo auch immer Sie das Gefühl haben, eine Stütze zu brauchen. Sollten Sie dann immer noch nicht einschlafen können, erliegen Sie keinesfalls der naheliegenden Versuchung, etwa Schlaftabletten einzunehmen, vor allem nicht in den ersten 16 Schwangerschaftswochen! Stehen Sie dann lieber auf, lesen Sie ein Buch oder erledigen Sie eine (langweilige und müdemachende) Hausarbeit. Holen Sie den Schlaf lieber ein anderes Mal nach, etwa tagsüber, und bitten Sie eventuell Ihren Partner, Sie dabei zu unterstützen.

Nehmen Sie das Mittel Ihrer Wahl kurz vor dem Schlafengehen ein, danach stündlich, maximal fünf Nächte lang, falls das Einschlafen nicht gelingt oder Sie immer wieder aus leichtem Schlaf aufwachen.

■ Coffea C30
Übergroße Aufregung oder Euphorie, geistig hellwach, tausend Gefühle und Gedanken schwirren durch den Kopf.

■ Ignatia C30
Gefühl, als ob Sie wohl nie wieder richtig gut schlafen werden, vor allem, wenn Sie über irgend etwas sehr traurig sind.

■ Aconitum C30
Starke Angstzustände.

Schwangerschaftsabbruch

In den ersten drei Schwangerschaftsmonaten wird der Schwangerschaftsabbruch meist mittels einer Kürettage durchgeführt (dabei wird der Muttermund mit einem Spezialgerät erweitert und der Inhalt der Gebärmutter anschließend ausgesaugt oder ausgeschabt). Der Schwangerschaftsabbruch kann ambulant, in einer Arztpraxis oder auch in einer Klinik vorgenommen werden; meist handelt es sich dabei um einen Eingriff unter Kurznarkose, der ungefähr eine Viertelsunde dauert. Ein Klinikaufenthalt von mehr als zwölf Stunden ist nur in äußerst seltenen Fällen erforderlich. Im ganz frühen Stadium kann die Schwangerschaft auch durch Hormongaben beendet werden.

Wenn Sie – aus welchen Gründen auch immer – einen Schwangerschaftsabbruch hinter sich haben, nehmen Sie das Mittel Ihrer Wahl nach dem Eingriff alle vier Stunden bis maximal drei Tage lang ein.

■ Ignatia C30
Gefühl, ganz durcheinander zu sein, Kloß im Hals und Gefühl, als säße ein Reif um die Brust.

■ Staphisagria C30
Eher körperliche Symptome, etwa Unterleibsschmerzen, Blasenentzündung usw.

Schwangerschaftsvergiftung und Präeklampsie
Die Präeklampsie ist eine Komplikation, die in den Spätstadien einer Schwangerschaft auftreten kann und mit Bluthochdruck zusammenhängt (siehe dazu auch Herz-Kreislauf-Probleme in der Schwangerschaft, S. 169 ff.). Abgesehen von dem meßbar erhöhten Blutdruck gibt es in leichteren Fällen manchmal keine weiteren Symptome. In schweren Fällen können jedoch Kopfschmerzen, Sehstörungen sowie erhöhte Lichtempfindlichkeit, Übelkeit und Erbrechen sowie Ödeme (Wassereinlagerungen) um die Knöchel herum auftreten. Gelegentlich findet sich Eiweiß im Urin (Proteinurie). Wenn der Bluthochdruck nicht unter Kontrolle gebracht werden kann, entwickeln sich Zeichen einer Eklampsie (Schwangerschaftsvergiftung), nämlich Krämpfe, Zuckungen, große Müdigkeit, Bewußtlosigkeit. Sie können das Leben von Mutter und Kind gefährden.
Das Vollbild einer Schwangerschaftsvergiftung ist heute, dank der Vorsorgeuntersuchungen, recht selten geworden. Häufiger jedoch ist immer noch die toxische Präeklampsie, vor allem bei Erstgebärenden. Sie wird in aller Regel mit blutdrucksenkenden Mitteln bekämpft; manchmal ist es auch nötig, die Geburt vorzeitig einzuleiten.
Das Vernünftigste, was Sie bei den ersten Anzeichen einer Präeklampsie oder auch zur Vorbeugung tun können: Reduzieren Sie Ihren Salzkonsum, und ruhen Sie sich so viel wie möglich aus.
Sollten Sie Krämpfe oder andere schwere Symptome bekommen, rufen Sie unverzüglich einen Arzt! Die folgenden Homöopathika sollen lediglich Ihre Beschwerden lindern, bis ärztliche Hilfe eintrifft – sie sind kein Ersatz für rasches medizinisches Handeln!

Nehmen Sie das Mittel Ihrer Wahl alle fünf Minuten ein, bis zu maximal zehn Dosen, solange Sie auf das Eintreffen des Notarztes warten.

■ Belladonna C30
Gesicht heiß, trocken, gerötet, starrer Blick, drückendes, starkes Kopfweh.

■ Aconitum C30
Schwere Symptome, begleitet von großer Angst.

■ Ignatia C30
Schwere Symptome, verschlimmert durch Trauer.

■ Opium C30
Schwere Symptome, verschlimmert durch aufkeimende Furcht.

Sodbrennen in der Schwangerschaft
Das betrifft fast die Hälfte aller Schwangeren. Das schwangerschaftserhaltende Hormon Progesteron bewirkt, daß die Muskeln am Mageneingang etwas erschlaffen; so kann gelegentlich Magensäure in die Speiseröhre zurückschwappen und dort Sodbrennen verursachen. Der Druck der Gebärmutter, die in späteren Stadien der Schwangerschaft von unten her den Magen nach oben schiebt, kann das Problem noch verschlimmern.
Nehmen Sie mehrmals am Tag kleine Mahlzeiten zu sich; das allein wird Ihnen bereits sehr helfen. Falls Sie unter nächtlichem Sodbrennen leiden, stellen Sie das Kopfende Ihres Bettes ein paar Zentimeter höher – allerdings nur, wenn Ihre Knöchel nicht geschwollen sind und Sie keine Krampfadern haben.

Nehmen Sie das Mittel Ihrer Wahl viermal täglich bis maximal sieben Tage lang ein.

■ Capsicum C6
Brennen hinter dem Brustbein, großer Durst, Trinken bewirkt, daß Sie sich schütteln müssen und Blähungen bekommen.

■ Colchicum C6
Anblick oder Geruch von Speisen verursacht Übelkeit; kaltes Gefühl in der Magengrube; Gier nach Sprudelgetränken.

■ Phosphorus C6
Gier nach eiskalten Getränken, die aber erbrochen werden, sobald sie sich im Magen erwärmt haben, sowie Gier nach Salz.

■ Sulfur C6
Sodbrennen am schlimmsten gegen elf Uhr vormittags, beißendes Gefühl im Magen, Gier nach Süßem, deutlicher Durst, aber wenig Appetit, Milchtrinken verschlimmert das Sodbrennen.

Spätgebärende
Heutzutage warten immer mehr Frauen mit dem Kinderkriegen ab, bis sie eine Ausbildung abgeschlossen haben und beruflich vorangekommen sind. Das führt unweigerlich zu der Frage, ob es denn wohl für Frauen in den Dreißigern oder gar Vierzigern gesundheitlich ratsam ist, schwanger zu werden. Nach allem, was heute bekannt ist, halten sich die zusätzlichen Risiken für Spätgebärende durchaus in vertretbaren Grenzen. Je älter Sie werden, desto schwieriger ist es vielleicht für Sie, noch mit energiegeladenen Sprößlingen fertigzuwerden; andererseits bringen Sie aber auch größere Lebenserfahrung mit, von der Ihre Kinder ebenfalls profitieren. Das größte Problem ist zweifellos, daß sich bei Müttern ab 35 das Risiko doch wesentlich erhöht, ein mißgebildetes Kind zu bekommen. In einer kürzlich in Kanada durchgeführten, großangelegten Studie an rund anderthalb Millionen Lebendgeburten hat sich allerdings herausgestellt: Von bekannten Anomalien wie dem Down-Syndrom (Mongolismus) einmal abgesehen, treten die meisten angeborenen Mißbildungen und Stoffwechselkrankheiten usw. bei Kindern älterer Mütter keineswegs häufiger auf als in jungen Familien – ja, manchmal sogar eher seltener. Sollten Sie Ihres Alters wegen Bedenken haben, bitten Sie Ihren Arzt oder Ihre Ärztin, alle in Frage kommenden diagnostischen Tests durchführen zu lassen, mit deren Hilfe kindliche Anomalien frühzeitig erkennbar sind. Ansonsten scheint es, wie diese Studie zeigt, aber keinen besonderen Anlaß zur Beunruhigung zu geben – ganz im Gegenteil.

Speichelfluß in der Schwangerschaft
Im ersten Schwangerschaftsdrittel ist der Speichelfluß manchmal stark erhöht, so daß die Frau am liebsten alle paar Minuten ausspucken möchte, was natürlich sehr unangenehm ist. Die meisten Betroffenen behelfen sich damit, größere Mengen Wegwerftaschentücher bei sich zu tragen und den Speichelüberschuß dort loszuwerden. Sie sollten es aber auch einmal mit nachstehend genannten Mitteln versuchen.

Nehmen Sie das Mittel Ihrer Wahl viermal täglich bis maximal sieben Tage lang ein.

■ Mercurius solubilis Hahnemanni C6
Starker Speichelfluß, Speichel tropft nachts aufs Kissen, süßer, metallischer Geschmack im Mund.

■ Pulsatilla C6
Sehr starker Speichelfluß, begleitet von Übelkeit, Aversion gegen Speisen, Zunge sieht weißlich oder gelblich belegt aus.

■ Ipecacuanha C6
Symptome wie zuvor genannt, doch keine belegte Zunge.

■ Arsenicum album C6
Erhöhter Speichelfluß, dazu Schwächegefühl, Frösteln, Unruhe, Besorgtheit.

■ Veratrum album C6
Erhöhter Speichelfluß, Stirn feucht und kalt, Schwächegefühl und Apathie.

Übelkeit
Vielen Frauen, insbesondere Erstgebärenden, ist es im ersten Schwangerschaftsdrittel – vor allem im zweiten und dritten Monat oft übel, und sie müssen erbrechen. Meist klingen diese Symptome in der 14. bis 16. Schwangerschaftswoche ab. Manche Schwangeren leiden allerdings auch danach noch an „unstillbarem Erbrechen", das zu schweren Störungen ihres Wasser- und Mineralstoffhaushalts führt und oft sogar eine Behandlung im Krankenhaus nötig macht.
Essen Sie viele kleine Mahlzeiten, meiden Sie Fettiges und ruhen Sie sich so oft wie möglich aus. Wenn Sie unter Morgenübelkeit leiden, versuchen Sie es einmal mit einem trockenen Keks vor dem Aufstehen. Auch die Verwendung von frischem Ingwer beim Kochen kann helfen. Zudem gibt es spezielle Akupressurpunkte am Handgelenk, die Sie des öfteren massieren sollten; lassen Sie sich diese Punkte von einem Akupunktur-Spezialisten zeigen, oder schlagen Sie in einem gu-

ten Buch über Akupressur nach, wie sie im Buchhandel erhältlich sind. Wenn diese Maßnahmen nicht ausreichen, nehmen Sie eines der unten genannten Homöopathika ein oder befragen Sie eine erfahrene homöopathische Fachkraft.
Falls Sie fast alle Ihre Mahlzeiten wieder erbrechen müssen, gehen Sie zum Arzt!

Nehmen Sie das Mittel Ihrer Wahl alle zwei Stunden bis maximal drei Tage lang ein.

■ Nux vomica C6
Übelkeit morgens am schlimmsten, Erbrechen kleiner Mengen von Nahrung, schleimdurchsetzt.

■ Ipecacuanha C6
Unstillbares Erbrechen, alles wird wieder ausgespien, sowohl Flüssigkeiten wie auch feste Nahrung.

■ Pulsatilla C6
Übelkeit am Abend, die nachts langsam nachläßt.

■ Ferrum metallicum C6
Übelkeit, ein paar Stunden nach der Mahlzeit; plötzlich kommt alles wieder hoch.

■ Sepia C6
Erbrochenes stark von milchigem Schleim durchsetzt; Gemütszustand vor allem melancholisch, reizbar, weinerlich.

■ Conium C6
Brüste hart und geschwollen.

■ Petroleum C6
Sodbrennen, Übelkeit kann nur durch ständiges Essen unter Kontrolle gehalten werden; Schwangere muß auch nachts aufstehen, um zu essen; Aversion gegen Fleisch und Fett; Kohl verschlimmert Symptome.

■ Arsenicum album C6
Durchfall, brennendes Gefühl im Unterleib, Ruhelosigkeit, Erschöpfung.

■ Natrium muriaticum C6
Aversion gegen Brot, Fett und weiche, schlüpfrige Nahrungsmittel; Gier nach Salz, großer Durst.

■ Sulfur C6
Falls keines dieser Mittel auf Ihre Symptome zuzutreffen scheint.

Unfruchtbarkeit

Wenn Sie mindestens ein Jahr lang regelmäßig und ohne Verhütungsschutz mit Ihrem Partner geschlafen haben und dennoch nicht schwanger geworden sind, kann es sein, daß Sie oder Ihr Partner unfruchtbar (steril) oder eingeschränkt fruchtbar (infertil, subfertil) sind. Fruchtbarkeitsstörungen sind heute ziemlich häufig; nach manchen Statistiken ist eins von acht Paaren mit Kinderwunsch davon betroffen, nach anderen sind es „nur“ 3,3 Prozent aller Frauen ab fünfunddreißig. Meistens läßt sich beim Mann oder bei der Frau eine eindeutige Ursache dafür feststellen; gelegentlich ist die Unfruchtbarkeit auch rein psychisch bedingt. Interessanterweise hat das Absetzen der Antibabypille – bei vielen Frauen zunächst mit Ausbleiben der Menstruation verbunden – in manchen Fällen einen fruchtbarkeitssteigernden Effekt. Sollten Sie mit der Antibabypille verhütet haben, errechnen sich die zwölf Monate bis zum Feststellen einer Fruchtbarkeitsstörung ab dem Tag nach der letzten Pilleneinnahme.
Weibliche Fruchtbarkeitsstörungen können auftreten, wenn die Gebärmutter durch Infektionen oder Myome geschädigt wurde, abgeknickt oder anderweitig verlagert ist, ihr Zugang durch eine angeborene Mißbildung verschlossen oder ihre Höhle durch eine Scheidewand (Septum) geteilt ist. Manchmal ist auch der Zervixschleim so dickflüssig, daß Spermien ihn nicht durchdringen können, oder er enthält spermientötende Antikörper (das passiert, wenn die Frau gegen das Sperma ihres Partners, das ja sehr viel Fremdeiweiß enthält, allergisch ist). Auch blockierte Eileiter, etwa nach einer Gonorrhö-Infektion, einer Endometriose oder auf den Beckenraum übergegriffenen Tuberkulose, können die Empfängnis verhindern. Manchmal ist ein Eierstock oder gar beide von Eierstockzysten oder Endometriose betroffen und produziert daher nicht ausreichend Hormone; in anderen Fällen wird die Produktion des follikelstimulierenden Hormons (FSH) in der Hirnanhangdrüse durch chronische Erkrankungen, Streß oder emotionales Trauma unterdrückt, so daß in den Eierstöcken keine Eizellen heranreifen können. Bei den gynäkologi-

schen Untersuchungen werden Sie zunächst körperlich „auf Herz und Nieren" geprüft; dann wird Ihre gesamte Krankheitsgeschichte (Anamnese) aufgenommen. Möglicherweise werden Sie gebeten, einige Monate lang einen Menstruationskalender zu führen und Ihre Basaltemperaturkurve aufzuzeichnen. Steigt Ihre Körpertemperatur etwa um die Zyklusmitte deutlich an, gilt das als Hinweis darauf, daß ordnungsgemäß ein Eisprung stattgefunden hat. Wenn das Problem nicht im Eisprung oder der Lutealphase (zweiten Zyklusphase) zu finden ist, die für gute Fruchtbarkeit zu kurz oder zu lang sein kann, muß man als nächstes einen sogenannten Postkoitaltest vornehmen: Dabei wird Ihnen kurz nach dem Sexualverkehr Sperma Ihres Partners aus der Scheide entnommen und überprüft, ob sich Ihr Zervixschleim irgendwie ungünstig auf die Spermien auswirkt. Wenn auch hier des Rätsels Lösung nicht zu finden ist, sind Bluttests zur exakten Bestimmung Ihrer Hormonspiegel nötig, gefolgt von Ultraschall- oder Röntgenuntersuchungen, eventuell auch einer kleinen Operation (Pelviskopie), bei der festgestellt wird, ob mit Ihren Unterleibsorganen alles in Ordnung ist.

Die schulmedizinische Behandlung besteht in der Verabreichung von Medikamenten – etwa, um den Eisprung herbeizuführen, bestimmte Hormone in Schwung zu bringen und andere zu unterdrücken. Hormongaben gegen Fruchtbarkeitsstörungen führen gelegentlich zu Mehrlingsschwangerschaften. Manche organischen Anomalien lassen sich operativ beseitigen. In anderen Fällen stehen Ihnen die Möglichkeiten der modernen Reproduktionsmedizin zur Verfügung – künstliche Befruchtung oder auch In-vitro-Fertilisation (IVF, Befruchtung im Reagenzglas). Mit diesen Methoden müssen Sie sich vorher allerdings gründlich auseinandersetzen, sich sehr viel Mühe damit geben und unter Umständen viel Geduld aufbringen. Die Erfolgschancen liegen derzeit weltweit um 15 bis 20 Prozent.

Bevor Sie es mit schulmedizinischen Methoden versuchen, empfehlen wir Ihnen eine Konstitutionsbehandlung bei einer erfahrenen homöopathischen Fachkraft.

Nehmen Sie das Mittel Ihrer Wahl alle 12 Stunden bis maximal sieben Tage lang ein, bevor Sie sich einer geplanten homöopathischen Konstitutionsbehandlung unterziehen.

■ Conium C30
Berührungsempfindliche Brüste mit harten Schwellungen darin (Mastopathie); Libido aus irgendwelchen Gründen vermindert.

■ Lycopodium C30
Druckempfindlichkeit im Unterleib über dem rechten Eierstock, dazu trockene Scheide.

■ Sabina C30
Frühere Fehlgeburten oder Abgänge vor der zwölften Woche.

■ Sepia C30
Unregelmäßige Blutungen; die Gebärmutter fühlt sich an, als würde sie jeden Augenblick aus der Scheide herausrutschen; Frösteln, Neigung zu Tränenausbrüchen, Reizbarkeit, keine Lust auf Sex.

■ Agnus castus C6
Sollte bei Ihnen eine Störung der Hirnanhangdrüse diagnostiziert worden sein, nehmen sie das Mittel bis zu dreimal täglich drei Wochen lang (falls Ihr Zyklus regelmäßig ist, Einnahme in der vierten Woche aussetzen, in der Sie menstruieren).

Unterleibsschmerzen in der Schwangerschaft

In den ersten drei Monaten der Schwangerschaft, aber auch noch später, haben viele Schwangere das Gefühl, in ihrem Unterleib steche und kneife etwas. Manchmal wird der Schmerz als kolikähnlich beschrieben. *Falls er länger als drei Stunden anhält – vor allem, wenn dabei auch Blutungen aus der Scheide auftreten, muß eine Bauchhöhlenschwangerschaft in Betracht gezogen werden; suchen Sie in diesem Fall bitte unverzüglich einen Arzt auf.*

Nehmen Sie das Mittel Ihrer Wahl alle halbe Stunde ein, bis zu maximal sechs Dosen.

■ Chamomilla C6
Kneifen hinter dem Nabel, Darm voller Blähungen, Symptome sind nach Ärger aufgetreten.

■ Nux vomica C6
Verstopfung, erfolgloses Drücken.

■ Belladonna C30
Darm fühlt sich an, als würde er von einer Hand zusammengekniffen; Leib heiß und aufgedunsen, Symptome verschlimmern sich durch Rütteln und Bewegung.

■ Colocynthis C6
Darm fühlt sich an, als sei er zwischen zwei Steinen eingezwickt; Schmerz läßt bei Vornüberbeugen oder kräftigem Druck auf den Unterleib nach.

Verdauungsstörungen in der Schwangerschaft
siehe auch Sodbrennen in der Schwangerschaft, Seite 174 f.
In den letzten Schwangerschaftsmonaten ist die Darmtätigkeit und damit die Verdauung oft gestört, weil der Verdauungstrakt zusammen mit seinen Arterien und Venen von der sich ausdehnenden Gebärmutter beiseitegedrängt und gepreßt wird. Auch die Atmung ist oft erschwert (siehe auch Atem[wegs]probleme während der Schwangerschaft, S. 162 f.).

Nehmen Sie das Mittel Ihrer Wahl eine Viertelstunde vor jeder Mahlzeit ein, maximal drei Tage lang.

■ Nux vomica C6
Mittel der ersten Wahl.

■ China C6
Falls Nux vomica nicht genügend hilft und es sich vor allem um Völlegefühl und Blähungen handelt.

■ Pulsatilla C6
Falls Sie vor allem keine fetten Speisen vertragen, erbrechen müssen und keinen Durst verspüren, wobei sich alles in stickigen Räumen noch verschlimmert.

Verstopfung während der Schwangerschaft
siehe auch Verstopfung, Seite 212
Das schwangerschaftserhaltende Hormon Progesteron vermindert allgemein den Muskeltonus, hemmt also auch die Darmbewegungen; dazu drückt der wachsende Fetus auf den Dickdarm. Das Resultat ist fast unausweichlich eine zu langsame Passage des Darminhalts.

Nehmen Sie mehr Flüssigkeit zu sich, und erhöhen Sie den Ballaststoffgehalt Ihrer Nahrung. Essen Sie viel Obst, vor allem Orangen und getrocknete Pflaumen, bewegen Sie sich so viel wie möglich, und unterdrücken Sie niemals Ihren Stuhldrang. Wenn das alles nicht genügend hilft, sollten Sie es mit Psylliumschoten oder Leinsamen versuchen; die korrekte Dosis: ein Teelöffel Schoten (2 Teelöffel Leinsamen) in einer Tasse Wasser verrühren und sofort trinken, dann unbedingt noch zwei Tassen Wasser nachtrinken. Leinsamen können Sie auch über Nacht einweichen und unter Ihr Müsli oder in Ihren Joghurt zum Frühstück geben; dazu ebenfalls viel trinken, sonst quillt der Samen im Darm zu stark und verschlimmert die Verstopfung, statt ihr abzuhelfen. Psylliumschoten und Leinsamen bekommen Sie in allen guten Bioläden und Reformhäusern.
Wenn Ihre Verstopfung nicht auf diese Maßnahmen oder auf die nachstehenden Homöopathika anspricht, bitten Sie um ärztlichen Rat. Nehmen Sie aber auf gar keinen Fall irgendwelche Abführmittel ein – Sie könnten damit eine Fehlgeburt oder vorzeitige Wehen auslösen!

Nehmen Sie das Mittel Ihrer Wahl viermal täglich bis maximal 14 Tage lang ein.

■ Nux vomica C6
Dumpfes Kopfweh, Völlegefühl im Enddarm, häufiger, aber wenig erfolgreicher Versuch des Stuhlgangs.

■ Sulfur C6
Harter, knubbeliger Stuhl, Darm nie richtig entleert, Hämorrhoiden oder Entzündung um den After.

■ Bryonia C6
Harter, trockener, verbrannt aussehender Stuhl, vor allem morgens, Unbehagen verschlimmert sich durch Bewegung und kalte Getränke, immer wieder Verlangen nach großen Mengen Flüssigkeit.

■ Sepia C6
Abgang von großem und hartem Stuhl; Enddarm fühlt sich an, als läge ein harter Ball darin; im Darm aufschießende Schmerzen.

■ Alumina C6
Kein Stuhldrang, bevor der Enddarm nicht ziemlich voll ist; auch weicher Stuhl läßt sich nur schwer herauspressen.

■ Lycopodium C6
Harter und kleiner Stuhl, der sich nur sehr schwer herausdrücken läßt; der Darm wird nie richtig geleert; erfolgloses Pressen; Blähungen gehen reichlich ab.

Wadenkrämpfe in der Schwangerschaft
Wadenkrämpfe kommen bei Schwangeren sehr oft vor; treten sie sowohl tags als auch nachts auf, sind sie äußerst unangenehm und erschöpfend. Zusätzlich zu den im folgenden genannten Homöopathika können Sie sich auch Kalzium- oder Magnesiumpräparate aus der Apotheke besorgen.

Nehmen Sie das Mittel Ihrer Wahl alle vier Stunden bis maximal sieben Tage lang ein.

■ Veratrum album C6
Starke Wadenkrämpfe, die sich aber durch Wärme oder beim Gehen bessern.

■ Nux vomica C6
Wadenkrämpfe sowie Krämpfe an den Fußsohlen, Taubheitsgefühl oder Ameisenkribbeln in Armen und Händen; Ruhe lindert die Symptome, Kälte verschlimmert sie.

■ Colocynthis C6
Wadenkrämpfe vor allem nur im linken Bein, die jedoch bei Druckanwendung nachlassen.

■ Ledum C6
Beine fühlen sich kalt und taub an, was sich jedoch durch kalte Anwendungen bessert.

Zahnschmerzen in der Schwangerschaft
Ihnen beugen Sie am besten durch regelmäßige Zahnarztbesuche und adäquate Kalziumversorgung – schon vor der Empfängnis, aber vor allem auch während der Schwangerschaft – vor. „Jedes Kind kostet einen Zahn", hieß es früher; nicht ganz zu Unrecht, denn der Aufbau der kindlichen Knochen und Gewebe zieht reichlich Kalzium aus dem Organismus der Mutter ab. Sollten Sie trotzdem einmal Zahnschmerzen haben, bekämpfen Sie sie nicht mit Schmerztabletten (insbesondere nicht in den ersten 14 Wochen), sondern gehen Sie so rasch wie möglich zum Zahnarzt. Weisen Sie ihn auch auf Ihre Schwangerschaft hin (wichtig für die Auswahl eventuell nötiger schmerzhemmender Mittel beim zahnärztlichen Eingriff).

Nehmen Sie das folgende Notfall-Mittel bis maximal zehn Dosen ein.

■ Sepia C6

Zervix-Insuffizienz
So wird medizinisch eine Schwäche des Muttermunds genannt, der sich irgendwann nach der zwölften Schwangerschaftswoche öffnen und eine Fehlgeburt nach sich ziehen kann. Die Zervix-Insuffizienz entsteht durch Schäden, die durch eine vorhergehende Entbindung oder eine Kürettage (Erweiterung des Muttermunds mit einem gynäkologischen Spezialinstrument, für einen Schwangerschaftsabbruch oder zum Entfernen von Gebärmutterschleimhaut, Fibromen oder Myomen) verursacht wurden. Die Standardbehandlung besteht in einer kleinen Operation, bei der ein Band um die Zervix genäht wird, mit dem sie dann fest zugezogen wird. Das Band wird in der 38. Schwangerschaftswoche entfernt, es sei denn, die Wehen setzen schon früher ein.

Entbindung und Probleme nach der Geburt

Die Geburt

Immer mehr Frauen sind heute der Ansicht, eine Geburt sollte nicht im High-Tech-Stil abgewickelt werden, wenn nicht ganz besondere Gründe dafür sprechen. Eine Klinik ist zudem meistens ein recht wenig entspannender, lauter, wenig einladender Ort für die Geburt eines Kindes, auch wenn sie natürlich ihre Vorteile hat, wenn – was selten der Fall ist – lebensbedrohliche Situationen für Mutter oder Kinder auftreten. Auf der anderen Seite ist eine ruhige, unter Aufsicht stattfindende Hausgeburt – wie anstrengend sie auch immer sein mag – für die Mutter unter Umständen weniger traumatisch; die Entbindung kann zu einem ganz besonderen Erlebnis werden und ist dann vermutlich auch besser für das Baby als eine, die unter Einsatz hochtechnischer Mittel abläuft. Die Gefahr, daß die Mutter eine postpartale Depression bekommt, ist nach einer Hausgeburt geringer, und das Baby ist unter Umständen dadurch auch eher in der Lage, mit Streß fertigzuwerden.

Immer vorausgesetzt, es stellen sich keine unvorhersehbaren Komplikationen ein, funktioniert der Hormonhaushalt der Mutter in aller Regel ganz normal, wenn sie ruhig, entspannt und ungestört ist, und sie kann das Kind spontan gebären, ohne daß von außen eingegriffen werden muß.

Der Vorgang des Gebärens erfordert die „ganze Frau"; alle natürlichen Funktionen von Körper, Geist und Seele müssen dabei bestens harmonieren. Wird dieses empfindliche Gleichgewicht auf irgend einer Ebene durcheinandergebracht, muß mit Komplikationen bei der Entbindung gerechnet werden. Die Wehen können aufhören, zu schwach sein oder zu lange dauern; die Frau kann in Angst und Panik geraten, so daß sie medizinische Hilfe braucht. Wie gesagt: Die routinemäßig eingesetzte Entbindungs-Technologie kann zwar Leben retten; sie schafft aber manchmal auch Probleme, die dem Gebärvorgang als solchem nicht innewohnen. Hinzu kommt, daß sich immer mehr Geburtshelfer/innen und Hebammen allzusehr auf die modernen Medizintechniken verlassen, mit denen sie den Fortgang einer Geburt beurteilen. Dabei besteht die Gefahr, daß sie verlernen, mit welchen natürlichen Mitteln einer Frau beim Gebären geholfen werden kann. Sind Komplikationen irgendwelcher Art zu erwarten, ist es aber nach wie vor am besten, das Kind in einer Klinik zur Welt zu bringen. Sollten Sie in bezug auf bestimmte technische und chirurgische Prozeduren oder Medikamente feste Vorstellungen haben, tun Sie gut daran, diese Dinge schon einige Zeit vor der Entbindung mit den Zuständigen in der Klinik bzw. Ihrem Geburtshelfer oder Ihrer Gynäkologin zu besprechen und Ihre Wünsche klar zu äußern. Sie sollten sich dabei auch gleich versichern, ob keine Einwände dagegen bestehen, wenn Sie Homöopathika einnehmen (irgendwelche Medikamente, die Ihnen gegebenenfalls verabreicht werden müßten, würden davon nicht beeinträchtigt).

Was Homöopathie für die Entbindung bedeuten kann

Homöopathika können den Gebärvorgang erheblich beeinflussen, wenn die Entbindende nicht mehr die Kraft hat, sich vollkommen auf die Arbeit zu konzentrieren, die das Gebären ihrem Körper abverlangt. Sie leistet dann zum Beispiel den Wehen Widerstand oder bekommt Angst und wird davon allzusehr erschöpft. Homöopathische Mittel haben die bemerkenswerte Eigenschaft, die Mutter sozusagen wieder mit dem Geburtsvorgang zu synchronisieren, so daß er wie gewünscht voranschreiten kann.

Zudem kann die Homöopathie in speziellen Situationen sehr nützlich sein, wenn es zum Beispiel gilt, erhöhten Blutdruck zu senken, die Wehen einzuleiten, die Kindslage im Mutterleib zu korrigieren, Wochenbett-Probleme zu bewältigen, usw.

Außerdem können Homöopathika auch zur Schmerzlinderung eingesetzt werden.

Die Eröffnungsperiode

Wann die Wehen jeweils einsetzen werden, kann unmöglich exakt vorausgesagt werden; normalerweise läßt sich höchstens ein Zeitraum von drei Wochen vor oder auch nach dem geschätzten Geburtstermin einkreisen. Ungefähr in der letzten Schwangerschaftswoche rutscht der Kopf des Ungeborenen – bei richtiger Kindslage – tiefer ins Becken; das vermindert den Druck auf Zwerchfell und Magen, erhöht jedoch den Druck auf Blase und Darm. Die gesamte Vulvaregion wird feuchter. Zu den Anzeichen, daß die Geburt demnächst beginnt, gehören folgende:

Das sogenannte „Zeichnen". Dabei gehen ziemlich üppige Mengen klaren, dicklichen, fleckigen oder blutdurchsetzten Zervixschleims ab. Die Wehen setzen dann wahrscheinlich in den nächsten 24 bis 48 Stunden sein; sie können aber auch noch bis zu sieben Tage auf sich warten lassen.

Das Platzen der Fruchtblase. Das passiert meist vor Wehenbeginn, manchmal aber auch erst danach. Wenn Sie viel Fruchtwasser verlieren – es also richtig strömt und nicht bloß eine Tasse voll ergibt –, muß die Geburt in den nächsten 24 bis 48 Stunden beginnen (oder eingeleitet werden), denn sonst besteht die Gefahr einer Infektion, die auch dem Baby schaden kann.

Regelmäßige, schmerzhafte Kontraktionen. Sie können in den letzten Schwangerschaftswochen zwar schon ziemlich starke wehenähnliche Schmerzen gehabt haben, doch werden sie weitaus stärker, sobald die Geburt tatsächlich einsetzt. Wer jetzt mit Ihnen zusammen ist, bemerkt sicherlich, daß Ihre Stimme nun nicht mehr so erwartungsvoll-freudig klingt wie zuvor, sondern ein deutlich besorgter Unterton darin mitschwingt!

Im ersten Entbindungsstadium ziehen sich die Muskeln der Gebärmutter im unteren Bereich auseinander, um den Gebärmutterhalskanal – die Zervix – von null auf zirka zehn cm zu erweitern. Er wird dabei außerdem nach oben gezogen, so daß Gebärmutter, Zervix und Scheide eine einzige, gerade Röhre bilden, den Geburtskanal. In diesem Stadium ist dann eine ärztliche Untersuchung fällig, bei der festgestellt wird, wann mit der Geburt zu rechnen sein dürfte. Im allerfrühesten Stadium ist die Zervix noch sehr schmal, vielleicht etwas geschwollen, aber nicht erweitert. Bei einer Entfaltung um zwei cm ist immer noch viel Zeit. Ist der Muttermund schon um sechs bis sieben cm erweitert, kann alles relativ schnell gehen, vor allem, wenn dies nicht Ihr erstes Kind ist. In den meisten Entbindungskliniken wird Ihnen im ersten Entbindungsstadium ein Einlauf verabreicht, der Ihren Darm entleert, und Sie werden gebeten, Wasser zu lassen.
Bei einer Erstgebärenden dauert das erste Entbindungsstadium, die Eröffnungsperiode, durchschnittlich zwölf Stunden, beim zweiten oder dritten Kind dann nur noch sechs. Feste Regeln gibt es dafür jedoch nicht – manchmal können es auch 24 Stunden sein, ein andermal vielleicht nur ein paar Minuten. Die Fruchtblase kann in diesem Stadium jederzeit platzen (Blasensprung); danach intensivieren sich die Wehen meist. Sehr oft ist das der schmerzhafteste Teil des ganzen Gebärvorgangs – aber auch der, in dem Homöopathika am besten helfen können (siehe Wehenschmerzen, S. 195 f.). Je weiter die Geburt fortschreitet, desto stärker werden die Wehen, und desto rascher folgen sie aufeinander. Sie leiden dann vielleicht unter Mundtrockenheit; auch innere Unruhe, Übelkeit und manchmal sogar Erbrechen sind nicht ungewöhnlich, vor allem im Übergangsstadium von der Eröffnungs- zur *Austreibungsperiode*. Mitunter kommt der gesamte Vorgang dann ins Stocken, bevor dieses zweite Stadium des Gebärens beginnt.

Das Übergangsstadium

Die ersten beiden Gebärstadien überlappen sich. Der Wehenrhythmus verändert sich, und es kann Ihnen jetzt so vorkommen, als ob alles schiefginge. Die Zervix ist jetzt fast vollständig erweitert; die Intensität der Wehenschmerzen hat nachgelassen, und eine Pause, eine Stagnation tritt ein. Der Kopf des Babys muß sich jetzt wenden, um in die richtige Position gelangen und in den Geburtskanal rutschen zu können; wenn nicht, besteht die Gefahr, daß es im Becken steckenbleibt. Zu diesem Zeitpunkt überwältigt Sie unter Umständen das Gefühl, einfach nicht mehr zu können. Doch wenn jetzt keine Komplikation hinzukommt, sind Sie eigentlich schon fast über den Berg. Die Wehen werden jetzt unregelmäßig und verändern sich erneut, sobald die Austreibungsperiode und mit ihr der Drang, stark zu pressen, begonnen haben. Ihre Hebamme wird Ihnen jetzt sagen, daß Sie diesem Drang widerstehen müssen, bis ganz sicher ist, daß der Kopf des Babys definitiv richtig im Geburtskanal liegt. Eines der wichtigsten Zeichen dafür ist die Vorwölbung des Rektums bei jeder Wehe.

Dieses Übergangsstadium kann in ein paar Sekunden, aber auch bis zu drei Stunden lang dauern. Geben Sie dem Gefühl, pressen zu müssen, auf keinen Fall nach, bevor die Hebamme Sie dazu anweist; Ihre Zervix könnte nämlich reißen, wenn Sie pressen würden, bevor der Kopf des Kindes hineingerutscht ist. Während der Preßwehen müssen Sie atmen, wie Sie es im Geburtsvorbereitungskurs gelernt haben: stoßweise, als müßten Sie eine Kerze ausblasen, die zirka einen Meter weit entfernt steht. Dabei können Sie unmöglich gleichzeitig stark pressen. Sollte Ihr Muttermund nicht ganz in der richtigen Position sein, kann es Ihnen helfen, sich auf die Knie niederzulassen, den Po nach oben gereckt und den Kopf nach unten. Wenn Sie seitwärts liegen oder sich kniend vornüberbeugen, ist es eine große Hilfe, wenn jemand Ihre Gesäßbacken während der Preßwehen leicht auseinanderzieht; das erleichtert die Entspannung.

Sobald das Rektum (der Enddarm) sich vorzuwölben beginnt, ist die erste Phase der Entbindung abgeschlossen. Der Druck des Babys auf den Darm signalisiert dem Gehirn: Jetzt pressen, denn es muß etwas heraus!

Die Austreibungsperiode

Der Kopf des Kindes ist nun durch den Gebärmutterhalskanal gelangt und zum Austritt bereit. Jetzt müssen Sie sich mit aller Kraft bei jeder Preßwehe auf die Austreibung konzentrieren: Damit können Sie endlich auch den Schmerz austreiben. Auch wenn dieses Wehenstadium unter Umständen weniger schmerzhaft ist als die vorangegangenen, ist es für Sie vielleicht doch das schwierigste von allen. Der Kopf des Kindes erscheint Ihnen so groß wie eine Melone, die Sie schier auseinandersprengt – fast unmöglich, daß er wirklich hindurchpassen soll, aber im Nachhinein ist auch dies eine äußerst befriedigende Erfahrung.

Dieses Stadium dauert bei Erstgebärenden gewöhnlich etwa eine Stunde, beim zweiten oder dritten Kind eine halbe; manchmal sind es aber auch nur wenige Minuten, und gelegentlich dauert die Austreibungsperiode auch zwei Stunden oder mehr. Ist sie sehr viel länger, können Warnzeichen darauf hinweisen, daß es dem Baby zuviel wird.

Nicht jede Hebamme zeigt der Gebärenden, in welcher Position sie es am leichtesten hätte; doch kann es die Austreibungsperiode entscheidend beeinflussen, wenn Sie eine Gebärhaltung finden, die Ihnen besonders zusagt. Nutzen Sie die natürliche Schwerkraft und beugen Sie sich vornüber; das verringert auch die Gefahr eines Dammrisses. Zu den natürlichen Gebärhaltungen gehört: auf allen Vieren knien, die Arme um die Hüften des Partners geschlungen; Hocken, wobei jemand Sie unter beiden Achseln stützt; gestützt mehr oder weniger aufrecht stehen, dabei eine hilfreiche Hand fest drücken, wenn es nötig ist. Sich auf allen Vieren niederzulassen und den Rücken waagerecht zu halten, kann die Austreibungsperiode etwas verlangsamen, falls sie allzu rasch vonstatten gehen sollte (siehe Sturzgeburt, S. 194). Aufrecht zu stehen, kann sie andererseits beschleunigen.

Wenn dies Ihre erste Entbindung ist, denken Sie daran, daß Sie das Gefühl haben werden, Ihr Baby komme aus dem After statt aus der Vagina heraus. Stellen Sie sich dabei ganz deutlich vor, daß der riesige „Brocken", der dabei nach unten rutscht, dringend aus Ihrem Leib herausgelangen will! Diese Vorstellung hilft Ihnen, die Beckenbodenmuskulatur flexibel und flach zu halten, während der Kopf durchtritt. Andernfalls verspannen Sie sich nämlich leicht, und das erhöht wiederum die Gefahr eines Dammrisses. Vielleicht hilft es Ihnen auch, sich vorzustellen, daß sich Ihr Damm zusammen mit der Vagina ganz weit öffnet. Sobald der Kopf des Babys erscheint, ist der untere Teil des Geburtskanals bis aufs äußerste auseinandergezerrt. Die Hebamme oder der Geburtshelfer kontrollieren nun, daß das Kind vollends herausrutschen kann, ohne daß der Damm einreißt. Sollte die Gefahr eines Dammrisses bestehen, ist meist ein Dammschnitt nötig. Bei einer guten Überwachung und sanfter Massage der Vulva und des Dammbereichs ist das aber nicht sehr oft der Fall.

Sobald der Kopf des Kindes ausgetreten ist, folgen Schultern, Rumpf und Beine rasch nach. Dann kann Ihnen Ihr Baby auf den Bauch gelegt werden. Die Atmung wird angeregt, indem man die Atemwege des Kindes sanft von Schleim reinigt und seinen Kopf leicht nach unten drückt. Sie können es dann an die Brust legen. Es wimmert vielleicht ein wenig (oder auch nicht) und fängt mitunter sofort zu saugen an; manchmal schaut es sich aber auch erst ein bißchen um. Die Nabelschnur wird erst durchschnitten, wenn sie nicht mehr pulsiert, es sei denn, sie ist um den Hals des Kindes geschlungen. Das Saugen des Babys an der Brust regt die Produktion von Hormonen an, die bewirken, daß sich die Plazenta leichter von der Gebärmutter ablöst (das geschieht jedoch selbst ohne Stillreiz). Auch der Augenkontakt zwischen Mutter und Neugeborenem stimuliert, wie Studien ergaben, den Beginn der dritten Entbindungsphase.

Die Nachgeburt

Innerhalb von fünf bis 15 Minuten nach der Geburt des Babys beginnen Gebärmutterkontraktionen, durch die sich die Plazenta von der Gebärmutterwand löst und ausgestoßen wird (Nachgeburt). Passiert das nicht innerhalb einer halben Stunde nach der Entbindung, besteht die Gefahr, daß sich die Gebärmutter um den Mutterkuchen herum zusammenzieht. In diesem Fall müßte die Plazenta entweder manuell (mit der Hand) herausgelöst werden, oder es werden noch einmal Wehenmittel verabreicht; in seltenen Fällen ist eine Gebärmutterentfernung notwendig (siehe Plazenta-Retention, S. 190). Um allzustarke Blutungen nach der Entbindung zu verhüten, verabreichen die meisten Geburtshelfer der Gebärenden ein Oxytocin-Präparat, das die Gebärmutter wieder zusammenzieht, und zwar, sobald der Kopf des Kindes in die Scheidenöffnung getreten ist. Oxytocin ist ein Hormon der Hirnanhangdrüse, das den Milchfluß und die Gebärmutter-Rückbildung nach der Entbindung stimuliert. Eine solche Injektion ist auf jeden Fall notwendig, wenn die Entbindung unter Epiduralanästhesie oder gar Vollnarkose stattgefunden hat, denn dann kann sich ihre Gebärmutter nur schwerlich spontan zurückbilden. Auch bei exzessiven Blutungen sollte diese Injektion verabreicht werden, und nicht zuletzt dann, wenn Mutter und Kind sofort nach der Entbindung getrennt werden. Ist die nachgeburtliche Blutung jedoch nicht besonders stark, muß dieser Prozeß durchaus nicht künstlich beschleunigt werden, und es kann zudem ein recht angenehmes Erlebnis sein, die Plazenta spontan auszustoßen. Daher ist es auch nicht notwendig, daß die Hebamme etwa an der Nabelschnur zieht, um die Nachgeburt zu beschleunigen. Im Gegenteil, für Mutter und Kind ist dies der beste Zeitpunkt, erstmals miteinander zu schmusen und das Stillen bzw. Saugen auszuprobieren.

Größere Blutungen zeigen hingegen an, daß die Plazenta sich nicht als Ganzes ablöst. In sehr seltenen Fällen ist die Wand der Gebärmutter gerissen und kann nicht genügend kontrahieren. Dann verliert die Frau sehr viel Blut und gerät in Lebensgefahr. Sollte Ihnen das bei einer Hausgeburt passieren, muß augenblicklich der Notarztwagen gerufen werden, der Sie mit Blaulicht und Sirene in die Klinik bringt (siehe auch Blutungen nach der Entbindung, S. 187).

Die Untersuchung des Neugeborenen

Nach der Geburt wird das Baby von der Hebamme, dem Geburtshelfer oder der Gynäkologin gewogen, gemessen und mehrmals hintereinander untersucht, meist nach dem APGAR-Schema (so benannt nach seiner Erfinderin, der Anästhesistin Virginia Apgar); dabei werden Atmung, Puls, Grundtonus, Aussehen und Reflexe nach einem Punktesystem bewertet. Eine gründlichere Untersuchung folgt dann später. Man schaut dem Baby in den Mund, untersucht die Genitalien, den After, die Finger und Zehen, den Rücken und den Nabel sowie Hüften und Füße.

Nach der Entbindung

Ist das Baby erst einmal versorgt, werden Sie am ganzen Körper gewaschen oder können, falls Sie dazu imstande sind, eine Dusche nehmen. Ihr Vaginalbereich tut weniger weh und heilt leichter, wenn Sie ihn in einer Arnika-Tinktur baden: zehn Tropfen Tinktur auf 1/4 Liter warmes Wasser. Sollte bei Ihnen ein Dammschnitt gemacht worden sein oder Ihre Scheidenregion viele kleine Risse aufweisen, geben Sie am besten noch Calendula-Tinktur hinzu. Danach schlafen Sie erst einmal eine Runde oder ruhen sich zumindest gut aus. Gutgemeinte Besuche oder auch Telefonanrufe können Sie zu diesem Zeitpunkt allzusehr erschöpfen.

Ratschläge für den Partner oder eine andere Begleitperson

Sobald die Wehen einsetzen und Ihre Anwesenheit erwünscht ist, versuchen Sie erst einmal, möglichst ruhig die Atmosphäre in sich aufzunehmen. Wenn die Gebärende zwischen ihren Wehen noch auf den Beinen ist und umhergeht, ist alles in bester Ordnung. Findet sie die Wehen zwar recht schmerzhaft und schwer erträglich, scheint aber ansonsten ganz entspannt, nach innen konzentriert zu sein und dem eigenen Rhythmus folgend, brauchen Sie sich ebenfalls keinerlei Sorgen zu machen. Klagt sie jedoch sehr über die Wehen, hat sie noch nicht zu einem Rhythmus gefunden und ist alles andere als entspannt, dann sollten Sie helfend eingreifen, denn Sie können sehr viel für sie tun. Es besteht nämlich die Gefahr, daß sie ihre Energie vorzeitig erschöpft und der Gebärvorgang nicht gut verläuft. Möglicherweise ermüdet die Gebärmutter, und selbst starke, schmerzhafte Kontraktionen reichen nicht aus, die Zervix ausreichend zu erweitern. Damit die Gebärende zu ihrem ureigenen Rhythmus findet, sollten Sie folgendes tun:

- Unterbinden Sie jedes Geschwätz und lautes Geräusch im Raum; sorgen Sie für eine möglichst ruhige, angenehme Atmosphäre. Stellen Sie sich vermittelnd zwischen die Frau und andere Anwesende, etwa das Klinikpersonal usw.
- Helfen Sie der Gebärenden, sich zu entspannen, und ermutigen Sie sie sanft, alternative Positionen einzunehmen, die bequemer für sie sind und die Geburt unterstützen. Manche Frauen finden es entspannend, umherzugehen; andere müssen sich ruhig hinsetzen, vielleicht ein wenig vor- und zurückschaukeln; manche sitzen am liebsten ganz still; andere beugen sich gern vornüber, und die nächsten möchten am ehesten die Seitlage einnehmen (das obenliegende Bein braucht darunter dann ein paar Kissen als Stütze). Jeder Druck auf einen schmerzenden Körperteil bringt sie schier zur Verzweiflung, und die Rückenlage ist fast immer unmöglich. Der Schwerkraft wegen ist eine aufrechte Position am besten; am allerwichtigsten ist aber, daß die Frau sich wirklich, so gut es geht, entspannen kann. Wenn sie sich gern hinsetzen möchte, sehen Sie zu, ob Sie nicht vielleicht irgendwo einen Ring (Schwimm- oder Rettungsring) auftreiben können, in den sie sich setzen kann, ohne daß Druck auf ihren unteren Rücken ausgeübt wird. Solch bequemes Sitzen ist besonders wichtig, wenn die Zervix schon auf fünf cm oder mehr erweitert ist.
- Benutzen Sie Schlüsselwörter und -anweisungen, die sie an ihren Geburtsvorbereitungskurs erinnern, etwa: „mitgehen", „entspannen", „aufmachen", „atmen", „Mund öffnen" „keinen Widerstand leisten" usw.
- Atmen Sie mit ihr während einer Wehe – folgen Sie den subtilen Veränderungen ihres Atems mit dem eigenen Atemgang. Ermutigen Sie sie, sich den unterschiedlichen Rhythmen anzupassen, die ihr Körper vorgibt.
- Massieren Sie sanft jede verspannte Muskelpartie der Gebärenden. Manche Frauen können sich angesichts großer Schmerzen am besten entspannen, wenn sie umhergehen; andere müssen sich zusammensacken lassen wie ein welkes Salatblatt.
- Sagen Sie ihr immer wieder, daß sie alles ganz toll macht. Auch wenn der Grund für solche Komplimente recht leicht durchschaubar sein mag – sie wirken auf jeden Fall Wunder!
- Reduzieren Sie alle Gespräche zwischen Ihnen und der Gebärenden auf ein Minimum. Fragen Sie nur Dinge, bei denen sie mit „ja" oder „nein", „gut" oder „schlecht" antworten kann.

Denken Sie daran: Ermutigen und bestärken Sie die Frau, soviel es nur irgend geht. Das hilft ihr ungeheuer und erleichtert ihr auch die Wehen. Wenn schließlich die zweite Gebärphase begonnen hat und der Kopf des Babys erschienen ist, sagen Sie ihr immer wieder, was vor sich geht, feuern Sie sie an, jetzt stark zu pressen, und geben Sie ihr jede Menge Feedback, so daß sie noch einmal neuen Mut schöpft.

Massagen während der Wehen

Sollte die Gebärende im ersten Stadium der Entbindung ganz in ihrer eigenen Welt versunken sein, dann greifen Sie möglichst nicht ein. Bittet sie jedoch um Hilfe, sind Massagen das einzig Wahre. Massieren Sie ihr die Füße und die Beine, um den Gebärvorgang zu beschleunigen, und helfen Sie ihr, zu sich zu finden. Beim Massieren des Rückens oder des Bauches sollten Sie sanfte Streichungen (Effleurage) oder das „Schmetterlings-Streicheln" bevorzugen. Sitzen die Verspannungen aber vor allem am Bauch, so deshalb, weil dort die Wehen zu Verkrampfungen der Bauchmuskulatur geführt haben. Effleurage desensibilisiert die Haut – vorausgesetzt, die Frau ist nicht kitzlig – und hilft der darunterliegenden Muskulatur, sich reflektiv zu entspannen. Auch die Düfte der Aromatherapie können sehr hilfreich sein; vermeiden Sie jedoch Duftöle, die der Wirkung von Homöopathika entgegenwirken könnten.

Massagetechnik. Rhythmische und *leichte* Bewegungen mit Handflächen oder Fingerspitzen, denn jeder Druck kann Unbehagen verursachen. Am wirkungsvollsten ist, wenn Sie die schmerzüberfluteten Bauchpartien in dem Moment zu massieren anfangen, wenn die Wehe kommt. Dann kontinuierlich weitermassieren, entweder mit beiden Händen von unten über die Bauchmitte, zu den Seiten hin ausstreichend und dann wieder – etwa im Abstand der Brustwarzen – den Bauch herab, oder mit einer Hand quer über den Bauch von einer Seite zur anderen. Manche Frauen wollen das lieber selbst machen (falls sie dazu während der Wehen in der Lage sind), andere haben es gern, wenn eine andere Person sie massiert.

Massage bei wehenbedingten Rückenschmerzen. Üben Sie sanften Druck auf das Ende der Wirbelsäule aus; drücken Sie während der Wehen mit einem oder beiden Handballen langsam und rhythmisch dagegen.

Das Steißbein benötigt sehr viel festeren Druck: so als ob Sie eine Stricknadel mit aller Kraft auf- und abwärts rollen würden. (Bei starken Rückenschmerzen während des Gebärvorgangs hat die Frau manchmal das Gefühl, ihr Rücken würde mit hundert Stundenkilometern hochgerissen, mit einer solchen Kraft drückt der Kopf des Babys dagegen).

Kneten Sie das Sakroiliakalgelenk (das Gelenk zwischen Wirbelsäule und Beckenknochen) mit Daumen und Handknöcheln und streichen Sie danach zu den Seiten hin aus.

Tupfen Sie sanft mit den Fingerspitzen, das löst dann die Spannung der Gewebe unter der Haut („Schmetterlings-Massage").

Massage bei schmerzenden Oberschenkeln. Schmerzen in den Oberschenkeln können gegen Ende der ersten Gebärphase auftreten: Das Blut fließt nur langsam aus den Beinen zurück, weil der Druck im Beckenraum so groß ist. Die Gebärende sollte in diesem Fall die Beine über Hüfthöhe hochlegen, um die Schwerkraft nutzen zu können. Mit beiden Handflächen und festem Druck massieren Sie nun von den Knien Richtung Rumpf; danach führen Sie die Hände jedesmal leicht aufliegend zu den Knien zurück. Diese Massage müssen Sie eventuell einige Wehen hindurch machen.

Massieren Sie außerdem jede verspannte oder schmerzende Körperregion, dazu auch, zur generellen Entspannung, die Füße.

In der Akupunktur und auch bei vielen Völkern mit traditioneller Medizin ist es üblich, die Mutter nach der Geburt einer sogenannten Moxibustion zu unterziehen: dem Abbrennen heilsamer Substanzen auf ihrem Körper. Ist der Frau nach der Entbindung sehr kalt, sollte das sofort geschehen, ansonsten einen oder zwei Tage später. Auch der Vater kann diese Moxibustion übernehmen und sich dabei der Moxi-Kegel bedienen, die in homöopathischen Apotheken erhältlich sind. Außerdem sollte die Mutter nach der Entbindung viermal täglich *Arnica C30* einnehmen, bis zu drei Tage lang, um die Schmerzen und das Wundgefühl zu lindern und Infektionen verhüten zu helfen.

Ernährung nach der Entbindung

Wahrscheinlich haben Sie einen oder zwei Tage lang keinen besonderen Hunger. Am ersten Tag ist eine Gemüsebrühe genau das richtige für Sie; am zweiten Tag können Sie auch Salat und Obst zu sich nehmen und am dritten wieder zu Ihrer gewohnten Ernährung zurückkehren. Tee, Kaffee, Kamillentee und Alkohol sollten Sie lieber meiden. Die wichtigsten Nährsubstanzen im Wochenbett sind Eisen (es gleicht den Blutverlust aus), Proteine (sie fördern die Heilung) sowie Kalzium (vor allem, wenn Sie stillen). Um wieder in Form zu kommen, sollten Sie möglichst keine stärkehaltige Nahrung essen.

In den Tagen unmittelbar nach der Entbindung setzt der Wochenfluß ein; dabei wird ein Gemisch aus Blut, Flüssigkeit und Schleim aus der Gebärmutter ausgestoßen. Nachwehen sind dabei nichts Ungewöhnliches; sie können um so stärker sein, je leichter die Geburt vonstatten ging. Es ist ganz normal, wenn Sie sich jetzt matt und steif fühlen. Manche Frauen schwitzen in diesen Tagen auch stark. Innerhalb von zwölf bis 15 Tagen bildet sich die Gebärmutter wieder zur normalen Größe zurück. Nach einem Dammschnitt oder -riß kann es Wochen dauern, bis die Scheiden- und Dammregion ausgeheilt sind.

Die Menstruation setzt gewöhnlich sechs bis acht Wochen nach der Entbindung wieder ein; wenn Sie Ihr Kind stillen, kann das auch mehrere Monate dauern. Sollten Sie irgendwie beunruhigt sein, holen Sie ärztlichen Rat ein.

Das Stillen

Muttermilch enthält alles, was Ihr Baby braucht, in idealer Zusammensetzung: nicht nur Kohlenhydrate, Proteine, Fette, Vitamine und Mineralstoffe, sondern auch Antikörper gegen vielerlei Infektionen, einschließlich solcher, die Durchfall verursachen können. In westlichen Ländern wird das Stillen außerdem manchmal als eine Art Schlankheitskur für die Mutter angesehen; in vielen Ländern der Dritten Welt hingegen soll es dazu beitragen, Auszehrung und andere hungerbedingte Krankheiten zu verhüten. Darüber hinaus mehren sich die Beweise dafür, daß Stillen über vier bis sechs Monate hilft, Allergieentwicklungen beim Baby zu verhindern, vor allem dann, wenn eine erbliche Disposition dazu besteht. Das Stillen bewirkt außerdem, daß ihr Hormonhaushalt sich rascher ausbalanciert.

In den ersten 24 Stunden nach der Entbindung sollten Sie, wenn irgend möglich, Ihrem Kind auf alle Fälle die Brust geben; das ist für das Baby das Allerbeste. Die Vormilch (Kolostrum) ist zwar ziemlich wäßrig, enthält aber sehr viele schützende Antikörper.

Während Ihr Baby saugt und mit den Lippen dabei die Areola (den dunkel gefärbten „Warzenhof") stimuliert, werden Signale an Ihre Hirnanhangdrüse geschickt, die sie zur Produktion des Hormons Oxytocin veranlassen. Dieses Hormon wiederum regt die Milchdrüsen in Ihrer Brust an, Milch zu produzieren. Die eigentliche Muttermilch schießt am zweiten oder dritten Tag ein; es überkommt Sie dann eventuell manchmal ein Frösteln, oder Sie bemerken, daß Ihr Wochenfluß nachläßt.

Stillen Sie, wenn Sie irgend können, nach Bedarf; andernfalls riskieren Sie, daß Ihre Milchproduktion nachläßt oder ganz aufhört.

Wenn Sie absolut nicht stillen können oder dürfen, sollten Sie deswegen auf keinen Fall verzweifeln oder sich in Schuldgefühle stürzen. Wenn irgend möglich, versuchen Sie es jedoch zuerst einmal! Durchaus nicht jede Frau kann gleich stillen, als hätte sie ihr Leben lang nichts anderes getan. Es gibt dabei ein paar Tricks zu beachten; fragen Sie also Ihre Hebamme oder die Krankenschwester, und lassen Sie sich auch nicht vom Stillversuch abhalten, nur weil irgend jemand in der Klinik behauptet, Sie hätten „nicht genügend Milch" (das kommt tatsächlich nur selten vor, wird aber immer noch zu vielen Müttern weisgemacht: Flaschenfütterung läßt sich besser in die Klinikroutine einbauen). Informationen über das Stillen können Sie auch von der internationalen Organisation „La Leche League" bekommen, am besten schon rechtzeitig vor der Entbindung.

Probleme während und nach der Entbindung von A bis Z

Appetitveränderungen

Eigenartige Eßgelüste oder Schwierigkeiten, den Appetit zu zügeln, hängen mit den Hormonveränderungen zusammen, die stattfinden, sobald die Schwangerschaft beendet ist und der Körper sich aufs Stillen vorbereitet.

Nehmen Sie das Mittel Ihrer Wahl alle zwölf Stunden bis maximal drei Tage lang ein.

■ Natrium muriaticum C30
Gier nach Salz und salzigem Essen.

■ Lycopodium C30
Gier nach Zucker und süßem Essen.

■ Pulsatilla C30
Verdauungsstörungen nach fettem Essen.

Falls Sie Probleme haben, Ihr Gewicht wieder zu normalisieren, sollten Sie sich erheblich mehr bewegen und Ihren Salz-, Fett- und Kohlenhydrat-Konsum einschränken. Wir empfehlen zudem eine homöopathische Konstitutionstherapie. Bis dahin kann Ihnen vielleicht eines der nachfolgenden Mittel helfen.

Nehmen Sie das Mittel Ihrer Wahl viermal täglich bis maximal sieben Tage lang ein.

■ Sulfur C6
Schier unersättlicher Appetit; Ihnen ist heißer als gewöhnlich; morgens als erstes einmal Durchfall.

■ Sepia C6
Keine Gewichtsabnahme ist zu verzeichnen; Verstopfung, Frösteln, Reizbarkeit und Apathie.

■ Natrium muriaticum C6
Wassereinlagerungen (Ödeme) und Gier nach Salz.

■ Calcium carbonicum C6
Kein Gewichtsverlust, vor allem, wenn Sie außerdem blaß sind und zu Frösteln, Schwitzen und Unbeholfenheit neigen.

Bluthochdruck
Wenn irgend möglich, sollte verhindert werden, daß der Blutdruck während des Gebärvorgangs ansteigt: Das weist meistens darauf hin, daß die Mutter sich nicht richtig auf die Entbindung einlassen kann. Lesen Sie die Ratschläge für den Partner oder die andere Begleitperson auf Seite 183 ff. Manche sind jedoch auch der Ansicht, die Gebärende in ein warmes Bad zu setzen, helfe, ihren Blutdruck zu senken.

Nehmen Sie das Mittel Ihrer Wahl alle 15 Minuten bis maximal sieben Dosen ein.

■ Belladonna C30
Bei rotem oder hochrotem Gesicht, erweiterten Pupillen, Zucken und starkem Klopfen der Halsschlagader.

■ Caulophyllum C30
Bluthochdruck, begleitet von sehr schwachen, unregelmäßigen Wehen, Gebärende schwach, fiebrig und durstig, feuchte Genitalregion.

■ Cuprum metallicum C30
Bei heftigem Erbrechen und stark verkrampften Fingern.

■ Veratrum viride C30
Hoher Blutdruck gegen Ende der Schwangerschaft; voller, harter und rascher Puls; Kopf und Brustkorb fühlen sich an wie blutgefüllt.

Blutungen nach der Entbindung
In der Entbindungsklinik werden Hormonpräparate verabreicht, um schwere postpartale Blutungen zu stoppen. *Sollten Sie nicht in der Klinik sein, rufen Sie unverzüglich den Notarzt; außerdem sollten Sie eines der nachstehenden Homöopathika einnehmen.*

Nehmen Sie das Mittel Ihrer Wahl alle fünf Minuten bis zu maximal sechs Dosen ein.

■ Secale C30
Mittel der ersten Wahl.

■ Pulsatilla C30
Abgang von dunklem, geronnenem Blut, Wehen gehen weiter.

■ Crocus C30
Schwere Blutung, Rückenschmerzen wie bei der Menstruation, Kitzeln im Scheidenbereich, Körper fühlt sich an, als würde er immer größer.

■ China C30
Erschöpfung infolge Blutverlust während der Wehen.

■ Ipecacuanha C30
Ständige schwere Blutung, hellrotes Blut, Übelkeit und Erbrechen, Gebärende fühlt sich kalt und klamm, muß nach Luft schnappen.

■ Chamomilla C30
Immer wieder Abgang von dunklen Blutklumpen, Blutungen von Zornesausbrüchen begleitet.

■ Ferrum metallicum C30
Hellrotes Blut, das rasch gerinnt, Puls hart und voll, Gesicht brennend heiß.

■ Sabina C30
Leiseste Bewegung verursacht Blutung, Blut mit Flüssigkeit vermischt, manchmal dunkel und geronnen, dann wieder hellrot.

■ Belladonna C30
Schwere Blutung, immer wieder Nachwehen, Blut heiß und hellrot, Druckgefühl im Unterleib.

Dammschnitt
Wenn in der zweiten Gebärphase die Gefahr bestehen sollte, daß Ihre Vagina- und Dammregion – oder sogar auch der After – einreißt, brauchen Sie sehr wahrscheinlich einen Dammschnitt; dieser muß unter örtlicher Betäubung vorgenommen werden, und er darf nur von einem Arzt und nicht von einer Hebamme durchgeführt werden. Nach der Entbindung wird der Schnitt vom Arzt oder der Hebamme wieder zugenäht. Ein Dammschnitt muß ebenso sorgfältig vernäht werden wie jede andere Operationswunde auch. Sollten Sie Probleme mit der Naht, der Heilung oder gar das Gefühl haben, Ihre Scheide sei zu eng zugenäht worden, sprechen Sie ohne Umschweife mit dem zuständigen Arzt.

Nehmen Sie viermal täglich *Arnica C30* ein, bis es Ihnen wieder bessergeht, und baden Sie die Genitalregion jeden Tag in einer Calendula-Lösung (zehn Tropfen Reintinktur auf 1/4 Liter warmes Wasser).

Erschöpfung

Nach dieser ungeheuren Anstrengung des Gebärens sind die allermeisten Frauen erst einmal völlig erschöpft, steif und emotional „ausgepowert"; das ist vollkommen normal. Ausruhen und Stille sind die besten Heilmittel. Außerdem kann Ihnen eines der nachfolgend genannten Mittel nutzen. Sollten Sie sich nach drei Tagen noch nicht besser fühlen, ohne daß weitere Komplikationen aufgetaucht sind, sprechen Sie mit Ihrer homöopathischen Fachkraft.

Nehmen Sie das Mittel Ihrer Wahl viermal täglich, maximal drei Tage lang ein.

■ China C30
Erschöpfung nach starkem Schwitzen oder Blutverlust.

■ Carbo vegetabilis C30
Erschöpfung, begleitet von starkem Schwitzen.

■ Calcium carbonicum C30
Erschöpfung, begleitet von Haarausfall.

■ Sepia C30
Aufgedunsener Unterleib, nach unten ziehende Schmerzen.

■ Colocynthis C30
Aufgedunsener Unterleib, Unterbauchkrämpfe.

Frühgeburt oder vorzeitige Geburt

Eine Geburt vor der 37. Schwangerschaftswoche kann durch zahlreiche Faktoren ausgelöst werden. Dazu gehören: Schwangerschaftsvergiftung, Placenta praevia, Blutungen vor dem Entbindungstermin sowie Bluthochdruck. Oft ist die Ursache der Frühgeburt allerdings auch nicht bekannt. „Frühchen" erkranken häufig am sogenannten *respiratory distress syndrome*, einem Atemwegsleiden, oder an einer Neugeborenen-Gelbsucht, weil ihre Lungen und Leber zum Geburtszeitpunkt noch nicht ausgereift sind. Dennoch können auch Kinder, die in der 26. Schwangerschaftswoche geboren wurden, bereits lebensfähig sein, vorausgesetzt, sie kommen in den Brutkasten bzw. auf die Intensivstation. *Falls Ihre Wehen schon mehrere Wochen vor dem errechneten Geburtstermin einsetzen sollten, rufen Sie unverzüglich den Notarzt!* Manchmal können Hormonpräparate verabreicht werden, welche die Gebärmutter entspannen und vorzeitige Wehen unterbinden. Sollte die Geburt jedoch nicht mehr aufzuhalten sein, nehmen Sie viermal täglich *Aconitum C30*, bis maximal sieben Tage nach der Entbindung.

Geburtseinleitung

siehe auch Übertragung, Seite 195
Wenn das Baby schon seit mehr als zwei Wochen überfällig ist, besteht die Gefahr, daß es von der Plazenta nicht mehr ausreichend ernährt wird. Eine in der Entbindungsklinik eingeleitete Geburt kann ausgesprochen heftige Wehen auslösen, die der Mutter schwer zu schaffen machen. Nehmen Sie deshalb *Caulophyllum C30*, und zwar dreimal täglich ab dem errechneten Geburtstermin.
Sollten Sie schon einmal ein Kind übertragen haben, empfehlen wird Ihnen die Einnahme von *Caulophyllum C30* nach folgendem Schema: in der 36. bis 40. Schwangerschaftswoche je einmal wöchentlich; aber der 40. Woche (nach Verstreichen des Geburtstermins) täglich dreimal eine Dosis.

Hämorrhoiden

Sie entstehen durch extremen Druck auf die Venen des Beckenraums. Nehmen Sie *Pulsatilla C6*, alle vier Stunden bis maximal drei Tage lang ein. Sollte das nicht innerhalb von drei Tagen helfen, sprechen Sie mit Ihrer homöopathischen Fachkraft.

Harn-Inkontinenz

Manche Frauen verlieren vorübergehend die Kontrolle über ihren Blasenschließmuskel, weil die Beckenbodenmuskulatur bei der Entbindung allzusehr strapaziert wurde. Den Harnstrahl beim Wasserlassen mehrmals anzuhalten, kann Ihnen helfen, das Problem zu überwinden (siehe auch die Übungen für den Beckenboden, S. 219). Nehmen Sie *Belladonna C30* viermal täglich bis maximal drei Tage lang ein. Sollte es Ihnen trotz eifrigen Übens und Einnehmen des Mittels innerhalb von drei Tagen nicht bessergehen, sprechen Sie am besten mit Ihrer homöopathischen Fachkraft.

Kindslage-Anomalien

Normalerweise rutschen Babies mit dem Kopf voran, das Gesicht dem mütterlichen Rücken zugewandt, aus dem Geburtskanal. Anomal ist die Kindslage, wenn das Baby mit dem Gesicht Richtung Bauch herauswill oder sich in den letzten paar Schwangerschaftswochen nicht wie üblich mit dem Kopf nach unten wendet. Eine solche Lageanomalie kann die Wehen erheblich verlängern und extrem starke Rückenschmerzen auslösen; die Beckenendlage (mit dem Po voraus) kann die Geburt äußerst schwierig gestalten, da das Gesäß den Geburtskanal nicht genügend erweitert, als daß der Kopf des Babys problemlos nachrutschen könnte. In diesem Fall und bei anderen anomalen Kindslagen muß unter Umständen ein Kaiserschnitt vorgenommen werden.
Sollte es Ihnen in den letzten Schwangerschaftswochen nicht gutgehen, fragen Sie Ihren Arzt oder Ihre Ärztin, ob das Baby eventuell falsch liegt. Bei der Ultraschalluntersuchung kann auch festgestellt werden, ob die Nabelschnur etwa besonders kurz ist oder sich um den Hals des Kindes gewickelt hat. Nehmen Sie *Pulsatilla C30* einmal stündlich bis zu maximal drei Dosen.

Langdauernde Wehen

Nehmen Sie das Mittel Ihrer Wahl alle 15 Minuten bis zu maximal sieben Dosen ein.

■ Secale C30
Mutter erschöpft, Gebärmuttermuskulatur nicht mehr zum Pressen fähig, Verdacht auf Totgeburt.

■ Pulsatilla C30
Schwere Rückenschmerzen, Gebärmuttermuskulatur erschöpft, Mutter von starker Konstitution; oder aber bei Sorge, das Baby könnte tot zur Welt kommen.

■ Opium C30
Wehen hören infolge emotionaler Aufregung plötzlich auf; Gesicht der Gebärenden rot, heiß und geschwollen.

■ Hyoscyamus C30
Gebärende im Delirium.

■ Belladonna C30
Puls dünn und starr, Wehen langsam und schwerfällig, Druck auf Steißbein schwillt an und ab.

■ Gelsemium C30
Erstes Entbindungsstadium verlängert, weil der Muttermund rund, hart, dick, rigide und nicht erweitert ist.

■ Kalium phosphoricum C30
Lange, schwache, erfolglose Wehentätigkeit bei Mutter, die selbst in ihren besten Zeiten zu nervöser Erschöpfung neigt.

■ Natrium muriaticum C30
Wehen schwach, dann ganz aufhörend; Gebärende sehr traurig, voll böser Vorahnungen.

■ Nux vomica C30
Entbindung geht nicht voran, trotz heftiger, sehr schmerzhafter Wehen, begleitet von starkem Harn- oder Stuhldrang; Mutter sehr ungeduldig und reizbar.

Nachwehen

Sie sind ein Zeichen dafür, daß die Gebärmutter sich nun wieder zusammenzieht und auf ihre normale Größe schrumpft. Die Beschwerden sind oft um so größer, je leichter das Gebären selbst vonstatten ging. Falls die nachstehend genannten Homöopathika innerhalb von 24 Stunden keinen Erfolg zeitigen, sollten Sie sich mit Ihrer Hebamme bzw. dem Arzt oder der Ärztin in Verbindung setzen; wenn Sie Fieber bekommen sollten, rufen Sie einen Arzt, falls innerhalb von zwölf Stunden keine Besserung eingetreten ist.

Nehmen Sie das Mittel Ihrer Wahl alle zwei Stunden bis maximal zehn Dosen ein.

■ Coffea C6
Schneidende Schmerzen, vor allem, wenn die Mutter überempfindlich ist und sehr wenig geschlafen hat.

■ Nux vomica C6
Nachwehen begleitet von häufigem Harn- oder Stuhldrang.

■ Chamomilla C6
Nachwehen durch Kaffeetrinken verschlimmert.

■ Pulsatilla C6
Falls Plazenta (Nachgeburt) ganz oder teilweise in der Gebärmutter zurückgeblieben sein sollte.

Plazenta-Retention
Normalerweise wird die Plazenta innerhalb einer halben Stunde nach der Geburt als sogenannte Nachgeburt ausgestoßen, eventuell auch früher, falls der Frau Hormonpräparate verabreicht werden. Versuchen Sie, Ihr Baby dazu zu bringen, daß es an Ihrer Brust saugt; das stimuliert Ihre Hormonproduktion. Hilft das nicht oder nicht genügend, versuchen Sie es mit der Hock-Position: Dabei nutzen Sie die Schwerkraft besser.
Die nachfolgend genannten Homöopathika fördern das Zusammenziehen der Gebärmutter und das Austreiben der Nachgeburt.

Nehmen Sie das Mittel Ihrer Wahl alle fünf Minuten bis maximal zehn Dosen ein.

■ Pulsatilla C30
Immer wieder neu einsetzende Blutungen, Harnverhalten, Unterbauch heiß, gerötet, wund und sehr schmerzempfindlich; vor allem, wenn die Frau ein sanftes Gemüt hat und zum Weinen neigt.

■ Secale C30
Das Gefühl, etwas wolle aus der Gebärmutter heraus, bleibt bestehen, trotz schmerzhafter, starker, andauernder, aber erfolgloser Nachwehen; Gebärmuttermuskulatur irgendwann nicht mehr zu Kontraktionen fähig; Frau wirft die Bettdecke ab und verlangt nach frischer Luft.

■ Belladonna C30
Vagina fühlt sich heiß und trocken an, starke Blutung, Gesicht der Frau gerötet; sie stöhnt, ist sehr gestreßt und reagiert empfindlich auf das leiseste Schütteln.

■ Platinum C30
Vulva und Vagina extrem empfindlich, schwere Unterleibskrämpfe, ständiger Abgang von dunklem Blut.

Postpartale Depression
siehe auch Depressionen, Seite 259 ff.
Viele Frauen fühlen sich nach einer Entbindung erst einmal sehr depressiv oder haben starke Stimmungsschwankungen und das aus vielen Gründen – den hormonellen Veränderungen, großer Müdigkeit (möglicherweise auch deshalb, weil ihr Blutzuckerspiegel stark abgesunken ist), früheren postpartalen Depressionen, Beziehungsproblemen, Sorgen, ob sie mit dem Baby wohl alles gut schaffen werden, finanziellen Problemen, der plötzlichen Erkenntnis, daß das Leben jetzt endgültig eine Wendung genommen hat... Zunächst ist ein solcher „Baby-Blues" oder „Heultag" eine ganz natürliche Reaktion auf die völlig veränderte Situation. Bei manchen Frauen bleibt die Depression jedoch weitaus länger als nur ein paar Wochen bestehen und kann ihren Alltag und die Beziehung zu dem Neugeborenen ungemein beeinträchtigen.
Zu den Symptomen der postpartalen Depression gehören Müdigkeit und Erschöpfung, Zu- oder Abnahme des Appetits, das Gefühl, zu versagen, Aggressionen gegenüber dem Baby, wenn es schreit oder weint, anschließend Schuldgefühle, Rückzug von der Familie, dem Freundeskreis und sozialen Kontakten aller Art, und nicht zuletzt das Empfinden, alles sei irgendwie irreal und die ganze Welt nichts als ein Kartenhaus. Falls außerdem noch ein ständiges Kältegefühl, Veränderungen der Kopf- und Körperbehaarung, Gewichtszunahme und generelle Verlangsamung des Denkens hinzukommen, könnte auch eine Schilddrüsenerkrankung dahinterstecken (siehe Schilddrüsenstörungen, S. 294 ff.).
Einige wenige Frauen verlieren in dieser Situation sogar völlig den Kontakt zur Realität und müssen nicht als depressiv, sondern als psychotisch bezeichnet werden. Falls das einer Frau in Ihrer Nähe passiert, rufen Sie unverzüglich einen Notarzt; verabreichen Sie Ihr außerdem alle halbe Stunde eine Dosis *Aconitum C30*, oder ein Mittel, das Sie aus untenstehender Liste auswählen, bis Hilfe eintrifft.
Leichtere postpartale Depressionen können Sie in den Griff bekommen, wenn Sie mehr schlafen und ab und zu auch ohne das Baby aus dem Haus gehen. Bitte unterdrücken Sie Ihre Gefühle nicht, sondern sprechen Sie unbedingt mit einer vertrauten Person darüber! Helfen kann Ihnen unter Umständen auch die zusätzliche Einnahme

von Zinkpräparaten sowie eine Diät zur Senkung des Blutzuckerspiegels, die Sie etwa einen Monat lang machen sollten.

Nehmen Sie das Mittel Ihrer Wahl viermal täglich bis zu drei Tage lang ein. Sollte sich innerhalb einer Woche keine Besserung zeigen, muß der Arzt oder die Ärztin oder eine erfahrene homöopathische Fachkraft um Rat gefragt werden.

■ Sepia C30
Keinerlei Interesse an irgend etwas, am allerwenigsten Sex; Müdigkeit, Reizbarkeit, Frösteln, Verstopfung; gelblichbraune Verfärbung über der Nasenbrücke; sehr positive Empfindungen während der Schwangerschaft, jetzt hingegen sehr negative.

■ Belladonna C30
Aufgeregtes und teils unverständliches Sprechen; Gesicht heiß und gerötet, starrer Blick.

■ Hyoscyamus C30
Ständig obszöne Gedanken, ungewöhnliche Gesprächigkeit, gesteigertes Mißtrauen und unangemessene Heiterkeitsausbrüche; Frau bricht Treffen abrupt ab und läuft weg.

■ Ignatia C30
Postpartale Depression, die durch Trauer entstand.

■ Pulsatilla C30
Sehr nah „am Wasser gebaut", keinerlei Durst, Symptome verschlimmern sich bei Hitze.

■ Natrium muriaticum C30
Rückzug in sich selbst, Reizbarkeit, Schuldgefühle und das Empfinden, einen großen Fehler gemacht zu haben; Frau weist jeglichen Trost ab und möchte nur in Ruhe gelassen werden.

Schwangerschaftsstreifen (Striae)

Schwangerschaftsstreifen beugen Sie am besten schon vor, während Sie schwanger sind, indem Sie die sich dehnenden Partien an Bauch, Oberschenkeln und Brüsten jeden Tag einer sanften Zupfmassage unterziehen und sie danach gut eincremen, damit die Haut möglichst elastisch bleibt. Die Zupfmassage sollten Sie auch nach der Entbindung weiterführen, dazu Gymnastik oder Yoga machen, damit der Gewebetonus steigt und die Muskeln sich straffen. Hilfreich ist darüber hinaus die Einnahme von Vitamin E (100 IE an fünf Tagen jeder Woche, etwa drei Monate lang). Sie können es auch mit *Calcium fluoricum* versuchen, einem Mittel der Biochemie nach Schüßler, und zwar drei Tabletten dreimal täglich, fünf Tage die Woche, bis maximal drei Monate lang. Mit all diesen Maßnahmen sollten Sie am besten schon ab der 14. Schwangerschaftswoche beginnen.

Sexualität nach der Entbindung

Der Geschlechtsverkehr sollte erst wieder aufgenommen werden, wenn Ihre Genitalregion völlig ausgeheilt ist; das dauert mindestens zehn Tage, nach einem Dammschnitt oder -riß auch mehrere Wochen. Viele Paare warten jedoch lieber sechs Wochen lang ab, bis nach der dann stattfindenden gynäkologischen Untersuchung, die routinemäßig zur Entbindungs-Nachsorge gehört. Manchmal kann es Monate dauern, bis sich zwischen Ihnen und Ihrem Partner wieder ein normales Sexualleben eingependelt hat. Die Scheide ist wahrscheinlich zunächst noch extrem empfindlich, manchmal auch zu trocken; in diesem Fall kann eine Gleitcreme (etwa Vaseline) gute Dienste leisten. Übungen für den Beckenboden (S. 219) können Ihnen helfen, die Muskeln um den Scheideneingang wieder zu stärken; beim Wasserlassen sollten Sie außerdem jeweils den Harnfluß ein paarmal anhalten. Viele Faktoren können dazu beitragen, daß Sie nach der Entbindung vielleicht keine rechte Lust auf körperliche Liebe haben: Schmerzen, Schlafmangel, emotionale Erschöpfung, die hohen Ansprüche, die das Baby an Sie stellt, Ängste, auch Furcht vor der nächsten Schwangerschaft ... Es ist nämlich durchaus möglich, daß Sie erneut schwanger werden, selbst wenn Ihre Menstruation noch nicht wieder eingesetzt haben sollte. Sie müssen also wenigstens einige Monate lang irgend eine Form der Empfängnisverhütung betreiben (auch, wenn Sie in absehbarer Zeit vielleicht noch ein Baby haben wollen). Das Stillen allein ist nicht verläßlich genug.
Die nachstehend aufgeführten Homöopathika können Ihnen ganz allgemein helfen, Ihre Energien wiederzugewinnen. Sollten Sie mehrere Monate lang unter Libidomangel leiden, raten wir zu einer homöopathischen Konstitutionstherapie.

Nehmen Sie das Mittel Ihrer Wahl alle zwölf Stunden bis maximal zwei Wochen lang ein.

■ Arnica C30
Starke Erschöpfung, Wundgefühl sowie Energiemangel.

■ China C30
Erschöpfung nach Blutverlust, starkem Schwitzen oder Verlust anderer Körperflüssigkeiten.

■ Pulsatilla C30
Emotional sehr empfindlich und weinerlich, vor allem in stickigen Räumen.

■ Sepia C30
Abneigung gegen Sex, Frösteln, Reizbarkeit und Depression.

Stillprobleme

Sind die Brüste sehr voll, tut sich das Baby manchmal schwer mit dem Saugen; das Problem läßt sich aber leicht lösen, wenn Sie vor dem Stillen etwas Milch herausdrücken. Gelengentlich ist die Muttermilch zu wäßrig oder hat sie einen Geschmack, der dem Baby nicht behagt. Das kommt vor, wenn die Mutter emotional sehr gestreßt ist, an Unterernährung leidet oder sehr salzig bzw. schwarfgewürzte Nahrung, starken Tee, Kamillentee oder Medikamente zu sich nimmt, die der Muttermilch einen unangenehmen Geschmack verleihen. Manchmal braucht die junge Mutter selbst auch die Zuwendung einer mütterlichen Person (ihrer eigenen Mutter zum Beispiel), um genügend Milch produzieren zu können. Manchmal treten Stillschwierigkeiten erst beim dritten oder vierten Kind auf. „La Leche League" gibt in solchen Fällen folgenden Rat:

- Sollten Sie unter Flach- oder Schlupfwarzen leiden, tragen Sie spezielle Brustschilde während der Schwangerschaft, die dazu beitragen, daß sich die Brustwarzen nach außen stülpen.
- Fangen Sie so bald wie irgend möglich nach der Geburt des Kindes mit dem Stillen an, am besten noch auf dem Entbindungstisch; das kommt dem starken Saugdrang des Babys sehr entgegen.
- Stillen Sie Ihr Kind so oft und so viel es will.
- Sollte wirklich einmal der (seltene) Fall eintreten, daß das Kind nicht recht saugen mag, geben Sie ihm nicht die Flasche, sondern etwas Muttermilch auf einem Löffel.
- Sobald die Mutter ihre Berufstätigkeit wieder aufnimmt, sind Brustpumpen zum Abpumpen der Muttermilch praktisch; benutzen Sie jedoch möglichst keine Plastikpumpen, da Sie Ihr Brustgewebe verletzen könnten. (In der Bundesrepublik Deutschland können stillende Arbeitnehmerinnen im übrigen auch bezahlte Stillpausen wahrnehmen, allerdings nicht beliebig viele.)
- Muttermilch läßt sich bei –18 °C in einem Tiefkühlgerät einfrieren; im Ein- oder Zwei-Sterne-Gefrierfach eines normalen Kühlschranks hält sie sich höchstens 24 bis 48 Stunden lang.
- Wenn Sie stillen, rechnen Sie mit sechs bis acht nassen Windeln pro Tag.
- Sollten Sie das Baby abstillen wollen, bevor es selbst dazu bereit ist, gehen sie möglichst langsam und schonend dabei vor.

Eine homöopathische Konstitutionsbehandlung kann manchmal sehr nützlich sein. Bis dahin können Sie aber auch eines der nachfolgend genannten Mittel nehmen.

Baby verweigert Muttermilch oder muß erbrechen

Nehmen Sie das Mittel Ihrer Wahl viermal täglich bis maximal drei Tage lang ein.

■ Calcium carbonicum C30
Muttermilch ist von schlechter Qualität, die Mutter ist übergewichtig, Neigung zu Frösteln und Schweißausbrüchen.

■ Borax C30
Vornüberbeugen oder Bücken bei Stillen bringt Baby zum Schreien.

■ Silicea C30
Wenn das Baby dünn ist, einen großen, verschwitzten Kopf hat und nach dem Füttern erbrechen muß.

■ Aconitum C30
Plötzlich einsetzende, exzessive Milchproduktion bei einer jungen, gesunden Mutter.

■ Bryonia C30
Brüste hart und geschwollen.

■ Pulsatilla C30
Exzessive Milchproduktion bei junger, schüchterner und zu Tränenausbrüchen neigender Mutter.

Übervolle Brüste
Wenn das Baby die Brust nicht (mehr) annimmt oder Sie abstillen wollen, können die mit Milch prallgefüllten Brüste oft wehtun. Zwar bringt es sofortige Erleichterung, die Milch herauszudrücken bzw. abzupumpen; Sie sollten jedoch auch eines der nachstehend genannten Homöopathika anwenden.

Nehmen Sie das Mittel Ihrer Wahl alle vier Stunden ein, bis Brustschwellungen und -schmerzen zurückgegangen sind.

■ Pulsatilla C30
Bei Neigung zu Tränenausbrüchen, Empfindlichkeit gegenüber Kälte und Aversion gegen stickige Räume.

■ Calcium carbonicum C30
Bei einer extremen Kälteempfindlichkeit, kalten Schweißausbrüchen und der Neigung zu Übergewicht.

Erschöpft vom Stillen
Das ist zwar recht ungewöhnlich, kann aber vorkommen, denn schließlich ist mit dem Stillen auch ein gewisser Flüssigkeitsverlust verbunden – vom Schlafverlust ganz abgesehen. Nehmen Sie *China C30* alle vier Stunden ein, bis zu maximal zehn Dosen. Zusätzlich sollten Sie abends immer auch etwas Milch abpumpen, so daß Ihr Partner eine der nächtlichen Fütterungen übernehmen kann.

Harte Brüste
Nehmen Sie das Mittel Ihrer Wahl stündlich bis zu maximal zehn Dosen ein.

■ Bryonia C30
Bei Verdacht auf Brustabszeß oder Mastitis.

■ Belladonna C30
Bei Verdacht auf Brustabszeß oder Mastitis, dabei rote Streifen auf der Brust.

■ Calcium carbonicum C30
Falls weder *Bryonia* noch *Belladonna* helfen.

Milchfluß hört auf
Nehmen Sie das Mittel Ihrer Wahl viermal täglich bis maximal drei Tage lang ein.

■ Agnus castus C6
Mittel der ersten Wahl, falls Milchfluß versiegt.

■ Dulcamara C6
Falls *Agnus castus* versagt und der Milchfluß nach Kälteeinfluß versiegt, die Brüste geschwollen, wund und schmerzempfindlich sind.

■ Pulsatilla C6
Falls *Dulcamara* nicht hilft.

■ Ignatia C6
Falls Milchfluß wegen Trauer versiegt.

■ Chamomilla C6
Falls Milchfluß wegen Ärger versiegt.

■ Aconitum C30
Falls Milchfluß nach Schock oder Schreck versiegt.

■ Hyoscyamus C6
Falls Milchfluß wegen Eifersucht versiegt.

■ Coffea C6
Falls Milchfluß wegen extremer Freude versiegt.

Wunde oder aufgesprungene Brustwarzen
Spülen Sie die Brustwarzen nach dem Stillen jedesmal mit Arnika-Tinktur (zehn Tropfen Reintinktur auf 1/4 Liter abgekochtes, kühlgestelltes Wasser); trocknen Sie sie dann sorgsam ab und salben Sie sie mit Calendula-Creme (aus der Apotheke oder einer guten Drogerie). Außerdem sollten Sie eines der nachstehenden Homöopathika einnehmen.

Nehmen Sie das Mittel Ihrer Wahl alle vier Stunden bis zu maximal sechs Dosen ein.

■ Chamomilla C6
Brustwarzen entzündet und sehr berührungsempfindlich.

■ Ignatia C6
Wunde Brustwarzen, vor allem, wenn Kummer und Trauer hinzukommen.

■ Pulsatilla C6
Wunde Brustwarzen, vor allem bei Neigung zu Tränenausbrüchen und Schüchternheit.

■ Aconitum C6
Schmerzen und Wundgefühl durch Kälteeinfluß verschlimmert.

■ Sulfur C6
Aufgesprungene Brustwarzen, die stechenden, brennenden Schmerz verursachen.

■ Graphites C6
Brustwarzen wund, aufgesprungen und mit Bläschen bedeckt.

■ Calcium carbonicum C6
Aufgesprungene Brustwarzen, dabei starke Milchproduktion und schwere Brüste, Milch jedoch von schlechter Qualität, das Baby mag sie nicht.

■ Silicea C6
Geschwüre an den Brustwarzen.

Sturzgeburt
Sollten die Wehen sehr plötzlich einsetzen und keine Zeit mehr bleiben, um die Mutter ins Krankenhaus zu bringen, müssen Sie sich darauf vorbereiten, das Baby selbst zu entbinden. Keine Panik – eine Geburt geht in den meisten Fällen völlig normal vonstatten, ohne daß die Anwesenden groß eingreifen müßten.
Sie sollten dafür sorgen, daß es im Raum schön warm ist, und das Bett der Gebärenden frisch beziehen. Legen Sie auch eine große Plastikunterlage unter die Lake, damit die Matratze nicht schmutzig wird. Bei einer Entbindung verliert die Frau etwa einen halben Liter Blut und andere Flüssigkeiten; das ist ganz normal. Kochen Sie dann eine nicht zu kleine Schere sowie ein Ende Bindfaden aus, zur Sterilisierung. Waschen Sie Ihre Hände sehr gründlich, und schrubben Sie sich auch sorgfältig unter den (am besten kurzgeschnittenen) Fingernägeln.
Im Normalfall erscheint zuerst der Kopf des Kindes in der Scheide, gefolgt von den Schultern. Sobald die Schultern draußen sind, stützen Sie den Kopf des Babys ab; doch ziehen Sie nicht daran, auch nicht an der Nabelschnur! Sind Rumpf und Beine gefolgt, nehmen Sie das Baby sanft auf, wischen ihm vorsichtig den Schleim von Mund und Nase und drücken Sie den Kopf ein wenig nach unten. Das Baby sollte daraufhin zu atmen anfangen. *Atmet es innerhalb einer Minute nicht von selbst, müssen Sie Mund-zu-Mund-Beatmung machen und unverzüglich den Notarzt herbeirufen!* (Manchmal hilft auch ein leichter Klaps auf den Po.) Sobald die Nabelschnur nicht mehr pulsiert, binden Sie sie an zwei Stellen mit der sterilisierten Schnur ab, und zwar einmal etwa zehn, das andere Mal etwa zwanzig Zentimeter vom Bauch des Babys entfernt. Schneiden Sie dann mit der sterilisierten Schere (und natürlich wieder frischgewaschenen Händen) die Nabelschnur durch. Wickeln Sie das Baby dann in ein frisches Tuch und geben Sie es der Mutter.
Innerhalb von 30 Minuten nach der Entbindung sollte die Nachgeburt folgen; massieren Sie dabei sacht den Bauch der Mutter, um das Ausstoßen zu erleichtern, doch ziehen Sie nicht an der Nabelschnur. *Sollten nach dem Austritt der Plazenta weiterhin Blutungen bestehen, rufen Sie unverzüglich den Notarzt!* Beruhigen Sie die Mutter und massieren Sie ihr ab und zu den Bauch, bis Hilfe eintrifft.
Ist die Nachgeburt abgegangen und das Baby gewickelt und zufrieden, ermutigen Sie die Mutter, eine Dusche zu nehmen; spülen Sie dabei ihre Genitalregion mit Arnika-Lösung (zehn Tropfen Reintinktur auf $1/4$ Liter warmes Wasser). Ist die Scheiden-, Damm- und Afterregion eingerissen, müssen die Risse vom Notarzt vernäht werden. Homöopathische Heilmittel finden Sie unter „Wehenschmerzen“ (S. 195 f.) sowie unter „Langdauernde Wehen“ (S. 189).

Übelkeit und Erbrechen während des Gebärens
Nehmen Sie das Mittel Ihrer Wahl alle zwei Stunden bis maximal sieben Dosen ein.

■ Antimonium tartaricum C30
Verdickter, harter Muttermund, der sich nicht richtig öffnet, dazu starkes Unwohlsein und Atemschwierigkeit, vor allem, falls die Mutter schon öfter Unterleibsentzündungen hatte.

■ Cocculus C30
Übelkeit und Erbrechen, dazu Ohnmachtsanfälle wegen sehr heftiger Wehen; unter Umständen auch Erbrechen von Galle.

■ Ipecacuanha C30
Ständige Übelkeit, vor allem bei gleichzeitigen schneidenden Schmerzen, die sich vom Nabel bis zur Gebärmutter ziehen.

■ Pulsatilla C30
Übelkeit und Verlangen nach frischer Luft; Türe und Fenster sollen möglichst geöffnet sein; kein Durst; Weinerlichkeit.

Übertragung
Von einer Übertragung der Schwangerschaft spricht man, wenn die Geburt mehr als sieben Tage nach dem errechneten Termin noch nicht begonnen hat oder die Plazenta vorzeitig in der Funktion nachläßt, ohne daß die Wehen einsetzen. Nach der 40. Schwangerschaftswoche steigt das Risiko einer Totgeburt oder kindlicher Mangelschäden erheblich. Bei Plazentainsuffizienz (nicht richtig funktionierendem Mutterkuchen) kann das Baby im Mutterleib an Sauerstoffmangel sterben oder Gehirnschäden davontragen. Da der Kindskopf bei übertragenen Schwangerschaften oftmals größer und härter ist als normal, kann der Gebärvorgang sehr schwierig sein; oft muß ein Kaiserschnitt oder eine Zangenentbindung vorgenommen werden, oder die Geburt wird künstlich eingeleitet (siehe Geburtseinleitung, S. 188).

Verletzungen von Vulva oder Vagina
Überdehnungen, Risse, Schnitte oder Wunden in der Genitalregion sollten drei- bis viermal täglich mit einer Arnika-Spülung behandelt werden (zehn Tropfen Reintinktur auf 1/4 Liter warmes Wasser). Das beschleunigt den Heilprozeß.

Verspätet einsetzende Menstruation
Meistens setzen die Menstruationsblutungen etwa sechs bis acht Wochen nach der Entbindung wieder ein; wenn Sie stillen, kann es auch mehrere Monate dauern. Sollte die Menstruation noch länger ausbleiben, werden schulmedizinisch meist Hormonpräparate verabreicht, die den Eisprung stimulieren sollen, oder es wird eine Kürettage (Gebärmutter-Ausschabung) empfohlen, damit ganz sicher ist, daß nicht etwa irgendwelche Teile der Nachgeburt in der Gebärmutter verblieben sind. Als erstes sollten Sie es jedoch mit einem der nachstehenden genannten Homöopathika versuchen.

Nehmen Sie das Mittel Ihrer Wahl alle zwölf Stunden bis maximal sieben Tage lang ein.

■ Pulsatilla C30
Durstmangel, Weinerlichkeit, in heißer, stickiger Umgebung wird alles noch schlimmer.

■ Sepia C30
Frösteln, Müdigkeit, Depression, Reizbarkeit und keinerlei Spaß am Sex, dazu Verstopfung.

Verstopfung
Nehmen Sie das Mittel Ihrer Wahl alle vier Stunden bis maximal zehn Dosen ein.

■ Nux vomica C6
Erfolgloses Pressen beim Stuhlgang.

■ Bryonia C6
Stuhl hart, braun oder schwarz und verbrannt aussehend.

■ Sepia C6
Frösteln, Erschöpfung, Reizbarkeit, dazu Verstopfung.

Wehenschmerzen
Psychoprophylaktische Entspannungstechniken, vor allem richtiges Atmen, wie Sie es bei Ihrem Geburtsvorbereitungskurs gelernt haben, helfen vielen Frauen über die Wehen hinweg. In der Entbindungsklinik wird zur Schmerzhemmung manchmal ein Luft-Lachgas-Gemisch eingesetzt, ein örtliches Betäubungsmittel, falls eine Zangenentbindung notwendig sein sollte, oder eine Epiduralanästhesie (das heißt die Injektion eines Betäubungsmittels in das Gewebe nahe dem unteren Teil der Wirbelsäule).
Die Gefahr bei letzterer Methode besteht darin, daß die Mutter unter Umständen nicht in der Lage ist, fest genug zu pressen, so daß das Baby schließlich mit der Geburtszange herausgezogen werden muß. Die Mutter hat anschließend auch oft schreckliches Kopfweh, und ihr Blutdruck ist abgesackt.
Unserer Ansicht nach müßten Akupunktur und Hypnosetherapie weit häufiger in der Geburtshilfe eingesetzt werden. Bislang ist das nur selten der Fall; Homöopathika hingegen werden schon eher akzeptiert. Nachstehend nennen wir die meistverwendeten Mittel; es gibt aber auch noch

viele andere. Am besten erkundigen Sie sich rechtzeitig bei Ihrer homöopathischen Fachkraft.

Nehmen Sie das schmerzlindernde Mittel Ihrer Wahl alle fünf Minuten ein.

■ Coffea C30
Normaler Geburtsverlauf, doch fast unerträgliche Wehenschmerzen; die Frau schreit laut vor Schmerz und ist zwischen den Wehen nervös und ruhelos.

■ Nux vomica C30
Wehen begleitet von häufigem Harn- und Stuhlgang; die Frau ist sehr reizbar und ungeduldig.

■ Belladonna C30
Mutter schier außer sich, redet Unverständliches, ihre Glieder zucken, ihr Blick ist starr.

■ Secale C30
Ständiger Druck in der Gebärmutter, nach unten ziehendes Schweregefühl, reißende Schmerzen, Mutter sehr gestreßt.

■ Pulsatilla C30
Mutter sehr unruhig, fröstelt, ist den Tränen nahe; Geburt kommt nur langsam voran.

■ Chamomilla C30
Schmerzen so arg, daß die Frau sie kaum aushalten kann; sie möchte am liebsten aus der Haut fahren; sie benimmt sich wütend, maßlos, gemein, ist unzugänglich für Argumente, jammert, möchte niemand um sich herum haben, schreit oft laut auf; zudem ist sie durch nichts zufriedenzustellen.

■ Platinum C30
Wehenschmerzen vor allem linksseitig; Frau weint vor Schmerz und deswegen, weil ihre Vulva und Vagina extrem empfindlich sind.

Bei Rückenschmerz-Wehen
Nehmen Sie das Mittel Ihrer Wahl alle fünf Minuten bis zu maximal zehn Dosen ein.

■ Coffea C30
Wehen so heftig, daß sie fast unerträglich sind; Frau schreit vor Schmerz laut auf und ist zwischen den Wehen nervös und unruhig.

■ Causticum C30
Stressige, starke, Wundschmerzen ähnelnde Schmerzen im Rücken, krampfartige Wehen, Frau wird gegen Ende zu immer erschöpfter und jammert.

■ Nux vomica C30
Ziehende Schmerzen in Rücken und Oberschenkeln, dazu häufiger Harn- und Stuhldrang, sogar bereits in der Eröffnungsphase; Frau ist sehr reizbar und ungeduldig.

■ Kalium carbonicum C30
Wehenschmerzen lassen sich durch Druck lindern.

Nach einer Epiduralanästhesie
Nehmen Sie alle halbe Stunde *Arnica C30*, bis zu maximal sieben Dosen, gefolgt von *Hypericum C6*, alle vier Stunden bis maximal fünf Tage lang ein.

Wochenbettfieber

Es wird von Krankheitserregern verursacht, die bei der Entbindung in den Genitaltrakt gelangen und ihn infizieren. Doch ist unter Umständen auch jede andere fiebrige Infektion innerhalb der ersten zwei Wochen nach der Entbindung gefährlich, weil sie zu Unfruchtbarkeit oder Blutvergiftung führen kann. Das früher so gefürchtete Wochenbettfieber ist heute selten geworden, dank der verbesserten geburtshilflichen Hygiene und natürlich auch dank der Antibiotika. Sollte sich jedoch Ihre Körpertemperatur spürbar erhöhen, informieren Sie Ihre Hebamme bzw. die Ärztin oder den Arzt, falls innerhalb von zwölf Stunden keine Besserung eingetreten ist, und nehmen Sie eines der nachstehend genannten Mittel ein.

Nehmen Sie das Mittel Ihrer Wahl jede Stunde bis zu maximal zehn Dosen ein.

■ Aconitum C30
Plötzlicher Anstieg der Körpertemperatur, Haut heiß und trocken; Schmerzen in der Gebärmutter, erschreckende Todesgedanken.

■ Belladonna C30
Plötzliches Fieber, Gesicht heiß und rot, starrer Blick, Delirium, aufgedunsener Unterleib, großer

Durst, Darm fühlt sich an, als würde er von einer riesigen Hand zusammengepreßt.

■ Mercurius solubilis Hahnemanni C30
Starkes Schwitzen, überaus hitze- und kälteempfindlich, übelriechender Ausfluß aus der Vagina, erhöhter Speichelfluß, Schleimspuren oder Blutspuren im Stuhl, Symptome werden in der Nacht schlimmer.

■ Nux vomica C30
Wochenfluß hört plötzlich auf, Verstopfung, Übelkeit und Erbrechen, Reizbarkeit.

■ Bryonia C30
Gebärmutter fühlt sich sehr wund an, bei leisester Bewegung werden Schmerzen schlimmer; Reizbarkeit, sehr besorgter, pessimistischer Blick in die Zukunft.

Wochenfluß (Lochien)
Nach der Plazenta wird noch eine gewisse Menge Blut, Flüssigkeiten und Schleim aus der Gebärmutter ausgestoßen – zuerst nur Blut, dann eine milchige Mischung aus Schleim und Körperflüssigkeiten. Sollte Ihr Wochenfluß quantitativ sehr gering oder aber sehr stark sein, sprechen Sie mit Ihrer Hebamme; bis dahin können Sie es auch mit einem der nachfolgend genannten Homöopathika versuchen.

Nehmen Sie das Mittel Ihrer Wahl einmal stündlich bis zu maximal zehn Dosen ein.

■ Aconitum C30
Geringfügiger, rotgefärbter Wochenfluß, der bei emotionaler Aufregung oder Kälteeinfluß eher noch abnimmt.

■ Chamomilla C30
Geringfügiger Wochenfluß, Durchfall, Unterleibsschmerzen, Kopf- oder Zahnschmerzen.

■ Colocynthis C30
Geringfügiger Wochenfluß sowie aufgedunsener Unterleib.

■ Belladonna C30
Geringfügiger Wochenfluß sowie Verhalten wie im Delirium.

■ Platinum C30
Geringfügiger Wochenfluß, eigenartig große Lust auf Sex.

■ Secale C30
Starker, blutiger Wochenfluß.

■ Platinum C30
Falls Secale nicht hilft und die gesamte Vulvaregion extrem empfindlich ist.

■ Calcium carbonicum C30
Sehr langsamer Wochenfluß.

■ China C30
Sehr langsamer Wochenfluß, große Erschöpfung.

■ Arnica C30
Übermäßiger Wochenfluß nach großer Anstrengung.

■ Coffea C30
Starker Wochenfluß, der sich nach Genuß von Kamillentee noch verschlimmert.

■ Nux vomica C30
Starker Wochenfluß, der sich nach Kaffee- oder Alkoholtrinken noch verschlimmert.

■ Pulsatilla C30
Starker, milchiger Wochenfluß.

■ Calcium carbonicum C30
Starker, milchiger Wochenfluß, der später Blutspuren aufweist.

■ Sepia C30
Ziehendes Schweregefühl in der Gebärmutter, milchiger Wochenfluß, der später mit Eiter durchsetzt ist, oder auch generelles Frösteln und kalte, klamme Gliedmaßen.

■ Mercurius solubilis Hahnemanni C30
Schweißausbrüche, erhöhter Speichelfluß, übelriechender Wochenfluß und Empfindlichkeit gegenüber Hitze und Kälte.

■ Carbo animalis C30
Exzessiver, milchiger Wochenfluß mit fauligem Geruch.

Säuglinge und Kleinkinder

Zweifelsohne haben Kinder, die mit Muttermilch gefüttert werden, den besten Start ins Leben. Die „eigentliche" Muttermilch schießt jedoch nicht sofort nachdem das Baby geboren ist in die Brust ein. Bis zu etwa drei Tage nach der Entbindung sondern die Milchdrüsen vielmehr eine klare, gelbliche Flüssigkeit ab, die sogenannte Vormilch (Kolostrum). Mit ihr bekommt das Baby wertvolle Antikörper und Hormone. Wenn es an der Brust saugt, werden größere Mengen des Hormons Oxytocin aus der mütterlichen Hirnanhangdrüse freigesetzt; sie stimulieren den Milchfluß und sorgen dafür, daß sich die Gebärmutterwände wieder zusammenziehen.

Die Zusammensetzung der Mineralstoffe, Vitamine, Proteine und anderer Nährstoffe in Kuhmilch ist hingegen für Säuglinge nicht ideal. Sie enthält erheblich mehr Natrium, Kalium, Magnesium, Kalzium und Phosphor, als das Baby tatsächlich braucht, dazu dreimal soviel Proteine (was die Säuresekretion im Magen des Säuglings zu stark anregt und zu Verdauungsstörungen sowie übermäßigem Wachstum schädlicher Bakterien führt), andererseits aber nur ein Drittel des benötigten Vitamins C und ein Zehntel des Vitamins D.

Bei der Geburt ist der Kopf des Kindes, im Vergleich zum Körper, außerordentlich groß: Er nimmt etwa ein Viertel der gesamten Körperlänge ein, und zwar deshalb, weil sich das menschliche Gehirn erheblich vor dem Rest des Körpers entwickeln muß. Zum Zeitpunkt der Geburt hat das Gehirn etwa ein Viertel des Gewichts, das es im Erwachsenenalter besitzen wird; zu Ende des sechsten Lebensmonats sind es bereits 50 Prozent, zu Ende des zwölften schon rund 60 Prozent. Der Körper hingegen wiegt bei der Geburt nur fünf Prozent dessen, was er mit 18 bis 20 Jahren einmal wiegen wird; das Gewicht verdoppelt sich allerdings in den ersten sechs und verdreifacht sich in den ersten zwölf Lebensmonaten. Der Kopfumfang wird meist drei bis vier Tage nach der Geburt gemessen; er dient dann als Maßstab dafür, wie das Kind wächst und ob es irgendwelche Anomalien aufweist.

Wie rasch sich ein Kind entwickelt, erkennt man am leichtesten daran, wie es sich in seiner Umgebung umschaut. In den ersten paar Lebenswochen reagiert ein normalsichtiges Kind auf Objekte, die etwa 20 cm von seinem Gesicht entfernt sind. Im Alter von drei Monaten kann es seine Augen bereits so koordinieren, daß es imstande ist, sich langsam bewegende Gegenstände mit dem Blick zu verfolgen, vorausgesetzt, sie sind nicht weiter als rund 30 cm von seinem Gesicht entfernt. Im vierten Lebensmonat können die Augen sich vollständig an unterschiedliche Entfernungen akkommodieren. Mit sechs Monaten schaut das Baby Objekte mit großer Aufmerksamkeit an, bis sie sich aus seinem Gesichtsfeld herausbewegen; dann „vergißt" es sie. Die Erkenntnis, daß Menschen und Gegenstände auch dann noch weiterexistieren, wenn sie nicht mehr zu sehen sind, kommt erst sehr viel später. Im Alter von zwölf Monaten schließlich kann das Kind vertraute Menschen erkennen, sobald sie etwa sechs Meter von ihm entfernt sind.

Selbst Neugeborene folgen bereits bestimmten Geräuschen mit den Augen. In verschiedenen Versuchen hat sich herausgestellt, daß Säuglinge sehr viel stärker auf die menschliche Stimme als auf Töne oder Haushaltsgeräusche reagieren. Das bedeutet, sie verfügen offenbar über eine angeborene Fähigkeit, die Sprechstimme von anderen Lauten zu unterscheiden – unabdingbar für das Sprechenlernen. Die ersten als solche erkennbaren Silben sind meist gegen Ende des ersten Lebensjahres zu vernehmen; davor lallen und brabbeln die Kinder gewöhnlich nur vor sich hin, um schon einmal Sprachrhythmen und -melodien auszuprobieren. Andere Versuche ergaben wiederum, daß auch sehr winzige Säuglinge schon ein ganz ausgezeichnetes olfaktorisches (Riech-)Gedächtnis besitzen – sie erkennen die Mama am Geruch.

Kinder-Früherkennungs-Untersuchungen

Nach dem Vorsorgeprogramm der gesetzlichen Krankenkassen haben Kinder bis zur Vollendung des vierten Lebensjahres Anspruch auf neun kostenlose ärztliche Untersuchungen (U1 bis U9), bei denen ihre Entwicklung begutachtet wird und eventuelle Anomalien rechtzeitig erkannt werden können. Jedes Kind, das bei Mutter oder

Vater mit krankenversichert ist, kann und sollte zu diesen Untersuchungen gebracht werden, denn sie sind für die Überwachung seiner Gesundheit sehr wertvoll.
Im einzelnen werden folgende Untersuchungen vorgenommen:
U 1: Erstuntersuchung; in aller Regel direkt nach der Geburt in der Entbindungsklinik; bei Hausgeburt ohne Anwesenheit eines Geburtshelfers oder einer Gynäkologin kann auch die Hebamme oder der Entbindungspfleger diese Untersuchung durchführen.
U 2: Basisuntersuchung zwischen dem 3. und 10. Lebenstag, muß vom Arzt oder von der Ärztin durchgeführt werden.
U 3: (kinder)ärztliche Untersuchung in der 3. bis 6. Lebenswoche.
U 4: (kinder)ärztliche Untersuchung im 2. bis 4. Lebensmonat,
U 5: im 6. bis 7. Lebensmonat,
U 6: im 9. bis 12. Lebensmonat,
U 7: im 20. bis 24. Lebensmonat,
U 8: zwischen dreieinhalb und vier Jahren,
U 9: mit fünf Jahren.
Bei diesen Untersuchungen werden auch Früherkennungstests auf angeborene Stoffwechselstörungen (Phenylketonurie, Hypothyreose, zystische Fibrose) sowie eine Beratung über Rachitis- und Impfprophylaxe durchgeführt. Alle Untersuchungsergebnisse werden in einem eigenen Heft zusammengefaßt; die Eltern bekommen außerdem einen Impfpaß für ihr Kind ausgehändigt, den sie gut aufbewahren sollten.
Zwischen der 16. und der 28. Lebenswoche ist die Entwicklung des Babys besonders gut zu beobachten. Dann entwickeln sich nämlich die Hals- und Rumpfmuskeln; das Kind beginnt sich aufzusetzen, umherzuschauen und gelegentlich nach Objekten in der Nähe zu grapschen. Bis zur 40. Lebenswoche können die meisten Kinder schon sehr gut krabbeln und streben gern aus Wiege, Kinderwagen oder Laufställchen heraus. Kurz danach machen sie gewöhnlich ihre ersten wackeligen Stehversuche, auch wenn sie meist erst mit einem Jahr ohne Stütze stehen können.
Worauf Sie beim Säugling besonders achten müssen, sind Anzeichen von Fieber oder Austrocknung (Dehydration). Die Körpertemperatur steigt in diesem Alter sehr rasch an, zum Beispiel bei einer Infektion, wenn das Wetter sehr warm ist, zu viele Decken auf dem Kind lasten, und so weiter. Anhaltender Durchfall bzw. häufiges Erbrechen können rasch dazu führen, daß zu viel Körperflüssigkeit verlorengeht; ein Durchfall rührt häufig daher, daß das Kind zu früh feste(re) Speisen bekommt oder seine Nahrung zu viel Zucker enthält.
Ein Säugling muß durchaus nicht jeden Tag in Wasser und Seife gebadet werden. Es reicht, ihm täglich die Augen, das Gesicht, die Hände und den Po gründlich zu reinigen.
Homöopathika sollten Babies am besten in Form von Granulaten verabreicht werden; sie lösen sich auf der Zunge rasch auf und können nicht so leicht wieder ausgespuckt werden wie Globuli. Eine andere Möglichkeit besteht darin, ein Globulum bzw. eine Tablette zwischen zwei sauberen Plastiklöffeln zu zerdrücken, das grobe Pulver dann in wenig warmem Wasser aufzulösen und dem Baby mit einem Tropfenspender auf die Zunge zu träufeln.

Probleme bei Säuglingen und Kleinkindern von A bis Z

Asphyxie (Atem-Versagen, Depressionszustand) des Neugeborenen

So heißt es medizinisch, wenn ein Neugeborenes nicht von selbst zu atmen beginnt. Asphyxie tritt am ehesten bei Frühgeborenen, bei Übertragenen sowie bei Kindern auf, deren Mütter während der Entbindung mit bestimmten wehenfördernden Mitteln behandelt worden sind. Das Kind bewegt sich kaum, schreit nicht und läuft blau an; nach fünf Minuten ohne selbsttätige Atmung sind Gehirnschäden ziemlich wahrscheinlich, und nach zehn Minuten stirbt das Kind. Sollte das Baby bei einer Hausgeburt nicht sofort zum Atmen gebracht werden können, rufen Sie augenblicklich den Notarzt an! Währenddessen heben Sie das Kind an den Beinen kopfüber hoch und massieren Sie ihm den Rücken. Wenn das nicht nützt, machen Sie Mund-zu-Mund-Atmung (vorher Schleim oder Flüssigkeit vom Mund des Babys entfernen)! Wenn das Kind schließlich zu atmen anfängt, verabreichen Sie ihm eines der nachstehend genannten Notfall-Homöopathika.
Sollte die Mund-zu-Mund-Beatmung nicht nützen, muß eventuell zu künstlicher Beatmung gegriffen werden. Dabei wird ein Röhrchen in den

Mund des Kindes und bis in die Luftröhre geschoben, das mit einem Beatmungsgerät verbunden ist. Danach sollten Sie ihm *Carbo vegetabilis C30* in der unten angegebenen Dosis verabreichen.

Geben Sie das Notfall-Mittel Ihrer Wahl alle zwei Minuten, bis das Baby seine bläuliche Färbung verliert und normal zu atmen und zu schreien anfängt.

■ Carbo vegetabilis C30
Baby kollabiert, schlaff, kalt, fast schon tot.

■ Laurocerasus C6
Baby kalt, blau angelaufen, ringt nach Atem, versagender Puls.

Augenentzündung
Bei kleinen Kindern handelt es sich meist um eine leichte, infektionsbedingte Entzündung, wobei auch die Tränengänge verstopft sind. Falls sie nicht durch sanfte Hautmassage beidseits der Nase durchgängig gemacht werden können, müssen sie von der Kinderärztin oder dem Kinderarzt mit einem Instrument geöffnet werden. Wischen Sie die Augen des Kindes alle vier Stunden mit einer Lösung aus Hypericum und Calendula aus (je fünf Tropfen Urtinktur in 1/4 Liter abgekochtes, kühlgestelltes Wasser), und verabreichen Sie ihm alle zwei Stunden eine Dosis *Argentum nitricum C6*, bis zu maximal zehn Dosen. Bleibt die Augenentzündung dennoch bestehen, bringen Sie das Kind zur kinderärztlichen Untersuchung; wahrscheinlich muß ein Augen-Abstrich gemacht werden. In seltenen Fällen kann sich das Kind im Mutterleib oder bei der Geburt mit Gonorrhö-Erregern infiziert haben.

Beschneidung (Zirkumzision)
Damit ist die Beschneidung der Vorhaut am Penis männlicher Säuglinge gemeint. Normalerweise ist das eine freiwillig (oder aus religiösen Gründen) durchgeführte Prozedur; manchmal kann sie sich aber auch als notwendig erweisen, wenn das Kind an Balanitis, Phimose oder häufigen Vorhautschwellungen beim Wasserlassen leidet. Versuchen Sie auf keinen Fall, die Vorhaut mit – selbst sanfter – Gewalt zurückzuziehen, bevor der Kleine nicht mindestens drei Jahre alt ist; andernfalls kann die Vorhaut reißen und eine Phimose entstehen! Sobald der Junge seine Vorhaut leicht zurückstreifen kann, sollten Sie ihm beibringen, sich beim Baden oder Duschen gründlich darunter zu waschen. Bei Rötungen oder Reizungen der Eichel bzw. nach einer Beschneidung träufeln Sie einige Male täglich Hypericum- und Calendula-Lösung auf (je fünf Tropfen Urtinktur in 1/4 Liter warmes Wasser geben).

Bronchiolitis
Das ist eine Virusinfektion der Schleimhäute in den kleineren Atemwegen (Bronchiolen) der Lungen. Sie betrifft meist Kinder unter 18 Monaten, häufig als Folge einer Erkältung, und ist bei Säuglingen unter sechs Monaten am gefährlichsten. Falls Ihr Kind etwa am zweiten oder dritten Tag einer Erkältung zu keuchen anfängt, Atemschwierigkeiten hat, um die Lippen herum blau anläuft und die Nahrung verweigert, rufen Sie unverzüglich einen Notarzt, denn es besteht die Gefahr, daß sein Herz versagt oder es eine Lungenentzündung entwickelt.

Geben Sie das Mittel Ihrer Wahl alle zehn Minuten bis Hilfe eintrifft, maximal zehn Dosen.

■ Carbo vegetabilis C30
Kind heiser, keuchender Atem, Gesicht blau angelaufen, ausgeatmete Luft fühlt sich kalt an, Attacke beginnt abends.

■ Antimonium tartaricum C30
Kind erschöpft, weil Atmen sehr anstrengend, zu schwach zum Abhusten von Schleim, Nasenflügel vor Luftschnappen nach innen gezogen, Erbrechen.

Dehydration (Austrocknung)
siehe Magen-Darmschleimhaut-Entzündung (S. 208 f.), Durchfall (S. 200 f.), Erbrechen (S. 201 f.)

Durchfall (Diarrhö)
Durchfall ist vor allem bei sehr jungen Säuglingen gefährlich, weil er rasch zu Austrocknung führen kann. Manchmal ist er ein Zeichen von Magen-Darmschleimhaut-Entzündung (S. 208 f.) (Fieber von mehr als 38 °C mit oder ohne Erbrechen, Appetitmangel, Lethargie). Wenn Verdacht auf diese Erkrankung besteht, Blut im Stuhl auftritt oder der Durchfall länger als zwölf Stunden anhält, sollten Sie ärztlichen Rat einholen. Bis da-

hin verabreichen Sie dem Kind häufig ein paar Schluck Wasser, um es vor Dehydration zu bewahren, und wählen eines der nachstehend genannten Mittel aus.
Gelegentlich bekommen Säuglinge Durchfall, weil ihrer Nahrung zuviel Zucker beigemischt ist (etwa: Fruchtsäfte wurden zu wenig mit Wasser verdünnt, pürierte Früchte zu stark nachgezuckert). Auch Medikamente für Kinder, zum Beispiel Hustensäfte, werden oft zuckersüß angeboten. Bestimmte Arzneien gegen Koliken können ebenfalls Durchfall verursachen. Flüssiger Stuhl bei Kindern, die gerade entwöhnt worden sind, deutet meist darauf hin, daß sie noch nicht in der Lage sind, mit fester bzw. Breinahrung zurechtzukommen; warten Sie dann zwei bis drei Wochen ab, bevor Sie es erneut mit der Entwöhnung von Brust oder Flasche versuchen. Manchmal bekommt ein Kind auch Durchfall, wenn es nach einer Magen-Darmschleimhaut-Entzündung zu früh wieder Milch getrunken hat.

Geben Sie das Mittel Ihrer Wahl stündlich bis zu maximal zehn Dosen.

■ Aconitum C30
Durchfall, nachdem das Kind kaltem Wind ausgesetzt war.

■ Arsenicum album C6
Durchfall nach Essen leicht verdorbener Lebensmittel (Verfallsdatum überschritten), oder Durchfall, der schlimmer wird, wenn man dem Baby etwas Kaltes zu trinken oder zu essen gibt, vor allem bei erschöpften, atemlosen, ausgezehrten Kindern.

■ Chamomilla C6
Durchfall im Zusammenhang mit dem Zahnen; grünlicher Stuhl; Kind ist reizbar und schwer zufriedenzustellen.

■ Colocynthis C6
Durchfall im Zusammenhang mit Koliken.

■ Nux vomica C6
Durchfall infolge Überfütterung.

■ Podophyllum C6
Wäßriger Stuhl, nach Füttern des Babys, eventuell auch beim Waschen.

■ Bryonia C30
Durchfall wegen saurer Früchte oder kalter Getränke (in überhitztem Zustand getrunken); leiseste Bewegung verschlimmert die Diarrhö.

Erbrechen

Am häufigsten müssen Säuglinge erbrechen, weil sie Luft geschluckt haben. Jedes Mal, wenn ein Baby einen Mundvoll Milch hinunterschluckt, gerät auch etwas Luft mit in die Speiseröhre – das ist ein Schutzmechanismus, der verhindern soll, daß Flüssigkeit in die Luftröhre eindringt. Nach einiger Zeit muß das Baby dann aufstoßen; dabei kommt oft etwas Milch mit hoch. Dem können Sie entgegenwirken, indem Sie das Kind nach dem Füttern aufrecht auf den Schoß setzen oder über die Schulter legen und ihm den Rücken streicheln oder leicht klopfen. Dann fällt es dem Baby leicht, sein „Bäuerchen" loszuwerden.
Erbrechen kann außerdem eine Folge von Überfütterung sein, obwohl es ziemlich normal ist, wenn das Kind kleine Mengen Nahrung wieder aus dem Mund fließen läßt (siehe Füttern). Wird jedoch die gesamte Nahrung wieder ausgespuckt oder muß das Baby mehr als 24 Stunden lang erbrechen, sollten Sie ärztlichen Rat einholen. Falls das Kind sich unmittelbar nach dem Füttern erbricht, kann das daran liegen, daß ein Teil des Mageninhalts wieder in die Speiseröhre zurückgeflossen ist. Ärztin oder Arzt raten Ihnen dann wahrscheinlich dazu, das Kind nach dem Füttern jeweils eine gute Stunde lang aufrecht hinzusetzen und seine Flaschen- oder Breinahrung etwas einzudicken. Erbricht es Blut, kann ein Speiseröhrenbruch (Hiatushernie) dahinterstecken. Auch Infektionen verursachen gelegentlich Erbrechen, Milchallergien hingegen nur selten. Sollten Sie jedoch das Gefühl haben, Ihr Kind erbricht sich wegen einer Allergie gegen Kuhmilch, verbannen Sie jegliche Milch und Milchprodukte aus seiner Nahrung – allerdings in Absprache mit Ihrer Kinderärztin oder einer homöopathischen Fachkraft, damit das Baby nicht etwa in einen Zustand der Mangelernährung gerät.
Wenn das Erbrechen von Schreikrämpfen begleitet ist oder das Erbrochene grünlich-gelb aussieht, kann es sich um eine Pylorusstenose handeln (Verschluß des Magenpförtners); der Verdacht besteht vor allem dann, wenn das Kind schwallartig erbricht. Oder aber es steckt eine Intussuszeption (siehe S. 206) dahinter. In beiden

Fällen rufen Sie unverzüglich einen Notarzt; verabreichen Sie außerdem alle fünf Minuten eine Dosis *Aconitum C30*, bis zu maximal zehn Dosen. Erbrechen kann weiterhin ein Zeichen von Magen-Darmschleimhaut-Entzündung (mit Fieber und häufigem, wäßrigem Stuhlgang) oder auch Keuchhusten sein (leichtes Fieber, laufende Nase, krampfartig keuchendes Husten). Bei Verdacht auf eine dieser Erkrankungen begeben Sie sich in ärztliche Behandlung, falls innerhalb von zwölf Stunden keine Besserung eingetreten ist. Muß ein Baby häufig erbrechen, verliert es dabei sehr viel Körperflüssigkeit; bei Anzeichen von Austrocknung – trockenem Mund, eingesunkenen Augen, zusammengerutscht erscheinender Fontanelle (einem Spalt zwischen den Scheitelknochen) – sollten Sie nach zwei Stunden ärztliche Hilfe holen und inzwischen versuchen, dem Baby immer wieder ein paar Schluck folgender Lösung einzuflößen: ein Teelöffel Glukose plus ein halber Teelöffel Salz, aufgelöst in 1/4 Liter abgekochtem, kühlgestelltem Wasser.

Geben Sie das Mittel Ihrer Wahl stündlich – bei schwerem Erbrechen auch alle Viertelstunde – bis zu maximal zehn Dosen.

■ Ipecacuanha C6
Bei Erbrechen im allgemeinen.

■ Acidum phosphoricum C6
Kind wachsbleich, weint nicht, hat blaue Ringe um die Augen.

■ Aethusa C6
Erbrochenes voll grüner oder gelber Streifen, eventuell infolge von Milch-Intoleranz; Baby erschöpft und sehr gestreßt.

■ Calcium carbonicum C6
Erbrechen bei dickem, schwammigem Baby, das im Schlaf zu säuerlich riechendem Kopfschweiß neigt, dessen Fontanelle sich nur langsam schließt und das spät zahnt.

■ Lac caninum C6
Bei stark aufgetriebenem Bauch.

■ Magnesium carbonicum C6
Erbrechen begleitet von Verstopfung; Stuhl des Babys bläßlich, trocken und krümelig.

■ Natrium carbonicum C6
Baby hat offenbar Luft im Bauch; Blähungen und Darmgeräusche, die augenscheinlich Schmerzen verursachen.

■ Silicea C6
Baby weist Brust zurück, hat verschwitzten Kopf und kalte, übelriechende Füßchen.

■ Arsenicum album C6
Erbrechen durch Obst oder leicht verdorbene Nahrung verursacht.

■ Aconitum C30
Erbrechen infolge von Angst oder Schreck.

■ Bryonia C30
Erbrechen infolge zu fetter oder reichhaltiger Nahrung; Baby sehr reizbar, möchte in Ruhe gelassen werden.

■ Phosphorus C6
Erbrechen, dazu Verlangen nach kaltem Wasser, das aber sofort wieder ausgebrochen wird, sobald es sich im Magen erwärmt hat.

Erkältungen
Sie sind bei Säuglingen ziemlich häufig, aber weiter kein Grund zur Sorge, es sei denn, sie erschweren das Füttern oder breiten sich bis in den Rachen, zu den Lungen, den Ohren oder zum Gehirn aus. Nachstehend nennen wir einige homöopathische Mittel dafür. Nasentropfen, die die Nase wieder freimachen (eine einprozentige Salzwasserlösung oder kinderärztlich verschriebene Tropfen für Säuglinge), können unmittelbar vor dem Füttern oder Schlafenlegen verabreicht werden, doch immer nur genau nach Anweisung des Arztes bzw. des Beipackzettels und auch niemals mehr als einen Tag lang: Bei längerem Gebrauch können sie nämlich die noch sehr empfindliche Nasenschleimhaut des Babys angreifen. In den meisten Fällen nützt es schon, wenn Sie dem Kind mit einer Pipette ein paar Tropfen Muttermilch in die Nase träufeln. Homöopathika sollten immer das erste Mittel der Wahl sein.

Geben Sie das Mittel Ihrer Wahl alle zwei Stunden bis zu maximal vier Dosen.

■ Aconitum C30
Plötzlich einsetzende Erkältung, vor allem, nachdem das Kind kaltem, trockenem Wind ausgesetzt war; Niesen, Brennen in der Kehle, Ruhelosigkeit, Symptome nachts schlimmer.

■ Belladonna C30
Plötzlich einsetzende Erkältung, hohes Fieber, trockene, heiße, brennende Haut, Licht tut Augen weh, rauher Hals, vor allem rechtsseitig, Reizhusten, Kind sehr durstig.

■ Nux vomica C6
Baby gereizter als sonst, fröstelt, Nase läuft tagsüber und ist nachts verstopft.

■ Mercurius solubilis Hahnemanni C6
Schwitzen, übermäßiger Speichelfluß, Niesen, dickes sowie gelblich-grünes Nasensekret, Mundgeruch.

■ Pulsatilla C6
Baby erkältet, überhaupt nicht durstig, will jedoch viel Aufmerksamkeit.

Fieber

Ganz allgemein ist Fieber ein (gutes) Zeichen dafür, daß der Körper all seine Kräfte zusammennimmt, um eine Infektion zu bekämpfen. Bei sehr kleinen Säuglingen jedoch, deren Temperatur-Regelmechanismen noch nicht ausgereift sind, steigt die Körpertemperatur auch dann an, wenn das Wetter zu heiß, die Raumtemperatur zu hoch ist, oder wenn sie zu dick eingepackt bzw. zu warm angezogen sind.
Es ist also keineswegs nötig, sofort nach einem fiebersenkenden Mittel zu greifen, sobald das Baby erhöhte Temperatur hat. Azetylsalicylsäure (Aspirin) sollte Kleinkindern lieber überhaupt nicht verabreicht werden, denn dann besteht das Risiko, daß sie am Reye-Syndrom erkranken – einer zwar seltenen, aber unter Umständen tödlichen Gehirn- und Leberkrankheit, die anscheinend unter anderem auch mit der Einnahme von Azetylsalizylsäure zusammenhängt. Manchmal genügt es schon, das Baby einfach etwas leichter anzuziehen oder es lauwarm zu waschen (siehe unten), um seine Temperatur wieder zu normalisieren. Die chemische Substanz Paracetamol – Bestandteil vieler Schmerz- und Fiebermittel – sollte Kleinkindern und Säuglingen nur verabreicht werden, wenn ihr Fieber über 39 °C steigt und Ihnen Homöopathika nicht helfen, sobald das Baby zu Fieberkrämpfen (siehe S. 204) neigt oder es wegen der erhöhten Temperatur nicht schlafen kann.
Lauwarme Waschungen sind eine sehr wirksame Methode, die Körpertemperatur zu senken. Breiten Sie in einem warmen Zimmer ein sauberes Handtuch auf dem Boden aus, ziehen Sie Ihr Baby aus und legen Sie es nackt darauf. Nehmen Sie einen Badeschwamm, tauchen Sie ihn in lauwarmes Wasser und waschen Sie dem Baby damit Gesicht, Arme und Beine ab. Dann trocknen Sie es mit einem zweiten Handtuch ab. Drehen Sie das Kind jetzt herum, betupfen Sie ihm erneut Arme, Beine und Gesicht mit dem feuchten Schwamm und trocknen Sie es dann sanft ab, ohne zu rubbeln. Das ganze sechsmal hintereinander. Sollte die Temperatur zwei Stunden später immer noch nicht ausreichend gesunken sein, wiederholen Sie die Waschungen. Geben Sie dem Kind außerdem so viel Flüssigkeit wie irgend möglich bzw. wie es haben will, zum Beispiel verdünnten, ungesüßten Apfelsaft.
Manchmal reicht es auch schon, das Baby leicht anzuziehen, ihm nur eine dünne Decke aufzulegen und ihm mehrmals ein paar Schluck Flüssigkeit einzuflößen.
Sollte das Fieber trotz aller Bemühungen mehr als zwei Stunden lang über 39 °C bleiben, rufen Sie den Arzt oder die Ärztin. Das gleiche gilt, wenn Ihr Kind schon öfter Fieberkrämpfe hatte: Sie sollten dann sofort ärztliche Hilfe holen, sobald es stark erhöhte Temperatur bekommt. Hat es Krämpfe oder läuft es blau an, rufen Sie unverzüglich einen Notarzt.
Fieber stellt sich auch bei folgenden Erkrankungen ein: echter Krupp oder Pseudokrupp (das Kind ringt dabei keuchend nach Luft), akute Bronchitis und Bronchiolitis (es atmet rasch und schnappt nach Luft), Lungenentzündung (trockener Husten, pfeifende Lungen, rasches Atmen) sowie Gehirnhautentzündung (Meningitis). In all diesen Fällen muß nach zwei Stunden ärztliche Hilfe geholt werden. Fieber kann darüber hinaus ein Zeichen von Magen-Darmschleimhaut-Entzündung sein (Durchfall, eventuell auch Erbrechen), von Wachstumsfieber oder einer fieberhaften Kinderkrankheit. In solchen Fällen gehen Sie mit dem Baby zu einem Arzt, falls innerhalb von zwölf Stunden keine Besserung eintritt. Mit-

telohrentzündungen (Kennzeichen: Kind wacht plötzlich auf, weint, zerrt am betroffenen Ohr) und Racheninfektionen können ebenfalls mit Fieber einhergehen. Sie sollten Ihr Kind dann ständig beobachten und den Arzt rufen, falls es ihm innerhalb von 24 Stunden nicht deutlich besser geht.

Geben Sie das Mittel Ihrer Wahl stündlich, sobald Fieber einsetzt, bis zu maximal zehn Dosen.

■ Aconitum C30
Plötzlicher Temperaturanstieg, nachdem das Kind einem kalten, trockenen Wind ausgesetzt war; Baby ist ruhelos, hat Schüttelfrost und Durst.

■ Belladonna C30
Plötzlich einsetzendes Fieber, Baby sehr durstig, hat brennend heiße Haut und starren Blick, gibt ungewöhnliche Geräusche von sich oder macht seltsame Bewegungen.

■ Arsenicum album C6
Baby sehr unruhig, will in kurzen Abständen immer wieder ein paar Schlucke trinken, Symptome am schlimmsten zwischen Mitternacht und zwei Uhr morgens.

■ Bryonia C30
Baby schreit bei leisester Bewegung, schluckt große Mengen Flüssigkeit auf einmal hinunter.

Fieberkrämpfe

siehe auch Fieber, Seite 203 f.
So werden Krämpfe oder krampfartige Zuckungen genannt, die bei Fieber auftreten. Anscheinend verursachen sie keinerlei bleibende Gehirnschäden. Treten sie jedoch auch ohne Fieber auf, sollte das Kind eine homöopathische Konstitutionsbehandlung bekommen. Im akuten Anfall rufen Sie einen Notarzt, falls Homöopathika innerhalb von zwei Minuten keine Wirkung zeitigen! Der Notarzt verabreicht dem Kind eventuell rektal (per Darmzäpfchen) einen Tranquilizer, damit die Krämpfe aufhören. Sollte das Kind das Bewußtsein verlieren, legen Sie es in Seitlage, bei abgestütztem Kopf (Erste-Hilfe-Position).

Geben Sie das Notfall-Mittel Ihrer Wahl jede Minute bis zu dreimal bzw. so lange, bis die Krämpfe nachlassen.

■ Aconitum C30
Beim ersten Anzeichen eines Fieberkrampfes.

■ Aethusa C6
Fieberkrampf bei Magen-Darmschleimhaut-Entzündung.

■ Belladonna C30
Starrer Blick und erregtes, unverständliches Benehmen vor Einsetzen des Fieberkrampfes.

■ Zincum sulfuricum C6
Kind sehr bleich, mit eingesunkener Fontanelle.

Gastroenteritis

siehe auch bei Magen-Darmschleimhaut-Entzündung, Seite 208 f.

Geburtsmale

Sie werden entweder durch überschießende Pigmentierung der Haut oder durch eine Ansammlung kleiner Blutgefäße knapp unter der Hautoberfläche verursacht (Nävi siehe unten).
Pigmentierte Flecken, manchmal auch „Milchkaffee-Flecken“ genannt, weil sie diese bräunliche Farbe aufweisen, bleiben meist dauerhaft bestehen. Sie sind sehr viel größer als gewöhnliche Leberflecken, unregelmäßig geformt, und manchmal wachsen auch Haare in ihnen.
Bei den Nävi werden drei Typen unterschieden: die Kapillar-Nävi; sie sind flach, rosafarben oder bräunlich-rosa und verschwinden meist innerhalb von 18 Monaten; die Erdbeer-Nävi; sie sind erdbeerrot, etwas erhaben, ihr Durchmesser beträgt zirka 2,5 cm; zunächst wachsen sie recht rasch, später langsamer, etwa im selben Maße wie das Kind, und meist verschwinden sie bis zum Ende des dritten Lebensjahres; sowie die Portwein-Nävi, von der Farbe alten Portweins oder dunkelroter Maulbeeren; sie sind leicht erhaben und bedecken oft ausgedehnte Bereiche des Gesichts oder der Gliedmaßen. Meistens bleiben sie bis ins Erwachsenenalter hinein bestehen. Entstellende oder häßliche Geburtsmale können unter bestimmten Umständen mittels plastischer Chirurgie entfernt oder aber mit hautfarbenen Cremes überdeckt werden (Camouflage).
Sollte ein Erdbeer-Nävus zu bluten anfangen, machen Sie einen Druckverband und verabreichen Sie dem Kind alle fünf Minuten eine Dosis *Phos-*

phorus C6, bis die Blutung aufhört, danach alle zwölf Stunden eine Dosis *Phosphorus C30*, bis zu dreimal. Bei nichtblutenden Erdbeer-Nävi verabreichen Sie zunächst alle zwölf Stunden eine Dosis *Thuja C30*, bis zu dreimal, und bepinseln Sie den Nävus täglich, drei Wochen lang, mit Thuja-Reintinktur. Sollte das alles nicht helfen, fragen Sie Ihre homöopathische Fachkraft um Rat.

Gehirnhautentzündung (Meningitis)

Sie birgt bei Säuglingen und Kleinkindern größere Gefahren als bei älteren Kindern und Erwachsenen, weil doch ein gewisses Risiko besteht, daß Gehirnschäden zurückbleiben, falls die Entzündung nicht im Frühstadium erkannt und behandelt wird. Das erste Anzeichen einer Meningitis ist Fieber von 39 °C oder darüber. Auf Kopfschmerzen weist außerdem hin, wenn das Kind ungewöhnlich reizbar oder aber in sich gekehrt ist und die Augen vom Licht abwendet; manchmal hält es auch den Hals steif oder wölbt den Rücken (Bogenhaltung), wobei es aber versucht, den Kopf vorzuschieben. Weitere Symptome sind unter anderem Erbrechen und Krämpfe (siehe Fieberkrämpfe, S. 204), Schreien oder Weinen mit ungewöhnlich hoher Stimme sowie ein purpurfarbener Hautausschlag auf dem Rumpf. Bei sehr jungen Säuglingen kann sich die Fontanelle – die „Rinne", an der die beiden Scheitelknochen aneinanderstoßen – hochwölben, weil der Druck in der zerebralen Flüssigkeit ums Gehirn ansteigt. Falls Sie den Verdacht haben, Ihr Kind könnte an Gehirnhautentzündung erkrankt sein, rufen Sie den Notarzt! Das Baby braucht wahrscheinlich Antibiotika und eine intravenöse Tropfinfusion. Die Chancen, daß es sich folgenlos und ohne jeden bleibenden geistigen Schaden wieder erholt, stehen jedoch gut.

Geben Sie das Notfall-Mittel Ihrer Wahl alle fünf Minuten bis Hilfe eintrifft.

■ Arnica C30
Symptome treten erstmals nach einer Kopfverletzung auf.

■ Aconitum C30
Baby sehr unruhig, ja in Panik, sehr durstig, hat besonders trockene Haut.

■ Belladonna C30
Baby fühlt sich sehr heiß an, macht ungewöhnliche Geräusche und Bewegungen, seine Pupillen sind weit und starr.

■ Bryonia C30
Baby hat offensichtlich große Schmerzen, ist ungewöhnlich still und kann Licht nicht vertragen.

Gelbsucht

siehe Neugeborenen-Gelbsucht, Seite 210

Gewichtszunahme

Die meisten Babies nehmen in den ersten Tagen nach der Geburt ab, oft sogar bis zu 140 g. Am zehnten Lebenstag sollten sie allerdings ihr Geburtsgewicht wieder erreicht haben. Wenn sie fünf Monate alt sind, sollten sie doppelt so viel wiegen, mit einem Jahr ungefähr dreimal so viel. Das beste für das Kind wäre, wenn es kontinuierlich an Gewicht zunähme, ohne Schwankungen oder Phasen, in denen das Gewicht lange gleichbleibt; und auch ein Baby mit niedrigem Geburtsgewicht sollte stete Fortschritte machen, wenn auch die Basis hier anders anzusetzen ist.

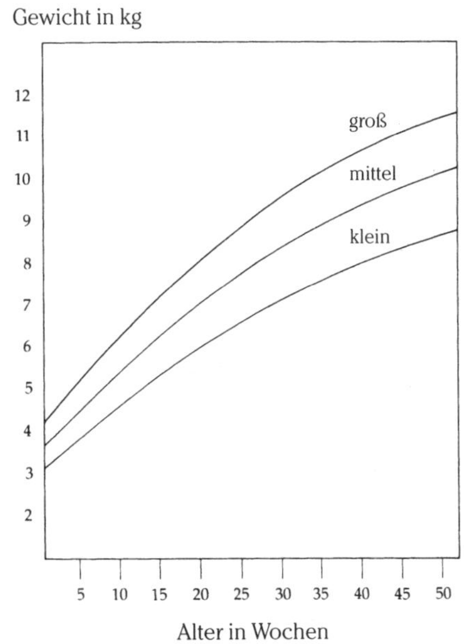

Wachstums- und Gewichtstabelle für Säuglinge und Kleinkinder bis zum Ende des ersten Lebensjahres

Babies, die mit Muttermilch ernährt werden und an Gewicht verlieren, sollten, wenn irgend möglich, nach ihrem Bedarf gestillt werden und so lange saugen dürfen, bis sie satt sind. Wenn Sie Ihr Kind mit der Flasche aufziehen, achten Sie darauf, daß Sie ihm genügend Flaschenmilch geben, die auch ausreichend konzentriert ist. Ist das Baby schon drei Monate alt oder älter, kann es sein, daß es nun zusätzlich Breinahrung braucht; Sie sollten das mit der Kinderärztin oder dem Kinderarzt besprechen.
Wenn das Kind nicht nur sehr langsam zunimmt, sondern auch unter Erbrechen leidet, sehr schläfrig ist, ungewöhnlich reizbar oder die Nahrung verweigert, sollten Sie um ärztlichen Rat nachsuchen. Ist sein Stuhlgang weich, blaß und übelriechend, leidet es vielleicht sogar unter einer Verdauungsstörung wie etwa der Laktose-Intoleranz (Milcheiweiß-Unverträglichkeit) oder Zöliakie; auch in einem solchen Fall ist ärztliches Eingreifen notwendig. Eine homöopathische Konstitutionstherapie kann ebenfalls nützen.

Intussuszeption

Mit diesem komplizierten medizinischen Namen wird eine Erkrankung im Babyalter bezeichnet, bei der sich der Dünndarm teleskopartig in den Dickdarm stülpt. Das verursacht große Schmerzen; das Baby schreit wie am Spieß. So etwas passiert zwar nicht häufig, aber wenn, dann meist im sechsten Lebensmonat; Jungen sind etwas öfter betroffen als Mädchen. Zwischen den einzelnen Schmerzattacken ist das Baby schlaff und blaß; manchmal muß es auch erbrechen. Sein Stuhl kann rötlich und geleeähnlich aussehen. *Wenn Sie den Verdacht hegen, Ihr Kind könnte an dieser Dünndarm-Einstülpung leiden, rufen Sie nach spätestens 2 Stunden ärztliche Hilfe und lassen Sie es in der Zwischenzeit nichts schlucken, außer einem Homöopathikum.* Kann der Dünndarm nicht durch gezielte ärztliche Handgriffe wieder in die Normallage manipuliert werden, ist eine Operation notwendig.

Geben Sie bitte das Notfall-Mittel Ihrer Wahl alle 15 Minuten bis Hilfe eintrifft.

■ Belladonna C30
Mittel der ersten Wahl, falls der Dickdarm sich bei einer Kolik wie ein Klumpen am Bauch abzeichnet.

■ Colocynthis C6
Schmerz läßt nach, wenn Sie das Kind vornüberbeugen oder es sich fest zusammenrollt.

■ Nux vomica C6
Schmerz läßt bei Vornüberbeugen oder Zusammenrollen nicht nach.

■ Rhus toxicodendron C6
Kind ist sehr unruhig, sein Stuhl ist rot und geleeähnlich.

Keuchhusten

Das ist eine höchst ansteckende, bakteriell bedingte Erkrankung, die bei Kleinkindern schwer, bei Säuglingen sogar manchmal tödlich verlaufen kann. Die Inkubationszeit beträgt ein bis zwei Wochen. In der ersten Woche der Infektion kann das erkrankte Kind andere am ehesten anstecken; es bleibt jedoch auch noch bis zu drei Wochen nach Ausbruch des Keuchhustens infektiös. Im ersten Stadium läuft die Nase, und das Kind bekommt Fieber. Im zweiten Stadium entwickelt es Husten, der immer schlimmer wird; er beginnt mit einem Hustenkrampf und endet in einem charakteristischen Keuchen, wenn das Kind nach Atem ringt. Manchmal ist der Husten so heftig, daß das Kind blau anläuft (im Gesicht und an Armen und Beinen), Nasenbluten und blutunterlaufene Augen bekommt, weil kleine Äderchen beim Hustenanfall geplatzt sind, und sich erbrechen muß. Keuchhusten kann zwischen zwei und zehn Wochen dauern. Zu den möglichen Komplikationen gehören Lungenentzündung (eventuell mit bleibenden Folgeschäden) sowie Hirnschäden aufgrund geplatzter Blutgefäße im Gehirn. Innerhalb eines Jahres kann der Keuchhusten unter Umständen erneut auftreten, wenn das Kind allgemein für Erkältungen anfällig ist oder es um seine Gesundheit nicht zum besten steht.
Die Schulmedizin bietet eine Schutzimpfung gegen Pertussis (Keuchhusten) als Teil einer Dreifach-Impfung an; dabei werden die Kinder gleichzeitig noch gegen Diphtherie und Tetanus geimpft. Impfschäden treten danach nur sehr selten auf, auch wenn das in den Medien gelegentlich anders dargestellt wird. Diese Dreifach-Impfung schützt zu etwa 60 bis 80 Prozent vor Infektion. Sie sollte jedoch nicht verabreicht werden, wenn das Kind gerade akutes Fieber hat, nach

der Geburt an Atemschwierigkeiten litt oder schon einmal eine heftige Impfreaktion gezeigt hat. Bislang liegen leider noch keine Studien vor, in denen die Wirksamkeit orthodoxer und homöopathischer Immunisierung wissenschaftlich miteinander verglichen worden wäre. Es gibt jedoch sehr viele Einzelerfahrungen, die zeigten, daß die Nosode *Pertussin*, in der Potenz C30 verabreicht, zumindest die schwereren Komplikationen des Keuchhustens sicher verhüten konnte.
Wenn Sie den Verdacht hegen, Ihr Kind könnte sich mit Keuchhusten-Erregern infiziert haben oder die Krankheit bereits „ausbrüten", sollten Sie nicht länger als 48 Stunden abwarten, bevor Sie ärztlichen Rat einholen. Das Kind bekommt dann wahrscheinlich Antibiotika verschrieben, die die Krankheitserreger abtöten, bevor sie größeren Schaden anrichten, oder doch zumindest den Schweregrad der Erkrankung mildern. Geben Sie dem Kind nach Abschluß der Antibiotika-Behandlung fünf Tage lang mehrmals Biojoghurt mit lebenden Keimen; das hilft, die gesunde Darmflora wiederherzustellen, die von den Antibiotika ebenfalls in Mitleidenschaft gezogen wurde. Verabreichen Sie dem Kind auf keinen Fall Medikamente, die den Hustenreiz unterdrücken. Ermutigen Sie das Kind, immer wieder kleine Happen zu essen und sich beim Husten im Bett aufzusetzen und vornüberzubeugen. Falls es sich öfter erbrechen muß, halten Sie eine Schüssel in Reichweite bereit und waschen Sie sie jedesmal danach gut aus. Halten Sie Ihr Kind in Quarantäne, bis das infektiöse Stadium vorbei ist.
Wenn das Kind während eines Keuchhustenanfalls blaue Lippen oder Finger bekommen sollte, rufen Sie einen Notarzt, falls innerhalb von zwei Stunden keine Besserung eintritt.

Geben Sie das Mittel Ihrer Wahl nach jedem Hustenanfall, maximal zwei Tage lang. Wenn danach keine Besserung eintritt oder Sie unsicher sind, welches Mittel das richtige wäre, konsultieren Sie Ihre homöopathische Fachkraft.

■ Drosera C6
Trockene Kehle, Kitzelreiz; Hustenimpuls ist so heftig, daß das Kind erbrechen muß und zwischen zwei Anfällen kaum genug Luft bekommt; klopft sich beim Husten auf den schmerzenden Bauch bzw. das Zwerchfell, fröstelt, ist unruhig; Symptome nach Mitternacht noch schlimmer.

■ Kalium carbonicum C6
Harter, trockener, abgehackter Husten, der gegen 3 Uhr nachts beginnt; Kind fühlt sich sehr kalt an und ist erschöpft; Augenlider geschwollen.

■ Coccus C6
Husten nachts in Bettwärme schlimmer, durch kalte Getränke jedoch zu lindern; Erbrochenes klar und fädenziehend.

■ Cuprum metallicum C6
Kind infolge der Hustenkrämpfe erschöpft und außer Atem; keuchendes Einatmen, dabei blau anlaufende Lippen; Krämpfe in Fingern und Zehen (typisch: Daumen nach innen unter die Finger gebogen); kalte Getränke scheinen zu helfen.

■ Kalium bichromicum C6
Aushusten von fadenziehendem und gelblichem Schleim.

■ Belladonna C6
Kind weint und klagt über Bauchweh, bevor Hustenkrampf beginnt; sein Kopf scheint zu platzen; Husten nachts und im Liegen schlimmer, nach Schleimabhusten jedoch besser; dann erneut Kitzelreiz in der Kehle und weitere Hustenattacke, dabei Keuchen und Würgen, Kind rot im Gesicht, Augen geschwollen und leicht hervorstehend.

■ Ipecacuanha C6
Kind klagt die meiste Zeit über Übelkeit, wird steif, bleich und ringt nach Atem, erbricht schließlich und entspannt sich, wenn Hustenanfall vorbei ist.

Kolik
Darmkoliken äußern sich in schneidenden Bauchschmerzen; das Baby zieht die Beine an, schreit und läuft im Gesicht rot an. Koliken können als Reaktion auf Milchprodukte, Weizen, Kohl, Zitrusfrüchte und andere blähende Nahrungsmittel auftreten, die die Mutter zu sich genommen hat. Manchmal bekommt das Kind aber auch Koliken, weil die Mutter sehr angespannt ist oder sich ihre Ängste aufs Baby übertragen. Flaschenkinder schlucken manchmal zu viel Luft, weil das Loch im Sauger zu klein ist, und bekommen deshalb dann kolikähnliche Blähungsschmerzen. Die häufigste Form von Koliken im Kindesalter ist die sogenannte Dreimonatskolik.

Sie beginnt typischerweise abends und dauert manchmal nur ein paar Minuten, gelegentlich aber auch Stunden. „Bäuerchen"machen, Rükken abklopfen oder das Kind über Schulter oder Knie legen hilft meist nur wenig.
Wenn das Baby Koliken hat, weil seine Mutter so erschöpft und gereizt ist, sollte man versuchen, für einen oder zwei Tage Hilfe im Haushalt zu bekommen; die Mutter sollte in der Zeit im Bett bleiben. Ruhe sowie erhöhte Flüssigkeitsaufnahme regen die Milchproduktion an, so daß das Kind abends und nachts besser gestillt werden kann. Ist die Mutter gereizt, weil sie in letzter Zeit viel zu wenig Schlaf bekommen hat, sollte sie alle acht Stunden *Nux vomica C30* einnehmen, bis zu fünf Tage lang.
Sollte das Baby sehr blaß und schlaff werden, sich erbrechen oder Durchfall bekommen, kann auch etwas Ernsthafteres dahinterstecken. Begeben Sie sich in ärztliche Behandlung, falls innerhalb von zwölf Stunden keine Besserung eintritt.

Geben Sie das Notfall-Mittel Ihrer Wahl alle fünf Minuten bis zu maximal zehn Dosen.

■ Colocynthis C6
Symptome können durch festen Druck auf den Bauch gelindert werden.

■ Magnesium phosphoricum C6
Symptome können durch Wärme und sanften Druck gelindert werden.

■ Bryonia C30
Baby sehr reizbar, schreit bei der leisesten Bewegung.

■ Chamomilla C6
Baby einfach nicht zufriedenzustellen, obwohl es ihm besser zu gehen scheint, wenn es herumgetragen wird.

■ Ignatia C6
Brustgestilltes Baby bekommt Koliken, weil die Mutter sehr traurig oder aufgeregt ist.

Krippentod
siehe Plötzlicher Kindstod, Seite 210 f.

Magen-Darmschleimhaut-Entzündung
Eine solche Gastroenteritis ist bei sehr jungen Säuglingen manchmal gefährlich, weil sie Durchfall und Erbrechen auslösen kann, was die Körpergewebe stark austrocknet. Der Stuhl ist grün und wäßrig; das Baby bekommt leichtes Fieber, hat wenig Appetit, wirkt kränklich und schlechtgelaunt. Die Erkrankung tritt bei Kindern, die gestillt werden, seltener auf, weil sie durch die Antikörper in der Muttermilch bis zu einem gewissen Grad vor Viren und Bakterien geschützt sind. Flaschenkinder haben diesen Schutz nicht; darüber hinaus können sie sich auch leichter an verunreinigten Fläschchen, Saugern und anderen Utensilien anstecken, wenn diese nicht sorgfältig sterilisiert wurden.
Sollten die nachstehend genannten Mittel nicht innerhalb von zwölf Stunden helfen oder das Kind Zeichen von Austrocknung (Dehydration) aufweisen, nehmen Sie am besten ärztliche Hilfe in Anspruch.

Geben Sie das Mittel Ihrer Wahl alle ein bis zwei Stunden (je nach Schwere der Erkrankung) bis zu maximal zehn Dosen.

■ Aethusa C6
Milch verschlimmert Symptome; Stuhl grün und wäßrig; Baby schlaff und passiv; Oberlippe sehr bleich.

■ Arsenicum album C6
Baby hat kalte Haut, ist schwach, unruhig und offensichtlich ziemlich krank.

■ Dulcamara C6
Symptome beginnen in kaltem Wetter oder nach einer Erkältung; Stuhl grünlich-gelb und schleimig.

■ Colocynthis C6
Kolikartige Bauchschmerzen; Baby zieht Beine hoch; sanfter Druck scheint Schmerzen zu lindern.

■ Nux vomica C6
Starkes Erbrechen und Durchfall.

■ China C6
Baby fröstelt, ist apathisch, wehrt Berührungen ab; Stuhl gelb und schaumig; starke Blähungen.

■ Phosphorus C6
Baby möchte gern viel kaltes Wasser trinken, das jedoch wieder erbrochen wird, sobald es sich im Magen erwärmt hat.

■ Acidum phosphoricum C6
Durchfall und unverdaute Nahrungsreste sind im Stuhl; dem Baby scheint es nach dem Stuhlgang besser zu gehen, und es hat dabei offenbar auch keine Schmerzen.

Meningitis
siehe Gehirnhautentzündung, Seite 205

Milchschorf (seborrhöisches Ekzem; Neurodermitis atopica)
Diese Form von Hautekzem tritt in den ersten drei Lebensmonaten recht häufig auf. Der Schorf kann die Kopfhaut, das Gesicht, den Hals, die Achselhöhlen oder die windelbedeckten Hautpartien betreffen. Milchschorf auf dem Kopf wird manchmal gelb und feucht und breitet sich vom Scheitel zu den Augenbrauen oder Ohren aus. Auf dem Gesicht und an anderen Körperstellen entwickeln sich eher rote Flecken und Pickel, die entzündlich aussehen können, wenn das Baby viel schreit oder ihm zu heiß wird. Die Ursache für diese Hauterkrankung ist nicht sicher bekannt; manchmal geht ihr ein Windelausschlag voraus (er ist stets auf die windelbedeckten Hautpartien begrenzt, wohingegen das Ekzem sich auch auf Bauch oder Oberschenkel ausbreiten kann). Schwerer Milchschorf kann sich zu einer Neurodermitis atopica auswachsen; meist heilt das Ekzem jedoch von selbst ab. Falls die nachstehend genannten Mittel und Selbsthilfemaßnahmen innerhalb von drei Wochen keinen deutlichen Erfolg zeitigen, fragen Sie Ihre homöopathische Fachkraft um Rat. Antibiotika (Tetrazykline) oder Steroide (Cortison) sollten bei Säuglingen, wenn es irgend geht, vermieden werden. Ist der Gesundheitszustand so schlecht, daß sie trotzdem verabreicht werden müssen, sollte man die Therapie so kurz wie möglich halten.
Reinigen Sie die betroffenen Hautpartien stets sanft und gründlich und tupfen Sie sie gut trocken. Nach dem Waschen tragen Sie Calendula-Salbe oder -Tinktur auf. Vor dem Waschen reiben Sie verschorfte Stellen leicht mit Olivenöl ein, um den Schorf zu lösen.

Geben Sie das Mittel Ihrer Wahl alle vier Stunden bis maximal 14 Tage lang.

■ Graphites C6
Betroffene Hautpartien sind feucht, schorfig und leicht infiziert.

■ Viola C6
Ekzem vor allem auf Kopfhaut und im Gesicht; Läsionen dick verschorft; geschwollene Lymphdrüsen.

■ Lycopodium C6
Haut trocken und schuppig, aber nicht entzündet; Calendula-Salbe scheint nicht zu nützen.

■ Vinca C6
Schorfige Flecken auf der Kopfhaut, aus denen Flüssigkeit sickert und die Haare verklebt.

Nabelbruch (Hernie)
Er macht sich durch leicht aufgewölbtes Gewebe um den Nabel bemerkbar und ist ein Zeichen dafür, daß die Bauchdecke relativ schwach ist. Man kann den Nabelbruch wieder zurückdrücken; er kommt jedoch immer wieder hervor, sobald das Baby schreit. Die darunterliegenden Darmschlingen können vom Bruch eingeklemmt werden. In den meisten Fällen ist ein solcher Nabelbruch schmerzlos und heilt im ersten Lebensjahr von selbst. Sollte eine Operation notwendig sein, wird sie meist verschoben, bis das Kind etwa drei bis fünf Jahre alt ist. Haben die nachstehend genannten Homöopathika innerhalb von zwei Monaten keinen Erfolg, sprechen Sie am besten mit der Kinderärztin oder dem Kinderarzt.

Geben Sie das Mittel Ihrer Wahl dreimal täglich bis maximal drei Wochen lang.

■ Calcium carbonicum C6
Kind übergewichtig, sehr ruhig, neigt nachts zu Kopfschweiß; vor allem, wenn es gern Erde oder Würmer in den Mund steckt.

■ Silicea C6
Kind ist dünn und schmächtig, mit großem Kopf und zum Schwitzen neigenden Füßen.

■ Nux vomica C6
In allen sonstigen Fällen.

Neugeborenen-Gelbsucht

Viele Babies, vor allem Frühgeborene, entwickeln in den ersten paar Lebenstagen einen deutlichen Gelbstich, weil ihre Leber noch nicht ganz ausgereift ist und daher den gelben Farbstoff Bilirubin (ein Abbauprodukt der sich ständig erneuernden roten Blutkörperchen) nicht rasch genug abbauen kann. Sowohl die Haut als auch das Weiß der Augen verfärben sich gelb, und das Baby wird lethargisch und hat wenig Appetit. Ist es ansonsten gesund, gibt sich nach einigen Tagen die Gelbsucht von selbst wieder. Die Standardbehandlung besteht darin, dem Neugeborenen so viel wie möglich zu trinken zu geben, um das überschüssige Bilirubin rasch aus dem Körper herauszuleiten. Bleibt der Bilirubinspiegel jedoch hoch, kann man das Baby auch unter ultraviolettes Licht legen; dabei wird der Farbstoff wasserlöslich und kann von den Nieren besser eliminiert werden (bei sehr hohem Bilirubinspiegel besteht die Gefahr eines Hirnschadens). In sehr schweren Fällen muß das Neugeborene eine Bluttransfusion bekommen.

Gelegentlich ist die Neugeborenen-Gelbsucht – medizinisch: Icterus neonatorum – Folge einer hämolytischen Anämie aufgrund einer Rhesusfaktor-Unverträglichkeit (S. 173) (dabei werden die roten Blutkörperchen des Kindes von mütterlichen Antikörpern attackiert) oder einer Gallengangatresie (Verengung des Gallengangs). Im ersteren Fall spricht man medizinisch von hämolytischem Ikterus; er tritt in den ersten 24 Stunden nach der Geburt auf. Die zweite Form wird obstruktive Hyperbilirubinämie genannt, setzt meist zirka eine Woche nach der Geburt ein und ist von Durchfall und Gewichtsverlust begleitet. bei der erstgenannten Erkrankungsform ist manchmal eine Bluttransfusion nötig, manchmal auch gar keine Behandlung; die zweite kann hingegen schlimm ausgehen, wenn es nicht gelingt, die Gallengänge chirurgisch zu korrigieren.

Geben Sie das Mittel Ihrer Wahl alle zwei Stunden, sobald die ersten Anzeichen von Gelbsucht auftreten, bis zu maximal zehn Dosen.

■ Chamomilla C6
Mittel der ersten Wahl.

■ Mercurius solubilis Hahnemanni C6
Falls Chamomilla nicht hilft.

■ Crotalus C6
Falls die Gelbsucht mit einer Rhesusfaktor-Unverträglichkeit zusammenhängt.

Plötzlicher Kindstod (Krippentod)

Der plötzliche Kindstod, auch „Krippentod“ genannt oder mit der Abkürzung SIDS (*Sudden Infant Death Syndrome*) bezeichnet, ereilt zirka 13 bis 15 von 10 000 Babies, meist im Alter zwischen sechs Wochen und drei Monaten. Mädchen, Erstgeborene, an der Brust gestillte sowie in gutsituierte Familien hineingeborene Kinder fallen ihm seltener zum Opfer als Jungen, nachgeborene Kinder, Flaschenkinder oder solche, die in ärmeren Familien zur Welt kommen. Nur ganz selten ersticken die Kinder versehentlich unter dem Kopfkissen, unter zu vielen Decken usw. Zwischen den Atemwegserkrankungen und plötzlichem Kindstod scheint hingegen ein Zusammenhang zu bestehen – Probleme beim Füttern, weil das Kind eine ständig verstopfte Nase hat, Asphyxie (S. 199 f.) des Neugeborenen (das Baby atmet nach der Geburt nicht selbständig), Zyanose-Attacken (das Baby läuft aus Luftmangel blau an), zudem leichtere Atemwegsinfektionen, vor allem im Winter. In einem von vier Fällen plötzlichen Kindstodes sind mehrere Faktoren dafür verantwortlich; dazu gehören Mangelfunktionen des Gehirns, Anomalien der Atemwege sowie plötzliche schwere Infektionen. In anderen Fällen kann der Tod eintreten, weil die zentralnervöse Kontrolle der Atmung – im Atemzentrum des Gehirns – dadurch unterbrochen wird, daß der Kehlkopf zu weit in den Hals rutscht; das passiert manchmal, wenn das Baby etwa drei Monate alt ist. Auch umweltbedingte Luftverschmutzung (Kohlenmonoxyd, Blei, organische Phosphate, Pestizide) können in diesem kritischen Alter das Atemzentrum blockieren.

Andere Theorien besagen, es könnte sich auch um einen Befall mit bestimmten Mikroorganismen handeln, die in der Matratze des Kinderbettchens sitzen, oder um eine Allergie auf Kuhmilch, um Botulismus (eine besonders schwere Form von Lebensmittelvergiftung), um Hyperthermie (Überhitzung aufgrund überheizter Räume), Schilddrüsenüberfunktion oder aber einen Mangel an Biotin, Vitamin E, Selen oder Kalium.

Die Weltgesundheitsorganisation (WHO) empfiehlt in ihren Richtlinien zur Verhütung des plötzlichen Kindstodes, daß junge Mädchen

nicht zu früh schwanger werden sollten, daß die Zahl ihrer Schwangerschaften begrenzt sein sollte, wobei am besten immer zwei bis drei Jahre dazwischenliegen, daß werdende Mütter weder rauchen noch Drogen nehmen und Babies vier bis sechs Monate lang gestillt werden sollten.
Die internationale Stiftung zur Erforschung des plötzlichen Kindstodes rät heute dazu, Säuglinge ausschließlich auf den Rücken und nicht auf den Bauch ins Bettchen zu legen. In Seitlage sollten sie zu drei Vierteln auf dem Rücken liegen, den Arm der jeweiligen Seite ausgestreckt, so daß sie nicht versehentlich mit dem Gesicht nach unten zu liegen kommen können. Neuerlich häufen sich nämlich die Beweise dafür, daß Babies, die auf dem Bauch schlafen, etwa neunmal häufiger dem plötzlichen Kindstod zum Opfer fallen als Säuglinge, die auf dem Rücken schlafen. Früher glaubten viele Ärzte, die Kleinen könnten in Rückenlage an wieder hochkommender Milch ersticken, und rieten deshalb den Müttern, ihre Kinder auf den Bauch zu legen; doch hat sich diese Annahme nicht bewahrheitet. – Abgesehen davon sollten Sie stets auf die Körpertemperatur Ihres Kindes achten, damit es sich weder überhitzt noch friert. Nehmen Sie das Baby nicht zu sich ins Bett, wenn Sie Alkohol getrunken oder Drogen genommen haben; das ist ausgesprochen gefährlich. Achten Sie weiterhin darauf, Ihr Kind nicht zu warm einzupacken. Während der Schwangerschaft sollten werdende Mütter außerdem nicht rauchen – und später nicht erlauben, daß sich irgend jemand in der Nähe des Babys eine Zigarette oder Pfeife anzündet.

Schlafstörungen

Ganz allgemein gesprochen, verbringen die meisten Säuglinge den größten Teil der Zeit mit Schlafen oder Dösen, wenn sie nicht gerade gefüttert, gewickelt oder liebkost werden. Gegen Ende ihres ersten Lebensjahres sind die meisten Kinder acht bis zehn von 24 Stunden hindurch wach, auch wenn sie tagsüber oft noch zwei bis drei Stunden ein Nickerchen halten. Mit sieben bis zehn Monaten schlafen die meisten Kinder – und ihre Eltern! – auch nachts durch.
Die meisten nächtlichen Schlafstörungen haben bei Säuglingen unter sechs Monaten keinen anderen Grund als Hunger; Brust oder Fläschchen sind daher stets das Mittel der ersten Wahl. Beruhigt das Kind sich daraufhin nicht, hat es vielleicht Blähungen, oder seine Windel ist schmutzig; ihm auf den Rücken zu klopfen, bis es sein „Bäuerchen" macht, oder die Windel zu wechseln, genügt meistens. Auch eine Kolik, ein Windelausschlag oder erhöhte Temperatur können die Nachtruhe stören. Auf lange Sicht schafft es jedoch mehr Probleme, wenn Sie das Baby jedesmal zu sich ins Bett holen oder stundenlang mitten in der Nacht herumtragen, als solche „Streicheleinheiten" im Augenblick lösen können.
Manchmal wachen Babies auch nur deshalb nachts auf, weil sie mit den Füßen gestrampelt und dabei ihre Decke abgeworfen haben und ihnen nun kalt ist; ein Strampelsack oder Strampelanzug löst dies Problem.
Sobald das Kind ungefähr sieben bis zehn Monate alt ist und nicht mehr nachts gefüttert werden muß, sollte es lernen, durchzuschlafen. Fängt es an zu weinen, laufen Sie am besten nicht mehr augenblicklich hin, um es zu beruhigen; meist schläft es nach ein paar Minuten ganz von selbst wieder ein. Wenn Sie es allzusehr mit Aufmerksamkeit verwöhnen, nützt es die Situation wahrscheinlich sehr bald aus! Auf der anderen Seite ist klar, daß Änderungen der Routine manche, besonders zartbesaitete Babies sehr durcheinanderbringen können, so daß sie tatsächlich ganz besonders viel Aufmerksamkeit und Zärtlichkeit brauchen.
Vergewissern Sie sich, daß das Zimmer, in dem das Kind schläft, warm ist, aber nicht überheizt (etwa 20 °C Raumtemperatur sind genau richtig), und relative Ruhe darin herrscht.
Das Baby sollte aufgeweckt und spätabends noch einmal gefüttert werden, bevor die Eltern zu Bett gehen. Wenn es nachts hungrig aufwacht, sollten Sie es sofort füttern – und bei einem Flaschenkind alles schon dafür vorbereitet stehen haben. Füttern Sie es richtig, geben Sie ihm nicht nur etwas Wasser, denn Wasser kann den Hunger nur zeitweilig vertreiben. Wenn es Ihnen danach schwerfallen sollte, wieder einzuschlafen, trinken Sie eine Tasse Kamillentee, der am besten griffbereit in einer Thermoskanne neben Ihrem Bett steht. Kann Ihr Partner sich mit Ihnen beim nächtlichen Füttern abwechseln – um so besser!
Sollten Sie allerdings sehr unter Schlafmangel leiden, das Kind schon mehr als zwölf Wochen alt sein und zwischen den Mahlzeiten ungefähr jeweils fünf Stunden liegen, kann sich der Versuch lohnen, es gelegentlich ungefähr 20 Minuten lang

schreien zu lassen, bevor Sie aufstehen und nach ihm sehen. Hat es tatsächlich Hunger, wird es weiterschreien; schreit es nur aus Gewohnheit, kann man ihm das damit abgewöhnen.
Schläft das Baby zwar nachts durch, wacht aber morgens sehr früh auf, wechseln Sie ihm am besten die Windeln und geben ihm etwas Spielzeug, mit dem es sich beschäftigen kann, während Sie noch ein oder zwei Stunden weiterschlafen. Sie können auch versuchen, die „innere Uhr" Ihres Kindes zu verstellen, indem Sie es abends von Mal zu Mal eine Viertelstunde später schlafenlegen, bis es morgens zu einer angenehmeren Zeit aufwacht.
Babies sind im allgemeinen sehr konservativ und lieben feste Routine; versuchen Sie daher, den Tagesablauf ungefähr immer gleich zu halten, und führen Sie von Anfang an feste zeitliche Rhythmen ein. Vermeiden Sie jede Aufregung in der letzten Stunde vor der Schlafenszeit, und halten Sie stets etwas Spielzeug oder ein Mobile für das Baby in Reichweite.

Geben Sie das Mittel Ihrer Wahl alle 30 Minuten, die erste Dosis eine Stunde vor der Schlafenszeit des Babys, außerdem alle 30 Minuten, falls das Baby zwischendurch aufwacht, doch maximal zehn Dosen.

■ Aconitum C30
Wenn das Baby Schock oder Schreck durchmachen mußte.

■ Chamomilla C30
Baby reizbar, nichts ist ihm recht, hört erst zu schreien auf, wenn man es hochnimmt und herumträgt.

■ Coffea C6
Baby zu aufgeregt oder überdreht, um einzuschlafen.

■ Nux vomica C6
Baby wacht nachts gegen vier Uhr weinend auf und läßt sich nicht beruhigen.

Verstopfung
Medizinisch gesehen leidet ein Baby unter Verstopfung, wenn sein Stuhl unregelmäßig und hart ist und der Stuhlgang ihm beträchtliche Schmerzen, Unbehagen oder Mühe bereitet. Bei weichem Stuhl hat das Kind keine Verstopfung. Leidet es schon von Geburt an unter trägem Darm, konsultieren Sie am besten den (Kinder-)Arzt, denn es könnte eine angeborene Darm-Mißbildung (Hirschsprung-Krankheit), eine Darmverengung (Stenose) oder sogar ein Darmverschluß (Atresie) dahinterstecken. Zunächst können Sie es auch mit vermehrter Flüssigkeitszufuhr sowie sechsmal täglich einer Dosis *Nux vomica C6* versuchen, maximal 36 Stunden lang. Sollte das nicht helfen, holen Sie ärztlichen Rat ein.

Wachstumsstörung
siehe auch Gewichtszunahme, Seite 205 f.

Windelausschlag
Er wird normalerweise von einer Ammoniak-Reaktion verursacht, die zwischen Urin und Fäkalien abläuft, manchmal auch von chemischen Reizstoffen im Stuhl oder davon, daß die Windeln noch Seifen- oder Waschmittelrückstände enthalten, weil sie nicht richtig ausgespült wurden. Po, Oberschenkel und Genitalien des Babys werden dann rot, fleckig, entzünden sich und sondern an den Stellen ein Sekret ab, wo sie mit der schmutzigen Windel in Berührung kommen. Bei Jungen entzündet sich manchmal die Vorhaut und verursacht Schmerzen beim Wasserlassen. Dem Windelausschlag kann eine Superinfektion mit Candida-Pilzen folgen, falls das Baby Antibiotika bekommen hat oder die Muttermilch Antibiotika enthält; das gleiche kann passieren, falls die Mutter an Mund- oder Genitalsoor leidet und ihr Kind damit angesteckt hat.
Am einfachsten und wirkungsvollsten ist es, das Baby so oft nur irgend möglich ohne Windel zu lassen, vorausgesetzt, der Raum bzw. das Wetter ist warm und trocken. Ein Windelausschlag heilt an der Luft fast immer rasch ab. Die betroffene Hautpartie sollte mit klarem Wasser (ohne Seife) sanft gewaschen, dann mit sterilen Baumwolltupfern trockengetupft werden; anschließend salben Sie sie mit Calendula-Salbe oder -Tinktur ein. Sollten Sie auswaschbare Windeln benutzen, müssen Sie darauf achten, daß alle Seifen- oder Waschmittelreste stets gründlich ausgespült werden. Bleibt der Windelausschlag trotzdem bestehen, versuchen Sie es am besten doch einmal mit Wegwerfwindeln, und wenn die eine Marke nichts bringt, nehmen Sie eine andere. Auf jeden Fall sollten Sie die Windeln sehr viel häufiger als

bisher wechseln. Ob bestimmte Substanzen, zum Beispiel Milchprodukte, für längere Zeit oder für immer gemieden werden müssen, sollten Sie mit der Kinderärztin oder dem Kinderarzt oder auch mit einer Ernährungsberaterin besprechen. Sollten die nachstehend genannten Mittel nicht helfen, holen Sie sich Rat bei Ihrer homöopathischen Fachkraft.

Geben Sie das Mittel Ihrer Wahl viermal täglich maximal fünf Tage lang.

■ Sulfur C6
Hautausschlag trocken, rot und schuppig.

■ Rhus toxicodendron C6
Juckende Haut voller kleiner Bläschen.

■ Mercurius solubilis Hahnemanni C6
Windelbedeckte Hautpartie sehr feucht und verschwitzt, Speichelfluß des Babys stärker als sonst.

■ Medorrhinum C6
Windelausschlag mit wunden, blutenden Stellen.

■ Calcium carbonicum C6
Windelausschlag bei einem dicken Baby, das nachts oft stark am Kopf schwitzt.

Zahnen
Wenn die Milchzähne hervorbrechen, ist das manchmal von Zahnfleischentzündungen, Reizbarkeit und Magenbeschwerden begleitet. Die ersten Zähne kommen meist, sobald das Baby etwa sechs Monate alt ist, und zu Ende des dritten Lebensjahres sind dann bereits alle 20 Milchzähne (acht Schneidezähne, vier Eck- und acht Backenzähne) vorhanden. Homöopathika können die Schmerzen und Beschwerden des Zahnens hervorragend lindern helfen. Wenn die Backenzähne (Molaren) den Gaumen durchstoßen, entstehen oft links und rechts kleine Hautfalten; sie sind ganz normal und lösen sich meist im Lauf der Zeit von selbst ab.

Geben Sie das Mittel Ihrer Wahl alle 30 Minuten (bei heftigen Schmerzen auch häufiger) bis zu maximal zehn Dosen

■ Chamomilla C30
Kind reizbar, will herumgetragen werden, weigert sich, ins Bettchen zu gehen, hat eine heiße und rote Backe, während die andere blaß ist.

■ Belladonna C30
Kind heiß und rot angelaufen, mit starren, geweiteten Pupillen.

■ Silicea C6
Kind dünn, mit großem Kopf, schwitzt leicht an Kopf und Füßen, kann Milch nicht ausstehen.

■ Actaea C6
Kind sehr nervös und unruhig.

■ Borax C6
Kind hat Wunden oder Geschwüre im Mund, erschrickt vor plötzlichen Geräuschen, mag keine abwärtsgerichteten Bewegungen.

■ Kreosotum C6
Milchzähne mit schlechtem Zahnschmelz, entwickelt leicht und rasch Karies.

■ Mercurius solubilis Hahnemanni C6
Wunde Gaumen, dazu Durchfall oder stark erhöhter Speichelfluß.

■ Aconitum C30
Starke Schmerzen beim Zahnen und hohe Temperatur.

■ Colocynthis C6
Wunde, schmerzende Gaumen; Kind ist sehr unruhig und hat Koliken.

■ Nux vomica C6
Symptome des Zahnens begleitet von Verstopfung und großer Mühe beim Stuhlgang.

Wechseljahre und Osteoporose

Wechseljahre

Die Wechseljahre sind keineswegs eine Gesundheitsstörung, sondern vielmehr – wie auch die Pubertät – eine Zeit körperlicher und seelischer Veränderung, die manche Frauen viel mehr mitnimmt als andere. Das erste Zeichen dafür, daß eine Frau in den Wechsel kommt, sind die unregelmäßig werdenden Menstruationsblutungen: Dies ist ein Signal, daß sich nun das empfindliche sowie fruchtbarkeitsregulierende Gleichgewicht der Eierstöcke, des Hypothalamus und der Hirnanhangdrüse zu verändern beginnt.

Das Alter, in dem eine Frau in die Wechseljahre kommt, hängt allem Anschein nach mit mehreren Faktoren zusammen, unter anderem:

- Rauchen – starke Raucherinnen kommen oft eher in den Wechsel.
- Körpergröße – bei kleinen, dünnen Frauen beginnt der Wechsel gewöhnlich früher.
- Alter der Frau bei ihrer letzten Schwangerschaft – Schwangerschaften nach dem 40. Lebensjahr oder überhaupt keine Schwangerschaften bewirken meist, daß sie später in die Wechseljahre kommt.
- Erbfaktoren – einige Symptome der Wechseljahre oder das Ausmaß der Beschwerden können genetisch bedingt sein. Das bedeutet, daß natürliche Therapien in diesen Fällen wahrscheinlich weniger gut anschlagen; Sie müssen dann wohl einfach mit bestimmten Veränderungen leben lernen.

Die meisten Frauen erleben um die 50 ihre allerletzte Monatsblutung (etwas irreführend „Menopause“ genannt); bei manchen hört die Menstruation auch schon mit 40 oder erst mit 58 auf.

Zu künstlichen Wechseljahren kommt es, wenn kranke Eierstöcke chirurgisch entfernt werden mußten oder durch Medikamente oder Strahlen geschädigt wurden. Oft setzen die Symptome des Wechsels dann sehr rasch ein. Meist sind sie schwerer als beim normalen Übergang von einer Lebensphase zur nächsten; zum Beispiel können Hitzewallungen sowie Depressionen und Gelenkschmerzen sehr viel stärker ausgeprägt sein. Ein mit den Wechseljahren vergleichbarer Zustand wird manchmal auch durch eine Gebärmutterentfernung (Hysterektomie) herbeigeführt, auch wenn dabei die Eierstöcke erhalten geblieben sind. Da in solchen Fällen keine Menstruationsblutungen mehr auftreten – deren allmähliches Ausbleiben sonst den Eintritt in die Wechseljahre ankündigt –, werden die Beschwerden oftmals fehlgedeutet und auch fehlbehandelt.

Symptome und Ursachen

Die Symptome der Wechseljahre sind im wesentlichen in drei Kategorien einzuteilen:

Vasomotorische Symptome. Sie können auftreten, wenn der nervöse Kontrollmechanismus, der für die Eng- und Weitstellung der Blutgefäße verantwortlich ist, versagt und die Haut daher nicht immer gleichmäßig mit Blut versorgt wird. Zu den häufigsten und schwersten vasomotorischen Symptomen der Wechseljahre gehören die Hitzewallungen. Verschiedenen Studien zufolge erleben zwischen 55 und 90 Prozent aller Frauen solche Wallungen, und etwa ein Viertel von ihnen hat sie auch nach fünf Wechsel-Jahren noch hin und wieder. Manchmal treten die Hitzewallungen auch schon auf, bevor die Menstruationsblutungen unregelmäßig werden. Die Hitzeempfindung breitet sich über den ganzen Körper aus, betrifft aber vorwiegend das Gesicht. Zur Beruhigung: Die Frau selbst mag zwar das Gefühl haben, in Flammen zu stehen; andere bemerken aber in aller Regel kaum etwas davon. Ohnehin bekommen die meisten Leute erstaunlich wenig davon mit, wie es anderen geht; Sie brauchen also nicht furchtbar verlegen zu sein – das würde eher mehr Probleme verursachen als die Hitzewallungen selbst. Oft sind sie von Zittern oder Schweißausbrüchen (gelegentlich mit unangenehmem Geruch) begleitet. Beides ist zwar harmlos, kann in schweren Fällen aber zu Erschöpfung, Schwindelgefühl, Kopfschmerzen und Schlafstörungen führen. Weitere Beschwerden sind Herzklopfen sowie „Ameisenlaufen“, das unangenehme Gefühl, es krabble etwas unter der Haut.

Genitalsymptome. Sie hängen damit zusammen, daß die Gewebe der Gebärmutter, der Vagina und der Harnröhre hormonbedingt etwas

schrumpfen, der Muskel- und Gewebetonus und damit die Elastizität nachlassen. Die Folge ist Scheidentrockenheit; auch die Blasenfunktion und natürlich das Sexualleben können davon in Mitleidenschaft gezogen werden (siehe S. 215 f.). Die dünner werdende Scheidenschleimhaut ist anfälliger für Infektionen, und manchmal juckt der Bereich um den Scheideneingang. Da sich die Lubrikation vermindert, die Scheide also nicht mehr so feucht und elastisch ist, kann der Sexualverkehr Unbehagen bereiten.
In unserer Studie berichteten Frauen außerdem über Zervix-Erosionen (wunde Stellen oder Geschwüre am Muttermund), ungewöhnlichen Scheidenausfluß sowie Brustschwellungen während der Wechseljahre.
Da auch die Harnröhre von diesen Veränderungen betroffen ist, kann sie wie auch die Blase leicht gereizt werden; das Wasserlassen ist dann unangenehm, der Harndrang nimmt oft zu. Scheiden- und Harnwegsinfektionen treten oft in den Wechseljahren häufiger auf als zuvor. Außerdem kann es zu einem Scheiden- und/oder Gebärmuttervorfall kommen. Infolge des nachlassenden Blasenmuskel-Tonus kommt es gelegentlich zu Streß-Inkontinenz.

Psychische Symptome. Dazu gehören vor allem Erschöpfung, Ängste, Schlafstörungen, Depressionen, Zornesausbrüche und Reizbarkeit. Viele Frauen berichten zudem über Gedächtnisschwäche und Konzentrationsschwäche, Panikattakken und über Angstzustände, Verwirrtheit sowie Übererregbarkeit. Einige Frauen erlebten diese psychischen Symptome als so heftig, daß sie um ihre geistige Gesundheit fürchteten.
Von all diesen Symptomen treten am ehesten Erschöpfungszustände, Angstzustände und Reizbarkeit schon einige Zeit vor der Menopause auf. Schlafstörungen und möglicherweise auch Depressionen folgen, sobald die Menstruationsblutungen ausbleiben; alles zusammen kann das Wohlbefinden erheblich unterminieren.
Weitere Symptome sind im allgemeinen Muskel- und Gelenkschmerzen, manchmal auch Knochenschwund (Osteoporose, S. 219 f.). Das Nachlassen der Östrogenproduktion bewirkt außerdem, daß die Haut dünner und trockener wird und die Haarqualität und -quantität sich ändert (siehe unten). Frauen berichteten uns weiterhin über Ohnmachtsanfälle, Gier nach Süßem, Unterleibsschmerzen, Ödeme, Übelkeit, Appetitmangel, Verstopfung, Gewichtszunahme und inneres Kältegefühl oder Frösteln, wunde Haut, Tinnitus (Drehschwindel mit Ohrensausen), jukkende Kopfhaut und Schuppen, Hautausschläge und Pickel.
Angesichts dieser erstaunlich langen Liste von Symptomen mag manch eine das Gefühl überkommen, mit dem Leben sei es nun wohl vorbei. Doch natürlich erlebt praktisch keine Frau alle genannten Symptome auf einmal. Viele Frauen haben kaum je nennenswerte Wechseljahrsbeschwerden oder sogar überhaupt keine. Sollten Sie jedoch Beschwerden verspüren, ist es beruhigend zu wissen, daß Sie keineswegs bloß neurotisch sind und sich das alles bloß einbilden, sondern daß Ihre Symptome sehr real sind und auf hormonellen Veränderungen beruhen.

Libido und sexuelle Aktivität

Die Sexualität nach den Wechseljahren wird wahrscheinlich eher von der seelischen Einstellung als von körperlichen Veränderungen bestimmt. Manche Frauen benutzen den hormonellen Wechsel als Vorwand, um die Sexualität aus einer Beziehung, in der es deshalb schon lange Probleme gab, endlich auszuklammern. Auch Männer, die in die Jahre kommen, erleben sexuelle Veränderungen; sie sind weniger leicht erregbar, und ihr Orgasmus tritt später ein. Das bedeutet für das Paar: Beide müssen sich die Zeit nehmen und eine geeignete Atmosphäre schaffen, um ihre Sexualität (wieder) als schön zu erleben, und sie müssen einander ihre veränderten Bedürfnisse mitteilen.
Da die weiblichen Testosteronspiegel nach den Wechseljahren ansteigen, kann die Lust der Frau an der Liebe durchaus auch zunehmen. In dieser Lebensphase kann sie Sex einfach um seiner selbst willen und wegen der Nähe zum Partner genießen. War die Sexualität jedoch für sie immer nur mit der Reproduktion gekoppelt, ist es recht unwahrscheinlich, daß sie sie jetzt noch besonders wichtig findet. Auf der anderen Seite erwacht in vielen Frauen das Interesse am Sex erst recht, eben weil sie sich vom Druck des Schwangerwerdens befreit fühlen, und sie genießen ihn spontan und voller Freude.
Bei manchen Frauen nimmt die Scheidenfeuchtigkeit zu ihrem Entsetzen drastisch ab; die verminderte Fähigkeit der Scheideninnenwand,

noch genügend Sekret zu produzieren, kann die Scheide sehr austrocknen und den Sexualverkehr äußerst schmerzhaft werden lassen. Eine trockene Vulva läßt sich eventuell mit Calendula-Salbe günstig beeinflussen; für eine zu trockene Scheide gibt es Gleitcremes (in der Apotheke) oder Vaseline. Hilft das alles nicht, kann sich die Frau auch örtlich wirksame Östrogenpräparate verschreiben lassen; und wenn es ganz schlimm ist, kann sie es mit einer Hormonersatz-Therapie versuchen.

Wichtig: Die Einstellung zu den Wechseljahren

Frauen kommen meist zu einem Zeitpunkt in die Wechseljahre, an dem sie ohnehin schon recht gestreßt sind, weil eine Reihe von Verantwortungen auf ihnen lasten: etwa gegenüber ihren Kindern, die in die Unabhängigkeit streben, den altwerdenden Eltern oder auch ihrer eigenen beruflichen Karriere. Die durchschnittliche Lebenserwartung ist zwar gestiegen, Gesellschaft und Umwelt haben sich gegenüber früher stark verändert – doch das biologische Uhrwerk in den weiblichen Eierstöcken läuft immer noch etwa um die gleiche Zeit herum ab. Eine Frau erlebt deshalb mit stetig wachsender Wahrscheinlichkeit im Schnitt ebenso viele Erwachsenenjahre nach der Menopause, wie sie zuvor bereits durchlebt hat. Um so wichtiger ist es daher, daß sie sich besonders gut, ja möglichst optimal auf die Jahre nach dem Wechsel vorbereitet. Studien haben ergeben, daß manche Beschwerden bei bestimmten Persönlichkeitstypen häufiger auftreten als bei anderen. So leiden zum Beispiel Frauen mit bereits langjährig bestehenden seelisch-emotionalen Problemen oft ganz besonders unter den Veränderungen der Wechseljahre: etwa die verheiratete Frau, die das Gefühl hat, mit der Menopause seien „ihre kostbarsten Jahre" endgültig vorüber, oder die Frau, die ihre Weiblichkeit vor allem über ihre biologischen weiblichen Funktionen definiert, nämlich Menstruation, Schwangerschaft und Mutterschaft.

Im Gegensatz dazu haben Frauen, die in den Wechseljahren lediglich einen ganz natürlichen Meilenstein auf ihrem Lebensweg sehen, erheblich weniger Schwierigkeiten damit. Sehr oft sind das Frauen, die sich nicht nur über die biologischen Seiten der Weiblichkeit definieren, sondern einen Beruf haben, der sie ausfüllt, ihre intellektuellen oder kreativen Fähigkeiten ausleben oder sich für wichtige Ziele einsetzen.

Die Veränderungen der Wechseljahre als solche zu akzeptieren, kann angesichts der oberflächlichen Wertvorstellungen unserer Gesellschaft, des von ihr oktroyierten Jugendkultes, ziemlich schwerfallen. Ihm sind vor allem Frauen ausgesetzt. So gelten beispielsweise Falten im Gesicht älterer Männer als „interessant", bei älteren Frauen hingegen als unattraktiv. Die Frauen fühlen sich oft abgeschrieben. In anderen Kulturen, in denen Frauen – vor allem auch, wenn sie älter sind – einen höheren Status innehaben, sind Beschwerden der Wechseljahre in der Regel so gut wie unbekannt, auch wenn vielleicht Faktoren wie Ernährung und Streß trotzdem eine Rolle spielen.

Zusammenfassend läßt sich sagen: Frauen, die den Prozeß des Älterwerdens nicht akzeptieren oder zu den Jahren nach dem Wechsel keine positive Einstellung gewinnen können, leiden sehr wahrscheinlich eher unter übertriebenen Wechseljahrsbeschwerden.

Ganz allgemein sind die Wechseljahre eine Botschaft von Mutter Natur an die Frau und gegebenenfalls ihren Partner, daß jetzt die Zeit gekommen ist, sich von den turbulenten Jahren der Reproduktion mit ihren seelischen und körperlichen Anstrengungen zu verabschieden. Und auch diejenigen, die sich nie recht zum Kinderkriegen durchringen konnten, brauchen sich darum nun keine Gedanken mehr zu machen.

Jedes Ende birgt allerdings auch einen neuen Anfang. Für Frauen, die sich stets vorrangig über ihre Rolle als Ehefrau und Mutter definierten, haben die Wechseljahre vielleicht zunächst etwas Schreckliches. Mit der Zeit jedoch werden sie zu ihrem Erstaunen und Entzücken entdecken, daß sie unabhängig davon eine ganz eigenständige Persönlichkeit besitzen. Wie jede Wachstumsperiode können schließlich auch die Wechseljahre Geist und Seele verändern und stärken. Und es ist eigentlich sehr gut und richtig, daß die Natur einen Ausgleich schafft für die unruhige Lebensphase der sexuellen Partnersuche und eventuellen Kindererziehung, indem sie uns die Möglichkeit gibt, uns danach ganz der persönlichen Reflektion, dem Wert des Wachsens an sich zu widmen.

Was Sie selbst tun können

Hitzewallungen. Vermeiden Sie engsitzende Kleidung, vor allem um den Hals herum. Versuchen Sie, Streß abzubauen. Regelmäßige Bewegung kann dazu beitragen, den Temperatur-Kontrollmechanismus des Körpers zu stabilisieren: etwa täglich 20 Minuten Bergauflaufen, Joggen, Aerobic, Tanzen, Radfahren – das heißt alles, was Sie für einige Zeit ins Schwitzen bringen kann (das scheint die Blutspiegel des follikelstimulierenden Hormons FSH zu senken, die des luteinisierenden Hormons LH hingegen zu erhöhen). Bewegungsprogramme sind weitaus wirkungsvoller, wenn Sie schon längere Zeit vor dem Einsetzen des Wechsels damit beginnen.

Hitzewallungen können mit Unterzuckerung (Hypoglykämie) zusammenhängen. Sie sollten so wenig Kaffee, Tee, Alkohol und Zucker konsumieren wie nur möglich, dafür aber häufiger proteinreiche Snacks zu sich nehmen. Vitamin-E-Mangel scheint den Östrogenspiegel ungünstig zu beeinflussen; er kommt vor allen bei Frauen vor, die sich vorwiegend von industriell raffinierten und aufbereiteten Nahrungsmitteln ernähren statt von Frischkost. Damit Vitamin E seine maximale Wirkung entfalten kann, sollten Sie es zusammen mit Selenpräparaten einnehmen. Weitere hilfreiche Nahrungsmittel-Zusätze sind Vitamin C und Kalzium.

Meditation und Entspannungstechniken eignen sich sehr gut dazu, den Geist zu beruhigen und zu erfrischen. Besonders nützlich ist eine Visualisationstechnik, bei der Sie sich bildhaft vorstellen, die von Ihren Hitzewallungen ausgehende Wärme durch Arme und Hände aus ihrem Körper herauszuleiten.

Schlafstörungen. Trinken Sie abends vor dem Zubettgehen ein Glas warme Milch; das warme Getränk erleichtert die Verdauung, der Kalziumgehalt trägt zur optimalen Funktion der Nerven bei, und die kleinen Mengen Tryptophan in der Milch wirken als natürlicher Tranquilizer. Frauen, die besonders ängstlich, aufgeregt und unruhig sind und nur wenig Schlaf finden, leiden womöglich unter Magnesiummangel und sollten zusätzlich noch einige Magnesiumpräparate einnehmen. Auch Kräutertees auf der Basis von Zitronenmelisse, Kamille, Waldmeister, Hagebutten, Hopfen oder Passionsblume können bei Schlafstörungen helfen.

Vermeiden Sie außerdem, innerhalb der letzten vier Stunden vor Ihrer Schlafenszeit noch größere Mahlzeiten einzunehmen; machen Sie vor dem Zubettgehen ein paar Entspannungsübungen, oder nehmen Sie ein warmes Bad. Verschaffen Sie sich tagsüber auch regelmäßig Bewegung – das verbessert Ihre nächtliche Schlafqualität (es fördert die „langsamen" Hirnstromwellen). Und schließlich: Schlucken Sie nicht ständig herunter, was Sie quält; gehen Sie nicht mit aufgestauten Gefühlen wie Ärger, Aversion und Ängsten zu Bett. Versuchen Sie statt dessen, einer vertrauten Person beziehungsweise Ihrem Partner Ihr Herz auszuschütten.

Erschöpfung. Versuchen Sie, die damit oft zusammenhängende Unterzuckerung (Hypoglykämie) zu unterbinden. Ein „niedriger Blutzuckerspiegel" ist etwas sehr Relatives, das heißt, Sie können Unterzuckerungssymptome haben, obwohl Ihr Blutzuckerspiegel im Normalbereich liegt: Die Symptome stellen sich bei jeglichem plötzlichen Absinken des Werts ein. Zu den möglichen Unterzuckerungserscheinungen gehören eine plötzliche Nervosität und Reizbarkeit, Energieaufschwung nach den Mahlzeiten, gefolgt von Erschöpfung, oder aber übergroße Schläfrigkeit, nachdem Sie etwas gegessen haben, dazu depressive Anwandlungen, Tränenausbrüche, Vergeßlichkeit, Verwirrtheit und Entschlußlosigkeit.

Korrigieren Sie eine möglicherweise vorliegende Eisenmangel-Anämie. Die meisten Frauen nehmen nur ein Drittel ihres täglichen Bedarfs an Eisen zu sich, entweder weil sie zu wenig eisenhaltige Nahrungsmittel essen oder weil ihr Körper zu wenig Eisen resorbiert. Von der Eisenmenge, die mit der Nahrung zugeführt wird, nimmt der Körper nämlich nur etwa zehn Prozent tatsächlich auf.

Lassen Sie einmal überprüfen, ob Sie vielleicht an Schilddrüsenunterfunktion leiden. Das gilt vor allem, falls Ihre Erschöpfungszustände mit zunehmender Infektionsanfälligkeit einhergeht, Sie unerwartet viel an Gewicht zugelegt haben, sehr empfindlich gegenüber Kälte sind, an Verstopfung, Haarausfall, verschwollenen Augen und trockener Haut leiden. Die Symptome können denen einer Unterzuckerung sehr ähnlich sein, denn wenn die Schilddrüse zu wenig aktiv ist, kann anscheinend auch die Leber nicht richtig arbeiten und die Zuckerdepots im Körper nicht

mobilisieren. Wichtige Hinweise auf eine schlecht funktionierende Schilddrüse gibt die Körpertemperatur in Ruhelage: Die Basaltemperatur, am Morgen gemessen, ist deutlich niedriger als normal. Sie sollten sie mehrere Tage lang unmittelbar nach dem Aufwachen messen, und zwar mindestens zehn Minuten, bevor Sie Ihre erste Tasse Tee oder Kaffee getrunken haben oder zur Toilette gegangen sind.
Schütteln Sie das Thermometer schon abends herunter und legen Sie es sich neben das Bett. Sollte Ihre Körpertemperatur im Schnitt weniger als 36,5 °C betragen, kann das an einer Unterfunktion Ihrer Schilddrüse liegen. Zu den Nahrungsmitteln und -zusätzen, die die Schilddrüse auf Trab bringen, gehören: Jod, Vitamin-B-Komplex, Cholin, Vitamin C, Vitamin D, Vitamin E, Vitamin A sowie Zink.

Haut und Haar. Auch wenn die Hautalterung teilweise genetisch bedingt ist, unterliegt sie doch auch den Einflüssen Ihres Lebensstils – Ernährung, Bewegung(smangel), Rauchen oder Nichtrauchen, Alkoholkonsum, Sonnenlicht und Schlafgewohnheiten. Ungefähr mit 35 Jahren beginnt die Haut sichtlich älter zu werden. Die Regeneration der Hautzellen geht nun langsamer vonstatten, so daß die obere Hautschicht den Elementen immer länger ausgesetzt ist. Der Verlust von nachfettendem und natürlichem Talg sowie Feuchtigkeit läßt die Haut buchstäblich dünner werden und ihre Elastizität schwinden. Die Folge ist, daß sich immer mehr kleine Fältchen und zarte Linien in der Haut bilden.
In den Wechseljahren klagen viele Frauen allgemein über Haarausfall; bei anderen wiederum wachsen plötzlich Haare an ungewöhnlichen Stellen, etwa vermehrt im Gesicht. Das bedeutet, daß sich die Balance der „männlichen" und „weiblichen" Hormone zugunsten der ersteren verschiebt, sobald der Östrogenspiegel zu sinken beginnt. (Was Sie dagegen unternehmen können, steht unter Haut, Haare, Nägel ab S. 230)
Wenn Sie gesunde Haut und schönes Haar behalten wollen, sollten Sie folgende Tips beherzigen:
- Geben Sie das Rauchen auf.
- Trinken Sie viel Wasser und möglichst wenig Kaffee, Tee, Alkohol sowie süße Sprudelgetränke.
- Setzen Sie sich seltener der Sonne aus; bräunen Sie lieber sanft im Halbschatten.
- Essen Sie qualitativ hochwertige Vollwertkost mit komplexen Kohlenhydraten, und reduzieren Sie Ihren Zuckerkonsum.
- Essen Sie so wenig wie möglich saturierte (gesättigte) Fette und Öle.
- Benutzen Sie Luftbefeuchter in Ihrer Wohnung und am Arbeitsplatz.
- Bewegen Sie sich regelmäßig.
- Die folgenden Nahrungsmittelzusätze können Ihnen nützlich sein: Vitamin A, Vitamin-B-Komplex, Paramino-Benzoesäure (PABA), Vitamin C, Vitamin E, mehrfach ungesättigte Fettsäuren, Jod und Eisen.

Scheiden- und Harnwegsinfektionen. Da Scheideninfektionen in gewissem Maß vom Säuregrad des Scheideninnern abhängen (der sich im Wechsel mehr zum Alkalischen hin verändert), können Joghurt-Tamponaden und -duschen einen Schutz bieten: Füllen Sie eine Mischung aus einem Teil Biojoghurt mit lebenden Keimen und drei Teilen abgekochtem, kühlgestelltem Wasser, gut verrührt, in eine Vaginaldusche, oder tauchen Sie einen Tampon in Joghurt und lassen ihn dann etwa zwei Stunden lang in der Scheide; das ganze zweimal täglich eine Woche lang, danach nach Bedarf.
Harnwegsinfektionen können Sie durch folgende Maßnahmen verhüten helfen:
- Trinken Sie täglich viel Wasser, damit die Harnwege immer gut von Bakterien freigespült werden.
- Gehen Sie unmittelbar nach jedem Sexualverkehr auf die Toilette und entleeren Sie Ihre Blase.
- Vermeiden Sie allzu engsitzende Unterwäsche und Jeans, und ziehen Sie ausschließlich Slips mit Baumwollschritt an.
- Verringern Sie Ihren Zucker- und Kohlenhydratekonsum. Sie fördern nämlich den „Raubbau" an Nährstoffen, die Ihr Immunsystem stärken und Krankheitserreger abwehren können, und lassen Hefepilze und bestimmte Bakterien rascher wachsen.

Scheidenvorfall und Streß-Inkontinenz. Wenn Sie regelmäßig Ihre Vaginal-, Bauch- und Rückenmuskeln trainieren, wirkt sich das über viele Jahre auch sehr günstig auf die Lust am Sex aus, denn das Muskeltraining schützt Sie vor Rückenschmerzen, Scheiden- und Gebärmuttervorfall sowie unwillkürlichem Harnabgang. Meistens wird dazu das sogenannte Beckenboden-Training empfohlen; es stärkt die gesamte Beckenbodenmuskulatur, die sich vom Schambein bis zum Steißbein erstreckt. Sie können selbst spüren, wie dieser Muskelstrang sich bewegt, wenn Sie den Harnstrahl mehrmals willkürlich anhalten und wieder loslassen. Um diesen Beckenboden gut zu stärken, müssen Sie auch Ihre Scheidenmuskulatur mehrmals hintereinander anspannen, indem Sie sozusagen die Scheide nach innen hochzuziehen versuchen.

Die folgenden Übungen kräftigen den Beckenboden:

- Ziehen Sie den Beckenbodenstrang so fest zusammen, wie Sie nur können, halten Sie die Spannung drei Sekunden lang, dann lassen Sie drei Sekunden lang locker und wiederholen das ganze; nach und nach sollten Sie sich auf je zehn Sekunden steigern.
- Im raschen Wechsel die Beckenbodenmuskulatur zusammenziehen und wieder loslassen; anfangs 30mal, dann bis zu 100mal hintereinander.
- Legen Sie sich auf den Rücken, die Beine angewinkelt, die Füße fest auf den Boden gestützt; dann das Becken heben, bis Sie den Zug deutlich spüren, und dabei die Beckenbodenmuskulatur rhythmisch anspannen und wieder loslassen.
- Regelmäßig jeden Tag fünf- bis zehnmal üben, dabei jeweils mindestens zehnmal die Beckenbodenmuskeln anspannen; das ist am wirkungsvollsten.

Osteoporose

Etwa 30 Prozent aller weißen Frauen gehen ein teils stark erhöhtes Risiko ein, sich in höherem oder hohem Alter Knochenbrüche aufgrund poröser Knochen zuzuziehen; das Risiko der Männer beträgt demgegenüber nur etwa ein Sechstel. Ursache ist eine Verminderung der Gesamtknochenmasse, die über die alters- und geschlechtsspezifische Norm hinausgeht (Osteoporose).

Zu den Osteoporose-Warnsignalen gehören:

- Schwere Anfälle von Rückenschmerzen.
- Verlust an Körpergröße (bis zu zirka 20 cm) und vornübergebeugte Haltung.
- Verlust der Bewegungsfähigkeit des Brustkorbs (Rippen) sowie der Wirbelsäule, was dazu führt, daß man kein Fitneßtraining mehr machen kann.
- Schwache Beckenbodenmuskulatur.

Wegen des Zusammenhangs zwischen nachlassender Östrogenproduktion und dem Auftreten von Knochenbrüchigkeit (Osteoporose) wird vielen Frauen in den Wechseljahren routinemäßig eine Hormonersatz-Therapie verschrieben. Sie soll den Knochenabbau verhindern, und tatsächlich ist das – neben der Linderung verschiedener Wechseljahrsbeschwerden – auch ihre wichtigste wissenschaftlich nachgewiesene Wirkung.

Kalziummangel

Eine wirksame Prävention der Osteoporose müßte bereits 30 bis 40 Jahre vor dem allerersten altersbedingten Knochenbruch einsetzen. Viele Faktoren spielen dabei eine Rolle; die meiste Aufmerksamkeit konzentrierte sich bislang auf das Kalzium, denn wenn es nicht richtig in den Knochen eingebaut bzw. vorzeitig daraus abgebaut wird, führt das zu porösen und bruchanfälligen Knochengeweben.

Der berüchtigte „Witwenbuckel" vieler älteren Frauen entsteht dadurch, daß die Wirbelsäulenknochen, vor allem im oberen Teil der Wirbelsäule, allmählich einbrechen; die Folge ist eine typische vornübergebeugte Haltung. Die Gesundheit der Knochen kann nur dann langfristig aufrechterhalten werden, wenn immer eine bestimmte Menge Kalzium im Blut kreist und von den Knochen eingebaut wird. Die Empfehlungen für Frauen vor den Wechseljahren lauten augenblicklich: 1 000 mg (1 g) Kalziumaufnahme pro Tag, für Frauen in und nach den Wechseljahren: 1 500 mg (1,5 g).

Kalziumanteil in den Nahrungsmitteln

Wenn Sie nicht sehr viel Milch und Milchprodukte zu sich nehmen, kann es schwierig für Sie sein, sich täglich mit ausreichenden Mengen Kalzium zu versorgen (vor allem, wenn Ihr Trinkwasser relativ weich, also kalkarm ist). Milch ist jedoch auch nicht immer die optimale Kalziumquelle, denn viele Frauen vertragen die Kuhmilchproteine und Laktose darin nicht gut. Hinzu kommt, daß Milch sehr wenig Magnesium enthält, das wiederum unabdingbar für den Einbau von Kalzium in den Knochen ist.

Andere Nahrungsmittel, die viel Kalzium enthalten (pro 100 g)	
Ölsardinen	350 mg
Mandeln	234 mg
Tofu	140 mg
Grünkohl	180 mg
Broccoli	103 mg
Im Vergleich dazu der Kalziumgehalt einiger Milchprodukte (pro 100 g)	
Vollmilch	116 mg
Magermilch	123 mg
Joghurt	150 mg
Emmentaler Käse	1 180 mg

Kalzium-Absorption

Die Kalzium-Absorption ist zwar individuell verschieden, doch werden für gewöhnlich nur 20 bis 40 Prozent des in der Nahrung enthaltenen Kalziums tatsächlich vom Körper aufgenommen, im höheren Alter noch weniger. Folgende Faktoren spielen dabei eine Rolle:

- Genetische Faktoren: Sie entscheiden mit über den Kalzium-Stoffwechsel.
- Bewegung: Sie erhöht die Kalziumaufnahme.
- Streß und Krankheiten, vor allem chronische Erkrankungen der Leber oder der Nieren, verringern die Kalziumdepots im Körper.
- Der Mangel an bestimmten Nährstoffen, zum Beispiel an Mangan, Kupfer, Zink, Bor sowie den Vitaminen C, D und K kann die Kalzium-Absorption verringern.
- Die Absorption wird unter Umständen weiterhin reduziert, die Kalzium-Aufnahme in den Knochen gehemmt durch bestimmte Medikamente, etwa Steroide (einschließlich der Antibabypille), Diuretika (Entwässerungsmittel), Aluminium-Antazida (Magenmittel), Antiepileptika, außerdem durch Rauchen, Kaffee, Alkohol, Tee, Kleie sowie Abführmittel.
- Stark phosphathaltige Nahrungsmittel wie etwa industriell aufbereitete Käsesorten, Fleisch, Sprudelgetränke (vor allem Cola), Puddings usw. können die Entmineralisierung des Knochens beschleunigen.
- Bei Laktose-Intoleranz werden keine kalziumhaltigen Milchprodukte konsumiert.
- Proteinaufnahme: Wer viel – vor allem tierische – Proteine zu sich nimmt, verringert damit die Kalzium-Absorption.
- Bleibt die Menstruation aus, weil sich eine Frau einem exzessiven körperlichen Training unterzieht (etwa als Leistungssportlerin), so muß sie in Kauf nehmen, daß sich ihre Kalzium-Aufnahme erheblich verringert.

Kalzium-Zusätze zur Nahrung

Wenn die Indikation dazu besteht, sollte man Kalzium und Magnesium am besten im Verhältnis 2 : 1 substituieren. Über die optimale Dosierung gehen die Meinungen auseinander. Wahrscheinlich liegt sie für Frauen nach der Menopause bei 1 500 mg Kalzium täglich, ebenso bei Frauen, die bereits eine Osteoporose diagnostiziert bekommen haben. Bei alten Menschen kann die Dosis wieder gesenkt werden, auf mindestens 400 mg pro Tag. Im Prinzip würde es für sie ausreichen, täglich einen 1/4 Liter halbfette Milch zu trinken.

Weitere Nahrungsmittelzusätze

- Vitamin D: Es braucht nur dann zusätzlich zugeführt zu werden, wenn die betreffende Person sehr wenig aus dem Haus kommt und sich selten der Sonne aussetzt. Sonnenlicht fördert die körpereigene Vitamin-D-Produktion.
- Bor: Dieses Spurenelement fördert die Aufnahme von Kalzium, Magnesium und Phosphor.
- Verdauungsenzyme: Ein hoher Prozentsatz von Frauen nach den Wechseljahren, so ging aus Studien hervor, bilden im Magen überhaupt keine Salzsäure mehr, und zwar selbst dann nicht, wenn ihr Magen stimuliert wurde. Die Zufuhr bestimmter Enzyme – vor allem pflanzlichen Ursprungs, etwa aus Papayas – kann die Verdauung und die Absorption von Mineralstoffen wie dem Kalzium fördern. Manchmal ist es sogar nötig, Salzsäure-Präparate zu verordnen; befragen Sie dazu Ihre homöopathische Fachkraft bzw. einen Arzt, der sich in Ernährungsfragen auskennt.
- Kalium: Es wird zur Erhaltung der Knochendichte benötigt. Ein niedriger Magnesiumspiegel kann dazu führen, daß den Zellen Kalium entzogen wird. Wenn Sie viel Obst und Gemüse essen, nehmen Sie auch höchstwahrscheinlich genügend Kalium zu sich.

- Fluoride: Fluoridzusätze zur Nahrung können unter Umständen Nebenwirkungen provozieren und sollten deshalb nur unter ärztlicher bzw. zahnärztlicher Aufsicht verabreicht werden. Fluoride sind in Zahnpasten, fluoridiertem Trinkwasser sowie in Seefisch und Meeresfrüchten enthalten.
- Vitamin C: Es wird für die Produktion von Kollagen benötigt, das wiederum im Bindegewebe und Knorpel enthalten ist und den Knochenaufbau ermöglicht. Bildet der Magen mit fortschreitendem Alter immer weniger Magensäure, können Vitamin-C-Präparate die Kalzium-Absorption begünstigen, indem sie eine schwache Säure liefern.

Bewegung

Die Knochendichte hängt wesentlich davon ab, wie stark ein Knochen in Anspruch genommen wird. Das Knochengerüst von Leistungssportlerinnen und körperlich sehr aktiven Menschen ist daher erheblich stärker als das von Leuten, die sich körperlich sehr wenig bewegen. Auch wenn jedes Fitneßtraining um so mehr Nutzen bringt, je früher man damit beginnt (spätestens im frühen Erwachsenenalter), ist es doch nie zu spät, um damit anzufangen. Zu den besten Trainingsprogrammen gehört alles, was die Knochen mit einem bestimmten Gewicht belastet, also leichtes Joggen, Tanzen oder kräftiges Ausschreiten. Wichtig ist außerdem, die obere Körperhälfte in das Bewegungsprogramm mit einzubeziehen, indem man mit Gewichten arbeitet oder Aerobic für die Arme macht. Gerade dieser Teil des Knochengerüsts, vor allem Unterarme und obere Wirbelsäule, werden bei Frauen in und nach den Wechseljahren am stärksten in Mitleidenschaft gezogen.

Osteoporose-Untersuchungen

Am dichtesten sollte die Knochendichte bei Frauen um 35 sein; werden sie dann mit 45 oder 50 auf' Osteoporose hin untersucht, kann man ihr Risiko wahrscheinlich recht gut vorhersagen. Männer verlieren ungefähr ein Prozent ihrer Knochenmasse pro Jahr. Frauen in den Wechseljahren, und noch bis zu zehn, fünfzehn Jahre danach, verlieren hingegen jährlich etwa drei bis fünf Prozent; anschließend reduziert sich der Knochenabbau wieder auf zirka ein Prozent. Im Moment laufen verschiedene Studien, in denen die Effektivität eines sogenannten Knochen-Densitometers getestet werden soll, der die Knochendichte in der Wirbelsäule und in der Hüfte mißt. Diese Messungen werden mehrmals vorgenommen; dann wird der Durchschnitt ermittelt, und denjenigen Frauen, deren Werte im unteren Drittel liegen, rät man zu einer Hormontherapie.

Den vorläufigen Ergebnissen zufolge weist etwa ein Drittel der untersuchten Frauen ein erhöhtes Osteoporose-Risiko auf. Ob eine solche Therapie tatsächlich auf lange Sicht das Risiko von Knochenbrüchen erheblich senken kann, läßt sich bisher jedoch noch nicht sagen. Zwischenzeitlich versucht man herauszufinden, welche Frauen wohl mehr zu geringer Knochendichte neigen als andere. Dabei geht es um Risikofaktoren, die mit dem Körpergewicht und den Lebensgewohnheiten zu tun haben, unter anderem Kalziumaufnahme, Dauer der täglichen körperlichen Aktivität und Alkoholkonsum. Bislang ist aus diesen Studien aber noch keine praktische Formel hervorgegangen, auf die man sich hätte einigen können.

Risikofaktoren der Osteoporose sind:

- Alter (ab zirka 45 Jahren, wenn die Frau sich den Wechseljahren nähert).
- Primäre oder sekundäre Amenorrhö, also das Ausbleiben der Menstruation, etwa infolge von Magersucht oder von allzu hohen Prolaktinspiegeln (Prolaktin ist ein Hormon, das von der Hirnanhangdrüse produziert wird und die Milchsekretion stimuliert; in der Stillperiode bleibt die Menstruation gewöhnlich aus).
- Untergewicht.
- Mehrfach Knochenbrüche nach den Wechseljahren in der Familienanamnese (genetischer Faktor).
- Bewegungsmangel.
- Schlechte Ernährung, der es an Kalzium fehlt.
- Starkes Rauchen und/oder Alkoholtrinken.
- Handgelenksfraktur im Alter zwischen 40 und 60 (sogenannte Colles-Fraktur).
- Helle Haut.
- Nie schwanger gewesen zu sein.
- Verdauungsstörungen, die zu einer signifikant schlechten Nahrungsabsorption führen.
- Behandlung mit Steroidpräparaten.
- Langfristige Thyroxintherapie (bei Schilddrüsenstörung).

Die Hormontherapie

Vorteile

Osteoporose-Prävention. Östrogenzufuhr ist die beste Methode bei Frauen in und nach den Wechseljahren den Abbau der Knochendichte zu verlangsamen; allerdings muß die Therapie mindestens fünf Jahre lang durchgeführt werden, damit das Knochenbruch-Risiko tatsächlich wirksam vermindert wird. Denken Sie daran: Bei Frauen nach der Menopause ist der Knochenabbau etwa 15 Jahre lang erhöht, bevor er sich wiederum verringert.

Linderung der „kurzzeitigen" Wechseljahrsbeschwerden. Also Hitzewallungen, Schweißausbrüche, Schlafstörungen, Müdigkeit, Persönlichkeits- und Gemütsveränderungen. Auch die Haut kann gesünder aussehen, weil ihr mehr Kollagen und Feuchtigkeit erhalten bleiben, und der Haarwuchs wird verbessert. Eine Hormontherapie kann außerdem zur Behandlung psychischer Störungen in den Wechseljahren eingesetzt werden, das heißt, bei Depressionen, Ängstlichkeit, Reizbarkeit, Agoraphobie (Platzangst), Verlust des Selbstwertgefühls. Zudem ist sie hilfreich bei Scheidentrockenheit und verhütet Schmerzen beim Sexualverkehr.

Verminderung des Herzinfarkt-Risikos. Frauen, die noch nicht in den Wechseljahren sind, haben ein fünfmal geringeres Risiko als Männer, einen Herzinfarkt zu erleiden. Nach der Menopause nimmt es jedoch zu, und mit rund 70 Jahren haben Männer und Frauen etwa das gleiche Risiko. In verschiedenen Studien wurde gezeigt, daß das Herzinfarktrisiko sich nach einer Hormontherapie verringert, und es gibt auch Anzeichen dafür, daß Frauen, die bereits einmal einen Infarkt erlebt haben, von einer Hormontherapie profitieren können. Allerdings hört die protektive Wirkung in dem Moment auf, wo die Östrogentherapie wieder abgesetzt wird.
Ob auch das Risiko eines Hirninfarkts (Gehirnschlags) durch eine Hormontherapie gesenkt werden kann, ist umstritten: In neueren amerikanischen Studien wurden Zweifel daran angemeldet, weil sich herausstellte, daß vor allem Männer in jüngeren Jahren ein besonders großes Hirninfarktrisiko aufweisen. Die angebliche „Schutzwirkung" einer Hormontherapie ist, so hieß es, möglicherweise nichts weiter als ein statistischer Rechen- bzw. Interpretationsfehler.

Nachteile

Erhöhtes Brustkrebsrisiko. Inzwischen herrscht Konsens, daß eine langfristige Hormontherapie das Risiko von Brustkrebs erhöht; ein führender Spezialist empfahl daher allen Frauen, vor Beginn einer Hormontherapie in den Wechseljahren auf jeden Fall ein Basismammogramm anfertigen zu lassen.
Bislang gibt es keine überzeugenden Studien, die beweisen hätten können, daß eine Hormontherapie auf relativ kurze Sicht etwa Brustkrebs verursachen kann; das Langzeitrisiko nach ungefär 20 Jahren Östrogeneinnahme ist allerdings etwa anderthalb mal so hoch wie es ohne Hormontherapie wäre.

Durchbruchsblutungen. Das einzig Gute, das die Wechseljahre nach Ansicht vieler Frauen tatsächlich mit sich bringen, ist die Tatsache, daß die Menstruationsblutungen nach und nach aufhören. Nimmt die Frau jedoch Östrogene und Gestagene ein, verliert sie diesen Vorteil, das heißt, sie hat weiterhin Blutungen (sogenannte Durchbruchsblutungen, denn um eine echte Menstruation handelt es sich dabei nicht). Diese Blutungen werden mit der Zeit allerdings immer schwächer, und nach fünfjähriger Hormontherapie ähneln sie eher leichten Zwischenblutungen, die nur wenige Tage anhalten.

Nebenwirkungen. Zu den möglichen Nebenwirkungen der Gestagene, die meist während sieben bis 13 Tagen jedes Monats zusätzlich eingenommen werden müssen, gehören: Kopfschmerzen, Depressionen, Energie- und Libidoverlust, ein aufgedunsener Unterleib, also Symptome, die dem prämenstruellen Syndrom stark ähneln. Manche dieser Nebenwirkungen lassen sich abstellen, wenn die Gestagendosis verändert bzw. das Präparat gewechselt wird. Unterzuckerung (Hypoglykämie) ist eine weitere, häufig vorkommende Nebenwirkung der Gestagengaben. Sie läßt sich verhüten, wenn die Frau ihren Konsum an raffinierten Kohlenhydraten, Koffein und Alkohol verringert und zwischendurch immer mal wieder proteinreiche Snacks zu sich nimmt.

Homöopathische Behandlung

Wenn Sie besonders lange Menstruationsblutungen haben, zwischen den Menstruationen öfter Zwischenblutungen haben oder aber Ihrer vermeintlichen letzten Blutung (der Menopause) sechs Monate oder später noch einmal eine weitere Blutung folgen sollte, gehen Sie unbedingt zur gynäkologischen Untersuchung. Probleme in den Wechseljahren sind Ausdruck eines Ungleichgewichts, das sich erst zu diesem Zeitpunkt bemerkbar macht. Sie sollten sich daher einer homöopathischen Konstitutionstherapie, vorzugsweise bei einer homöopathischen Fachkraft, unterziehen.

Für die Selbstbehandlung lesen Sie zunächst die nun folgenden Kurz-Arzneimittelbilder sorgfältig durch. Falls Sie hier bereits ein Mittel finden, das Ihnen am passendsten erscheint, vergleichen Sie es mit dem entsprechenden ausführlichen Arzneimittelbild im Anhang (ab S. 354), falls es dort aufgeführt ist, um zu sehen, ob es auch allgemein zu Ihnen paßt. Nehmen Sie das Mittel in der Potenz C30 alle zwölf Stunden, maximal sieben Tage lang.

Falls Sie sich über das passende Mittel noch nicht im klaren sind, fertigen Sie eine Tabelle an (siehe S. 34 ff.): Schreiben Sie diejenigen Mittel der Kurz-Arzneimittelbilder, die in Frage kommen – oder alle, falls Sie sich nicht entscheiden können –, nebeneinander in eine Querspalte. Dann suchen Sie aus der Arzneisuchtabelle für Wechseljahrsbeschwerden die Symptome heraus, die auf Sie zutreffen, und schreiben Sie untereinander in die Längsspalte. Es müssen mindestens sechs Symptome sein. Nun machen Sie jeweils einen Strich in Ihrer Tabelle, wenn eines der Mittel in Ihrer Querspalte unter dem Symptom Ihrer Längsspalte aufgeführt ist. Das Mittel, das am Ende die meisten Striche hat, ist das Mittel Ihrer Wahl. Nehmen Sie das Mittel in der Potenz C30 alle zwölf Stunden, maximal sieben Tage lang.

Falls Sie immer noch nicht fündig geworden sind, lesen Sie noch einmal die Seiten 32 bis 36.

Kurz-Arzneimittelbilder

■ Sepia

Schlechtes Gedächtnis; Konzentrationsschwäche, unter Streß schlimmer; Agoraphobie (Platzangst); Depressionen und Weinerlichkeit; Stimmungsschwankungen; Furchtsamkeit; Panikattacken während der Hitzewallungen; Reizbarkeit; Haarausfall; juckende Kopfhaut; linksseitiges Kopfweh; Migräne; Schläfenschmerzen; Gier nach Süßem; allgemeiner Appetitmangel; ängstliches Gefühl in der Magengrube; schwere Menstruationsblutungen; unregelmäßige Blutungen; Neigung zu Pilzinfektionen der Scheide; eventuell Zervixerosionen (wunde Stellen oder Geschwüre am Muttermund); Scheidentrockenheit; Scheidenschmerzen beim Sexualverkehr; Atemschwierigkeiten; Rückenschmerzen, die sich bei Bewegung bessern; heiße Schweißausbrüche, die nachts am schlimmsten sind; übelriechender Schweiß.

Allgemeine Modalitäten: Mattigkeit; Hitzewallungen nachts am schlimmsten, manchmal auch abends – vor allem bei der leisesten Anstrengung; Schweißausbrüche; plötzliche Ohnmachtsanfälle, am schlimmsten prämenstruell; plötzliche Schwäche, vor allem in Räumen voller Leute; Arthritis; Frösteln.

■ Sulfur

Schlechtes Gedächtnis, unter Streß verschlimmert; Depressionen; juckende Kopfhaut; linksseitiges Kopfweh, vor allem prämenstruell; linksseitige Migräneanfälle; Ohrgeräusche; Gier nach etwas Süßem, vor allem prämenstruell; Appetitmangel; Flatulenzen; Stuhl kommt in kleinen Bollen; schwere Menstruationsblutungen; Scheidenschmerzen bei Sexualverkehr; Atemschwierigkeiten; Kribbeln in den Beinen, „Ameisenlaufen" oder „Einschlafen"; rheumatische Schmerzen in den Extremitäten; Schlaflosigkeit; Tag und Nacht heiße Schweißausbrüche; häufiges Aufschürfen der Haut; Nesselsucht; Hautausschläge, Beulen oder Bläschen.

Allgemeine Modalitäten: Hitzewallungen, am schlimmsten abends, nachts, in warmen Räumen oder solchen voller Leute; heiße Schweißausbrüche, prämenstruell im allgemeinen schlimmer; Neigung zu Gewichtszunahme.

■ Calcium carbonicum

Schlechtes Gedächtnis; Reizbarkeit; Panikattakken, Agoraphobie (Platzangst); Ängstlichkeit; Depression; Weinerlichkeit; Stimmungsschwankungen; Klaustrophobie (Angst in engen Räumen); Furchtsamkeit; Verwirrtheit; juckende Kopfhaut; linksseitiges Kopfweh – Kopfschmerzen prämenstruell verschlimmert; Migräneanfälle; Ohrgeräu-

sche; Schwitzen im Gesicht; ängstliches Gefühl in der Magengrube; Gier nach Zucker und Süßem; Appetitmangel; schwere und/oder unregelmäßige Menstruationsblutungen; Neigung zu Pilzinfektionen der Scheide sowie Zervixerosionen; prämenstruell geschwollene Brüste; Rückenschmerzen, die sich bei feuchtem Wetter verschlimmern; geschwollene Fingergelenke; Kribbeln; „Ameisenlaufen"; Beine schlafen leicht ein; Schlaflosigkeit; heiße Schweißausbrüche; Nesselsucht.
Allgemeine Modalitäten: Hitzewallungen, die sich prämenstruell verschlimmern; Schwächegefühl; Neigung zu Gewichtszunahme; Krampfadern; Arthritis.

■ Lycopodium
Schlechtes Gedächtnis; Reizbarkeit; Konzentrationsprobleme, am schlimmsten unter Streß; Ängstlichkeit; Depressionen; Neigung zu Tränenausbrüchen; Stimmungsschwankungen; Klaustrophobie; Furchtsamkeit; juckende Kopfhaut; prämenstruelles Kopfweh; Schläfenschmerzen; rechtsseitige Migräne; Ohrgeräusche; chronischer Schnupfen; Schweißausbrüche; Hitzewallungen im Gesicht; ängstliches Gefühl in der Magengrube; Verlangen nach Zucker oder Süßem; Appetitmangel; Flatulenzen; unregelmäßige Menstruationsblutungen; Scheidentrockenheit; Atemschwierigkeiten; Rückenschmerzen, die sich bei Bewegung bessern; geschwollene Fingergelenke; rheumatische Schmerzen in den Extremitäten, vor allem in Hüfte und Knie; übelriechender Schweiß; Hautbeulen oder -blasen.
Allgemeine Modalitäten: Mattigkeit, die sich prämenstruell verschlimmert; Neigung zu Gewichtszunahme; Hitzewallungen, die sich abends, in warmen Räumen oder solchen voller Leute verschlimmern, manchmal mit Ohnmachtsneigung; Arthritis.

■ Lachesis
Schlechtes Gedächtnis; Konzentrationsschwierigkeiten; Depressionen; Übererregbarkeit und große Gesprächigkeit; Verwirrtheit; Schwindelgefühl; Kopfweh im allgemeinen, schlimmer beim Aufwachen sowie prämenstruell, links stärker als rechts; Schläfenschmerzen; linksseitige Migräne; Hitzewallungen im Gesicht; Gefühl, als ziehe sich der Unterleib zusammen; schwere und/oder unregelmäßige Menstruationsblutungen; wahre Ströme von Blut; Atemschwierigkeiten; Schlaflosigkeit; heiße Schweißausbrüche des Nachts; häufige Hautaufschürfungen; Nesselsucht und Hautbeulen oder -blasen.
Allgemeine Modalitäten: Mattigkeit; Hitzewallungen und Schweißausbrüche, die sich prämenstruell verschlimmern; Ohnmachtsneigung.

■ Pulsatilla
Depressionen und Weinerlichkeit; Stimmungsschwankungen; Klaustrophobie; Übererregbarkeit; prämenstruelles Kopfweh; Schläfenschmerzen; linksseitige Migräneanfälle; Ohrgeräusche; Schwitzen und Hitzewallungen im Gesicht; ängstliches Gefühl in der Magengrube; Verlangen nach Süßem; schlechter Appetit; unregelmäßige Menstruationsblutungen; Neigung zu Pilzinfektionen der Scheide und Zervixgeschwüren; Atemschwierigkeiten; Rückenschmerzen, die sich bei Bewegung bessern; rheumatische Schmerzen in den Extremitäten, vor allem in der Hüfte; Schlaflosigkeit; Ausbrüche von heißem, übelriechendem Schweiß, die sich nachts verschlimmern; häufige Hautaufschürfungen.
Allgemeine Modalitäten: Mattigkeit, die sich prämenstruell verschlimmert; Neigung zu Gewichtszunahme; Krampfadern; Wassereinlagerungen; Neigung zu Ohnmacht während Hitzewallungen – vor allem in warmen Räumen oder solchen voller Leute; Arthritis; Frösteln zwischen den Hitzewallungen.

■ Belladonna
Schlechtes Gedächtnis; Reizbarkeit; Ängstlichkeit; Stimmungsschwankungen; Übererregbarkeit; Furchtsamkeit; Verwirrtheit; Kopfweh, das sich prämenstruell verschlimmert; Schläfenschmerzen; linksseitige Migräne; Ohrgeräusche; Schwitzen im Gesicht; unregelmäßige Menstruationsblutungen; Neigung zu Pilzinfektionen der Scheide; Scheidentrockenheit; Hautbeulen oder -blasen.
Allgemeine Modalitäten: Generelles prämenstruelles Schwächegefühl; Neigung zu Gewichtszunahme, vor allem infolge von Wassereinlagerungen; Arthritis.

■ Carbo vegetabilis
Reizbarkeit; Konzentrationsprobleme; Verwirrtheit; juckende Kopfhaut; prämenstruelle Kopfschmerzen; rechtsseitige Migräne; Schwitzen im

Gesicht; ängstliches Gefühl in der Magengrube; Verlangen nach Süßem; Schmerzen um den After; Flatulenzen; Neigung zu Pilzinfektionen der Scheide und Zervixgeschwüren; Atemschwierigkeiten; häufige Hautabschürfungen.
Allgemeine Modalitäten: heiße Schweißausbrüche; Schwächegefühl; Krampfadern; abwechselnd Hitzewallungen und Frösteln; Ohnmachtsneigung, vor allem in warmen Räumen; Hitzewallungen des Nachts.

■ Graphites
Reizbarkeit; Konzentrationsprobleme; Depressionen; Weinerlichkeit; Übererregbarkeit; Furchtsamkeit; juckende Kopfhaut; linksseitiges Kopfweh und Migräne; Nasenbluten; Ohrgeräusche; schmerzhafte Flatulenzen; unregelmäßige, sehr spärliche und/oder schwere Menstruationsblutungen; Neigung zu Pilzinfektionen der Scheide; Scheidentrockenheit; Hautausschläge im Nakken; übelriechender Schweiß.
Allgemeine Modalitäten: Mattigkeit; Neigung zu Gewichtszunahme; plötzliche Schwächeanfälle; Ohnmachtsneigung, am schlimmsten in warmen Räumen.

■ Phosphorus
Schlechtes Gedächtnis; Panikattacken; Stimmungsschwankungen; Übererregbarkeit; Furchtsamkeit; Verwirrtheit; juckende Kopfhaut; linksseitige Kopfschmerzen oder Migräneanfälle; Verlangen nach Salz und nach Süßem; schlechter Appetit; Flatulenzen; Atemschwierigkeiten; Schlaflosigkeit; häufige Hautaufschürfungen.
Allgemeine Modalitäten: Mattigkeit; Hitzewallungen; plötzliche Ohnmachtsanfälle; Neigung zu Gewichtszunahme, vor allem infolge von Wassereinlagerungen; allgemeine Neigung zu Ohnmacht, vor allem in warmen Räumen.

■ Bryonia
Reizbarkeit; Ängstlichkeit; geistige Verwirrtheit; prämenstruelles Kopfweh; rechtsseitige Migräne; Verlangen nach Süßem; Verstopfung mit hartem, verbrannt aussehendem Stuhl; Scheidentrockenheit und dünnerwerdende Scheideninnenwände; Atemschwierigkeiten, die sich durch Kälte verschlimmern; geschwollene Fingergelenke; rheumatische Schmerzen in den Extremitäten, vor allem im Knie; Schlaflosigkeit; häufige Hautaufschürfungen.
Allgemeine Modalitäten: Wassereinlagerungen; Neigung zu Ohnmacht, vor allem in warmen Räumen; Arthritis.

■ Natrium muriaticum
Alle Symptome verschlimmern sich bei Streß; Depressionen; Weinerlichkeit; Klaustrophobie; Übererregbarkeit; Verwirrtheit; juckende Kopfhaut; prämenstruelles Kopfweh; rechtsseitige Migräneanfälle; schlechter Appetit; Stuhl, der in kleinen Bollen abgeht; Neigung zu Pilzinfektionen der Scheide; Scheidentrockenheit; Schmerzen beim Sexualverkehr; fettige Haut; Nesselsucht.
Allgemeine Modalitäten: Mattigkeit, vor der Menstruation verschlimmert; prämenstruelles Schwächegefühl; Ohnmachtsneigung; Arthritis.

Arzneisuchtabelle für Wechseljahrsbeschwerden

Gebärmutterschmerzen	Cimicifuga Sepia
Scheidenausfluß in den Wechseljahren	Graphites Sepia
schmerzhafte Menstruation kurz vor der Menopause	Psorinum
schwere Menstruationsblutungen in den Wechseljahren	Calcium carbonicum Crotalus Graphites Lachesis Psorinum Sanguinaria Sepia Sulfur
Weinerlichkeit in den Wechseljahren	Sulfur
Depressionen in den Wechseljahren	Sepia
Hitzeempfindung auf dem Scheitel	Lachesis
Hitzeempfindung im Kopfbereich, allgemein	Sulfur
Haarausfall	Sepia
Schwindelgefühl in den Wechseljahren	Crotalus Glonoinum Sanguinaria Ustilago
Angst, verrückt zu werden	Cimicifuga
allgemeine Angstgefühle	Cimicifuga
Ärger aus Enttäuschung über Menschen oder Situationen	Colocynthis Nux vomica Zincum metallicum
Angst vor schwerer Erkrankung	Kalium bromatum
starke Neigung zum Jammern und Lamentieren	Kalium bromatum
Angst vor öffentlichen Plätzen und Menschenmengen	Glonoinum
Vergeßlichkeit	Lachesis
„hysterisches" Verhalten	Ignatia Lachesis Phosphorus
Gleichgültigkeit	Cyclamen
Reizbarkeit	Cimicifuga Lachesis Psorinum
üble, trübe Laune	Psorinum
Nasenbluten	Acidum sulfuricum Hamamelis Lachesis Pulsatilla Sepia Sulfur
gerötetes Gesicht	Acidum sulfuricum Graphites Kalium bromatum Lachesis
Hitzewallungen im Gesicht	Acidum sulfuricum Graphites Kalium bichromicum Lachesis Lycopodium Psorinum

Arzneisuchtabelle für Wechseljahrsbeschwerden, Fortsetzung

Schwäche- und Leeregefühl im Magen	Crotalus Lachesis Tabacum
Übelkeit	Glonoinum
ängstliches Gefühl in der Magengrube	Ignatia Sepia
Durchfall	Lachesis
Hämorrhoiden	Lachesis
häufiger Harndrang	Sarsaparilla
brennender Schmerz in der Harnröhre	Berberis
Schweregefühl im Brustkorb	Lachesis
Brustschwellungen	Silicea Sulfur
Schmerzen unterhalb der Brüste	Cimicifuga
geschwollene, druckempfindliche Brüste	Sanguinaria
Herzklopfen	Calcium arsenicosum Crotalus Lachesis Tabacum
brennende Füße, vor allem Fußsohlen	Sanguinaria Sulfur
Schlaflosigkeit	Aconitum Arnica Belladonna Cimicifuga Coffea Gelsemium Kalium bromatum Sulfur Zincum metallicum
klammer, klebriger Schweiß	Acidum sulfuricum Crotalus Lachesis Lycopodium Terebinthina
schwere Schweißausbrüche	Sepia
juckende Haut	Caladium
Ohnmachtsanfälle	Acidum nitricum Aconitum Coffea Glonoinum Kalium carbonicum Lachesis Moschus Sulfur Veratrum album
Symptomverschlimmerung durch Kaffeegenuß	Lachesis
Blutungen	Phosphorus
Hitzewallungen in der Nacht	Acidum hydrofluoricum Acidum sulfuricum Carbo vegetabilis Hepar sulfuris Kalium jodatum Lachesis Rhododendron Sepia Sulfur Tuberculinum
allgemeine Hitzewallungen	Acidum sulfuricum Glonoinum Lachesis Manganum Platinum Sepia Sulfur
ständiges Kältegefühl	China

Arzneisuchtabelle für Wechseljahrsbeschwerden, Fortsetzung

Gefühl, als sei der ganze Körper taub	Cimicifuga
Gewichtszunahme	Graphites Sepia
Libidoverlust	Conium
Zittern am ganzen Körper	Kalium bromatum
inneres Zittern	Acidum sulfuricum Caulophyllum
Schwächegefühl	China Cocculus Conium Crotalus Kalium phosphoricum Lachesis Sepia
Mattigkeit	Bellis Calcium carbonicum
unwillkürlicher Harnabgang	Apis Argentum nitricum Arsenicum album Belladonna Causticum Dulcamara Lycopodium Natrium muriaticum Nux moschata Phosphorus Psorinum Pulsatilla Rhus toxicodendron Sepia Staphisagria
brüchige Fingernägel	Graphites Psorinum
nächtliche Krämpfe	Calcium carbonicum Lycopodium Sulfur
Taubheitsgefühl in den Händen	Carbo animalis Cocculus Graphites Kalium carbonicum Kalium nitricum Lycopodium Phosphorus
Kopfschmerzen	Carbo vegetabilis Lachesis Sanguinaria Sepia
geistige Übererregbarkeit	Acidum nitricum Acidum phosphoricum Aconitum Anacardium occidentale Argentum nitricum Aurum metallicum Belladonna Causticum Chamomilla Coffea Collinsonia Graphites Hepar sulfuris Hyoscyamus Kalium bromatum Kalium jodatum Lac caninum Lachesis Moschus Natrium muriaticum Nux vomica Opium Phosphorus Pulsatilla
übermäßiges Phantasieren	Belladonna Hyoscyamus Lachesis Stramonium
Asthma, das in den Wechseljahren erstmals auftritt	Ambra Argentum nitricum Arsenicum album Arsenicum jodatum Cuprum metallicum Ipecacuanha Kalium arsenicosum Kalium nitricum Lobelia Pulsatilla Sambucus Silicea Spongia Stramonium Sulfur
trockene Haut	Arsenicum album Belladonna Bryonia Calcium carbonicum Chamomilla China

Arzneisuchtabelle für Wechseljahrsbeschwerden, Fortsetzung

Colchicum
Dulcamara
Eupatorium
Kalium arsenicosum
Kalium carbonicum
Ledum
Lycopodium
Nux moschata
Oleander
Opium
Petroleum
Phosphorus
Plumbum
Silicea
Stramonium
Sulfur
Verbascum

arthritische Knoten

Acidum benzoicum e resina
Apis
Calcium carbonicum
Calcium fluoratum
Graphites
Ledum
Lycopodium

Krampfadern in den Beinen

Carbo vegetabilis
Causticum
Hamamelis
Lycopodium
Pulsatilla
Zincum metallicum

raschgehender Puls

Acidum phosphoricum
Aconitum
Apis
Arnica
Arsenicum album
Arsenicum jodatum
Belladonna
Berberis
Bryonia
Collinsonia
Conium
Cuprum metallicum
Ferrum phosphoricum
Gelsemium
Glonoinum
Jodum
Mercurius solubilis Hahnemanni
Natrium muriaticum
Nux vomica
Opium
Phosphorus
Pyrogenium
Rhus toxicodendron
Silicea
Spigelia
Stramonium
Sulfur
Zincum metallicum

Osteoporose

Acidum nitricum
Belladonna
Calcium carbonicum
Hepar sulfuris
Lycopodium
Mercurius solubilis Hahnemanni
Phosphorus
Pulsatilla
Sepia
Silicea
Sulfur

Haut, Haare, Nägel

Haut und Nägel

Die Haut macht etwa 16 Prozent unseres gesamten Körpergewichts aus und ist daher das größte Organ des menschlichen Körpers. Ihre Oberfläche umfaßt bei Erwachsenen zirka 2,0 bis 2,6 m^2. Innerhalb eines Monats werden rund 30 g Hautzellen abgestoßen und vollständig erneuert; das macht im Verlauf einer durchschnittlichen Lebensspanne etwa 18 kg aus. Die äußere Hautschicht, Epidermis genannt, besteht aus absterbenden oder schon toten, flachen Zellen. Sie haben die Aufgabe, die Haut wasserdicht zu machen und gegen Infektionen zu schützen, und werden kontinuierlich von der darunterliegenden Hautschicht, der Dermis, nach oben geschoben und abgestoßen. Diese lebendige Hautschicht ist von zahlreichen Blut- und Lymphgefäßen sowie Nervenendigungen durchzogen, die auf Hitze, Kälte, Schmerz, Druck usw. reagieren. Außerdem befinden sich in dieser Schicht die Talgdrüsen, deren Sekret die Haut weich und wasserdicht macht, Follikel, aus denen Haare und Nägel wachsen, Schweißdrüsen, die Toxine und Stoffwechselprodukte mit dem Schweiß nach außen befördern, Zellen, in denen bei Sonneneinstrahlung Vitamin D produziert wird, sowie die Zellen, die das dunkle Pigment Melanin herstellen, das die Haut vor schädlichen UV-Strahlen schützt. Zusammengehalten werden all diese Bestandteile der Dermis von zwei verschiedenen Geweben, die der Haut auch ihre Zartheit und Widerstandsfähigkeit verleihen: dem Fettgewebe und dem elastischen Bindegewebe. Falten sind ein Zeichen dafür, daß Fettgewebe und Elastizität nachgelassen haben. Unter der Dermis, durch flexible Fasern mit ihr verbunden, liegen Muskeln, Bänder, Knorpel und Knochen.
Wir werden mit einem Säuremantel auf der Haut geboren, der sie weich und zart erhält, sie vor Bakterien und Wettereinflüssen schützt. Je älter wir werden, desto empfindlicher wird dieser Mantel, und desto mehr nimmt er auch Schaden durch Sonne, Wind, Wetter, Umweltgifte und allgemeine Vernachlässigung. Das alles fördert den Alterungsprozeß der Haut – sie trocknet aus, und ihre Elastin- und Kollagenfasern erneuern sich nicht mehr so rasch. Des weiteren gibt es auch eine Reihe von Veränderungen in der Pubertät, im Verlauf der Menstruationszyklen, in Schwangerschaften und in den Wechseljahren, die zur Hautalterung beitragen.
Etwa mit 20 Jahren beginnt unsere Haut allmählich trockener zu werden; sie sollte daher vor allem im Gesicht morgens und abends gut gesäubert, tonisiert, mit Feuchtigkeit und Nährstoffen versorgt werden. Angesichts des riesigen Angebots an Hautpflegeprodukten ist es gar nicht so einfach, genau die richtigen Präparate herauszufinden, die dem pH-Wert (er gibt den Säuregrad an) Ihrer Haut entsprechen. Die Suche kann sich nachgerade zu einer lebenslangen – und ziemlich teuren – Aufgabe auswachsen!
Denken Sie bitte daran, daß die Haut manchmal Präparate nicht mehr verträgt, die Sie schon seit langem benutzen. Sollten Sie plötzlich Flecke oder Pickel im Gesicht bekommen, kann ein Wechsel der gewohnten Cremes und Lotionen sehr sinnvoll sein. Eine Schönheitsberaterin oder gute Kosmetikerin kann Ihnen helfen, Ihren Hauttyp herauszufinden, Ratschläge zur Pflege erteilen und Ihnen zeigen, wie Sie die Haut gesund und zart erhalten können.
Sollte sich vor einem Fest oder bei einer anderen besonderen Gelegenheit plötzlich ein deutlich sichtbarer, also höchst unliebsamer Pickel entwickeln, gehen Sie am besten in einen guten Kosmetiksalon, wo das Gesicht gereinigt, behandelt und der Pickel sanft ausgetrocknet wird. Peeling-Masken entfernen abgestorbene Zellen von der Hautoberfläche; sie wird dabei gründlich gereinigt und geklärt. Danach können Sie das gewünschte Make-up auftragen und eventuell verbliebene Hautunreinheiten verdecken. Wer allerdings Make-up benutzt, muß es abends stets gut entfernen, bevor eine Feuchtigkeits- oder Nährcreme aufgetragen wird.
Um das Gesicht insgesamt gut in Form zu halten, empfehlen wir „Fitneß-Übungen" für das Gesicht: Augenrollen und „Grimassenschneiden", damit die Gesichtsmuskeln tonisiert, entkrampft und beweglich gehalten werden; sanftes Klopfen und Streichmassage der Augenpartie von der Nasenwurzel zu den Schläfen, um Wasseransammlun-

gen auszuleiten; dazu Übungen des Augentrainings nach Bates, um müden Augen abzuhelfen (siehe dort); viel Schönheitsschlaf, um das Gesicht zu entspannen und Falten vorzubeugen. Denken Sie außerdem daran: Griesgrämige Falten verunstalten das hübscheste Gesicht, Lachfältchen hingegen heben seine Schönheit!

In der Homöopathie werden Störungen der Haut sowie der Hautanhanggebilde (Haare und Nägel) als Zeichen einer allgemeinen Stoffwechselstörung angesehen. Behandelt werden nicht nur die zutagetretenden Symptome – also etwa Hautjucken, Bläschen, Schuppen etc. –, sondern die gesamte Konstitution. Würde man nämlich lediglich die Hautsymptome der zugrundeliegenden Störung unterdrücken, so suchte diese sich binnen kurzem ein anderes und vielleicht noch viel wichtigeres „Ausdrucksorgan" im Körperinnern. Aus diesem Grund werden zum Beispiel Vitamin-A-haltige, äußerlich aufzutragende Präparate homöopathisch mit Skepsis betrachtet, auch wenn sie sich bei Sonnenbrand und ähnlichem durchaus als wirksam erwiesen haben. Gegen Erkrankungen, die vom gesamten Zustand und Alter des Körpers bedingt sind, können sie jedoch herzlich wenig ausrichten.

Vom Tonus (Spannungszustand) der Haut und ihrer Farbe erfahren homöopathische Fachkräfte bereits sehr viel über das Individuum.

Ganz allgemein gesagt: Zucker, Kohlenhydrate aus raffinierten Industrieprodukten, Schokolade, Tee, Kaffee, Alkohol, scharfe Gewürze, parfümierte Kosmetika tragen nicht gerade zur Hautgesundheit bei; Verstopfung und Bewegungsmangel verlangsamen den Stoffwechsel und die Ausscheidung von Schadstoffen.

Um die Hautfeuchtigkeit zu erhalten, ist es besser, biologisch angebautes, kaltgepreßtes Olivenöl oder aber Calendula-Creme zu benutzen; im Gesicht sollte beides nur sparsam verwendet werden. Übermäßiges Waschen trocknet die Haut aus; sehr günstig ist jedoch Hautbürsten mit einem trockenen Luffa-Schwamm oder einer Hautbürste, weil dabei alle abgestorbenen Zellen entfernt und die Blut- und Lymphgefäße sanft massiert werden; das beschleunigt die Ausscheidung schädlicher Stoffe.

Gegen Badeöle ist grundsätzlich wenig einzuwenden, auch wenn die meisten eher das Wasser fetten als die Haut. Wasserlösliche Badezusätze sind besser. Versuchen Sie es einmal mit Hafergrütze, die Sie in ein Baumwollsäckchen geben und unter den warmen Wasserstrahl halten, während Sie die Badewanne vollaufen lassen. Nach dem Baden oder Duschen sollten Sie eine gute Feuchtigkeitscreme in die Haut einmassieren.

Haut- und Nagelprobleme von A bis Z

Akne

Das sind Pickel und Mitesser im Gesicht, am Hals und Décolleté oder am Rücken, meist verursacht von den hormonellen Schwankungen, welche die Talgproduktion und das Zellwachstum in der Epidermis erhöhen. Wenn abgestorbene Hautzellen und fettiger Talg die Talgdrüsen verstopfen, können sie sich entzünden; dann entstehen erhabene rote Flecken oder eitergefüllte Pickel in der Haut. In der Pubertät leiden Jungen oft noch stärker an Akne als Mädchen; meist klärt sich die Haut jedoch bis etwa zum 20. Lebensjahr. Bleibende Narben sind relativ selten. In manchen Fällen verschlimmert sich die Akne, wenn man Schokolade, Käse, Nüsse, Cola- und andere Sprudelgetränke oder sogenanntes Fast Food (Junk Food) zu sich nimmt. Auch Streß, Cortisonbehandlungen, die Antibabypille und Antiepileptika können eine gewisse Rolle spielen. Bei schwerer Akne kann der Arzt antiseptische Lotionen verordnen, mit denen sich die obere Hautschicht abschälen läßt, oder es werden Antibiotika (Tetrazykline), Hormonpräparate oder Vitamin-A-haltige Medikamente verschrieben.

Sonnenlicht, Vitamin A sowie B6 und Zink wirken sich bei Akne meist günstig aus (doch Vorsicht: Zink kann die Absorption einiger schulmedizinisch verschriebener Mittel beeinträchtigen). Vermeiden Sie weitgehend Kohlenhydrate sowie zusätzliche Jodaufnahme (auch in Fisch und Algenpräparaten sowie manchen Hustensäften). Machen Sie einen Monat lang eine Leberdiät; sie könnte Ihnen helfen. (Achten Sie auf etwaige Unterzuckerung.) Waschen Sie die aknebefallenen Hautgebiete zweimal täglich mit einer speziellen Waschlotion; dabei entfernen Sie überschüssiges Fett und abgestorbene Zellen. Leichte antiseptische Lotionen, wie sie in Drogerien verkauft werden, sollten Sie hingegen nur selten benutzen, denn sie können die Haut noch empfindlicher machen.

Weiße Talgpfröpfchen auf den Pickeln können manchmal durch Aufweichen in warmem Wasser(dampf) und/oder durch sanftes Massieren bzw. Herausdrücken mit taschentuchumwickelten Fingern entfernt werden. Sitzen sie hingegen tief, können sie von einer guten Kosmetikerin mit dem sogenannten Komedonenquetscher oder der Elektro-Diathermie-Nadel entfernt werden.

Das Aussehen einer aknebefallenen Haut macht den Betroffenen oft große Probleme, und nicht immer ist es angebracht oder möglich, die Pickel mit Make-up oder Spezial-Abdeckstiften zu überdecken. Diese verschlimmern die Akne nämlich oftmals noch, vor allem wenn es sich um eitrige Pusteln handelt: Dabei verklebt die Schminke, und Bakterien können sich in ihr einnisten und ausbreiten. Widerstehen Sie auf jeden Fall der Versuchung, an den Pickeln und Pusteln herumzudrücken – Sie riskieren dabei nur, daß weitere Pickel und Narben entstehen.

Falls sich Aknenarben gebildet haben, möchten Sie sie vielleicht in einem guten Kosmetikinstitut behandeln lassen. Dort wird die Haut mit Spezialpräparaten und Wasserdampf aufgeweicht, die Haut massiert (das verbessert Stoffwechsel und Durchblutung), eine Peeling-Maske aufgetragen, die das Zellwachstum stimuliert, und schließlich ein besonderes, gut abdeckendes Make-up aufgetragen (Camouflage). In besonders schweren Fällen wird ein Hautarzt auch zu einer Dermabrasio – dem chirurgischen oder chemischen Abschleifen der oberen Hautschicht – raten. Beide Methoden sind jedoch nicht risikolos; vor allem eine chemische Abrasio kann unter Umständen Haut, Nieren und Leber schädigen.

Wenn die ganze Haut spannt und wehtut, sollten Sie es einmal mit einer heißen – oder auch kalten – Kompresse versuchen; das lindert die Schmerzen und verbessert die Durchblutung. Auch bei aufgesprungener Haut, der es offensichtlich nicht gut geht, sollten Sie immer nur sanft wirksame Produkte verwenden: Starke, womöglich ätzende Substanzen können Ihr Akne-Problem nur verschlimmern. Wird die Haut von innen zu stark ausgetrocknet, bilden sich noch mehr Hornzellen darauf, und die Haarfollikel und Talgdrüsen verstopfen. Wenn dann außerdem noch die Talgdrüsen zu stark arbeiten, gelangt zu viel Fett auf die Haut; die Pickel können nie richtig abheilen, die Akne geht wieder von vorne los und es entsteht ein nicht enden wollender Kreislauf.

In der Homöopathie wird Akne als Symptom eines grundlegenden Ungleichgewichts angesehen, das konstitutionell behandelt werden sollte. Doch auch die nachfolgend angegebenen Mittel können sehr nützlich sein.

Homöopathische Behandlung

Lesen Sie die folgenden Kurz-Arzneimittelbilder sorgfältig durch. Falls Sie hier bereits ein Mittel finden, das Ihnen am passendsten erscheint, vergleichen Sie es mit dem entsprechenden ausführlichen Arzneimittelbild im Anhang (ab S. 354), falls es dort aufgeführt ist, um zu sehen, ob es auch allgemein zu Ihnen paßt. Nehmen Sie das Mittel in der Potenz C6 dreimal täglich, maximal 14 Tage lang. Falls Sie sich über das passende Mittel noch nicht im klaren sind, fertigen Sie eine Tabelle an (siehe S. 34 f.): Schreiben Sie diejenigen Mittel der Kurz-Arzneimittelbilder, die in Frage kommen – oder alle, falls Sie sich nicht entscheiden können –, nebeneinander in eine Querspalte. Dann suchen Sie aus der Arzneisuchtabelle für Haut- und Nägelprobleme die Symptome heraus, die auf Sie zutreffen, und schreiben sie untereinander in die Längsspalte. Es müssen mindestens sechs Symptome sein. Nun machen Sie jeweils einen Strich in Ihrer Tabelle, wenn eines der Mittel in Ihrer Querspalte unter dem Symptom Ihrer Längsspalte aufgeführt ist. Das Mittel, das am Ende die meisten Striche hat, ist das Mittel Ihrer Wahl. Nehmen Sie das Mittel in der Potenz C6 dreimal täglich, maximal 14 Tage lang. Falls Sie immer noch nicht fündig geworden sind, lesen Sie noch einmal die Seiten 32 bis 36.

Kurz-Arzneimittelbilder

■ Calcium carbonicum

Pickel; Akne auf den Wangen, die sich prämenstruell, bei Wärme oder nach dem Genuß von Alkohol verschlimmert; Mitesser im Gesicht, auf der Nase; Pickel auf dem Décolleté; Eiterpickel im Gesicht; Akne, die auf den Wangen stärker und im Winter schlimmer ist; rote, juckende Beulen im Gesicht; aufgesprungene, spröde Lippen; blasse, kränklich-gelbe Gesichtsfarbe; Ausschlag und Geschwüre in den Mundwinkeln (Aphthen); verkrustete Hautunreinheiten; Ekzeme und Entzündungen im Gesicht; Jucken und Schwitzen im verschwollenen Gesicht.

Allgemeine Modalitäten: Schwächegefühl; Hitzewallungen; geschwollene Fußknöchel.

■ Lycopodium
Akne auf den Wangen, die sich prämenstruell, bei Wärme, bei Kälte und nach Genuß von Alkohol verschlimmert; Pickel im Gesicht, die bei Streß und im Winter schlimmer werden; rote Beulen nach Genuß von Schokolade; Augenumgebung und Lippen bläulich verfärbt; Gesicht blaß, rötlich oder gelblich verfärbt; nässende Ekzeme im Gesicht; wunde Stellen um den Mund; Sommersprossen; Entzündungen der Gesichtshaut; Jucken und Schwitzen im verschwollenen Gesicht.
Allgemeine Modalitäten: Fußknöchel geschwollen.

■ Sulfur
Langdauernde Akne, die sich prämenstruell, bei Wärme und nach Genuß von Alkohol verschlimmert; Akne auf der Nase; Mitesser im Gesicht, auf der Nase; Eiterpickel, die sich bei Streß noch verschlimmern; stark schmerzende, juckende Flecken; Akne, die sich in der Rekonvaleszenzzeit nach einer Erkrankung verschlimmert; aufgesprungene, spröde Lippen; Gesicht blaß oder rötlich verfärbt; rote Pickel; ungewöhnlich rote, trockene Lippen; Geschwüre (Aphthen) um den Mund; Sommersprossen; Jucken im Kinnbereich; schmerzender Hautausschlag am Kinn; geschwollene Oberlippe; Hitzewallungen im Gesicht, dazu Erschauern; alle Symptome verschlimmern sich nach dem Waschen.
Allgemeine Modalitäten: Hitzewallungen.

■ Sepia
Akne auf den Wangen, die sich prämenstruell und bei Kälte verschlimmert; Mitesser im Gesicht; Pusteln auf dem Rücken; Akne, die sich bei Streß verschlimmert, auf den Wangen stärker ist als anderswo, mit Unfruchtbarkeit einhergeht; juckende Flecken, die sich nach der Menstruation verschlimmern; aufgesprungene Unterlippe; erdige, blasse, gelbliche Gesichtsfarbe; Hautausschläge um Lippen, Mund und Nase; Akne auf der Stirn; Gesichtsherpes; Bläschen im Gesicht; gelber „Sattel" auf der Nasenbrücke; geschwollene Lippen.
Allgemeine Modalitäten: Hitzewallungen.

■ Lachesis
Akne auf den Wangen, die sich prämenstruell, bei Wärme und nach Genuß von Alkohol verschlimmert; Pusteln auf dem Rücken; Eiterpickel auf dem Décolleté; Neigung zu Narbenbildung, vor allem während und nach der Menstruation.
Allgemeine Modalitäten: Hitzewallungen; Fußknöchel geschwollen.

■ Silicea
Akne auf den Wangen, bei Kälte und nach Genuß von Alkohol verschlimmert; Mitesser im Gesicht; schmerzhafte Pusteln auf dem Rücken; Pusteln auf dem Décolleté; Neigung zu Narbenbildung; Akne verschlimmert sich in der Rekonvaleszenzzeit nach einer Erkrankung.

■ Natrium muriaticum
Akne auf den Wangen, die sich prämenstruell, bei Wärme und nach Alkoholgenuß verschlimmert; Mitesser im Gesicht, bei Streß schlimmer; Eiterpickel auf dem Rücken, dazu Unfruchtbarkeit; juckende Flecken; fettige Gesichtshaut.

■ Phosphorus
Akne, die sich bei Wärme, Kälte und nach Alkoholgenuß verschlimmert; Pusteln auf der Nase.
Allgemeine Modalitäten: Hitzewallungen; Fußknöchel geschwollen.

■ Causticum
Pusteln im Gesicht; Eiterpickel im Gesicht; Akne auf Wangen und Nase, die sich bei Kälte und nach Alkoholgenuß verschlimmert.
Allgemeine Modalitäten: Schmerzen im Kieferbereich; Hitzewallungen.

■ Graphites
Akne verschlimmert sich bei warmem und kaltem Wetter; Mitesser auf Gesicht und Nase; Eiterpickel auf dem Décolleté; Pusteln oder Pickel im Gesicht; Neigung zu Narbenbildung, vor allem nach der Menstruation.
Allgemeine Modalitäten: unregelmäßige Menstruationsblutungen; Fußknöchel geschwollen.

■ Kalium carbonicum
Akne, die sich prämenstruell und bei kaltem Wetter verschlimmert; Eiterpickel auf Décolleté, Rücken und Gesicht, die sich bei Streß und im Winter verschlimmern; rote Beulen im Gesicht.

■ Mercurius solubilis Hahnemanni
Pusteln im Gesicht, die sich bei Wärme und nach Alkoholgenuß verschlimmern; Eiterpickel im Gesicht, schlimmer bei Streß; fettige Haut.
Allgemeine Modalitäten: Fußknöchel geschwollen.

■ Acidum nitricum
Eiterpickel im Gesicht, schlimmer bei Kälte; Mitesser auf Gesicht und Nase; Eiterpickel im Gesicht, schlimmer bei Streß; Neigung zu Narbenbildung.

■ Belladonna
Pusteln im Gesicht; Akne auf den Wangen, die sich bei Wärme und nach Alkoholgenuß verschlimmert; Mitesser im Gesicht; schmerzende Flecken.

■ Hepar sulfuris
Große, beulenähnliche Pusteln auf der Nase, im Gesicht, auf dem Décolleté, die sich bei Kälte verschlimmern; Mitesser im Gesicht; Eiterpickel auf dem Décolleté, verschlimmert durch Schlafmangel; Eiterpickel im Gesicht; Pickel und Flecken, die sehr wehtun, auch bei leichter Berührung, und sich im Winter verschlimmern.
Allgemeine Modalitäten: Haarausfall; Hämorrhoiden; Erschöpfung; geschwollene Fußknöchel; großer Zorn; gewaltiger Hunger.

■ Pulsatilla
Akne, die sich prämenstruell, bei Wärme, Kälte und nach Alkoholgenuß verschlimmert; Eiterpickel auf dem Rücken, schlimmer im Winter sowie nach Schokoladegenuß und fettem Essen.
Allgemeine Modalitäten: Unfruchtbarkeit; unregelmäßige Menstruationsblutungen; Hämorrhoiden; Erschöpfung; Händezittern; Hitzewallungen; geschwollene Fußknöchel.

■ Rhus toxicodendron
Akne auf den Wangen, die sich bei kaltem Wetter sowie auch nach Alkoholgenuß verschlimmert; Eiterpickel und Pusteln auf dem Décolleté; Eiterpickel im Gesicht, die sich bei Streß und im Winter verschlimmern; juckende Flecken; fettige Haut.
Allgemeine Modalitäten: Hämorrhoiden; Erschöpfung; Hitzewallungen; geschwollene Knöchel.

■ Psorinum
Akne, die sich bei Kälte und auch beim Herumdrücken daran verschlimmert; Pusteln auf Kinn und Décolleté; Eiterpickel im Gesicht, schlimmer bei Streß und im Winter; fettige Gesichtshaut.
Allgemeine Modalitäten: Hämorrhoiden; Erschöpfung; Händezittern; Hitzewallungen; Fußknöchel geschwollen.

■ Carbo vegetabilis
Pusteln im Gesicht, die sich prämenstruell, bei Kälte, nach Alkoholgenuß verschlimmern; Mitesser im Gesicht; Eiterpickel im Gesicht, die sich bei Streß und im Winter verschlimmern, bei warmem, feuchtem Wetter bessern; Haarausfall.
Allgemeine Modalitäten: Hämorrhoiden; Erschöpfung; Hitzewallungen.

■ Conium
Pusteln im Gesicht, die sich prämenstruell, bei Kälte, nach Alkoholgenuß und bei Schlafmangel verschlimmern; Eiterpickel im Gesicht, die sich bei Streß und im Winter verschlimmern.
Allgemeine Modalitäten: Unfruchtbarkeit; dumpfer, ziehender Schmerz im Unterleib, schlimmer nach der Menstruation; Haarausfall; Schwächegefühl; Erschöpfung; Händezittern.

■ Antimonium crudum
Pusteln im Gesicht; Akne auf dem Décolleté, die sich bei warmem und kaltem Wetter sowie nach Alkoholgenuß verschlimmert; Eiterpickel auf dem Décolleté; Eiterpickel im Gesicht, durch Streß verschlimmert; juckende Hautausschläge.
Allgemeine Modalitäten: Haarausfall; Hämorrhoiden; Schwächegefühl; Erschöpfung; Händezittern.

■ Aurum metallicum
Pusteln im Gesicht, die sich bei kaltem Wetter sowie bei Übermüdung verschlimmern; Eiterpickel im Gesicht, die sich bei Streß, im Winter und bei Vorliegen von Unfruchtbarkeit verschlimmern.
Allgemeine Modalitäten: Haarausfall; Schwächegefühl.

■ Arsenicum album
Pusteln im Gesicht, die sich bei Kälte und nach Alkoholgenuß verschlimmern; Mitesser im Gesicht; Eiterpickel und Pusteln auf dem Décolleté, schlimmer im Winter; Fußknöchel geschwollen.

■ Kalium bromatum C6
Juckende Flecken, unruhig zuckende Füße, unruhiger Schlaf, unangenehme Träume.

■ Antimonium tartaricum C6
Wenn vor allem Eiterpickel bestehen.

■ Calcium sulfuricum C6
Rote Pickel ohne Eiterkopf und auch ohne nässende Pusteln, auf denen sich gelbe Krusten bilden, die nur langsam heilen.

Arzneisuchtabelle für Akne

generalisierte Akne
Aurum metallicum Calcium silicatum Carbo vegetabilis Carboneum sulfuratum Causticum Hepar sulfuris Kalium bromatum Nux vomica Sepia Silicea

Mitesser
Acidum nitricum Arsenicum album Belladonna Bryonia Calcium carbonicum Carbo vegetabilis Carboneum sulfuratum Graphites Hepar sulfuris Natrium arsenicum Natrium carbonicum Natrium muriaticum Sabadilla Selenium Sepia Silicea Sulfur Tuberculinum

Mitesser, die sich geschwürig verändern
Selenium Tuberculinum

Mitesser auf dem Kinn
Tuberculinum

rote Flecken oder Beulen
Acidum picrinicum Calcium carbonicum Crotalus Gelsemium Kalium carbonicum Kalium jodatum Lycopodium Petroleum

Eiterpickel
Acidum nitricum Calcium carbonicum Carboneum sulfuratum Causticum Graphites Kalium carbonicum Kreosotum Lycopodium Mercurius solubilis Hahnemanni Natrium muriaticum Nux vomica Sulfur

Pusteln
Antimonium tartaricum Aurum metallicum Belladonna Cicuta Tuberculinum

Eiter tritt aus
Antimonium crudum Cicuta Psorinum Rhus toxicodendron

fettige Gesichtshaut
Barium carbonicum Bryonia China Magnesium carbonicum Mercurius solubilis Hahnemanni Natrium muriaticum Plumbum Psorinum Rhus toxicodendron Selenium Tuberculinum

Bildung verhärteten Narbengewebes
Graphites

Absonderung von fettigem Schweiß
Bryonia China Magnesium carbonicum Mercurius solubilis Hahnemanni Stramonium Thuja

Aufgesprungene Haut

Aus nicht ganz geklärten, meist „konstitutionell" genannten Gründen, haben manche Frauen häufig unter aufgesprungenen Lippen, Händen und Fingerspitzen usw. zu leiden. Tragen Sie Calendula-Salbe auf die betroffenen Hautpartien auf. Auch Vitamine des B-Komplexes, Vitamin A, Vitamin C, Zink und essentielle Fettsäuren sollten zur Heilung beitragen. Sollten die nachstehend angegebenen Mittel nicht helfen, ist eine homöopathische Konstitutionsbehandlung für Sie empfehlenswert.

Nehmen Sie das Mittel Ihrer Wahl dreimal täglich maximal zwei Wochen lang ein.

■ Petroleum C6
Risse in den Mundwinkeln; die Haut ist rauh und gerötet.

■ Sulfur C6
Fissuren in Hautfalten, vor allem, wenn noch Pilzinfektionen an Hautstellen hinzukommen, die normalerweise warm- und feuchtgehalten werden; Haut schmutziggrau, starker Juckreiz, Symptome durch Waschen verschlimmert.

■ Graphites C6
Risse und Fissuren um die Nasenlöcher, auf den Lippen, hinter den Ohren, auf den Brustwarzen oder an den Fingerspitzen.

■ Calcium carbonicum C6
Hautrisse im Winter verschlimmert; dazu Übergewicht, Frösteln und starkes Schwitzen.

■ Silicea C6
Risse an den Händen werden bei Kälte tiefer und heilen langsam; verschwitzte Hände und Füße.

Beulen und Karbunkel

Meist entstehen sie infolge von Infektionen an den Haarfollikeln, die von Staphylokokken hervorgerufen wurden (denselben Bakterien, die auch für zahlreiche Lebensmittelvergiftungen verantwortlich sind). Ein Karbunkel ist eine besonders große Beule oder eine nahe beieinander entstandene Gruppe solcher Beulen, die meist etwas tiefer in der Dermis sitzen als normale Pickel. Wenn dann die weißen Blutzellen die Bakterien attackieren, bildet sich dicker weißlicher oder gelber Eiter darin; der Karbunkel oder die Beule schwillt an, tut weh und bekommt einen „Eiterkopf". Dieser bricht entweder nach ein bis zwei Tagen auf, oder er bildet sich von selbst zurück und heilt ab. Immer wiederkehrende Beulen und Karbunkel können ein Warnzeichen für Diabetes (Zuckerkrankheit) sein.

Bei den ersten Anzeichen einer Hautentzündung die betroffene Partie mit Hypericum- und Calendula-Lösung waschen bzw. baden (jeweils fünf Tropfen Urtinktur auf je 1/4 Liter abgekochtes, kühlgestelltes Wasser). Ein Baumwolltupfer, der in heißes Salzwasser getaucht und dann alle paar Stunden auf die Beule gelegt wird, lindert den Schmerz (einen Teelöffel Salz in 1/4 Liter heißem Wasser verrühren). Drücken Sie niemals an einer Beule oder einem Karbunkel herum. Wenn er aufbricht, lassen Sie ihn von selbst austrocknen. Nicht mit der Hand an Beule oder Karbunkel und dann an Nahrungsmittel fassen!

Die schulmedizinische Behandlung besteht zumeist darin, eine Zugsalbe oder Antibiotika zu verschreiben und gegebenenfalls die Beule zu drainieren. Homöopathisch wird eine Konstitutionsbehandlung empfohlen; die nachstehend angegebenen Mittel können jedoch Schmerzen und Schwellungen lindern.

Nehmen Sie das Mittel Ihrer Wahl stündlich bis zu maximal zehn Dosen.

■ Belladonna C30
Beule oder Karbunkel im Frühstadium, Haut ist stark gerötet und sehr druckempfindlich.

■ Hepar sulfuris C6
Falls Beule leicht näßt und sehr berührungsempfindlich ist, oder auch als Mittel, den Eiter herauszuziehen.

■ Silicea C6
Um eine eben geborstene Beule zu säubern, oder zum Abheilen eines Karbunkels, der sich langsam entwickelte und langsam vergeht.

■ Anthracinum C6
Haut über der Beule bläulich verfärbt, mit Bläschen bedeckt, sieht sehr böse aus, hat schwarzes Zentrum.

■ Arsenicum album C6
Haut über der Beule brennendheiß; mit heißen Packungen wird alles nur noch schlimmer.

■ Schwarzpulver C6
Beule näßt, verursacht aber wenig Schmerzen.

Bluterguß unterm Nagel
Blutergüsse unterm Nagel tun oft sehr weh, weil das Blut nur schlecht abfließen bzw. aufgesogen werden kann. Meist entstehen sie dadurch, daß man sich die Finger einklemmt oder die Nägel einen Schlag oder Stoß abbekommen. Der Nagel wird rasch schwarz, während sich das Blut unter ihm sammelt; der einzige Weg, den Schmerz zu lindern, besteht darin, den Nagel etwas anzuheben, so daß der Druck nachläßt. Ein Arzt macht das mit einer Lanzette; ist ärztliche Hilfe jedoch fern, können Sie diese kleine Notfalloperation auch selbst vornehmen: Halten Sie eine dickere Nadel oder eine geradegebogene Büroklammer so lange in eine Feuerzeug- oder Streichholzflamme, bis das Ende glühendrot ist, und stechen Sie dann von oben ins Zentrum des Blutergusses, bis Blut aus der „Bohrung" austritt. Danach nehmen Sie sofort *Arnica C30* ein, und zwar stündlich bis zu maximal zehn Dosen.

Chloasma
Diese dunkler pigmentierten Stellen, vor allem auf den Wangen, werden auch Schwangerschaftsflecken genannt, weil sie während der Schwangerschaft oder Antibabypillen-Einnahme auftreten können. Hat sich das hormonelle Gleichgewicht nach der Entbindung bzw. dem Absetzen der Pille wieder eingependelt, verschwinden sie meistens. Störende Chloasmen verblassen rascher, wenn Sie sich in einem guten Kosmetikinstitut einer Schälkur unterziehen, bei der die obere Hautschicht „abgezogen" wird. Anschließend bekommen Sie eine Gesichtsmassage und Ratschläge mit auf den Weg, welche Cremes Sie benutzen können. Manchmal müssen Sie sich mehrmals behandeln lassen, doch im allgemeinen ist die Schälkur recht erfolgreich. Nehmen Sie zusätzlich Vitamin C und E ein.
Als homöopathisches Mittel empfiehlt sich hier *Sepia C6*, alle zwölf Stunden einzunehmen, maximal zwei Wochen lang. Sollte dies innerhalb eines Monats keinen Erfolg zeitigen, konsultieren Sie Ihre homöopathische Fachkraft.

Eingewachsene Zehennägel
Gewöhnlich sind zu eng sitzende Schuhe schuld daran, oder aber Sie haben die Nägel an den Seiten rundgeschnitten, statt sie gerade wachsen zu lassen. Manchmal weisen eingewachsene Nägel auch auf eine Störung im Nagelbett hin. Wenn die Nagelseiten unter die Haut wachsen, entzündet sich das Gewebe und tut ziemlich weh. Meist ist dann eine kleine orthopädische Operation fällig. Im Frühstadium können Sie sich auch folgendermaßen behelfen: Baden Sie die Zehen so lange in einer Hypericum- und/oder Calendula-Lösung (je fünf Tropfen der Urtinktur auf 1/4 Liter abgekochtes warmes Wasser), bis Nägel und Haut aufgeweicht sind; schieben Sie dann ein kleines Stückchen Stoff zwischen den Seitenrand des Nagels und die darunterliegende Haut und ziehen Sie es auch vorn über den Nagel bis zum Nagelbett; anschließend sollten Sie Strümpfe anziehen. Sollte sich ein Nagel entzünden, nehmen Sie die unter Nagelwallentzündung (siehe unten) beschriebenen Mittel ein.

Nehmen Sie das Mittel Ihrer Wahl alle zwölf Stunden maximal einen Monat lang ein. Wenn sich bis dahin nichts gebessert hat, gehen Sie zum Hautarzt.

■ Magnetis polis australis C6
Zur Stärkung von Nägeln, die immer wieder einwachsen.

■ Thuja C6
Falls die Nägel sehr brüchig sind.

Ekzeme und Dermatitis
Ekzeme sind örtlich begrenzte Entzündungsherde der Haut, begleitet von Juckreiz, Hautrötung, Nässen, Blasenbildung und Bluten (wenn daran herumgekratzt wird).

Allergische Kontaktekzeme. Sie entstehen meist aufgrund von Allergien gegen Pflanzen, bestimmte Stoffe oder Metalle und gehen oft mit Asthma, Heuschnupfen und allergischer Rhinitis einher. Zehn-, wenn nicht Hunderttausende von Substanzen können Kontaktekzeme auslösen. Zu den häufigsten gehören: Nickel (zum Beispiel in Knöpfen, Gürtelschnallen, Schmuck), Chromat (in nassem Zement) und Kunstharze (etwa in Lacken, Farben und Klebemitteln).

Bei Kosmetika sind es normalerweise die Duftstoffe, Konservierungsmittel und Biozide, die Kontaktekzeme verursachen. Auch die Farbstoffe und Antioxidanzien in Lippenstiften können schuld daran sein. Durch Nagellackhärter entstehen oft Ekzeme an den Augenlidern, im Gesicht und am Hals, selten jedoch an den Händen, und auch Haartönungsmittel rufen häufig Ekzeme an unbehaarten Körperstellen wie dem Gesicht, den Ohren oder den Lidern hervor, statt auf der Kopfhaut, wo sie doch aufgetragen werden.
Sollte das Ekzem entzündet sein oder Blasen schlagen, sollten Sie es einmal mit einem Bad versuchen, dem Sie Natriumkarbonat zugesetzt haben. Die Hautregion um das Kontaktekzem herum können Sie vorsichtig mit Ölen der Aromatherapie massieren, speziell mit Fenchel, Kamille, Geranie, Sandelholz, Ysop, Wacholder oder Lavendel (jeweils in maximal zweiprozentiger Lösung). Ist das Ekzem hingegen trocken, nehmen Sie am besten Calendula-Öl als Trägersubstanz für die Öle der Aromatherapie und massieren es morgens und abends vorsichtig ein.

Nichtallergisches Kontaktekzem. Unter solchen Hautveränderungen – etwa dem Waschmittelekzem – leiden viele Hausfrauen, Putzhilfen, Friseure, Krankenschwestern, Mechaniker, also viele Menschen, die täglich mit Haushaltsreinigern, Geschirrspülmitteln, Shampoos, Fettlösern und ähnlichen Stoffen zu tun haben, die die Abwehrfunktion der Epidermis immer neu schwächen, zum Beispiel Detergenzien. Die Hände werden dann rauh, rot, schuppig, wund und jucken, vor allem an den Knöcheln. Nichtallergische Ekzeme verschwinden, wenn der Kontakt zu den Auslösesubstanzen aufhört. Sie können aber auch allergischen Ekzemen den Boden bereiten.

Diskodes (nummuläres) Ekzem. So nennt man in der Medizin Ekzeme, die auf Armen oder Beinen als runde, scharf umgrenzte, rote, juckende Stellen erscheinen; später schuppt sich die Haut, wirft Bläschen und näßt, bevor sie verkrustet. Solche Ekzeme, deren Ursache unbekannt ist, können monatelang bestehen bleiben. Sie sind allerdings recht selten.

Blasenekzem. Dabei entstehen juckende, nässende Blasen auf den Handflächen oder Fußsohlen, wahrscheinlich aufgrund von Streß oder Mangelernährung. Sie sind relativ selten und verschwinden meist innerhalb von zwei oder drei Wochen wieder.

Seborrhoisches Ekzem. Hier scheinen Erbfaktoren eine Rolle zu spielen, Allergien hingegen nicht. Solche Ekzeme entstehen vorzugsweise in den Lachfalten um die Nase und den Mund, in der Bartregion, am Haaransatz, auf der Kopfhaut, am Brustkorb, manchmal auch in den Achselhöhlen, der Lendenregion oder unter bzw. zwischen den Brüsten.

Reizstoffe, die bekanntermaßen Ekzeme auslösen, sollten möglichst gemieden werden. Bei Haus- und Gartenarbeiten, beim Waschen usw. stets Gummihandschuhe tragen. Sollten Sie gegen Gummi allergisch sein, ziehen Sie darunter Baumwollhandschuhe an oder benutzen Sie Plastikhandschuhe. Trocknen Sie die Hände nach dem Waschen immer sorgfältig ab, und benutzen Sie Calendula-Salbe als Feuchtigkeitscreme. Sollten Sie immer auf Streß hin Ekzeme bekommen, können Ihnen Bewegung an frischer Luft, Entspannungstechniken oder eine einfache Meditationsform helfen, ebenso ein Urlaub in der Sonne (die ultravioletten Strahlen haben oft heilende Wirkung). Versuchen Sie es auch einmal mit Haferschleimbädern oder damit, das Öl der Nachtkerze auf die nichtbefallenen Hautpartien aufzutragen. Nehmen Sie zusätzlich Vitamin B, Vitamin C sowie Zinkpräparate ein, und schlucken Sie gelegentlich eine Kapsel Sonnenblumenöl. Auch eine Leberdiät, einen Monat lang durchgeführt, kann hilfreich sein.
Schulmedizinisch werden meist cortisonhaltige, entzündungshemmende Salben verschrieben, falls nötig auch Antihistamine gegen den Juckreiz und Antibiotika gegen die Infektion. Solche Mittel sollten jedoch unseres Erachtens so sparsam wie nur irgend möglich eingesetzt werden, etwa wenn das Ekzem so schlimm ist, daß man nachts vor Juckreiz nicht schlafen kann: Der Streß, der daraus erwächst, kann das Hautleiden noch verschlimmern.
Die beste homöopathische Behandlung wäre eine Konstitutionstherapie. Sie können es aber auch mit folgenden Mitteln versuchen, falls Sie erst noch nach einer guten homöopathischen Fachkraft suchen müssen und/oder das Ekzem stark juckt.

Nehmen Sie das Mittel Ihrer Wahl viermal täglich maximal zwei Wochen lang ein.

■ Graphites C6
Das Ekzem betrifft hauptsächlich die Handflächen und die Stellen hinter den Ohren; Austreten honigähnlichen Sekrets.

■ Sulfur C6
Haut rot, trocken, rauh, juckend; Symptome werden durch Hitze sowie Waschen verschlimmert; vor allem, wenn Durchfall besteht, der frühmorgens schlimmer wird.

■ Petroleum C6
Befallene Haut ist spröde und platzt leicht auf.

■ Rhus toxicodendron C6
Bläschen jucken nachts oder bei feuchtem Wetter mehr als sonst, weniger hingegen bei Wärme.

■ Alumina C6
Trockene Haut, Juckreiz, dazu Verstopfung.

■ Hepar sulfuris C6
Haut sehr empfindlich, leicht infiziert, fühlt sich generell kalt an; Symptome verschlimmern sich bei Kälte.

■ Arsenicum album C6
Trockene, brennende Haut, verschlimmert durch kalte Anwendungen.

■ Psorinum C6
Haut stark gereizt, sieht schmutzig aus, entzündet sich leicht; allgemeines Frösteln.

Frieselausschlag (Sudamina)
Das ist ein akuter juckender Hautausschlag, der meist hellhäutige und hellhaarige Menschen in subtropischen und tropischen Regionen befällt (dunkelhäutige bekommen ihn nie). Er hängt mit der feuchten Hitze zusammen, dem Tragen ungeeigneter Kleidung, Übergewicht, zu häufigem Waschen mit hautreizender Seife und der konstitutionsbedingten Neigung, zu viel Talg zu produzieren. Wenn sich die Schweißdrüsen mit Talg verstopfen und entzünden, tritt das typische Jucken und Prickeln („Frieseln") auf; unter Umständen besteht die Gefahr, einen Hitzschlag zu bekommen.
Duschen oder baden Sie nicht heiß, sondern nur lauwarm oder kühl; seifen Sie sich nur einmal am Tag ein, und versuchen Sie, eine wenn auch leichte, doch schützende Sonnenbräune zu erlangen. Vermeiden Sie heiße Getränke, scharfgewürzte Speisen sowie Fleischextrakt, und nehmen Sie mehr Vitamin C zu sich. Versuchen Sie, die betroffenen Hautpartien in verdünntem Sodawasser zu baden. Trinken Sie viel Kokosmilch, vor allem in den Tropen.
Als homöopathisches Mittel empfiehlt sich *Apis C30*, alle zwei Stunden einzunehmen, sobald der prickelnde Juckreiz beginnt, bis zu zehn Dosen; wenn nötig, danach noch täglich eine Dosis einnehmen, jedoch nicht mehr.
In schweren Fällen sollte eine homöopathische Konstitutionsbehandlung eingeleitet werden.

Frostbeulen
Extreme Kältereaktion; oberflächliche Blutgefäße ziehen sich dabei sehr stark zusammen, so daß die Haut weiß und taub wird; anschließend rötet sie sich, schwillt an und juckt; manchmal platzt sie auch auf. Frostbeulen entstehen zumeist an Händen und Füßen, den am weitesten „außen" gelegenen Teilen des Körpers. Je länger oder häufiger man Kälte und Feuchtigkeit ausgesetzt wird, desto schlimmer werden sie.
Halten Sie die betroffenen Hautpartien bei kaltem Wetter so warm und trocken wie nur möglich. Sollte die Haut aufplatzen, bestreichen Sie sie mit Calendula-Salbe, ansonsten mit Salbe auf Tamusgrundlage (erhältlich in guten Drogerien oder homöopathischen Apotheken). Auf keinen Fall sollten Sie an Frostbeulen kratzen.
Wenn die nachstehend genannten Mittel nicht nützen sollten, suchen Sie am besten Ihre homöopathische Fachkraft auf.

Nehmen Sie das Mittel Ihrer Wahl alle halbe Stunde bis zu maximal sechs Dosen ein.

■ Agaricus C6
Frostbeulen, die brennen und jucken; Haut ist rot und geschwollen; kalte Anwendungen helfen nicht.

■ Calcium carbonicum C6
Frostbeulen werden bei kaltem Wetter schlimmer; dazu Frösteln, Neigung zu Kopfschweiß und Übergewicht.

■ Pulsatilla C6
Frostbeulen tun bei herabhängenden Gliedmaßen besonders weh; Venen sind geschwollen; Wärme macht alles noch schlimmer.

■ Petroleum C6
Frostbeulen brennen und jucken; Haut näßt; Feuchtigkeit verschlimmert Symptome; Neigung zu rauher, aufgesprungener Haut.

Herpes

Er entsteht durch eine Infektion mit dem extrem ansteckenden Herpes-simplex-Virus, das ebenso Hornhautgeschwüre und Genitalherpes verursachen kann. Nach dem Berühren von Herpes-Bläschen im Gesicht dürfen Sie also keinesfalls mit den Augen oder den Genitalien in Berührung kommen stets gründlich die Hände waschen! In den ersten Infektionsstadien bilden sich oft Bläschen, später Geschwüre im Mund oder im Gesicht; die Gaumen schwellen an und röten sich, die Zunge fühlt sich pelzig an, Sie haben vielleicht etwas Fieber und fühlen sich insgesamt ziemlich mies. Meist verschwinden diese Symptome nach ein paar Tagen wieder. Die Viren gehen jedoch nicht zugrunde, sondern bleiben in den Zellen (Latenzstadium). Ist Ihre Immunabwehr wieder einmal geschwächt, treten die Herpes-Bläschen erneut um den Mund herum auf; zunächst nässen sie, dann bildet sich eine Kruste darauf. Innerhalb von fünf bis sieben Tagen gehen sie von selbst zurück. Auch wenn antiviral wirksame Salben durchaus helfen können, raten wir doch, wenn irgend möglich, von jeglicher solchen Behandlung ab, so lange Sie sich einer homöopathischen Konstitutionsbehandlung unterziehen.
Nehmen Sie zusätzlich die Aminosäure Lysin, Vitamin C und Bioflavonoide zu sich; vermeiden Sie Nahrungsmittel, die Arginin enthalten. Das ist eine Aminosäure, die vor allem in Erdnüssen, Schokolade, Samen und Cerealien enthalten ist. Legen Sie sich bitte möglichst nicht in die pralle Sonne.
Mit den nachstehend genannten Mitteln lassen sich akute Herpes-Ausbrüche behandeln; die Konstitutionstherapie ist unseres Erachtens jedoch das Allerbeste.

Nehmen Sie das Mittel Ihrer Wahl viermal täglich maximal fünf Tage lang ein.

■ Sempervivum C6
Viele Herpes-Geschwüre im Mund; Gaumen bluten leicht; ganzer Mund sehr wund; Symptome verschlimmern sich nachts.

■ Natrium muriaticum C6
Oberlippenmitte stark aufgesprungen; Mund sehr trocken; stark geschwollene, brennende, perlenähnliche Bläschen auf den Lippen.

■ Rhus toxicodendron C6
Mund und Kinn mit Herpes infiziert; Geschwüre in den Mundwinkeln.

■ Capsicum C6
Eingerissene Mundwinkel; Lippen blaß; roter, juckender Ausschlag am Kinn, brennende Bläschen auf der Zunge; übler Mundgeruch.

■ Aethusa C6
Herpes-Bläschen um die Nase herum.

Hornhaut und Hühneraugen

Unter ständigem oder immer wiederkehrendem Druck verhärtet und verhornt die Haut. Hornhaut entsteht daher vielfach bei körperlich schwer arbeitenden Menschen an Händen und Füßen. Hühneraugen wachsen an den Füßen; es handelt sich dabei um kleinere Stellen, an denen die Haut verhornt ist und die Hornhaut nach innen gedrückt wurde. Wenn man darauf drückt, tun sie weh. Bei Diabetikerinnen können sich Geschwüre um die verhornten Stellen bzw. Hühneraugen bilden. Neben schwerer Arbeitsbelastung entstehen die meisten Hühneraugen ganz einfach durch schlechtsitzende Schuhe und (allzu) hohe Absätze.
Weder Hornhaut noch Hühneraugen haben eine Heilungschance, wenn Sie weiterhin die Schuhe tragen, die sie überhaupt hervorgerufen haben. Ziehen Sie künftig flache(re), bequeme Schuhe an (Sandalen mit Fußbett sind am besten), und legen Sie dann Hühneraugenpflaster oder ein Stückchen Filz über die drückenden Stellen; das lindert Druck und Schmerz. Weichen Sie verhornte Stellen regelmäßig mit warmen Fußbädern auf (Calendula-Tinktur ins Wasser geben) und feilen Sie sie anschließend mit einer Hornhautfeile vorsichtig ab. Um Ihre Füße gut in Form zu halten und nicht etwa Plattfüße zu bekommen, sollten Sie sich darüber hinaus eine regel-

mäßige Fußgymnastik angewöhnen: Versuchen Sie zum Beispiel, Pingpongbälle oder auch kleine Squash-Gummibälle mit den Zehen aufzuheben. Laufen Sie so oft wie möglich barfuß.
Stark schmerzende Hühneraugen können orthopädisch entfernt werden.

Nehmen Sie Antimonium crudum C6 *viermal täglich maximal zwei Wochen lang ein.*

Keloide
Keloide sind exzessive und manchmal häßlich anzusehende Wucherungen von Narbengewebe nach Verletzungen, Verbrennungen, Impfungen, Operationen oder auch nach dem Ohrlochstechen. Dunkelhäutige Menschen neigen eher zu Keloiden als hellhäutige. Die Wunde scheint sich dabei meist erst ganz normal zu schließen; plötzlich jedoch beginnt das Bindegewebe der Narbenränder unkontrolliert zu wachsen, manchmal auch sich zu verfärben. Gelegentlich entwickeln sich solche Keloide auf alten Narben oder sogar auf heiler Haut. Die schulmedizinische Behandlung besteht zumeist in Cortisonsalben oder -injektionen, Abtragen der Wulstnarben mittels Laserstrahl oder mit dem „Kälteskalpell" (Kryochirurgie). Danach sollten Sie die Region immer wieder mit Heilsalben massieren, damit keine harten Narbenstränge entstehen.
Die Homöopathie hat bei Keloidbildung einige Mittel anzubieten. Sollten Sie innerhalb eines Monats damit keine Erfolge sehen, suchen Sie am besten Ihre homöopathische Fachkraft auf.

Nehmen Sie das Mittel Ihrer Wahl dreimal täglich maximal drei Wochen lang ein.

■ Graphites C6
Keloid im Frühstadium.

■ Silicea C6
Bei langzeitig bestehenden Narbenwucherungen, gefolgt von *Acidum hydrofluoricum C6*.

Krampfadergeschwüre
Bei älteren Menschen (oder auch Zuckerkranken) mit schlecht funktionierendem Kreislauf und Krampfadern brauchen selbst kleine Hautrisse manchmal lange, um zu heilen. Wenn die Versorgung mit frischem Blut, das infektionsabwehrende weiße Blutkörperchen zur Wunde heran- und Schadstoffe hinwegschwemmt, nicht gut klappt, kann sich der Hautriß entzünden, geschwürig verändern und selbst nach Monaten immer noch nicht verheilt sein. Ein typisches Krampfadergeschwür hat ein bläßliches, nässendes Zentrum inmitten einer roten, juckenden Zone, die mit einem eher bräunlichen Rand abschließt. Solche Geschwüre entstehen am häufigsten an den Beinen, genau oberhalb der Knöchel. In der Schulmedizin werden routinemäßig antiseptische bzw. wundheilende Substanzen aufgetragen, die Wunde dann verbunden und ein Stützverband ums Bein angelegt, der die Blutzirkulation verbessern soll. In schweren Fällen kann ein Krankenhausaufenthalt notwendig werden, weil nur eine Venenoperation oder eine Hauttransplantation dem Übel noch abhelfen kann.
Bei Krampfadern und Krampfadergeschwüren sollten Sie die Beine so oft wie irgend möglich hochlegen (über Hüfthöhe) und langes Stehen unbedingt vermeiden. Gehen Sie außerdem täglich spazieren; das bewegt die Muskel-Venen-Pumpe Ihrer Beine und fördert Ihre Blutzirkulation (das Blut wird besser zum Herzen zurückgepumpt). Versuchen Sie stets Treppen zu steigen, statt mit dem Lift zu fahren. Nehmen Sie zusätzlich Vitamin C und Zink zu sich. Tragen Sie Hypericum-, Calendula- oder Roßkastanienextrakt auf, bevor Sie Ihr Bein bandagieren, und wechseln Sie die Bandage täglich. Lassen Sie sich vom Arzt oder der Arzthelferin genau zeigen, wie die Bandage angelegt werden muß, damit sie weder zu eng ist noch rutscht.
Die nachstehend genannten Mittel fördern das Abheilen von Krampfadergeschwüren. Sollte jedoch nach 14 Tagen noch keine deutliche Besserung erzielt worden sein, suchen Sie Ihre homöopathische Fachkraft auf.

Nehmen Sie das Mittel Ihrer Wahl viermal täglich maximal 14 Tage lang ein.

■ Hamamelis C6
Ist das Mittel der ersten Wahl bei Krampfadergeschwüren.

■ Acidum nitricum C6
Die Geschwüre bluten leicht und verursachen Schmerzen, als hätte man sich einen Splitter eingezogen.

■ Arsenicum album C6
Geschwüre brennen, vor allem zwischen Mitternacht und 2 Uhr, beruhigen sich jedoch durch Wärmeanwendung.

■ Lachesis C6
Haut um die Geschwüre blaurot verfärbt.

■ Silicea C6
Langsam entstehende und langsam heilende Geschwüre, mit chronischer, aber eher leichter Infektion.

■ Belladonna C30
Vorstadium eines Geschwürs, Hautpartie ist rot, geschwollen und pocht.

■ Kalium bichromicum C6
Geschwür hat scharfumrissenen Rand, wie mit einer Backform ausgestochen; weißes Sekret tritt aus.

■ Mercurius solubilis Hahnemanni C6
Aus dem Geschwür treten übelriechender Eiter und Blutserum aus.

■ Mezereum C6
Geschwür bildet rötliche, eitergefüllte Köpfe.

■ Phosphorus C6
Geschwür blutet leicht.

■ Carbo vegetabilis C6
Krampfadergeschwüre bei älteren Frauen.

■ Arnica C6
Geschwüre dort wo die Haut verletzt wurde.

Lichen ruber planus (Knötchenflechte)
So werden medizinisch kleine, wachsglänzende, purpurrötliche Papeln genannt, die aus unbekanntem Grund plötzlich entstehen, oft an den Beugeseiten der Handgelenke, den Armen oder Beinen, manchmal auch auf der Kopfhaut, wo sie dann zu Haarausfall führen. Die Flechte kann auch für Nageldeformierungen verantwortlich sein. Oft verursacht sie ein typisches weißes Muster (die sogenannte Wickham-Zeichnung) in der Mundschleimhaut. Die meisten Betroffenen sind bereits über 50 Jahre alt. Die Knötchenflechte mag unangenehm und kosmetisch störend sein, ist aber im Prinzip harmlos. Meist fängt sie ziemlich unvermittelt an und vergeht nach einiger Zeit auch wieder von selbst, wobei die rötlichen Papeln sich vor dem Verblassen braun verfärben. Schulmedizinisch geht man mit cortisonhaltigen Salben oder Tabletten gegen die Knötchenflechte vor. Bei immer wiederkehrender Flechte – das passiert oft nach Absetzen der Cortisonbehandlung – wird homöopathisch auf jeden Fall eine Konstitutionsbehandlung empfohlen. Die nachstehend genannten Mittel sollten jedoch zuerst ausprobiert werden.

Nehmen Sie das Mittel Ihrer Wahl viermal täglich bis maximal drei Wochen lang ein.

■ Sulfur jodatum C6
Mittel der ersten Wahl, sowohl bei akuter als auch bei chronischer Knötchenflechte.

■ Arsenicum album C6
Hautausschlag brennt und juckt.

■ Juglans C6
Flechte stärker ausgeprägt auf Gesicht und Hals; Papeln prickeln und jucken.

■ Rumex C6
Sich ausziehen verstärkt das Jucken.

Nagelwallentzündung
Dabei handelt es sich fast immer um eine akute bakterielle oder von Hefepilzen hervorgerufene Infektion, die das am Nagelbett nachwachsende Gewebe attackiert. Das Nagelbett ist rot und geschwollen; manchmal bilden sich auch eitergefüllte Bläschen entlang des Nagels. Die befallenen Nägel verfärben und verformen sich im Lauf der Zeit.

Nehmen Sie das Mittel Ihrer Wahl stündlich bis zu maximal zehn Dosen.

■ Belladonna C30
Entzündung im Frühstadium, Nagelbett heiß, rot, schmerzempfindlich, pochend.

■ Hepar sulfuris C6
Beim Drücken auf das Nagelbett tritt Eiter hervor; Haut um den Nagel herum ist sehr berührungsempfindlich.

■ Silicea C6
Nagelwallentzündung heilt sehr langsam ab.

Nesselsucht
Sie zeigt sich in erhabenen roten Flecken oder Streifen auf der Haut, manchmal mit hellerem Zentrum, die äußerst heftig jucken. Die Ursache ist manchmal eine Nahrungsmittelallergie (wie etwa gegen Schellfisch, Erdbeeren, Nüsse etc.), manchmal auch eine Unverträglichkeitsreaktion gegenüber Nahrungsmittelzusätzen, bestimmten Medikamenten (häufig: Aspirin), oder sie entsteht durch ständiges Kratzen, Insektenstiche oder auch extremen Streß (zum Beispiel den Tod eines geliebten Menschen). Menschen mit sehr empfindlicher Haut reagieren gelegentlich auf Hitze, Kälte oder Sonne mit Nesselsucht. Doch ganz gleich, was der Auslöser sein mag: Streß und Anspannung machen alles nur noch schlimmer. Schulmedizinisch werden Antihistamine verabreicht, die den Juckreiz lindern. *In sehr seltenen Fällen schwellen Augen, Lippen und Rachen so stark an, daß Erstickungsgefahr besteht (siehe auch weiter unten Angioneurotisches Ödem); das ist eine Notfallsituation, in der Sie sofort den Notarzt herbeirufen müssen! Geben Sie gleichzeitig jede Minute eine Dosis Apis C30, bis Hilfe eintrifft.* Wenn die Nesselsucht immer wiederkehrt, obwohl Sie sich bemühen, alle bekannten Auslöser zu meiden, kann eine homöopathische Konstitutionsbehandlung sehr hilfreich sein.

Nehmen Sie das Mittel Ihrer Wahl während der akuten Nesselsucht-Attacke oder bis zum Beginn einer Konstitutionstherapie stündlich bis maximal zehn Dosen.

■ Apis C30
Brennen und Anschwellen von Lippen und Lidern, durch Wärme verschlimmert.

■ Urtica C6
Nesselsucht hervorgerufen durch Brennesseln oder andere Pflanze; Symptome verschlimmern sich durch Berührung, Kratzen oder Kontakt mit Wasser.

Ödeme
So werden anomale Wasseransammlungen im Körper genannt, die sich dann in Schwellungen unter der Haut bemerkbar machen, vor allem um die Fußknöchel herum. Ödeme entstehen beispielsweise aufgrund einer Herz-, Leber- oder Nierenerkrankung sowie bei Protein-Mangelernährung. Viele Frauen klagen vor ihrer Menstruation, wenn das Wetter heiß ist oder sie lange stehen mußten, über solche Beinödeme. Bei vielen Ödemen ist nicht genau bekannt, wie sie zustandekommen; meist dürften mehrere Faktoren – etwa Hormone, Stoffwechsel, Nervosität – eine Rolle spielen, manchmal auch eine Allergie.

Angioneurotisches Ödem. Das ist eine Komplikation der Nesselsucht (siehe oben), die aufgrund von Streß entsteht. Die Schwellung erfaßt rasch die Augen und Lippen; *wenn auch der Rachenraum anschwillt, besteht Erstickungsgefahr. Dann müssen Sie sofort den Notarzt herbeirufen und jede Minute eine Dosis Apis C30 verabreichen, bis Hilfe eintrifft, maximal aber zehn Dosen.* Auch ein Lungenödem ist lebensgefährlich. Es äußerst sich in Atemlosigkeit und keuchendem Husten; das Sputum ist blutgefleckt, und der Zustand kann sich innerhalb weniger Stunden dramatisch verschlechtern. *Bei dem geringsten Verdacht auf Lungenödem: Notarzt anrufen!*
Schwere chronische Ödeme lassen Knöchel, Beine, Unterleib, Gesicht und Hände anschwellen. Das Körpergewicht fluktuiert meist ein paarmal im Verlauf des Tages; großer Durst und häufiger Harndrang stellen sich ein, vor allem beim Hinlegen; Blase und Darm sind deutlich Störungen unterworfen; auch Kopfweh, Sehstörungen, Ohnmacht, geistige Dysfunktionen können die Folge sein.
Schränken Sie Ihren Salzkonsum ein, und versuchen Sie abzunehmen. Empfehlenswert sind Zusatzgaben von Vitamin B6 oder Vitamin-B-Komplex sowie Magnesium.
Schulmedizinisch werden meist Entwässerungsmittel verschrieben, die allerdings unter Umständen abhängig machen, ja sogar weitere Ödeme hervorrufen können und daher nur schweren Fällen vorbehalten bleiben sollten; dazu wird die Einschränkung der Kohlenhydratzufuhr empfohlen, vor allem aus raffinierten Industrieprodukten. Die Homöopathie rät zur Konstitutionstherapie. Bis dahin können Sie es mit einem der nachstehend genannten Mittel versuchen.

Nehmen Sie das Mittel Ihrer Wahl dreimal täglich bis maximal zwei Wochen lang ein.

■ Arsenicum album C6
Schwellung von Füßen und Knöcheln, Frösteln, Rastlosigkeit, Verlangen nach heißen Getränken, die in großen Mengen schluckweise getrunken werden.

■ Apis C6
Wasseransammlungen begleitet von Entzündung und von stechenden Schmerzen; Unbehagen verstärkt sich durch Hitze und selbst leichtesten Druck.

■ Natrium muriaticum C6
Leichte Ödeme bei heißem Wetter oder in heißen Räumen.

Pilzinfektionen der Nägel
Dabei werden die Nägel zuerst weich und krümelig, später bekommen sie dicke Ränder und verformen sich.
Baden Sie die Nägel zweimal täglich in Calendula-Lösung (zehn Tropfen der Urtinktur auf 1/4 Liter abgekochtes, kühlgestelltes Wasser), oder tragen Sie Calendula-Salbe bzw. -Tinktur direkt auf die Nägel und das Nagelbett auf. Meiden Sie alle zuckerhaltigen Nahrungsmittel, auch Obst und Alkohol, solange, bis die Pilzinfektion abgeheilt ist. Frischluft und Sonne tun den Nägeln gut; möglichst keine Gummihandschuhe anziehen!
Schulmedizinisch werden Fungizide in Form von Lösungen oder Salben verabreicht. Zuerst sollten Sie es aber einmal mit den nachstehend genannten homöopathischen Mitteln versuchen.

Nehmen Sie das Mittel Ihrer Wahl zweimal täglich bis maximal sechs Wochen lang.

■ Antimonium crudum C6
Brüchige Nägel mit hornigen Verdickungen.

■ Silicea C6
Deformierte Nägel mit weißen Flecken.

■ Graphites C6
Verdickte, verformte, brüchige oder krümelige, entzündete, schmerzende Nägel mit schwarzen Verfärbungen.

■ Thuja C6
Brüchige Nägel, dabei rotes und geschwollenes Nagelbett.

Psoriasis (Schuppenflechte)
Das ist eine erblich (mit)bedingte Stoffwechselstörung der Haut, bei der die Epidermis viel zu rasch neue Keratin- also Hornzellen bildet: nämlich im Schnitt alle vier Tage statt alle 28 Tage, wie es normal wäre. Die Folge: An bestimmten Stellen – vorzugsweise an den Knien, den Ellenbogen, dem unteren Rückenbereich oder der Kopfhaut hinter den Ohren – bilden sich unschöne, schuppende Herde. Sie sind zur gesunden Haut hin genau umgrenzt, leicht erhaben, unter der silbrigen Schuppenflechte tiefrosa gefärbt, und müssen nicht unbedingt wehtun oder jucken. Auch die Nägel können von der Psoriasis betroffen sein; dann verdicken sie sich, werden spröde oder bekommen Dellen; manchmal lösen sie sich auch ganz vom Nagelbett ab. In seltenen Fällen können sich die Hand-, Finger-, Kniegelenke und Knöchel der Betroffenen entzünden und anschwellen.
Die Psoriasis ist eine chronische Krankheit, bei der Erbfaktoren eine große Rolle spielen und die in Intervallen immer wieder einmal aufflammt. Meist tritt sie erst nach dem fünften Lebensjahr auf, gewöhnlich erstmals zwischen 15 und 30. Nicht selten gehen diesem Erstausbruch entzündliche Infektionen voraus (vor allem Streptokokken-Infektionen des Rachenraums), gelegentlich auch die Einnahme bestimmter Medikamente (etwa Chloroquin gegen Malaria und einige Arthritis-Formen, Lithium, Betablocker und Hormonpräparate). Beim weiblichen Geschlecht ist am ehesten in der Pubertät und in den Wechseljahren mit einem Psoriasis-Ausbruch zu rechnen. In Schwangerschaften läßt das Leiden oftmals nach, kehrt aber meist nach der Entbindung wieder. Obwohl die meisten Psoriasis-Betroffenen sehr vom Sonnenlicht profitieren, gibt es auch einige wenige, bei denen die Schuppenflechte gerade bei Sonneneinstrahlung ausbricht. Streß oder Verletzungen führen häufig zu einem Psoriasis-Anfall. Aus jüngeren Studien geht hervor, daß manchmal auch ein Selenmangel eine gewisse Rolle spielen kann.
Wenn Sie keine allzu sonnenempfindliche Haut haben, sollten Sie Sonnenbäder nehmen (sechsmal in die Sonne legen, zunächst zehn, dann bis zu 60 Minuten lang) oder sich unter die UV-Strahlen eines Solariums legen (mehrmals, etwa zehn Minuten lang); das kann die Schuppenflechte zum Abheilen veranlassen. Wichtig ist auch der

Streßabbau: Erlernen Sie eine gute Entspannungs- oder Meditationstechnik. Versuchen Sie es außerdem einen Monat lang mit einer Leberdiät, und nehmen Sie Extragaben Zink ein. Falls Sie keine offenen Wunden oder Risse haben, sind Massagen mit Bergamotte-, Lavendel- oder Sandelholzöl sehr empfehlenswert, weil sie das Nervensystem beruhigen (die Lösung sollte höchstens zweiprozentig sein!). Diese Art der Aromatherapie ist sehr entspannend und hält zudem die betroffenen Hautpartien feucht und geschmeidig. Auch eine Fuß-Reflexzonenmassage kann unter Umständen helfen, innere Spannungen abzubauen und die Haut günstig zu beeinflussen (diese Therapie wird meist von Heilpraktiker/innen ausgeübt; erkundigen Sie sich nach einer erfahrenen Fachkraft).
Zur schulmedizinischen Behandlung gehören Cortison- sowie Teer-Salben, zytotoxische Medikamente (Zellgifte), welche die allzu rasche Zellteilung hemmen sollen, Vitamin-A- und Vitamin-D-Derivate (die ebenfalls recht toxisch sein können), sowie eine spezielle UV-Therapie bzw. Kuraufenthalte am Toten Meer. Wer Psoriasis hat, kann zwar damit umgehen lernen, leider aber bislang nicht auf endgültige Heilung rechnen. Eine homöopathische Konstitutionsbehandlung sowie die nachstehend genannten Selbsthilfemaßnahmen sind jedoch oft sehr hilfreich. Sollten die unten genannten Mittel innerhalb von zwei Wochen keinerlei Wirkung gezeigt haben, konsultieren Sie bitte Ihre homöopathische Fachkraft.

Nehmen Sie das Mittel Ihrer Wahl viermal täglich maximal zwei Wochen lang.

■ Arsenicum album C6
Die betroffenen Hautpartien sind brennendheiß; geistige Rastlosigkeit trotz körperlicher Erschöpfung; Frösteln.

■ Sulfur C30
Trockene, rote, schuppende, juckende Flecken, die sich nach dem Baden verschlimmern, vor allem, wenn es der Frau ohnehin oftmals zu heiß ist.

■ Graphites C6
Schuppenflechte hinter den Ohren, dabei Bildung von honigfarbenem Eiter.

■ Kalium arsenicosum C6
Betroffene Stellen schuppen extrem; Verschlimmerung durch Wärme.

■ Petroleum C6
Psoriasis verschlimmert durch Kälte, vor allem im Winter.

Schwitzen

Schweißdrüsen befinden sich besonders zahlreich an der Stirn, der Kopfhaut, den Handflächen, den Fußsohlen, den Lenden und in den Achselhöhlen, dazu noch zwischen den Brüsten. Schwitzen senkt eine zu hohe Körpertemperatur; mit dem Schweiß werden außerdem diverse Stoffwechselprodukte aus dem Körper ausgeschieden. Vom naturmedizinischen Standpunkt aus gesehen ist es daher durchaus nicht gesund, das Schwitzen mit Antiperspiranzien zu unterdrücken.
Allzu starkes Schwitzen (medizinisch: Hyperhidrose) kann, wenn es offensichtlich nichts mit Überhitzung oder körperlicher Anstrengung zu tun hat, ein Zeichen sein für: Fieber, Übergewicht, Schilddrüsenüberfunktion, Morbus Hodgkin (geschwollene Lymphdrüsen, vor allem am Hals, sowie auch Hautjucken) oder Tuberkulose (Nachtschweiß trotz einer dünnen Bettdecke, Gewichtsverlust, Husten). Bei Verdacht auf eine der beiden letztgenannten Krankheiten sollten Sie sofort ärztlichen Rat einholen.
Die Körpertemperatur und damit die Schweißabsonderung kann auch erhöht werden durch Alkoholgenuß oder Alkoholentzug, Einnahme von Aspirin, Vitamin-B-Mangel oder Tragen von Synthetics. Wer Angst hat, schwitzt oft an der Stirn, der Oberlippe, den Fußsohlen und Handflächen. Hitzewallungen mit Schweißausbrüchen sind ein häufiges Symptom der Wechseljahre; kalte Schweißausbrüche können auf Unterzuckerung (Hypoglykämie) hindeuten. Viele Pubertierende machen sich Sorgen, weil sie plötzlich vermehrt schwitzen und der Körpergeruch sich dabei verändert; das liegt jedoch daran, daß die Schweißdrüsen in den Achselhöhlen und Lenden erst in der Pubertät ihre volle Funktion aufnehmen. Beim Schwitzen gehen übrigens größere Mengen Wasser, Natrium und Zink verloren; wer viel schwitzt, muß daher auch viel Flüssigkeit zu sich nehmen, sonst trocknet der Körper aus (Dehydration).

Wenn Sie unter übermäßiger Schweißabsonderung leiden, sollten Sie morgens und abends lauwarm duschen, um den unangenehm riechenden Körperfilm zu entfernen (Körpergeruch wird vor allem von Bakterien verursacht, die auf Schweiß gedeihen). Tragen Sie nur Unterwäsche, T-Shirts, Blusen etc. aus reiner Baumwolle und wechseln Sie sie täglich. Wer unter übelriechendem Fußschweiß leidet, sollte die Füße mindestens einmal täglich waschen, gut abtrocknen und mit Fußpuder bestäuben, keine Nylonstrümpfe oder -söckchen tragen und lieber offene statt geschlossene Schuhe anziehen (auf keinen Fall Turnschuhe aus Gummi!). Wenn Sie unbedingt ein Deo oder Antiperspirans für die Füße benutzen wollen oder müssen, nehmen Sie bitte eines, das keine Aluminiumspuren enthält (in guter Drogerie oder Apotheke erfragen).
Wenn exzessives Schwitzen Probleme bereitet (und keine eindeutige Ursache dafür vorhanden zu sein scheint), kann eine homöopathische Konstitutionsbehandlung unter Umständen sehr hilfreich sein. Bis dahin sollten Sie es einmal mit den nachstehend genannten Mitteln versuchen; innerhalb von zwei Wochen müßte sich eigentlich eine Besserung zeigen.

Nehmen Sie das Mittel Ihrer Wahl viermal täglich maximal zwei Wochen lang ein.

■ Calcium carbonicum C6
Übergewicht, kalte und feuchte Haut, Schweiß riecht säuerlich, Kopfschweiß am schlimmsten nachts.

■ Silicea C6
Person schlank bis dünn, fröstelt oft, neigt zu unangenehm riechendem Fußschweiß.

■ Sulfur C6
Heiße Schweißausbrüche im Kopfbereich, morgens als erstes Durchfall.

■ Acidum hydrofluoricum C6
Schwitzen am schlimmsten im Kopfbereich; viel säuerlich riechender Schweiß; kaltes Wetter und Spazierengehen reduzieren das Schwitzen.

■ Mercurius solubilis Hahnemanni C6
Schweiß mit sehr stechendem Geruch, klebrig; Schwitzen verstärkt durch Hitze oder Kälte.

■ Lycopodium C6
Schweiß riecht unangenehm; starkes Schwitzen vor allem an den Füßen und unter den Armen; rechter Fuß kann sich heiß, linker Fuß kalt anfühlen.

Wenn man zu wenig schwitzt (medizinisch: Anhidrose), so liegt dem wahrscheinlich eine Störung im vegetativen – dem Willen nicht unterworfenen – Nervensystem zugrunde; bei heißem Wetter oder bei Überhitzung besteht dann die Gefahr eines Hitzschlags. In diesem Fall ist eine homöopathische Konstitutionsbehandlung ratsam; doch versuchen Sie es zunächst ruhig mit einem oder beiden der nachstehend genannten Mittel.
Nehmen Sie *Aethusa C6* dreimal täglich maximal drei Wochen lang ein; wenn sich dadurch nichts bessert, *Alumina C6*.

Sonnenkeratose

So werden rote, rauhe Flecken auf der Haut genannt, die nach allzulanger, starker Sonneneinstrahlung entstehen können. Am ehesten sind Menschen mit heller oder besonders empfindlicher Haut davon betroffen. Gelegentlich sind sie die ersten Vorboten eines sich entwickelnden Hautkrebses, sollten also stets ärztlich abgeklärt werden.
Wenn die nachstehend genannten Homöopathika innerhalb eines Monats die Rötung und Aufrauhung der Haut nicht lindern, suchen Sie am besten einen Hautarzt auf.

Nehmen Sie das Mittel Ihrer Wahl alle 12 Stunden maximal einen Monat lang ein.

■ Phosphorus C6
Allgemeine Neigung, daß es einem zu warm wird; helle Haut, die leicht einen Sonnenbrand bekommt; Wunden bluten rasch.

■ Arsenicum album C6
Rote Flecken, die trocken, schuppig und brennendheiß sind, wobei jedoch der Rest des Körpers sich eher kalt anfühlt.

Warzen

Sie werden von Viren verursacht, die in die Hautzellen eindringen und sie zur raschen Zellteilung veranlassen; dabei entstehen die typischen Erhebungen. Das körpereigene Abwehrsystem kann

diese Viren nicht töten und versucht deshalb, wenigstens ihr weiteres Vordringen abzublocken. Warzen sind ansteckend; sie aufzukratzen oder auch nur anzufassen, ist deshalb nicht ratsam, weil sie dann auch an andere Hautstellen verschleppt werden können.
Gewöhnlich sind Warzen klein, hornförmig und fleischfarben bis weißlich. Meistens entstehen sie auf den Handrücken oder an den Fußsohlen (dort nennt man sie Verrucae plantares); steter Druck läßt sie hart werden und dornähnlich nach innen wachsen, was beim Gehen ziemlich wehtun kann. Daneben gibt es noch mehrere andere Typen von Warzen, etwa die sogenannten Planwarzen, vor allem bei Kindern und Jugendlichen (meist in Gruppen wachsende, kleine, bräunliche, fleischige Papeln) und die Molluskelwarzen (kleine perlenähnliche Warzen mit eingezogenem Zentrum, die ebenfalls nur selten vereinzelt auftreten).
Verschwinden die Warzen nicht von selbst wieder, werden sie am besten mit speziellen Warzentinkturen bepinselt; sie können auch mit dem Laserstrahl oder mittels Elektrokoagulation abgetragen, weggebrannt, weggeätzt oder herausoperiert werden. Mit Warzen, die nach dem 45. Lebensjahr entstehen (besonders seborrhoische Warzen, die wie große, aufgerauhte Leberflecke aussehen), sollte man so bald wie möglich zum Hautarzt gehen.
Die Homöopathie stellt für Warzen eine Reihe von spezifischen Mitteln bereit. Wenn die Selbstbehandlung jedoch innerhalb eines Monats keinen Erfolg haben sollte, konsultieren Sie Ihre homöopathische Fachkraft. Manchmal ist eine längere Konstitutionsbehandlung notwendig, mit der das tieferliegende Problem – etwa eine Abwehrschwäche – angegangen wird.

Nehmen Sie das Mittel Ihrer Wahl alle zwölf Stunden maximal drei Wochen lang ein.

■ Thuja C6
Weiche, fleischige, blumenkohlähnliche Warzen, vor allem am Hinterkopf, die nässen und leicht zu bluten anfangen.

■ Causticum C6
Viele Warzen, vor allem im Gesicht sowie an den Lidern und den Fingerspitzen, dazu schmerzende Dornwarzen am Fuß.

■ Acidum nitricum C6
Blumenkohlähnliche, juckende und stechende Warzen, die manchmal nässen und bluten oder wachsen und wulstige Ränder bekommen; Vorkommen vor allem auf der Oberlippe.

■ Calcium carbonicum C6
Viele kleine, hornähnliche Warzen, die jucken, stechen, nässen und bluten.

■ Antimonium crudum C6
Dornwarzen, verbunden mit Hühneraugen.

■ Dulcamara C6
Harte, glatte, fleischige Warzen, vor allem am Handrücken.

■ Kalium muriaticum C6
Warzen an den Händen.

■ Natrium carbonicum C6
Nässende, geschwürige Warzen an den Zehenspitzen.

■ Natrium muriaticum C6
Warzen an Handflächen, die leicht schwitzen.

■ Sepia C6
Große, schwarze Warzen, in denen Haare wachsen.

■ Sulfur C6
Harte Warzen, die brennen und pochen.

Das Haar

Unser Haar zeigt unseren Gesundheitszustand, unsere Streßbelastungen und unsere Ernährung. Die meisten Haarschäden entstehen jedoch aus äußeren Gründen, nämlich dadurch, was wir mit ihm anstellen und was wir alles aufs Haar geben. Chemikalien, Sonnenstrahlen, Chlor und allzu häufige Hitzeeinwirkungen können das Haar austrocknen; es büßt seinen natürlichen Glanz ein, und die Kopfhaut juckt oder sondert Schuppen ab. Ihr Friseur kann Ihnen die besten Produkte für Ihre persönliche Haarpflege empfehlen, und Sie sollten auch immer wieder einmal die Marke wechseln, weil das Ihrem Haar generell besser bekommt.

Haarprobleme von A bis Z

Ergrauendes Haar

Wir alle bekommen graue Haare, wenn unsere Gene den Zeitpunkt für richtig halten. Dann legen sie nämlich die pigmentproduzierenden Zellen in den Haarfollikeln still. Vorzeitiges Ergrauen kann jedoch auch mit einem Mangel an Vitamin B5 oder Para-Amino-Benzoesäure (Vitamin B10) oder mit extremem Streß zusammenhängen. Zusätzliche Einnahme von Vitamin B12 bzw. Vitamin-B-Komplexen sowie Zink sind empfehlenswert. Manchmal ist ergrauendes Haar auch ein Hinweis darauf, daß ein Autoimmunleiden vorliegt bzw. ein stark erhöhtes Risiko dafür besteht. Wenn gleichzeitig zum Ergrauen auch Ekzeme oder Haarausfall bestehen, sollte eine homöopathische Konstitutionsbehandlung durchgeführt werden. Sie können es aber auch zunächst einmal mit den nachfolgend genannten Mitteln versuchen.

Nehmen Sie das Mittel Ihrer Wahl alle zwölf Stunden maximal einen Monat lang ein.

■ Acidum phosphoricum C6
Ergrauen ist verbunden mit Haarausfall, besonders nach Trauer oder auch nach langzeitigem geistigem Streß.

■ Lycopodium C6
Ergrauen verbunden mit kahlen Stellen und Ekzemen hinter den Ohren.

■ Acidum sulfuricum C6
Ergrauen verbunden mit Hitzewallungen und schmerzender Kopfhaut.

Fettiges Haar

Ihm liegt eine Überproduktion der Talgdrüsen in der Kopfhaut zugrunde. Sie produzieren eine wachsartige, Sebum genannte Substanz, die das Haar geschmeidig hält und Wasser abperlen läßt. Fettiges Haar geht meist noch mit weiteren Problemen einher, bei jungen Leuten zum Beispiel mit Akne oder den allgemeinen Symptomen des hormonellen Ungleichgewichts, das die Pubertät kennzeichnet. Das Haar wird noch fettiger, wenn es häufig mit aggressiven Shampoos gewaschen wird, die den Säurehaushalt der Kopfhaut beeinträchtigen.
Oft bringt es schon etwas, sehr viel weniger Kohlenhydrate (Süßigkeiten, Schokolade, süße Sprudelgetränke) zu sich zu nehmen. Waschen Sie Ihr Haar außerdem nur mit mildem oder stark verdünntem Shampoo; versuchen Sie es einmal mit Shampoos aus Pflanzenextrakten wie Algen oder Rosmarin.
Eine homöopathische Konstitutionsbehandlung ist zu empfehlen, falls die nachstehenden spezifischen Mittel und Selbsthilfemaßnahmen nicht fruchten.

Nehmen Sie das Mittel Ihrer Wahl alle zwölf Stunden maximal einen Monat lang ein.

■ Bryonia C6
Mittel der ersten Wahl.

■ Mercurius solubilis Hahnemanni C6
Fettiges Haar, dazu ein Gefühl, als ziehe sich die Kopfhaut zusammen, die sich zudem schweißig anfühlt; übermäßiger Speichelfluß; Hitze sowie Kälte werden schlecht vertragen.

■ Acidum phosphoricum C6
Fettiges, dabei auch dünnerwerdendes Haar, vor allem nach längerer emotionaler Streßbelastung oder Trauer.

Haarausfall

Jedes Haar wächst aus einem Follikel in der Kopfhaut hervor. Normalerweise befinden sich etwa 90 Prozent der Haare in der Wachstumsphase und zehn Prozent in einer Ruhephase, die ungefähr 100 Tage dauert. An jedem Tag werden bis zu 100 Haare von nachwachsenden Haaren ausgestoßen. Wenn diese ausfallenden Haare fein, kurz und eher farblos sind, bemerkt man das kaum; sind sie jedoch lang und schwarz, kann es den Anschein erwecken, als leide man massiv unter Haarausfall.
Nach einer fiebrigen Erkrankung verlangsamt sich das Haarwachstum oftmals; es ist daher völlig normal, wenn in solchen Zeiten mehr Haar ausfällt, als gleichzeitig nachwächst, und der Schopf dabei insgesamt etwas dünner wird. Das gleiche gilt für die Zeit nach einer Operation, nach einem Unfall oder während einer strengen Diät. In der Schwangerschaft hingegen werden mehr Haare als sonst produziert, weil sich mehr Follikel in der aktiven Phase befinden; der Schopf

wird dann dicker. Nach der Entbindung bleiben mehr Haare als gewöhnlich in der Ruhephase (stets etwa 100 Tage lang). Wenn sie dann durch nachwachsendes Haar ersetzt werden, kann das zeitweilig einen alarmierenden Haarausfall bewirken, doch ist er zum Glück nur vorübergehend. Auch in höherem Alter wird der Haarwuchs meist etwas spärlicher.

Kahlheit tritt gewöhnlich nur bei Männern auf und ist oft familiär (also genetisch) bedingt. Meist trifft bei den Männern ein zurückweichender Stirnansatz mit der kahlen Stelle zusammen, die sich auf dem Scheitel oder am Hinterkopf gebildet hat; das Ergebnis sieht dann aus wie eine Tonsur. Bei Frauen zeigen sich meist nur am Scheitel kahle Stellen. Babies verlieren oft Haare durch Rubbeln oder den Druck des Kopfkissens; es wächst aber wieder nach.

In seltenen Fällen kann Haarausfall auch durch Mangelerscheinungen wie etwa eine Schilddrüsenunterfunktion oder eine Eisenmangelanämie hervorgerufen werden, manchmal auch durch Zink- oder Vitamin-B-Mangel (vor allem Biotin- und Inositolmangel). Eine Zytostatikabehandlung bei Krebs hat ebenfalls Haarausfall zur Folge. Ein Übermaß an Vitamin A oder Selen sowie die Einnahme der Antibabypille oder von Antikoagulanzien (blutverdünnende Mittel) können den gleichen Effekt haben. Ganz allgemein gesagt, wächst das Haar meist wieder nach, sobald die Ursache des Haarausfalls beseitigt bzw. überwunden ist. Werden aber die Haarfollikel selbst zerstört – etwa durch Wurmbefall oder Schuppenflechte –, entstehen bleibende kahle Stellen auf der Kopfhaut. Bei der sogenannten Alopecia areata, dem kreisrunden Haarausfall, treten solche kahlen Stellen meist sehr plötzlich auf; die darin enthaltenen Haarfollikel sind aus unbekanntem Grund sämtlich inaktiv geworden.

Bestimmte Frisiertechniken, vor allem Dauerwellen oder besondere Gewaltanwendung im Umgang mit dem Haar, können große Probleme verursachen. Zum Beispiel wird das Haar fast sicher geschädigt, wenn Sie erst eine Dauerwelle zuhause und die nächste dann beim Friseur machen lassen. Der Follikel selbst wird allerdings nur selten permanent geschädigt; das Haar wächst irgendwann wieder nach. Vor jedem Färben sollten Sie erst einmal einen kleinen Hauttest mit der Färbesubstanz machen, um festzustellen, ob Sie etwa dagegen allergisch sind. Die meisten Haarfärbesubstanzen – ob zum Färben, Colorieren oder Tönen – sind einander chemisch ziemlich ähnlich; einzige Ausnahme: Henna. Das ist dann auch das einzige, was Sie zum Färben benutzen dürfen, falls Sie gegen chemische Produkte allergisch sind.

Zu häufiges Haarewaschen und ungeeignete Balsamspülungen können das Haar spröde machen und den Nachfettungsprozeß beschleunigen. Das Haar stets nur einmal mit einem kleinen Klacks Shampoo waschen (das reicht, um den Schmutz zu entfernen), danach immer sehr gut und nicht zu heiß ausspülen; das Haar möglichst an der Luft trocknen lassen. Manchmal sind Kopfhautmassagen eher schädlich, gelegentlich können sie aber auch helfen, weil sie den gesamten Stoffwechsel darin anregen: ausprobieren! Empfohlen werden außerdem Vitamine des B-Komplexes, Vitamin C, Zink und Eisen. Achten Sie auch darauf, daß Ihre Nahrung genügend pflanzliche und tierische Proteine enthält.

Bei dünnerwerdendem Haar sollten Sie es einmal mit einer homöopathischen Konstitutionsbehandlung versuchen, die den Stoffwechsel ganz allgemein anregt. Möglicherweise helfen Ihnen aber auch die nachfolgend genannten Mittel.

Vergleichen Sie das Mittel, das Ihnen am passendsten erscheint, mit dem entsprechenden Arzneimittelbild im Anhang (ab S. 354), falls es dort aufgeführt ist, um zu sehen, ob es auch allgemein zu Ihnen paßt. Nehmen Sie bitte das Mittel in der Potenz C6 alle zwölf Stunden maximal einen Monat lang ein.

■ Lachesis
Haarausfall, prämenstruell verschlimmert.
Allgemeine Modalitäten: Konzentrationsprobleme; Schwierigkeiten, mit einem Verlust fertigzuwerden; chronisches Kopfweh; Gefühl, als stecke ein Kloß in der Kehle; Magenblähungen; Hitzewallungen; Neigung zu PMS; Energiemangel.

■ Lycopodium
Haarausfall, prämenstruell sowie nach Trauerfall oder Entbindung verschlimmert; vorzeitiges Ergrauen oder Kahlwerden.
Allgemeine Modalitäten: Konzentrationsprobleme; chronisches Kopfweh; Akne; aufgedunsener Unterleib; Menstruation bleibt aus; Erschöpfung; Neigung zu PMS.

■ Sepia
Haarausfall, der sich nach Entbindung oder in den Wechseljahren verschlimmert.
Allgemeine Modalitäten: Konzentrationsmangel; Gleichgültigkeit gegenüber geliebten Menschen; chronisches Kopfweh; Akne; Menstruation bleibt aus; Hitzewallungen und heiße Schweißausbrüche; PMS; Erschöpfung.

■ Sulfur
Haarausfall, der sich nach einem Trauerfall verschlimmert.
Allgemeine Modalitäten: chronische Kopfschmerzen; aufgedunsener Unterleib; die Menstruation bleibt aus; Hitzewallungen; Energiemangel; Neigung zu PMS.

■ Calcium carbonicum
Haarausfall, der sich vor der Menstruation verschlimmert.
Allgemeine Modalitäten: Schwierigkeiten, mit einem Trauerprozeß fertigzuwerden; chronisches Kopfweh; aufgedunsener Unterleib; Schlaflosigkeit; Hitzewallungen; Neigung zu Gewichtsverlust; Erschöpfung.

■ Phosphorus
Haar fällt büschelweise aus.
Allgemeine Modalitäten: Konzentrationsmangel; Schwierigkeiten, mit einem Trauerprozeß fertigzuwerden; chronische Kopfschmerzen; Akne; der Unterleib ist aufgedunsen; Hitzewallungen; Erschöpfung; Neigung zu PMS.

■ Causticum
Haarausfall vor der Menstruation und nach einem schweren Verlust.
Allgemeine Modalitäten: Konzentrationsmangel; Schwierigkeiten, mit dem Trauerprozeß umzugehen; chronische Kopfschmerzen; Akne; Gefühl, als stecke ein Kloß in der Kehle; Hitzewallungen; Erschöpfung; Neigung zu PMS.

■ Graphites
Haarausfall, durch schweren Verlust oder Trauerfall verschlimmert.
Allgemeine Modalitäten: Konzentrationsmangel; Schwierigkeiten, mit dem Verlust oder der Trauer fertigzuwerden; chronisches Kopfweh; Erschöpfung.

■ Pulsatilla
Haarausfall, prämenstruell sowie nach schwerem Verlust verschlimmert.
Allgemeine Modalitäten: Schwierigkeiten, mit einem Trauerprozeß fertigzuwerden; chronisches Kopfweh; Menstruation bleibt aus; Hitzewallungen; Erschöpfung; Neigung zu PMS.

■ Natrium muriaticum
Haarausfall, der prämenstruell sowie nach einem Trauerfall schlimmer wird; zusätzlich zum Haarausfall auch Schuppenbildung und weiße Krusten auf der Kopfhaut, vor allem um den Haaransatz.
Allgemeine Modalitäten: Schwierigkeiten, mit einem Trauerprozeß fertigzuwerden; chronisches Kopfweh; Gefühl, als stecke ein Kloß in der Kehle; aufgedunsener Unterleib; Müdigkeit; Neigung zu PMS.

■ Silicea
Haarausfall.
Allgemeine Modalitäten: Konzentrationsmangel; chronische Kopfschmerzen; Akne; Menstruation bleibt aus; Erschöpfung.

■ Kalium carbonicum
Haarausfall, prämenstruell verschlimmert; Haarausfall verbunden mit trockenen Haaren und trockener Kopfhaut.
Allgemeine Modalitäten: chronische Kopfschmerzen; aufgedunsener Unterleib; die Menstruation bleibt aus; Schlaflosigkeit; Erschöpfung; Neigung zu PMS.

■ Arsenicum album
Haarausfall, der sich nach einem schweren Verlust/Trauerfall verschlimmert.
Allgemeine Modalitäten: chronisches Kopfweh; der Unterleib ist aufgedunsen; Schlaflosigkeit; Erschöpfung; Neigung zu Übergewicht.

■ Aurum metallicum
Haarausfall verbunden mit Bläschen oder Beulen auf der Kopfhaut, sowie nachts immer schlimmer werdendem Kopfweh, starke Depression.

■ Selenium
Die Kopfhaut tut bei Berührung weh, Ausfall nicht nur des Kopfhaars, sondern auch des Körperhaars.

■ Acidum phosphoricum
Haarausfall nach Trauer oder extremen Gefühlsaufwallungen; die dominierenden Gefühle sind Gleichgültigkeit und Erschöpfung.

■ Arnica
Haarausfall nach schwerer Verletzung.

■ Barium carbonicum
Haarausfall bei älterer Person, die einen schlechten Kreislauf hat und geistig nicht mehr auf der Höhe ist.

Haarwuchs im Gesicht

Bei Männern gehören Gesichtshaare zu den sekundären Geschlechtsmerkmalen, die sich in der Pubertät entwickeln. Bei Frauen nimmt die Gesichtsbehaarung sehr oft in und nach den Wechseljahren zu, oder sie ist insgesamt genetisch bedingt. Sehr ausgeprägte, allgemeine Gesichts- und Körperbehaarung kann unter Umständen ein Zeichen für eine mangelhaft funktionierende Hirnanhangdrüse sein; bei Frauen ist diese Erkrankung unter anderem durch Gewichtszunahme, tieferwerdende Stimme und Aufhören der Menstruation gekennzeichnet. Auch bestimmte Medikamente können das gesamte Behaarungsmuster verstärken; in diesem Fall müssen Sie ärztlichen Rat einholen.

Falls Ihnen Haare im Gesicht Probleme bereiten, können Sie sie entweder von Zeit zu Zeit auszupfen, wegrasieren, mit Wachs oder mit Enthaarungscremes entfernen. Elektrolyse (Abtöten der Haarwurzel mit einem kurzen Stromstoß, von einer versierten Fachkraft durchzuführen) hilft bei längeren Einzelhaaren; bei stärkerem Bartwuchs dauert die Behandlung sehr lange, ist teuer und nicht immer hundertprozentig erfolgreich.

Auszupfen kann den Follikel so verzerren, daß das Haar anschließend in einem anderen Winkel aus der Haut herauswächst; manchmal wächst es dann auch nach innen, oder es bricht im Follikel ab und kommt struppig hervor.

Bleichmittel machen das störende Haar weniger sichtbar, manchmal aber auch trockener und „dicker", dadurch deutlicher fühlbar. Beim Rasieren werden nicht nur die störenden Haare, sondern auch der feine Flaum mitentfernt; Sie müssen sich auf jeden Fall dann regelmäßig rasieren, damit der kosmetische Effekt erhalten bleibt. Enthaarungscremes erreichen das Haar in der Haarwurzel; doch auch diese Wirkung hält nicht lange vor. Zudem geht es hierbei um Chemikalien, die das Haar aufzulösen vermögen: Bedenken Sie, was sie der Haut auf längere Sicht antun können! Testen Sie jede Enthaarungscreme vor der ersten Anwendung in der Armbeuge; wenn sich rote Flecke oder Pickel bilden, sind Sie dagegen allergisch und müssen ein Präparat mit anderer chemischer Zusammensetzung wählen.

Was können Sie also sonst noch unternehmen? Schulmedizinisch werden bei übermäßigem Haarwuchs (Hirsutismus genannt) oft sehr starke „Hormonkuren" verschrieben, die das angeblich zugrundeliegende „hormonelle Ungleichgewicht" wieder ins Lot bringen sollen. Doch erstens liegt sehr häufig eben kein solches „Ungleichgewicht" vor – die meisten Frauen mit kosmetisch störendem Haarwuchs haben völlig normale Hormonspiegel –, und zweitens haben solche Medikamente sehr starke Nebenwirkungen, die oft zum Reduzieren der Dosis oder zum Absetzen zwingen. Wenn also keine wirklich gesundheitsgefährdende hormonelle Erkrankung vorliegt, sollten Sie die Hände von Hormonbehandlungen lassen bzw. den möglichen Nutzen sehr sorgfältig gegen die möglichen Risiken abwägen.

Gute Kosmetikerinnen können Ihnen folgendermaßen helfen: mit Wachs-Behandlung, Elektrolyse und Epilationsgerät.

Bei der Wachs-Enthaarung wird eine klebrige, wachsähnliche Substanz aufgetragen; sie verfestigt sich und kann dann gegen die Wachstumsrichtung des Haares abgezogen werden (das tut weh). Es gibt verschiedene Formen dieser Behandlung: mit Kaltwachs, mit Heißwachs und mit Streuwachs. Korrekt angewendet, sind alle drei gleich erfolgreich. Nach der Enthaarung wird Ihnen eine kühlende Creme aufgetragen. Sie dürfen danach einen Tag lang nicht in die Sonne gehen, nicht heiß duschen oder baden oder in chloriertem Wasser schwimmen: Die natürlichen Fette auf der Hautoberfläche wurden bei der Wachs-Behandlung, zusammen mit den abgestorbenen Hautzellen, abgezogen und müssen sich erst wieder regenerieren. Sollten Sie nach einer solchen Enthaarungsbehandlung sehr trokkene Haut haben und einzelne Haare nach innen wachsen, empfehlen wir Ihnen, sich am Abend vor der nächsten Behandlung gründlich mit einem Luffa-Schwamm oder mit einer Körperbürste abzubürsten, um die trockenen Zellen zu entfernen. Haare, die sich darunter verfangen hatten, können sich dann eventuell aufrichten. Danach sollten Sie ein heißes Bad nehmen und Ihre Haut mit viel Feuchtigkeitscreme versorgen. Die Haut ist am nächsten Morgen dann schön feucht und weich, was die Wachs-Behandlung erleichtert. Tragen Sie jedoch am Behandlungstag selbst keine Feuchtigkeitscreme mehr auf. – In Drogerien können Sie auch Wachs zur Selbstbehandlung kaufen; Sie dürfen dann allerdings nicht allzu zimperlich sein, denn es tut mindestens so weh wie das Abreißen eines größeren Pflasters. Ziehen Sie das Wachs nicht im richtigen Winkel zur Hautoberfläche ab, brechen die Haare womöglich nur ab und fühlen sich dann struppig an.

Unter Umständen hilft eine homöopathische Konstitutionsbehandlung; abgesehen von dem nachfolgend genannten Homöopathikum gibt es allerdings keine weiteren spezifischen Mittel gegen den „Damenbart".

Bei Damenbart der Oberlippe, vor allem, wenn er nach einer Pockenimpfung entstanden ist bzw. sich verstärkt hat oder auch nach einer Impfreaktion auf irgend eine andere Impfung: *Thuja C30*, alle zwölf Stunden, insgesamt dreimal hintereinander.

Schuppen

Wenn sich die Kopfhaut unmäßig schuppt, manchmal auch juckt oder rot wird, kann eventuell ein seborrhoisches Ekzem (S. 238) die Ursache dafür sein. Das ist ein meist leichtes Ekzem, das auch Gesicht und Décolleté befallen kann. Seltener steckt eine Psoriasis (S. 244 f.) dahinter, die meist auch Knie und Ellenbogen befällt, oder auch eine Pilzinfektion. Davon bleibt das Haarwachstum gewöhnlich unbeeinträchtigt.

Meistens liegt die Schuppenbildung jedoch ganz einfach daran, daß die Haarpflegemittel nicht ordentlich herausgespült wurden. In diesem Fall sollten Sie gelegentlich ein – in Apotheken oder guten Drogerien erhältliches – neutrales Spezialshampoo anwenden, das diese Rückstände lösen hilft. Sie können das Problem vermeiden, indem Sie Ihr Haar vor dem Waschen sorgfältig kämmen und immer sehr gründlich ausspülen. Streß kann Schuppen übrigens verstärken.

Schuppen, die an Haar und Kopfhaut klebenbleiben, können gelöst werden, wenn man die Kopfhaut mit saurer Milch oder einer leichten Zitronen- bzw. Essigspülung behandelt (zwei Teelöffel Zitronensaft oder Essig auf einen halben Liter abgekochtes, kühlgestelltes Wasser geben). Als Shampoo sollten Sie ein Präparat aus reiner Kernseife verwenden. Tragen Sie auf juckende Partien um den Haaransatz Calendula-Salbe auf. Juckt die gesamte Kopfhaut, tragen Sie kaltgepreßtes Leinsamenöl, Fischöl oder kaltgepreßtes Olivenöl über Nacht auf (legen Sie den Kopf auf ein altes Handtuch) und waschen es morgens mit reinem Kernseife-Shampoo heraus. Wenn das alles nicht nützt, versuchen Sie es einmal mit selenhaltigem Shampoo, aber folgen Sie dabei ganz genau den Angaben auf der Packungsbeilage.

Massagen der Kopfhaut sind meist sehr empfehlenswert, denn sie verbessern den Stoffwechsel und stimulieren das Haarwachstum. Sie sollten solche Massagen täglich machen, so daß sie zur Routine werden wie das Zähneputzen. In einem Friseursalon wird die Kopfhaut meist mit schuppenlösenden Cremes und Ölen massiert, möglicherweise auch einem Öl der Aromatherapie; dabei werden zuerst die trockenen Schuppen entfernt und dann die Kopfhaut entspannt und gut durchfeuchtet.

Zusätzlich zu den unten angegebenen Mitteln sollten Sie *Kalium sulfuricum* einnehmen, und zwar dreimal täglich, maximal einen Monat lang, dann dreimal täglich an fünf von sieben Wochentagen, bis die Kopfhaut deutlich gesundet. Reduzieren Sie Ihren Konsum an raffinierten Kohlenhydraten (Süßigkeiten) und tierischen Fetten, und nehmen Sie zusätzlich die Vitamine B, C, E sowie Zink- und Selenpräparate ein.

Nehmen Sie das Mittel Ihrer Wahl dreimal täglich maximal zwei Wochen lang ein.

■ Arsenicum album C6
Kopfhaut trocken, empfindlich und sehr heiß, nachts unerträglicher Juckreiz; runde kahle Stellen scheinen durchs Haar.

■ Sepia C6
Kopfhaut feucht, fettig und empfindlich um die Haarwurzeln herum.

■ Sulfur C6
Dicke Schuppenbildung; nachts starkes Kratzen, das die Haut brennendheiß werden läßt; Haarewaschen trocknet die Kopfhaut noch mehr aus.

■ Mezereum C6
Starker Juckreiz; dicke, ledrige Krusten auf der Kopfhaut, unter denen Eiter sitzt und die oben weiße Flecken zeigen.

■ Acidum hydrofluoricum C6
Schuppende Kopfhaut und Haarausfall.

■ Graphites C6
Kopfhaut feucht, voller Krusten, übelriechend; Krustenbildung hinter Ohren noch schlimmer.

■ Oleander C6
Jucken ähnlich dem von Insektenbissen entlang des ganzen Haaransatzes, feuchte, übelriechende Flecken hinter den Ohren, Juckreiz verstärkt sich bei Hitze.

■ Natrium muriaticum C6
Weiße Krustenbildung um den Haaransatz, Haar schlaff und fettig.

Falls Sie Ihre Haarprobleme bislang nicht lösen konnten, kann Ihnen die folgende Arzneisuchtabelle vielleicht weiterhelfen. Suchen Sie zusätzlich zu Ihrem Leitsymptom die Symptome heraus, die auf Sie zutreffen. Das Mittel, das insgesamt am häufigsten erwähnt wird, ist das Mittel Ihrer Wahl. Nehmen Sie es so, wie unter Ihrem Haarproblem angegeben, ein.

Arzneisuchtabelle für Haarprobleme

Beschwerden nach dem Haareschneiden	Belladonna Glonoinum Kalium jodatum Phosphorus
Kahlköpfigkeit	Acidum hydrofluoricum Anacardium occidentale Apis Barium carbonicum Graphites Phosphorus Sepia Silicea Zincum metallicum
kahle Stellen	Apis Arsenicum album Calcium carbonicum Graphites Hepar sulfuris Phosphorus
Kahlheit bei jungen Frauen	Barium carbonicum Silicea
brüchiges Haar	Kalium carbonicum Psorinum
Haar verändert die Farbe	Kalium jodatum
Haar wird unliebsam lockig	Mezereum
Haar fühlt sich an wie hochgezerrt	Acidum muriaticum
trockenes Haar	Acidum hydrofluoricum Ambra Calcium carbonicum Kalium carbonicum Medorrhinum Phosphorus Plumbum Psorinum Sulfur Thuja
statische Elektrizität im Haar	Medorrhinum Veratrum album
Haarausfall allgemein	Acidum hydrofluoricum Acidum nitricum Aurum metallicum Carbo vegetabilis Carboneum sulfuratum Graphites Kalium carbonicum Kalium sulfuricum Lachesis Natrium muriaticum Phosphorus Sepia Silicea Sulfur Thuja

Arzneisuchtabelle für Haarprobleme, Fortsetzung

Haarausfall am ganzen Kopf	Selenium
– nach einer Erkrankung	Lycopodium Mancinella
– wegen Schuppenbildung	Ammonium muriaticum Thuja
– wegen Trauer	Acidum phosphoricum
– in Büscheln	Mezereum Phosphorus
– in den Wechseljahren	Sepia
– nach der Entbindung	Acidum nitricum Calcium carbonicum Cantharis Carbo vegetabilis Lycopodium Natrium muriaticum Sepia Sulfur
– in der Schwangerschaft	Lachesis
– bessert sich bei Aufenthalt am Meer	Medorrhinum
Haar fällt nur an manchen Stellen aus	Acidum hydrofluoricum Apis Arsenicum album Calcium carbonicum Hepar sulfuris Phosphorus Psorinum
Haarausfall besonders stark – im Stirnbereich	Hepar sulfuris Mercurius solubilis Hahnemanni Natrium muriaticum Phosphorus
– am Hinterkopf	Carbo vegetabilis Chelidonium Petroleum
– an den Seiten	Graphites Staphisagria
– an den Schläfen	Kalium carbonicum Natrium muriaticum
– dort, wo es grau wird	Acidum phosphoricum Arsenicum album Kalium jodatum Lycopodium Silicea Staphisagria Sulfur
– am ganzen Körper	Alumina
fettiges Haar	Acidum phosphoricum Bryonia Causticum Medorrhinum Natrium muriaticum
glanzloses Haar	Medorrhinum Psorinum Thuja
Haar anfassen tut weh	Apis Arsenicum album Selenium
Haar fühlt sich an wie ausgerissen	Lycopodium Magnesium carbonicum
– vor allem am Scheitel	Aconitum Argentum nitricum Phosphorus
Haar ist verklebt	Mezerium Natrium muriaticum Psorinum
Haar klebt an den Spitzen zusammen	Borax
steifes, widerspenstiges Haar	Nux moschata

Arzneisuchtabelle für Haarprobleme, Fortsetzung

Haar verfilzt sich leicht	Acidum hydrofluoricum Borax
Gewicht des Haars schwer erträglich	Glonoinum
Augenbrauenhaare fallen aus	Acidum nitricum Kalium carbonicum
Wimpern fallen aus	Apis Arsenicum album Calcium sulfuricum Chelidonium Euphrasia Mercurius solubilis Hahnemanni Rhus toxicodendron Selenium Staphisagria Sulfur
Gefühl, als hätte man ständig Haare im Gesicht	Graphites
Haareausreißen vor Eifersucht	Lachesis
Haarausfall wegen Hautausschlag	Lycopodium Medorrhinum Mercurius solubilis Hahnemanni Mezereum Rhus toxicodendron
Ekzem am Haaransatz im Nacken von einem Ohr zum anderen	Natrium muriaticum Sulfur
Grindflechte (Impetigo) am Haaransatz	Natrium muriaticum
nässender Hautausschlag, dem immer mehr Haare zum Opfer fallen	Kalium bichromicum Mercurius solubilis Hahnemanni Natrium muriaticum Rhus toxicodendron
Pickel am Stirnhaaransatz	Acidum nitricum
Kopf empfindlich nach Haarebürsten	Arnica Silicea
Kopfschmerzen vom Haarehochbinden	Acidum nitricum Argentum metallicum Belladonna Carbo vegetabilis China Cina Glonoinum Hepar sulfuris Kalium nitricum Mezereum Nux vomica Phosphorus Pulsatilla Silicea Sulfur
Kopfweh vom Haarekämmen	Bryonia Mezereum
Kopfweh nach dem Haareschneiden	Belladonna Sepia
Druckschmerz in den Schläfen nach dem Frisieren	Agaricus
Druckschmerz am Scheitel nach dem Frisieren	Carbo vegetabilis
Gefühl, als würde ständig an den Haaren gezerrt	Aconitum Alumina Argentum nitricum China Kalium carbonicum Laurocerasus Phosphorus Rhus toxicodendron Sulfur
Kopfhaut empfindlich nach dem Kämmen	Arsenicum album China Hepar sulfuris Rhus toxicodendron Silicea Sulfur

Arzneisuchtabelle für Haarprobleme, Fortsetzung

Augenschmerzen vom Kämmen	Nux vomica
Erkältung nach dem Haareschneiden	Belladonna Nux vomica Sepia
Haare in den Nasenlöchern fallen aus	Causticum Graphites
Gefühl linksseitig, als würde am Haar gezogen	Platinum
Niesen beim Kämmen oder Bürsten	Silicea
Damenbart	Natrium muriaticum Sepia Thuja Thyreoidinum
Durchfall nach dem Haareschneiden	Belladonna
Schamhaare fallen aus	Acidum nitricum Natrium muriaticum Selenium Zincum metallicum
Haare auf Labien und Vulva fallen aus	Acidum nitricum Mercurius solubilis Hahnemanni
Schamhaare fallen aus, dazu Scheidenausfluß	Lycopodium Natrium muriaticum
starker Haarwuchs am Rücken	Tuberculinum
Eiterpickel auf den Armen, in denen einzelne Haare wachsen	Kalium bromatum
Gefühl, als würden sich die Arme mit Haaren bedecken	Medorrhinum
Gefühl, als würden Haare auf den Fingerrücken wachsen	Acidum hydrofluoricum
Gefühl, als würden die Unterarmhaare gezerrt	Thuja
scharfer Schmerz beim Berühren einzelner Haare auf dem Handrücken	Ignatia
Träume, in denen Haare vorkommen	Magnesium carbonicum
Frösteln und Gefühl, als stünden die Haare zu Berge	Barium carbonicum Silicea
Gefühl des „Ameisenlaufens" um die Haarwurzeln	Acidum phosphoricum
Haarbalg brennt und juckt	Rhus toxicodendron

Geist und Seele

Wenn Sie die Beschreibungen der Beschwerden durchlesen, die in diesem Buch behandelt werden, denken Sie bitte daran: Begriffe wie „Depressionen" oder „Trauer" und die Symptome, in denen sie sich äußern, bezeichnen lediglich gängige diagnostische Kategorien. In der Psychologie und Psychiatrie sind die Schattierungen menschlicher Emotionen und Verhaltensweisen bereits in Hunderte solcher Kategorien eingeteilt worden; derartige Differenzierungen führten dann zu wertvollen neuen Erkenntnissen. Auch die Homöopathie bedient sich solcher Begriffskonventionen; sie verliert dabei jedoch niemals das ganze, unverwechselbare Individuum aus dem Auge, das hinter solchen Bezeichnungen steckt.
Nur sehr wenige Erkrankungen können als „ausschließlich körperlich" oder „ausschließlich psychisch" bezeichnet werden. Körper, Geist und Seele beeinflussen einander kontinuierlich. Schon dieser Dreier-Begriff ist eigentlich falsch, denn wer kann behaupten zu wissen, wo in dieser „Dreieinigkeit" das eine aufhört und das andere anfängt? Die Homöopathie behandelt stets das Ganze, die gesamte Vitalkraft, die Energie nämlich, die jedem Aspekt individuellen Verhaltens zugrunde liegt. Wie es um die Vitalkraft jeweils bestellt ist, darüber geben Gedanken und Gefühle ebenso Auskunft wie etwa der Zustand von Herz und Nieren.
Auf der geistig-seelischen Ebene ist es zudem völlig unmöglich, eine klare Trennungslinie zwischen Gleichgewicht und Ungleichgewicht, Gesundheit und Krankheit zu ziehen. Die geistige Gesundheit ist etwas sehr Relatives; was darunter verstanden wird, hängt ausschließlich davon ab, was die jeweilige Gesellschaft und das in ihr lebende Individuum zu akzeptieren bzw. zu tolerieren bereit ist. Wenn Sie mit Ihren Gedanken und Gefühlen nicht zurechtkommen oder sich über bestimmte Ihrer Verhaltensweisen Sorgen machen, so ist das in sich bereits ein Zeichen dafür, daß etwas aus dem Gleichgewicht geraten ist. Wenn Ihre Familie – oder die Gesellschaft insgesamt – Ihr Verhalten einfach unmöglich oder schädlich findet, müssen Sie damit rechnen, geistig oder seelisch als krank eingestuft zu werden, ganz gleich, was Sie vielleicht von dieser Kategorisierung halten.
Sollten Sie an sich selbst oder einem Familienmitglied Tendenzen bemerken, die deutlich lebensverneinend sind – zum Beispiel extremer Rückzug von den Mitmenschen, Apathie, große Unsicherheit, dann suchen Sie am besten eine homöopathische Fachkraft auf. Je eher so etwas konstitutionell angegangen wird, desto besser; unbehandelt können solche Tendenzen nämlich noch schlimmer werden oder auf lange Sicht die Lebensfreude völlig verderben. Die Homöopathika, die Sie im Verlauf einer Konstitutionsbehandlung erhalten, wirken auf Ihre Vitalkraft ein, schenken Ihnen neue Energien und Selbstvertrauen, so daß Sie dann auch darangehen können, sich mit Ihren diversen Problemen auseinanderzusetzen. Darüber hinaus wird Ihnen wahrscheinlich geraten, Ihr Leben in einigen Punkten zu ändern, etwa Ihre Ernährung umzustellen, sich mehr zu bewegen und auf bestimmte Gewohnheiten zu verzichten.
Doch was das Allerwichtigste ist: Versuchen Sie auf jeden Fall, freundlich zu sich selbst zu sein und sich zu akzeptieren, wie Sie nun einmal sind. Irgendwo in Ihrem Innern gibt es einen Kern, der seit Ihrer Geburt unverändert zu Ihnen gehört. In diesem Kern wohnen Unschuld, Vertrauen und Angstlosigkeit. Alles das, was er zum Gedeihen braucht, ist Liebe – auch Ihre eigene Liebe zu sich selbst. Wenn sich das für Sie allzu süßlich und hausgestrickt-psychologisch anhören sollte, dann verwehren Sie sich vielleicht nur den Zugang zu diesen Ihren tief innerlichen Gefühlen. Wir lernen nämlich schon im sehr frühen Alter, daß Liebe nicht immer erwidert wird. Ganz im Gegenteil, man muß sie sich oftmals erst verdienen. Das zu erkennen, tut weh; und so klappen wir lieber zu wie eine Auster und tun so, als wollten wir gar nicht lieben oder geliebt werden. Im späteren Leben verhindern dann diese abgeblockten Gefühle, daß wir uns anderen Menschen öffnen; sie zwingen uns auf den Weg der Furchtsamkeit, Ängste, Unsicherheit, Einsamkeit und Depression.
Wann auch immer Sie am liebsten zumachen, abblocken, sich verstecken, aufgeben würden ... tun

Sie es nicht, sondern versuchen Sie statt dessen, sich zu öffnen! Es gibt zu allem eine Alternative. Sehr viele Probleme entstehen ausschließlich dadurch, daß wir uns in den Kopf gesetzt haben, es gäbe eben keine andere Möglichkeit, keinen Ausweg; in solchen Momenten fühlen wir uns hilf- und hoffnungslos. Solche Empfindungen schwächen die Dreieinigkeit von Körper, Geist und Seele ganz beträchtlich. Versuchen Sie einmal, Ihren kreativen, lebensbejahenden Instinkten Priorität einzuräumen; beschäftigen Sie sich auch einmal mit den Problemen anderer statt immer nur mit Ihren eigenen. Sollten Sie überhaupt nicht (mehr) in der Lage sein, sich einfach hinzusetzen, Ihren Geist zu erfrischen und Zufriedenheit darüber in sich aufkommen zu lassen, daß Sie am Leben sind, dann wäre es dringend an der Zeit, daß Sie eine Entspannungs- oder Meditationstechnik erlernen, die Ihnen wieder zu solchen Erlebnissen verhelfen kann.

Auch wenn die meisten geistigen und seelischen Probleme offenbar in der Erziehung und in Kindheitserlebnissen wurzeln, verlangen doch auch Krankheiten und verschiedene Streßfaktoren des Alltags ihren Tribut. Nach Viruserkrankungen wie etwa einer ernsthaften Grippe, Lymphdrüsenfieber, Herpes oder Hepatitis sind Depressionen zum Beispiel ziemlich häufig. Auch ein schwerer Verlust, zuviel Streß und Verantwortung, familiärer Druck oder Probleme am Arbeitsplatz können sich auf das Anpassungsvermögen des Individuums sehr ungünstig auswirken.

Die schulmedizinische Behandlung seelischer und geistiger Probleme besteht meist darin, Tabletten zu verabreichen, manchmal auch kombiniert mit irgend einer Form von Psychotherapie. Sollten Sie es lieber mit einer homöopathischen Konstitutionsbehandlung versuchen wollen, fragen Sie am besten erst einmal Ihren bislang behandelnden Arzt bzw. Ihre Ärztin, welche Folgen ein Therapieabbruch haben könnte.

Schwere geistig-seelische Erkrankungen, die einen Klinikaufenthalt erforderlich machen, sind vergleichsweise selten. Sollten Sie sich jedoch in dieser Situation befinden und sich einer homöopathischen Behandlung unterziehen wollen, fragen Sie die psychiatrischen Fachkräfte, die Sie dort behandeln, ob etwas dagegen spricht, daß Sie eventuell ein Homöopathikum oder Vitaminzusätze einnehmen (in der Psychiatrie dürfte es schwer sein, homöopathische Fachkräfte zu finden). Homöopathika beeinträchtigen eine Wirkung anderer Medikamente, die Sie eventuell einnehmen müssen, auf keinen Fall (eher umgekehrt). Wenn Sie schließlich entlassen werden, kann es sein, daß Sie von ärztlicher Seite her nicht mehr so viele Medikamente einnehmen müssen oder sie ganz absetzen dürfen; in diesem Fall können Sie dann vollständig auf die homöopathischen Konstitutionsmittel „umschalten".

Geistig-seelische Probleme von A bis Z

Agoraphobie (Platzangst)

siehe auch Phobien, Seite 262 ff.

So wird die extreme Angst genannt, die manche Menschen überfällt, wenn sie sich in der Öffentlichkeit, auf weiten Plätzen oder in größeren Menschenansammlungen befinden. Indem sie solche Orte meiden, können sie ihre Angst davor einigermaßen im Zaum halten – gleichzeitig wird sie dabei allerdings immer stärker.

In Begleitung haben Sie vielleicht etwas weniger Platzangst; meist nimmt die Panik jedoch zu, je weiter Sie sich von zu Hause entfernen und je mehr Menschen Sie umgeben. Manchmal bekommen Sie zusätzlich auch noch Klaustrophobie (Angst vor engen Räumen). Platzangst ist gewöhnlich von Panikattacken (S. 262) begleitet, vor allem zu Beginn. Oft treten solche Attacken erstmals nach einem Todesfall in der Familie, einem schweren Verlust (siehe Trauer, S. 265 f.) oder heftigen Streit auf, in deren Folge die Betroffene Angst bekam oder depressiv wurde. Die meisten unter Agoraphobie Leidenden sind Frauen zwischen 18 und 25. Da Panikgefühle sich infolge von Überatmung (Hyperventilation) oder Unterzuckerung (Hypoglykämie) noch verstärken können, hilft es manchmal schon, diese Symptome zu behandeln, und die Phobie läßt nach. Wenn das nicht nützen sollte, kann eine Verhaltenstherapie sehr wertvoll sein. Dabei geht es vor allem um das schrittweise „Desensibilisieren" gegenüber einer angsterregenden Situation und das Erfüllen bestimmter, nach und nach erweiterter Aufgaben, die ganz klar schriftlich fixiert werden sollten, zum Beispiel: „100 Meter weit vom Haus entfernen, und zwar ohne Begleitung, dabei immer wieder zur Haustür zurückschauen", bis hin zu: „Einen Kilometer zu Fuß bis zum nächsten La-

den gehen, in einem Café eine Tasse Tee trinken und dann wieder nach Hause laufen."
Falls Sie unter Agoraphobie leiden, sollten Sie sich konstitutionell behandeln lassen, vorzugsweise von einer homöopathischen Fachkraft. Sie können es aber auch erst einmal mit einem der folgenden Mittel versuchen.

Nehmen Sie das Mittel Ihrer Wahl viermal täglich bis maximal sieben Tage lang ein oder auch halbstündig bis zu maximal zehn Dosen, falls die Phobie ganz akut und sehr lebenseinschränkend ist.

■ Natrium muriaticum C6
Phobie beginnt nach dem Tod eines geliebten Menschen.

■ Aconitum C6
Bei schrecklicher Angst davor, sterben oder zusammenbrechen zu müssen, falls Sie einen Laden betreten, in einen Bus einsteigen sollen usw.

■ Arnica C6
Wenn die Angstattacken nach einem Unfall begannen.

■ Sulfur C6
Notfall-Mittel, wenn kein anderes Homöopathikum genau das richtige zu sein scheint.

Depressionen
Ein kleines Wort, das eine riesige Palette negativer Gedanken und Gefühle umschließt, von Traurigkeit zu abgrundtiefer Hoffnungslosigkeit, und dazu noch ein ebenso großes Spektrum körperlicher Symptome. Hat die Depression eine besondere äußere Ursache, etwa einen schweren Verlust (sie wird dann „reaktive Depression" genannt), ist sie meist nur von kürzerer Dauer; oder anders ausgedrückt, sie erfüllt das Leben nur für kurze Zeit, und danach macht sie wieder der Lebensfreude und den vielfältigsten Interessen Platz. Eine Depression kann sich auch nach der Entbindung einstellen (siehe postpartale Depression, S. 290 f.), ebenso nach Lymphdrüsenfieber und anderen Virusinfektionen (siehe auch Chronisches Müdigkeits-Syndrom, S. 70 ff.), oder sie kann nach Stoffwechselveränderungen eintreten, die mit einer Abhängigkeit von bzw. Sucht nach Alkohol oder Medikamenten zusammenhängen. Manche Menschen sind nur in den Wintermonaten depressiv (das wird „saisonabhängige Depression" genannt, abgekürzt SAD), sehr wahrscheinlich wegen des verringerten Lichteinfalls. Manchmal ist eine Depression auch ein Zeichen einer sich entwickelnden Schizophrenie. Sehr viel häufiger jedoch produziert sich das Gehirn sozusagen seine eigenen Ursachen für die Depression (die, wenn sie scheinbar ohne Grund auftritt, „endogene Depression" genannt wird). Zu solchen Ursachen oder langfristig heimtükkisch wirkenden Auslösern gehören zum Beispiel sehr feste, eher lebensfeindliche Regeln und Einstellungen, die dann zu Ängsten, Zorn, Schuldgefühlen, Frustrationen, Verfolgungswahn, Einsamkeit und Hoffnungslosigkeit führen können. Diese wiederum beeinflussen den Körper, der dann seinerseits Geist und Seele in Mitleidenschaft zieht, und so schließt sich der Teufelskreis. Von 25 Menschen fühlt sich statistisch gesehen einer irgendwann in seinem Leben so depressiv, daß er professionelle Hilfe in Anspruch nimmt; im Durchschnitt ist dieses Leiden bei Frauen zweimal so häufig wie bei Männern.
Ältere Frauen werden oft depressiv, weil sie sich einsam fühlen, ihre Freundinnen, Freunde oder Familienangehörigen nach und nach verlieren, sich als Hinterbliebene oder vom Leben ausgeschlossen fühlen, immer mehr von anderen abhängig werden, sich um ihre Gesundheit sorgen, Angst vor Sterben und Tod bekommen. Manchmal werden die Symptome der Depression – Lethargie, sozialer Rückzug, Konzentrationsmangel, Vergeßlichkeit, Schlafstörungen, Appetitverlust usw. – als „senile Demenz" oder Alzheimer-Krankheit mißinterpretiert. Im Gegensatz zu diesen Erkrankungen sind Depressionen behandelbar.
Keineswegs ist eine Depression etwas, dessen sich die Betroffenen schämen müssen; sie ist vielmehr international als Krankheit anerkannt. Eine Depression wird diagnostiziert, wenn die Person sich schon eine bestimmte Zeit lang – und zwar eher monate- als wochenlang – sehr niedergeschlagen fühlt und einige der nachfolgenden Symptome aufweist:
- signifikante Zu- oder auch Abnahme des Appetits und des Körpergewichts;
- übermäßiges Schlafbedürfnis oder stärkere Schlafstörungen;
- deutliche Verlangsamung der Bewegungen und des Denkvermögens;

- deutlicher Energiemangel, Konzentrationsschwäche und/oder Entschlußlosigkeit;
- allgemeiner Verlust des Interesses an Aktivitäten, die sonst immer Freude gemacht haben;
- Gedanken, die immer wieder um den Tod kreisen, oder gar Selbstmordneigung.

Wenn Sie mehrere dieser Symptome an sich wiedererkennen sollten, zögern Sie nicht länger, professionelle Hilfe zu suchen! Bei schweren oder schon länger bestehenden Depressionen genügen Selbsthilfemaßnahmen oder Hilfe aus dem Freundes- und Verwandtenkreis nicht; Sie brauchen dann fachlichen Rat. Hinzu kommt, daß die Betroffenen – und oftmals auch ihre Umgebung – zu stark in der Depression verfangen sind, um sich noch objektiv mit ihr auseinandersetzen zu können.

Es stimmt nicht, daß Menschen, die immer wieder von Selbstmord reden, sich dann doch nicht umbringen – ganz im Gegenteil, sie können es durchaus und tun es oft auch. Wenn Sie das Gefühl haben sollten, Ihr Leben sei nicht mehr lebenswert, und anfangen, über Selbstmord und die besten Methoden dafür nachzudenken, rufen Sie augenblicklich die Telefonseelsorge oder Ihren Arzt oder Ihre Ärztin an. Sie brauchen nämlich dringend Hilfe und zwar sofort.

Sollte Ihre ärztliche Diagnose „leichte Depression" lauten, bekommen Sie wahrscheinlich Antidepressiva verschrieben oder eine Überweisung zu einer Psychotherapie. Antidepressiva können die Depression nicht heilen; sie machen die Symptome lediglich leichter erträglich, bis sich die zugrundeliegenden Ursachen irgendwann wie von selbst lösen. Leiden Sie unter schweren Depressionen, werden Sie höchstwahrscheinlich in psychiatrische Behandlung überwiesen. Auch hier bekommen Sie dann in aller Regel Antidepressiva und Psycho- sowie Soziotherapie, eventuell leichte Neuroleptika oder Hypnotika, kurzfristig (bei Angstattacken und manischen Episoden) vielleicht Tranquilizer. Moderne Therapiemodelle in psychiatrischen Kliniken bieten zudem noch Musik-, Mal-, Bewegungs- und andere Kreativtherapien für Depressive an. Sollte Ihnen jedoch eine Elektroschock-Therapie zugemutet werden, lehnen Sie sie unbedingt ab: Solche Behandlungen entsprechen erstens längst nicht mehr dem Stand der Wissenschaft, und zweitens können sie unter Umständen Ihr Langzeitgedächtnis und andere Hirnfunktionen schädigen.

Falls festgestellt wird, daß Ihre Depression auch deutlich mit dem Stoffwechselgeschehen zusammenhängt, hilft unter Umständen eine Ernährungsumstellung: Wie heute bekannt ist, kann ein Übermaß an Vitamin D, Zink, Kupfer und Blei im Körper Depressionen fördern.

Eine leichte Depression läßt sich oft schon beheben, wenn man nur einige Lebensgewohnheiten ändert. Sollten Sie sich stark unter Streß fühlen, geben Sie eine oder zwei Aktivitäten auf, die für Sie nicht lebensnotwendig sind. Wenn Sie sich isoliert und außen vor fühlen, versuchen Sie, öfter aus dem Haus zu kommen und neue Interessen zu entwickeln, bei denen Sie auch Leute kennenlernen. Wenn Sie Kinder haben, organisieren Sie sich einen Babysitter, so daß Sie mindestens einen Abend pro Woche ganz für sich haben. Überprüfen Sie Ihre Ernährung und achten Sie darauf, daß sie nicht zu viel Vitamin D, Zink, Kupfer oder Bleispuren enthält, und trinken Sie so selten wie möglich Kaffee oder Tee. Manchmal ist die Antibabypille mit schuld an depressiven Verstimmungen; falls Sie sie damit verhüten und diesen Verdacht hegen, beraten Sie mit Ihrer Gynäkologin oder Ihrem Gynäkologen, welche Verhütungsmittel sonst noch für Sie in Frage kommen. Nehmen Sie außerdem mehr Vitamine des B-Komplexes, Vitamin C, Folsäure, Biotin, Bioflavonoide, Kalzium, Kalium und Magnesium ein.

Sowohl chronische als auch akute Depressionen sind einer homöopathischen Konstitutionsbehandlung zugänglich.

Nehmen Sie das Mittel Ihrer Wahl bei leichter oder mittelschwerer Depression dreimal täglich bis maximal 14 Tage lang ein, oder dreimal täglich, bis mit einer Konstitutionsbehandlung begonnen werden kann.

■ Arsenicum album C6

Bei starker Unruhe, Frösteln, Erschöpfung, dazu Perfektions- und Ordnungszwang.

■ China C6

Frösteln, Flatulenzen, Reizbarkeit, Überempfindlichkeit gegenüber Geräuschen, Licht und anderen Reizen, im Kopf herumjagende Gedanken, die den Schlaf verscheuchen, und lebhaften Träumen, aus denen man erschöpft erwacht.

■ Cadmium phosphoricum C6
Energiemangel und Antriebsverlust nach Virusinfektionen, etwa schwerer Grippe oder Lymphdrüsenfieber.

■ Aurum metallicum C6
Gefühl eines vollkommenen Selbstwertverlustes, Selbstmordgedanken, Ekel vor dem eigenen Ich.

■ Ignatia C6
Depression nach tiefer Trauer oder schwerem Liebeskummer.

■ Natrium muriaticum C6
Aufgestaute Emotionen; Sympathiebezeugungen anderer werden zurückgewiesen, weil sie Sie nur verlegen machen und Sie befürchten, zusammenzubrechen und weinen zu müssen; das Gefühl, am liebsten wegzulaufen und sich zu verstecken.

■ Pulsatilla C6
Wenn Sie beim geringsten Anlaß in Tränen ausbrechen, großes Verlangen nach Trost und Zuwendung haben.

■ Nux vomica C6
Äußerste Reizbarkeit, Kritik an allem und jedem.

■ Sepia C6
Reizbarkeit, Weinerlichkeit, Frösteln, vom bloßen Gedanken an Sex bereits angeekelt.

Erröten

Damit sind die „Aufwallungen" des Blutes gemeint, das bei Verlegenheit, Scham und anderen Gedanken oder Gefühlen plötzlich vermehrt in das Gesicht steigt, was den Betroffenen natürlich besonders peinlich ist. Die Phase, in der das häufig passiert, geht jedoch meist von selbst vorüber; sehr häufig hängt das allzuleichte Erröten mit einer Unsicherheit, sexueller Unerfahrenheit oder auch ganz allgemein mit emotionalen Problemen zusammen.
Viele Jugendliche erröten in der Pubertät sehr leicht und leiden auch darunter. Falls Erröten zu den Symptomen einer tiefergehenden Störung gehört, sollte eine homöopathische Konstitutionsbehandlung in Betracht gezogen werden; falls dem nicht so ist, können die nachfolgend genannten Mittel helfen.

Nehmen Sie das Mittel Ihrer Wahl nach Bedarf in entsprechenden Situationen ein, doch nicht öfter als zehn Dosen innerhalb von drei Tagen.

■ Phosphorus C6
Gesicht normalerweise blaß, Persönlichkeit eher extrovertiert und leicht erregbar, Angst vor Donner und Dunkelheit.

■ Pulsatilla C6
Patientin ist hellhaarig, schüchtern, weint leicht, braucht sehr viel Zuwendung und kann heiße, stickige Räume nicht ausstehen.

■ Ferrum phosphoricum C6
Erröten führt zu Ohnmachtsneigung, vor allem bei Tendenz zu Eisenmangelanämie.

Obsessionen und Zwänge

Eine Obsession ist ein Gedanke oder eine fixe Idee, die den Geist umklammert hält und einfach nicht weichen will; von Zwängen oder Zwangshandlungen spricht man, wenn ein unwiderstehlicher Drang besteht, einen Gedanken oder eine Idee in die Tat umzusetzen, wie absurd sie auch immer sein mögen. Die Hypochondrie zum Beispiel ist eine Obsession, die sich auf die eigene Gesundheit bezieht; die davon Betroffenen kaufen dann ganze Apotheken leer und sind immer auf der Lauer, bei sich eine schwere Gesundheitsstörung zu entdecken. Die Magersucht ist ebenfalls eine Obsession, bei der es – zumindest oberflächlich – um das körperliche Aussehen geht und die leicht im Hungertod enden kann. Viele Frauen entwickeln irgendwann in ihrem Leben die eine oder andere eher harmlose Obsession bzw. Zwangshandlung; meist dreht es sich dabei um ihre Ernährung (Schlankheitskuren!), ihre Gesundheit, die Hygiene (Putzfimmel!) oder ihre persönliche Sicherheit. Wenn jedoch bestimmte Gedanken oder Handlungen das ganze Verhalten zu dominieren beginnen, das Arbeits-, Familien- oder soziale Leben gefährden, dann müssen Sie Hilfe in Anspruch nehmen, zunächst am besten ärztliche. Konventionell werden Ihnen meist Psychopharmaka und eine Psychotherapie verordnet. Die homöopathische Behandlung besteht in einer Konstitutionstherapie und dauert meist etwas länger; sie ist mit einer gleichzeitigen Psychotherapie durchaus vereinbar, oft jedoch nicht mit gleichzeitig verabreichten Psychopharmaka.

Nehmen Sie das Notfall-Mittel Ihrer Wahl alle zwei Stunden bis zu maximal zehn Dosen ein, falls die Obsession oder der Zwang Sie zu überwältigen droht.

■ Aurum metallicum C30
Gedanken, die unablässig um Tod und Sterben kreisen, das Gefühl absoluter Wertlosigkeit. Rufen Sie erst den Notarzt bzw. die Telefonseelsorge an, bevor sie das Mittel nehmen.

■ Anacardium occidentale C30
Gefühl, als seien Körper und Geist voneinander getrennt oder als hätten sich übernatürliche Kräfte der Seele bemächtigt.

■ Silicea C30
Unüberwindliches Gefühl der Unzulänglichkeit, überwältigender Drang, sich auf den Boden zu kauern und kleine Objekte zu zählen.

■ Thuja C30
Feste Überzeugung, kleine Tierchen krabbelten im Magen herum, oder die Glieder seien gläsern und so porös, daß sie jeden Moment brechen könnten (vor allem, wenn auch Warzen vorhanden sind).

Panikattacken und Angstzustände
Panikattacken hängen in aller Regel mit einer allgemeinen Ängstlichkeit oder mit einer Phobie (siehe unten) zusammen. Zu ihren Symptomen gehören: plötzliches, überwältigendes Angstgefühl, Herzklopfen, Schweißausbruch, Zittern, das Gefühl, gleich umzukippen, Leere im Brustkorb und Ameisenlaufen in den Gliedern. Sie haben vielleicht sogar das Empfinden, gleich tot umfallen zu müssen, verrückt zu werden, in Ohnmacht zu sinken, einen Herzinfarkt zu erleiden oder irgend etwas sehr Peinliches zu tun. Was auch immer der eigentliche geistig-seelische Auslöser für die Panikattacke sein mag – oft geht sie mit Überatmen (Hyperventilation) oder Unterzuckerung (Hypoglykämie) einher. Wenn Sie in der extremen Situation daran denken und mit bestimmten Atemtechniken oder einem Stückchen Zucker, einem Fruchtsaftgetränk oder dergleichen dagegen angehen, können Sie Ihre Attacke meist schon unter Kontrolle bekommen: Der bloße Gedanke setzt bereits hilfreiche chemische Substanzen in Ihnen frei!

Angstzustände sind extreme seelische Reaktionen auf bedrohliche (oder bedrohlich erscheinende) Ereignisse. Dabei beschleunigt sich der Atem ebenfalls manchmal bis zum Überatmen; Adrenalin überschwemmt den Blutkreislauf und regt den Herzschlag an, so daß es „bis zum Halse klopft“; die Verdauung hingegen verlangsamt sich, so daß ein flaues Gefühl in der Magengrube entsteht; die Blutgefäße in der Haut ziehen sich zusammen, und man erblaßt, und so weiter.
Falls solche Symptome nach einer Verletzung auftreten, von Übelkeit und Erbrechen begleitet sind, mit starken Schmerzen, Ohnmacht oder Bewußtseinsstörungen einhergehen, kann die betreffende Person einen Schock erlitten haben. In einem Fall wie diesem sollten Sie den Notarzt rufen, und Erste Hilfe leisten.

Nehmen Sie das Mittel Ihrer Wahl viermal täglich, maximal 14 Tage lang ein oder in Notfallsituationen alle halbe Stunde bis zu maximal zehn Dosen.

■ Aconitum C30
Starkes Herzklopfen, Todesangst.

■ Opium C6
Fast besinnungslos vor Schreck oder Angst.

■ Ignatia C6
Hysterisches Benehmen, abwechselndes Lachen und Weinen.

■ Coffea C6
Unfähigkeit einzuschlafen, weil tausend Gedanken durch den Kopf schießen.

Phobien
siehe auch Agoraphobie, Seite 258 f.
Eine Phobie ist eine besonders starke Angst vor bestimmten Objekten oder Situationen, die dem betreffenden Menschen sehr zusetzt, obgleich er „eigentlich“ keinen Anlaß hätte, sich so zu fürchten. Mitten in Afrika mag die Angst vor Schlangen verständlich sein, mitten in England schon weniger, und wenn bereits das Bild einer Schlange oder irgend etwas, das schlangengleiche Umrisse hat, schon intensiven Ekel oder Angst auslöst, ist das Gefühl irrational, eben phobisch zu nennen. Viele von uns reagieren auf irgend etwas phobisch, sind jedoch normalerweise in der Lage, die Auslöser dieser Phobie zu meiden.

Eine Phobie kann aus einer unangenehmen persönlichen Erfahrung heraus entstehen, wie etwa dem Verschüttetsein in einem Luftschutzkeller während des Zweiten Weltkrieges, oder auch von den Eltern an die Kinder weitergegeben worden sein.
Manchmal wurde die Angst auch nur auf das jeweilige Objekt oder die Situation umverlagert (und betrifft im Grunde eigentlich etwas ganz anderes), oder sie stammt aus den tiefsten Schichten unseres Unbewußten, in denen, wie der Schweizer Psychologe C. G. Jung meinte, das kollektive Gedächtnis der menschlichen Spezies fortexistiert. Prosaischer, aber auch seltener sind die Phobien, die aufgrund körperlicher Erkrankungen entstehen, etwa durch Epilepsie, Hirntumoren oder auch Hirnverletzungen. Akute Panikattacken können zudem durch Unterzuckerung (Hypoglykämie) oder durch Überatmen (Hyperventilation) entstehen (flaches, sehr rasches Atmen, bei dem das Gehirn nicht genügend mit Sauerstoff versorgt wird).
Wenn keine organische Ursache für die Phobien zu finden ist, werden schulmedizinisch meist angstlösende Psychopharmaka sowie verschiedene Formen von Verhaltenstherapie verordnet – hier vor allem die Desensibilisierung (schrittweise Annäherung an die phobieauslösende Situation bzw. das Objekt, dazu Entspannungstechniken) oder aber die Schocktherapie (sehr unangenehmer, plötzlicher Kontakt mit dem Auslöser der Phobie, allerdings in der schützenden therapeutischen Situation).
Bei bestimmten Phobien und mit einiger Willensanstrengung und guter Motivation kann es Ihnen bis zu einem gewissen Grad gelingen, sich selbst zu desensibilisieren. Das gilt zum Beispiel bei Phobien vor bestimmten Tieren, bei Klaustrophobie (Angst vor engen Räumen, Lifts etc.) sowie Agoraphobie (Platzangst). Gehen Sie es dabei ganz langsam an, setzen Sie sich dem Gegenstand Ihrer Phobie sehr allmählich, dafür aber jedesmal ein wenig mehr aus; erlernen Sie einige einfache Atem- und Entspannungstechniken, so daß Sie das Aufwallen der Angst bremsen und mildern können, sobald sie Sie zu überwältigen droht.
Die Homöopathie hingegen offeriert eine Konstitutionsbehandlung, darüber hinaus auch einige Notfall-Mittel für bestimmte Situationen, die Ängste erzeugen.

Höhenangst

Nehmen Sie das Mittel Ihrer Wahl viermal täglich bis maximal 14 Tage lang ein oder aber halbstündig, bis maximal zehn Dosen, falls die Panik allzu schlimm ist.

■ Argentum nitricum C6
Höhenangst verbunden mit dem Impuls, hinunterzuspringen.

■ Borax C6
Höhenangst verbunden mit dem Empfinden, zu fallen.

■ Sulfur C6
Höhenangst verbunden mit extremem Schwindelgefühl.

Dunkelangst

Nehmen Sie das Mittel Ihrer Wahl viermal täglich bis maximal 14 Tage lang ein oder aber halbstündig, bis maximal zehn Dosen, bei akuter Panikattacke.

■ Stramonium C6
Dunkelangst, dabei auch ununterbrochenes Reden und/oder Beten.

■ Phosphorus C6
Dunkelangst, dabei extreme Nervosität und überreiztes Nervenkostüm; Trost, Beruhigung und Zuwendung haben augenblicklich einen gewissen Erfolg.

Lampenfieber

Nehmen Sie das Mittel Ihrer Wahl viermal täglich bis maximal 14 Tage lang ein oder aber halbstündig, bis maximal zehn Dosen, bei akutem Angstgefühl.

■ Lycopodium C6
Starkes Lampenfieber, obgleich alles gut klappt, sobald es erst einmal überwunden wurde; auch: beim Essen in Gesellschaft nur ein paar Happen herunterbringen können, weil man sich sozial inadäquat fühlt.

■ Gelsemium C6
Schwächegefühl in den Knien („weiche Knie").

■ Anacardium occidentale C6
Für Musikerinnen, die es vor Aufregung leicht mit dem Magen zu tun bekommen.

■ Argentum nitricum C6
Akutes Lampenfieber, das zu Flatulenzen und Durchfall führt.

Schüchternheit
Sie ist meist nichts anderes als ein Schutzmechanismus von Menschen, die sich selbst für uninteressant, dumm, unerfahren usw. halten. Tatsächlich sind die meisten „Schüchternen" ausgesprochen nachdenklich und zudem sensibel – Charakterzüge, die bei weitem interessanter sind als Draufgängertum und Lauthalsigkeit; doch lehnen sich die Schüchternen lieber selbst ab, als zu riskieren, von anderen abgelehnt zu werden. Die Körpersignale, die sie dabei aussenden – Vermeiden jeden Augenkontakts, vor der Brust gefaltete Arme, übereinandergelegte Beine, gemurmelte oder einsilbige Antworten auf Fragen –, geben den anderen zugleich zu verstehen: „Ich interessiere mich nicht für dich. Bitte spreche mich nicht an."
Es hilft oft schon, die eigene Schüchternheit einfach offen einzugestehen; meist unternehmen die anderen dann verstärkte Anstrengungen, das Eis zu brechen und Sie aus Ihrem „Schüchternheitswinkel" herauszuholen.
Versuchen Sie bitte, sich auf die andere(n) Person(en) zu konzentrieren anstatt auf sich selbst. Entspannen Sie sich; hören Sie aufmerksam zu; sehen Sie sich um. Sind die anderen etwa unentwegt nur geistreich und witzig? Natürlich nicht! Lernen Sie, offene Fragen zu stellen, etwa: „Was halten Sie von ..?" „Wie findest du eigentlich ..?", anstatt immer nur zu fragen: „Und was machen Sie beruflich?" oder „Hast du schon den Film X gesehen?", die in aller Regel nur kurze Antworten oder ein „Ja" oder „Nein" abnötigen, was die Unterhaltung dann vorzeitig zum Erliegen bringen kann.
Ist die Schüchternheit Teil eines Symptomenkomplexes, der ganz allgemein von Unsicherheit und mangelndem Selbstvertrauen gekennzeichnet ist, empfehlen wir eine homöopathische Konstitutionsbehandlung. Kommt sie jedoch nur in bestimmten Situationen vor, können Sie auch eines der nachfolgend genannten Mittel dafür auswählen.

Nehmen Sie das Mittel Ihrer Wahl stündlich bis zu maximal zehn Dosen ein und zwar vor oder während einer Situation, die Sie einschüchtert.

■ Pulsatilla C6
Bei ruhiger, sensibler Persönlichkeit, Neigung zu Weinen und Erröten, Panik in heißen, stickigen Räumen.

■ Silicea C6
Bei Schüchternheit und Neigung zu Tränenausbrüchen, manchmal auch Dickköpfigkeit sowie Abneigung gegen Kälte, vor allem gegen kalten Wind.

■ Phosphorus C6
Bei extremer Blässe, starker Nervosität, Furchtsamkeit und einem großen Verlangen nach Zuwendung und Beruhigung.

■ Lycopodium C6
Bei großer Furcht vor neuen Situationen, dazu der Neigung, die Schüchternheit durch Lärmen, unmögliches Verhalten oder Gewalttätigkeit zu überspielen.

Streß
Was Streß bedeutet, ist sehr schwer definierbar, da gleichartige Ereignisse sich auf unterschiedliche Menschen völlig verschieden auswirken können. Was für die einen eine „tolle Herausforderung", ist für die anderen womöglich „der Tropfen, der das Faß zum Überlaufen bringt". Der Psychologe Hans Seyle stellte die Theorie auf, daß wir zwar sämtlich unter Druck unsere Reserven mobilisieren, an einem bestimmten Punkt aber überlastet sind. Geht der Streßdruck weiter, verlieren wir unser inneres Gleichgewicht, sind erschöpft und werden krank.
Schon seit einiger Zeit nimmt man an, daß Menschen, die unter Depressionen oder auch unter einer zu großen Streßbelastung leiden, deshalb leichter krank werden, weil ihr Immunsystem geschwächt ist. Neuere Forschungen aus dem Bereich der Psychoneuroimmunologie haben diesen Ansatz bestätigt und damit begonnen, die näheren Zusammenhänge zu durchleuchten.
Erlernen Sie eine Entspannungs- oder Meditationstechnik, selbst wenn Sie sie täglich nur zehn Minuten anwenden. Auch ein Yoga-Kurs ist sehr nützlich. Befreien Sie sich von ein bis zwei Aufga-

ben oder Verantwortungen und nehmen Sie keinerlei neue auf sich, bis Sie sich sehr viel besser fühlen – lernen Sie, nein zu sagen! Essen Sie zu regelmäßigen Zeiten und schlafen Sie sich immer gut aus. Nehmen Sie zusätzlich Vitamine des B-Komplexes ein. Bewegen Sie sich ausreichend, aber nicht bis zur Erschöpfung. Sollten Sie psychologische Hilfe brauchen, nehmen Sie eine Beratungsstelle oder eine Psychotherapie in Anspruch. Dort bekommen Sie Mitgefühl und Zuspruch, und Sie lernen zu erkennen, welche Streßfaktoren Sie jeweils besonders belasten und wie Sie künftig besser damit umgehen können.

In der Homöopathie werden Störungen wie etwa Nahrungsmittelallergien, aber auch Asthma, Unterzuckerung (Hypoglykämie), Verdauungsstörungen, hoher Blutdruck usw. als Manifestationen von übermäßigem Streß angesehen. Empfohlen wird dementsprechend eine längerfristige Konstitutionsbehandlung. In akuten Fällen kann jedoch auch eines der nachfolgend angegebenen Mittel helfen.

Nehmen Sie das Mittel Ihrer Wahl alle vier Stunden maximal zehn Tage lang ein.

■ Acidum phosphoricum C30
Streß infolge von Trauer oder schlechten Nachrichten.

■ Acidum picrinicum C30
Streß infolge Überarbeitung.

■ Ignatia C30
Streß infolge von emotionaler Aufregung, Liebeskummer usw.

■ Nux vomica C30
Streß infolge allzuvieler Aktivitäten auf einmal (Burn-out-Syndrom), dazu unmäßiges Rauchen, Essen oder Trinken und große Reizbarkeit.

Trauer

Das ist eine ganz natürliche Reaktion auf den Verlust einer Person, eines Tieres oder eines Gegenstandes, in die man viel Liebe und Zuwendung investiert hat. Auf keinen Fall sollte diese Emotion unterschätzt oder gar unterdrückt werden. Trauern ist ein Prozeß, der mehrere, ziemlich gut voneinander unterscheidbare Phasen umfaßt. Zunächst besteht oft das Empfinden der Unwirklichkeit; man ist wie vor den Kopf geschlagen und weigert sich zu glauben, daß die geliebte Person tatsächlich tot ist. Dem folgt oft eine Phase sehr gemischter Gefühle, etwa Schuldgefühle (man klagt sich an, der oder dem Verstorbenen nicht genügend Aufmerksamkeit gewidmet, nicht genug für sie oder ihn getan zu haben) sowie Zorn (auf das Krankenhaus oder die Ärzte, die ja wohl nicht alles in ihrer Macht Stehende getan haben, oder den geliebten Menschen, der „kein Recht hatte“, zu sterben). Danach kann eine tiefe Depression (S. 259 ff.) einsetzen. Schließlich und endlich jedoch wird das Leben langsam wieder lebenswert, ja sogar schön. Dieser ganze Prozeß kann ein bis zwei Jahre dauern, und selbst danach kommt in bestimmten Momenten immer wieder große Trauer hoch, etwa wenn sich der Todestag wieder einmal jährt.

Wie gut wir mit unserer Trauer fertigwerden, hängt sehr von der Beziehung ab, die wir zu dem geliebten Menschen hatten. Gab es in dieser Beziehung auch starke Schuld- oder gar Haßgefühle, kann der Trauerprozeß davon blockiert werden. Eine Frau, die nach dem Todesfall vereinsamt, hat es außerdem viel schwerer, ihre Trauer zu bewältigen, weil ihr ein Mensch fehlt, mit dem sie sich darüber aussprechen könnte. In der Psychologie wurde zudem die Theorie aufgestellt, Trauern bedeute so etwas wie die Wiederholung des Abstillens von der Mutterbrust: Haben wir als Kinder darauf mit Wut und Verzweiflung reagiert, kann es passieren, daß beim Verlust eines geliebten Menschen ganz ähnliche Gefühle wieder hochkommen, was das „Abtrauern“ natürlich um so schwieriger macht. Sollte eine heftige Trauer länger als anderthalb Jahre anhalten, brauchen die Betreffenden wahrscheinlich professionelle Hilfe, damit aus der Depression keine chronische Erkrankung wird.

Die meisten Frauen erfahren in den ersten Wochen nach einem Trauerfall ziemlich viel Trost und Unterstützung; besonders nötig haben sie ihn jedoch ungefähr vier bis fünf Monate später. Zu diesem Zeitpunkt nämlich ist ihnen bitter klargeworden, daß der geliebte Mensch tatsächlich gestorben ist, und das macht ihnen alles ganz besonders schwer.

Als Angehörige oder Freundin sollten Sie jetzt so viel praktische Hilfe wie nur möglich anbieten und der Trauernden immer wieder die Möglichkeit geben, über ihren Verlust zu sprechen, auch wenn das für sie (und Sie selbst) schmerzvoll ist. Sollten Sie irgendwie Grund zu der Annahme haben, sie könnte Selbstmordabsichten hegen, nehmen Sie professionelle Hilfe in Anspruch – und kümmern Sie sich weiterhin um die Trauernde, so lange Sie irgend können.

Falls Sie sich selbst gerade in einem solchen Trauerprozeß befinden, können Sie einiges für sich selbst tun:

Reden Sie, schütten Sie Ihr Herz aus, bitten Sie um Hilfe! Wenn Sie sich nur „vornehm" zurückziehen, mögen Sie vielleicht in Ihren Augen die Würde wahren, aber nur um den Preis chronischer Depressionen oder auch verminderter Widerstandskraft gegenüber Erkrankungen. Ihre homöopathische und/oder ärztliche Fachkraft kann Ihnen vielleicht zu einer guten Psychotherapie verhelfen, mit der Sie über das Ärgste hinwegkommen. Vor allem aber: Haben Sie Geduld mit sich selbst! Auch wenn die heutige Gesellschaft vor allem gute Laune, Fitneß und Lächeln in allen Lebenslagen zu erwarten scheint, sieht es doch hinter vielen solcher Masken ganz anders aus, als es auf den ersten Blick scheinen mag. Lassen Sie sich die Zeit für Ihre Trauer, die Sie brauchen; hüten Sie sich jedoch vor „Erinnerungs-Ritualen", mit denen Sie nur schwer wieder aufhören können, ohne sofort Schuldgefühle dem verstorbenen Menschen gegenüber zu bekommen (als würden Sie ihm damit „untreu"). Schreiben Sie in einem Tagebuch alle Ihre Empfindungen und Eindrücke offen und ehrlich nieder, und beobachten Sie dabei, wie Ihre Trauer allmählich der Zuversicht weicht. Bedenken Sie: Der geliebten Person wäre es überhaupt nicht recht gewesen, Sie krank, verzweifelt oder gar lebensüberdrüssig zu wissen.

In der Schulmedizin werden den Trauernden zumeist Antidepressiva und/oder eine Psychotherapie angeboten. Die Homöopathie hält für die verschiedenen Stadien der Trauer unterschiedliche Mittel für Sie bereit. Auch eine Konstitutionstherapie ist angebracht, falls der Übergang von einer Trauerphase zur nächsten größere Schwierigkeiten bereitet.

Im Frühstadium der Trauer

Nehmen Sie das Mittel Ihrer Wahl viermal täglich bis maximal 14 Tage lang ein oder auch alle zwei Stunden bis zu maximal zehn Dosen, falls die Emotionen die Bewältigung des Alltags zu verhindern drohen.

■ Arnica C30
Starkes Verlangen, in Ruhe gelassen zu werden; Behauptung, es ginge einem doch „gut", Abneigung gegenüber Berührtwerden; Reaktionen insgesamt wie im Schock.

■ Aconitum C30
Angstgefühle, am Rande des Zusammenbruchs.

■ Opium C6
Durch den Todesfall zu Tode erschrocken, taub vor Schmerz.

In späteren Stadien der Trauer

■ Nux vomica C6
Großer Zorn, Reizbarkeit sowie ständiges Kritiküben an anderen.

■ Acidum phosphoricum C6
Starke Depressionen, Apathie.

■ Pulsatilla C6
Schlaflosigkeit, hilfloses Weinen, Schnupfen.

■ Natrium muriaticum C6
Trost und Mitleid werden aus Angst vor erneuten Tränenausbrüchen zurückgewiesen; lieber werden die Gefühle unterdrückt.

■ Ignatia C6
Schwierigkeiten, die Gefühle unter Kontrolle zu bekommen, daher Lachen, Seufzen, Weinen usw. am falschen Ort, zur falschen Zeit.

Im letzten Stadium der Trauer

siehe die unter Depressionen (S. 259 ff.) genannten Homöopathika.

Weitere Beschwerden von A bis Z

Afterjucken

Dieses oft unerträgliche Jucken im Afterbereich wird unter anderem durch exzessives Schwitzen hervorgerufen (bei Nylon- oder wollener Unterwäsche!), durch mangelhafte Hygiene, Reizstoffe in Waschmitteln oder gefärbtem Toilettenpapier, manchmal auch durch Paraffinklistiere oder ähnliche Einläufe gegen die Verstopfung. Das Jucken kann auch durch nässende Hämorrhoiden, Analfissuren (Risse) oder Analfisteln entstehen, desgleichen durch Sekrete aus der Scheide. Gelegentlich sind Diabetes mellitus (Zuckerkrankheit), Pilzinfektionen der Scheide, Bandwürmer oder auch Durchfall der Grund für den Juckreiz (letzteres vor allem bei Kindern, die an Milchunverträglichkeit leiden).
Weitere mögliche Ursachen sind der Konsum von Zitrusfrüchten, von Zucker sowie das Zigarettenrauchen. Das Jucken kann auch seelische Gründe haben.

Nehmen Sie das Mittel Ihrer Wahl viermal täglich maximal 14 Tage lang ein.

■ Ambra C6
Jucken im Vulvabereich, das in Gegenwart anderer zunimmt.

■ Ignatia C6
Starker Juckreiz und das Gefühl, als kröche etwas im Afterbereich herum, durch Wärme verschlimmert.

■ Acidum nitricum C6
Juckreiz verstärkt sich beim Spazierengehen oder nach dem Stuhlgang.

■ Alumina C6
Jucken wie von tausend Nadelstichen, Brennen im After, Stuhl weich, doch Schwierigkeiten beim Stuhlgang.

■ Teucrium C6
Juckreiz infolge von Bandwurmbefall und ständige Reizung, vor allem beim Zubettgehen, große Unruhe, nach dem Stuhlgang Gefühl, als kröche etwas im After herum.

■ Cina C6
Juckreiz bei Mädchen, das manchmal scheinbar ohne Grund Leute nicht ausstehen kann; Juckreiz nachts verschlimmert; Zähneknirschen im Schlaf.

■ Antimonium crudum C6
Juckreiz und Brennen nachts verschlimmert; abwechselnd Verstopfung und Durchfall, vor allem bei älteren Frauen; schleimiges Sekret aus dem After; Hitze, Wein, saure Speisen und Wassertrinken verschlimmern das Jucken.

■ Sulfur C6
Analregion rot und wund; brennender Durchfall, am schlimmsten morgens.

Alkoholkonsum

siehe auch Kopfschmerzen, Seite 282 ff.
Wie viel Alkohol ein Mensch verträgt, ist sehr unterschiedlich, selbst bei Alkoholkranken; die Alkoholtoleranz nimmt allerdings zu, je stärker jemand trinkt.
Die Obergrenze vernünftigen Alkoholkonsums, darin sind sich die meisten Expertinnen und Experten inzwischen einig, liegt bei maximal 21 Einheiten pro Woche für Männer und maximal 14 Einheiten pro Woche für Frauen. Eine Alkoholeinheit entspricht ungefähr acht Gramm reinem Alkohol, das ist etwa ein halber Liter Bier, ein Glas Weißwein, ein Sherry oder ein Whisky. Das heißt also: maximal 168 Gramm pro Woche für Männer und maximal 112 Gramm pro Woche für Frauen (deren Leber Alkohol aus hormonellen Gründen schlechter abbaut als die männliche Leber).
Die Homöopathie hält keine Mittel gegen die Alkoholsucht als solche bereit, wenn auch verschiedene Homöopathika im Notfall durchaus die Entzugssymptome zu mildern imstande sind. Wenn Sie den Verdacht haben, alkoholabhängig zu sein, wenden Sie sich am besten an die Anonymen Alkoholiker; die Adresse finden Sie in Ihrem örtlichen Telefonbuch. Eine homöopathische Konstitutionsbehandlung kann allerdings sehr viel dazu beitragen, den allgemeinen Gesundheitszustand zu verbessern, Vitalität und Selbstvertrauen wieder herzustellen, sobald je-

mand, der alkoholkrank ist, einmal entgiftet ist und sich fest vorgenommen hat, nicht mehr rückfällig zu werden. Wir empfehlen eine solche Konstitutionsbehandlung deshalb uneingeschränkt: Mit ihrer Hilfe ist es leichter, den Entschluß auch in die Tat umzusetzen.
Die Homöopathie bietet jedoch eine Reihe von Mitteln gegen den gelegentlichen „Kater", wenn man einmal zu tief ins Glas geschaut hat.

Nehmen Sie das Mittel Ihrer Wahl halbstündig oder bei Bedarf auch öfter, maximal zwölf Dosen.

■ Nux vomica C6
Kater am Morgen, vor allem nach Konsum von hochprozentigen Getränken (Schnäpsen) und exzessivem Feiern („Abbrennen der Kerze von beiden Enden her").

■ Capsicum C6
Magenschmerzen nach großem Alkoholkonsum.

■ Lachesis C6
Kater nach sozial auffälligem Übertreiben (zum Beispiel ungewohnter Redeschwall, Kleidung gelockert, weil zu eng).

■ Avena C6
Ziemliche Depression nach Alkoholgenuß; Frau ist reizbar und hat einen „Moralischen".

■ Zincum metallicum C6
Ängstlichkeit, Händezittern, Lethargie, besondere Geräuschempfindlichkeit.

■ Sulfur C6
Einsames Trinken, anomale Flatulenzen (Winde) und nervöse Erschöpfung.

■ Kalium bichromicum C6
Übelkeit sowie Erbrechen nach Biertrinken; Neigung zu schwerem Schnupfen und laufender Nase.

Amenorrhö
So wird das zeitweilige oder völlige Ausbleiben der Menstruation medizinisch genannt. Wenn die Menarche (erste Menstruation) nicht bis zum Alter von 16 Jahren eingetreten ist, spricht man von primärer Amenorrhö (siehe auch Pubertätsprobleme, S. 288 ff.). Hat das Mädchen bzw. die Frau hingegen zuvor menstruiert und hören die Blutungen dann auf, liegt eine sekundäre Amenorrhö vor. Zu den Ursachen zählen Magersucht oder starker Gewichtsverlust aus anderen Gründen (siehe Gewichtsprobleme und Eßstörungen, S. 39 ff.), exzessive körperliche Bewegung (etwa Leistungssport), vor allem bei gleichzeitiger vegetarischer Ernährung, sowie Streß. Eine sekundäre Amenorrhö kann auch durch ein hormonelles Ungleichgewicht bzw. eine Hormonstörung ausgelöst werden oder ein Zeichen der Wechseljahre sein. Manchmal bleibt die Blutung nach Absetzen der Antibabypille aus oder stellt sich nach einer Entbindung ungewöhnlich lange nicht mehr ein. Auch Langstreckenflüge durch mehrere Zeitzonen können den Organismus so aus dem Gleichgewicht bringen, daß die Menstruation ausfällt, desgleichen starke psychische Belastungen. Bleibt die Menstruation aus unerfindlichen Gründen monatelang weg, sollte sich die Frau unbedingt von einem Gynäkologen untersuchen lassen. Manchmal ist sie ganz einfach unbemerkt schwanger geworden, oder aber es liegt eine hormonelle oder andere organische Störung bzw. Erkrankung vor, die gezielt diagnostiziert werden muß. Übrigens heißt das Ausbleiben der Menstruation nicht unbedingt, daß keine Schwangerschaft eintreten kann – die Hauptsache ist dafür nämlich, es findet ein Eisprung statt! Die Frau darf sich bei Amenorrhö also nicht vor Empfängnis geschützt fühlen.
Nehmen Sie zusätzliche Multivitamin- und Mineralpräparate ein. Falls Sie in letzter Zeit stark an Gewicht verloren haben, versuchen Sie, sich bewußt aufzupäppeln. Treiben Sie, wenn möglich, weniger Sport; ruhen Sie sich viel aus; bauen Sie Streß ab (mit Entspannungstechniken und/oder anderer Organisation Ihres Alltags). Überlegen Sie auch: Ist in Ihrer Beziehung alles in Ordnung? Wünschen Sie sich tief innen eigentlich ein Kind, oder verweigern Sie Ihrem Partner einen Kinderwunsch? Seelische und sexuelle Faktoren aller Art können Amenorrhö auslösen. Wenn Sie damit nicht allein klarkommen, nehmen Sie psychotherapeutische Hilfe oder eine Familienberatung in Anspruch.
Falls das Ausbleiben der Menstruation keine eindeutigen organischen Gründe hat bzw. auf Schwangerschaft oder kürzliche Entbindung zurückzuführen ist, kann eine homöopathische Konstitutionsbehandlung sehr nützlich sein.

Auch die nachstehend genannten Mittel helfen unter Umständen. Sollte sich innerhalb von zwei Monaten noch nichts getan haben, fragen Sie Ihre homöopathische Fachkraft.

Nehmen Sie das Mittel Ihrer Wahl alle zwölf Stunden maximal 14 Tage lang ein.

■ Aconitum C30
Menstruationen hören auf wegen großer emotionaler Belastung oder Schock oder aber wegen Einsetzen trockenen, sehr kalten Wetters.

■ Dulcamara C30
Blutungen hören auf nach extremer körperlicher Anstrengung und anschließender Unterkühlung.

■ Calcium carbonicum C30
Amenorrhö, dazu Müdigkeit, Schwindelgefühle, Frösteln, bleischwere Beine, geschwollene und druckempfindliche Brüste, Nervosität, Schreckhaftigkeit.

■ Natrium muriaticum C30
Amenorrhö, dazu Haarausfall, Kopfweh, Verstopfung, Reizbarkeit, kürzlich erlittener emotionaler Schock.

■ Ignatia C30
Blutungen hören auf wegen Trauer oder großem Verlust.

■ Lycopodium C30
Scheidentrockenheit; Unterleibsschmerzen; bei kleinster Aufregung bleibt die Menstruation aus; Schwächegefühl und Zittern; Weinerlichkeit, Traurigkeit.

■ Sepia C30
Anomaler Scheidenausfluß, bleiche Flecken im Gesicht, Schwächegefühl, Weinerlichkeit und Reizbarkeit.

■ Ferrum metallicum C30
Erschöpfung, Müdigkeit, immerzu Verlangen, sich hinzusetzen, Gesicht gewöhnlich blaß, gelegentlich Hitzewallungen.

■ Pulsatilla C30
Blutungen hören auf nach Kontakt mit feuchter Kälte.

Anämie

Eine Anämie, im Volksmund auch „Blutarmut" genannt, kann aus vielen Gründen auftreten. Im Prinzip bedeutet sie, daß das Blut zu wenig Sauerstoff transportiert; die Folgen sind Blässe, Müdigkeit, Kurzatmigkeit und Herzklopfen.
Die häufigste Anämie ist die Eisenmangel-Anämie, die viele Frauen betrifft. Sie entsteht durch Mangel an Eisen, ein Spurenelement, das für die Bildung des sauerstofftransportierenden Blutfarbstoffs Hämoglobin unerläßlich ist. Entweder fehlt der Nahrung selbst das notwendige Eisen, oder es wird aus der Nahrung nicht richtig absorbiert, oder aber die Eisenvorräte im Körper werden durch Schwangerschaft oder Blutverluste (wie etwa nach Verletzungen, aber auch durch heftige Menstruationsblutungen oder auch Magen-Darm-Blutungen aufgrund von Geschwüren im Verdauungstrakt) völlig ausgelaugt. Manchmal sind auch Magenschleimhautverletzungen (etwa durch Einnahme von Aspirin, nicht-steroidalen Entzündungshemmern oder andere Medikamente) an dem Blutverlust mit nachfolgendem Eisenmangel schuld, oder aber ein Krebs des Verdauungstrakts.
Bei bestimmten Erkrankungen, etwa der rheumatoiden Arthritis oder chronischem Nierenversagen, ist der Organismus unter Umständen nicht in der Lage, seine Eisenvorräte abzurufen bzw. aufzufüllen.
Gelegentlich ist die Anämie nicht durch Eisenmangel, sondern einen Überschuß an weißen Blutkörperchen bedingt; dahinter kann sich eine perniziöse (bösartige) Anämie oder eine der vielen Formen von Leukämie (Blutkrebs) verbergen. Anämie- und grippeähnliche Symptome, die ungewöhnlich lange bestehen bleiben, sollten darüber hinaus ein Anlaß sein, einen AIDS-Test vornehmen zu lassen.
Abgesehen von ständiger Schlappheit und bleicher Gesichtsfarbe führt eine Eisenmangel-Anämie dazu, daß die Abwehrkräfte gegenüber Infektionen (vor allem Pilzinfektionen) erheblich sinken. In jedem Fall sollten Sie bei Verdacht auf Anämie zum Arzt oder zur Ärztin gehen und sich gründlich untersuchen lassen: Die korrekte Diagnose ist entscheidend. In den meisten Fällen lösen Eisenpräparate und -injektionen das Problem; bei sehr schwerem Eisenmangel aufgrund von Blutverlusten kann auch eine Bluttransfusion notwendig werden.

Achten Sie grundsätzlich darauf, daß Ihre Ernährung genügend Eisen und Vitamin C enthält – vor allem, wenn Sie Vegetarierin sind, denn Vollkorn und Hülsenfrüchte binden Eisen an sich und begrenzen die Absorption des Spurenelements im Organismus. Trinken Sie zu den Mahlzeiten keinen schwarzen Tee: Das Tannin darin hemmt die Eisenaufnahme im Körper.
Vorausgesetzt, Sie bekommen hinfort genügend Eisen zugeführt, sollten Sie es zusätzlich auch mit den nachstehend genannten Homöopathika versuchen.

Nehmen Sie das Mittel Ihrer Wahl alle zwölf Stunden bis zu maximal zwei Wochen.

■ China C30
Anämie aufgrund von Blutverlust, Überempfindlichkeit, Frösteln, Erschöpfung.

■ Ferrum metallicum C30
Gesicht bleich, jedoch rasches Erröten, allgemein robuste Erscheinung, Überempfindlichkeit.

■ Natrium muriaticum C30
Verstopfung, müde erscheinende, graue Haut, Kopfschmerzen, Mundtrockenheit und trockene Lippen, Neigung zu Herpes.

■ Calcium phosphoricum C30
Anämie durch rasches Wachstum (in den ersten beiden Lebensjahren oder der Pubertät), Reizbarkeit, Verdauungsstörungen.

■ Acidum picrinicum C30
Anämie bei geistiger Überlastung.

Aufgedunsener Unterleib
siehe auch Unterleibsschmerzen, Seite 302
Ein Blähbauch und/oder ein aufgetriebener Unterleib entstehen meist dadurch, daß sich Gase im Darm gebildet haben, Stuhl nicht richtig abgeht oder Körperflüssigkeiten sich stauen, so zum Beispiel beim reizbaren Darm (spastischen Kolon; dabei treten schmerzhafte Blähungen auf, die vergehen, wenn Winde oder Stuhl abgehen können), bei Verstopfung (S. 304 f.), beim prämenstruellen Syndrom (S.109 ff.) oder aber auch durch Genuß zu vieler Hülsenfrüchte. Manchmal liegt es auch an Malabsorption (weitere Symptome: blasser, fettiger Stuhl, Gewichtsabnahme), Luftschlucken, zu geringer Produktion von Magensäure, Nahrungsmittel-Intoleranz, Candida-Infektionen im Darm und anderen Erkrankungen des Magen-Darm-Trakts.
Ein schmerzhaft aufgedunsener, dazu noch steinharter und sehr druckempfindlicher Unterleib kann allerdings auf eine ernste Erkrankung hinweisen, nämlich entweder auf eine Darmverschlingung (Symptome: starke Schmerzen mit oder ohne Erbrechen, Unfähigkeit, Winde oder Stuhl abgehen zu lassen, Fieber) oder auf eine sogenannte Blinddarmentzündung (Appendizitis) hinweisen. *Beim Verdacht auf eine dieser Erkrankungen sofort den Notarzt rufen!*

Nehmen Sie das Mittel Ihrer Wahl alle halbe Stunde bis maximal zehn Dosen ein.

■ Lycopodium C6
Deutliche Verstopfung, Abgang von Winden.

■ Dioscorea C6
Abgang von Winden; Unterleibsschmerzen lassen nach, wenn man sich hintüberlehnt; häufiger Stuhlgang.

■ Ignatia C6
Hysterisch aufgedunsener Unterleib, vor allem nach Trauer.

■ Thuja C6
Gedärme fühlen sich an, als stecke ein lebendes Tier darin; große Geräusch- und auch Windentwicklung; Unterleib ist aufgeblasen; chronischer Durchfall.

Brustprobleme
Die beste Möglichkeit, Brusterkrankungen bis hin zum Brustkrebs frühzeitig zu erkennen, ist die regelmäßige Selbstuntersuchung. Sie sollte einmal monatlich vorgenommen werden, am besten kurz nach der Menstruation bzw. allmonatlich etwa zum gleichen Zeitpunkt, wenn Sie schon in den Wechseljahren oder darüber sind. Unmittelbar prämenstruell können die Brüste nämlich geschwollen sein oder eine knotige Struktur aufweisen, die völlig normal sein kann, Sie aber in die Irre führen würde, oder sie sind besonders schmerzempfindlich, weil die Milchdrüsen in den Brüsten aktiviert sind. Normal ist übrigens auch, wenn eine Brust etwas größer ist als die an-

dere. Bei allen irgendwie verdächtig vorkommenden Veränderungen sollten Sie sich so bald wie möglich gynäkologisch untersuchen lassen.
Und so geht die Selbstuntersuchung: Stellen Sie sich mit nacktem Oberkörper vor den Spiegel. Können Sie irgendwelche Unterschiede zwischen Ihren Brüsten feststellen, wenn Sie sich vornüberbeugen, die Brüste anheben, die Arme hoch über den Kopf halten, die Hände auf die Hüften stemmen? Wonach Sie Ausschau halten sollten, sind Unterschiede darin, wie beide Brüste sich bewegen, hängen und schwingen, sowie nach Stellen, in denen die Haut eingezogen oder flacher erscheint als normal. Diese Selbstuntersuchung beruht auf der Tatsache, daß sich zwischen Brusthaut und darunterliegenden Muskeln sehr viele kleine elastische Fasern befinden, welche die Brust bei verschiedenen Bewegungen in Form halten. Falls sie von einem winzigen Krebs im Frühstadium „zusammengeklebt" werden, können sie sich nicht mehr frei bewegen. Das wird nicht unbedingt sichtbar, wenn die Brüste in Ruheposition sind. Bewegen Sie jedoch die Arme und damit auch die Brüste, können diese Fasern nicht mitschwingen. Sie ziehen statt dessen die Haut etwas ein, wobei die charakteristischen Dellen entstehen. Nun legen Sie sich aufs Bett oder in die Badewanne, entspannen sich und befühlen Ihre Brüste mit der flachen Hand. Fühlt sich eine anders an als die andere? Spüren Sie irgendwelche seltsamen Knoten oder Verdickungen oder schmerzhafte Zonen in den Brüsten oder unter den Achselhöhlen? Hat sich eine Brustwarze irgendwie zurückgezogen, oder steht sie in einem seltsamen Winkel ab? Sondert sie irgend ein unnormales Sekret ab? Verspüren Sie irgendwelche ungewohnten Schmerzen, womöglich schon seit längerem? Zu Ihrer Beruhigung: Brustkrebs im Frühstadium ist fast immer vollkommen schmerzlos. Eine harmlose Mastopathie hingegen kann bei Druck ziemlich weh tun.
Jeder neue Knoten, jede seltsame Veränderung ist natürlich ein Grund für eine alsbaldige gynäkologische Untersuchung. Doch keine Angst: Die allermeisten Knoten sind durchaus kein Krebs und auch keine Vorstufen einer bösartigen Erkrankung. Es gibt vielmehr eine ganze Reihe von zyklischen Veränderungen der Brust, die völlig normal sind, sowie einige Störungen, die sich mit relativ einfachen Mitteln beheben lassen. Dazu gehören:

- Brustschmerzen vor der Menstruation, bei Frauen zwischen 30 und 50 ziemlich häufig.
- Knötchenbildung bei menstruierenden Frauen aller Altersstufen, die auch immer wieder von selbst vergeht (Mastopathie).
- Flüssigkeitsgefüllte Zysten, die sich als Knoten bemerkbar machen; oft bei Frauen ab 35 bis zur Menopause.
- Fibroadenome (i. e. fibrozystische Brust); das sind kleine, deutlich umrissene, bewegliche Knoten, meist bei Frauen zwischen 15 und 30.
- Störungen der Milchgänge, die zu Sekreten aus den Brustwarzen führen oder dazu, daß die Brustwarzen sich zurückziehen oder sich ein Abszeß darunter bildet.
- Brustdrüsenentzündung; sie entsteht meist im Zusammenhang mit dem Stillen.

Brustdrüsenentzündung (Mastitis)
Brustentzündungen bzw. -abszesse werden in aller Regel durch Infektion der Milchgänge mit Staphylokokken ausgelöst, und zwar auch bei Frauen, die nicht gerade ein Kind bekommen haben. Bei Stillenden kann die Entzündung dadurch begünstigt werden, daß sich die Milch nach der Entbindung in den Milchgängen staut. Falls Sie Ihr Kind stillen, sollten Sie ihm trotzdem weiterhin die Brust geben, es sei denn, Ihre Symptome sind ziemlich schwer: etwa rote, schmerzhafte Brustschwellungen, Druckempfindlichkeit der Achselhöhlen und möglicherweise (leichtes) Fieber.
Beim ersten Anzeichen von Schmerzen in den Brüsten baden Sie sie in heißem Wasser oder massieren Sie sie leicht von den Seiten bis zu den Brustwarzen mit einem in heißes Wasser getauchten, ausgewrungenen Handtuch. Nutzen Sie die Schwerkraft, damit die Milch leichter aus der Brust herausgelangen kann, indem Sie Brust und Baby so halten, daß der beginnende Abszeß oben (darüber) ist und die Brustwarze nach unten weist. Reiben Sie sie sanft mit Calendula-Tinktur ein, mehrmals täglich (siehe auch Stillprobleme, S. 192 ff.).
Die nachstehend genannten Homöopathika werden als Mittel der ersten Wahl empfohlen. Sollte es Ihnen daraufhin nicht besser gehen, holen Sie ärztlichen Rat ein. Falls ärztlich verschriebene Antibiotika nicht nutzen, muß der Abszeß eventuell drainiert werden. Wenn Sie jedoch stillen wollen, sollten Sie möglichst keine Antibiotika einnehmen; besprechen Sie das mit Ihrem Arzt.

Nehmen Sie das Mittel Ihrer Wahl stündlich bis zu maximal zehn Dosen.

■ Bryonia C6
Abszeß im Entstehen begriffen; Brustgewebe verhärtet sich und schmerzt bei der leisesten Bewegung.

■ Belladonna C6
Symptome wie oben, dazu rote Streifen auf der betroffenen Brust.

■ Hepar sulfuris C6
Schmerz sehr eng begrenzt, betroffene Stelle der Brust ist extrem berührungsempfindlich, große Reizbarkeit.

■ Phytolacca C6
Achsellymphdrüsen sind geschwollen, allgemeine Blässe, leichter Schüttelfrost.

■ Silicea C6
Brustwarzen aufgesprungen und eiternd, allgemeine Erschöpfung.

Brustwarzenbeschwerden
Dunkelrotes Sekret aus der Brustwarze kann auf einen gutartigen Tumor, ein sogenanntes Milchgangpapillom, hinweisen (es muß chirurgisch entfernt werden), oder aber es handelt sich um ein Warnzeichen für Brustkrebs. Ein weißliches oder grünliches Sekret hingegen deutet meist auf eine Galaktorrhö hin. Auf dem Warzenhof (der Aureola) entwickelt sich gelegentlich eine Zyste oder Eiterbeule. Ekzeme, die ausschließlich auf die Brustwarze begrenzt sind, können auf die sogenannte Bowen-Krankheit hinweisen, oftmals eine Vorstufe krebsiger Zellentartung; ärztliche Abklärung ist daher unbedingt notwendig.
Schlupfwarzen sind angeboren und durchaus nichts Ungewöhnliches, auch wenn es damit gelegentlich Stillprobleme geben kann (siehe dort, S. 192 ff.). Hat sich die Brustwarze jedoch erst in jüngster Zeit nach innen gezogen, sollten Sie zur gynäkologischen Untersuchung gehen, denn es könnte sich unter Umständen auch um ein Krebszeichen handeln.
Bei Schlupfwarzen – vorausgesetzt, es handelt sich ganz sicher nicht um Krebs – nehmen Sie *Silicea C30* alle zwölf Stunden maximal sieben Tage lang ein.

Galaktorrhö
So wird es medizinisch genannt, wenn die weibliche Brust kleine Mengen Milch produziert, obwohl die Frau weder schwanger ist noch stillt. Das Sekret sieht weiß oder grünlich aus. Zu den möglichen Ursachen gehören: überschießende Produktion des milchstimulierenden Hormons Prolaktin, das in der Hirnanhangdrüse gebildet wird; Fehlfunktion des Hypothalamus, der hormonellen „Steuerzentrale" im Gehirn; Brustkrebs; Einnahme von Medikamenten wie der Antibabypille, Tranquilizer und Diuretika (Entwässerungsmittel), seltener auch Verletzungen, Brustoperationen oder Erkrankungen des Nervensystems. Die Galaktorrhö ist vergleichsweise selten; meist betrifft sie Frauen, die außerdem auch an Amenorrhö (S. 268 f.) leiden (gelegentlich kommt sie sogar bei Männern vor). Die anomale Milchproduktion hört auf, sobald die zugrundeliegende Ursache aufgespürt und behandelt wurde.

Nehmen Sie das Mittel Ihrer Wahl viermal täglich maximal sieben Tage lang ein.

■ Arnica C30
Milchsekretion nach einer Brustverletzung.

■ Bellis C6
Wenn die Brust nach der Einnahme von Arnica immer noch geschwollen bleibt.

■ Conium C6
Milchsekretion, dazu harte und sehr berührungsempfindliche Brust.

Knoten in der Brust
Knoten in der Brust können auf Zystenbildung beruhen, auf Fibroadenose (Verdickung der milchbildenden Gewebe), auf völlig gutartigen Umbauprozessen im Brustgewebe, wie sie bei vielen Frauen vorkommen (Mastodynie oder Mastopathie genannt), in manchen Fällen allerdings auch auf Brustkrebs. Jede Veränderung Ihrer Brüste oder Brustwarzen, die Sie nicht eindeutig zuordnen können, jede harte, eingezogene, in der Farbe veränderte oder schmerzempfindliche Stelle sollten Sie zur Sicherheit gynäkologisch untersuchen lassen. Prämenstruell sind die Brüste häufig druckempfindlich; das ist aber völlig normal und rührt von den sich verändernden Hormonspiegeln her.

Reduzieren Sie Ihren Konsum an tierischen Fetten, Tee, Kaffee und anderen koffeinhaltigen Getränken. Ersetzen Sie Fleisch und Milchprodukte gelegentlich durch ölhaltigen Fisch (etwa Hering, Makrelen, Sardinen) bzw. nehmen Sie zusätzlich Fischöl-Kapseln ein (in der Apotheke erhältlich). Auch eine achtwöchige Kur mit Vitamin-E-Gaben ist empfehlenswert; Sie sollten die Dosis dabei allmählich von 100 auf 600 Internationale Einheiten (IE) steigern. Falls Sie unter hohem Blutdruck leiden, befragen Sie jedoch zuvor Ihren Arzt: Vitamin E kann gelegentlich den Blutdruck erhöhen. Auch zusätzliche Gaben Vitamin B6, Magnesium, Zink, das Öl der Nachtkerze sowie Seetang können hilfreich sein.
Gegen Mastodynie/Mastopathie gibt es sehr wirksame pflanzliche Präparate, die Sie ärztlich verschrieben bekommen oder auch selbst in der Apotheke kaufen können; auch eine homöopathische Konstitutionsbehandlung kann die „Knotenbrust" lindern. Voraussetzung ist allerdings immer die gründliche Abklärung, daß keinerlei krebsig entartete Knoten vorhanden sind!
Bei Brustkrebs reicht eine alleinige homöopathische Behandlung *keinesfalls* aus. Allerdings hält die Homöopathie Mittel für Sie bereit, welche die Begleiterscheinungen der schulmedizinischen Behandlungen (wie Operation, Bestrahlungen, Zytostatika) mildern, die Abwehrkräfte und den Allgemeinzustand stärken und auch die angegriffene Psyche wohltuend beeinflussen können.
Eine solche Zusatzbehandlung und die Nachbehandlung muß jedoch unbedingt von einer erfahrenen homöopathischen Fachkraft durchgeführt werden!

Nehmen Sie das Mittel Ihrer Wahl viermal täglich maximal 14 Tage lang ein.

■ Conium C6
Zysten ärztlich diagnostiziert; betroffene Brust oder Stelle ist hart und tut weh; stechender Schmerz in der Brustwarze und Juckreiz innerhalb des Brustgewebes; Symptome sind vor und während der Menstruation verschlimmert; Verlangen, die Brust mit der Hand fest zu umschließen.

■ Phytolacca C6
Zysten ärztlich diagnostiziert; Brust rötlich verfärbt und vor sowie während der Menstruation besonders schmerzempfindlich; kühles, feuchtes Wetter sowie seelischer Streß verschlimmern die Symptome.

■ Pulsatilla C6
Schmerz kommt und geht unvermittelt, kann so heftig sein, daß er Tränen in die Augen treibt.

■ Graphites C6
Brüste sind geschwollen, hart sowie knotig verdickt; Brustwarzen sind wund, aufgesprungen sowie bläschenbedeckt.

■ Mercurius solubilis Hahnemanni C6
Brüste sind schmerzempfindlich und vergrößert; Milchsekretion, sobald die Menstruation einsetzt.

■ Belladonna C30
Brüste rot, pochend und schwer; Hinlegen verschlimmert die Symptome.

■ Bryonia C30
Brüste fühlen sich hart an; die leiseste Bewegung macht alles noch schlimmer.

Schmerzende Brüste
Prämenstruell tun vielen Frauen die Brüste mehr oder weniger stark weh; wer sehr darunter leidet, findet unter prämenstruelles Syndrom (siehe S. 109 f.) entsprechende Mittel angegeben. Ist der Brustschmerz örtlich begrenzt, handelt es sich sehr wahrscheinlich um einen Abszeß (siehe Brustdrüsenentzündung, S. 271 f.) oder eine Mastopathie (siehe Knoten in der Brust, S. 272 f.).

Probleme mit der Brustgröße
Mit Ausnahme der Zeit nach einer Entbindung, wo die Milchdrüsen in der Brust viel Milch produzieren, besteht die weibliche Brust vor allem aus Fett- und Drüsengewebe. Wieviel Fettgewebe die Brust enthält, wird sowohl von genetischen Faktoren als auch von den Östrogenen bestimmt. Ab- oder Zunehmen kann daher – außer in extremen Fällen – den individuellen Umfang der weiblichen Brust nur unwesentlich verändern. Sollten Sie allerdings Übergewicht haben, und wird Ihre Wirbelsäule vom Gewicht der Brüste nach vorn gezogen, so daß Schultern- und Nackenmuskulatur stark belastet sind und schmerzen, wäre Abnehmen dringend anzuraten! Sind Sie hingegen untergewichtig, sollten Sie mehr Kalorien zu sich

nehmen, um mehr Fettgewebe anzusetzen; das kurbelt auch Ihre Östrogenproduktion zusätzlich an. Aus medizinischen Gründen – nämlich einer überlasteten Wirbelsäule – ist es gelegentlich nötig, das Brustgewebe operativ zu verkleinern. Für eine Vergrößerung der Brüste hingegen kann es allenfalls psychische, nicht aber organische oder anatomische Gründe geben. (Eine solche Ausnahmesituation ist die Brustaufbauplastik nach einer Krebsoperation, die das schwer beeinträchtigte Selbstbild wiederherstellen hilft). Junge Mädchen und Frauen, die fürchten, ihre Brust sei „zu klein", sei zum Trost gesagt: Das Brustwachstum ist erst mit ungefähr 20 bis 25 Jahren vollständig abgeschlossen; Form und Größe der Brust verändern sich außerdem mit jeder Schwangerschaft, gelegentlich auch während der Einnahme der Antibabypille sowie durch Trainieren der großen Brustmuskeln (zum Beispiel Hanteltraining, Schwimmen). Auch eine kleine Brust ist im Innern vollständig ausgebildet und kann genügend Milch für das Stillen produzieren.
Die Homöopathie stellt eine Reihe von Mitteln für vergrößerte oder schlaffgewordene Brüste und damit zusammenhängende Probleme bereit. Sollten Sie innerhalb eines Monats keine Erfolge feststellen können, suchen Sie am besten Ihre homöopathische Fachkraft auf.

Nehmen Sie das Mittel Ihrer Wahl alle zwölf Stunden maximal sieben Tage lang ein.

■ Natrium muriaticum C30
Brustvergrößerung aufgrund von Wassereinlagerungen.

■ Calcium carbonicum C30
Brust schwer und hängend, vor allem bei Übergewicht, Blässe, Neigung zu Schweißausbrüchen und Frösteln.

■ Conium C30
Brustvergrößerung, dazu Schmerzen und Druckempfindlichkeit.

■ Carbo animalis C30
Brustvergrößerung, dazu gelegentlich heftig einschießende Schmerzen.

■ Conium C30
Kleine, flache Brüste, die sich prämenstruell verhärten und vergrößern.

■ Jodum C30
Allmählicher Verlust von Fettgewebe in den Brüsten, blaurote Knoten in der Brusthaut (falls als gutartig diagnostiziert!), der Frau ist es sehr oft zu warm.

■ Sabal C30
Brüste sind unterentwickelt oder faltig und geschrumpft.

Drogen- oder Medikamentenabhängigkeit

Abhängig machende Substanzen kann man ganz legal vom Arzt verschrieben bekommen, ja teils sogar rezeptfrei in Apotheken kaufen; illegale Mittel – sowohl suchterzeugende Medikamente als auch „harte" oder „weiche" Drogen – muß man in aller Regel teuer auf dem Schwarzmarkt erwerben. In aller Regel gilt: Je länger man eine Droge einnimmt, desto mehr gewöhnt sich der Körper (und oft auch die Seele) daran. Wird die Einnahme abgebrochen, laufen die Adaptionsmechanismen weiter, ohne daß jedoch die Droge als „Stopper" verfügbar wäre. Die Folge sind mehr oder weniger schwere Entzugserscheinungen, unter anderem innere Unruhe, Händezittern, Nervosität, Angstzustände usw.
Zu den am stärksten suchterzeugenden, ärztlich verschreibbaren Medikamenten gehören alle Morphium-Abkömmlinge (Morphinderivate), wie sie etwa gegen starke Krebsschmerzen eingesetzt werden, außerdem praktisch alle Psychopharmaka, allen voran Benzodiazepine bzw. Tranquilizer wie Valium und ähnliche Substanzen. Ob ein Medikament potentiell abhängigkeits- bzw. suchterzeugend ist, können Sie anhand des Beipackzettels feststellen: Steht unter den möglichen Nebenwirkungen auch ein Warnhinweis wie „Benommenheit, starke Müdigkeit, Vorsicht im Straßenverkehr oder beim Bedienen von Maschinen", so wirkt das betreffende Mittel zentral, das heißt im Gehirn, und besitzt in aller Regel ein Suchtpotential.
Körperliche oder seelische Abhängigkeit kann darüber hinaus auch bei Aufputschmitteln, Appetitzüglern, Abführmitteln (selbst pflanzlicher Art), Schmerzmitteln und vielen anderen Substanzen auftreten.

Potentiell abhängigmachende Medikamente sollten niemals länger als zwei bis drei Wochen, also nur zur Überbrückung einer „Notfall"-Situation, eingenommen werden; dann nicht abrupt absetzen, sondern jeden Tag etwas weniger nehmen, damit sich der Organismus wieder entwöhnen kann! Nach drei Monaten Einnahmezeit, aus welchen Gründen auch immer, muß man davon ausgehen, daß schon eine Abhängigkeit bzw. Sucht vorliegt.
Zu den Hauptwirkungen von Benzodiazepinen gehört anomale Schläfrigkeit und Benommenheit. Hegen Sie den Verdacht, jemand in Ihrer Umgebung habe eine Überdosis eingenommen, rufen Sie sofort den Notarzt, legen die Person so hin, daß sie frei atmen kann (Kopf höher und seitlich lagern, Kleidung lockern), und stellen alle in Frage kommenden Drogen zur ärztlichen Untersuchung bereit, die sie eingenommen haben könnte.
Zu den illegalen Drogen gehören in Deutschland Marihuana, LSD, Kokain, Opiate wie Heroin, Crack, Ecstasy und andere „Straßendrogen" sowie verschiedene Substanzen, die geschnüffelt (durch die Nase eingezogen oder -geatmet) werden. Ob Haschisch in geringen Mengen freigegeben werden soll, wird derzeit diskutiert.
Alle Drogen und ihre Wirkungen, Nachwirkungen und Besonderheiten einzeln zu beschreiben, würde den Rahmen dieses Buches bei weitem sprengen. Sollten Sie selbst gelegentlich oder gewohnheitsgemäß Drogen nehmen oder aber befürchten, Ihr Kind könne zur Drogeneinnahme verleitet worden sein, wenden Sie sich unbedingt sofort an die nächste Suchtberatungsstelle!

Entwöhnung von ärztlich verschriebenen Drogen

Wenn Sie das Gefühl haben, allmählich von einem ärztlich verschriebenen Medikament körperlich oder seelisch abhängig zu werden oder bereits danach süchtig zu sein, reden Sie unbedingt mit dem Arzt oder der Ärztin, von dem oder der Sie das Rezept haben, und erläutern Sie Ihr Unbehagen. Erhalten Sie trotzdem den Rat, das Medikament weiterhin einzunehmen – zum Beispiel, weil die Entzugserscheinungen so schwer wären, daß Ihr momentan schlechter Gesundheitszustand damit kaum fertig würde, oder weil es für Ihre Erkrankung keine bekannte medikamentöse Alternative gibt, haben Sie die Wahl: Entweder Sie bleiben bei der Einnahme und warten einen günstigeren Zeitpunkt für den Entzug ab, auch auf die Gefahr hin, daß sich Ihre Abhängigkeit bis dahin noch verstärkt hat, oder Sie holen eine zweite ärztliche Diagnose und Meinung ein und lassen sich außerdem in einer Suchtberatungsstelle fachlich beraten.
Ein homöopathisch arbeitender Arzt wird Ihnen darüber hinaus eventuell noch eine Konstitutionsbehandlung empfehlen, auf jeden Fall aber Vitamine und Mineralstoffe (vor allem Vitamin B und C sowie Kalzium und Magnesium), die es Ihnen erleichtern, die körperliche Abhängigkeit zu überwinden.
Dazu ist es außerdem sehr hilfreich, wenn Sie in der Entzugsphase möglichst wenig andere Genußgifte (Kaffee, Tee, Nikotin, Alkohol) zu sich nehmen. Entwöhnen Sie sich langsam, nicht von einem Tag auf den anderen (es sei denn, Sie hatten das Medikament ohnehin nur in sehr kleinen Dosen eingenommen), und bewegen Sie sich möglichst viel an frischer Luft; das kurbelt den Stoffwechsel an und fördert die Entgiftung.

Entwöhnung von illegalen Drogen

Wenn Sie einmal in die Drogensucht hineingeraten sind, brauchen Sie viel Mut, Disziplin und Willenskraft, um wieder von ihr loszukommen. Ihre Chancen, den Ausstieg zu schaffen und auch clean zu bleiben, steigen erheblich, wenn Sie professionelle Hilfe in Anspruch nehmen. Das trifft ganz besonders auf Heroinabhängigkeit zu. Ob der plötzliche Entzug (mit allen Symptomen des „cold turkey", die sich bei akuter Entgiftung einstellen) besser, verantwortlicher, sozial vertretbarer ist als der langsame Entzug mit „Erhaltungsdosen" der Droge bzw. einer Ersatzdroge wie Methadon, ist in Expertenkreisen sehr umstritten und hängt auch von den jeweiligen Anti-Sucht-Programmen der Landesregierungen ab.
Schwer Drogensüchtige können nicht mit homöopathischen Mitteln allein geheilt werden. Homöopathika können jedoch dazu beitragen, daß Menschen, die nur einmal – aus Neugier oder weil sie dazu verleitet wurden – eine Droge genommen haben, nicht völlig in die Sucht abrutschen, indem sie das Verlangen danach dämpfen und das Selbstvertrauen stärken. Darüber hinaus gibt es eine Reihe von Homöopathika, welche die Nachwirkungen des „Katers" nach einmaliger Drogeneinnahme lindern können.

Nehmen Sie das Mittel Ihrer Wahl alle fünfzehn Minuten bis zu maximal zehn Dosen bzw. so lange, bis die Nachwirkungen einmaligen Drogenkonsums abgeklungen sind.

■ Arsenicum album C6
Große Ängstlichkeit, innere Unruhe, Angst vor dem Alleinsein.

■ Lachesis C6
Depression oder aber große Redseligkeit, auch Verfolgungswahn.

■ Aconitum C30
Panikattacke, Todesangst, Frösteln.

■ Absinthium C6
Depression, Schwindelgefühl, Orientierungsverlust, Halluzinationen.

■ Hyoscyamus C6
Deutliche Paranoia (Verfolgungswahn oder Gefühl, von fremden Mächten kontrolliert zu werden), Stammeln, obszöne Reden und Verhaltensweisen.

Durchfall

Ein Durchfall (medizinisch: Diarrhö) kann zahlreiche Gründe haben, zum Beispiel eine Gastroenteritis (Magen-Darm-Schleimhautenzündung mit Durchfall und Erbrechen), Kolitis (Dickdarmentzündung, meist Blut im Stuhl), Nahrungsmittelvergiftung (Erbrechen und Durchfall), Würmer und andere Parasiten im Darm, die Besiedlung mit fremdartigen Bakterien (Reise-Diarrhö, „Montezumas Rache") oder höchst ansteckenden Krankheitserregern (etwa Cholerabazillen), Laktose-Intoleranz und andere Nahrungsmittel-Unverträglichkeiten und -allergien, aber auch rein seelische Gründe, etwa Angst oder Lampenfieber. Daneben können auch bestimmte Medikamente, vor allem Antibiotika, Durchfall herbeiführen, außerdem Antazida (Mittel gegen überschüssige Magensäure), weil sie reichlich Magnesium enthalten, das die Darmwände aktiviert. Durchfall gibt es auch bei Vitamin-B3- oder Folsäuremangel; ein Vitamin-D-Überschuß hingegen kann sowohl Verstopfung als auch Durchfall auslösen. Sehr dünnflüssiger Stuhl ist weiterhin der Preis, den man zahlen muß, wenn man zuviel unreifes Obst, Pflaumen oder Hülsenfrüchte ißt. Eine chronische Diarrhö kann zu schweren Mangelerscheinungen, vor allem an Kalium und Wasser, führen. Hält der Durchfall mehr als 48 Stunden lang an, tritt dabei Fieber auf oder enthält der Stuhl Blutspuren, sollte ärztliche Hilfe geholt werden, denn gleichgültig, welche Ursache dahintersteckt, kann die betreffende Person inzwischen gefährlich dehydriert sein.
Bei Blähungen, Flatulenzen und Durchfall sollten Sie als allererstes eine oder zwei Kohletabletten zu sich nehmen; oft ist damit das Problem bereits behoben. Um das Austrocknen der Körpergewebe zu verhindern, sollten Sie so viel Flüssigkeit wie möglich trinken, und zwar abgekochtes Wasser mit etwas Salz sowie Honig darin, Fleischbrühe, Wasser, in dem Reis oder Hafer gekocht wurde, eventuell auch nichtsprudelndes Mineralwasser oder Cola (keinesfalls eiskalt!). Sobald der Durchfall nachläßt und Sie wieder etwas zu sich nehmen können, essen Sie ein oder zwei Tage lang Pfeilwurz (in Bioläden oder Reformhäusern erhältlich), Tapioka, Weizengrießbrei, eventuell auch etwas Zwieback, und kehren Sie dann allmählich zu Ihrer gewohnten Ernährung zurück. Falls der Durchfall nach der Einnahme von Antibiotika auftrat, schlucken Sie Acidophilus-Kapseln (aus der Apotheke) oder essen Joghurt mit lebenden Keimen. Nehmen Sie einen Monat lang zusätzlich Folsäure und Vitamin B ein und reduzieren Sie Ihren Vitamin-D-Konsum (bzw. gehen Sie nicht in die pralle Sonne). Vermeiden Sie die Einnahme von Schmerztabletten, selbst wenn Sie Darmkoliken haben sollten.
Die schulmedizinische Behandlung besteht darin, dem Organismus die verlorengegangene Flüssigkeit wieder zuzuführen (Elektrolyt-Tropf), außerdem nach der Ursache zu fahnden und gegebenenfalls Antidiarrhö-Mittel zu verschreiben, welche die Darmperistaltik lahmlegen und verstopfend wirken.
Wer des öfteren zu Durchfall neigt, sollte sich einer homöopathischen Konstitutionsbehandlung unterziehen. In akuten Fällen helfen auch die nachstehend angegebenen Mittel.

Nehmen Sie das Mittel Ihrer Wahl halbstündig bis maximal zehn Dosen.

■ Aconitum C30
Diarrhö tritt plötzlich nach Schock oder Verkühlung in kaltem Wind bzw. sommerlicher Überhit-

zung auf; Unterleib gebläht; Symptome bessern sich nach Stuhlgang.

■ Aloe C6
Durchfall nach sommerlicher Verkühlung, Essen oder Trinken von Unverträglichem, nach Zornausbruch; Zungenspitze stark gerötet, Symptome morgens und nach dem Essen schlimmer, Schmerzen beim Wasserlassen, gelbgrüner Stuhl, Flatulenzen (Winde), schwer zu unterscheiden, ob nur Winde oder auch Stuhl abgehen wollen.

■ Argentum nitricum C6
Angst, Lampenfieber, Besorgnis; Aufstoßen; Verlangen nach Süßem und Salzigem.

■ Arsenicum album C6
Kärglicher, geruchloser, brauner Stuhl, der Brennen um den After herum verursacht, vor allem nach kalten Getränken, Eis oder überreifen Früchten; kleine Schlucke heißer Getränke wirken beruhigend.

■ Podophyllum C6
Größere Mengen übelriechenden Stuhls, der wie Erbsensuppe aussieht und sehr dünnflüssig ist, starke Flatulenzen und Koliken, heftiger Stuhlgang frühmorgens, danach Gefühl der Leere.

■ Acidum phosphoricum C6
Große Mengen wäßrigen Stuhls mit Nahrungsmittelresten darin; nach dem Stuhlgang fühlt man sich besser.

■ Sulfur C6
Heftiger Stuhldrang treibt morgens gegen fünf Uhr aus dem Bett; After fühlt sich heiß an; eventuell Hämorrhoiden.

■ Veratrum album C6
Starker Stuhlgang, Erbrechen, kalte Schweißausbrüche auf der Stirn, Verlangen nach kaltem Wasser.

■ China C6
Stuhl wie gekochte, gehackte Eier, heftige Flatulenzen; die Symptome verschlimmern sich nach einer sommerlichen Verkühlung oder Genuß von Früchten; große Reizbarkeit.

■ Colocynthis C6
Durchfall begleitet von schweren, schmerzhaften Krämpfen; Vornüberbeugen oder Druck auf Unterleib lindern Schmerzen; Stuhl reichlich, dünnflüssig, schaumig und gelblich; Attacke fing eventuell nach Ärger an.

■ Dulcamara C6
Durchfall bei feuchtem Wetter oder Unterkühlung nach einer körperlichen Anstrengung; Stuhl ist schleimig, gelb oder grünlich, eventuell auch Blutspuren.

■ Pulsatilla C6
Diarrhö nachts sowie durch kalte Getränke, Zwiebeln oder fettes, schweres Essen verschlimmert; Stuhlgang jedesmal anders.

Eierstockzysten
Das sind flüssigkeitsgefüllte und gutartige „Säckchen" in einem oder beiden Eierstöcken. Krebs entsteht aus ihnen zwar nur selten; doch da sie unter Umständen mit einem bösartigen Tumor verwechselt werden könnten, müssen alle Eierstockzysten gründlich untersucht und von echten (sowohl gut- als auch bösartigen) Eierstockgeschwülsten (Ovarialtumoren) unterschieden werden. Eierstockzysten verursachen anfangs oft keine Symptome, bis sie groß genug sind, um auf Nachbargewebe – etwa die Blase – zu drücken; dann treten manchmal sichtbare Schwellungen im Unterleib oder Schmerzen auf, zum Beispiel beim Sexualverkehr. Es gibt verschiedene Arten von Zysten am Eierstock, vor allem Teerzysten, Follikelzysten und Gelbkörperzysten. Wenn sie die Produktion der Eierstockhormone beeinflussen, können sich Unregelmäßigkeiten im Menstruationszyklus einstellen. Platzen solche Zysten in den Bauchraum auf, entsteht unter Umständen eine recht gefährliche Bauchfellentzündung (Peritonitis); zu den Symptomen gehören plötzliche, starke Schmerzen im Unterbauch, Übelkeit, Fieber und ein geschwollener Unterleib. Eierstockzysten werden meist chirurgisch entfernt, wenn irgend möglich, ohne den Eierstock mit wegzuoperieren bzw. zu beschädigen, vor allem dann, wenn die Frau noch jünger ist und Kinderwunsch besteht. In manchen Fällen läßt es sich allerdings nicht vermeiden, sowohl den betroffenen Eierstock als auch den zugehörigen Eileiter zu entfernen. Mit einer homöopathischen Konstitutions-

behandlung lassen sich die Zysten, falls sie nicht allzu groß oder zu zahlreich sind, oft „austrocknen"; zuvor können auch die nachstehend genannten Mittel von Nutzen sein.

Nehmen Sie das Mittel Ihrer Wahl viermal täglich maximal 14 Tage lang ein.

■ Lachesis C6
Linker Eierstock betroffen; örtlicher Schmerz, der morgens am schlimmsten ist, während der Menstruation jedoch abnimmt.

■ Jodum C6
Unterleibsschmerzen, als würde ein Keil zwischen Eierstock und Gebärmutter getrieben.

■ Apis C6
Rechter Eierstock betroffen; örtlicher stechender Wundschmerz; schmerzhafte Menstruationsblutungen und druckempfindlicher Unterleib.

■ Colocynthis C6
Kleine Rundzysten, als solche ärztlich diagnostiziert; Schmerz scheint den gesamten Unterleib zu durchziehen; Vornüberbeugen oder die Hände auf den Unterbauch pressen, lindert Schmerz.

Eileiter-/Eierstockentzündung
siehe Unterleibsentzündung, Seite 300 ff.

Gallenblasenentzündung
siehe auch Gallensteine, Seite 279 f.
Eine akute Entzündung der Gallenblase (Cholezystitis) entsteht überwiegend dadurch, daß der Gallenabfluß in den Zwölffingerdarm durch Gallensteine blockiert wird. Dabei überdehnt sich die Gallenblase zuerst und entzündet sich schließlich, wenn Darmbakterien bis zu ihr vordringen. Manchmal breitet sich auch eine andere Entzündung des Bauchraums bis zur Gallenblase aus. Die Folge sind Gallenkoliken: starke Schmerzen im rechten Oberbauch, die bis zu den Schultern ausstrahlen können, Verdauungsstörungen, vor allem nach Genuß fetter Speisen, Übelkeit mit oder ohne Erbrechen. Unbehandelt kann aus der Gallenblasenentzündung eine Gelbsucht werden, in schweren Fällen auch eine Bauchfellentzündung (siehe Eierstockzysten, S. 277 f.), wenn die Gallenblase nämlich in den Bauchraum aufplatzt. *Wenn Sie den Verdacht haben, eine Gallenkolik zu erleiden, rufen Sie nach spätestens zwei Stunden den Arzt!* Meist bekommen Sie zunächst ein Schmerzmittel und Antibiotika verschrieben, müssen sich ins Bett legen und dürfen einen Tag lang nichts essen. Gallensteine können heute medikamentös aufgelöst, mittels Laparoskopie (kleinere Operation mit Sehrohr, das durch einen nur zentimetergroßen Schnitt durch die Bauchdecke geschoben wird) herausoperiert, mit dem Laserstrahl abgetragen oder mit Schallwellen zertrümmert werden, oder aber es wird gleich die ganze Gallenblase chirurgisch entfernt (vor allem bei immer wiederkehrenden Gallensteinen und -entzündungen). Die typische Gallenblasen-Patientin ist übergewichtig und um die vierzig Jahre alt; meist hat sie auch größere seelische Belastungen zu tragen, die sie aber nicht richtig verarbeiten kann (Wut oder Trauer werden „heruntergeschluckt" statt offen ausgedrückt).
Bei Neigung zu Gallenblasenreizungen und -entzündungen sollten Sie es einen Monat lang mit einer Leberdiät versuchen und sonst keine fetten, blähenden, scharfgewürzten Speisen essen sowie nur sehr maßvoll Alkohol trinken. Seelisch helfen Entspannungstechniken zum Streßabbau. Ärger, Sorgen, Trauer, Wut und ähnliche Gefühle nicht aus falschverstandener Rücksicht gegenüber anderen Menschen unterdrücken, sondern darüber sprechen lernen (eventuell mit Hilfe einer Psychotherapie); das kann so manche gereizte Gallenblase beruhigen.
Eine homöopathische Konstitutionsbehandlung bei einer erfahrenen Fachkraft ist sehr zu empfehlen. Bei einer akuten Gallenblasenreizung oder -entzündung können Sie es auch mit nachstehend genannten Mitteln versuchen.

Nehmen Sie die folgenden Notfallmittel alle halbe Stunde, bis ärztliche Hilfe eintrifft, maximal zehn Dosen.

■ Berberis C30
Gallengang verstopft, nach oben ausstrahlende, reißende Schmerzen, die durch Erschütterungen schlimmer werden; blasser Stuhl, Anzeichen von Gelbsucht.

■ Chelidonium C30
Schmerzen strahlen vom rechten unteren Rippenbogen bis zum rechten Schulterblatt aus, vor allem nach Genuß fetter Speisen.

■ China C30
Starke Blähungen, die sich durch Aufstoßen nicht bessern; Frösteln, vor allem bei Zugluft; Verlangen nach Herumgehen statt Stillsitzen; Vornüberbeugen lindert Schmerzen.

■ Colocynthis C30
Schneidende Schmerzen, die durch Vornüberbeugen besser werden; Gedärme fühlen sich an, als würden sie zwischen zwei Steinen zerdrückt; Durchfall.

■ Dioscorea C30
Krampfartige, ziehende, reißende oder schneidende Schmerzen, die durch Druck auf den Bauch schlimmer, durch Hintüberlehnen jedoch leichter werden.

■ Magnesium phosphoricum C30
Schmerz nimmt deutlich ab, wenn man eine Wärmflasche gegen den Bauch preßt.

Gallensteine
Das sind feste Zusammenballungen verschiedener Substanzen, die in der Gallenflüssigkeit enthalten sind, vor allem Kalzium und Cholesterin. Manchmal sind wenige große, manchmal auch viele kleine Gallensteine vorhanden, die kaum Symptome verursachen, zumindest so lange sie in der Gallenblase bleiben (viele Gallensteine werden daher nur zufällig, bei einer Routineuntersuchung, entdeckt). Verstopft jedoch ein Gallenstein den Gallenausgang oder bleibt er im Gallengang hängen, der zum Zwölffingerdarm führt, staut sich die Galle und überdehnt die Gallenblase; die Folge ist eine Gallenblasenentzündung (S. 278 f.).
Frauen bekommen eher Gallensteine als Männer, unter anderem aus hormonellen Gründen oder auch, weil sie die Antibabypille einnehmen; das Risiko steigt mit zunehmendem Alter und Übergewicht. Wer zu Gallensteinen neigt, kann anscheinend eher einmal eine akute Bauchspeicheldrüsenentzündung (auch Pankreatitis) bekommen. Erhöhte Cholesterinspiegel im Blut steigern das Risiko von Gallensteinen.
Sowohl als vorbeugende Maßnahme als auch nach einer etwaigen Gallenblasenoperation meiden Sie am besten schwere, fettige Speisen, Gebratenes sowie Kohlenhydrate aus raffinierten Industrieprodukten (zum Beispiel Fertiggebäck) und essen statt dessen sehr viel mehr (nichtblähende) Gemüse, Früchte und Ballaststoffe. Außerdem sollten Sie prüfen, ob Sie nicht vielleicht an einer Nahrungsmittelunverträglichkeit bzw. -allergie leiden.
Falls feststeht, daß Sie Gallensteine, *aber keinerlei Gallenblasenentzündung* haben, können Sie auch versuchen, die Steine mit der nachfolgend beschriebenen Leber- und Gallenspülung selbst auszuspülen:
In den fünf Tagen vor der Spülung essen Sie normal, trinken jedoch dazu soviel frischgepreßten Apfelsaft wie nur irgend möglich. Am Tag der Leber- und Gallenspülung können Sie normal frühstücken bzw. einen Spätvormittagssnack essen, dürfen zum Mittagessen jedoch ausschließlich Zitrusfrüchte oder Saft aus Zitrusfrüchten zu sich nehmen.
Die Selbstbehandlung beginnt gegen 19 Uhr abends. Dazu brauchen Sie einen halben Liter reines, kaltgepreßtes Olivenöl und acht oder neun Zitronen (falls keine aufzutreiben sind, auch fertigen reinen Zitronensaft). Nehmen Sie nun vier Eßlöffel Olivenöl und sofort danach einen Eßlöffel ungesüßten Zitronensaft ein. Wiederholen Sie das ganze nach genau einer Viertelstunde, und so immer weiter, bis Sie das gesamte Olivenöl getrunken haben; falls noch Zitronensaft übrig ist, trinken Sie ihn zum Abschluß. Dann legen Sie sich ins Bett, auf die rechte Seite, und ziehen die Knie bis in Brusthöhe an; in dieser Position verharren Sie etwa 30 Minuten. Wenn Sie am nächsten Tag Stuhlgang haben, gehen dabei mit hoher Wahrscheinlichkeit auch Ihre Gallensteine ab; sie sind als unregelmäßige, gelatineähnliche, grüne Objekte im Stuhl erkennbar. Falls Sie unter chronischer Verstopfung leiden, nehmen Sie etwa vier Stunden vor der Leber- und Gallenspülung zwei Teelöffel Glaubersalz in warmem Wasser ein, desgleichen am Morgen unmittelbar nach dem Aufwachen.
Theoretisch besteht ein kleines Risiko, daß die aus der Gallenblase gespülten Gallensteine im Gallengang hängenbleiben, bevor sie in den Zwölffingerdarm rutschen können. In unserer langjährigen Erfahrung mit dieser Methode ist das jedoch noch nie passiert. Falls Sie die Mischung aus Olivenöl und Zitronensaft im Magen behalten können und nicht etwa wieder erbrechen müssen, ist die Spülung ganz im Gegenteil sehr effektiv.

Sollten Sie wissen, daß Sie zu Gallensteinen neigen, konsultieren Sie eine homöopathische Fachkraft!
Nehmen Sie viermal täglich *Berberis C6* maximal 14 Tage lang, bis die homöopathische Konstitutionsbehandlung beginnt; falls dieses Mittel erfolglos bleibt und Nervosität, Frösteln und Überempfindlichkeit bestehen, nehmen Sie *China C6*.

Gebärmutterentfernung (Hysterektomie)
Mit dem Begriff Hysterektomie wird das chirurgische Entfernen der Gebärmutter samt Zervix bezeichnet; je nach Erkrankung müssen dabei manchmal auch Eileiter und Eierstöcke herausoperiert werden. Dabei wird entweder ein waagerechter Bauchschnitt in der „Bikinizone" gemacht oder von der Vagina aus operiert. Je nach Alter und Gesundheitszustand kann es bis zu zwei Monate dauern, bis die Frau sich von diesem im wahrsten Sinn des Wortes sehr einschneidenden Eingriff erholt hat. Viele Frauen sind danach zeitweilig depressiv; das ist auch normal, denn immerhin haben sie bei diesem Eingriff einen sehr wichtigen Teil ihrer selbst verloren (und zudem die Fähigkeit, noch Kinder zu bekommen). Sollten Sie also eine Gebärmutterentfernung hinter sich gebracht haben, brauchen Sie keineswegs so tun, als wäre nichts gewesen. Reden Sie mit einer guten Freundin oder einer Leidensgenossin im Krankenhaus darüber, und unterdrücken Sie die Tränen nicht, die dabei eventuell in Ihnen aufsteigen. Es ist sehr viel besser, den Verlust dieses überaus weiblichen Organs richtig zu betrauern, als solche Gefühle „tapfer" zu unterdrücken – und dann womöglich unterschwellig jahrelang nicht damit fertigzuwerden.
Sobald die Operationswunden völlig verheilt sind, können Sie auch den Sexualverkehr wieder aufnehmen; Ihre Orgasmusfähigkeit und die Freude am Sex sollten dabei eigentlich keinen Schaden genommen haben (es sei denn, die Scheide wurde, wie es gelegentlich vorkommt, zu eng vernäht – dann müssen Sie unbedingt sofort mit dem Chirurgen sprechen und gegebenenfalls erneut operiert werden!) Immerhin brauchen Sie jetzt keine Angst mehr zu haben, ungewollt schwanger zu werden, und können auf Verhütungsmittel jeder Art verzichten. Mit einem müssen Sie jedoch rechnen, falls Ihnen nicht auch die Eierstöcke und Eileiter entfernt worden sind: Ihre Hormonproduktion geht meistens normal weiter, und Sie können deshalb immer noch Symptome des prämenstruellen Syndroms (S. 109 ff.) erleben; das kann recht verwirrend sein, denn Sie haben ja keine Menstruation mehr. In manchen Fällen allerdings hört nach einer Gebärmutterentfernung die Produktion der Eierstockhormone auf (für dieses Phänomen wird die Unterbrechung der Blutzufuhr während der Operation verantwortlich gemacht), und Sie kommen verfrüht in die Wechseljahre (S. 214 ff.). Je nachdem, wie alt Sie sind, sollten Sie mit Ihrer Gynäkologin oder Ihrem Gynäkologen über das Für und Wider einer Hormonersatztherapie sprechen.
Leider gibt es bei Eierstock- oder Gebärmutterkrebs keine andere effektive Behandlungsmethode als die Hysterektomie; das gleiche gilt oft für sehr große oder für zahlreiche Myome (S. 287 f.), die starke Beschwerden verursachen. (In einer speziellen mikroskopischen Operationstechnik ausgebildete Chirurgen schaffen es allerdings selbst in solchen Fällen manchmal, die Gebärmutter zu erhalten – wenn irgend möglich, erkundigen Sie sich bei Universitäts-Frauenkliniken danach und wählen Sie einen Operateur, der diese Technik beherrscht.) Schwere oder schmerzhafte Menstruationsblutungen sollten hingegen kein Grund für eine Hysterektomie sein; sie lassen sich meist auch anders beheben (etwa mit einer guten homöopathischen Konstitutionstherapie oder, gar nicht so selten, mit einer Psychotherapie, denn auch die Seele spielt bei Gebärmutterproblemen eine wesentliche Rolle). Außer bei Krebs sollte die Gebärmutterentfernung also stets das letzte Mittel der Wahl sein.
Die nachstehend genannten Homöopathika können Ihre nachoperativen Schmerzen lindern und die Heilung beschleunigen.

Nehmen Sie das Mittel Ihrer Wahl nach der Gebärmutterentfernung ein.

■ Arnica C30
Unmittelbar nach der Operation, sobald die Wirkung der Narkosemittel nachläßt; zunächst stündlich, maximal drei Dosen, dann alle zwölf Stunden, maximal fünf Tage lang.

■ Staphisagria C6
Wenn die Heilung langsam voranschreitet oder es Komplikationen gibt; alle vier Stunden, maximal fünf Tage lang.

Gebärmutter- oder Scheidenvorfall

Ein solcher sogenannter Prolaps kommt vor, wenn die Haltebänder und Muskeln, die Gebärmutter und Scheide an ihrem normalen Platz halten, altersbedingt oder infolge mehrerer Schwangerschaften schwächer und schlaffer werden. Dann rutscht die Gebärmutter nach unten (Gebärmuttervorfall) und drückt dabei auf die Scheide, auf Blase oder Enddarm. Das verursacht ein oft unangenehmes Schweregefühl im Unterleib, Rückenschmerzen, Streß-Inkontinenz oder auch Schwierigkeiten beim Wasserlassen, manchmal auch Unbehagen oder Schmerzen beim Stuhlgang sowie beim Sexualverkehr. In schweren Fällen stülpt sich die Scheide sogar nach außen; das ist sehr unangenehm und kann Geschwüre oder gar gefährliche aufsteigende Infektionen begünstigen. In leichteren Fällen hilft gezielte Beckenbodengymnastik; wenn nicht, muß in aller Regel operiert werden; dabei können entweder die Haltebänder und Muskeln gestrafft werden, oder die Gebärmutter wird gleich ganz entfernt. In manchen Fällen hilft auch ein Ringpessar, der in die Scheide hinter das Schambein gesetzt wird und die Gebärmutter daran hindert, weiter abzurutschen.

Versuchen Sie unbedingt, Ihre Beckenbodenmuskulatur mit geeigneter Gymnastik zu stärken (siehe S. 219) – das wirkt sowohl vorbeugend als auch heilend, zumindest bei leichterem Gebärmuttervorfall. Solche Übungen sind sowohl in der Homöopathie als auch in der Schulmedizin von größter Wichtigkeit, vor allem nach Entbindungen. Sehr günstig können sich auch regelmäßige Yoga-Übungen auf die Festigkeit der inneren Bindegewebe und Haltebänder auswirken. Wenn Sie Übergewicht haben, sollten Sie außerdem versuchen abzunehmen.

Sollte der Gebärmuttervorfall noch verhältnismäßig geringfügig sein, können Sie es mit den nachstehend aufgeführten Mitteln versuchen. Falls nach zwei Wochen noch keinerlei Erfolg zu verzeichnen ist, befragen Sie Ihre homöopathische Fachkraft.

Nehmen Sie das Mittel Ihrer Wahl viermal täglich bis maximal 14 Tage lang ein.

■ Sepia C6
Ziehendes Gefühl im Unterleib, das sich beim Heben schwerer Gegenstände, Vornüberbeugen usw. verschlimmert; spärliche Menstruationsblutungen; Schmerzen beim Sexualverkehr; Depressionen.

■ Belladonna C6
Vagina sehr heiß und trocken; Kreuzschmerzen; bleiernes Gefühl im Unterleib und knapp unter dem Rippenbogen, als ob die Organe des Bauchraums unten herausrutschen würden.

■ Nux vomica C6
Scharfe und krampfartige Schmerzen; ständiger Harn- oder Stuhldrang; Reizbarkeit.

■ Pulsatilla C6
Gefühl, als zöge im Unterleib etwas nach unten; Kreuzschmerzen; Übelkeit, Weinerlichkeit; Hitze und Menstruation verschlimmern die Symptome.

■ Lilium C6
Nervosität, Reizbarkeit; Schmerzen und Druckempfindlichkeit im Unterleib; Blase in Mitleidenschaft gezogen; heftiger Stuhldrang; Juckreiz in der Scheide, die sich anfühlt, als müsse sie von außen gestützt werden; Ruhe lindert Symptome.

Hormonstörungen

Der Hypothalamus, die Hirnanhangdrüse und die Eierstöcke müssen ihre Hormonproduktion ständig in einem fein ausbalancierten Gleichgewicht halten, damit die Fruchtbarkeit der Frau erhalten bleibt, neues Leben im Mutterleib genährt werden kann und der gesamte Organismus seine weibliche Prägung behält. Gerät der Hormonhaushalt aus dem Gleichgewicht, macht sich das meist als erstes im Monatszyklus und beim Eisprung bemerkbar. Die Funktion des Hypothalamus kann etwa durch schwere Allgemeinerkrankungen gestört werden, durch drastische Gewichtsveränderungen, Streß sowie durch heftige Emotionen, aber auch durch das Absetzen der Antibabypille. Das wirkt sich dann auch auf die Hirnanhangdrüse aus (meistens steckt hinter ihren Funktionsstörungen allerdings eine, sehr oft gutartige, Geschwulst). Produziert die Hirnanhangdrüse zu wenig FSH oder LH verändert sich dadurch auch die Östrogen- und Progesteronproduktion der Eierstöcke. Eierstockzysten sowie Eierstockkrebs haben den gleichen Effekt. Sinkt der Östrogenspiegel jedoch über längere Zeit ab, gewinnt das in den Nebennierenrinden produzierte Testosteron (ein „männliches“ Hormon) mehr Einfluß als sonst; das hat zur Folge, daß sich zum Beispiel Pickel einstellen, Haare im Gesicht und an ungewöhnlichen Körperstellen wachsen, die Stimme tiefer wird oder die Frau an Gewicht zunimmt.

Viele Hormonstörungen geben sich nach einiger Zeit ganz von selbst wieder – zum Beispiel, weil sich Ihre Lebensumstände zum Besseren wenden, Sie Streß abbauen gelernt, eine ungute Beziehung beendet oder sich einen heimlichen Kinderwunsch erfüllt haben. In jedem Fall sollten Sie sich bei hormonellen Störungen gynäkologisch untersuchen lassen. Pflanzliche Tropfenkuren, die ärztlich verordnet werden können (auch rezeptfrei in Apotheken erhältlich), haben oft bereits sehr gute Wirkungen auf den Hormonhaushalt, so lange die hormonproduzierenden Organe grundsätzlich noch funktionieren. Eine homöopathische Konstitutionsbehandlung ist ebenfalls sehr empfehlenswert. Spezifische Mittel bei bestimmten hormonell (mit)bedingten Störungen – etwa dem prämenstruellen Syndrom oder Menstruationsstörungen – sowie beim natürlichen Nachlassen der Hormonproduktion in den Wechseljahren finden Sie unter diesen Stichwörtern.

Hypoglykämie

siehe Unterzuckerung, Seite 302 ff.

Körpergeruch

Etwa mit 15 oder 16 Jahren, manchmal auch schon früher, beginnen die Schweißdrüsen eines Mädchens ihren charakteristischen weiblichen Geruch zu verströmen (Jungen sind etwa zwei Jahre später dran). Meistens ist es dieser ungewohnte Körpergeruch, um den sich die Heranwachsenden Sorgen machen, weniger etwaiges exzessives Schwitzen. Bei Streß steigt die Schweißabsonderung an, und viele Mädchen bemerken, daß sie auch während der Menstruation mehr schwitzen als sonst. Frischer Schweiß riecht normalerweise nicht unangenehm, es sei denn, er wird lange Zeit nicht abgewaschen, so daß sich Bakterien darin einnisten können. Das läßt sich durch sorgfältige körperliche Hygiene, dem pH-Wert der Haut angepaßte (sogenannte neutrale) Seifen und Baumwoll- statt Synthetikunterwäsche vermeiden. Falls das starke Schwitzen mit Streß zusammenhängt, empfehlen wir eine homöopathische Konstitutionsbehandlung; ansonsten kann auch eines der nachstehend genannten Mittel helfen.

Nehmen Sie das Mittel Ihrer Wahl nach Bedarf stündlich, maximal zehn Dosen, ein.

■ Calcium carbonicum C6
Säuerlicher Körpergeruch, vor allem beim Sport oder im Schlaf, dazu Übergewicht und Abneigung gegen Kälte.

■ Silicea C6
Kalte Schweißausbrüche, am schlimmsten an den Füßen; schlanke Figur, Abneigung gegen Kälte, vor allem kalte Zugluft um den Kopf.

■ Mercurius solubilis Hahnemanni C6
Unangenehm riechender Schweiß, der sowohl bei Kälte als auch bei Wärme ausbricht; oft vermehrter Speichelfluß.

■ Psorinum C6
Haut sieht schmutziggrau aus; unangenehmer Körpergeruch bleibt auch nach dem Waschen bestehen.

Kopfschmerzen

siehe auch Migräne, Seite 285 ff.

Kopfschmerzen kommen vielfach dadurch zustande, daß sich die Muskeln im Nacken- und Schulterbereich verkrampfen und die Blutgefäße, die sie und den Kopfbereich versorgen, gestaut oder „abgeklemmt“ sind. Die Hirngewebe selbst – mit Ausnahme der sie durchziehenden Blutgefäße – können nicht wehtun, weil sie nicht mit Schmerzrezeptoren ausgestattet sind.

Kopfweh kann ein Zeichen von übergroßem Streß sein, von Angst, körperlichen Verspannungen (vor allem in der Nacken-Schulter-Region), Schlafmangel, übermäßigem Kaffee- oder Teegenuß (oder auch plötzlichem Entzug des gewohnten Coffeins), von Allergie gegen Nahrungsmittel oder -zusätze, überanstrengten Augen, Fieber, Unterzuckerung (Hypoglykämie, vor allem, wenn Sie längere Zeit nichts gegessen haben). Es kann sich auch um Migräne handeln, um eine Nebenwirkung von Medikamenten (vor allem zu Einnahmebeginn), um eine Nebenhöhlenentzündung (vor allem nach Erkältung; Wangen, Augenumgebung oder Stirn tun weh, vor allem, wenn Sie sich vornüberbeugen) oder eine Halswirbelverrenkung (steifer Hals und Schmerzen von der Halswirbelsäule bis zum Scheitel). Kopfschmerzen können ein Symptom des prämenstruellen Syndroms sein oder aber auch einer sogenannten postherpetischen Neuralgie nach Abklingen einer Gürtelrose; sie können infolge einer Bißanomalie oder einer Sepsis nach dem Zahnziehen entstehen (gehen Sie zum Zahnarzt!) oder ein Begleitsymptom von überhöhtem Blutdruck (Hypertonie) sein. Eine sehr häufige Kopfwehursache ist der „Kater" nach übermäßigem Alkoholgenuß, meist infolge der damit verbundenen Dehydration.

Kopfschmerzen entstehen weiterhin, wenn die Blutgefäße im oder ums Gehirn geschädigt wurden oder eine Infektion des Rückenmarks- bzw. Gehirnliquors aufgetreten ist. In solchen Fällen kann das Kopfweh schier unerträgliche Ausmaße annehmen; rasches ärztliches Handeln ist erforderlich.

Außerdem können verschiedene Stoffwechselstörungen, Verdauungsstörungen, Nierenerkrankungen und andere organische bzw. systemische Erkrankungen Kopfweh auslösen, darüber hinaus auch psychische Konflikte, die im wahrsten Sinn des Wortes Kopfzerbrechen bereiten. Kopfweh ist also stets nur ein Symptom für ein anderes, tieferliegendes Übel oder eine Störung, keine Krankheit an sich. Das unterscheidet Kopfschmerzen von Migräne, die oftmals zu den eigenständigen Schmerzkrankheiten gerechnet werden muß.

Falls das Kopfweh einer Kopfverletzung folgt und die betreffende Person benommen ist, über Übelkeit klagt und sich erbrechen muß, kann eine Gehirnerschütterung oder aber eine Hirnblutung außerhalb der harten Hirnhaut vorliegen. Treten die gleichen Symptome, dazu noch Lichtempfindlichkeit auf, ohne daß eine Kopfverletzung vorausging, hat womöglich eine Hirnblutung unterhalb der harten Hirnhaut stattgefunden. *In beiden Fällen müssen Sie augenblicklich den Notarzt anrufen!* Verabreichen Sie der Person viertelstündlich *Arnica C30*, bis Hilfe eintrifft.

Schweres Kopfweh, dazu Fieber von mehr als 38 °C und Lichtempfindlichkeit weisen auf eine Hirnhautentzündung (Meningitis) hin. Schmerzen hinter dem Augapfel, dazu Sehstörungen, können Zeichen eines Glaukoms (erhöhter Augeninnendruck) oder einer Irisentzündung sein; in all diesen Fällen spätestens nach zwei Stunden den Arzt holen!

Hält der Kopfschmerz mehrere Tage oder gar Wochen an, ist er morgens am schlimmsten und womöglich von Übelkeit und Erbrechen begleitet, könnten Bluthochdruck, übermäßiger Streß, schlimmstenfalls auch ein Hirntumor dahinterstecken. Zögern Sie daher nicht, sondern lassen Sie sich bei jedem länger als zwölf Stunden dauernden Kopfweh gründlich untersuchen!

Falls Sie Vitamin-A-Präparate zu sich nehmen, sollten Sie sie eine Weile absetzen und beobachten, ob auch Ihr Kopfweh aufhört: Überdosen können nämlich zu Kopfweh führen – ebenso wie die gewohnheitsmäßige Einnahme von Schmerzmitteln (sie rufen Kopfweh oft erst hervor!) sowie übermäßiges Rauchen. Nehmen Sie einige Wochen zusätzlich Vitamin B3 sowie Kalium ein. Ein Gang zu einem guten Chirotherapeuten kann sich sehr lohnen, falls Ihre Kopfschmerzen von der Halswirbelsäule oder verspannten Nacken-Schulter-Muskeln herrühren.

Bei Kopfschmerzen, die aufgrund von Streß, Lampenfieber, Angst oder innerer Anspannung auftreten, empfehlen wir eine homöopathische Konstitutionsbehandlung. Wenn Sie jedoch den Verdacht hegen, Ihr Kopfweh könnte das Symptom einer anderen, in diesem Buch besprochenen Störung sein, die kein sofortiges ärztliches Handeln notwendig macht, können Sie auch folgendermaßen vorgehen: Schlagen Sie nach, welche Homöopathika für die jeweilige Störung angegeben werden, und vergleichen Sie die aufgeführten Symptome und Mittel mit den nachfolgend genannten. Ist Ihnen dann immer noch nicht klar, welches Mittel wohl für Sie das beste wäre, nehmen Sie sich die Allgemeinen Arzneisuchtabellen (ab S. 309) vor. Spezifische Mittel bei starken, einseitigen, das Allgemeinbefinden sehr beeinträchtigenden Kopfschmerzen finden Sie unter Migräne, Seite 285 ff.

Nehmen Sie das Mittel Ihrer Wahl alle 10 bis 15 Minuten, maximal zehn Dosen.

■ Aconitum C30

Kopfweh setzt plötzlich ein, verschlimmert sich bei Zugluft oder kalter Umgebung; Kopf fühlt sich an, als würde er von einem engen Band zusammengepreßt oder als würde das Gehirn herausgedrückt; große Besorgnis.

■ Arnica C30
Kopf fühlt sich aufgeschürft an und tut weh; gelegentlich scharf einschießender Schmerz, durch Vornüberbeugen verschlimmert.

■ Apis C30
Stechendes, bohrendes oder brennendes Kopfweh; restlicher Körper fühlt sich wund an und ist berührungsempfindlich; Symptome verschlimmern sich in heißer, stickiger Umgebung.

■ Belladonna C30
Pochendes, dröhnendes Kopfweh, gerötetes Gesicht, erweiterte Pupillen, Symptome erheblich schlimmer in hellem Sonnenlicht.

■ Bryonia C30
Kopf fühlt sich wund an; scharfer, stechender Schmerz, der sich bei der leisesten Augenbewegung verschlimmert.

■ Gelsemium C6
Kopf fühlt sich schwer und geschwollen an; Gesicht purpurrot und gestaut, Ausdruck benommen, mit schweren Lidern; geweitete Pupillen; Gliedmaßen schwach und zittrig.

■ Glononium C30
Schreckliches Kopfweh; jeder Herzschlag scheint sich dröhnend im Kopf fortzusetzen; Symptome durch Vornüberbeugen oder Kopfschütteln noch schlimmer.

■ Hypericum C30
Starkes Kopfweh, als wenn der Kopf platzen würde; überempfindliche Kopfhaut; Symptome sind bei feuchtem, nebligem Wetter verschlimmert.

■ Ignatia C6
Kopfweh, als läge ein enges Band um die Stirn oder als würde ein Nagel in die Schläfe getrieben.

■ Nux vomica C6
Neigung zu Reizbarkeit und zu dumpfen, schwindelverursachenden, ziehenden Kopfschmerzen, als hätte man Schläge auf den Kopf bekommen; die Schmerzen sind morgens beim Aufwachen am schlimmsten und werden im Lauf des Tages besser.

■ Ruta C6
Drückendes, ziehendes Kopfweh, begleitet von Erschöpfung; durch Lesen verschlimmert, durch Ruhe gelindert.

Nehmen Sie das Mittel Ihrer Wahl für „Katerkopfweh" stündlich bis maximal sechs Dosen, und trinken Sie dazwischen viel Wasser (siehe außerdem unter Alkoholkonsum, S. 267):

■ Chamomilla C6
Bei typischem „Katzenjammer" und dem Wunsch nach Alleinsein.

■ Coffea C6
Kopf fühlt sich total empfindlich an, die Gedanken rasen; Tee und Kaffee machen alles nur noch schlimmer.

■ Nux vomica C6
Kopf schmerzt, als ob er Schläge abbekommen hätte; Benommenheit, Schwindelgefühl sowie Reizbarkeit.

■ Pulsatilla C6
Weinerlichkeit und depressive „Katerstimmung", nicht nur wegen Alkoholkonsums, sondern auch wegen allzu schwerer Mahlzeit.

Krampfadern
Solche erweiterten Venen, die sich vorzugsweise an den Beinen bemerkbar machen, sind immer ein Zeichen dafür, daß die Venenklappen in den betroffenen Blutgefäßen schwach sind und den Blutrückfluß nicht mehr verhindern können. Das Blut staut sich dann in den Venen, die immer mehr „ausleiern"; kleinere Gefäße zeichnen sich als bläulichrote Schlängellinien unter der Haut ab, und das schlecht mit Blut versorgte Gewebe um die Krampfadern kann regelrecht „versumpfen" und verfärbt sich dann bräunlich. Am stärksten von Krampfadern betroffen sind meist die Beine, manchmal aber auch das Rektum und der After. Die Beine tun immer mehr weh, je weiter das Venenleiden fortschreitet, sie schwellen an und jucken. Zu den gefährlichen Spätkomplikationen von Krampfadern gehören Venenthrombosen (das sind Blutpfröpfchen, die sich unter Umständen losreißen und bis ins Herz gelangen können), Venenentzündungen sowie Venengeschwüre.

Dem Venenleiden kann eine angeborene Bindegewebsschwäche zugrunde liegen, oder sie entsteht infolge von langem Stehen und Sitzen ohne Bewegungsausgleich, größerem Übergewicht oder Schwangerschaften.
Schulmedizinisch werden in den leichteren Fällen entzündungshemmende bzw. die Venenwände tonisierende Medikamente, auch pflanzlicher Herkunft, verordnet; bei stärkeren Krampfadern kann das „Strippen" (operatives Herausziehen) der erkrankten Stammvene erforderlich werden, oder es wird ein Mittel in die erweiterte Vene injiziert, das die Venenwände miteinander verklebt. In beiden Fällen bilden sich dann von selbst sogenannte Kollateralen, nämlich „Umleitungs-Venen", die das Blut der entfernten bzw. der stillgelegten Vene aufnehmen. Daneben werden in der Regel spezielle Beinwickel und Stützstrümpfe verordnet.
Legen Sie die Beine über Hüfthöhe, wann immer Sie die Möglichkeit dazu haben, und vermeiden Sie langes Stehen, so gut es geht. Tragen Sie stets Stützstrümpfe. Falls eine Vene platzt und blutet, legen Sie ein Pflaster auf die Wunde und bandagieren das hochgelegte Bein ziemlich fest. Blutet es trotzdem weiter, gehen Sie zum Arzt. Bei Übergewicht sollten Sie versuchen abzunehmen; beugen Sie Verstopfung und Hämorrhoiden vor, indem Sie ballaststoffreiche Nahrung essen, und nehmen Sie zusätzlich Vitamin E, Vitamin C sowie Bioflavonoide ein. Auf die Antibabypille als Verhütungsmittel sollten Sie bei Venenleiden unbedingt verzichten.
Die Homöopathie hat die nachstehend genannten Mittel anzubieten. Sollte sich Ihr Venenleiden aber innerhalb von drei Wochen nicht bessern oder gar eine dramatische Verschlechterung eintreten, gehen Sie unverzüglich zum Arzt!

Nehmen Sie das Mittel Ihrer Wahl alle zwölf Stunden maximal sieben Tage lang ein.

■ Hamamelis C30
Krampfadern sind sehr wund und berührungsempfindlich; eventuell sind auch Hämorrhoiden vorhanden.

■ Pulsatilla C30
Wärme und Herabhängenlassen der Beine verschlimmern die Krampfadern, vor allem in der Schwangerschaft; dazu häufiges Frösteln.

■ Ferrum metallicum C30
Beine sehen sehr blaß aus, röten sich aber leicht; bei langsamem Gehen verschwindet das Schwäche- und Schmerzgefühl darin.

■ Carbo vegetabilis C30
Haut an den Beinen gefleckt und marmoriert.

Mastitis
siehe Brustprobleme, Seite 271 f.

Migräne
Das Wort Migräne kommt aus dem Lateinischen von *hemicrania*, das bedeutet halbseitiger Kopf(schmerz), denn die Attacken beschränken sich häufig auf eine Seite des Schädels. Oft sind Migräneanfälle von Übelkeit, Erbrechen, Sehstörungen, Lichtempfindlichkeit, gelegentlich auch von Taubheit und Kribbeln in den Armen begleitet. Eine schwere Attacke kann man meist nur überstehen, indem man sich ins abgedunkelte Zimmer zurückzieht und wartet, bis die Migräne endlich nachläßt. In einem von vier Fällen kündigt sich die bevorstehende Attacke durch eine sogenannte Aura an – abnorme Müdigkeit (manchmal auch besondere geistige Klarheit), Übelkeit, „Blitzesehen", Leuchten oder Verzerrung der Gegenstände im Blickfeld, dazu Sprechstörungen, „Ameisenkribbeln" im ganzen Körper und ähnliches. Hat die Attacke einmal eingesetzt, verschwinden die meisten dieser Aura-Symptome unvermittelt. Dann ist es für palliative, die Migräne abfangende Maßnahmen meist zu spät.
Diese enorm heftigen Migräneschmerzen entstehen hauptsächlich dadurch, daß sich Hirnarterien zusammenziehen und anschließend wieder ausdehnen; weshalb das geschieht, ist nicht genau bekannt. Offenbar, so der heutige Forschungsstand, wird unter bestimmten Umständen eine Substanz (ein Trigger) ins Blut ausgeschüttet, die diese Gefäßreaktion verursacht. Zu den migräneauslösenden Faktoren gehören zudem Streß, Unterzuckerung (Hypoglykämie), Bewegungsmangel, Erschöpfung, hoher Blutdruck, Hormonschwankungen (Migräne kann daher zum prämenstruellen Syndrom gehören), heiße Bäder, Reisen, vor allem durch Zeitzonen, Zahn-, Augen-, Nebenhöhlen- oder Kieferprobleme, dazu Allergien gegen Nahrungsmittel oder -zusätze, vor allem die Substanzen E101, E210 bis 219, E321 und E621, des weiteren Rauchen, Parfüm-

düfte sowie die Einnahme der Antibabypille, vor allem, wenn sie höhere Östrogendosen enthält. (In der Schwangerschaft lassen die Migräneanfälle hingegen häufig nach.) Auch Erbfaktoren spielen für die Neigung zu Migräne eine Rolle.
Von Migräne sind mindestens zehn Prozent der Bevölkerung betroffen, Frauen drei- bis viermal häufiger als Männer. Im Durchschnitt erleidet jede Migränikerin ein- bis zweimal im Monat eine Attacke; am schlimmsten sind sie prämenstruell. Die Häufigkeit der Anfälle läßt im mittleren Alter oft etwas nach, kann aber in den Wechseljahren erneut zunehmen.
Viele Migräneleidende haben sich kleine „Tricks" angeeignet, mit denen sie einen drohenden Anfall gerade noch rechtzeitig kupieren können. Auch ärztlich verschriebene Schmerzmittel, Vasokonstriktoren, Antihistaminika und Antiemetika (gegen die Übelkeit) können, im Frühstadium eingenommen, die Migräne verhüten helfen. In speziellen Schmerzkliniken werden Migränekranke gelehrt, sich mittels Biofeedback so zu entspannen, daß die Migräne abklingt, bevor sie recht entstanden ist. Eine chirotherapeutische Behandlung kann bei Migräne helfen, die durch verspannte Hals- und Schultermuskeln oder eine „verknackste" Halswirbelsäule entsteht. Auch ein Zahnarztbesuch empfiehlt sich gelegentlich, denn so manche Migräne wird durch nächtliches Zähneknirschen ausgelöst; dabei verkrampfen sich Kiefergelenke, Hals- und Gesichtsmuskeln im Schlaf, vor allem bei großem Streß oder Erschöpfung, und man wacht mit einer schweren Migräne auf.
Wenn Sie unter Migräne leiden, müssen Sie lernen, Streß abzubauen bzw. zu meiden, sich nicht mehr völlig zu erschöpfen und ausreichend zu schlafen. Dabei helfen Entspannungs- und Meditationstechniken, Yoga, Bewegung an frischer Luft, aber auch bestimmte, längst fällige Veränderungen Ihres Lebens: Lösen Sie sich aus Konflikten, die Sie immer wieder „im Kopf nicht aushalten"!
Bestimmte Nahrungsmittel sind als Migränetrigger bekannt. Dazu gehören, in der Reihenfolge ihrer potentiellen Gefährlichkeit für Migränekranke: Schokolade, reifer Käse und andere Milchprodukte, Zitrusfrüchte, Alkohol, vor allem Rotwein, Fettes und Gebratenes, Zwiebeln, dicke Bohnen und Sauerkraut, koffeinhaltige Getränke wie Kaffee, schwarzer Tee, Kakao und Cola, Weizen- und Hefeextrakt, Schweinefleisch, Leber, Wurstwaren und Geräuchertes wie Speck und Salami sowie Thun- und Schellfisch. Wenn Sie eine nahrungsmittelbedingte Migräne vermuten, versuchen Sie es einmal mit der Rotationsdiät und lassen Sie dann weg, was Ihre Migräne auslösen kann. Sollten Sie zu keinem eindeutigen Ergebnis gelangen, fragen Sie bitte eine Ernährungsspezialistin (Diätassistentin) um Rat.
Migräne wird, wie manche epileptischen Anfälle, gelegentlich auch durch Fernsehen ausgelöst. Vermeiden Sie also allzulanges Starren auf Flimmerbilder.
Vorbeugend können Sie es mit Zusatzgaben von Vitamin B6, Vitamin C und E sowie dem Öl der Nachtkerze (in Apotheken) versuchen. Wer Ingwer mag, sollte ihn frisch übers Essen raspeln.
Wenn Sie merken, daß Ihnen eine Attacke bevorsteht, können Sie es je nach individueller Konstitution – mit einer Wärme- oder einer Kälteanwendung probieren: Manche kupieren den Anfall, indem sie sich Gesicht und Nacken heiß abtupfen oder sich in einem warmen Bad entspannen; andere vertragen Wärme überhaupt nicht, dafür um so besser Eisbeutel auf Schläfen und Nacken. Wer den Magen beruhigen muß, kann es mit ungewürztem Tomatensaft probieren; wer ihn im Gegenteil anregen muß, sollte eine heiße Fleischbrühe oder ein paar Tropfen Tabasco auf Brot versuchen. Wenn irgend möglich, legen Sie sich dann eine Stunde in einem dunklen Raum auf die Couch; vielen geht es dann schon sehr viel besser.
Migränekranke sollten sich auf jeden Fall einer homöopathischen Konstitutionsbehandlung unterziehen. In Notfällen können Sie auch zu den nachfolgend genannten Mitteln greifen.

Nehmen Sie die folgenden Notfallmittel bei den allerersten Zeichen eines nahenden Anfalls viertelstündlich ein, maximal zehn Dosen.

■ Iris versicolor C6
Sehstörungen treten vor der eigentlichen Migräne auf, Kopfhaut fühlt sich sehr verspannt an, Kopfweh rechtsseitig, läßt jedoch beim Umhergehen etwas nach; Erbrechen, meist von Galle.

■ Lycopodium C6
Kopfschmerz sind rechts schlimmer; ein Gefühl, als würden die Schläfen stark zusammengepreßt;

beim Versuch, sich zu konzentrieren, nimmt der Schmerz zu; Schwindelgefühl.

■ Natrium muriaticum C6
Pochende Migräne, die schier blind macht; durch Wärme und Umhergehen noch verschlimmert; Kopf fühlt sich zum Bersten voll und gestaut an; vor dem Anfall Taubheit und Kribbeln in den Lippen, der Nase und der Zunge.

■ Pulsatilla C6
Kopfschmerz abends sowie prämenstruell am ärgsten; durch schweres, fettes Essen noch verschlimmert; Kopf scheint gleich zu platzen; Neigung zu Tränenausbrüchen.

■ Sanguinaria C6
Kopfschmerz ist morgens am ärgsten; reißender Schmerz, vor allem rechts, der im Hinterkopf beginnt und sich bis zur rechten Schulter hinzieht; tagsüber etwas Erleichterung.

■ Silicea C6
Kopfschmerz beginnt am Hinterkopf und zieht dann zu einem Auge; durch Kälte verschlimmert; besser, wenn man den Kopf warm einpackt; Neigung zu Kopfschweiß.

■ Spigelia C6
Scharfe, einschießende, starke Schmerzen über dem linken Auge; Schmerz scheint mit jedem Herzschlag mitzupochen; Vornüberbeugen oder plötzliche Bewegungen machen alles schlimmer.

■ Thuja C6
Linksseitige Migräne, als würde der Kopf von einem Nagel durchbohrt.

Mittelschmerz
Im Durchschnitt tritt der Eisprung einer Frau, die nicht mit der Antibabypille verhütet und einen relativ regelmäßigen Zyklus hat, ungefähr zwölf bis 14 Tage vor der nächsten Menstruation ein. Viele Frauen bemerken ihn überhaupt nicht; andere hingegen – vor allem, wenn sie natürliche Verhütung praktizieren – verspüren einen deutlichen sogenannten Mittelschmerz: ein Ziehen oder Stechen an einem Eierstock, das sich von Menstruationsschmerzen erheblich unterscheidet und auch sehr genau lokalisierbar ist. In den meisten Fällen haben die Frauen dabei das befriedigende Gefühl, ihren Körper arbeiten zu spüren und zu wissen, daß er zuverlässig funktioniert. In seltenen Fällen ist dieser Mittelschmerz jedoch heftig genug, um Beunruhigung oder Krankheitsgefühl auszulösen. Falls die nachstehend genannten Mittel nicht helfen sollten, suchen Sie am besten Ihre homöopathische Fachkraft auf; eine Konstitutionsbehandlung kann nämlich sinnvoll sein, wenn der Mittelschmerz Teil einer Erkrankung – etwa einer Hormonstörung – sein sollte.

Nehmen Sie das Mittel Ihrer Wahl stündlich, bis zu maximal zehn Dosen.

■ Colocynthis C6
Nervtötender Mittelschmerz, der durch Wärme, Vornüberbeugen oder Druck auf den Unterleib gelindert wird, oftmals links schlimmer als rechts und häufig im Zusammenhang mit Ärger auftretend.

■ Naja C6
Heftige, krampfartige Schmerzen, links schlimmer als rechts; der Eierstock fühlt sich an, als würde er herzwärts gezogen.

■ Lycopodium C6
Rechtsseitiger Mittelschmerz, am schlimmsten zwischen vier und acht Uhr morgens; Verstopfung und Flatulenzen; große Besorgtheit.

■ Palladium C6
Rechtsseitiger Mittelschmerz, der bis zur Brust emporschießt; durch Druck gelindert; Unterleib scheint aufgedunsen.

Myome
Das sind gutartige Wucherungen in oder an der Gebärmutter, manchmal gestielt, manchmal grüppchenweise auftretend; sie können klein wie eine Kirsche sein, aber auch kindskopfgroß werden und wachsen monate-, oft aber auch jahrelang, bis sie Beschwerden bereiten. Kleine Myome rufen oft gar keine Symptome hervor; große hingegen können schwere, allzu lang dauernde Menstruationsblutungen hervorrufen, Schmerzen beim Sexualverkehr und auch Blasenentzündungen, falls sie auf die Blase drücken und diese sich deshalb nicht richtig entleeren kann. Myome können außerdem die Fruchtbarkeit stören, zu ei-

ner Fehlgeburt führen, Schmerzen während der Schwangerschaft bereiten oder bei der Entbindung im Weg sein. Falls sich ein gestieltes Myom plötzlich dreht, wird die Blutzufuhr abgeschnitten, und ein scharfer, heftiger Schmerz schießt durch den Unterleib. In diesem Fall sollten Sie spätestens nach zwei Stunden ärztliche Hilfe herbeiholen und in der Zwischenzeit *Aconitum C30* einnehmen, und zwar viertelstündlich bis zu maximal zehn Dosen.

Myome sind bei Frauen zwischen 35 und 40 Jahren besonders häufig. Weshalb diese Wucherungen auftreten, ist bislang noch nicht erklärbar; einer Theorie zufolge sollen die Östrogene in der Antibabypille dabei eine gewisse Rolle spielen. In der Psychosomatik sieht man Myome – ebenso wie bösartige Wucherungen, nämlich Krebs – auch als eine überschießende Reaktion des Körpers auf seelische Konflikte an, die der Frau entweder unbewußt sind oder für die sie keine adäquate Lösung findet. Die Gebärmutter gilt dabei als typisches Organ, über das sich Konflikte mit der Fruchtbarkeit bzw. der Weiblichkeit(srolle) ausdrücken.

Kleine Myome, die nur zufällig bei einer Routineuntersuchung entdeckt werden, müssen meist überhaupt nicht behandelt werden; sie verschwinden in der Regel von selbst, sobald die Frau in die Wechseljahre kommt. Bereiten sie jedoch Beschwerden, können sie – nach einer Ausschabung (Kürettage), bei der die Diagnose „gutartiger Tumor" bestätigt wird – auch gezielt herausoperiert werden. Eine Gebärmutterentfernung ist nur in Ausnahmefällen nötig!

Die Homöopathie bietet bei Myomen eine Konstitutionsbehandlung an; bis dahin können Sie es aber auch mit den nachfolgend angegebenen Mitteln versuchen.

Nehmen Sie das Mittel Ihrer Wahl viermal täglich, maximal drei Tage lang.

■ Calcium jodatum C6
Kleine Myome, dazu stärkerer, gelblicher Scheidenausfluß.

■ Fraxinus C6
Geschwollene Gebärmutter und ein ziehendes Schweregefühl im Unterleib; wäßriger, bräunlicher Scheidenausfluß; schmerzhafte Menstruationskrämpfe.

■ Silicea C6
Menstruationsblutungen schwerer als gewöhnlich; Körper fühlt sich eiskalt an; Zwischenblutungen.

■ Thlaspi C6
Ständige Blutungen aus der Scheide.

■ Lachesis C6
Kurze, spärliche Menstruationsblutungen, je näher die Menopause rückt; starke Schmerzen, die bei Blutungsbeginn nachlassen; Unterleib sehr druckempfindlich gegenüber enger Kleidung.

■ Phosphorus C6
Menstruationsblut hellrot.

■ Kalium jodatum C6
Während der Menstruation fühlt sich die Gebärmutter an, als würde sie zusammengepreßt.

■ Aurum muriaticum natronatum C6
Die Gebärmutter fühlt sich geschwollen an und schmerzt; krampfartige Scheidenkontraktionen.

Polyzystischer Eierstock

siehe auch Eierstockzysten, Seite 277 f.

Diese Erkrankung, die auch Stein-Leventhal-Syndrom genannt wird, beruht auf einer Hormonstörung und führt unter anderem dazu, daß die Menstruationsblutungen sehr leicht werden oder ganz aufhören und sich viele Zysten an einem oder beiden Eierstöcken bilden, die bei Ultraschalluntersuchung deutlich erkennbar sind. Die betroffenen Frauen nehmen manchmal stark an Gewicht zu, bekommen starken Haarwuchs am ganzen Körper und sind unfruchtbar, weil kein regulärer Eisprung mehr stattfindet.

In solchen Fällen empfiehlt sich eine homöopathische Konstitutionsbehandlung. Falls Sie außerdem unter plötzlichen Energieabfällen leiden und starkes Verlangen nach Süßem verspüren, sollten Sie einen Monat lang eine Blutzuckerdiät einhalten.

Pubertätsprobleme

Die Veränderungen, die ein Mädchen zur Frau heranreifen lassen, beginnen in unseren Breiten ungefähr zwischen zehn und elf Jahren. Mädchen werden sexuell eher reif als Jungen; auch was Wachstum und Gewichtszunahme anbelangt, sind sie ihnen um einige Jahre voraus. Die Veränderungen, die dabei vonstatten gehen, sind zwar bei allen Mädchen mehr oder weniger dieselben; wann sie jedoch eintreten, ist jeweils recht unterschiedlich. Im Alter zwischen zehn und elf beginnen meist, als erstes Zeichen der Pubertät, die Brüste zu schwellen. Gleichzeitig fängt das Schamhaar an zu sprießen, noch vor den Haaren in den Achselhöhlen. Durchschnittlich mit 12 ½ bis 13 ½ Jahren, wenn ihr Gewicht etwa 42 bis 45 kg erreicht hat und sie wieder ein Stück in die Höhe geschossen sind, haben die Mädchen dann ihre erste Menstruationsblutung, die Menarche (manche auch schon mit elf oder erst mit 14; das ist ebenfalls ganz normal). Zuerst ist der Monatszyklus noch recht unregelmäßig; zwischen 16 und 18 pendelt er sich allerdings gewöhnlich bei ungefähr 26 bis 32 Tagen Dauer ein. Im gleichen Zeitraum kommt das Längenwachstum allmählich zum Stillstand.

Die Pubertät, auch Adoleszenz (Zeit des Heranwachsens) genannt, ist körperlich, emotional und intellektuell eine schwierige Reifungskrise, die der Familie des pubertierenden Mädchens – und natürlich auch des Jungen – sehr viel Geduld abverlangt. Teenies müssen mit sehr komplizierten Konflikten fertigwerden: zwischen Abhängigkeit und Unabhängigkeit, den Moral- und Wertvorstellungen ihrer Eltern und denen ihrer Altersgenossen, dem Wunsch, so frei wie ein Vogel zu sein, und der Notwendigkeit, Kompromisse zu schließen, sind sie hin- und hergerissen. Sind die Eltern nicht willens oder in der Lage, offen über ihre Gefühle und Einstellungen gegenüber der Sexualität, Drogen, Politik und der Umwelt im allgemeinen und im besonderen zu reden und sich ihrer eigenen Pubertätsprobleme zu erinnern, können die Konflikte für die Jugendlichen sehr schwer zu ertragen sein und große Einsamkeitsgefühle in ihnen auslösen. Und wenn es ihnen in dieser Zeit nicht gelingt, sie zu lösen, wiederholen sich die gleichen Konflikte immer wieder, bis weit ins Erwachsenenleben hinein. Eltern müssen lernen, einen Mittelweg zwischen übergroßer Strenge und allzu großer Nachsichtigkeit einzuschlagen. Erlassen sie zu strikte Regeln und ahnden jeden Verstoß mit strengen Strafen, demütigen sie ihr Kind und fordern es zu Widersetzlichkeiten geradezu heraus. Lassen sie die Zügel hingegen zu sehr schleifen, wird das von den Teenies oft als Interesselosigkeit mißverstanden. Ganz gleich, wie unordentlich, laut, widerborstig, unhöflich, ja feindlich und rebellisch Pubertierende sich in ihrem Bemühen, ein eigenes Selbst zu entwickeln, auch aufführen mögen – was sie am meisten nötig haben, sind Liebe und Verständnis sowie ihren eigenen „Raum", körperlich wie auch emotional. Sobald sie dann einmal eingesehen haben, daß auch den Eltern und anderen Familienmitgliedern ein solcher eigener Raum zusteht, ist der Boden bereitet für den gesunden Übergang ins Erwachsenendasein.

Verspätete Menarche

siehe auch Menstruationsprobleme, Seite 129 ff.

Sollte sich das Einsetzen der Menstruation bis in das 16. Lebensjahr verzögern, ist es am besten, das Mädchen läßt sich gynäkologisch untersuchen. Zu den Gründen für eine verspätete Menarche gehören: Eisenmangelanämie, Magersucht (siehe Gewichtsprobleme und Eßstörungen, S. 39 ff.), Leistungssport, bei dem das Gewicht nie die „kritische Marke" von zirka 42 bis 45 kg erreicht, übermäßiger Streß, große seelische Probleme mit der zu erwartenden Frauenrolle, gelegentlich aber auch ein Chromosomenfehler (Ullrich-Turner-Syndrom; diese Mädchen haben nur ein X-Chromosom), angeborener Kleinwuchs (Mangel an Wachstumshormon), eine Störung der sexualhormonproduzierenden Organe oder auch ein anatomischer Defekt, etwa eine fehlgebildete Gebärmutter oder ein Jungfernhäutchen, das den Scheideneingang vollständig verschließt und sehr dick ist, so daß das Menstruationsblut keine noch so winzige Öffnung vorfindet, durch die es abfließen könnte.

In vielen der oben genannten Fälle muß die verspätete Menarche schulmedizinisch behandelt werden. Manchmal ist aber auch eine homöopathische Konstitutionsbehandlung angebracht; Sie können es jedoch zunächst ebenso mit den nachfolgend angegebenen Mitteln versuchen. Stellt sich innerhalb von zwei Monaten kein Erfolg ein, fragen Sie Ihre homöopathische Fachkraft.

Verabreichen Sie das Mittel Ihrer Wahl alle zwölf Stunden, maximal drei Wochen lang.

■ Bryonia C6

Verspätete Menarche; Mädchen neigt zu Nasenbluten.

■ Pulsatilla C6
Mädchen ist schüchtern, fröstelt leicht und neigt zu Tränenausbrüchen und Kopfschmerzen, ist lieber im Freien statt drinnen und verspürt Übelkeit beim Essen schwerer Speisen.

■ Natrium muriaticum C6
Verspätete Menarche, dazu Verstopfung und Anämie, vor allem wenn das Mädchen eine birnenförmige Figur hat, sich unentwegt um irgend etwas Sorgen macht und Sympathiebezeugungen nicht ausstehen kann.

■ Sulfur C6
Verspätete Menarche, außerdem morgens gegen elf Uhr oft ängstliches Gefühl in der Magengrube, Spannungskopfschmerzen, Verlangen nach fetten Speisen.

■ Graphites C6
Das Mädchen ist depressiv; es fröstelt leicht, hat Schwächeanfälle und Ekzeme hinter den Ohren sowie reichlich Weißfluß (schleimigen, aber in dem Alter normalen Scheidenausfluß).

■ Kalium carbonicum C6
Mädchen übergewichtig, nervös und ständig besorgt, beklagt sich über ungewöhnliches Herzklopfen, leidet gegen 15 Uhr oft unter Unterleibsschmerzen, hat Verdauungsstörungen und stößt sauer auf; gerötete, juckende oder brennende Scheide; Gesicht abwechselnd blaß und rot.

Allgemein verspätet einsetzende Pubertät
Mädchen kommen meist etwa zur gleichen Zeit in die Pubertät wie ihre Mütter. Chronische Krankheiten und Mangelernährung können den Pubertätsbeginn allerdings verzögern, das gleiche gilt für Wachstumsprobleme oder Schwierigkeiten, das Gewicht zu erreichen, bei dem die Hormondrüsen verstärkt zu arbeiten anfangen (siehe oben). Wenn das Mädchen bis zum 15. Lebensjahr keinen deutlichen Wachstumsschub gehabt hat, sollten Sie es ärztlich untersuchen lassen. Eine homöopathische Konstitutionsbehandlung ist oft sehr hilfreich; falls die Jugendliche jedoch insgesamt bei guter Gesundheit ist, können Sie es zunächst auch mit den nachstehend angegebenen Mitteln versuchen. Sollte sich nach zwei Monaten noch kein Erfolg eingestellt haben, konsultieren Sie Ihre homöopathische Fachkraft.

Verabreichen Sie das Mittel Ihrer Wahl alle zwölf Stunden, maximal drei Wochen lang.

■ Silicea C6
Mädchen ist dünn und hat einen relativ großen Kopf, neigt zu Frösteln, Kopfschweiß und Schüchternheit, kann aber manchmal auch sehr bockig sein.

■ Calcium carbonicum C6
Mädchen von schlaffer Statur, dicklich, neigt zu Frösteln und säuerlich riechendem Schweiß, ist geistig und körperlich eher langsam.

■ Barium carbonicum C6
Heranwachsende geistig und körperlich unreif für ihr Alter, hat häufig Halsweh, Mandelentzündung und geschwollene Lymphdrüsen, dazu verspätet einsetzende Menstruationsblutungen.

Reizblase
siehe auch Streß-Inkontinenz, Seite 299 ff.
Bei diesem Leiden, das überwiegend Frauen betrifft, entleert sich die Blase oft teilweise oder ganz, ohne daß die betreffende Person vorher rechtzeitig Harndrang verspürte; viele schaffen es daher kaum noch bis zur Toilette. Die körperliche Ursache dieser „überfallartigen" Drang-Inkontinenz (= Unfähigkeit, den Harn zu halten) ist eine nervlich bedingte Überreizung der Blase und des Blasenschließmuskels. Sie wiederum kann bedingt sein durch eine chronische Blasenentzündung (S. 96 ff.), in selteneren Fällen auch durch eine neurologische Erkrankung (zum Beispiel Folge eines Schlaganfalls, Frühwarnzeichen für Multiple Sklerose). Bei körperlich gesunden Frauen stellen sich die Symptome der Reizblase meist nur dann ein, wenn sie unter starkem Streß stehen, sich in großen seelischen Konflikten befinden oder Panikattacken erleiden bzw. starkes Lampenfieber haben. Von einer Reizblase spricht man auch, wenn die Blasenregion sich immer wieder einmal zusammenkrampft, wehtut oder unangenehm drückt, ohne daß eine Entzündung oder Pilzinfektion dafür verantwortlich gemacht werden kann, oder wenn die Betroffenen bei jeder ungewöhnlichen oder anstrengenden Situation ständig auf die Toilette müssen. Nicht immer ist die Drang-Inkontinenz oder Reizblase ganz genau von einer Streß-Inkontinenz (S. 299 ff.) zu unterscheiden; sie gehen oft ineinander über.

Lernen Sie, mit Hilfe von Entspannungs- und Meditationstechniken Streß abzubauen und Ihr angegriffenes Nervenkostüm zu beruhigen. Bei tiefsitzenden Ängsten, Panikattacken, starkem Lampenfieber und ähnlichem empfiehlt sich eine homöopathische Konstitutionsbehandlung, eventuell ergänzt durch eine Psychotherapie. Vor seelisch stark belastenden Situationen und größeren Anstrengungen sollten Sie wenig trinken, die Blase, so oft es geht, vollständig entleeren, notfalls einen Wäscheschutz einlegen (Monatsbinde). Wenn Sie zuhause sind (bzw. eine Toilette stets erreichbar ist), trinken Sie täglich zwei bis drei Tassen Blasen- und Nierentee, abends auch einmal ein halbes Glas Bier; das spült Keime aus der Blase und verhütet Infektionen, die die Blase zusätzlich reizen können. Sollten Sie einen schwachen Beckenboden haben, machen Sie regelmäßig Beckenbodengymnastik (S. 219).
Schulmedizinisch werden oft sogenannte Anticholinergika verschrieben, welche den Blasentonus verbessern und die Blasennerven beruhigen. Unter den oben genannten Stichworten finden Sie die entsprechenden Homöopathika, die auch bei Reizblase in Frage kommen können. Sollten Sie dabei kein passendes Mittel finden, können Sie es auch mit einem der nachfolgend angegebenen versuchen.

Nehmen Sie das Mittel Ihrer Wahl alle vier Stunden maximal sieben Tage lang ein.

■ Nux vomica C6
Starker Harndrang, ohne daß dann Urin abgeht; Frösteln; Reizbarkeit.

■ Copaiva C6
Ständiger Harndrang, wobei jedoch immer nur ein paar Tropfen abgehen; brennender Schmerz am Blasenhals und in der Harnröhre, vor allem bei älteren Frauen.

Scheiden- und Vulvaprobleme
siehe auch Candida-Mykosen, Seite 85 ff.
Infektionen des Scheiden- und Vulvabereichs beugen Sie am besten dadurch vor, daß Sie die Genitalregion täglich abduschen bzw. nur mit Wasser (ohne Seife oder Duschgel) waschen, keine Deodoranzien für den Intimbereich oder Vaginalduschen verwenden, Ihre Unterwäsche täglich wechseln (sie sollte mindestens im Schritt, ganz aus Baumwolle sein) und Tampons oder Binden alle sechs Stunden ersetzen. Bei schweren Menstruationsblutungen – etwa nach einer Entbindung – oder Neigung zu immer wiederkehrenden Blasenentzündungen sind Binden zur Monatshygiene empfehlenswerter als Tampons.

Bartholinitis
Das ist eine akute Entzündung der sogenannten Bartholin-Drüsen, die rechts und links von der Scheidenöffnung sitzen und eine Flüssigkeit produzieren, die zur Lubrikation der Scheide bei sexueller Erregung beiträgt. Zu den Symptomen der Bartholinitis gehören: extreme Berührungsempfindlichkeit, Schwellung, meist auch Bildung eines Abszesses und Ausfluß von Eiter. Schulmedizinisch werden Antibiotika verschrieben. Falls die nachstehend genannten Homöopathika keinerlei Wirkung zeigen, gehen Sie am besten zur gynäkologischen Untersuchung.

Nehmen Sie das Mittel Ihrer Wahl alle zwei Stunden, maximal zehn Dosen.

■ Belladonna C30
Frühes Infektionsstadium, die Scheidenöffnung ist heiß, rot und geschwollen.

■ Hepar sulfuris C6
Austritt von Eiter; extreme Berührungsempfindlichkeit.

■ Mercurius solubilis Hahnemanni C6
Symptome der Bartholinitis begleitet von Fieber und Schüttelfrost.

Zysten der Bartholin-Drüsen
Sie entstehen, wenn der Drüsenausgang verklebt oder anderweitig blockiert ist; dabei schwillt die Region um die Scheidenöffnung an und wird sehr berührungsempfindlich. An solchen Zysten niemals herumdrücken – dabei kann leicht eine Infektion entstehen. Unter Umständen muß die Zyste – und das bedeutet: die ganze Drüse – chirurgisch entfernt werden. Sollte das nachstehend genannte Mittel keinen Erfolg zeitigen, suchen Sie Ihren Arzt oder Ihre Ärztin auf. Nach einer Operation empfehlen wir eine homöopathische Konstitutionsbehandlung.
Nehmen Sie viermal täglich *Barium carbonicum C6* maximal drei Tage lang.

Scheidentrockenheit

Wenn die Scheide trotz sexueller Bereitschaft nicht ausreichend feucht wird, kann das daran liegen, daß die Frau noch nicht entspannt genug ist, um den Sexualverkehr zu genießen, oder sie hat eine Hormonstörung (S. 281 f.) bzw. kommt in die Wechseljahre (S. 216 ff.), in denen die Scheidenfeuchtigkeit hormonell bedingt etwas nachläßt. Die in Apotheken erhältliche Gleitcreme oder auch einfache Vaseline kann diesem Problem meist abhelfen. Spezifische Homöopathika finden Sie unter den angebenenen Stichworten; ebenso kann eine homöopathische Konstitutionsbehandlung von Nutzen sein.

Scheidenjucken (Pruritus vulvae)

Dabei juckt oft nicht nur das Scheideninnere, sondern der gesamte Vulvabereich; manchmal ist der Juckreiz auch nur auf den Beinansatz beschränkt. Die Gründe dafür sind äußerst vielfältig: allgemeine Hautprobleme, Hormonstörungen (S. 281 f.) sowie hormonelle Veränderungen in den Wechseljahren (S. 216 ff.), Angst vor der Sexualität bzw. dem Geschlechtsverkehr (vor allem bei jungen, noch unerfahrenen Frauen), Probleme bei der Monatshygiene, Reizstoffe in Vaginalcremes oder -zäpfchen zur Empfängnisverhütung, Intimsprays, Talkumpuder, Waschmittelspuren in der Unterwäsche usw. Manchmal steckt auch ein Vitamin-B-Mangel (vor allem B12) dahinter, oder die Betreffende wäscht sich zu selten bzw. übertrieben häufig, womöglich mit hautreizenden Mitteln. Auch nach starker körperlicher Anstrengung (Schwitzen im Genitalbereich), zu langem Sitzen, bei zu dicht abschließender oder gar aus Synthetic bestehender Kleidung kann Juckreiz auftreten, desgleichen bei einer Allergie gegen das Sperma des Partners (oder auch Aversion gegen den Sexualverkehr, vielleicht als Folge einer Vergewaltigung).

Sollten sich in der juckenden Region weiße, leicht verdickte Flecken (eine Leukoplakie) zeigen, müssen Sie sich unbedingt ärztlich untersuchen lassen, denn in seltenen Fällen kann das ein Frühwarnzeichen für Krebs sein. Starker Juckreiz in der Genitalregion stellt sich überdies bei Diabetes (Zuckerkrankheit), bei vielen sexuell übertragbaren Krankheiten, Parasiten (Filzläusen) sowie bei unsachgemäßer Schamhaarentfernung oder bei Überempfindlichkeit gegen das Haarentfernungsmittel ein.

Versuchen Sie auf jeden Fall, sich nicht zu kratzen. Tragen Sie viermal täglich Calendula- und Urtica-Tinktur auf oder nehmen Sie Sitzbäder in Thuja-Lösung (jeweils zehn Tropfen Urtinktur auf 1/4 Liter abgekochtes, kühles oder warmes Wasser). Weitere Maßnahmen siehe auch unter Afterjucken, Seite 267. Verschlimmert sich der Juckreiz beim Sexualverkehr, benutzen Sie Gleitcreme bzw. Vaseline, um die Reibung zu verringern. Haben Sie hingegen das Gefühl, der Juckreiz habe eher seelische oder auch partnerschaftliche Gründe, sollten Sie lieber keinen Sexualverkehr haben, bevor die zugrundeliegenden Konflikte nicht geklärt sind.

Die schulmedizinische Behandlung hängt von der jeweils diagnostizierten Ursache ab; bei einem allergischen Juckreiz werden Antihistaminsalben, bei entzündlichen Hautreaktionen auch Cortison- oder Antibiotikasalben verschrieben.

In der Homöopathie wird eine Konstitutionsbehandlung empfohlen. Als erstes können Sie jedoch die nachfolgend genannten Mittel und Selbsthilfemaßnahmen ausprobieren.

Nehmen Sie das Mittel Ihrer Wahl viermal täglich ein, maximal 14 Tage lang.

■ Sulfur C6

Juckreiz im Vulvabereich; Schrittregion schwitzt und riecht unangenehm; Symptome durch Hitze und Waschen verschlimmert.

■ Caladium C6

Gefühl, als kröche etwas im Vulvabereich herum; das Gefühl nimmt bei Schlafpausen tagsüber ab, verschlimmert sich jedoch nachts sowie beim Herumgehen; vermehrte Lust auf Sex.

■ Carbo vegetabilis C6

Labien (Schamlippen) sind sichtlich geschwollen; örtliche Venen erweitert.

■ Rhus toxicodendron C6

Örtlicher Juckreiz, Haut ist stark gerötet; Juckreiz wird durch Hitze gelindert.

■ Consium C6

Juckreiz verstärkt sich durch unterdrückte oder zu häufig ausgelebte Lust auf Sex.

■ Calcium carbonicum C6
Juckreiz ist vor und nach der Menstruation verschlimmert; allgemeine Neigung zu Frösteln und Schweißausbrüchen, vor allem bei Übergewicht.

■ Radium bromatum C6
Juckreiz gelindert durch warme Bäder oder Bewegung an der frischen Luft; morgens ist Unbehagen am stärksten.

Trichomoniasis
Diese Form der Scheidenentzündung wird von einzelligen Trichomonaden verursacht. Die Symptome ähneln denen einer Pilzinfektion der Scheide; der Ausfluß riecht jedoch unangenehm und ist gewöhnlich ziemlich heftig und grünlich gefärbt. Schulmedizinisch werden spezifische Medikamente, etwa die Substanz Metronidazol, verschrieben. Homöopathie und Selbsthilfemaßnahmen siehe unter Scheidenausfluß.

Scheidenausfluß
Um die Zeit des Eisprungs herum sind Scheide und Zervix erheblich feuchter als in der restlichen Zykluszeit (mit Ausnahme der Menstruation), wo der Zervixschleim eher dicklich und klebrig ist. Jungen Mädchen macht manchmal ein weißlicher, oft ziemlicher starker, aber nicht juckender oder irgendwie unangenehm riechender Ausfluß zu schaffen; das ist der sogenannte Weißfluß. Er entsteht infolge der hormonellen Umstellungen der Pubertät und ist völlig harmlos. Ausfluß, der aufgrund einer Pilzinfektion entsteht, ist meist dicklich, schleimig, verursacht Juckreiz oder intensives Wundgefühl, verströmt jedoch höchstens einen hefeähnlichen, aber keinen sehr unangenehmen Geruch. Auch durch Intimsprays, Vaginalduschen, Antibiotika, die Antibabypille oder Diabetes mellitus hervorgerufener Ausfluß kann sich auf diese Weise äußern. Trichomonaden (siehe oben) verursachen ziemlich starken, grünlichen, übelriechenden Ausfluß; leidet die Frau gleichzeitig an Unterleibsschmerzen, besteht der Verdacht auf eine Unterleibsentzündung (S. 300 ff.). Starker, grauer Ausfluß, der unangenehm riecht, kann auf eine Gardnerella-Infektion hinweisen.
Krankheitserreger, die Genitalinfektionen auslösen können, bevorzugen „feuchte Wärmekammern" wie den Genitalbereich, und werden oft beim Sexualverkehr übertragen (siehe sexuell übertragbare Krankheiten). Doch auch durch mangelhafte Hygiene beim Wechseln von Tampons, Einsetzen eines keimbehafteten Diaphragmas, Kontrollieren des Pessarfadens mit schmutzigen Fingern, zu seltenes Waschen im Intimbereich usw. können Keime in die Scheide gelangen und Ausfluß verursachen – ein Versuch des Körpers, sich selbst von den Eindringlingen zu befreien.
Eine spezielle Art der Vaginaldusche kann oft helfen, den natürlichen Säuregehalt der Scheidenschleimhaut wiederherzustellen (Krankheitserreger gedeihen nämlich besonders gut, wenn die Population gesundheitsfördernder Milchsäurebakterien in der Scheide dezimiert wurde). Besorgen Sie sich in der Apotheke eine kleine Vaginaldusche. Spülen Sie die Scheide mit einer Hypericum- und Calendula-Lösung (je fünf Tropfen Urtinktur auf 1/4 Liter abgekochtes, kühles oder lauwarmes Wasser), und zwar dreimal täglich. Abends beim Zubettgehen legen Sie sich eine kalte, feuchte Kompresse auf den Unterleib (mit Woll- oder Handtuch abdecken). Sobald Juckreiz und Brennen nachlassen, duschen Sie die Scheide dreimal täglich mit einer Joghurtlösung (einen Becher Biojoghurt mit lebenden Keimen in zirka 1,5 Liter abgekochtem, kühlem Wasser verrühren) oder einer schwachen Zitronensaft- oder Essiglösung (ein Teelöffel auf 1/4 Liter abgekochtes, kühles Wasser). Bei hartnäckigem Ausfluß kann es hilfreich sein, zusätzlich Eisenpräparate, Zink, Vitamin C und B sowie das Öl der Nachtkerze einzunehmen und so wenig Kohlenhydrate und Hefeprodukte wie möglich zu essen (auch kein Hefeweißbier trinken).
Die schulmedizinische Behandlung hängt davon ab, welche Erreger diagnostiziert werden.
Wenn Sie den Verdacht hegen, daß der Ausfluß auf eine Scheideninfektion hinweist, sollten Sie aus der nachfolgenden Liste ein geeignetes Mittel auswählen, es fünf Tage lang einnehmen und gleichzeitig einige der oben genannten Selbsthilfemaßnahmen durchführen.
Sollten Sie hier nicht fündig werden, schlagen Sie die unter Candida-Mykosen genannten Homöopathika nach (ab S. 89 ff.). Hilft keines dieser Mittel, müssen Sie Ihre homöopathische Fachkraft aufsuchen bzw. zum Arzt gehen.

Nehmen Sie das Mittel Ihrer Wahl sechsmal täglich, maximal fünf Tage lang.

■ Kreosotum C6
Juckender und milchiger Ausfluß, der nach Roggenbrot riecht; zuvor stark gerötetes Gesicht und Kreuzschmerzen sowie auch starkes Schwächegefühl.

■ Pulsatilla C6
Wäßriger und wolkiger Ausfluß, der Brennen und Wundgefühl verursacht, vor und nach der Menstruation sowie durch Hinlegen verschlimmert.

■ Sepia C6
Gelblicher, brennender Ausfluß, Juckreiz an der Vulva, scharfes Stechen in der Gebärmutter; Symptome verschlimmern sich beim Gehen; aufgedunsener Unterleib, vor allem tagsüber.

■ Calcium carbonicum C6
Milchiger Ausfluß, der Vulvajuckreiz verursacht; nach dem Wasserlassen sowie prämenstruell verschlimmert.

■ Bovista C6
Grünlicher, stechender, juckender Ausfluß, wahrscheinlich durch Trichomonaden bedingt.

■ Mercurius solubilis Hahnemanni C6
Stechender, übelriechender Ausfluß, der feste Partikelchen enthält; Schüttelfrost; Verdacht auf Trichomoniasis.

■ Acidum nitricum C6
Fädenziehender Schleim, grünlich oder rosa und nach der Menstruation stärker als sonst; Verdacht auf Trichomoniasis.

■ Carbo vegetabilis C6
Brennender grünlicher Ausfluß, vor allem prämenstruell; Verdacht auf Trichomoniasis.

■ Sulfur C6
Weißlicher oder gelblicher, brennender oder stechender Ausfluß, Krampfschmerzen im Unterleib oder Stechen in der Nabelgegend; Schmerzen und Ausfluß prämenstruell verschlimmert.

Warzen im Vulvabereich (Kondylome)
Eine solche Virusinfektion der Labien (Schamlippen) oder des Scheidenbereichs tritt oft im Verlauf einer Schwangerschaft oder aber gemeinsam mit Pilzinfektionen der Scheide auf. Diese Warzen sollten stets ernstgenommen werden, denn zum einen sind sie recht ansteckend und können leicht beim Sexualverkehr übertragen werden, zum anderen können sie in seltenen Fällen bösartig werden, so daß ein Krebs entsteht. Möglicherweise spielen sie auch beim Entstehen des Zervixkarzinoms eine gewisse Rolle; Sie sollten deshalb jährlich zur Krebsfrüherkennungsuntersuchung gehen und dabei einen Scheidenabstrich vornehmen lassen. Ihr Arzt oder Ihre Ärztin verordnet Ihnen entweder eine Anti-Warzen-Salbe oder empfiehlt die Entfernung der Kondylome mittels Kryochirurgie (dem „Kälteskalpell") oder Elektrokoagulation. Homöopathisch wird zu einer Konstitutionsbehandlung geraten. Sie können bis dahin aber auch ein Mittel für Sie selbst und eines für Ihren Sexualpartner aus der nachstehenden – bzw. unter den oben angegebenen Stichworten genannten – Homöopathika-Liste heraussuchen.

Nehmen Sie das Mittel Ihrer Wahl viermal täglich, maximal drei Wochen lang, ein.

■ Thuja C6
Fleischige Warzen, vor allem dann, wenn sie sich in den Wochen nach einer schulmedizinischen Impfung entwickeln.

■ Medorrhinum C6
Juckende Warzen; Neigung zu Schnupfen; inneres Flattern oder Händezittern.

■ Acidum nitricum C6
Warzen im Zusammenhang mit Wunden oder Geschwüren.

■ Sabina C6
Starkes Jucken und Brennen.

Schilddrüsenstörungen
Die Unter- oder Überproduktion von Schilddrüsenhormonen wirkt sich unangenehm im gesamten Organismus aus, weil sie den Stoffwechsel verlangsamt bzw. beschleunigt. Viele Menschen in unseren Breiten haben nur deshalb Schilddrüsenprobleme, weil es ihnen an Jod fehlt, das in vielen Regionen Europas nicht in ausreichenden Mengen im Trinkwasser vorhanden ist. Dieses Spurenelement ist für die Produktion der Schilddrüsenhormone unerläßlich (in Jodmangelge-

bieten sollte es daher unbedingt mit jodiertem Speisesalz zugeführt werden). Bei Jodmangel versucht die Schilddrüse, die zu geringe Hormonproduktion dadurch zu kompensieren, daß sie ihr Gewebe vergrößert: Es entsteht der typische Jodmangelkropf. – Manche Menschen haben auch anlagebedingt eine Schilddrüse, die unter Streß, bei emotionalen Aufregungen oder Anstrengungen leicht „verrückt spielt", als Kloß im Hals spürbar wird und/oder zu viel Schilddrüsenhormone in den Kreislauf ausschüttet. Sobald der Streß nachläßt, beruhigt sich auch die Drüse wieder. Plötzlicher Jodüberschuß – zum Beispiel bei Ferienaufenthalten am Meer mit seiner stark jodhaltigen Luft kann einer solchen „nervösen Schilddrüse", aber auch Personen mit einer echten, über längere Zeiträume bestehenden Schilddrüsenüberfunktion ziemlich zusetzen, vor allem dann, wenn ihr eine Jodmangelsituation vorausging. Darauf muß bei Schilddrüsenstörungen verschiedener Art geachtet werden.

Schilddrüsenüberfunktion (Hyperthyreose)
Sie kann viele verschiedene Ursachen haben; zu den häufigsten zählen der Morbus Basedow (ein vor allem Frauen betreffendes Autoimmunleiden), eine funktionelle Autonomie der Schilddrüse (sie reagiert nicht mehr auf die Befehle der Hirnanhangdrüse, sondern schüttet unkontrolliert zuviel Schilddrüsenhormone aus) sowie ein aus unbekannter Ursache entstehender hormonbildender „Knoten" (Adenom) im Schilddrüsengewebe. Die dabei auftretenden Symptome sind sehr vielfältig: innere Unruhe, Panikattacken, Unfähigkeit, sich zu entspannen oder gut ein- oder durchzuschlafen, Zittern und mangelnde motorische Muskelkontrolle, Schweißausbrüche, Schwitzen selbst an kalten Tagen, Herzklopfen, raschgehender Puls, Atemlosigkeit, Gewichtsverlust trotz Heißhunger, Durchfall, hervortretende Augen usw. Der allgemein beschleunigte Stoffwechsel belastet insbesondere das Herz, vor allem bei hohem Blutdruck oder Arteriosklerose; das Risiko einer Angina pectoris oder eines Herzversagens ist in solchen Fällen erhöht.
Schulmedizinisch werden Schilddrüsenhormonhemmer verschrieben, das überschießend hormonproduzierende Gewebe mittels radioaktivem Jod zerstört oder ein Teil der Schilddrüse bzw. etwaige Knoten darin herausoperiert; außerdem muß der Hormonspiegel fortan regelmäßig überprüft werden, damit die Patientin nicht etwa gänzlich unvermutet in eine Hormonmangelsituation (siehe auch unten bei künstlich hervorgerufener Schilddrüsenunterfunktion) gerät. Die nachstehend genannten Mittel können helfen, eine akute Überfunktion unter Kontrolle zu bringen; sollte sich Ihr Zustand jedoch dramatisch verschlechtern, ist es am besten, wenn Sie nach spätestens zwölf Stunden zum Arzt gehen.

Nehmen Sie das Notfallmittel Ihrer Wahl stündlich, bis zu maximal zehn Dosen.

■ Jodum C30
Neigung zu Zwangshandlungen und Obsessionen sowie Leiden unter Hitze; ständige motorische Unruhe, vor allem bei dunkelhaarigen, dunkeläugigen Frauen.

■ Natrium muriaticum C30
Verstopfung, Herzklopfen, erdiger Teint.

■ Belladonna C30
Gerötetes Gesicht und starrer Blick.

■ Lycopus C30
Herz schlägt rasend bis zum Halse, Augen treten hervor.

Schilddrüsenunterfunktion (Hypothyreose)
Bei dieser Störung, die ebenfalls zahlreiche Ursachen haben kann, ist die Schilddrüse weit weniger aktiv, als sie sollte, und schüttet zu wenig Schilddrüsenhormone aus. Die häufigsten Gründe dafür sind: angeborene – teils heilbare, teils unheilbare – Funktionsstörungen der Schilddrüse, fehlendes Schilddrüsengewebe, eine Jodverwertungsstörung, eine Entzündung der Schilddrüse (etwa bei der sogenannten Hashimoto-Krankheit), aber auch extremer Jodmangel oder extremer Jodüberschuß, bei dem die Drüse plötzlich völlig überfordert ist. Bei Erwachsenen macht sich die Schilddrüsenunterfunktion mit den folgenden Symptomen bemerkbar: Müdigkeit, anomale Schläfrigkeit oder Benommenheit, Schmerzen und Unbehagen im ganzen Körper, verlangsamter Herzschlag, Verstopfung, ständiges Kältegefühl, Gewichtszunahme trotz Appetitmangel, sogenannte Myxödeme (verdickte, trockene, geschwollene Haut), schlaffes, sprödes Haar, oft auch Haarausfall, tiefere, heisere Stim-

me, Gehörverlust, Taubheit und Kribbeln in den Händen sowie Libidomangel und Depressionen. Frauen haben meist ziemlich schwere Menstruationsblutungen. Mit einer Hypothyreose auf die Welt gekommene Babies sind ziemlich still, wenig an der Nahrungsaufnahme interessiert und entwickeln manchmal kurz nach der Geburt eine Gelbsucht. Sollten Sie den Verdacht hegen, Ihr Kind könnte eine Schilddrüsenunterfunktion haben, müssen Sie es sofort ärztlich untersuchen lassen. Der damit verbundene Hormonmangel kann nämlich den gesamten Wachstums- und Entwicklungsprozeß erheblich behindern und muß medikamentös ausgeglichen werden.
Meiden Sie thiorinhaltige Lebensmittel wie Broccoli, Kohl, Karotten, Grünkohl, Pfirsiche, Erdnüsse, Birnen, Sojabohnen, Spinat und Erdbeeren, und schränken Sie Ihren Konsum an Zucker, Salz, Rindfleisch, Eiern und Fett ein. Essen Sie hingegen jodhaltige Nahrungsmittel wie Seetang, Rotalgen und andere Speisealgen, Melonen, Rote Bete, Radieschen, Rettich, Petersilie, Kartoffeln, Fisch, Meeresfrüchte und weiße Bohnen. Regen Sie Ihre Schilddrüse, wenn medizinisch nichts dagegen spricht, mit Wechselkompressen an: 90 Sekunden eine heiße Kompresse auf den vorderen Halsbereich, dann 30 Sekunden eine kalte, mehrmals hintereinander. Vermeiden Sie, unter elektrischen Heizdecken zu schlafen, und falls Sie Yoga lernen, fragen Sie Ihre Lehrerin oder Ihren Lehrer nach schilddrüsenanregenden Übungen.
Sowohl Erwachsene als auch Säuglinge werden mit Schilddrüsenhormonen (Thyroxintabletten) behandelt. Bei nur leichter Unterfunktion kann es sinnvoll sein, statt des Hormons einen Schilddrüsenextrakt (der alle Bestandteile der Schilddrüse selbst wie auch ihre Hormone enthält) einzunehmen; falls sich die Schilddrüse irgendwann erholen sollte, ist dieser Extrakt leichter abzusetzen als der Hormonersatz. Zusätzlich zur schulmedizinischen Therapie empfehlen wir eine homöopathische Konstitutionsbehandlung.
Nehmen Sie *Arsenicum album C30* alle zwölf Stunden, maximal fünf Tage lang, bis die Konstitutionsbehandlung beginnt.

Schlafstörungen

Weshalb wir überhaupt regelmäßig in Schlaf versinken müssen, ist noch weitgehend unbekannt. Immerhin wissen wir, daß ständiger Schlafmangel – vor allem das Fehlen bestimmter Schlafphasen (REM-Phasen), in denen die Träume stattfinden – zu Konzentrationsmangel, Reizbarkeit, irrationalem Verhalten, Halluzinationen und sogar zum Tode führen kann. Schlaf ist also für das Gehirn offenbar unabdingbar, weniger hingegen für den Rest des Körpers. Auch über die „Schlaftrigger“ herrscht noch weitgehende Unklarheit; es könnte sich um eine verminderte Sauerstoffversorgung des Gehirns handeln, um die Abnahme von Sinnesreizen, die im Hirn ankommen, die Fluktuation bestimmter chemischer Substanzen im Gehirn oder ganz einfach um einen konditionierten Einschlafreflex. Die meisten Erwachsenen brauchen selbst in höherem Alter sieben bis acht Stunden Schlaf. Wenn wir alt werden, benötigen wir hingegen weniger Nachtschlaf; er wird aber auch flacher und beschert uns daher mehr unruhige Nächte.
Schlaflosigkeit bedeutet nicht, einmal eine Nacht oder auch mehrere hintereinander zu wenig Schlaf zu bekommen; es handelt sich dabei vielmehr um ein Schlafmuster, bei dem man über einen längeren Zeitraum hinweg zu wenig erholsamen Schlaf bekommt und sich daher ständig unausgeschlafen, erschöpft und reizbar fühlt. Die meisten Menschen, die sich über Schlaflosigkeit beklagen, schlafen rein zeitlich mehr, als sie meinen – aber natürlich längst nicht genug. Zu den Ursachen der Schlaflosigkeit gehören körperliche Probleme wie etwa Kurzatmigkeit, ausgelöst durch Herz- oder Lungenkrankheiten, Unwohlfühlen in der Schwangerschaft, nächtliches Erwachen, weil man Harndrang verspürt, zu spät abends eingenommene Mahlzeiten, zu viel Koffein, eine Nahrungsmittelallergie, zu viel Alkohol, Drogen- oder Medikamenteneinnahme, manchmal auch ganz schlicht ein schlecht belüftetes, stickiges oder überheiztes Schlafzimmer. Häufiger jedoch liegen der Schlaflosigkeit seelische Ursachen zugrunde – etwa Angstgefühle wegen finanzieller oder beruflicher Probleme, Depressionen, Trauer, übermäßige Aufregungen. Auch das plötzliche Absetzen von Schlaftabletten oder Tranquilizern kann eine Zeitlang zu Schlaflosigkeit führen. Sehr oft liegt es allein schon an der Angst vor Schlaflosigkeit, daß man dann tatsächlich keinen Schlaf findet.
Zu den ärztlich am häufigsten gegen die Schlaflosigkeit verschriebenen Medikamenten gehören Benzodiazepine; sie wirken zwar beruhigend, angstlösend und muskelentspannend, können

aber Medikamentenabhängigkeit auslösen und haben eine Reihe teils schwerer Nebenwirkungen (unter anderem unterdrücken sie den REM-Schlaf, also die wichtigsten Schlafphasen), vor allem im Zusammenhang mit Alkoholkonsum. Ältere Menschen sollten besonders vorsichtig damit umgehen, denn diese Schlafmittel wirken bis in den Tag hinein und können zu Stürzen (und damit Knochenbrüchen) führen.

In den Wechseljahren, ähnlich wie in der Pubertät, neigen Frauen dazu, besonders viel zu schlafen. Oft jedoch ist dieser Schlaf ziemlich unruhig; sie sind dann tagsüber müde und haben weniger Energie als gewöhnlich. Manche Menschen leiden sogar von Kindesbeinen an unter Schlafstörungen und wissen kaum, wie es ist, wirklich gut zu schlafen.

Neben den oben genannten Gründen gibt es eine ganze Reihe von Faktoren, die den gesunden Schlaf stören können. Dazu gehören: Alpträume, Schlafwandeln, Reden im Schlaf, Herumwerfen im Bett, mit dem Kopf immer wieder gegen das Kopfende stoßen, Zähneknirschen, das „Syndrom der zuckenden Beine" (ein Gefühl, als kröche etwas unter der Haut an den Beinen entlang, oder auch eine motorische Unruhe bzw. ein Muskelzucken, das den Schlaf stört, aber nicht heftig genug ist, um die Betroffenen aufzuwecken), manchmal auch die sogenannte Schlaflähmung (wachliegen und das Gefühl haben, sich nicht willentlich bewegen zu können). Ein häufiger Grund für schlechten Schlaf ist zudem die Schlaf-Apnoe: Dabei hört die Person immer wieder kurzzeitig auf zu atmen, und zwar zwischen zehn Sekunden und bis zu drei Minuten lang; das passiert womöglich Hunderte von Malen in einer einzigen Nacht. Danach setzt der Atem mit einem Luftschnappen oder Schnarcher wieder ein, was dazu führt, daß die oder der Betreffende teilweise erwacht.

Alpträume sind bei Kindern häufiger als bei Erwachsenen, möglicherweise deshalb, weil Erwachsene bereits gelernt haben, Ängste auch auf andere Weise zu verarbeiten. Während schlimmer Alpträume kann sich der Herzschlag von den normalen 64 Schlägen pro Minute auf 80 oder sogar 150 Schläge steigern, was dann zum Aufwachen führt. Alpträume deuten einerseits auf einen ungelösten Konflikt (und die Angst davor) hin; andererseits können sie als Symptom geistiger Erschöpfung auftreten, bei Fieber, nach übermäßigem Essen oder Alkoholtrinken, in einer Phase des Schlaftabletten-Entzugs oder auch als Nebenwirkung bestimmter ärztlich verschriebener Medikamente.

Auch Schlafwandeln, Reden oder Gestenmachen im Schlaf ist bei Kindern häufiger anzutreffen als bei Erwachsenen. In solchen Fällen scheinen die Muskeln sozusagen auf Autopilot eingestellt zu sein, der geistigen Kontrolle und dem Bewußtsein entzogen. Schlafwandelnde erinnern sich später nicht mehr an diese nächtlichen Umtriebe. Psychologen sehen in diesem Abkoppeln des Verhaltens vom Bewußtsein ein Bemühen der Psyche, mit Konflikten fertigzuwerden, die sie im bewußten Leben nicht durch Handeln lösen kann. Interessanterweise findet Schlafwandeln niemals in den Traumphasen statt, in denen die Aktivität aller Muskeln – mit Ausnahme der Augen, die sich hin- und herbewegen – wie ausgeschaltet ist. Im Prinzip ist Schlafwandeln nichts Schlimmes; man muß nur dafür sorgen, daß sich die betreffende Person nicht verletzen kann.

Auch die Schlaflähmung kann eine sehr unangenehme Erfahrung sein. Sie kommt am ehesten morgens vor, kurz vor dem vollständigen Erwachen, ist aber ebenfalls harmlos.

Gegen Schlaflosigkeit gibt es viele wirksame Selbsthilfemaßnahmen. Suchen Sie sich aus der folgenden Liste aus, was Ihnen zusagt.

- Hören Sie eine Stunde vor dem Schlafengehen auf zu arbeiten und entspannen Sie sich mit einer leichten Lektüre.
- Bewegen Sie sich mehr, vor allem tagsüber; treiben Sie regelmäßig Sport.
- Vermeiden Sie es, spät abends noch etwas zu essen, und gewöhnen Sie Ihren Körper an feste Essens- und Schlafenszeiten.
- Trinken Sie abends einen schlaffördernden Kräutertee, zum Beispiel aus Kamille, Baldrian, Passionsblume oder Helmkraut, oder einen Becher warme Milch (diese enthält die schlaffördernde Substanz Tryptophan); meiden Sie hingegen Getränke wie etwa Kakao, schwarzen Tee, Cola und Kaffee sowie Schlaftabletten.
- Nehmen Sie ein entspannendes warmes Bad.
- Erlernen Sie eine gute Entspannungs- oder Meditationstechnik.
- Wälzen Sie sich nicht schlaflos im Bett herum, sondern machen Sie lieber das Licht an und lesen ein wenig, oder stehen Sie auf, um noch

eine Hausarbeit zu erledigen, und legen Sie sich dann wieder hin; widerstehen Sie jedoch dem Impuls, zu Tee, Kaffee und anderen Stimulanzien zu greifen.

- Wenn Sie abends oft übermüdet zu Bett gehen, versuchen Sie, tagsüber ein wenig zu schlafen (jedoch nicht länger als eine Viertelstunde), um den Teufelskreis zu durchbrechen; gehen Sie jeden zweiten oder dritten Abend eine Viertelstunde eher als gewohnt ins Bett, bis Sie endlich wieder zu einem gesünderen Ein- und Durchschlafmuster gefunden haben. Wenden Sie mindestens zweimal täglich eine streßabbauende Entspannungs- oder Meditationstechnik an.
- Bitten Sie Ihren Partner oder Ihre Partnerin um eine entspannende Massage.
- Lassen Sie sich jeden Tag genau um die gleiche Zeit wecken.
- Entfernen Sie Uhren, Wecker, Radiouhren aus Ihrem Schlafzimmer.
- Achten Sie darauf, daß Ihr Schlafzimmer weder zu warm noch zu kalt ist (15 bis 18 °C sind ungefähr richtig), Sie genügend Luft bekommen und von Licht oder Lärm so wenig wie möglich gestört werden.
- Nehmen Sie mehr Vitamin C, B1, Biotin, Folsäure und Zink zu sich, und falls Sie zusätzlich Vitamin A einnehmen, reduzieren Sie die Dosis. Außerdem sollten Sie einmal prüfen lassen, ob Ihr Organismus zuviel Kupfer oder Blei enthält (durch Umweltverschmutzung oder Nahrungsmittelrückstände).

Bei chronischen Schlafstörungen empfehlen wir auf jeden Fall eine homöopathische Konstitutionsbehandlung. Doch auch die nachstehend genannten Mittel können kurzzeitig helfen. Sollten Sie damit innerhalb von drei Wochen keine deutliche Besserung erzielen können, suchen Sie bitte Ihren Arzt bzw. Ihre homöopathische Fachkraft auf.

Nehmen Sie das Mittel Ihrer Wahl zehn Abende lang etwa eine Stunde vor dem Schlafengehen; wiederholen Sie die Einnahme, falls Sie von einem Alptraum geweckt werden oder aufwachen und nicht wieder einschlafen können.

■ Coffea C30
Überwacher Geist infolge guter oder schlechter Neuigkeiten; Unfähigkeit, abzuschalten.

■ Nux vomica C30
Schlaflosigkeit infolge großer seelisch-geistiger Belastung, übermäßigen Essens oder Trinkens oder wegen Alkohol- oder Schlaftabletten-Entzug; Aufwachen gegen drei bis vier Uhr morgens, erneutes Einschlafen erst, wenn es schon Zeit zum Aufstehen ist; Alpträume, Reizbarkeit tagsüber.

■ Pulsatilla C30
Unruhige erste Schlafphasen; weil es zu heiß ist, wird die Bettdecke abgeworfen; dann wird es zu kalt, und man liegt mit den Armen überm Kopf verschränkt; kein Durstgefühl; Schlaflosigkeit schlimmer nach schwerem Abendessen.

■ Aconitum C30
Schlafprobleme sind verschlimmert nach Schock oder Panik; starke Unruhe, Alpträume und Todesangst.

■ Chamomilla C30
Im ersten Teil der Nacht hellwach und reizbar im Bett liegen; vor allem bei kleinen Kindern, die herumgetragen werden möchten.

■ Lycopodium C30
Geist zur Schlafenszeit noch sehr aktiv; Gedanken drehen sich unentwegt um die Tagesarbeit; viele, oft gut erinnerbare Träume; Reden und Lachen im Schlaf; Aufwachen gegen vier Uhr morgens.

■ Cocculus C30
Gewohnt, nachts aufstehen zu müssen (etwa wegen Pflege von Angehörigen); zu müde zum Einschlafen; Schwindelgefühle; Reizbarkeit.

■ Ignatia C30
Häufiges Gähnen, das jedoch nicht zum Einschlafen führt; Angst vor Schlaflosigkeit, vor allem nach seelischer Aufregung; mit dem Schlaf kommen auch die Alpträume.

■ Arnica C30
Bett scheint zu hart zu sein; Übermüdung; Hin- und Herwälzen im Bett; Träume, in denen man von Tieren gejagt wird.

■ Opium C30
Schläfrigkeit, doch kein Einschlafen möglich; Sinne so geschärft, daß man meint, eine Fliege an der Wand krabbeln zu hören; Bett viel zu heiß; wenn der Schlaf schließlich kommt, ist er so schwer, daß man schnarcht und nicht aufzuwecken ist.

■ Arsenicum album C30
Aufwachen zwischen Mitternacht und zwei Uhr morgens; starke Unruhe, Sorgen, Kummer; Warnträume, in denen es um Feuer oder Gefahr geht.

■ Rhus toxicodendron C30
Unfähigkeit, einzuschlafen; Reizbarkeit, innere Unruhe, Umhergehen, vor allem bei Schmerzen oder Unbehagen.

■ Aurum metallicum C30
Träume, in denen es um Tod, Hunger oder Probleme bei der Arbeit geht; Gefahr des Abrutschens in tiefe Depression.

Schwindelanfälle
Die hormonellen Umstellungen in den Wechseljahren können manchmal zu Kreislaufbeschwerden und Schwindelanfällen führen, desgleichen übermäßiger Streß, womöglich zusammen mit einem Hörsturz oder Ohrensausen. Aber auch jüngere Frauen, die unter dem prämenstruellen Syndrom leiden, haben oft Schwäche- oder Schwindelanfälle, bevor ihre Menstruation einsetzt, oder das Gefühl, ihre Muskelkoordination sei etwas aus den Fugen geraten und ihre Unfallgefahr deshalb erhöht. Zu den Allgemeinerkrankungen, die den Gleichgewichtssinn beeinträchtigen können, gehören außerdem die Parkinson-Krankheit (eine degenerative Nervenkrankheit), Arteriosklerose (dabei „verkalken" und verengen die Arterien, so daß Herz und Hirn nicht mehr ausreichend mit Blut versorgt werden), Osteoarthritis, vor allem in Knien und Hüften, sowie die Zervikalspondylose (gutartige Wucherungen an der Halswirbelsäule, die auf das Rückenmark bzw. die zum Gehirn führenden Blutgefäße drücken). Wird die Grundkrankheit adäquat behandelt, hören oft auch die Schwindelanfälle auf. Falls die nachstehend genannten Mittel nicht innerhalb von zwei Wochen Erfolge zeitigen, suchen Sie Ihren Arzt bzw. Ihre homöopathische Fachkraft auf.

Nehmen Sie das Mittel Ihrer Wahl alle acht Stunden, maximal zwei Wochen lang.

■ Arnica C6
Aufstehen aus sitzender oder liegender Position verursacht Schwindelanfall; oder auch Schwindel nach Unfall; durch Hinlegen gebessert.

■ Theridion C6
Schwindel wird durch Bewegung verschlimmert, dazu Übelkeit.

■ Causticum C6
Schwindelanfälle bei kaltem Wetter verschlimmert; Harnabgang beim Husten.

■ Barium carbonicum C6
Kreislaufschwäche infolge von Arteriosklerose, durch Spazierengehen in frischer Luft gebessert; Schwäche- und Erschöpfungszustand; das Verlangen, sich hinzulegen.

■ Lycopodium C6
Altersdemenz und auch Konzentrationsverlust; die Schwindelgefühle sind am schlimmsten zwischen 16 und 20 Uhr.

■ Silicea C6
Kreislaufschwäche; Schwindelgefühl ist bei kaltem Wetter und Liegen auf der linken Seite verschlimmert.

■ Conium C6
Schwindelgefühl beim Hinlegen und Umdrehen im Bett.

Streß-Inkontinenz
siehe auch Reizblase, Seite 290 f.
Das ist eine sehr unangenehme Störung, die vorwiegend Frauen betrifft: unwillkürlicher Harnabgang beim Husten, Niesen, Lachen, Heben schwerer Gegenstände usw., vor allem also nach körperlichem, oft aber auch nach besonderem seelischem Streß. Ursache ist in aller Regel eine zu schwache Beckenbodenmuskulatur – oft nach mehreren Schwangerschaften, infolge von Übergewicht oder allgemeiner Muskeltonusschwäche nach den Wechseljahren –, die nicht mehr dafür sorgen kann, daß der Blasenschließmuskel ordnungsgemäß funktioniert. Wenn Ihnen die Harn-Inkontinenz schwer zu schaffen machen sollte,

bitten Sie Ihren Arzt oder Ihre Ärztin um Überweisung zu einem Spezialisten; je nach Schweregrad werden Ihnen dann Übungen für den Beckenboden empfohlen (S. 219), ein Scheidenpessar, das die Gebärmutter abstützt, oder auch eine Operation, bei der die Beckenbodenmuskulatur operativ gestrafft wird. Die nachstehend genannten Homöopathika können Ihnen außerdem helfen, mit dem Problem fertigzuwerden.

Nehmen Sie das Mittel Ihrer Wahl viermal täglich maximal drei Wochen lang ein.

■ Causticum C6
Streß-Inkontinenz verschlimmert durch Husten, Lachen, Niesen, Aufregung; Harnabgang bleibt oft unbemerkt.

■ Pulsatilla C6
Streß-Inkontinenz verschlimmert durch Sitzen, Gehen, Abgang von Winden; verstärkter Harndrang nach dem Hinlegen.

■ Ferrum metallicum C6
Streß-Inkontinenz tagsüber schlimmer; Kitzeln in der Blase und Harnröhre; vor allem bei blassen Frauen.

■ Sepia C6
Streß-Inkontinenz begleitet von einem ziehenden Schweregefühl, als würden die Unterleibsorgane aus der Scheide herausrutschen; Harnabgang anfangs recht langsam.

Syndrom des toxischen Schocks

Das ist eine oft dramatisch, manchmal sogar tödlich verlaufende Infektion, die durch ein giftiges Stoffwechselprodukt des Bakteriums Staphylococcus aureus verursacht wird. Das Syndrom wurde in den späten siebziger Jahren erstmals beschrieben; in den achtziger Jahren erkrankten ziemlich viele Frauen daran. Die meisten von ihnen hatten eine bestimmte Tamponmarke benutzt (einen 24-Stunden-Tampon), die inzwischen vom Markt genommen wurde. In anderen Fällen wurde das Syndrom des toxischen Schocks mit dem Gebrauch von Muttermundkappen bzw. Diaphragmas oder Schwämmchen zur Empfängnisverhütung in Verbindung gebracht; ein solcher Schock kann allerdings auch durch eine Allgemeininfektion des Körpers mit den gefährlichen Krankheitserregern entstehen. Zu den Symptomen gehören plötzliches hohes Fieber, Erbrechen und Durchfall, Schwindel, Orientierungsverlust, Kopfschmerzen, Muskelschmerzen und ein sonnenbrandähnlicher Hautausschlag auf Handflächen und Fußsohlen, der sich nach ein bis zwei Wochen abschält. In schwereren Fällen kann der Blutdruck dramatisch abfallen; die Frau gerät dann in einen Schockzustand. Weitere schwere Komplikationen sind Nieren- oder Leberversagen. Auch wenn ein toxischer Schock ziemlich selten ist, sollten Frauen, die ihn schon einmal durchgemacht haben, niemals Tampons tragen oder Verhütungsgegenstände benutzen, die in die Scheide eingeführt werden müssen. Wunden sollten stets prompt versorgt werden. Vorbeugen können Sie dem Syndrom des toxischen Schocks, wenn Sie ausschließlich Binden benutzen (vor allem nachts) oder aber Tampons, die Sie nach wenigen Stunden wechseln müssen; denken Sie auch daran, beim Nachlassen der Blutung den letzten Tampon zu entfernen, und benutzen Sie die Tampons, wenn überhaupt, ausschließlich zur Menstruationshygiene, nicht zwischendurch.
Falls Sie den Verdacht auf Staphylococcus-Infektion hegen, rufen Sie nach maximal zwei Stunden den Notarzt und nehmen Sie inzwischen viertelstündlich eine Dosis oder Tablette *Aconitum C30* ein.

Unterleibsentzündung

siehe auch Unterleibsschmerzen, Seite 302
Mit diesem Ausdruck werden in der Umgangssprache ganz unterschiedliche Erkrankungen der im weiblichen Unterleib gelegenen Organe, manchmal auch Scheideninfektionen oder Entzündungen im Bereich der Vulva zusammengefaßt. Der Begriff stammt noch aus Zeiten, in denen es als anstößig galt, allzu genau über die Anatomie der Frau Bescheid zu wissen.
Eine der häufigsten Entzündungen der weiblichen Unterleibsorgane betrifft die Eileiter. Die sogenannte Salpingitis (Eileiterentzündung) kommt sehr viel öfter vor als die Eierstockentzündung (Oophoritis), mit der sie umgangssprachlich oft verwechselt wird. Sie kann schon bei heranwachsenden Mädchen auftreten und wird schulmedizinisch meist mit Antibiotika behandelt. Sollten diese nicht (genügend) nützen und/oder die Symptome – diffuse oder stechen-

de Unterleibsschmerzen, eventuell auch Fieber, Druckempfindlichkeit des Unterbauchs – immer wieder auftreten, muß ganz genau geprüft werden, notfalls mit einer Bauchspiegelung, ob wirklich eine akute bzw. chronische Entzündung oder „nur" eine chronische Eileiterreizung ohne Infektion dahintersteckt: Das ist nämlich ziemlich oft der Fall. Eine homöopathische Konstitutionsbehandlung kann dann sehr hilfreich sein.

Entzündungen der weiblichen Fortpflanzungsorgane werden meist ausgelöst durch Krankheitserreger, die über die Scheide oder auch über die Harnwege bis in den Bauchraum vordringen konnten, unter anderem beim Sexualverkehr, beim Einlegen eines empfängnisverhütenden Intrauterinpessars (IUP) in die Gebärmutter oder als Folge eines illegalen, hygienisch nicht einwandfreien Schwangerschaftsabbruchs, in selteneren Fällen auch nach einer Unterleibsoperation (durch Krankenhauskeime) oder einer Entbindung. Die bakterielle Infektion kann neben den Eierstöcken, den Eileitern und der Gebärmutter unter Umständen auch das Bauchfell (Peritonitis), die Blase und aufsteigenden Harnwege, den Darm oder den Wurmfortsatz des Blinddarms (Appendizitis) betreffen. Ein entzündlicher Prozeß wird auch von einem IUP („Spirale") ausgelöst, vor allem, wenn es sich um eine sogenannte Kupferspirale handelt: Die leichte Entzündung, zusammen mit dem Fremdkörper als solchem, soll verhindern, daß sich ein etwa befruchtetes Ei in der Gebärmutterschleimhaut einnisten und so eine Schwangerschaft zustandekommen kann. Nicht selten gerät diese Entzündung „aus den Fugen" und verursacht heftige Schmerzen. Dann müssen Antibiotika verschrieben werden; nach Abklingen der Entzündung muß der Arzt oder die Ärztin das IUP entfernen. Manche IUP-Trägerinnen haben aber auch ohne Entzündung starke Unterleibsbeschwerden, weil sie den Fremdkörper in der Gebärmutter nicht vertragen (oder ertragen). Auch hier hilft nur eins: IUP entfernen lassen und fortan auf andere Weise verhüten. Aus bislang nicht ganz geklärten Gründen haben Frauen, die mit der Antibabypille verhüten, seltener Entzündungen der im Bauchraum gelegenen Organe (dafür allerdings häufiger Pilzinfektionen der Scheide).

Zu den Symptomen innerer Entzündungsprozesse können gehören: verfrüht einsetzende oder schwere Menstruationsblutungen, starker und/oder übelriechender Scheidenausfluß, Schmerzen beim Sexualverkehr, Druckempfindlichkeit, manchmal auch Schwellungen des Unterleibs und Unterleibsschmerzen. Bei akuter Infektion sind die Schmerzen ziemlich stark, oft stechend, und beständig; meist besteht erhöhte Temperatur oder Fieber. Unterleibsentzündungen gleich welcher Art müssen stets so früh wie möglich behandelt und völlig auskuriert werden, denn sonst besteht das Risiko einer schweren Allgemeininfektion, ja sogar Blutvergiftung, oder die Fortpflanzungsorgane Organe vereitern und verkleben, so daß Unfruchtbarkeit die Folge ist.

Bleiben Sie im Bett, bis die Symptome abklingen (Bettwärme hilft heilen), und schlafen Sie vier Wochen lang nicht mit Ihrem Partner, oder wenn, dann nur mit Kondom. Nehmen Sie Multivitaminkapseln, Mineralstoffe sowie Zink ein, die Ihre Abwehr stärken. Sitzbäder mit Kamille oder speziellen Moor- und Schlammpräparaten (aus der Apotheke) wirken entzündungshemmend und schmerzlindernd. Bei häufigeren Entzündungen der inneren Organe sollten Sie bei Ihrer Krankenkasse eine mehrwöchige Kur in einem Badeort beantragen, der auf Frauenleiden spezialisiert ist. In jedem Fall kann eine homöopathische Konstitutionsbehandlung die Abwehrkräfte gegen Infektionen stärken; in akuten Fällen helfen die nachstehend genannten Mittel, die Entzündung abheilen zu lassen und die Schmerzen zu lindern. Sollte sich innerhalb von 24 Stunden keine Besserung einstellen oder Ihr Fieber plötzlich ansteigen, gehen Sie am besten zum Arzt, bei Verdacht auf Blinddarmentzündung oder Peritonitis auch schon nach wenigen Stunden.

Nehmen Sie das Mittel Ihrer Wahl in akuten Fällen alle zwei Stunden, maximal zehn Dosen.

■ Aconitum C30
Symptome setzen plötzlich ein; leichtes Fieber, Ängstlichkeit, Symptome verschlimmert durch emotionalen Schock oder Kälteeinfluß.

■ Apis C30
Stechende, brennende Schmerzen, vor allem im Unterbauch rechts; kein Durstgefühl.

■ Belladonna C30
Symptome setzen plötzlich ein; schwere Unterleibsschmerzen, die durch leiseste Erschütterung

verschlimmert werden; Gesicht ist hochrot und brennend heiß.

■ Colocynthis C6
Krampfartige Schmerzen, die durch Vornüberbeugen oder festen Druck auf den Unterleib gelindert werden.

■ Mercurius sublimatus corrosivus C6
Schüttelfrost und Schweißausbrüche; Schweiß riecht unangenehm; Symptome durch Ruhe gelindert.

Unterleibsschmerzen
siehe auch Unterleibsentzündung, Seite 300 ff.
Bauch- und Unterleibsschmerzen können zahlreiche, sehr unterschiedliche Ursachen haben. Mädchen in der Pubertät erschrecken manchmal über ihre ersten Menstruationskrämpfe (siehe schmerzhafte Menstruationsblutungen, S. 141 ff.); im Erwachsenenalter haben sie sich dann an das allmonatliche Auftreten dichter Krampfschmerzen oder ziehender Unterleibsschmerzen, oft auch Kreuzweh, vor und während ihrer Menstruation gewöhnt und können sie recht gut von Schmerzen anderer Art – etwa bei einer Unterleibsentzündung (siehe oben) – unterscheiden. Viele Frauen spüren auch den Mittelschmerz (S. 287) beim Eisprung, etwa in der Zyklusmitte. Diffuse, oft starke Schmerzen, die beim Einsetzen oder im Verlauf der Menstruation aufhören, können auf eine Endometritis hinweisen. Schwere, akut auftretende Schmerzen, dazu anomale Blutungen aus der Scheide sind manchmal ein Zeichen von Bauchhöhlenschwangerschaft, sie können aber auch durch Myome (S. 287 f.), Gebärmutterverlagerungen, Eierstockzysten (S. 277 f.) oder Krebs an einem Fortpflanzungsorgan ausgelöst werden. Schmerzhaft sind oft auch Blähungen, begleitet von einem aufgedunsenen Unterleib: Sie können so stark aufs Herz drücken, daß die Betreffende meint, einen Herzanfall zu erleiden. Sehr weh tut eine Darmverschlingung (von Übelkeit und Erbrechen begleitet; kein Stuhlabgang). Brennende Schmerzen in der Blasengegend, vor allem beim Wasserlassen, deuten auf eine Blasenentzündung (S. 96 ff.) hin.
Oftmals leiden Frauen auch an Schmerzen des Beckenraums, denen keine diagnostizierbare Ursache zugrunde zu liegen scheint; sie werden daher nicht selten als „hysterisch" abqualifiziert. Eine solche Pelvipathie, wie der Fachausdruck für diese unspezifische Erkrankung des Unterleibs lautet, kann Ausdruck einer unbefriedigenden sexuellen Beziehung sein, eines lange unterdrückten Kinderwunsches (oder aber einer familiären Überlastung), manchmal auch von Trauer oder Scham und Wut nach einer Vergewaltigung. Homöopathika für die den Unterleibsschmerzen möglicherweise zugrundeliegenden Erkrankungen finden Sie unter den jeweiligen Stichworten. Kehren die Schmerzen immer wieder, ohne daß eine eindeutige Ursache feststellbar ist, sollte eine gründliche homöopathische Konstitutionsbehandlung durchgeführt werden. *Bei allen akut und heftig auftretenden Unterleibsschmerzen, die nicht dem Menstruationszyklus zuzuordnen sind, ist es am besten, raschestmöglich eine ärztliche Diagnose einzuholen oder auch den Notarzt anzurufen!* Die nachfolgend genannten Mittel können über die Zeit bis zur ärztlichen Untersuchung hinweghelfen. Dumpfe, ziehende, brennende, den Kreislauf und das gesamte Wohlbefinden sehr beeinträchtigende Schmerzen sollten ebenfalls so bald wie möglich diagnostisch abgeklärt werden; in den meisten Fällen empfiehlt sich eine homöopathische Konstitutionsbehandlung.

Nehmen Sie das Notfallmittel Ihrer Wahl, bis ärztliche Hilfe eintrifft, maximal zehn Dosen.

■ Arnica C30
Falls die Unterleibsschmerzen nach einer Verletzung auftreten; alle zehn Minuten.

■ Aconitum C30
Schockzustand, Panik, starke Unterleibsschmerzen; alle zehn Minuten.

■ China C6
Verdacht auf Darmverschlingung; alle fünf Minuten.

■ Lachesis C6
Verdacht auf akute Blinddarmentzündung oder gar Ruptur; alle fünf Minuten.

Unterzuckerung (Hypoglykämie)
Ein zu niedriger Blutzuckerspiegel, medizinisch Hypoglykämie genannt, kann eine ganze Reihe unterschiedlicher Symptome verursachen: zum Beispiel Schwitzen, Schwindelgefühl, Zittern,

Schwächeanfälle, Hunger, Sprech- und Sehstörungen, Kribbeln in den Händen oder Lippen, Kopfschmerzen, Reizbarkeit, Aggressivität, sogar Ohnmachtsanfälle. Das liegt daran, daß alle Körperzellen, vor allem die Gehirnzellen, Energie in Form von Zucker (Glukose) benötigen, um richtig funktionieren zu können. Der Blutzuckerspiegel kann von Alkohol, dem Schmerzmittel Paracetamol, Gestagengaben und der Antibabypille gesenkt werden. Auch die Addison-Krankheit, Erkrankungen der Hirnanhangdrüse, Schilddrüsenstörungen und Bauchspeicheldrüsenkrebs können den Blutzuckerwert sinken lassen. Meistens jedoch ist ein krankheitsbedingt niedriger Blutzuckerspiegel darauf zurückzuführen, daß Zuckerkranke zu viel Insulin oder zu viele blutzuckersenkende Medikamente bekommen haben, die sogenannte medikamentöse Einstellung also nicht korrekt war. In Notfällen wird schulmedizinisch entweder Glucagon (ein Bauchspeicheldrüsenhormon, das die Leber dazu anregt, gespeicherte Glukose freizusetzen) oder Glukose selbst gespritzt. Ein Eßlöffel Honig oder ein kleines Glas Milch erfüllen aber den gleichen Zweck, und zwar fast ebenso schnell. Langzeiterfolge bringt jedoch nur eine entsprechende Diät (siehe Blutzuckerdiät, S. 328 ff.) sowie die Behandlung der Grundkrankheit.

Naturheilkundige und homöopathisch arbeitende Ärzte und Ärztinnen sind darüber hinaus der Ansicht, daß es auch ein Phänomen namens *spontane*, *funktionelle* oder *reaktive Hypoglykämie* gibt, bei der keiner der oben genannten Faktoren eine Rolle spielt. Die Blutzuckerspiegel können dabei sogar ganz normal erscheinen, und dennoch stellen sich die gleichen Symptome ein wie bei einer krankheitsbedingten Unterzuckerung. Neben den typischen Hypoglykämie-Erscheinungen kann die oder der Betreffende außerdem noch geistig „weggetreten" sein, unter Vergeßlichkeit, Konzentrationsmangel, Depression, Entschlußlosigkeit, Angst, Phobien leiden, Selbstmordgedanken hegen oder sich asozial verhalten. Auf körperlicher Ebene können Kopfweh, Schwindel- und Taubheitsgefühl, Stolpern, Ohnmacht, Muskelzucken, Krämpfe, Erschöpfung, ein aufgedunsener Unterleib, Unterleibskrämpfe, Muskel- und Gelenkschmerzen, Rückenschmerzen, Kolitis (Dickdarmentzündung) und kalte Schweißausbrüche hinzukommen. Diese Symptome treten häufig vor dem Frühstück auf, etwa zwei Stunden nach körperlicher Anstrengung oder nach seelischem Streß.

Eine mögliche Erklärung dieser Form von Unterzuckerung besagt, daß der Blutzuckerspiegel im Rumpf und den Gliedmaßen zwar normal sein kann, der des Gehirns jedoch zu niedrig. Wenn die Person dann sofort etwas ißt, das rasch zu Glukose verstoffwechselt werden kann, geht es ihr meist innerhalb weniger Minuten besser (etwa die unter Blutzuckerdiät, S. 328 ff., genannten Nahrungsmittel). Zu den Auslösern dieser reaktiven Form der Hypoglykämie zählen Streß, übermäßiger Kaffee- oder Kohlenhydratgenuß, Nahrungsmittelallergien sowie das Rauchen. Wer einen raschen Stoffwechsel hat und längere Zeit nichts zu sich nimmt, kann ebenfalls einen solchen Blutzuckerabfall erleiden.

Schulmedizinisch durchgeführte Glukosetoleranztests, in denen die Diagnose Hypoglykämie bestätigt oder widerlegt werden soll, sind nicht immer sehr aussagekräftig – unter anderem deshalb, weil sie vielleicht nicht zum richtigen Zeitpunkt vorgenommen wurden oder der Blutzuckerwert mal normal sein, mal unvermutet abfallen, dann wieder ansteigen kann. Unseres Erachtens ist eine Ernährungsumstellung auf die Blutzuckerdiät daher sowohl von diagnostischem als auch von therapeutischem Nutzen: Hilft sie, das Problem zu beseitigen, lag sicherlich eine Form der Unterzuckerung vor; hilft sie nicht, muß weiter nach den Ursachen der Beschwerden gefahndet werden.

Wenn Sie immer wieder an Unterzuckerung leiden, müssen Sie Ihrer Familie, Ihren Arbeitskolleginnen usw. klarmachen, woran es eventuell liegt, falls Sie einmal in Ohnmacht fallen sollten. Für Notfälle sollten Sie immer ein Päckchen Traubenzucker bei sich tragen (aber wirklich nur im Notfall davon essen!). Außerdem sollten Sie darauf achten, etwa alle zwei Stunden eine Kleinigkeit zu sich zu nehmen oder zu trinken, ganz besonders vor körperlichen oder psychischen Anstrengungen; halten Sie sich dabei an die unter der Blutzuckerdiät (S. 328 ff.) genannten Nahrungsmittel. Nehmen Sie zusätzlich Vitamin C, den Vitamin-B-Komplex, Chrom, Magnesium, Kalium, Zink und Mangan ein. Sehen Sie zu, daß Sie jede Nacht etwa acht Stunden Schlaf bekommen; meiden Sie Situationen der Übermüdung, und machen Sie jeden Tag Gymnastik (Dauer langsam steigern). Das alles nützt Ihrem Stoffwechsel.

Sowohl für die krankheitsbedingte als auch für die funktionelle bzw. reaktive Unterzuckerung empfehlen wir eine homöopathische Konstitutionsbehandlung.

Verstopfung

Wann Verstopfung (Obstipation) beginnt, wird aus ärztlicher Sicht anders definiert als aus Sicht der Betroffenen selbst, die sich meist schon verstopft fühlen, wenn sie einen oder längstens zwei Tage lang keinen Stuhlgang hatten. Das geht vor allem Frauen so, die meinen, „zu dick“ zu sein, nur weil sie einem gängigen Schlankheitsideal nicht entsprechen, und mit „Schlankheitstees“ ihren angeblich zu trägen Darm zu ständigen Höchstleistungen treiben wollen – mit dem Erfolg, daß er von solchen Abführmitteln abhängig wird und kaum mehr ohne sie auskommt. Medizinisch ist von Verstopfung jedoch erst dann die Rede, wenn die Darmentleerung seltener als alle drei bis vier Tage stattfindet und/oder der Stuhl ständig hart, der Stuhlgang daher schmerzhaft ist. Vom naturheilkundigen Standpunkt aus gilt allerdings immer noch die Anschauung, je länger Verdauungsreste im Darm bleiben, desto eher könnten toxische Substanzen daraus auch wieder ins Blut reabsorbiert werden, in die Leber gelangen und verschiedene Stoffwechselprobleme auslösen. Ein natürlicher – nicht künstlich durch Abführmittel herbeigeführter – Rhythmus des Stuhlgangs von maximal zwei bis drei Tagen ist daher sehr wünschenswert.
Zu den Ursachen von Verstopfung zählen Schilddrüsenunterfunktion, die Verabreichung von Muskelrelaxanzien oder Betäubungs- bzw. Narkosemittel (Ausbleiben des Stuhlgangs nach Operationen, weil auch die Darmmuskeln lahmgelegt wurden), exzessiver Abführmittelmißbrauch, allgemeine Erschöpfung, chronische oder akute Mangelernährung, in der zu wenig ballaststoffhaltige Nahrungsmittel enthalten sind, mangelhafte Flüssigkeitsaufnahme (Dehydration; dadurch wird der Stuhl stark verdickt) und Erkrankungen des Darms und auch eine – in früher Kindheit begonnene – verfehlte Sauberkeitserziehung: Viele Kinder wollen ihren Darminhalt in der Trotzphase allein schon deshalb nicht „hergeben“, weil die Eltern so sehr darauf drängen, ja sogar mit Strafen drohen; oder die Kinder merken, daß sie mit dem Stuhlgang ein Machtmittel besitzen, das sich ausspielen läßt; beides kann unbewußt zu Verstopfung noch im Erwachsenenalter führen.
Falls Sie bislang häufig zu Laxanzien und Abführmitteln gegriffen haben, gewöhnen Sie sie sich allmählich wieder ab (nie plötzlich): Dosis immer mehr verringern, nur noch jeden zweiten, dann jeden dritten Tag einnehmen, schließlich einmal in der Woche, dann gar nicht mehr. Auch rein pflanzliche Tees und Mittel führen zu Gewöhnung! Essen Sie viel Gemüse, Vollkornprodukte, Roh- und Frischkost, trinken Sie Gemüsebrühen und frischgepreßte Obstsäfte; die Flüssigkeitsmenge sollte täglich mindestens eineinhalb bis zwei Liter betragen. Essen Sie keine stopfende Schokolade, kein Junk Food, keine raffinierten Kohlenhydrate. Gewöhnen Sie sich an, täglich zur gleichen Zeit auf die Toilette zu gehen (Geduld, wenn es nicht täglich klappt). Machen Sie sich viel Bewegung an frischer Luft; das regt auch die Darmmuskulatur an.
Bei chronischer Verstopfung ist eine homöopathische Konstitutionsbehandlung erforderlich. Falls die nachstehend angegebenen Mittel innerhalb von 48 Stunden keinen Erfolg zeitigen sollten, sprechen Sie am besten mit Ihrer homöopathischen Fachkraft oder suchen ärztlichen Rat.

Nehmen Sie das Mittel Ihrer Wahl viermal täglich maximal 14 Tage lang ein.

■ Alumina C6
Stuhlgang schwierig, selbst bei weichem Stuhl; kein Drang, auf die Toilette zu gehen, außer wenn das Rektum sehr voll ist; juckende Augen; trockene Haut.

■ Bryonia C6
Stuhl hart, trocken, große Bollen; Mund und Zunge trocken; großer Durst.

■ Nux vomica C6
Reizbarkeit, Frösteln; Stuhldrang ohne -abgang; Gefühl, es müßte noch viel mehr kommen.

■ Silicea C6
Plötzliche Bauchkrämpfe; Stuhldrang, doch der Stuhl schlüpft immer wieder in den Darm zurück.

■ Calcium carbonicum C6
Frau fühlt sich wohler, wenn sie Verstopfung hat.

Zervixerkrankungen

Erkrankungen der Zervix (des Muttermunds) werden häufig bei einer gynäkologischen Routineuntersuchung erstmals entdeckt, weil sie oftmals kaum Beschwerden bereiten – höchstens Schmerzen beim Sexualverkehr, gelegentlich auch ungewohnten Scheidenausfluß – und die Zervix so weit innen in der Scheide liegt, daß eine regelmäßige Selbstuntersuchung nicht ganz einfach ist. Bei der ärztlichen Untersuchung wird auch ein Scheiden- und Zervixabstrich gemacht; die dabei auf einen Spachtel gestrichenen Zellen werden anschließend fixiert und unter dem Mikroskop auf verdächtige Zellveränderungen hin untersucht. Dabei läßt sich auch feststellen, ob womöglich ein Zervixkarzinom oder eine Vorstufe von Krebs vorhanden ist. Sollten Sie diese Diagnose erhalten, müssen Sie nicht gleich in Panik geraten, denn vielfach läßt sich ein Zervixkrebs im Frühstadium mit einer vergleichsweise kleinen Operation, der sogenannten Konisation (konusförmigen Wegschneiden des befallenen Gewebes), beheben; selbst normale Entbindungen sind danach oft noch möglich. Nur in späteren Stadien ist manchmal eine Gebärmutterentfernung nötig.

Aus gynäkologischer Sicht sollten alle Frauen regelmäßig zu einer Krebsfrüherkennungsuntersuchung gehen (sie wird, auch bei jungen Frauen, in Deutschland von den Krankenkassen bezahlt). Jährliche oder gar halbjährliche Tests sind vor allem dann angebracht, wenn die Frau immer wieder wechselnde Sexualpartner hat (oder ihr Partner öfters mit anderen Frauen schläft!), wenn Warzen im Scheidenbereich aufgetreten sind (siehe Scheiden- und Vulvaprobleme, S. 291 ff.) oder wenn der Abstrich schon einmal verdächtige Zellveränderungen aufgewiesen hat.

Zervixdysplasie

Gelegentlich kommt es vor, daß das zarte Gewebe einer mit Geschwüren oder Erosionen behafteten Zervix (siehe unten) sich unbotmäßig verdickt und verhärtet, in der Folge vielleicht sogar entartet (Krebsvorstufe, medizinisch Präkanzerose genannt). Zur Minimierung des Krebsrisikos wird das verdächtige Gewebe dann chirurgisch abgetragen bzw. mittels Laserstrahl oder Elektrokoagulation verschorft.

Zervixdysplasien verursachen in aller Regel keine Symptome; die regelmäßige Krebsfrüherkennungsuntersuchung (siehe oben) ist deshalb allen Frauen anzuraten. Homöopathisch wird eine Konstitutionstherapie empfohlen.

Zervixgeschwüre und -erosionen

Zu Abschilferungen (Erosionen) der zarten Zervixschleimhaut oder sogar Geschwüren kann es kommen, wenn die Zervix bei einer Entbindung stark beansprucht wurde, der Sexualpartner sehr rücksichtslos war oder wenn sich die Schleimhaut unter dem Einfluß der Antibabypille verändert hat. Die Zervixerosionen machen sich durch wäßrige Blutungen nach dem Sexualverkehr oder durch Zwischenblutungen bemerkbar. An sich sind sie nicht weiter schlimm und heilen meist von selbst ab; das Gewebe des Muttermunds wird allerdings dadurch sehr viel anfälliger für Infektionen. Bei Geschwüren oder heftigerem Ausfluß muß der Muttermund gewöhnlich verschorft werden; homöopathisch ist eine Konstitutionstherapie ratsam. In der Zwischenzeit können die nachstehend genannten Mittel dazu beitragen, daß Infektionen und Geschwüre leichter abheilen und der Ausfluß verschwindet.

Nehmen Sie das Mittel Ihrer Wahl viermal täglich maximal 14 Tage lang ein.

■ Alumina C6
Brennender Ausfluß, tagsüber noch verschlimmert, vor allem nachmittags.

■ Phosphorus C6
Starker, brennender Ausfluß sowie Kontaktblutungen nach dem Sexualverkehr.

■ China C6
Blutiger Ausfluß; Schweregefühl und Ziehen im Unterleib; Schmerzen beim Sexualverkehr.

■ Cocculus C6
Ziemlich starker Ausfluß zwischen den Menstruationsblutungen; allgemeines Gefühl der Erschöpfung, des Ausgelaugtseins.

■ Acidum nitricum C6
Bräunlicher, wäßriger Ausfluß mit Schleimfäden darin.

■ Calcium carbonicum C6
Milchiger, juckender Ausfluß.

Teil 3

Ernährung

Ernährung und Gesundheit

Grundlagen einer gesunden Ernährung

Die allermeisten Menschen auf dem Erdball ernähren sich heute noch immer vorwiegend vegetarisch – aus ökonomischen, ökologischen, philosophischen, religiösen und auch politischen Gründen. Die sogenannten Zivilisationskrankheiten, ausgelöst durch zu viel Kohlenhydrate aus raffinierten Industrieprodukten und zu viel tierischen Fetten, sind weitestgehend auf die Industrienationen beschränkt: Übergewicht und Fettsucht, Karies, die koronare Herzkrankheit, Diabetes, Gallensteine, Divertikulitis, um nur einige zu nennen. Um diesen Zivilisationskrankheiten vorzubeugen, sollten Sie auf eine möglichst vollwertige Ernährung achten.

- Nehmen Sie vorwiegend pflanzliche Lebensmittel zu sich, also Vollkorngetreide, Gemüse und Obst. Fleisch und Eier sollten Sie nur gelegentlich essen (maximal zwei Eier pro Woche), dafür sollten Sie öfter Hülsenfrüchte essen, die reich an Eiweiß sind.
- Sorgen Sie dafür, daß die Lebensmittel so schonend wie möglich zubereitet werden, damit wertvolle Vitalstoffe enthalten bleiben. Verzichten Sie weitgehend auf industriell aufbereitete Nahrungsmittel, die in aller Regel kaum noch Vitalstoffe enthalten.
- Kaufen Sie vor allem Nahrungsmittel von hochwertiger Qualität, möglichst aus kontrolliert-ökologischem Anbau.
- Ihre Nahrung sollte zu 60 bis 70 Prozent aus gekochten Nahrungsmitteln, zu 30 bis 40 Prozent aus rohen, unerhitzten, frischen Nahrungsmitteln (Obst, einige Gemüse, Getreide, Nüsse) bestehen.
- Schränken Sie Ihren Salzkonsum ein. Schätzungen zufolge führt nur ein halber Teelöffel Salz pro Tag weniger bereits dazu, daß ein Fünftel aller Schlaganfälle, ein Sechstel aller Herzleiden und die Hälfte aller Bluthochdruckerkrankungen gar nicht erst auftreten.
- Nehmen Sie möglichst wenig raffinierte Kohlenhydrate zu sich; sie sind vor allem in Zukker, Süßigkeiten, Schokolade, Keksen, Kuchen und zuckerhaltigen Getränken enthalten.
- Streichen Sie nach Möglichkeit Brot und andere Backwaren aus Auszugsmehl von Ihrem Speiseplan und ersetzen Sie es durch Vollkornprodukte.
- Verwenden Sie zur Zubereitung von Rohkost ausschließlich naturbelassene, kaltgepreßte Öle, die reich sind an mehrfach ungesättigten Fettsäuren.
- Trinken Sie frischgepreßte Obst- und Gemüsesäfte.

Die „Zweimal-wöchentlich"-Regel

Mit dieser Gedächtnishilfe gelingt es Ihnen leichter, die jeweils richtige Menge bestimmter Nahrungsmittel in Ihren Speisezettel zu integrieren. Sie lassen sich nämlich prinzipiell in fünf große Gruppen einteilen. Die zu einer Gruppe gehörenden Nahrungsmittel sollten nicht häufiger als zweimal wöchentlich auf Ihrem Menüplan erscheinen:

Gruppe 1 – Fleisch und Geflügel
Gruppe 2 – Fisch
Gruppe 3 – Eier
Gruppe 4 – Käse
Gruppe 5 – Zucker in konzentrierter Form (Süßigkeiten, Kuchen).

Wenn Sie irgendwelchen schlechten Ernährungsgewohnheiten frönen sollten, tun Sie das bitte nur zweimal die Woche (am besten natürlich überhaupt nicht).

Ernährung im Kindesalter

Alte Essensgewohnheiten lassen sich nur außerordentlich schwer ausrotten, und was Erwachsene essen, wird ihnen meist schon in früher Kindheit beigebracht. Versuchen Sie also, Ihre Kinder zu vollwertigem, gesundem Essen zu erziehen. Ernährungsfehler, die später einen Herzinfarkt begünstigen, fangen immer schon in der Kindheit an. Gehen Sie bei Ihren Kindern nach der „Zweimal-wöchentlich-Regel" vor (siehe oben); geben Sie ihnen allerdings ruhig etwas mehr Proteine, sowohl aus Tier- als auch aus Pflanzennahrung. Vermeiden Sie Salz und zuviel Fette. Lesen Sie stets die Liste der Inhaltsstoffe auf Fertigprodukten durch und vermeiden Sie solche mit Nahrungsmittelzusätzen. Die Zusätze E250, E251,

E310, E311, E312, E320, E321 sowie Ethoxyquin sind in Nahrungsmitteln für Kinder nicht erlaubt; manchmal sind sie jedoch in Produkten für Erwachsene enthalten, die auch in Kindermund landen. Manche Kinder reagieren überempfindlich oder allergisch auf bestimmte Lebensmittel bzw. -zusätze; das kann dann auch zu Verhaltensstörungen führen.

Kinder machen sehr oft Phasen durch, in denen sie irgendwelche Lebensmittel einfach nicht essen oder trinken mögen oder nur ganz bestimmte Dinge zu sich nehmen wollen. Einen medizinischen Grund hat das meistens nicht, es sei denn, sie sind akut krank. Meist gibt sich das Problem ganz von selbst wieder, wenn Sie so wenig wie möglich Notiz davon nehmen. Vielleicht will das Kind ja auch nur erreichen, daß Sie es mehr beachten, und wenn sich daraus dann ein Machtkampf der Gefühle entwickelt, wird die Situation erst recht schwierig. Stellen Sie Essen nur zu Essenszeiten auf den Tisch, auch wenn das Kind dann wenig oder gar nichts ißt. Versuchen Sie einmal, die gleichen Nahrungsmittel in veränderter Form zu servieren, vielleicht als Püree oder appetitlich als „Märchenfiguren" verkleidet. Machen Sie dem Kind nie den Teller zu voll; geben Sie ihm lieber kleine Portionen. Ermutigen Sie das Kind, eine Kleinigkeit von allem zu essen, was auf dem Tisch steht, und nicht nur ein einziges Gericht. Achten Sie aber bitte auch darauf, daß es nicht etwa zwischen den Mahlzeiten Kekse oder Süßigkeiten gegessen oder ein großes Glas Milch getrunken hat. Mit vollem Magen ist nicht gut essen!

Kein Kind, das genügend zu essen vorfindet, ist je Hungers gestorben. Wenn Sie ganz sicher sein wollen, daß Ihr Kind sich ausreichend ernährt, schreiben Sie einmal zwei Wochen lang alles auf, was es zu sich nimmt. Es ißt vielleicht einmal einen oder zwei Tage lang zu wenig für sein Alter, doch Sie werden sehen, über einen längeren Zeitraum hinweg gleicht sich das alles einigermaßen aus. Der kindliche Stoffwechsel hält in der Regel mehr aus als der erwachsene. Viel schlimmer als zeitweilige (scheinbare) Unterernährung ist gravierende Mangelernährung (ohne die ausreichende Menge an Nährstoffen, Vitaminen, Mineralstoffen und Spurenelementen) oder auch Überernährung, das zu krankmachendem Übergewicht führt. Geben Sie Ihren Kindern möglichst kein Junk Food (kalorienreiche, nährstoffarme Pizza, Hamburger usw.), gewöhnen Sie sie frühzeitig an frischgepreßte Fruchtsäfte ohne Zuckerzusatz statt Colagetränke; backen Sie, wenn Sie dazu Zeit haben, Ihre Kuchen selbst und verwenden Sie dazu frischgemahlenes Vollkornmehl.

Kinder können durchaus vegetarisch ernährt werden; vor allem bei veganer Ernährungsweise – ohne tierische Proteine irgendwelcher Art – sollten Sie die Mengen und Zusammensetzungen der Nahrungsmittel aber sehr sorgsam planen, damit das Kind auch wirklich alles bekommt, was es zum gesunden Wachsen braucht.

Älterwerden und Ernährung

Ältere Menschen, so meinen sie selbst oft, brauchen weniger Energie und essen deshalb weniger. Je nachdem, wie aktiv oder geruhsam sie ihren Lebensabend verbringen, mag das auch stimmen; sie sollten jedoch stets darauf achten, daß ihre Nahrung qualitativ hochwertig ist. Aus Armutsgründen oder weil sie keine Lust haben, für sich ganz allein zu kochen, ist leider oft das Gegenteil der Fall.

Im höheren Alter sollte man ganz besonders wenig Fett, Salz, Zucker und Rind- oder Schweinefleisch essen, dafür sehr viel Vollkornbrot, Cerealien (Müsli), Gemüse und frisches Obst. Außerdem ist es sehr viel besser, mehrere kleinere Mahlzeiten über den Tag verteilt zu sich zu nehmen als nur eine große Mahlzeit, womöglich auch noch abends: Unterzuckerung oder Schlafstörungen sind dann beinahe vorprogrammiert. Und was ganz wichtig ist: Je älter ein Mensch wird, desto weniger trinkt er meist, weil das Durstgefühl abnimmt – nicht aber die Flüssigkeitsmenge, die der Körper zum guten Funktionieren braucht! Gewöhnen Sie sich deshalb unbedingt an, immer wieder zwischendurch ein Glas Wasser oder Fruchtsaft zu trinken; auch ein Glas Rotwein oder Bier am Abend schaden in den wenigsten Fällen. Mit Kaffee und Tee sollten Sie hingegen vorsichtig sein; sie könnten Sie zu lange wachhalten.

Wer wenig in die frische Luft kommt, braucht eventuell zusätzlich noch Vitamin D. Falls Sie Medikamente einnehmen müssen, konsultieren Sie Ihren Arzt oder eine Diätassistentin, ob diese in irgend einer Weise in Ihren Stoffwechsel eingreifen und Ihnen vielleicht die Verdauung bestimmter Nahrungsmittel erschweren.

Den Körper entgiften: Fastentage einlegen
siehe auch Fasten, Seite 323 f.
Wenn Sie allgemein bei guter Gesundheit sind, kann es Ihnen ab und zu sehr guttun, einmal kurzzeitig nichts zu essen: Abstinenz von festen Nahrungsmitteln aller Art schenkt dem Verdauungssystem eine Ruhepause und erlaubt dem Organismus, Stoffwechselschlacken und Toxine leichter auszuscheiden. Und falls Sie gegen irgendwelche Nahrungsmittel, die Sie noch nicht genau kennen, allergisch sein sollten, haben Sie einige Tage lang Ruhe, wenn Sie fasten. Während der Fastentage müssen Sie allerdings so viel wie möglich trinken, um Ihre Nieren durchzuspülen: zusatzfreie, frischgepreßte Fruchtsäfte, Mineralwässer, Kräutertees (keinen Alkohol – er wirkt mehrfach stärker, wenn Sie nichts essen, und macht die Fastenkur zunichte!).
Falls Sie im Zweifel darüber sind, ob Sie fasten dürfen oder nicht, fragen Sie Ihren Arzt oder Ihre homöopathische Fachkraft. Ein einziger Fastentag kann nie schaden; länger als drei Tage sollten Sie jedoch nur unter heilkundiger Aufsicht fasten. Nach dem Fasten ist es am besten, nicht sofort wieder wie gewohnt zu essen und zu trinken, sondern es langsam angehen zu lassen: ein wenig Fleischbrühe, eine Suppe, ein leichtverdaulicher Joghurt, Früchte oder ein Gemüseeintopf.

Die Grundbausteine der Nahrung

Nahrungsmittel enthalten Energie, die normalerweise in Kalorien (oder auch Joule) ausgedrückt wird. Eine Kalorie ist die Energiemenge, die benötigt wird, um einen Liter Wasser auf Meereshöhe von 14,5 °C um ein weiteres Grad zu erwärmen. In der Ernährungslehre ist oft von Kalorien die Rede, obwohl eigentlich die physikalische Menge „Kilokalorie“ gemeint ist, nämlich 1 000 solcher Energiemengen. Auch wir sprechen hier, wie allgemein üblich, von Kalorien. Eine (Kilo-) Kalorie entspricht ungefähr 4,2 Joule.
Für alle Vorgänge, die im Organismus ablaufen, wird Energie benötigt – mögen sie geistiger, seelischer oder körperlicher Art sein. Die täglich benötigte Kalorien-, also Energiemenge hängt vom Alter, vom Geschlecht, vom Körperbau und vor allem vom jeweiligen Grad der Aktivität ab (die wiederum viel mit dem ausgeübten Beruf – auch als Hausfrau und Mutter – zu tun hat).
Der durchschnittliche tägliche Kalorienbedarf ist unterschiedlich:
Kinder: zwischen 1 000 und 3 000 Kalorien
Teenager: zwischen 2 000 und 3 000 Kalorien
Frauen: bei sitzender Tätigkeit etwa 2 000, aktiv 2 300 bis 4 000 Kalorien
Männer: bei sitzender Tätigkeit etwa 2 500, aktiv 3 000 bis 5 000 Kalorien
ältere Menschen: 1 000 bis 2 000 Kalorien
Wer aus irgendeinem Grund dringend abnehmen muß, zum Beispiel vor einer herzbelastenden Operation oder auch wegen starken Übergewichts, braucht natürlich weniger Kalorien pro Tag. Unter 800 bis 1 000 sollten es jedoch keinesfalls sein, es sei denn, sehr kurzfristig beim Fasten (siehe oben).
Wenn die dem Körper zugeführte Energiemenge nicht verbraucht, also entweder in wachsendes Gewebe, Bewegung oder Körperwärme umgewandelt wird, speichert der Körper sie, und zwar im allgemeinen in Form von Fett. Das ist der Grund, weshalb so viele Menschen übergewichtig sind: Sie speichern mehr Kalorien, als sie täglich verbrauchen.

Kohlenhydrate
Sie sind die wichtigste Energiequelle für die meisten Körperfunktionen und Muskelbewegungen. Kohlenhydrate nehmen wir in Form von Zucker zu uns, beispielsweise als Fruchtzucker, oder in Form von Stärke, etwa in Getreideflocken (Cerealien), Kartoffeln und Brot. Grundsätzlich ist es besser, Kohlenhydrate in ihrer nicht raffinierten (industriell aufbereiteten) Form zu sich zu nehmen, also als Vollwertkost, die auch Ballaststoffe, Vitamine und Minerale enthält. Das Verdauungssystem kann dann nämlich besser mit ihnen fertigwerden.

Fette
Fette sind Nahrungsenergie in konzentriertester Form: Sie produzieren beinahe doppelt so viele Kalorien (Energieeinheiten) pro Gramm wie Kohlenhydrate und Proteine. Die Substanzen, die den Fetten ihren Geschmack, ihre Struktur und auch ihren Schmelzpunkt verleihen, werden Fettsäuren genannt. Je nach ihrer chemischen Molekülstruktur werden „gesättigte“, „ungesättigte“ und „mehrfach ungesättigte“ Fettsäuren unterschieden. Für unsere Zwecke genügt die Feststellung, daß gesättigte Fettsäuren meistens aus

tierischen Nahrungsmitteln (wie Schmalz) stammen und bei Raumtemperatur meistens fest sind. Die ungesättigten oder mehrfach ungesättigten Fettsäuren hingegen sind sehr viel gesünder; sie stammen zumeist aus pflanzlichen Nahrungsmitteln und sind gewöhnlich flüssig. Durch einen Aufbereitungsprozeß, bei dem ihnen Wasser entzogen wird, kann man sie fest oder halbfest machen, etwa pflanzliche Margarine.

Drei Fettsäuren – Linol-, Linolen- und Arachidonsäure – werden als essentielle Fettsäuren bezeichnet; das heißt, wir müssen sie unbedingt mit der Nahrung zu uns nehmen, denn unser Körper kann sie nicht selbst herstellen. Er braucht sie aber für den Transport und die Verstoffwechslung von Cholesterin zur Blutdruckkontrolle sowie für Blutgerinnungs- und Entzündungsvorgänge.

In westlichen Ländern ist Fettmangel heute vergleichsweise selten geworden; er führt jedoch dazu, daß fettlösliche Vitamine vom Körper nicht mehr aufgenommen werden können. Zu den Zeichen eines solchen fettmangelbedingten Vitaminmangels gehören trockene Haut, Ekzeme, Sterilität und schlechtes Sehvermögen (es fehlt auch Vitamin A). – Viel wahrscheinlicher ist es, daß die Durchschnittsernährung zu viel Fett enthält, vor allem tierischen Ursprungs. Wer zuviel Fett ißt, riskiert die bekannten Zivilisationskrankheiten, von Arteriosklerose bis zum Schlaganfall und Herzinfarkt.

Proteine

Sie sind sozusagen das Baumaterial für Wachstums- und Regenerationsprozesse der Körperzellen. Der Organismus muß das ganze Leben lang ausreichend mit Proteinen versorgt werden; am meisten braucht er jedoch in der Kindheit, während einer Schwangerschaft sowie nach einer Erkrankung oder Verletzung.

Auch Proteine können vom Körper als Energiequelle genutzt werden. Falls die Nahrung zu wenig Kohlenhydrate oder Fette enthält, werden die Proteine entweder in der Leber zu Fett umgewandelt und anschließend zur Energiegewinnung „verbrannt", oder aber sie werden direkt in Energie umgesetzt. Die daraus gewonnene Energiemenge entspricht exakt derjenigen aus Kohlenhydraten.

Beim Verdauungsprozeß werden die Proteine in sogenannte Aminosäuren aufgespalten. Insgesamt benötigt der Organismus 22 verschiedene Aminosäuren, von denen er 13 selbst herzustellen imstande ist (sie werden aus anderen Aminosäuren abgeleitet). Die neun verbleibenden heißen essentielle Aminosäuren, weil sie mit der Nahrung zugeführt werden müssen. Fleisch und Milchprodukte enthalten sämtliche essentiellen Aminosäuren, vegetarische Nahrungsmittel, je nach Zusammensetzung, manchmal nur einen Teil davon. Wer sich vegetarisch ernährt, muß daher darauf achten, eine größere Auswahl von Dingen zu essen, in denen alle essentiellen Aminosäuren vorhanden sind.

Für den gesunden und auch regenerationsbedürftigen Körper sind Proteine unbedingt vonnöten; das heißt aber nicht, daß man sie im Übermaß zu sich nehmen darf. Übergewicht, Nieren- und Leberschäden sowie Gicht sind die Folge, wenn die Nahrung zu reich ist an bestimmten Proteinen. Dann steigen nämlich die Fettspiegel im Blut, der Blutdruck sowie die Anhäufung ungesunder, ja sogar potentiell krebserregender Substanzen in der Gallenflüssigkeit.

Ballaststoffe

Die unverdaulichen Pflanzenteile, etwa Zellulose, Lignin und Pektin, werden als Faserstoffe, Ballaststoffe oder auch nichtstärkehaltige Polysaccharide bezeichnet. Sie können von unserem Verdauungstrakt nicht aufgespalten werden und durchlaufen ihn daher unverändert. Auf ihrem Weg reichern sie sich mit Wasser an, setzen die Darmperistaltik in Bewegung, fördern dadurch die Verdauung, verdicken den Stuhl und machen ihn weicher, so daß er gut abgehen kann und keine Verstopfung entsteht. Ballaststoffe nehmen außerdem Abfallprodukte des Stoffwechsels – etwa Toxine, Gallensalze usw. – in sich auf und sorgen für deren Ausscheidung, tragen also zur Entgiftung des Organismus bei.

Wer nicht genügend Ballaststoffe zu sich nimmt, bekommt irgendwann Verstopfung oder Darmkrankheiten wie die Divertikulitis, das Syndrom des reizbaren Darms, ja sogar Darmkrebs. Zu viel Ballaststoffe wiederum können dem Organismus zu viel Flüssigkeit entziehen, wenn nicht gleichzeitig ausreichende Mengen getrunken werden (täglich mindestens zwei Liter). Dann besteht die Gefahr, daß der Verdauungsvorgang blockiert wird, zu wenig Vitamine und andere Nährstoffe absorbiert werden und sich entzündliche Darmkrankheiten wie die Zöliakie einstellen (eine

Überempfindlichkeit gegenüber Getreide). Im Schnitt genügen pro Tag etwa 30 Gramm Ballaststoffe; Sie können diesen Bedarf leicht mit Vollkornprodukten, Gemüsefrischkost oder viel frischen Salaten und Obst decken.

Vitalstoffe

Das sind organische Substanzen, die der Organismus nicht selbst herzustellen in der Lage ist (mit Ausnahme von Vitamin D, das bei Sonneneinstrahlung in der Haut produziert wird) und die deshalb in kleineren Mengen mit der Nahrung zugeführt werden müssen. Vitamine sind entweder fett- oder wasserlöslich. Die fettlöslichen, nämlich die Vitamine A, D, E und K, können im Körper eine Weile gelagert werden; die wasserlöslichen hingegen werden rasch ausgeschieden und müssen daher täglich ersetzt werden. Oft arbeiten die Vitamine untereinander Hand in Hand oder auch gemeinsam mit Mineralstoffen und Spurenelementen; ihre Aufnahme im Darm kann durch bestimmte Minerale gestört oder auch gefördert werden (siehe auch Nahrungsergänzungen ab S. 315).

Idealerweise sollten Sie es gar nicht nötig haben, noch zusätzlich Vitamin- oder Mineralstoffpräparate einzunehmen, wenn Sie sich insgesamt ausgewogen und gesund ernähren. Leider ist es jedoch heute fast nicht mehr möglich, hundertprozentig naturbelassene Lebensmittel zu bekommen und nur damit den Speiseplan zu gestalten. Selbst wenn Obst, Gemüse, Getreide usw. biologisch-organisch angebaut wird, finden sich darin doch immer noch Spuren von Pestiziden und Herbiziden, und zwar aus dem verunreinigten Regen, der Felder und Gärten bewässert. Aus diesem Grund empfehlen viele Expertinnen und Experten heute die Einnahme bestimmter Antioxidanzien (eben Vitamine und Mineralstoffe, S. 315 ff.), damit es gelingt, die freien Radikale zu bekämpfen: aggressive Substanzen, die sich im Körper bilden und den Zellen Schaden zufügen können.

Außerdem sind solche Zusatzgaben empfehlenswert bei hohem Alkoholkonsum, Rauchen, der Einnahme der Antibabypille, Schwangerschaft, Schlankheitskuren, Krankheit und auch bei Menschen, die bestimmten Strahlendosen ausgesetzt sind. Auch viele Flaschenkinder, stillende Mütter und ältere Menschen können von Zusatzpräparaten profitieren.

Schadstoffe in der Nahrung

Nahrungsmittelzusätze

Wahrscheinlich hat man die Nahrung immer schon mit gewissen Zusätzen – zum Beispiel Kräutern, Salz, Zucker, Gewürzen – versehen, um sie schmackhafter zu machen. In den letzten 30 Jahren jedoch sind Lebensmittel massiv mit chemischen Substanzen versetzt und verändert worden – unserer Ansicht nach einer der größten unkontrollierten Menschenversuche, die jemals unternommen worden sind. Was dabei am Ende herauskommt, ist sicher nicht leicht zu analysieren. Einige der Kurzzeiteffekte bestimmter Chemikalien auf den menschlichen Organismus kennen wir bereits; was wir jedoch noch an Langzeiteffekten zu erwarten haben, kann niemand voraussagen.

Solche Zusätze werden verwendet, um Lebensmittel zu kolorieren, ihren Geschmack zu verbessern, sie haltbarer zu machen, zu süßen, zu emulgieren, zu stabilisieren, mit Säure zu versetzen, zu verdicken, gegen Oxidation zu schützen ... und natürlich dazu, die Profite der Nahrungsmittelerzeuger, -hersteller und -verkäufer zu maximieren. Das Fleisch von frischgeschlachteten Tieren wird manchmal mit Polyphosphaten versetzt, um das Wasser im Gewebe zu binden und das Fleisch schwerer zu machen. Antibiotika und sogar Hormone werden schon beinahe routinemäßig an Zuchtvieh verfüttert, damit ihre Wachstumsrate steigt. Im Augenblick gibt es mehr als 1 200 Substanzen, die völlig legal dem Speiseeis zugesetzt werden dürfen! Kein Wunder, daß viele Menschen – vor allem Kinder immer allergischer gegen ihre Nahrung werden.

Pestizide

Etwa zwanzig Jahre lang scherte sich niemand besonders um den möglichen gesundheitsgefährdenden Einfluß von Pestiziden in unserer Nahrung. Das hat sich inzwischen geändert. Immer mehr Menschen beginnen zu begreifen, daß sie nicht gleichzeitig mit massiven chemischen Waffen gegen „Umweltschädlinge" vorgehen und gleichzeitig selbst gegen Schäden durch diese Pestizide und Herbizide, die sich in den Boden- und Baumfrüchten anreichern, gefeit bleiben können. Was „Unkraut" und „Ungeziefer" auf chemischem Wege vernichtet, greift auch den menschlichen Organismus an und kann schlimmstenfalls zu Krebserkrankungen, Schädigungen von Ungeborenen, Allergien und anderen Erkrankungen des Immun- und des Nervensystems sowie zu Veränderungen des Erbguts führen. Der einzige Weg, einigermaßen pestizidfrei zu leben, besteht darin, so viele Lebensmittel aus organisch-biologischem Anbau wie nur irgend möglich zu essen. Ungefähr 85 Prozent der Pestizid- und Herbizidrückstände lassen sich auch durch gründliches Waschen und/oder Schälen von Obst und Gemüse entfernen; weiteren 15 Prozent ist jedoch kaum beizukommen. Es bietet sich daher an, die eigene Gesundheit wenigstens mit *Antioxidanzien* zu schützen, welche die Wirkungen der Schadstoffe im Körper „abfangen" können (siehe hierzu Nahrungsergänzungen ab S. 315).

Natürlich vorkommende Toxine

Neben den künstlich zugesetzten Nahrungsmittelzusätzen gibt es auch natürliche Toxine (Gifte) in unserem Essen. Manche Pflanzen produzieren solche Toxine, damit sie nicht von Tieren aufgefressen werden. Viele dieser Toxine werden entweder beim Kochen zerstört, oder sie sind in kleinen Mengen für den menschlichen Organismus unschädlich, oder sie beschränken sich nur auf bestimmte Pflanzenteile und sind in der ganzen Pflanze neutralisiert. Beispiele dafür sind Bananen, Hülsenfrüchte (vor allem rote Bohnen), Nachtschattengewächse wie etwa Kartoffeln, dazu Pilze, Rhabarber, Mandeln; ähnliches gilt für Käse, Wachteln sowie bestimmte Fischarten. Manche Nahrungsmittel haben außerdem eine hohe allergene Potenz, etwa Weizen (er löst bei dazu veranlagten Menschen die entzündliche Darmkrankheit Zöliakie aus), Erdbeeren oder Pilze (wegen ihres hohen Gehalts an Fremdeiweiß). Einige Nüsse enthalten natürlicherweise Aflatoxine; das sind krebserregende Substanzen.

Krankheitserreger und Parasiten

Viele Nahrungsmittel sind darüber hinaus mit Krankheitserregern oder Parasiten infiziert: Salmonellen in Hühnern, Listeria-Bakterien in gewissen Käsesorten, Bruzellose-Erreger in Fleisch, Tuberkulosebazillen in Milch, Würmer und Maden in Schweinefleisch und Fisch. Frische Pflanzen können Madeneier oder Schimmelpilze auf ihrer Oberfläche tragen. Wenn man bei der Nahrungsmittelzubereitung nicht genügend auf die Hygiene achtet, kann man sich daher eine Reihe von Magen-Darm-Infektionen, Durchfall und Vergiftungen zuziehen.

Seit der Einführung pasteurisierter Milch und strengerer Kontrollen für den Fleischmarkt, zumindest was Bakterien und Parasiten anbelangt, hat man diese Risiken weitgehend senken können (obgleich es durchaus sein kann, daß demnächst andere, besser angepaßte Parasiten und Erreger in den Nahrungsmitteln auftauchen). Das Salmonellenrisiko hingegen ist heute eher höher als früher, weil den Tieren zu viele Antibiotika verabreicht werden, und viel zu viele Tiere auf einmal sich auf dem Weg zur Schlachtbank drängen. Die meisten Infektionen lassen sich allerdings dadurch verhüten, daß man Nahrungsmittel immer gut wäscht, bei adäquaten Temperaturen zubereitet, richtig lagert, in der Küche auf Hygiene achtet und Essensreste nicht immer wieder aufwärmt.

- Lagern Sie Nahrungsmittel so kurzzeitig wie nur möglich; folgen Sie den Lagerungsempfehlungen genau, und beachten Sie die Verfallsdaten auf den Dosen und Packungen.
- Essen Sie keine Fleisch- und Geflügelprodukte, die nicht völlig gargekocht bzw. durchgebraten sind, und wenn Sie Tiefgekühltes auftauen und erhitzen, achten Sie auf die Herstellerangaben auf den Packungen. Waschen Sie alles, was roh verzehrt werden soll – Gemüse, Obst, Salate – stets gründlich unter fließendem Wasser.
- Achten Sie darauf, daß Ihre Kühlgeräte gut funktionieren und ordnungsgemäß kühlen.
- Gegarte Essensreste sollten Sie in einem Kühlschrank aufbewahren, aber nicht in unmittelbarer Nachbarschaft von Frischgemüse oder Käse.
- Wenn Sie Essen wieder aufwärmen, achten Sie darauf, daß es durch und durch gut erhitzt wurde; wärmen Sie das gleiche Essen nie zweimal auf.
- Sollten Sie einen Mikrowellenherd oder -ofen benutzen, lassen Sie die Gerichte so lange darin, wie vom Hersteller empfohlen, damit sie wirklich gründlich erhitzt werden.
- Werfen Sie übriggelassenes Essen, das schon einmal aufgewärmt worden ist, in den Müll.
- Gegartes Essen, das nicht sofort verzehrt wird, sollte so rasch wie möglich abgekühlt (zum Beispiel im Wasserbad) und dann gleich in den Kühlschrank gestellt werden.

Nahrungsergänzungen

Vitamine, Mineralstoffe und Spurenelemente

Nahrungsergänzungen – das sind Vitalstoffe, die dem Körper zusätzlich zur Nahrung in Form von Tabletten, Kapseln, Säften o.ä. zugeführt werden, zum Beispiel Multivitaminpräparate – sind in vielen Fällen nicht, gelegentlich jedoch schon notwendig. Wenn Sie das Gefühl haben, ziemlich gestreßt oder nicht in bester Verfassung zu sein, also körperlich und geistig-seelisch ohne rechte Energie oder gar lethargisch sind, schadet es Ihnen sicher nicht, einen Monat lang ein Multivitaminpräparat und Mineralstoffgaben einzunehmen. Wir empfehlen Ihnen in einem solchen Fall, zu Präparaten ohne Depotwirkung zu greifen; sie sollten auch weniger als je 25 mg der wichtigsten B-Vitamine (B1, B5, B6) enthalten, und die Zink-Kupfer-Quote sollte mindestens 14 : 1 betragen. Außerdem sollten die Präparate möglichst frei von chemischen Zusätzen und Farbstoffen sein.

Solche die normale Nahrung ergänzenden Präparate sind in Apotheken, Reformhäusern, Bioläden und Drogerien, oft aber auch im nächsten Supermarkt erhältlich; außerdem gibt es den Mail-Order-Versand auf dem Postweg. Zumindest bei Apotheken- und Reformhauskost können Sie sichergehen, daß die Präparate eine strikte Qualitätskontrolle durchlaufen haben. Achten Sie bei allen Präparaten darauf, daß sie kein Tartrazin oder andere Lebensmittelzusätze und -farbstoffe enthalten; sie können unter Umständen Allergien verursachen.

Vitaminpräparate sind nicht unbegrenzt haltbar, ebenso wenig Mineralstoffe und Spurenelemente (es kommt auf die Puffersubstanzen an, in die sie „verpackt" sind). Achten Sie daher auf die vom Hersteller angegebenen Haltbarkeitsdaten und werfen Sie Packungen mit Präparaten weg, die längere Zeit im Licht oder in warmen Räumen gestanden haben. Sie nützen Ihnen nicht mehr und können Ihnen sogar schaden.

Wenn Ihnen in Teil zwei dieses Buches Nahrungsergänzungen empfohlen wurden, lesen Sie den nun folgenden Teil aufmerksam durch. Unter den einzelnen Substanzen steht genau, in welchen Nahrungsmitteln sie enthalten sind; essen Sie dann mindestens einen Monat lang erheblich mehr davon als bisher. Sollte das noch nichts helfen, müssen Sie zu ergänzenden Fertigpräparaten dieser Substanzen greifen. Die Dosierung sollte ungefähr dem angegebenen Monatsbedarf (aus Lebensmitteln) entsprechen oder auch darunter liegen. Wenn Sie dann immer noch keine Besserung feststellen können, sollten Sie sich ärztlich bzw. homöopathisch untersuchen lassen oder eine Diätassistentin um Rat fragen.

Geht es Ihnen hingegen spürbar besser, können Sie die jeweiligen Substanzen auch über diesen Zeitraum hinaus einnehmen, sollten jedoch jede Woche eine zweitägige Pause einlegen. Wir haben uns bei den Dosierungsangaben sicherheitshalber sehr zurückgehalten; doch auch bei Einnahmemengen, die das Hundertfache der empfohlenen Tagesdosis (ETD) betragen, sind Nebenwirkungen sehr selten – mit Ausnahme der fettlöslichen Vitamine und bestimmter Spurenelemente wie etwa Selen. Sollten Sie jedoch höhere Dosen der jeweiligen Nahrungsergänzungen einnehmen wollen, tun Sie dies am besten unter Aufsicht einer Fachkraft, die sich in Ernährungsfragen auskennt.

Natürlich können Sie auch andere Zusatzpräparate einnehmen, die in der nun folgenden Aufzählung nicht enthalten sind; Sie sollten dabei jedoch stets an die zweitägige Einnahmepause pro Woche denken und auf Berichte in den Medien über die möglichen Risiken und Nebenwirkungen achten.

Essentielle Fettsäuren (Linol- und Linolensäure)

Sie werden vom Organismus für den Aufbau und die Regenerierung der Zellwände sowie zur Produktion der Prostaglandine (bestimmter hormonähnlicher Substanzen) benötigt.

Enthalten in: Gemüse, Getreide, vor allem Weizen, Bohnen, Spinat, Fisch, vor allem ölhaltigem wie Makrele oder Hering.

Zusatzpräparate: Fischöl-Kapseln (in Apotheken), Linolsäure als Hautcreme (Dermatikum); das Öl der Nachtkerze (in Apotheken) enthält Gamma-Linolensäure.

Tagesdosis: je nach Empfehlung des Hautarztes bzw. Herstellers (siehe Packungsbeilage).

Wir empfehlen Ihnen, bei Anwendung oder Einnahme von Präparaten mit essentiellen Fettsäuren zusätzlich Zink, Magnesium, Vitamin C, Vitamin-B-Komplex, Vitamin E und Selen einzunehmen. Achtung: Epileptiker oder Epileptikerinnen sollten das Nachtkerzenöl meiden.

Vitamin A (Retinol)
Wichtig für die Funktion von Augen und Zellmembranen sowie vermutlich für die Widerstandskraft gegen bestimmte Erkrankungen. Vitamin-A-Mangel kann zu Nachtblindheit, schuppiger Haut und Wachstumsstörungen führen.
Enthalten in: Käse, Eiern, Butter, Fischöl, Margarine, grünen, gelben und orangefarbenen Gemüsen, etwa Karotten, Kohl, Spinat und Paprika.
Zusatzpräparate: als Kapseln, Dragees, Emulsionen, Tropfen, Tabletten, Öl, Augenöl und Augensalbe erhältlich.
Tagesbedarf: 1,5 mg Retinol-Äquivalente
Der Tagesbedarf von Vitamin A wird oft in Internationalen Einheiten (IE) angegeben. 1 g des Vitamin A entspricht dabei 3,33 Millionen Internationalen Einheiten.
Nebenwirkungen: Wenn Sie mehr als 9 mg pro Tag einnehmen, sind Übelkeit, Erbrechen, Schwindelgefühl, trockene, schuppende Haut, Haarausfall, Müdigkeit, Kopfschmerzen, Doppeltsehen sowie Leber- oder Knochenschäden möglich.
Vitamin A kann außerdem unter Umständen den Embryo schädigen, und zwar offenbar bereits ab einer mütterlichen Einnahmemenge von 3,3 mg Vitamin A pro Tag. Schwangere Frauen sollten daher lieber überhaupt kein Vitamin A zusätzlich einnehmen, es sei denn, es wird ihnen ärztlich geraten. Sollten Sie ein Multivitaminpräparat einnehmen, müssen Sie darauf achten, daß es nicht zuviel Vitamin A enthält. Auf Leber sollten Sie in der Schwangerschaft ebenfalls verzichten (vom Vitamin-A-Gehalt abgesehen kann sie auch zahlreiche Toxine enthalten).
Beta-Carotin hingegen, ein sogenanntes Provitamin A, ist nicht toxisch; auch Schwangere dürfen es daher nehmen. Zuviel davon kann allerdings dazu führen, daß sich die Haut gelblich verfärbt.

Vitamin B1 (Thiamin)
Für den Kohlenhydratstoffwechsel benötigt; Vitamin-B1-Mangel kann zu Reizbarkeit, Depressionen, Konzentrationsmangel, Erschöpfung und Schlaflosigkeit führen. Bei Alkoholiker/innen und alten Menschen ruft ein Mangel daran Gedächtnisverlust, manchmal sogar Herzversagen hervor.
Enthalten in: Vollkornprodukten, Nüssen, Bohnen, Erbsen, Hefe, Schweinefleisch, Rindfleisch, Leber.
Zusatzpräparate: als Injektionslösungen, Tabletten und Dragees, dazu in Komplex-Präparaten.
Tagesbedarf: 1,4 mg

Vitamin B2 (Riboflavin)
Wichtig für den Fett-, Kohlenhydrat- und Proteinstoffwechsel. Vitamin-B2-Mangel kann zu Lippen- und Zungenentzündungen sowie starker Licht-Überempfindlichkeit führen.
Enthalten in: Leber, Milch, Käse, Eiern, Fisch, grünen Salaten und Gemüsen, Hefe.
Zusatzpräparate: als Ampullen, Injektionslösungen oder Tabletten erhältlich, dazu in Komplex-Präparaten.
Tagesbedarf: 1,6 mg
Nebenwirkungen: Bei Einnahme von Vitamin-B2-Präparaten kann sich der Urin gelb verfärben.

Vitamin B3
(Niacin, Nikotinsäure oder Nicotinamid)
Allgemein für den Stoffwechsel notwendig. Vitamin-B3-Mangel kann zu Reizbarkeit, Gedächtnisschwund und Demenz, Dermatitis und Kopfweh führen.
Enthalten in: Fleisch, Fisch, Hülsenfrüchten, Vollkornprodukten, Nüssen.
Zusatzpräparate: als Tabletten einzeln erhältlich, aber auch in Vitamin-B-Komplex-Präparaten.
Tagesbedarf: 18 mg
Nebenwirkungen: Hohe Dosen können die Leberfunktion beeinträchtigen, Diabetes verschlimmern und Depressionen verursachen. Sehr hohe Dosen können die Leber schwer schädigen. Die meisten Nebenwirkungen klingen nach Absetzen des Präparats wieder ab.

Vitamin B5 (Pantothensäure)
Wichtig für den Fett-, Kohlenhydrat- und Proteinstoffwechsel. Vitamin-B5-Mangel führt zu Erschöpfung, Stimmungsschwankungen und Taubheitsgefühlen in den Gliedmaßen.
Enthalten in: sehr vielen Nahrungsmitteln, vor allem aber Eiern, Vollkornprodukten und Fleisch.
Zusatzpräparate: in Vitamin-B-Komplex-Präparaten enthalten.
Tagesbedarf: 10 mg

Vitamin B6 (Pyroxidin)
Wichtig für den Fett-, Kohlenhydrat- und Proteinstoffwechsel, für die Verwertung von Mineralstoffen und die Bildung sogenannter Neurotrans-

mitter. Vitamin-B6-Mangel führt zu Reizbarkeit, Schlaflosigkeit, Dermatitis und geschwächter Widerstandskraft gegenüber Infektionen.
Enthalten in: Leber, Vollkornprodukten, Nüssen, Samen, Bananen, den meisten Früchten, grünen Blattgemüsen und -salaten sowie Avocados.
Zusatzpräparate: als Dragees, Tabletten, Ampullen und Injektionslösungen erhältlich, dazu in Vitamin-B-Komplex-Präparaten.
Tagesbedarf: 2 mg
Nebenwirkungen: Vitamin B6 kann, in hohen Dosen eingenommen, einen Vitamin-B2-Mangel verschlimmern und auch schwere Nervenschädigungen hervorrufen. Tagesdosen über 200 mg verursachen unter Umständen mehr (Alp-)Träume und Schlaflosigkeit. Schwangere sollten es nur auf ärztlichen Rat hin einnehmen.

Vitamin B12
(Provitamin; Gruppe der Cobalamine)
Für die Hämoglobinproduktion und das Funktionieren des Nervensystems notwendig. Vitamin-B12-Mangel führt zu Anämie und mangelhafter Muskelkoordination. Manchmal ist das Vitamin zwar ausreichend im Organismus vorhanden; er kann es wegen einer Absorptionsstörung jedoch nicht verwerten.
Enthalten in: Fisch, Schweinefleisch, Eiern, Käse, Yoghurt, Milch und Bierhefe.
Zusatzpräparate: als Ampullen, Kapseln und als Tropfen erhältlich.
Tagesbedarf: 0,003 mg
Nebenwirkungen: in seltenen Fällen Hautreaktionen und Akne.

Folsäure
Eng mit Vitamin B12 verwandt; notwendig für das Funktionieren des Nervensystems. Folsäuremangel kann zu Anämie und geistigen Problemen führen.
Enthalten in: Leber, Spinat, Broccolispitzen, Spargel, Roten Beten, Nieren, Kohl, Blattsalaten, Avocados, Nüssen und Weizenkeimen.
Zusatzpräparate: als Injektionslösungen und Tabletten erhältlich.
Tagesbedarf: 0,5 mg
Nebenwirkungen: Sie sollten keine Folsäurepräparate einnehmen und auch folsäurehaltige Nahrungsmittel reduzieren, wenn Sie Medikamente gegen Epilepsie bekommen oder einen östrogenabhängigen Brusttumor haben. Folsäure sollte außerdem nicht lange ohne gleichzeitige Vitamin-B12-Gaben eingenommen werden, denn sonst könnte ein Vitamin-B12-Mangel maskiert werden. Tagesdosen über 15 mg können zu Blähbauch und Flatulenzen, Übelkeit, Appetitverlust, Schlafstörungen, lebhaften (Alp-)Träumen, allgemeinem Unwohlgefühl und Reizbarkeit führen. Bei hoher Folsäure-Einnahme kann die Zinkabsorption im Organismus gestört werden.

Cholin
Ein Ammoniumsalz, Bestandteil des Lezithins und der Phosphatide; wird zur Nervenimpulsleitung benötigt. Cholinmangel kann zur Fettleber führen, weil bestimmte Fette dann nicht mehr abgebaut werden können.
Enthalten in: lezithinhaltigen Nahrungsmitteln.
Zusatzpräparate: als Cholinchlorid oder -orotat in Emulsionen, Kapseln, Ampullen und Dragees zur Leber- und Gallentherapie; außerdem in Lezithinpräparaten (Apotheken, Reformhaus).
Tagesbedarf: 1 000 mg

Vitamin C (Ascorbinsäure)
Spielt zentrale Rolle beim Zellmetabolismus, bei der Infektionsabwehr sowie bei Regenerationsvorgängen, auch nach Verletzungen, und fördert die Eisenabsorption. Vitamin-C-Mangel führt zu Gaumenblutungen, trockener Haut, Zahnausfall, schließlich Funktionsverlust vieler Organe (Skorbut). Wer alt ist oder stark raucht, viel Alkohol trinkt, die Antibabypille oder Medikamente wie Aspirin, Antibiotika oder Cortisonpräparate einnimmt, sollte mehr Vitamin C schlucken als andere.
Enthalten in: den meisten Obst- und Gemüsesorten, vor allem aber Zitrusfrüchten, sowie in Milch, Leber, Nieren und neuen Kartoffeln.
Zusatzpräparate: als Injektionslösungen, Brausetabletten, Tabletten, Dragees und Pulver sowie in Kombinationspräparaten (Multivitamine) oder zusammen mit Bioflavonoiden erhältlich. Ascorbinsäure kann chemisch hergestellt oder aus Pflanzen extrahiert werden.
Tagesbedarf: 100 bis 200 mg
Nebenwirkungen: Falls Sie gleichzeitig Salicylate, Amphetamine, Antidepressiva, Warfarin und ähnliche Medikamente einnehmen, holen Sie ärztlichen Rat ein, ob Vitamin-C-Gaben damit Wechselwirkungen eingehen können. Bei mehr als 50 Gramm Tagesdosis gehen vermehrt Kal-

zium, Eisen, Mangan, Harnsäure und Oxalsäure mit dem Urin ab; auch Zink und Kupfer stehen dem Organismus vermindert zur Verfügung. Das kann unter Umständen zur Bildung von Nierensteinen führen. Viele Menschen reagieren auf hohe Dosen Vitamin C (schon ab ein bis zwei Gramm pro Tag) mit Magenbeschwerden, Übelkeit, Erbrechen und Durchfall. Wenn Sie an der angeborenen Stoffwechselstörung Glucose-6-dehydrogenase-Mangel leiden, sollten Sie gar kein zusätzliches Vitamin C einnehmen.
Bei Einnahme der Antibabypille kann es passieren, daß dem Organismus plötzlich mehr Östrogene aus der Pille „verfügbar" sind als zuvor; eine niedrigdosierte Pille wirkt dann unter Umständen wie eine hochdosierte. Begrenzen Sie Ihre Vitamin-C-Zufuhr daher auf weniger als 500 mg pro Tag, wenn Sie mit der Pille verhüten.
Bei therapeutisch nötiger Vitamin-C-Zufuhr wird die Tagesdosis meist so lange gesteigert, bis Durchfall auftritt, und dann langsam zurückgenommen. Plötzliches Absetzen hoher Dosen Vitamin C können zu Schlaflosigkeit, wunder Zunge, Verstopfung oder Durchfall, Geschwüren im Vulvabereich, Schmerzen beim Wasserlassen und ähnlichen Beschwerden führen; reduzieren Sie die Dosis daher lieber ausschleichend über einige Wochen.

Vitamin D (Calciferol)
Wichtig für die Absorption und Verstoffwechselung von Kalzium. Vitamin-D-Mangel kann zu Rachitis und anderen Knochenkrankheiten (auch Osteoporose in höherem Lebensalter) führen. Bei Sonneneinwirkung wird Vitamin D in der Haut synthetisiert; daraus bezieht der Körper den Hauptteil dieses Vitamins.
Enthalten in: Fisch(leber)öl, Pflanzenölen, Milchprodukten.
Zusatzpräparate: als Tropfen, Kapseln, Injektionslösungen, Tabletten, Emulsionen, Ampullen und Öl erhältlich.
Tagesbedarf: 0,005 mg
Nebenwirkungen: Ab außerordentlich hohen Tagesdosen kann zuviel Kalzium im Körper zurückgehalten werden; die Folge sind Nierensteine, Gelenk-, Gefäß-, Herz- und Lungenschäden, Appetitverlust, Übelkeit und Erbrechen, Durst, erhöhte Urinproduktion, Verstopfung oder auch Durchfall, Kopfschmerzen und Schwächeanfälle. Wenn Sie an Sarkoidose leiden und/oder einen hohen Kalziumspiegel im Blut aufweisen und zudem sehr oft an die Sonne kommen, nehmen Sie am besten überhaupt keine Vitamin-D-Präparate zusätzlich ein.

Vitamin E (Tocopherol)
Notwendig zur Fettaufspaltung. Nötig haben es vor allem Frauen, die mit der Antibabypille verhüten, schwanger sind oder sich den Wechseljahren nähern. Vitamin E gilt als „Fruchtbarkeitsvitamin", weil es die weiblichen Reproduktionsorgane – und auch die Haut – positiv beeinflußt.
Enthalten in: kaltgepreßten Pflanzenölen, Weizenkeimen, Sonnenblumenkernen, Eiern, Butter und Vollkornprodukten (falls es nicht durch Ranzigwerden oder Tiefgefrieren zerstört wurde).
Zusatzpräparate: als Kapseln, Kaudragees, Emulsionen und Injektionslösungen erhältlich.
Tagesbedarf: 15 bis 30 mg α-Tocopherol-Äquivalente
Maximaldosis: für Erwachsene 100 mg pro Tag. Je weniger Sie sich mit mehrfach ungesättigten Fettsäuren ernähren, desto mehr Vitamin-E-Gaben brauchen Sie zusätzlich.
Nebenwirkungen: Vitamin E kann die Eisenabsorption behindern, sollte also nicht gleichzeitig mit Eisenpräparaten eingenommen werden (besser in mehrstündigem Abstand). Wer Antikoagulanzien wirklich benötigt, sollte Vitamin E nur unter ärztlicher Aufsicht einnehmen. Ab 300 mg pro Tag können Störungen des Immunsystems auftreten, ab 600 mg pro Tag kann der Triglycerid- und Thyroxinspiegel sinken; ab 900 mg pro Tag können sich Depression und Erschöpfung einstellen, ab 3200 mg pro Tag Durchfall, Kopfweh, Sehstörungen, Krämpfe, Schwindelgefühle, Hautausschlag, Magen-Darm-Störungen, Anstieg des Blutdrucks, Gynäkomastie (Brustschwellungen, vor allem bei Männern), Scheidenblutungen, Unterzuckerung, Stomatitis, aufgesprungene Lippen und Störungen im Fortpflanzungssystem. Zuckerkranke sollten achtgeben, daß sie nicht in ein Hypoglykämiestadium abrutschen, wenn sie hohe Dosen Vitamin E einnehmen.

Vitamin H (Biotin)
Eines der weniger bekannten Vitamine der B-Gruppe, Coenzym der Kohlendioxyd-übertragenden Enzyme im Organismus. Es hilft außerdem, Pilze an ihrer Ausbreitung auf der Haut und im Körper zu hindern. Biotinmangel ist fast immer

eine Folge geschädigter Darmflora, etwa bei Einnahme von Antibiotika oder Genuß vieler Eierspeisen (Eier enthalten eine Substanz, die Biotin entgegenwirkt); er führt zu Dermatitis, Haarausfall, Störungen des Zentralnervensystem und erhöhten Cholesterinwerten.
Enthalten in: Fleisch, Milch- und Vollkornprodukten.
Zusatzpräparate: als Tabletten und Kapseln erhältlich.
Tagesbedarf: 0,15 mg

Vitamin K (Gruppe der Phyllochinone)
Spielen beim Gerinnungsprozeß des Blutes (zum Beispiel nach Verletzungen) eine Rolle. Vitamin K ist vor allem für Säuglinge wichtig. Mangelerscheinungen kommen sehr selten vor, weil normalerweise genügend Vitamin K mit der Nahrung zugeführt wird; allenfalls möglich bei Schädigungen der Darmflora, wie etwa nach Antibiotikaeinnahme. Dann ist die Blutgerinnung vermindert.
Enthalten in: Spinat, Kohl, grünen Blattsalaten und -gemüsen, Weizenkeimen, Tomaten, Pflanzenölen, Eiern, Leber.
Zusatzpräparate: als Liquidum (Vitamin-K-Derivat) erhältlich.
Tagesbedarf: bei intakter Darmflora 0,5 bis 1 mg
Zusatzgaben sind nur in besonderen Fällen nötig und empfehlenswert, da Vitamin K auch toxische Nebenwirkungen haben kann. In Entbindungskliniken wird Vitamin K Babies manchmal prophylaktisch injiziert, um sie vor unstillbaren Blutungen zu schützen (oft bei Frühgeborenen oder Kindern von Müttern, die während der Schwangerschaft Antikoagulanzien oder Antiepileptika einnehmen mußten).

Kalzium
Dieser Mineralstoff ist kein Spurenelement: Im menschlichen Körper ist davon mehr als ein Kilogramm enthalten, und zwar in Knochen, Zähnen, Muskeln, Nerven sowie im Blut. Bei seiner Absorption im Verdauungssystem spielen Vitamin D, Magnesium, Phosphor, Fette, die Östrogene und die Hormone der Nebenschilddrüsen eine Rolle. Allzu große Mengen Ballaststoffe in der Nahrung können die Kalziumaufnahme hemmen. Ein Kalziummangel kann sich in Haarausfall, brüchigen Nägeln und vor allem Osteoporose (Knochenbrüchigkeit) äußern. Kinder und Frauen in den Wechseljahren brauchen sehr viel mehr Kalzium als andere.
Enthalten in: Milch (vor allem entrahmter), Käse, Vollkornbrot, Sesamsamen, Sojamehl, weißen Bohnen, Mandeln, Spinat, Broccoli, Zuckerrüben, Fisch, Heringrogen und hartem (kalkhaltigem) Trinkwasser.
Zusatzpräparate: als Injektionslösungen, Trinkampullen, Granulat, Pulver, Brausetabletten und Tabletten erhältlich, dazu in Kombinationspräparaten mit Vitaminen.
Tagesbedarf: 700 bis 1 000 mg
Auf die Kalziumaufnahme aus Milch, so meinen viele Experten, sollte man sich lieber nicht allein verlassen, zum einen, weil so viele Menschen Milch nicht gut vertragen, zum anderen, weil sie das außerdem benötigte Magnesium nicht enthält; das Kalzium wird bei Magnesiummangel nicht ausreichend resorbiert.
Nebenwirkungen: Weit überhöhte Kalziumaufnahme oder aber Stoffwechselstörungen, die die Kalziumausscheidung hemmen, können zu den Symptomen einer Hyperkalzämie führen: großer Durst, ständiger Harndrang, Verstopfung, Austrocknung der Gewebe, Nierensteine, Übelkeit, Erbrechen, motorische und geistige Verlangsamung. Die verordneten Maximaldosen daher bitte stets beachten!

Magnesium
Wichtig für den Protein- und Kohlenhydratstoffwechsel sowie für die Kalziumaufnahme. Magnesiummangel führt unter anderem zu Herzrhythmusstörungen sowie zu Menstruationsproblemen, hohem Blutdruck, Verstopfung und geistigem Abbau.
Enthalten in: grünen Gemüsen, Vollkornprodukten, Nüssen, Garnelen, Sojabohnen und hartem Trinkwasser.
Zusatzpräparate: als Injektionslösungen sowie als Kapseln, Tabletten, Trinkgranulat, Lutsch- oder Kautabletten, Dragees und Ampullen erhältlich, dazu in Kombination mit Aminosäuren oder mit B-Vitaminen.
Tagesbedarf: 400 bis 500 mg
Nebenwirkungen: Bei sehr hoher Magnesiumaufnahme kann es zu Müdigkeit, Verstopfung, Blähungen, Völlegefühl, Herzrhythmusstörungen und verlangsamter Geistestätigkeit kommen. Halten Sie sich daher an die angebenen oder verordneten Maximaldosen pro Tag, und nehmen Sie

Magnesiumpräparate stets vor und nicht nach dem Essen ein. Wenn Sie außerdem Kalzium einnehmen, sollte das Verhältnis Kalzium zu Magnesium 2 : 1 betragen.

Phosphor

Ein Spurenelement, wichtig für Knochen und Zellen, vor allem die des Nervensystems. Phosphormangel kann zu Muskelschwäche und Anämie führen.
Enthalten in: Eiern, Milchprodukten, Vollkorngetreide, Kartoffeln, Nüssen.
Zusatzpräparate: selten erforderlich, weil dieses Spurenelement gut über die Nahrung zugeführt werden kann.
Tagesbedarf: 800 mg

Eisen

Notwendig für die Bildung von Hämoglobin, den Farbstoff der roten, sauerstofftransportierenden Blutkörperchen. Eisenmangel führt zu Anämie (siehe dort).
Enthalten in: Fleisch, Leber, Fisch, Eiern, Hülsenfrüchten, Getreide, Zuckerrohrmelasse, Vollkornprodukten, Nüssen, Samen und grünen Blattsalaten und Gemüsen.
Zusatzpräparate: als Tropfen, Dragees, Kapseln und Injektionslösungen erhältlich, oft auch in Kombination mit Vitamin- oder Folsäurepräparaten. Am besten mit Vitamin C zusammen einnehmen.
Tagesbedarf: 12 bis 18 mg
Nebenwirkungen: Bei allzuhoher Eisenzufuhr bzw. einer Stoffwechselstörung, bei der das überschüssige Eisen nicht ordnungsgemäß ausgeschieden wird, können sich die Symptome einer Siderose einstellen: Eisenablagerungen in Leber, Bauchspeicheldrüse, Lungen, Milz oder Herz, dabei Gewichtsverlust, Schwindelgefühle, Kopfweh, Kurzatmigkeit und Erschöpfung.
Tannin, etwa in schwarzem Tee, hemmt die Eisenaufnahme; wer Eisenpräparate braucht, sollte daher keinen Tee trinken.

Zink

Ein Spurenelement, das für den Vitamin-, Kohlenhydrat- und Phosphorstoffwechsel wichtig ist. Es reichert sich vor allem in den Geweben des Fortpflanzungstrakts an. Zinkmangel hemmt das Wachstum und kann zu Unfruchtbarkeit, Hautleiden, Gehörproblemen, Verlust von Geruchs- oder Geschmackssinn sowie weißgefleckten Nägeln führen.
Enthalten in: Austern, Fleisch, Ingwer, Vollkornprodukten, Nüssen, Samen, grünen Gemüsen und Salaten, Hülsenfrüchten, Hefe, Milch und Eiern.
Zusatzpräparate: als Injektionslösung, Tropfen, Tabletten, Dragees, Brausetabletten, Emulsion und Hautsalben und -pasten erhältlich.
Tagesbedarf: 15 bis 40 mg
Nebenwirkungen: Überhöhte Zinkeinnahme (bei mehr als 150 mg täglich, sechs Wochen lang) kann das Immunsystem schwächen; mehr als 200 mg täglich können zum Kollaps führen. Sollten Sie mehr als 15 mg pro Tag einnehmen, achten Sie bei jeder Einnahme darauf, daß seit der letzten Mahlzeit mehr als eine Stunde verstrichen ist. In manchen Fällen können Zinkgaben eine bestehende Akne verschlimmern.
Mehr als 30 mg Zink pro Tag stören den Eisen- sowie Kupferhaushalt; bei mehr als 75 mg stellen sich Anzeichen eines Kupfermangels ein, etwa Anämie und verminderte Lymphozytenzahl im Blut.

Jod

Ein Spurenelement, das für die Funktion der Schilddrüse unbedingt vonnöten ist. Jodmangel führt zu Kropfbildung und anderen Schilddrüsenstörungen.
Enthalten in: Seefisch, Meeresfrüchten, Algen, Tang, Getreide, das auf Lavafeldern oder in Meeresnähe gewachsen ist, Trinkwasser (jedoch nicht überall genügend!), Lebertran, Jodsalz, Meeresluft.
Zusatzpräparate: neben verschreibungspflichtigen Jodidtabletten als Jodlauge, Tabletten, Jodquellsalz oder in jodiertem Speisesalz (Meersalz) sowie als Jodtinktur (zur Desinfizierung) erhältlich, auch in Verbindung mit Kalium.
Tagesbedarf: 0,2 mg
Nebenwirkungen: Übermäßige Jodaufnahme kann toxische Wirkungen auf die Schilddrüse und den gesamten Organismus haben; zusätzliche Jodpräparate sollten daher ausschließlich nach ärztlicher Verordnung und unter ständiger medizinischer Kontrolle eingenommen werden. Die Verwendung von jodiertem Speisesalz empfiehlt sich grundsätzlich in Jodmangelgebieten (bei normalem bis niedrigem Salzkonsum!); wer solches Salz ißt und zudem noch Jodpräparate

benötigt, muß deren Dosierung, gemeinsam mit dem Arzt, darauf abstimmen.
Achtung: Bei Schilddrüsenstörung Vorsicht auch beim Verzehr jodhaltiger Nahrungsmittel und Aufenthalt am Meer!

Natrium
Dieser Mineralstoff ist sehr wichtig für den gesamten Wasser- und Elektrolythaushalt des Körpers, die Nerven- und Muskelfunktion. Natriummangel kann zu Krämpfen, Erschöpfung, Übelkeit, Kreislaufbeschwerden und Austrocknung der Gewebe führen (dann wird kein Wasser mehr darin gebunden). Nach schweren Durchfällen herrscht häufig Natriummangel.
Enthalten in: Kochsalz (reines Natriumhydrochlorid), Fleisch, Fisch, Hefeextrakt, Brot, Butter, Dosengemüsen, Margarine, Käse, praktisch allen Fertiggerichten und Wurstwaren.
Zusatzpräparate: keine (bei Bedarf Salzkonsum erhöhen).
Tagesbedarf: 2 000 bis 3 000 mg
Nebenwirkungen: Überhöhter Salzkonsum, wie er leider fast überall an der Tagesordnung ist (Durchschnittskonsum: 40 bis 60 g pro Tag statt der ernährungswissenschaftlich empfohlenen maximal 10 g pro Tag!), führt zu Bluthochdruck, Wassereinlagerungen in den Geweben (Salzödem) und Herzleistungsstörungen.

Kalium
Der Mineralstoff spielt eine wichtige Rolle beim Wasserhaushalt des Körpers, der Nerven- und Muskelfunktion. Kaliummangel führt zu Krämpfen, Erschöpfung, Herzrhythmusstörungen und Kopfschmerzen.
Enthalten in: Milch, Rindfleisch, Sojamehl, Trokkenfrüchten (vor allem Aprikosen), Gemüsen und Getreideflocken. Wer sich rein vegetarisch ernährt, hat eine bessere Natrium-Kalium-Balance als Menschen, die auch Fleisch essen.
Zusatzpräparate: als Infusionszusätze, Tabletten, Kapseln, Brausetabletten erhältlich, auch in Kombination mit Magnesium oder Jodid sowie als Kaliumsalz zum Kochen.
Tagesbedarf: 3 000 bis 4 000 mg
Nebenwirkungen: Stark überhöhte Kaliumaufnahme kann den Natriumstoffwechsel stören, zu Schwäche und Herzproblemen sowie Nierenfunktionsstörungen führen, vor allem bei älteren Menschen.
Wer Kaliumsalz zum Kochen verwendet, um den Natriumkonsum zu senken, sollte damit ebenso sparsam umgehen wie mit normalem Kochsalz.

Kupfer
Dieses Spurenelement ist für die Enzymbildung, Blutzellen und Knochen wichtig. Kupfermangel kann zu Anämie und Knochendefekten, erhöhten Cholesterinwerten im Blut und verminderter Fruchtbarkeit führen.
Enthalten in: Leber, Nieren, Nüssen, Schellfisch sowie in Hülsenfrüchten, Steinobst, Hefe, Kakao, Vollkornprodukten und Trinkwasser (vor allem, wenn es aus Kupferleitungen kommt).
Zusatzpräparate: fast nie nötig, da Kupfer normalerweise ausreichend mit der Nahrung zugeführt wird.
Tagesbedarf: 2 bis 4 mg

Mangan
Dieses Spurenelement ist wichtig für das Wachstum, die Funktion des Nervensystems, den Hormon-, Fett- und Vitaminstoffwechsel. Manganmangel kann zu Knorpelbildungsstörungen, verminderter Fruchtbarkeit, kindlichen Geburtsdefekten und Wachstumsstörungen führen.
Enthalten in: frischen Gemüsen und Obst, Nüssen, Gewürzkräutern, Vollkornprodukten, Tee.
Zusatzpräparate: als Kapseln, Tabletten, Brausetabletten, meist in Kombination mit Aminosäuren oder Vitaminen erhältlich.
Tagesbedarf: 5 bis 15 mg
Nebenwirkungen: Bei überhöhter Manganeinnahme bzw. Manganvergiftung am Arbeitsplatz können sich Reizbarkeit, Müdigkeit, Schwindel, Apathie, Atemschwierigkeiten, Muskelversteifungen und Tremor (Zittern) einstellen. Überschreiten Sie daher keinesfalls die vom Hersteller angegebenen Maximaldosen pro Tag, falls Sie Manganpräparate einnehmen.

Fluor/Fluoride
Diese Spurenelemente tragen zum gesunden Knochen- und Zahnaufbau bei und verhüten Karies. Fluoridmangel führt zu Zahnverfall und Regenerationsstörungen des Knochengewebes.
Enthalten in: grünem Tee, Meeresfrüchten, Seefisch, Algen, Tang, hartem Trinkwasser, Weizen, Karotten, Roten Beten, Brombeeren und Kohlblättern. In manchen Gegenden Europas wird es auch dem Trinkwasser beigesetzt.

Zusatzpräparate: als Tabletten, Lösungen sowie Gele erhältlich, dazu als Zahnpasten, Mundwässer und Kaugummis mit Fluoridzusatz.
Tagesbedarf: 1 mg
Nebenwirkungen: Überhöhte Fluor(id)aufnahme kann zu Vergiftungserscheinungen wie Erbrechen, Krämpfen usw. führen. Aus diesem Grund ist die zwangsweise Kariesprophylaxe mittels Trinkwasser-Fluoridierung unter Experten umstritten. Im allgemeinen reicht das gründliche Zähneputzen dreimal täglich mit fluoridhaltiger Zahncreme aus, um den Tagesbedarf zu decken.

Chrom

Dieses Spurenelement ist für die Regulierung des Hormons Insulin und des Blutzuckerspiegels bedeutsam. Chrommangel kann zu Hornhauttrübungen und verminderter Fruchtbarkeit führen und die Arteriosklerose begünstigen.
Enthalten in: vielen Pflanzen, Milch und Milchprodukten, Seefisch, Meeresfrüchten, Algen, Tang, Schwarzwurzelmelasse, Honig, Bierhefe, Vollkornprodukten, Nüssen, Leber, Nieren, Pampelmusen und schwarzem Pfeffer.
Zusatzpräparate: in aller Regel nicht nötig, da genügend mit der Nahrung aufgenommen wird.
Tagesbedarf: 0,05 bis 0,2 mg
Nebenwirkungen: Bei Hefeallergie oder Pilzinfektionen sollten Sie Ihren Chrombedarf keinesfalls aus Bierhefe oder hefehaltigen Produkten dekken. Sehr hohe Chrommengen können zu Vergiftungserscheinungen und auf lange Sicht zu Krebs führen.

Selen

Dieses Spurenelement ist für die Gesundheit von Leber, Herz, Knochen, Zähnen und weißen Blutkörperchen bedeutsam. Selenmangel kann zu Erkrankungen der Organe, Hautproblemen, Arthritis führen und Krebserkrankungen begünstigen.
Enthalten in: Bierhefe, Sesamsamen, Knoblauch, Eiern, Fisch, und Gemüsen.
Zusatzpräparate: als Paste und Suspension bei Hautleiden sowie als Tabletten und Kapseln erhältlich.
Tagesbedarf: 0,05 bis 0,1 mg
Nebenwirkungen: Symptome einer längerfristigen Selen-Überdosierung sind: Zahnverfall (bei Kindern unter zwölf Jahren), spröde Nägel, Haarausfall, Appetitverlust, Erschöpfung, Hautausschlag, saurer Geschmack im Mund.

Nahrungsergänzungen bei speziellem Bedarf

Antioxidanzien-Formel

Sie wird allen empfohlen, die beruflich Pestiziden oder Herbiziden oder anderen toxischen Substanzen ausgesetzt sind oder die in einer sehr verrauchten bzw. luftverschmutzten Umgebung arbeiten oder leben. Auch Raucher/innen können davon profitieren (am besten wäre es natürlich, sie ließen das Rauchen sein):
Betacarotin 15 mg, Vitamin C 1 g sowie Vitamin E 100 IE, Selen 25 µg.
Dosierung: einmal täglich zu den Mahlzeiten.

Multivitaminpräparate

Frauen, die mit der Antibabypille verhüten, unter PMS leiden, Hormonersatzpräparate bekommen, gern schwanger werden möchten, sich den Wechseljahren bzw. der Menopause nähern:
Sie können von einem Multivitaminpräparat in Kombination mit Mineralstoffen und Spurenelementen profitieren. Fragen Sie in Ihrer Apotheke nach solchen Präparaten.

Probiotika

So werden Präparate genannt, die *Lactobacillus acidophilus* enthalten: ein Bakterium, das einen Teil unserer gesunden Darmflora ausmacht und für gute Verdauung sorgt. Es hemmt außerdem das Wachstum von Hefepilzen wie *Candida albicans*, indem es die Myzelausbreitung in der Darmwand behindert, und es kann natürliche Antibiotika produzieren, mit denen es gegen Krankheitserreger in der Nahrung vorgeht. Bei bestimmten Darmleiden, vor allem aber nach Antibiotika-Behandlungen, ist ein Großteil dieser natürlichen Darmflora zerstört und muß durch entsprechende Präparate ersetzt werden.
Das Problem besteht nun darin, daß diese Milchsäurebakterien von den Enzymen des Verdauungssystems sofort angegriffen werden, sobald sie den Magen in Form von Pillen, Kapseln usw. erreichen. Bei manchen Menschen, die solchen Floraersatz besonders nötig haben, ist allerdings auch die Magensäure- und Enzymproduktion gestört; daher können offenbar einige Bakterienstämme den Darm doch ungehindert erreichen. Bei einigen Acidophilus-Produkten scheint dieses Transportproblem besser gelöst zu sein als bei anderen. Wenn Sie solche Zusatzpräparate ein-

nehmen, können Sie sicherheitshalber noch täglich Biojoghurt mit lebenden Keimen zu sich nehmen; das erhöht die Wahrscheinlichkeit, daß Ihr Darm sich erholt. Gelegentlich wird über Übelkeit, Blähungen und Flatulenzen als Nebenwirkungen der Präparateinnahme berichtet. Auch Probiotika sollten Sie – wie im Prinzip alle Nahrungsergänzungen –, nur maximal drei bis vier Monate lang einnehmen, davon einen Monat lang täglich, anschließend nur noch an fünf von sieben Wochentagen.

Heildiäten

Der Ärzteschaft wird immer wieder vorgeworfen, sie behandle Menschen oft, als seien es Autos. Und in einem gewissen Sinne entspricht das auch der Wahrheit. Genau wie ein Auto kann auch der Körper nur dann richtig funktionieren, wenn er zur rechten Zeit mit dem passenden Öl und Benzin versorgt wird. Natürlich gibt es sehr große individuelle Unterschiede, und was für einen Menschen genau die richtige Ernährung ist, kann für einen anderen durchaus schädlich sein. Wir sind der Ansicht, jedes Individuum sollte sich mindestens einmal im Leben gründlich damit auseinandersetzen, was und wie es ißt – und zwar am besten dann, wenn es bei bester Gesundheit ist. Im großen und ganzen tragen wir schließlich alle eine gewisse Verantwortung dafür, wie gesund wir leben.

Ein Teil dieser Selbstverantwortlichkeit besteht darin, zu erkunden, welchen „Treibstoff" der eigene Körper wohl braucht, damit es ihm gutgeht; neben der Ernährung gehören außerdem noch ein Bewegungsprogramm, gesunde Lebensgewohnheiten, Streßabbau etc. dazu. Wenn Sie das Gefühl haben, eine allgemeine Entschlackungskur könnte Ihnen guttun, versuchen Sie es einmal mit ein paar Fastentagen (siehe unten); danach könnten Sie einen Monat lang eine Leberdiät (S. 327 f.) anschließen. Denken Sie jedoch stets daran, alle „verbotenen" Nahrungsmittel durch „erlaubte" zu ersetzen und sich insgesamt so abwechslungsreich wie es Ihnen nur möglich ist zu ernähren – und weder zu kleine noch zu große Mengen zu sich zu nehmen. Kauen Sie stets sehr sorgfältig, und nehmen Sie Ihre Mahlzeiten in angenehmer, entspannter Atmosphäre zu sich.

Wenn Sie sich allerdings gerade von einer schweren Krankheit erholen oder schulmedizinische Medikamente einnehmen müssen, sollten Sie sicherheitshalber ärztlichen Rat einholen, bevor Sie mit einer Diät beginnen – auch wenn es äußerst unwahrscheinlich ist, daß Sie dadurch irgendwelche Probleme bekommen.

Fasten

Der bekannte englische Naturheilkundler Sheldon definierte den Unterschied zwischen Hungern und Fasten einmal folgendermaßen: So lange Sie keinen Hunger haben, fasten Sie – und wenn der Hunger dann wiederkommt, hungern Sie. Fasten gönnt dem Verdauungstrakt eine Ruhepause, mobilisiert die Entgiftungsmechanismen des Organismus und ruft seine Selbstheilungskräfte auf den Plan. Fastentage eignen sich sehr gut als Auftakt einer Ernährungsumstellung; Sie nehmen dabei besser wahr, welche Wirkungen es hat, wenn Sie bestimmte Nahrungsmittel (oder auch: überhaupt keine) zu sich nehmen. Eine dieser Wirkungen besteht darin, daß die bislang im Körperfett gespeicherten Giftstoffe mobilisiert werden. Manchmal wird dann die Leber – das Organ, das die Gifte herausfiltern muß – etwas überstrapaziert; Sie sollten daher beim Fasten nicht nur Wasser, sondern gleichzeitig auch viel Fruchtsäfte trinken: Sie helfen dem Organismus beim Entgiften, verlangsamen die Toxinfreisetzung ein wenig und schützen die Leber, denn sie sind reich an Aminosäuren. Außerdem sollten Sie nie von einem Tag auf den anderen plötzlich zu fasten anfangen, sondern erst einmal einen oder zwei Tage lang nur Obst oder Rohkost essen. Das gleiche gilt, wenn Sie das Fasten brechen: Fangen Sie mit zwei Tagen Obst und Gemüse an, bevor Sie erst Kohlenhydrate, dann auch wieder Proteine hinzufügen. Mit dem Fasten sollte man es immer langsam angehen lassen: Wenn Sie noch nie oder schon lange nicht mehr gefastet haben, versuchen Sie es zunächst mit einem Fastentag, eine oder zwei Wochen später dann mit zwei Fastentagen, und so weiter (nicht mehr als fünf Tage hintereinander ohne ärztliche Aufsicht!). Regelmäßig jede Woche einen Fastentag einzulegen, ist wahrscheinlich gesünder, als nur einmal im Jahr längere Zeit zu fasten.

Fasten kann bestimmte Erkrankungen verhüten helfen; es kann aber auch bei akuten Erkrankungen sehr nützlich sein, etwa bei akuten fiebrigen

Infektionen, Hautausschlägen, Magen-Darm-Störungen, Rheuma, Asthma, Nebenhöhlenentzündung, Gallenblasenentzündung und Kolitis.
Beim präventiven Fasten erlebt man zwischen dem dritten und vierten Fastentag oft eine sogenannte Fastenkrise: Der Blutzuckerspiegel sinkt, man ist appetitlos, hat eine belegte Zunge und schlechten Mundgeruch (nach Azeton). Danach erholt man sich allmählich wieder. Die Zunge wird wieder klar, der Appetit kehrt zurück, und Sie fühlen sich bestens – ja fast, als schwebten Sie auf Wolken.
Einiges sollten Sie jedoch beachten, bevor Sie mit einer Fastenkur beginnen:

- Fasten Sie nur, wenn Sie körperlich wie seelisch-geistig wirklich ein paar entspannte Tage vor sich haben, nicht, wenn Sie unter starkem Streß stehen.
- Akzeptieren Sie die Tatsache, daß Sie während des Fastens nicht rauchen dürfen – es würde Sie ohnehin nur wirr im Kopf machen (und außerdem Ihren Körper nicht ent-, sondern weiterhin vergiften).
- Fragen Sie Ihre Ärztin oder Ihren Arzt, ob Sie fasten dürfen, wenn Sie an einer schweren Allergie leiden oder unbedingt bestimmte Medikamente einnehmen müssen.
- Sollten Sie gerade eine schwere Krankheit überstanden haben oder sich insgesamt sehr schlapp fühlen, sammeln Sie erst einmal wieder Kräfte, bevor Sie eine Fastenkur machen.
- Machen Sie auf keinen Fall eine Fastenkur, wenn Sie häufig an Unterzuckerung (Hypoglykämie) leiden oder von Alkohol, Drogen oder Medikamenten abhängig sind. In solchen Fällen muß jede Entzugs- und auch Fastenkur in einer Klinik stattfinden, wo Sie rund um die Uhr betreut werden können.

Die Arthritisdiät

Das ist eine alkalische Diät zur Behandlung von Osteoarthritis, rheumatoider Arthritis und anderen Erkrankungen, bei denen die Übersäuerung des Organismus eine Rolle spielt. Naturheilkundliche Fachkräfte vertreten weithin die Theorie, Arthritis werde von toxischen Säuren hervorgerufen, die sich in den Gelenken angesammelt haben. Diese Säuren, so nimmt man an, entstammen dem natürlichen Verdauungsprozeß im Darm und sind wegen eines fehlerhaften Stoffwechsels nicht ordnungsgemäß unschädlich gemacht worden, sobald sie in exzessiven Mengen mit der Nahrung zugeführt wurden. Diese Diät darf maximal einen Monat dauern; dann sollten Sie die vorher „verbotenen“ Nahrungsmittel eins nach dem anderen wieder hinzufügen bzw. sie zweimal die Woche essen.
Machen Sie die Diät so lange, bis es Ihnen bessergeht bzw. bis sich Ihr Zustand stabilisiert hat. Nach einem Monat sollten Sie dann etwas lockerlassen; irgendwann dürfen Sie sich wieder „ganz normal“ ernähren – natürlich unter Berücksichtigung der Grundlagen einer gesunden Ernährung (S. 309 ff.). Folgen Sie den nachstehend genannten Regeln in allen Einzelheiten – es sei denn, Ihre homöopathische (und in Ernährung ausgebildete) Fachkraft bzw. Ihr Arzt rät Ihnen zu einer Modifizierung. Unsere Empfehlungen ergänzen sich sehr gut mit einer homöopathischen Behandlung und geben dem Körper die besten Chancen, seine Selbstheilungskräfte zu entfalten.

Die Haysche Trennkost

Hierbei handelt es sich um eine Variation der Arthritisdiät, die von Dr. Hay entwickelt wurde, einem amerikanischen Arzt, der sich zu Beginn des 20. Jahrhunderts mit ihrer Hilfe von einem Nierenleiden befreite. Bei dieser Diät werden verschiedene Nahrungsmittel miteinander kombiniert, und zwar der Theorie folgend, unterschiedliche Bestandteile der Ernährung verlangten auch nach unterschiedlichen Verdauungsbedingungen, damit sie optimal verstoffwechselt werden können.
Daneben empfahl Dr. Hay auch viel frische Luft, Bewegung und Veränderungen der Lebensgewohnheiten. Seine Diät umfaßt folgende Grundregeln: Stärke und Zucker sollte nicht mit Proteinen und sauren Früchten gemeinsam verzehrt werden; Gemüse, Salate und Obst sollten einen Großteil der gesamten Ernährung ausmachen; Proteine, Stärke und Fett sollten nur in kleinen Mengen gegessen werden, Stärke überhaupt nur aus Vollkorn stammen; und schließlich sollte zwischen dem Verzehr der diversen Nahrungsmittel-Gruppen mindestens ein Zeitraum von vier bis viereinhalb Stunden verstreichen.
Die Haysche Trennkost hat sich als besonders wirkungsvoll erwiesen bei Menschen, die unter unterschiedlichen chronischen Verdauungsstörungen wie Blähungen, Flatulenzen, Verstopfung und ähnlichem leiden.

Was Sie bei einer Arthritisdiät meiden sollten	Was Sie bei einer Arthritisdiät essen sollten
rotes Fleisch (Rind, Schwein, Lamm)	weißen Fisch, Hülsenfrüchte (Bohnen, Erbsen, Linsen usw.), Huhn (nur zweimal die Woche), Eier (nur zwei Eier die Woche)
Kuhmilch, Käse, Joghurt	Ziegenmilch, -käse, -joghurt, Sojamilch
Weizenweiß- und -vollkornmehl, Weizenflocken, außerdem alle Produkte, in denen Weizenstärke, Speisestärke, Getreideklebmittel, -füllstoffe oder -proteine als Inhaltsstoffe aufgeführt sind	Haferprodukte, Vollkornreis, Maisprodukte, Buchweizenpaste, Hirse, Roggenvollkornkekse, zuckerfreie Hafercracker, zuckerfreie Müsli ohne Weizen
Zitrusfrüchte und gewachste Früchte (etwa importierte Äpfel)	alle anderen Früchte sowie ungeschwefeltes Trockenobst; Tomaten nur zweimal wöchentlich
	sämtliche Gemüsesorten
geröstete Nüsse	alle anderen Arten von Nüssen, vor allem Haselnüsse, Mandeln, Cashewnüsse und Walnüsse
Zucker sowie zuckerhaltige Produkte, Sirup, Zuckerrübenmelasse und Honig	Zuckerrohrmelasse, Trockenfrüchte, zuckerfreie Marmeladen (aus dem Reformhaus)
Kaffee, entkoffeinierten Kaffee, Kakao, Tee, Alkohol	Malzkaffee, Kräutertees, Mate, grünen Tee, ungesüßte Fruchtsäfte (nicht aus Zitrusfrüchten!), ungesalzene Gemüsebrühe (auch Instantprodukt), frischgepreßten Gemüsesaft
Salz, Pfeffer, Essig	Kaliumsalz, ungesalzene Salatsauce (Reformhaus), ungesalzene Gemüsebrühwürfel
Butter und Margarine (so wenig wie möglich essen)	rein pflanzliche Reformmargarine, kaltgepreßtes Pflanzenöl
Schokolade	Johannisbrot

Hefe- und schimmelpilzfreie Diät

Falls Sie an einer Pilzinfektion erkrankt sind, machen Sie diese Diät einen Monat lang und reduzieren Sie außerdem Ihre Kohlenhydratzufuhr. Denken Sie daran, danach „verbotene" Lebensmittel langsam wieder durch „erlaubte" zu ersetzen. Essen Sie von allem ausreichende, aber nicht allzu üppige Mengen. Falls Sie gerade irgendwelche verschreibungspflichtigen Medikamente einnehmen müssen, sollten Sie vor Beginn der Diät erst einmal Ihren Arzt oder Ihre Ärztin fragen, ob dagegen etwas einzuwenden ist. Wenn Ihre Symptome nach einem Diät-Monat verschwunden sind, aber wiederkehren, sobald Sie wieder normal essen, beraten Sie sich am besten mit Ihrer homöopathischen Fachkraft und/oder einer Diätassistentin.

Hefe und Schimmelpilze werden bei der Herstellung sehr vieler Lebensmittel verwendet und können dabei unbeabsichtigt hineingelangen. Bierhefe und Bäckerhefe sind zwei verschiedene Stämme des gleichen Hefeorganismus: Wer gegen die eine allergisch ist, bekommt meist auch eine Allergie gegen die andere. Hefe und Weizenkeime sind die Hauptnahrungsquellen für Vitamine des B-Komplexes; die Versorgung mit Vitamin B kann in solchen Fällen Probleme bereiten. Personen, die auf Hefe reagieren, sind oft auch allergisch gegenüber Pilzen und Trüffeln. Die folgende Liste erhebt keinen Anspruch auf Vollständigkeit, doch nennt sie Nahrungsmittel, in denen Hefe mit Sicherheit enthalten ist:

Backwaren: Jegliche mit Hefe gebackenen Brote, Kuchen, Kekse, Biskuitteige, Brötchen, Brezeln, Gebäck sowie alles, was in Bröseln gewälzt wurde, dazu hefehaltiges Käsegebäck, Pizzas und Hamburger usw. Mit Natron gebackenes oder koscheres Brot ist akzeptabel, falls keine Weizenallergie vorliegt.

Alkoholische Getränke: Zur Alkohlvergärung wird stets Hefe benötigt, deshalb bergen alle Alkoholika – vor allem natürlich Hefeweizenbier – ein erhebliches Risiko.

Andere Getränke: Nur frischgepreßte Zitrusfruchtgetränke und -säfte sind sicher hefefrei.

Getreideflocken (Cerealien): Malzflocken, Malzmilchprodukte für Babies und mit Vitaminen angereicherte Cerealien enthalten Hefe.

Saucen und Eingelegtes: Saure Gürkchen und ähnliche Produkte, Salatsaucen, Mayonnaise, Meerrettichsauce, Tomatensauce, Barbecue-Sauce, French Dressing etc., Senf, Ketchup, Sauerkraut, Oliven-, Chili- und Sojasauce, Essig und Worcestersauce enthalten ebenfalls Hefe.

Pilze: Pilze und Pilzsaucen, eingelegte Pilze, Trüffeln etc. enthalten der Hefe verwandte Organismen.

Fleischprodukte: Hamburger, Würstchen sowie gekochtes Fleisch mit Brot- oder Bröselfüllung enthalten Hefe.

Hefeextrakte: sämtlich aus der Küche verbannen.

Vitamine: Alle Vitamin-B-Präparate sind sehr wahrscheinlich auf Hefebasis hergestellt worden, es sei denn, das wird auf der Packung ausdrücklich ausgeschlossen. Die meisten Hersteller bieten allerdings auch hefefreie B-Vitamine an. Hefehaltig sind außerdem einige Selenpräparate.

Schimmelpilzprodukte: Die folgenden Nahrungsmittel gehören entweder zur Schimmelpilzfamilie, werden damit hergestellt oder fördern ihr Wachstum: Buttermilch, Sauermilch, saure Sahne, Käse, Erdnüsse, Sauermilchprodukte, Käsesaucen, Streichkäse, Pistazien, Saucen in Dosen oder Fertigpackungen, hydrolisierte pflanzliche Proteine sowie Antibiotika. Viele Milchprodukte, Eier und Fleisch enthalten darüber hinaus kleine Mengen Antibiotika; essen Sie sie nur in kleinen Mengen.

Zuckerhaltige Nahrungsmittel und Getränke: Diese sollten Sie ebenfalls meiden, während Sie die hefe- und schimmelpilzfreie Diät machen: Pilze aller Art ernähren sich geradezu von Zucker; Pilzerkrankungen gehen zurück, wenn Sie auf Süßes verzichten. Ungefährlich sind nur mit Süßstoff gesüßte Lebensmittel und Getränke.

Außerdem sollten Sie folgendes beachten:

- Prüfen Sie die Inhaltsstoffe aller Lebensmittelprodukte, ob darin etwa Zucker oder Hefe enthalten sind. Meiden Sie auch Glutamat.
- Fertige Hamburger enthalten sehr oft Zuckerzusatz.
- In den ersten beiden Diät-Wochen sollte so wenig Obst wie möglich gegessen werden, weil es ziemlich viel Fruktose (natürlichen Zucker) enthält. Sehr süße Melonen und andere besonders süße Früchte sollten Sie am besten ganz meiden.
- Am Anfang sollten Sie außerdem auf Milch verzichten. Biojoghurt mit lebenden Keimen hingegen dürfen Sie essen, weil diese Keime die Darmflora wieder herstellen helfen.

- Essen Sie so viel Ballaststoffe wie möglich; das fördert die Verdauung und die Ausscheidung toxischer Stoffwechselprodukte der Pilze und Hefen. Essen Sie dazu am besten viel Frischgemüse und Rohkost oder eine Auswahl von (nicht verbotenen) Cerealien sowie Hülsenfrüchten, die Ihnen die eine oder andere Fleischmahlzeit ersetzen können. Auch Haferkekse oder Leinsamen dienen diesem Zweck.
- Wenn Sie kein Fleisch aus Biozucht bekommen können, sollten Sie ganz auf rotes Fleisch verzichten und statt dessen lieber weißen Fisch und Geflügel (ebenfalls aus Biozucht) essen.
- Damit Sie keine Candida-bedingte Nahrungsmittelallergie entwickeln, sollten Sie alle Nahrungsmittelgruppen zweimal wöchentlich, jedoch keine täglich essen („Zweimal-wöchentlich-Regel“, S. 309). Viele Candida-Erkrankte bekommen eine Getreideallergie, vor allem gegenüber Weizen.
- Süßstoffe wie Aspartame und Saccharin sind in kleineren Mengen ungefährlich, wie selbst die Weltgesundheitsorganisation WHO inzwischen bekanntgegeben hat.

Die Leberdiät

Diese Diät wird von naturheilkundigen Fachkräften bei verschiedenen Erkrankungen, die mit einer Leberfunktionsstörung einhergehen, mit Erfolg angewandt. Ziel ist, die Leber von Nahrungs- und Genußmitteln zu entlasten, die sie nur schwer abbauen kann. Machen Sie die Diät bitte nicht länger als einen Monat. Dann dürfen Sie zweimal wöchentlich auch „verbotene“ Dinge wieder essen.

Was Sie bei einer Leberdiät meiden sollten	Was Sie bei einer Leberdiät unbegrenzt essen dürfen
Fleisch, Geflügel, vor allem alles Fette und Gebratene	Fisch (vor allem weißen; in begrenzten Mengen Dosenfisch; Öl stets abwaschen!); Hülsenfrüchte
Eier	Tofu, ein Sojamilchprodukt
Weißbrot, Mischbrot, gesüßte Cerealien	Vollkornbrot, ungesüßte Vollkornmüsli, Vollkornreis und -nudeln
Zucker, Honig, Sirup, Melasse und alle zuckergesüßten Produkte	nicht mit Zucker gesüßte Marmeladen (Reformhaus; nach dem Öffnen in den Kühlschrank stellen!) und Gebäck
Vollmilchprodukte, fetten Käse, Butter, Ziegenmilch	Magermilchprodukte, Biojoghurt, Sojamilch, Tofu
Tomaten, Zitrusfrüchte, Bananen, Avocados, Pilze	Salate, Gemüse, Ananas, Melonen, Äpfel, Birnen, Kirschen
Nüsse	Mandeln, Sonnenblumen- und Sesamsamen
Alkohol, Kaffee, Kakao	Malzkaffee, Kräutertees (schwarzer Tee: nur zwei Tassen täglich!), ungesüßte Fruchtsäfte (nicht aus Zitrusfrüchten)
Schokolade	Johannisbrot

In begrenzten Mengen dürfen Sie essen: Beerenobst (Erdbeeren, Himbeeren, Brombeeren etc.) sowie auch Aprikosen, Pfirsiche, zudem ungeschwefelte Sultaninen und Rosinen zweimal wöchentlich, in jeweils unbegrenzter Menge. Reduzieren Sie außerdem Ihren Salzkonsum: 1/8 Teelöffel täglich sollte genügen!

Vorschläge für Ihren Menüplan:
Erstes Frühstück: Müsli mit Sojamilch oder Fruchtsaft (nicht aus Zitrusfrüchten); dazu Vollkornbrot oder -toast, Margarine mit Diätmarmelade oder Magerquark
Zweites Frühstück: Biojoghurt oder Magerquark, ein Apfel
Hauptgericht: kräutergewürzter Salat mit (wenig) Olivenöl, weißer Fisch oder Tofu, dazu Vollkornreis, Vollkornnudeln oder Kartoffeln und gedünstetes Gemüse
Desserts: ungezuckerter Obstsalat (siehe oben), Sojamilchprodukte, Melone, Apfelmus, Diätgebäck aus Vollkornmehl
Snacks oder leichtes Abendessen: Vollkornbrot mit Sojapaste, Salate, Gemüseeintopf oder Gemüsesuppe

Die Blutzuckerdiät

Sie ist wirksam bei Diabetes mellitus und/oder bei Neigung zu Unterzuckerung (Hypoglykämie) und sollte ebenfalls einen Monat lang durchgehalten werden. Wenn Ihre Symptome danach abgeklungen sind, sollten Sie weiterhin Tee, Kaffee, Zucker und Alkohol meiden (außer bei ganz besonderen Gelegenheiten) und alle zwei Stunden eine Kleinigkeit zu sich nehmen. Brot und Kartoffeln sollten Sie nur zu leichten Mahlzeiten essen, nicht für sich allein, etwa als Frühstück. Am besten, Sie essen dazu jedesmal ein Gericht, das seine Energie langsam an den Organismus abgibt, etwa Bohnen- oder Linsensuppe.
Achtung: Bei dieser Diät kann es Ihnen passieren, daß es Ihnen zunächst ein paar Tage lang etwas schlechter statt besser geht (das liegt am Toxinabbau in den Geweben, siehe S. 313 ff.). Der Koffeinentzug kann Ihnen Kopfschmerzen verursachen. Wenn Sie irgendwelche Fragen haben, insulinpflichtig sind oder bestimmte Medikamente einnehmen müssen, holen Sie ärztlichen Rat ein.
Der sogenannte Glykämie-Index von Nahrungsmitteln, in der ernährungswissenschaftlichen Terminologie gebraucht, gibt an, mit welcher Geschwindigkeit das jeweilige Nahrungsmittel in Glukose umgebaut wird. Je höher der Index, so geht aus neueren Studien hervor, desto höher die Konversionsrate und desto geringer die Eignung für Menschen mit Blutzuckerproblemen. In dieser Diät werden solche Nahrungsmittel möglichst ausgeschlossen.
Offenbar ähnelt die „Energieverbrennung" im Organismus dem Brennvorgang im Ofen: Wird stets nur wenig Kohle (Essen) nachgeschoben, bleibt das Feuer klein; schüttet man größere Mengen Kohle (Essen) nach, lodern die Flammen auf, und der Verbrennungsprozeß kommt so richtig in Gang. Nahrungsmittel im naturbelassenen Zustand haben einen geringen Glykämie-Index; je stärker sie industriell oder auch in der häuslichen Küche aufbereitet (zerkleinert, püriert usw.) werden, desto rascher werden sie vom Körper in Energie umgesetzt; der Glykämie-Index steigt. Aus diesem Grund sind Rohkost und nicht weiter zerkleinerte Hülsenfrüchte so gesund für Menschen mit Blutzuckerproblemen.
Wichtig ist bei dieser Diät: Sie sollten stets viele kleine Mahlzeiten essen, statt wenige Male am Tag eine große Mahlzeit zu sich zu nehmen. Nehmen Sie bitte alle zwei Stunden zumindest einen Snack zu sich, bevor Ihr Blutzuckerspiegel absackt oder sich gar ein nagendes Hungergefühl einstellt. Geeignet für solche Zwischenmahlzeiten sind: Nüsse oder Samen, etwa Sesamsamen, Kürbiskerne oder Sonnenblumenkerne, ein Glas Milch, ein Biojoghurt, ungesüßte Haferkekse, ein kleines Müsli.
Wenn Ihnen das nach ein paar Wochen zu eintönig wird, können Sie auch eine Scheibe mageres Geflügel, ein paar Sardinen oder andere magere Tierprodukte als Proteinspender hinzunehmen. Wahrscheinlich fällt es Ihnen am leichtesten, die „verbotenen" oder nur begrenzt erlaubten Nahrungsmittel zu beachten, wenn Sie Ihren Menüplan für ein oder zwei Wochen im voraus planen. Außerdem sollten Sie unbedingt das Rauchen vermeiden.
In begrenzten Mengen dürfen Sie essen: Jeweils zweimal die Woche weißen Fisch, ein Fleischgericht, ein Gericht mit zwei Eiern oder ein Nudelgericht; täglich ein bis zwei Scheiben Roggenbrot oder eine Scheibe Vollkornbrot. Ebenfalls zweimal wöchentlich erlaubt: ein Gebäck aus Vollkornmehl. Salz: nur 1/8 Teelöffel voll am Tag. Butter oder Margarine dürfen Sie in kleinen Mengen

auf Ihr Brot streichen. Kochen Sie ausschließlich mit kaltgepreßten Pflanzenölen. Nur zweimal wöchentlich sind kleinere Mengen Rosinen oder andere Trockenfrüchte sowie auch Vollfettkäse erlaubt.

Vorschläge für Ihren Menüplan:
Erstes Frühstück: eine halbe Pampelmuse, Müsli, Roggenbrot, frisches Obst
Zweites Frühstück: ein gekochtes Ei oder Spiegelei, Tomaten auf Toast, ein kleiner Vollkornpfannkuchen
Mittag- oder Abendessen: Fleisch, weißer Fisch, Käse oder Eier, statt Bratensauce nur Tomatensauce oder püriertes Gemüse; Salate, Gemüse in jeder Form, Hülsenfrüchte und Vollkornnudeln oder -reis
Kaltes Mittag- oder Abendessen bzw. Snacks: Salate, Vollkornbrot oder -toast, dazu Brotaufstriche wie Olivenpaste, Linsenpaste, Hüttenkäse, ungesüßte Marmelade, Gemüsepaste usw.
Desserts: frisches oder gekochtes Obst, gebackene Apfelringe, Nüsse, Biojoghurt, Fruchtsalate, Vollkornpfannkuchen mit Apfelmus

Was Sie bei einer Blutzuckerdiät meiden sollten	Was Sie bei einer Blutzuckerdiät unbegrenzt essen dürfen
alle industriell raffinierten Produkte, vor allem aus Weißmehl	Vollkornprodukte, auch Vollkornreis, -nudeln, -gebäck; alle Hülsenfrüchte
alle Formen von Zucker und zuckergesüßten Marmeladen, Kuchen, Süßigkeiten, Saucen etc., dazu Honig, Glukose, Dextrose, Fruktose usw.	ungesüßte (oder mit Süßstoffen gesüßte) Diätmarmelade, Diätgebäck usw.
zuckerhaltige Getreideflocken	ungesüßte Getreideflocken, Müsli, Erdnußbutter, Cashew- oder Walnußbutter
Bananen	Obst, auch Zitrusfrüchte, frisch oder ungesüßt gekocht, Joghurt, Hüttenkäse, Nüsse, Samen
Tee, Kaffee, Alkohol, gesüßte Softdrinks, Kakao, heiße Schokolade, Ovomaltine	Kuhmilch, Malzkaffee, Kräutertees, Mate, grünen Tee, ungesüßte Fruchtsäfte, Gemüsebrühe und -säfte
Kartoffeln	alle anderen Gemüse
Hustensirup, Abführmittel, koffein- oder zuckerhaltige Medikamente, Ketchup, Senf, Fertigsaucen und Würzsaucen	Oliven- und Sonnenblumenöl

Teil 4

Anhang

Allgemeine Arzneisuchtabellen

Lesen Sie bitte die Seiten 32 bis 36, „Wie Sie dieses Buch benutzen“; dort steht, wie Sie die folgenden Allgemeinen Arzneisuchtabellen für sich nutzen können.

Allgemeine Arzneisuchtabelle – Körper

Unter den folgenden Stichworten können Sie in der Allgemeinen Arzneisuchtabelle – Körper weitere körperliche Symptome nachschlagen.

- Atmung
- Bäder und feuchte Anwendungen
- Berührung und Druck
- Bewegung und Haltung
- Essen
- Gesichtsausdruck
- Harnröhrenausfluß
- Kleidung
- linke Seite/rechte Seite
- Mund
- Muskulatur
- Ruhen
- Scheidenausfluß
- Schlaf
- Schmerzen
- Schwellungen
- Schweiß
- Sexualität
- Stuhl(gang)
- Tabakkonsum
- Urin

Allgemeine Arzneisuchtabelle – Körper

Atmung
allgemeine Schwierigkeiten beim Atmen

Apis
Arsenicum album
Bryonia
Cactus
Carbo vegetabilis
Causticum
Chelidonium
China
Cina
Croton
Cuprum metallicum
Ferrum metallicum
Hepar sulfuris
Ipecacuanha
Kalium arsenicosum
Kalium carbonicum
Kalium jodatum
Lachesis
Lycopodium
Mercurius sublimatus corrosivus
Naja
Natrium sulfuricum
Nux moschata
Opium
Phosphorus
Pulsatilla
Selenium
Silicea
Spongia
Squilla
Stannum
Sulfur
Tarantula
Veratrum album

nach Atem ringen

Apis
Lycopodium

unregelmäßiges Atmen

Ailanthus
Angostura
Belladonna
Cuprum metallicum
Digitalis
Opium

raschgehender Atem

Aconitum
Antimonium crudum
Arsenicum album
Belladonna
Bryonia
Carbo vegetabilis
Chelidonium
Cuprum metallicum
Gelsemium
Ipecacuanha
Lycopodium
Phosphorus
Sepia
Sulfur

häufiges Seufzen

Bryonia
Caladium

Allgemeine Arzneisuchtabelle – Körper, Fortsetzung

Symptome	Arzneimittel
	Calcium phosphoricum Carbo vegetabilis Digitalis Ignatia Ipecacuanha Opium Secale Stramonium
keuchendes Atmen	Arsenicum album Carbo vegetabilis Ipecacuanha Kalium carbonicum
Bäder und feuchte Anwendungen Symptome durch Waschen verschlimmert	Ammonium carbonicum Calcium carbonicum Calcium sulfuricum Clematis Rhus toxicodendron Sepia Sulfur
Symptome durch Waschen gelindert	Asarum Ledum Pulsatilla
kalte Bäder verschlimmern Symptome	Ammonium carbonicum Antimonium tartaricum Calcium carbonicum Clematis Ignatia
heiße Bäder verschlimmern Symptome	Apis Gelsemium Jodum Kalium jodatum Lachesis Natrium muriaticum
heiße Bäder lindern Symptome	Arsenicum album
feuchte Anwendungen (z. B. Wickel) verschlimmern Symptome	Ammonium carbonicum Antimonium crudum Calcium carbonicum Chamomilla Clematis Rhus toxicodendron Sulfur
feuchte Anwendungen lindern Symptome	Alumina Calcium carbonicum Causticum Natrium sulfuricum Pulsatilla Rhus toxicodendron Sepia
nasse Füße verschlimmern Symptome	Nux vomica Pulsatilla Silicea
Berührung und Druck Berührung verschlimmert Symptome	Acidum nitricum Agaricus Apis Argentum metallicum Asa foetida Belladonna Bryonia Chamomilla China Chininum sulfuricum Cocculus Colchicum Cuprum metallicum Guaiacum Hamamelis Hepar sulfuris Hyoscyamus Kalium arsenicosum Kalium carbonicum Lachesis Lycopodium Magnesium phosphoricum Manganum Nux vomica Ranunculus Rhododendron Rhus toxicodendron Sabina Sepia Silicea Spigelia Staphisagria Sulfur
Berührung lindert Symptome	Asa foetida Calcium carbonicum Cyclamen Thuja
fester Druck verschlimmert Symptome	Agaricus Apis Barium carbonicum Cina Hepar sulfuris Jodum Lachesis Lilium Lycopodium

Allgemeine Arzneisuchtabelle – Körper, Fortsetzung

Mercurius sublimatus corrosivus
Silicea

fester Druck lindert Symptome

Bryonia
China
Colocynthis
Conium
Drosera
Ignatia
Lilium
Magnesium muriaticum
Magnesium phosphoricum
Menyanthes
Natrium carbonicum
Plumbum
Pulsatilla
Silicea
Stannum

Reiben verschlimmert Symptome

Anacardium occidentale
Conium
Pulsatilla
Sepia
Sulfur

Reiben lindert Symptome

Acidum carbolicum
Calcium carbonicum
Cantharis
Natrium carbonicum
Phosphorus
Plumbum
Sepia
Terebinthina
Veratrum album

Bewegung und Haltung

Bewegung lindert Symptome

Aurum metallicum
Aurum muriaticum
Capsicum
Cyclamen
Euphrasia
Ferrum metallicum
Kalium sulfuricum
Pyrogenium
Pulsatilla
Sabadilla
Sambucus
Sulfur
Taraxacum
Tarantula
Valeriana

Bewegen verschlimmert Symptome

Belladonna
Bismut
Bryonia
Chelidonium
China
Cocculus
Colchicum
Colocynthis
Guaiacum
Ledum
Mercurius solubilis Hahnemanni
Nux vomica
Ranunculus
Sabina
Silicea

ständiges Bewegen lindert Symptome

Acidum hydrofluoricum
Capsicum
Conium
Euphrasia
Ferrum metallicum
Pulsatilla
Rhododendron
Rhus toxicodendron
Sambucus
Syphilinum

zu Anfang der Bewegung Symptomverschlimmerung

Capsicum
Conium
Euphrasia
Ferrum metallicum
Lycopodium
Pulsatilla
Rhus toxicodendron

rasches oder kräftiges Bewegen lindert Symptome

Arsenicum album
Bryonia
Ferrum metallicum
Sepia

rasches oder kräftiges Bewegen verschlimmert Symptome

Arsenicum album
Bryonia

plötzliches Bewegen verschlimmert Symptome

Cocculus
Ferrum metallicum
Kalium carbonicum

Zurücklehnen, -beugen lindert Symptome

Antimonium crudum
Drosera

Zurücklehnen, -beugen verschlimmert Symptome

Chamomilla
Colchicum
Platinum
Pulsatilla
Rheum

Allgemeine Arzneisuchtabelle – Körper, Fortsetzung

Rhus toxicodendron
Sepia
Staphisagria

Vorbeugen lindert Symptome

Manganum

Vorbeugen verschlimmert Symptome

Belladonna
Coffea

weites Vornüberbeugen lindert Symptome

Calcium carbonicum
Colocynthis
Kalium carbonicum
Magnesium phosphoricum
Rheum
Rhus toxicodendron
Sulfur

Lage-, Haltungsveränderung lindert Symptome

Acidum phosphoricum
Ignatia
Natrium sulfuricum
Rhus toxicodendron
Sepia
Valeriana

Lage-, Haltungsveränderung verschlimmert Symptome

Capsicum
Euphrasia
Ferrum metallicum
Ignatia
Lycopodium
Pulsatilla
Rhus toxicodendron
Syphilinum

Abwärtsbewegungen verschlimmern Symptome

Borax
Gelsemium

Gymnastik, Sport verschlimmern Symptome

Acidum picrinicum
Alumina
Arnica
Arsenicum album
Arsenicum jodatum
Bryonia
Calcium carbonicum
Calcium sulfuricum
Cocculus
Conium
Digitalis
Ferrum jodatum
Gelsemium
Jodum
Laurocerasus
Lilium
Natrium arsenicosum
Natrium carbonicum
Natrium muriaticum
Rhus toxicodendron
Selenium
Sepia
Spigelia
Spongia
Stannum
Staphisagria
Sulphur
Teucrium
Tuberculinum

Rütteln oder Vibrationen verschlimmern Symptome

Acidum nitricum
Arnica
Belladonna
Bryonia
Cicuta
Conium
Lachesis

Rhus toxicodendron
Silicea
Theridion

Knien verschlimmert Symptome

Cocculus

Gegenstände heben verschlimmert Symptome

Arnica
Bryonia
Calcium carbonicum
Carbo animalis
Conium
Graphites
Rhus toxicodendron
Ruta
Silicea

Beine und Arme anwinkeln verschlimmert Symptome

Rhus toxicodendron
Sabina

Beine und Arme anwinkeln lindert Symptome

Calcium carbonicum
Sepia
Sulfur
Thuja

Symptome gelindert bei herabhängenden Gliedmaßen

Conium

Symptome verschlimmert bei herabhängenden Gliedmaßen

Belladonna
Calcium carbonicum

Allgemeine Arzneisuchtabelle – Körper, Fortsetzung

Hinlegen verschlimmert Symptome

Apis
Arsenicum album
Aurum metallicum
Capsicum
Chamomilla
Conium
Drosera
Euphrasia
Ferrum metallicum
Hyoscyamus
Kalium carbonicum
Lycopodium
Menyanthes
Natrium sulfuricum
Phosphorus
Platinum
Pulsatilla
Rhus toxicodendron
Rumex
Sambucus
Sanguinaria
Taraxacum

Hinlegen lindert Symptome

Acidum picrinicum
Ammonium muriaticum
Asarum
Belladonna
Bryonia
Calcium carbonicum
Ferrum metallicum
Manganum
Natrium muriaticum
Nux vomica
Squilla

Rückenlage lindert Symptome

Ammonium muriaticum
Bryonia
Calcium carbonicum
Mercurius sublimatus corrosivus

Pulsatilla
Rhus toxicodendron

Rückenlage verschlimmert Symptome

Ignatia
Nux vomica
Phosphorus

Liegen auf der linken Seite verschlimmert Symptome

Phosphorus
Pulsatilla

Liegen auf der rechten Seite verschlimmert Symptome

Mercurius solubilis Hahnemanni

Liegen auf der rechten Seite lindert Symptome

Phosphorus
Pulsatilla

Liegen auf der schmerzenden Seite verschlimmert Symptome

Bryonia

Liegen auf der schmerzenden Seite lindert Symptome

Barium carbonicum
Caladium
Cyclamen
Hepar sulfuris
Jodum
Lachesis
Magnesium muriaticum
Nux moschata
Ruta
Silicea

Liegen auf der nicht betroffenen Seite verschlimmert Symptome

Acidum hydrofluoricum
Bryonia
Colocynthis
Pulsatilla
Secale

Kopf hochlegen verschlimmert Symptome

Arsenicum album
Kalium nitricum

stark zusammengekrümmte Lage lindert Symptome

Colocynthis

Bauchlage lindert Symptome

Belladonna

Aufstehen verschlimmert Symptome

Aconitum
Belladonna
Bryonia
Carbo vegetabilis
Cocculus
Digitalis
Lycopodium
Nux vomica
Opium
Rhus toxicodendron
Silicea
Spigelia
Sulfur

Aufstehen lindert Symptome

Ammonium carbonicum
Arsenicum album
Calcium carbonicum
Capsicum
Cyclamen

Allgemeine Arzneisuchtabelle – Körper, Fortsetzung

Dulcamara
Platinum
Sambucus
Sepia
Verbena
Viola

aus dem Bett aufstehen lindert Symptome

Acidum phosphoricum
Pulsatilla

Sitzen verschlimmert Symptome

Agaricus
Ammonium muriaticum
Arsenicum album
Capsicum
Conium
Cyclamen
Dulcamara
Euphrasia
Lycopodium
Phosphorus
Platinum
Pulsatilla
Rhus toxicodendron
Sepia
Sulfur
Valeriana
Verbena
Viola
Zincum metallicum
Zincum phosphoricum

Sitzen lindert Symptome

Bryonia
Colchicum
Digitalis
Nux vomica

dringendes Bedürfnis, sich hinzusetzen

China
Conium

Graphites
Nux vomica
Phosphorus
Squilla

Stehen verschlimmert Symptome

Cocculus
Conium
Cyclamen
Lilium
Pulsatilla
Sepia
Sulfur
Valeriana

Stehen lindert Symptome

Arsenicum album
Belladonna

Schultern hängenlassen verschlimmert Symptome

Bryonia

Strecken, Dehnen verschlimmert Symptome

Arsenicum album
Causticum
Chamomilla
Nux vomica
Pulsatilla
Rhus toxicodendron

Symptome verschlimmern sich auf Reisen

Cocculus
Helonius
Petroleum
Sepia
Tabacum

Symptome werden durch Reisen gelindert

Acidum nitricum

Gehen verschlimmert Symptome

Acidum hydrofluoricum
Acidum nitricum
Aesculus
Belladonna
Bryonia
Calcium carbonicum
Calcium sulfuricum
Causticum
China
Cocculus
Colchicum
Conium
Ledum
Magnesium phosphoricum
Nux vomica
Phosphorus
Rhus toxicodendron
Spigelia
Stannum
Sulfur

Gehen lindert Symptome

Aurum metallicum
Conium
Cyclamen
Dulcamara
Euphrasia
Ferrum metallicum
Kalium jodatum
Pulsatilla
Rhus toxicodendron
Sabadilla
Sambucus
Sulfur
Taraxacum
Valeriana

Allgemeine Arzneisuchtabelle – Körper, Fortsetzung

Essen
Symptome verschlimmern sich beim Essen

- Acidum nitricum
- Ammonium carbonicum
- Carbo animalis
- Carbo vegetabilis
- Conium
- Kalium carbonicum
- Sulfur

Sattessen lindert Symptome

- Arsenicum album
- Jodum
- Medorrhinum
- Phosphorus

Sattessen verschlimmert Symptome

- Calcium carbonicum
- Lycopodium
- Pulsatilla
- Sulfur

Gesichtsausdruck
ängstlich

- Aconitum
- Aethusa
- Ailanthus
- Arsenicum album
- Borax
- Camphora
- Chininum sulfuricum
- Lac caninum
- Veratrum album

angstvoll, entsetzt

- Aconitum
- Baptisia
- Cantharis
- Stramonium

besorgt

- Ailanthus
- Arsenicum album
- Cactus
- Croton
- Jodum
- Nux moschata
- Stramonium

gealtert

- Argentum nitricum
- Calcium carbonicum
- Conium
- Guaiacum
- Natrium muriaticum
- Opium

kränklich

- Arsenicum album
- Cina
- Lachesis
- Lycopodium

leidend

- Arsenicum album
- Cactus
- Kalium carbonicum
- Lyssin
- Manganum
- Silicea
- Sulfur

schläfrig

- Nux moschata
- Opium

verhärmt, verstört

- Arsenicum album
- Camphora
- Capsicum
- Carbo vegetabilis
- Hydrastis
- Hyoscyamus
- Kalium carbonicum
- Lachesis
- Natrium muriaticum
- Phosphorus
- Silicea
- Veratrum viride

verwirrt

- Aesculus
- Arsenicum album
- Bufo
- Lycopodium

verwundert, dümmlich

- Argentum nitricum
- Arnica
- Arsenicum album
- Ferrum metallicum
- Gelsemium
- Helleborus
- Hyoscyamus
- Nux moschata
- Stramonium

Harnröhrenausfluß
Brennen, beißender Schmerz

- Argentum nitricum
- Mercurius solubilis Hahnemanni
- Mercurius sublimatus corrosivus

geleeähnlicher Ausfluß

- Kalium bichromicum

weißer oder milchiger Ausfluß

- Natrium muriaticum
- Sepia

Allgemeine Arzneisuchtabelle – Körper, Fortsetzung

gelblicher Ausfluß

- Acidum nitricum
- Mercurius solubilis Hahnemanni
- Natrium sulfuricum
- Pulsatilla
- Selenium
- Sepia
- Thuja

Kleidung
erträgt Kleidung nicht

- Argentum nitricum
- Calcium carbonicum
- Lachesis
- Lycopodium
- Nux vomica
- Onosmodium
- Spongia

Bedürfnis, Kleidung zu lockern

- Acidum nitricum
- Calcium carbonicum
- Lachesis
- Lycopodium
- Nux vomica

Entkleiden verschlimmert Symptome

- Arsenicum album
- Hepar sulfuris
- Kalium arsenicosum
- Kalium carbonicum
- Lycopodium
- Magnesium phosphoricum
- Nux vomica
- Nux moschata
- Rhododendron
- Rhus toxicodendron
- Sambucus
- Silicea
- Squilla
- Zincum metallicum

linke Seite/rechte Seite
Symptome links schlimmer

- Argentum nitricum
- Asarum
- Capsicum
- Cina
- Clematis
- Crocus
- Euphrasia
- Graphites
- Kreosotum
- Lachesis
- Mezereum
- Oleander
- Phosphorus
- Selenium
- Sepia
- Squilla
- Stannum
- Sulfur

Symptome rechts schlimmer

- Acidum sulfuricum
- Apis
- Argentum metallicum
- Arsenicum album
- Aurum metallicum
- Baptisia
- Belladonna
- Borax
- Colocynthis
- Conium
- Crotalus
- Lycopodium
- Lyssin
- Nux vomica
- Pulsatilla
- Ratanhia
- Sarsaparilla
- Secale

Mund
schlechter Atem, Mundgeruch

- Acidum nitricum
- Arnica
- Arsenicum album
- Arsenicum jodatum
- Carbo vegetabilis
- Chamomilla
- Chelidonium
- Kalium phosphoricum
- Kreosotum
- Lachesis
- Mercurius sublimatus corrosivus
- Natrium muriaticum
- Nux vomica
- Plumbum
- Psorinum
- Sulfur
- Tuberculinum

trockene Lippen

- Antimonium crudum
- Bryonia
- Hyoscyamus
- Nux moschata
- Pulsatilla
- Rhus toxicodendron
- Sulfur
- Veratrum viride

blasse Lippen

- Arsenicum album
- Ferrum metallicum
- Kalium arsenicosum
- Medorrhinum

sehr rote Lippen

- Sulfur

aufgesprungene Lippen

- Arsenicum album
- Alum
- Bryonia
- Calcium carbonicum
- Carbo vegetabilis
- Carboneum sulfuratum
- China
- Graphites

Allgemeine Arzneisuchtabelle – Körper, Fortsetzung

Lachesis
Natrium muriaticum
Sulfur

Mundtrockenheit

Acidum muriaticum
Acidum phosphoricum
Aconitum
Arsenicum album
Barium carbonicum
Barium muriaticum
Belladonna
Borax
Bryonia
Capsicum
Carbo vegetabilis
Chamomilla
China
Hyoscyamus
Ignatia
Kalium bichromicum
Lachesis
Laurocerasus
Lycopodium
Mercurius solubilis Hahnemanni
Naja
Natrium arsenicosum
Natrium muriaticum
Natrium sulfuricum
Nux vomica
Nux moschata
Phosphorus
Rhus toxicodendron
Sepia
Silicea
Sulfur
Veratrum album
Veratrum viride

vermehrte Speichelproduktion

Acidum hydrofluoricum
Acidum nitricum
Ammonium carbonicum
Arum
Barium carbonicum
Borax
Jodum
Ipecacuanha
Kalium carbonicum
Lyssin
Mercurius solubilis Hahnemanni
Mercurius sublimatus corrosivus
Natrium muriaticum
Nux vomica
Veratrum album

verstärkte nächtliche Speichelproduktion

Argentum nitricum
Mercurius solubilis Hahnemanni
Natrium muriaticum
Rhus toxicodendron

schwärzlich verfärbte Zunge

Carbo vegetabilis
China
Mercurius solubilis Hahnemanni
Phosphorus

Zunge fühlt sich trocken an

Acidum muriaticum
Aconitum
Agaricus
Ailanthus
Apis
Arsenicum album
Belladonna
Bryonia
Calcium carbonicum
Camphora
Causticum
Chamomilla
China
Cocculus
Cuprum metallicum
Helleborus
Hyoscyamus
Lachesis
Mercurius solubilis Hahnemanni
Nux moschata
Psorinum
Pulsatilla
Rhus toxicodendron
Sulfur
Terebinthina
Veratrum viride

ganze Zunge stark gerötet

Acidum nitricum
Apis
Arsenicum album
Belladonna
Mercurius solubilis Hahnemanni
Phosphorus
Rhus toxicodendron

Zungenspitze gerötet

Argentum nitricum
Arsenicum album
Phytolacca
Rhus toxicodendron
Sulfur

Zunge an den Rändern gerötet

Arsenicum album
Chelidonium
Mercurius solubilis Hahnemanni
Sulfur

Zunge wirkt geschwollen

Acidum nitricum
Aconitum
Apis
Belladonna
Crotalus
Mercurius solubilis Hahnemanni

Allgemeine Arzneisuchtabelle – Körper, Fortsetzung

Zunge weiß, belegt

Antimonium crudum
Arsenicum album
Belladonna
Bryonia
Calcium carbonicum
Hyoscyamus
Kalium bichromicum
Mercurius solubilis Hahnemanni
Pulsatilla
Spigelia
Sulfur
Taraxacum

Zunge wirkt gelblich

Antimonium crudum
Chelidonium
Mercurius solubilis Hahnemanni
Nux moschata
Rhus toxicodendron
Spigelia

Muskulatur
ermüdete oder schmerzende Muskeln

Aconitum
Antimonium crudum
Arnica
Causticum
Cimicifuga
Cholchicum
Dulcamara
Gelsemium
Ranunculus
Rhus toxicodendron
Ruta
Veratrum album
Veratrum viride

Ruhen
Ruhen verschlimmert Symptome

Aurum metallicum
Capsicum
Conium
Cyclamen
Dulcamara
Euphrasia
Ferrum metallicum
Lycopodium
Magnesium muriaticum
Pulsatilla
Rhus toxicodendron
Sabadilla
Sambucus
Sepia
Taraxacum
Valeriana

Ruhen lindert Symptome

Belladonna
Bryonia
Colchicum
Gelsemium
Ledum
Nux vomica
Sepia

Scheidenausfluß
Brennen

Borax
Calcium carbonicum
Calcium sulfuricum
Kreosotum
Pulsatilla
Sepia
Sulfur

cremiger Ausfluß

Pulsatilla

wundmachender Ausfluß, der Hautbläschen verursacht

Acidum hydrofluoricum
Acidum nitricum
Alumina
Arsenicum album
Borax
Carboneum sulfuratum
Caulophyllum
Chamomilla
Ferrum metallicum
Ferrum arsenicosum
Graphites
Kreosotum
Lycopodium
Mercurius solubilis Hahnemanni
Phosphorus
Pulsatilla
Sepia
Silicea

grünlicher Ausfluß

Acidum nitricum
Carbo vegetabilis
Mercurius solubilis Hahnemanni
Natrium muriaticum
Natrium sulfuricum
Sepia

starker, schwallförmiger Ausfluß

Calcium carbonicum
Kreosotum
Sepia

Ausfluß in den Wechseljahren schlimmer als sonst

Graphites
Sepia

übelriechender Ausfluß

Acidum carbolicum

Allgemeine Arzneisuchtabelle – Körper, Fortsetzung

Acidum nitricum
Kalium arsenicosum
Kalium phosphoricum
Nux vomica
Psorinum
Sepia

Ausfluß schlimmer in der Schwangerschaft

Alumina
Kreosotum
Sepia

Ausfluß schlimmer in der Pubertät

Sepia

fadenziehender Ausfluß

Acidum nitricum
Hydrastis
Kalium bichromicum
Kalium muriaticum
Sabina

dickflüssiger Ausfluß

Arsenicum album
Calcium carbonicum
Hydrastis
Kalium bichromicum

eiweißähnlicher Ausfluß

Borax
Hydrastis
Natrium muriaticum
Sepia

dünnflüssiger, wäßriger Ausfluß

Acidum nitricum
Graphites
Pulsatilla

gelblicher Ausfluß

Arsenicum album
Calcium carbonicum
Chamomilla
Hydrastis
Kreosotum
Sepia
Sulfur

Ausfluß vor der Menstruation schlimmer als sonst

Bovista
Calcium carbonicum
Graphites
Kreosotum
Sepia

Schlaf

Schlafen verschlimmert Symptome

Lachesis
Selenium
Spongia
Stramonium
Sulfur

Schlafen lindert Symptome

Acidum phosphoricum
Phosphorus

Symptome schlimmer vor dem Schlafengehen

Arsenicum album
Bryonia
Calcium carbonicum
Carbo vegetabilis
Mercurius solubilis Hahnemanni
Phosphorus
Pulsatilla
Rhus toxicodendron
Sepia
Sulfur

Symptome verschlimmern sich in den ersten Schlafstadien

Arsenicum album
Belladonna
Bryonia
Crotalus
Kalium carbonicum
Lachesis
Pulsatilla
Sepia

Symptome verschlimmern sich im Schlaf

Arnica
Arsenicum album
Belladonna
Borax
Bryonia
Chamomilla
Hepar sulfuris
Hyoscyamus
Lachesis
Mercurius solubilis Hahnemanni
Opium
Pulsatilla
Silicea
Stramonium
Sulfur
Zincum metallicum

Schlafmangel verschlimmert Symptome

Cocculus
Nux vomica
Phosphorus

Wachsein verschlimmert Symptome

Ambra
Ammonium muriaticum
Arsenicum album
Calcium carbonicum
Causticum

Allgemeine Arzneisuchtabelle – Körper, Fortsetzung

	Hepar sulfuris Lachesis Nux vomica Phosphorus Pulsatilla Rhus toxicodendron Sepia Sulfur
überwältigendes Schlafbedürfnis	Antimonium crudum Nux moschata Opium
überwältigendes Schlafbedürfnis, vor allem nachmittags	Pulsatilla
Schlaflosigkeit vor Mitternacht	Acidum picrinicum Ambra Arsenicum album Calcium carbonicum Calcium phosphoricum Carbo vegetabilis Coffea Conium Kalium carbonicum Lycopodium Magnesium muriaticum Mercurius solubilis Hahnemanni Natrium arsenicosum Natrium carbonicum Phosphorus Pulsatilla Rhus toxicodendron Sepia Silicea Sulfur
Schlaflosigkeit nach Mitternacht	Acidum phosphoricum Arsenicum album Capsicum Coffea Hepar sulfuris Kalium arsenicosum Kalium carbonicum Nux vomica Silicea
Schlaflosigkeit aus Angstgefühlen/Besorgnis	Arsenicum album Cocculus
Einschlafschwierigkeiten in dunklem Raum	Pulsatilla Stramonium
Schlaflosigkeit bei Durchfall	Bufo Phosphorus
Schlaflosigkeit nach spätem Abendessen	China
Schlaflosigkeit nach großen Aufregungen	Coffea Hyoscyamus Nux vomica
Schlaflosigkeit nach dem Lernen/nach geistiger Anstrengung	Arsenicum album Hyoscyamus
Schlaflosigkeit wegen Angstzustand/nach großer Angst	Aconitum
Müdigkeit beim Zubettgehen, dann Schlaflosigkeit	Ambra
Schlaflosigkeit aus Trauer	Natrium muriaticum
Schlaflosigkeit wegen Kopfweh	Aurum metallicum China Sulfur
Schlaflosigkeit wegen Heimweh	Capsicum
Schlaflosigkeit wegen Gereiztheit	Hyoscyamus
Schlaflosigkeit wegen Juckreiz	Psorinum
Schlaflosigkeit mit Hin- und Herwerfen	Belladonna
Schlaflosigkeit aus übergroßer Freude	Coffea

Allgemeine Arzneisuchtabelle – Körper, Fortsetzung

Schlaflosigkeit wegen Schmerzen	Chamomilla
Schlaflosigkeit wegen Schweißausbrüchen	Conium
Schlaflosigkeit wegen hin- und herjagender Gedanken	Arsenicum album Calcium carbonicum Coffea Hepar sulfuris Nux vomica Opium Pulsatilla
Schlaflosigkeit und zuckende Gliedmaßen	Arsenicum album Pulsatilla
Schlaflosigkeit wegen Übermüdung	Arsenicum album
Schlaflosigkeit nach Alkoholkonsum	Nux vomica
Unfähigkeit, nach dem Aufwachen wieder einzuschlafen	Arsenicum album Lachesis Magnesium carbonicum Natrium muriaticum Silicea
Reden im Schlaf	Belladonna Kalium carbonicum Lachesis
ungewöhnliche Schläfrigkeit am Morgen (nichterfrischender Schlaf)	Calcium carbonicum Calcium phosphoricum Carboneum sulfuratum Graphites Nux vomica Sepia Sulfur Tuberculinum
Schläfrigkeit am Nachmittag	China Nux vomica Rhus toxicodendron Sulfur
Schläfrigkeit nach dem Essen	Agaricus Calcium carbonicum Nux vomica
Schläfrigkeit nach dem Abendessen	Agaricus Lycopodium Nux vomica Tuberculinum
abnormes Schlafbedürfnis beim Essen	Kalium carbonicum
abnormes Schlafbedürfnis, wenn es heiß ist	Antimonium crudum
abnormes Schlafbedürfnis während der Menstruation	Nux moschata
Schläfrigkeit nach geistiger Anstrengung	Arsenicum album
Schmerzen allmählich einsetzender und wieder abklingender Schmerz	Platinum Sanguinaria Stannum Syphilinum
plötzlich auftretender Schmerz	Acidum nitricum Belladonna
plötzlich einsetzende und wieder abklingende Schmerzen	Acidum nitricum Belladonna Kalium bichromicum
Schmerzen in den Knochen	Acidum nitricum Acidum phosphoricum Asa foetida Eupatorium Ipecacuanha Mercurius solubilis Hahnemanni Pulsatilla Ruta
Schmerzen in Sehnen und Bändern	Acidum hydrofluoricum

Allgemeine Arzneisuchtabelle – Körper, Fortsetzung

Guaiacum
Rhus toxicodendron
Ruta

Schmerzen in Drüsen

Arnica
Belladonna
Lycopodium
Mercurius solubilis Hahnemanni
Phosphorus
Thuja

Schmerzen in Gelenken

Argentum metallicum
Arnica
Bryonia
Calcium phosphoricum
Ledum
Nux vomica
Plumbum
Pulsatilla
Rhus toxicodendron

Schmerz in den knochennahen Geweben

Acidum phosphoricum
Ammonium carbonicum
Arnica
Asa foetida
Aurum muriaticum
Kalium jodatum
Ruta

punktförmige Schmerzen

Arnica
Ignatia
Kalium bichromicum
Lachesis
Sabadilla
Sulfur

Schmerzen vor einem Gewitter

Rhododendron

Schmerz, der so schnell vergeht, wie er gekommen ist

Acidum nitricum
Belladonna
Kalium bichromicum

beißender Schmerz

Carbo vegetabilis
Nux vomica
Petroselinum
Sulfur
Zincum metallicum

bohrender, in die Tiefe gehender Schmerz

Argentum nitricum
Aurum metallicum
Belladonna
Bismut
Pulsatilla
Spigelia

brennender Schmerz, äußerlich

Acidum phosphoricum
Apis
Arsenicum album
Arum
Bryonia
Carbo vegetabilis
Carboneum sulfuratum
Causticum
Euphrasia
Iris versicolor
Mercurius solubilis Hahnemanni
Natrium muriaticum
Nux vomica
Phosphorus
Ratanhia

Secale
Sepia
Silicea
Stannum
Sulfur

brennender Schmerz, innerlich

Acidum nitricum
Aconitum
Arsenicum album
Arum
Belladonna
Berberis
Bryonia
Cantharis
Carboneum sulfuratum
Graphites
Kalium bichromicum
Mercurius solubilis Hahnemanni
Mercurius sublimatus corrosivus
Mezereum
Nux vomica
Phosphorus
Prunus
Pulsatilla
Rhus toxicodendron
Sabadilla
Sanguinaria
Secale
Sepia
Spigelia
Spongia
Sulfur
Zincum metallicum

Schmerz, als ob sich etwas zusammenzieht, äußerlich

Platinum
Pulsatilla

Schmerz, als ob sich etwas zusammenzieht, innerlich

Acidum phosphoricum

Allgemeine Arzneisuchtabelle – Körper, Fortsetzung

Ambra
Ignatia
Platinum

schneidender Schmerz, äußerlich

Belladonna
Calcium carbonicum
Conium
Drosera
Natrium carbonicum
Petroleum

schneidender Schmerz, innerlich

Belladonna
Calcium carbonicum
Cantharis
Colocynthis
Conium
Dioscorea
Hyoscyamus
Kalium carbonicum
Lycopodium
Mercurius solubilis Hahnemanni
Natrium muriaticum
Nux vomica
Pulsatilla
Silicea
Sulfur
Veratrum album
Zincum metallicum

dumpfer oder pochender Schmerz

Dulcamara
Rhododendron
Spigelia

ziehender Schmerz

Acidum nitricum
Carbo vegetabilis

Chelidonium
Graphites
Valeriana

an- und abschwellender, wechselhafter Schmerz

Kalium bichromicum
Kalium sulfuricum
Lac caninum
Ledum
Pulsatilla

nagender Schmerz

Arsenicum album
Causticum
Mercurius solubilis Hahnemanni
Silicea
Staphisagria
Sulfur

plötzlicher, krampfartiger Schmerz, äußerlich

Asa foetida
Calcium carbonicum
Causticum
Menyanthes
Natrium muriaticum
Nux vomica
Pulsatilla
Rhus toxicodendron
Taraxacum
Valeriana

plötzlicher, krampfartiger Schmerz, innerlich

Acidum nitricum
Belladonna
China
Ignatia
Kalium carbonicum
Pulsatilla
Silicea
Sulfur
Thuja

betäubender Schmerz

Chamomilla
Oleander
Platinum
Sabadilla
Verbascum

lähmender Schmerz

Belladonna
Cina
Cocculus
Colchicum
Cyclamen
Nux vomica
Sabina

kneifender Schmerz

Arnica
Belladonna
Nux vomica

Dauerdruckschmerz, äußerlich

Acidum nitricum
Agaricus
Apocynum
Causticum
Chininum sulfuricum
Drosera
Eupatorium
Ferrum metallicum
Kalium bichromicum
Moschus
Nux vomica
Phosphorus
Podophyllum
Pulsatilla
Rhododendron
Rhus toxicodendron
Ruta
Sepia
Silicea
Spigelia
Stannum

Allgemeine Arzneisuchtabelle – Körper, Fortsetzung

Staphisagria
Sulfur

Dauerdruckschmerz, innerlich

Argentum nitricum
Arnica
Arsenicum album
Asa foetida
Belladonna
Bromium
Calcium carbonicum
Cantharis
Carbo vegetabilis
China
Colocynthis
Cuprum metallicum
Hamamelis
Lachesis
Lilium
Lycopodium
Menyanthes
Natrium muriaticum
Nux vomica
Opium
Petroleum
Phosphorus
Pulsatilla
Ranunculus
Rhus toxicodendron
Ruta
Sanguinaria
Secale
Senega
Sepia
Silicea
Spigelia
Spongia
Stannum
Sulfur
Valeriana
Veratrum album
Zincum metallicum

schwerer, drückender Schmerz

Aconitum
Belladonna
Bromium
Bryonia
Ipecacuanha
Lilium
Menyanthes
Nux vomica
Pareira
Phosphorus
Ranunculus
Rhus toxicodendron
Sepia
Sticta
Sulfur

nach innen ziehender, drückender Schmerz

Anacardium occidentale
Platinum
Stannum

nach außen ziehender, drückender Schmerz

Asa foetida
Bryonia
Cimicifuga
Pulsatilla
Sulfur
Valeriana

kratzender, juckender Schmerz

Bryonia
Drosera
Nux vomica
Pulsatilla
Sulfur
Veratrum album

wundes Gefühl, Schürfwunde

Argentum metallicum
Arnica
China
Cicuta
Cimicifuga
Drosera
Hamamelis
Platinum
Pyrogenium
Rhus toxicodendron
Ruta
Silicea

Schmerz, als habe man sich einen Splitter eingezogen

Acidum nitricum
Agaricus
Argentum nitricum
Hepar sulfuris

Schmerz wie nach einer Quetschung

Alumina
Asarum
Cocculus
Nux vomica
Platinum
Sulfur

stechender Schmerz (wie nach Stich), äußerlich

Acidum nitricum
Asa foetida
Belladonna
Bryonia
Calcium carbonicum
Carboneum sulfuratum
Cicuta
Conium
Kalium carbonicum
Kalium sulfuricum
Ledum
Mercurius solubilis Hahnemanni
Pulsatilla
Ranunculus
Rhus toxicodendron
Spigelia
Staphisagria
Sulfur
Taraxacum

Allgemeine Arzneisuchtabelle – Körper, Fortsetzung

Thuja
Zincum metallicum

stechender Schmerz (wie nach Stich), innerlich

Acidum nitricum
Asa foetida
Berberis
Borax
Bryonia
Cantharis
Carboneum sulfuratum
Chelidonium
China
Ignatia
Kalium carbonicum
Kalium sulfuricum
Lachesis
Ledum
Mercurius solubilis Hahnemanni
Mercurius sublimatus corrosivus
Phosphorus
Plumbum
Pulsatilla
Ranunculus
Sepia
Silicea
Spigelia
Squilla

reißender Schmerz, äußerlich

Acidum nitricum
Aconitum
Arnica
Belladonna
Berberis
Bryonia
Carboneum sulfuratum
China
Colchicum
Hypericum
Kalium carbonicum
Kalium phosphoricum
Kalium sulfuricum
Ledum
Lycopodium
Natrium muriaticum
Natrium sulfuricum
Pulsatilla
Sepia
Silicea
Sulfur
Zincum metallicum

reißender Schmerz, innerlich

Belladonna
Berberis
Bryonia
Carbo vegetabilis
Conium
Kalium sulfuricum
Ledum
Lycopodium
Mercurius solubilis Hahnemanni
Nux vomica
Pulsatilla
Sepia
Silicea
Spigelia
Sulfur

Fehlen von Schmerz bei Erkrankungen, die normalerweise schmerzhaft sind

Helleborus
Opium
Stramonium

Schwellungen
allgemeine Aufgedunsenheit

Apis
Arsenicum album
Belladonna
Bryonia
Kalium bichromicum
Mercurius solubilis Hahnemanni
Nux vomica
Pulsatilla
Rhus toxicodendron

Schwellung des betroffenen Körperteils

Aconitum
Actaea
Belladonna
Bryonia
Crotalus
Euphrasia
Gelsemium
Kalium carbonicum
Mercurius solubilis Hahnemanni
Mercurius sublimatus corrosivus
Pulsatilla
Rhododendron
Rhus toxicodendron
Sepia
Silicea
Spongia
Sulfur

Schweiß
unangenehm riechend

Acidum nitricum
Arnica
Barium muriaticum
Carbo animalis
Carboneum sulfuratum
Graphites
Hepar sulfuris
Lycopodium
Mercurius solubilis Hahnemanni
Nux vomica
Petroleum
Pulsatilla
Sepia
Silicea
Sulfur
Thuja

säuerlich riechend

Acidum nitricum
Arsenicum album
Bryonia

Allgemeine Arzneisuchtabelle – Körper, Fortsetzung

Colchicum
Hepar sulfuris
Jodum
Lycopodium
Mercurius solubilis Hahnemanni
Psorinum
Sepia
Silicea
Sulfur
Veratrum album

süßlich riechend

Arsenicum album
Caladium
Sepia
Uranium nitricum

Sexualität
Aversion gegen Sex

Asarum
Causticum
Natrium muriaticum
Sepia

kein Vergnügen beim Sexualverkehr

Causticum
Sepia

Beschwerden durch Coitus interruptus

Bellis

Schmerzen beim Sexualverkehr

Argentum nitricum
Lyssin
Natrium muriaticum
Platinum
Sepia

prickelnde, wollüstige Empfindung in der Scheide wie beim Sexualverkehr

Platinum

Stuhl(gang)
Symptome vor Stuhlgang schlimmer

Aloe
Argentum nitricum
Dioscorea
Kalium carbonicum
Magnesium carbonicum
Mercurius solubilis Hahnemanni
Rheum
Veratrum album

Symptome verschlimmern sich beim Stuhlgang

Arsenicum album
Chamomilla
Iris versicolor
Kalium bichromicum
Mercurius solubilis Hahnemanni
Pulsatilla
Sulfur

Symptome nach Stuhlgang gelindert

Bryonia
Colchicum
Nux vomica
Spigelia

Symptome nach Stuhlgang verschlimmert

Alumina
Causticum
Ignatia
Iris versicolor
Mercurius sublimatus corrosivus

Nux vomica
Phosphorus
Selenium

häufiger Stuhlgang

Arsenicum album
Capsicum
Chamomilla
Mercurius solubilis Hahnemanni
Mercurius sublimatus corrosivus
Nux vomica
Phosphorus
Podophyllum
Veratrum album

trockener Stuhl

Acidum nitricum
Bryonia
Lac vaccinum defloratum
Lycopodium
Natrium muriaticum
Nux vomica
Opium
Phosphorus
Silicea
Zincum metallicum

übelriechender Stuhl

Acidum benzoicum e resina
Argentum nitricum
Arsenicum album
Asa foetida
Baptisia
Bryonia
Carbo vegetabilis
Carboneum sulfuratum
Crotalus
Graphites
Kalium arsenicosum
Kalium phosphoricum
Lachesis
Mercurius sublimatus corrosivus
Natrium sulfuricum

Allgemeine Arzneisuchtabelle – Körper, Fortsetzung

Nux moschata
Opium
Podophyllum
Psorinum
Silicea
Squilla
Sulfur
Tuberculinum

grünlicher Stuhl

Argentum nitricum
Calcium phosphoricum
Chamomilla
Colocynthis
Croton
Gratiola
Ipecacuanha
Magnesium carbonicum
Mercurius solubilis Hahnemanni
Mercurius sublimatus corrosivus
Natrium muriaticum
Natrium sulfuricum
Phosphorus
Plumbum
Podophyllum
Pulsatilla
Secale
Sulfur
Veratrum album

harter Stuhl

Acidum nitricum
Alum
Alumina
Ammonium carbonicum
Ammonium muriaticum
Antimonium crudum
Bryonia
Calcium carbonicum
Carboneum sulfuratum
Collinsonia
Graphites
Kalium bromatum

Lac vaccinum defloratum
Lachesis
Lycopodium
Magnesium muriaticum
Mezereum
Natrium muriaticum
Nux vomica
Opium
Phosphorus
Plumbum
Selenium
Sepia
Silicea
Sulfur
Veratrum album
Verbascum
Zincum metallicum

heller, entfärbter Stuhl

Acidum phosphoricum
Arsenicum album
Borax
Calcium carbonicum
Carduus
Chelidonium
China
Digitalis
Lycopodium
Mercurius solubilis Hahnemanni
Sanicula
Silicea
Tabacum

breiiger Stuhl

Bryonia
Chelidonium
Colocynthis
Croton
Mercurius solubilis Hahnemanni
Mercurius sublimatus corrosivus
Podophyllum
Rheum
Sulfur

Stuhl in kleinen Bollen, wie von Schafen

Acidum nitricum
Alum
Alumina
Chelidonium
Magnesium muriaticum
Mercurius solubilis Hahnemanni
Natrium muriaticum
Opium
Plumbum
Sulfur

Stuhl enthält unverdaute Nahrungsreste

Acidum phosphoricum
Arsenicum album
Bryonia
Calcium carbonicum
China
China arsenicosum
Ferrum metallicum
Graphites
Magnesium muriaticum
Phosphorus
Podophyllum

wäßriger, dünnflüssiger Stuhl

Acidum benzoicum e resina
Acidum picrinicum
Agaricus
Antimonium crudum
Apis
Apocynum
Argentum nitricum
Asa foetida
Calcium carbonicum
Carboneum sulfuratum
Chamomilla
Colchicum
Conium
Dulcamara
Iris versicolor
Kalium bichromicum
Magnesium carbonicum

Allgemeine Arzneisuchtabelle – Körper, Fortsetzung

Mercurius solubilis Hahnemanni
Natrium muriaticum
Natrium sulfuricum
Nux vomica
Opium
Phosphorus
Podophyllum
Psorinum
Pulsatilla
Secale
Sulfur
Thuja
Veratrum album
Veratrum viride

Tabak(konsum)
Aversion gegen Tabak (Geschmack, Geruch, Rauch)

Calcium carbonicum
Ignatia
Nux vomica
Pulsatilla

Gier nach Tabak

Tabacum

Tabak verschlimmert Symptome

Arsenicum album
Ignatia
Nux vomica
Pulsatilla

Spigelia
Spongia
Staphisagria

Urin
wolkiger Urin

Acidum phosphoricum
Apis
Berberis
Bryonia
Cantharis
Carbo vegetabilis
Carboneum sulfuratum
Chamomilla
Chelidonium
China
Cina
Conium
Graphites
Mercurius solubilis Hahnemanni
Myristica
Phosphorus
Sabadilla
Sepia
Sulfur

farbloser Urin

Gelsemium
Natrium muriaticum
Sepia

übelriechender Urin

Acidum benzoicum e resina
Acidum nitricum
Apis
Arnica
Baptisia
Calcium carbonicum
Carbo vegetabilis
Dulcamara
Sepia
Sulfur
Viola

dunkel verfärbter Urin

Acidum benzoicum e resina
Acidum lacticum
Aconitum
Antimonium tartaricum
Apis
Belladonna
Bryonia
Calcium carbonicum
Chelidonium
Colchicum
Crotalus
Equisetum
Helleborus
Lachesis
Mercurius solubilis Hahnemanni
Plumbum
Selenium
Sepia
Terebinthia
Veratrum album

Allgemeine Arzneisuchtabelle – Umwelt

Unter folgenden Stichworten können Sie weitere Symptome nachschlagen, die durch Umwelteinflüsse ausgelöst oder beeinflußt werden.

- Feuchtigkeit
- frische Luft
- Hitze und Kälte
- Jahreszeiten
- Kälte
- Lärm und Geräusche
- Licht und Dunkel
- Meer
- Mond
- Tageszeit
- Wärme und Hitze
- Wetter
- Zugluft

Allgemeine Arzneisuchtabelle – Umwelt

Feuchtigkeit
feuchte Luft lindert Symptome

Acidum nitricum
Aconitum
Belladonna
Bryonia
Causticum
Hepar sulfuris
Ipecacuanha
Nux vomica
Platinum
Spigelia
Spongia
Zincum metallicum
Terebinthina
Thuja
Veratrum album

feuchte Luft verschlimmert Symptome

Actaea
Bryonia
Dulcamara
Gelsemium
Hypericum
Sanguinaria
Thuja
Urtica

feuchtes Haus/feuchter Keller verschlimmern Symptome

Arsenicum album
Dulcamara
Natrium sulfuricum
Nux moschata
Rhus toxicodendron

trockene Luft lindert Symptome

Ammonium carbonicum
Calcium carbonicum
Dulcamara
Lycopodium
Manganum
Mercurius solubilis Hahnemanni
Natrium sulfuricum
Nux moschata
Rhododendron
Rhus toxicodendron
Ruta

trockene Luft verschlimmert Symptome

Aconitum
Belladonna
Bryonia
Causticum
Hepar sulfuris
Nux vomica

frische Luft
an die frische Luft gehen lindert Symptome

Alumina
Argentum nitricum
Arsenicum album
Crocus
Kalium jodatum
Magnesium carbonicum
Magnesium muriaticum
Natrium sulfuricum
Pulsatilla
Rhus toxicodendron
Sabadilla
Sabina

an die frische Luft gehen verschlimmert Symptome

Acidum nitricum
China
Cocculus
Guaiacum
Hepar sulfuris
Kalium carbonicum
Mercurius solubilis Hahnemanni
Nux vomica
Nux moschata
Rumex
Silicea
Sulfur

Bedürfnis nach frischer Luft

Aurum metallicum
Aurum muriaticum
Calcium jodatum
Carbo vegetabilis
Crocus
Jodum
Kalium jodatum
Kalium sulfuricum

Allgemeine Arzneisuchtabelle – Umwelt, Fortsetzung

Lycopodium
Pulsatilla
Sulfur

Abneigung gegen frische Luft

Ammonium carbonicum
Baptisia
Calcium carbonicum
Calcium phosphoricum
Chamomilla
Cocculus
Coffea
Ignatia
Kalium carbonicum
Natrium carbonicum
Nux vomica
Petroleum
Rumex
Silicea
Sulfur

draußen warm werden verschlimmert Symptome

Bryonia
Jodum
Lycopodium
Pulsatilla

Hitze und Kälte
extreme Hitze oder Kälte verschlimmern Symptome

Acidum hydrofluoricum
Acidum nitricum
Acidum phosphoricum
Antimonium crudum
Causticum
Graphites
Ipecacuanha
Lachesis
Lycopodium
Mercurius solubilis Hahnemanni
Natrium carbonicum
Natrium muriaticum
Psorinum
Sepia
Silicea
Sulfur

Jahreszeiten
Symptome im Frühling schlimmer als sonst

Ambra
Bromium
Crotalus
Iris versicolor
Kalium bichromicum
Lachesis
Lycopodium
Pulsatilla

Symptome im Sommer verringert

Aesculus
Causticum
Silicea

Symptome im Sommer schlimmer als sonst

Antimonium crudum
Argentum nitricum
Bromium
Gelsemium
Glonoinum
Kalium bromatum
Lachesis
Natrium carbonicum
Natrium muriaticum
Nux vomica
Podophyllum

Symptome im Herbst schlimmer als sonst

Baptisia
Dulcamara
Iris versicolor
Kalium bichromicum
Mercurius solubilis Hahnemanni
Rhus toxicodendron

Symptome im Winter schlimmer als sonst

Aesculus
Causticum
Ipecacuanha
Mezereum
Nox moschata
Rhus toxicodendron
Silicea

Kälte
Kälte verschlimmert ganz allgemein die Symptome

Acidum nitricum
Arsenicum album
Barium carbonicum
Calcium arsenicosum
Calcium fluoratum
Calcium phosphoricum
Calcium silicatum
Capsicum
Causticum
China
Dulcamara
Graphites
Hepar sulfuris
Hypericum
Kalium arsenicosum
Kalium carbonicum
Kalium phosphoricum
Lycopodium
Magnesium phosphoricum
Moschus
Natrium arsenicosum
Nux vomica
Phosphorus
Psorinum
Pyrogenium
Ranunculus
Rhus toxicodendron
Rumex
Sabadilla
Sepia
Silicea
Spigelia
Strontium

Allgemeine Arzneisuchtabelle – Umwelt, Fortsetzung

kalte Luft lindert Symptome

Acidum hydrofluoricum
Acidum picrinicum
Aloe
Ambra
Amylium nitricum
Bryonia
Gelsemium
Glonoinum
Jodum
Natrium sulfuricum
Pulsatilla
Sanguinaria
Secale

kalte Luft verschlimmert Symptome

Agaricus
Allium cepa
Arsenicum album
Aurum metallicum
Badiaga
Barium carbonicum
Calcium carbonicum
Calcium phosphoricum
Camphora
Causticum
Cimicifuga
Cistus
Dulcamara
Helleborus
Hepar sulfuris
Hypericum
Kalium arsenicosum
Kalium carbonicum
Lycopodium
Magnesium phosphoricum
Moschus
Nux vomica
Nux moschata
Psorinum
Ranunculus
Rhododendron
Rhus toxicodendron
Rumex
Sabadilla
Sepia
Silicea
Strontium

allgemeine Neigung, sich zu erkälten oder zu verkühlen

Acidum nitricum
Aconitum
Alumina
Barium carbonicum
Bryonia
Calcium carbonicum
Chamomilla
Dulcamara
Hepar sulfuris
Kalium carbonicum
Kalium jodatum
Lycopodium
Mercurius solubilis Hahnemanni
Natrium arsenicosum
Natrium muriaticum
Nux vomica
Psorinum
Rumex
Sepia
Silicea
Tuberculinum

Abkühlung lindert Symptome

Jodum
Lycopodium
Pulsatilla

Abkühlung verschlimmert Symptome

Acidum phosphoricum
Acidum sulfuricum
Arsenicum album
Aurum metallicum
Barium carbonicum
Hepar sulfuris
Kalium arsenicosum
Kalium bichromicum
Kalium carbonicum
Lycopodium
Moschus
Nux vomica
Pyrogenium
Ranunculus
Rhus toxicodendron
Sabadilla
Sepia
Silicea

Symptome setzen ein nach Erkältung/Verkühlung

Acidum sulfuricum
Arsenicum album
Barium carbonicum
Belladonna
Bronia
Calcium carbonicum
Calcium phosphoricum
Chamomilla
China
Dulcamara
Hepar sulfuris
Hyoscyamus
Mercurius solubilis Hahnemanni
Nux vomica
Phosphorus
Pulsatilla
Pyrogenium
Ranunculus
Rhus toxicodendron
Sepia
Silicea
Spigelia

kalte Bäder, kalte Wasseranwendungen lindern Symptome

Acidum hydrofluoricum
Acidum picrinicum
Aloe
Amylium nitrosum
Apis
Argentum nitricum
Arnica
Aurum metallicum
Bryonia
Glonoinum

Allgemeine Arzneisuchtabelle – Umwelt, Fortsetzung

Jodum
Ledum
Natrium muriaticum
Pulsatilla
Secale

kalte Bäder/kalte Wasseranwendungen verschlimmern Symptome

Acidum muriaticum
Acidum nitricum
Actaea
Antimonium crudum
Antimonium tartaricum
Apocynum
Barium carbonicum
Belladonna
Capsicum
Causticum
Chimaphila
Kreosotum
Lachesis
Magnesium phosphoricum
Phosphorus
Rhus toxicodendron
Ruta
Sepia
Spigelia

Wechsel von kalter zu warmer Luft verschlimmert Symptome

Bryonia
Kalium sulfuricum
Psorinum
Sulfur
Tuberculinum

einen kalten Raum betreten verschlimmert Symptome

Arsenicum album
Kalium arsenicosum
Ranunculus
Sepia

Lärm und Geräusche
starke Lärmempfindlichkeit

Acidum nitricum
Aconitum
Asarum
Belladonna
Borax
China
Coffea
Conium
Kalium carbonicum
Nux vomica
Opium
Sepia
Silicea
Theridion
Zincum metallicum

Geräuschempfindlichkeit gegenüber Musik

Acidum phosphoricum
Aconitum
Ambra
Chamomilla
Graphites
Kreosotum
Lycopodium
Natrium carbonicum
Natrium muriaticum
Natrium sulfuricum
Nux vomica
Sabina
Sepia
Tarantula

Lärm verschlimmert Symptome

Acidum phosphoricum
Acidum picrinicum
Aconitum
Arnica
Belladonna
China
Cicuta
Coffea
Conium
Ipecacuanha
Ignatia
Kalium carbonicum
Natrium carbonicum
Natrium muriaticum
Nux vomica
Phosphorus
Silicea
Spigelia
Stramonium
Zincum metallicum

Licht und Dunkel
Licht verschlimmert Symptome

Calcium carbonicum
Colchicum
Glonoinum
Natrium carbonicum

Dunkelheit lindert Symptome

Calcium carbonicum
Citura
Hepar sulfuris
Natrium carbonicum
Nux vomica
Sepia

Dunkelheit verschlimmert Symptome

Causticum
Phosphorus
Pulsatilla
Rhus toxicodendron
Stramonium

Meer
Meeresluft verschlimmert Symptome

Arsenicum album
Kalium jodatum
Magnesium muriaticum
Natrium muriaticum
Natrium sulfuricum
Sepia

Allgemeine Arzneisuchtabelle – Umwelt, Fortsetzung

Meeresluft lindert Symptome

Bromium
Medorrhinum
Natrium muriaticum

Schwimmen im Meer verschlimmert Symptome

Arsenicum album
Magnesium muriaticum
Rhus toxicodendron
Sepia
Zincum metallicum

Mond
Symptome bei Vollmond schlimmer

Calcium carbonicum
Crocus
Graphites
Natrium carbonicum
Natrium muriaticum
Silicea
Spongia

Symptome bei Neumond schlimmer

Ammonium carbonicum
Calcium carbonicum
Causticum
Crocus
Cuprum metallicum
Sepia
Silicea
Staphisagria

Symptome bei abnehmendem Mond leichter

Clematis

Symptome bei abnehmendem Mond schlimmer

Alumina
Arnica
Calcium carbonicum
China
Clematis

Tageszeit
Symptome tagsüber schlimmer

Sepia
Stannum
Sulfur

Symptome morgens schlimmer

Acidum nitricum
Acidum phosphoricum
Acidum sulfuricum
Agaricus
Ammonium muriaticum
Argentum metallicum
Arsenicum jodatum
Aurum metallicum
Bryonia
Calcium carbonicum
Calcium phosphoricum
Carbo animalis
Carbo vegetabilis
Carboneum sulfuratum
Chamomilla
Chelidonium
Cina
Crocus
Kalium bichromicum
Kalium nitricum
Lachesis
Natrium arsenicosum
Natrium muriaticum
Natrium sulfuricum
Nux vomica
Onosmodium
Petroleum
Phosphorus
Podophyllum
Pulsatilla
Rhododendron
Rhus toxicodendron
Rumex
Sepia
Spigelia
Squilla
Sulfur
Valeriana

Symptome kurz vor Mittag schlimmer

Acidum sulfuricum
Natrium carbonicum
Natrium muriaticum
Podophyllum
Sabadilla
Sepia
Stannum
Sulfur

Symptome am späten Vormittag besser

Lycopodium

Symptome mittags schlimmer

Argentum metallicum

Symptome am (frühen) Nachmittag schlimmer

Belladonna
Kalium nitricum
Lycopodium
Pulsatilla
Rhus toxicodendron
Sepia
Silicea
Thuja
Zincum metallicum

Symptome zwischen 16 und 20 Uhr schlimmer

Lycopodium

Symptome abends besser

Alumina
Aurum metallicum

Allgemeine Arzneisuchtabelle – Umwelt, Fortsetzung

Medorrhinum
Sepia

Symptome abends schlimmer

Acidum nitricum
Acidum phosphoricum
Acidum sulfuricum
Alumina
Ambra
Ammonium carbonicum
Antimonium crudum
Antimonium tartaricum
Arnica
Belladonna
Bryonia
Calcium carbonicum
Capsicum
Carbo animalis
Carbo vegetabilis
Carboneum sulfuratum
Causticum
Chamomilla
Cholchicum
Cyclamen
Euphrasia
Helleborus
Hyoscyamus
Kalium nitricum
Lachesis
Lycopodium
Magnesium carbonicum
Menyanthes
Mercurius solubilis Hahnemanni
Mezereum
Natrium phosphoricum
Phosphorus
Platinum
Plumbum
Pulsatilla
Rumex
Ruta
Sepia
Silicea
Stannum
Strontium
Sulfur

Valeriana
Zincum metallicum

Symptome in der Dämmerung schlimmer

Pulsatilla

Symptome nachts schlimmer

Acidum nitricum
Aconitum
Argentum nitricum
Arnica
Arsenicum album
Arsenicum jodatum
Calcium carbonicum
Calcium jodatum
Calcium phosphoricum
Calcium sulfuricum
Carbo animalis
Carboneum sulfuratum
Chamomilla
China
Cinnabar
Coffea
Colchicum
Conium
Cyclamen
Dulcamara
Ferrum metallicum
Graphites
Hepar sulfuris
Hyoscyamus
Jodum
Ipecacuanha
Kalium arsenicosum
Kalium bichromicum
Kalium carbonicum
Kalium jodatum
Lachesis
Lilium
Magnesium carbonicum
Magnesium muriaticum
Manganum
Mercurius solubilis Hahnemanni
Phosphorus
Plumbum
Psorinum
Pulsatilla
Rhus toxicodendron
Rumex
Sepia
Silicea
Strontium
Sulfur
Zincum metallicum

Symptome verschlimmern sich vor Mitternacht

Argentum nitricum
Arsenicum album
Carbo vegetabilis
Chamomilla
Coffea
Kalium arsenicosum
Ledum
Lycopodium
Phosphorus
Pulsatilla
Rumex
Sabadilla
Stannum

Symptome nach Mitternacht leichter

Lycopodium

Symptome verschlimmern sich nach Mitternacht

Arsenicum album
Drosera
Kalium carbonicum
Kalium nitricum
Natrium arsenicosum
Nux vomica
Phosphorus
Podophyllum
Rhus toxicodendron

Allgemeine Arzneisuchtabelle – Umwelt, Fortsetzung

Silicea
Thuja

Symptome zwischen zwei Uhr und vier Uhr morgens verschlimmert

Kalium carbonicum

Wärme und Hitze

Wärme verschlimmert Symptome

Alumina
Apis
Arsenicum jodatum
Glonoinum
Jodum
Kalium sulfuricum
Lachesis
Ledum
Mercurius solubilis Hahnemanni
Pulsatilla
Secale

Symptome schlimmer in warmen Räumen

Apis
Calcium sulfuricum
Carboneum sulfuratum
Crocus
Graphites
Jodum
Kalium jodatum
Kalium sulfuricum
Lycopodium
Pulsatilla
Sabina
Secale
Senega
Sulfur

Bettwärme lindert Symptome

Arsenicum album
Bryonia
Hepar sulfuris
Kalium carbonicum
Lycopodium
Nux vomica
Nux moschata
Rhus toxicodendron
Silicea
Tuberculinum

Bettwärme verschlimmert Symptome

Apis
Chamomilla
Drosera
Ledum
Mercurius solubilis Hahnemanni
Opium
Pulsatilla
Sabina
Secale
Sulfur

Wärme- oder Warmwasseranwendungen verschlimmern Symptome

Apis
Jodum
Kalium sulfuricum
Ledum
Lycopodium
Pulsatilla
Secale
Sulfur

ausstrahlende Hitze lindert Symptome

Arsenicum album
Hepar sulfuris
Ignatia
Kalium carbonicum
Magnesium phosphoricum
Nux vomica
Rhododendron
Rhus toxicodendron
Silicea

ausstrahlende Hitze verschlimmert Symptome

Antimonium crudum
Apis
Argentum nitricum
Bryonia
Cocculus
Glonoinum
Jodum
Kalium jodatum
Ledum
Natrium muriaticum
Pulsatilla
Secale

sich überhitzen lindert Symptome

Acidum phosphoricum
Aurum metallicum
Sepia

sich überhitzen verschlimmert Symptome

Antimonium crudum
Bromium
Bryonia
Colchicum
Graphites
Kalium sulfuricum
Lycopodium
Pulsatilla
Thuja

überheizte, schlecht belüftete Räume verschlimmern Symptome

Apis
Argentum nitricum
Bromium
Bryonia
Lachesis
Lilium
Lycopodium
Magnesium carbonicum
Natrium muriaticum

Allgemeine Arzneisuchtabelle – Umwelt, Fortsetzung

Pulsatilla
Sepia
Sulfur

Wetter
Symptome verschlimmern sich bei Wetterwechsel

Dulcamara
Nux moschata
Phosphorus
Psorinum
Ranunculus
Rhododendron
Rhus toxicodendron
Silicea
Tuberculinum

kaltes, trockenes Wetter verschlimmert Symptome

Asconitum
Asarum
Causticum
Hepar sulfuris
Kalium carbonicum
Nux vomica

kaltes, feuchtes Wetter verschlimmert Symptome

Ammonium carbonicum
Arsenicum album
Badiaga
Calcium carbonicum
Calcium phosphoricum
Colchicum
Dulcamara
Medorrhinum
Natrium sulfuricum
Nux moschata
Pyrogenium
Rhododendron
Rhus toxicodendron
Silicea
Tuberculinum

Symptome verschlimmern sich sowohl bei heißem wie auch bei kaltem Wetter

Acidum hydrofluoricum

warmes, feuchtes Wetter verschlimmert Symptome

Carbo vegetabilis
Gelsemium
Jodum
Kalium bichromicum
Lachesis
Natrium sulfuricum
Silicea

feuchtes, regnerisches Wetter verschlimmert Symptome

Ammonium carbonicum
Arsenicum album
Badiaga
Calcium carbonicum
Dulcamara
Natrium sulfuricum
Nux moschata
Pulsatilla
Rhododendron
Rhus toxicodendron

bewölktes Wetter verschlimmert Symptome

Rhus toxicodendron

nebliges Wetter verschlimmert Symptome

Bryonia
Gelsemium
Hypericum
Manganum
Nux moschata
Plumbum
Rhododendron
Rhus toxicodendron
Sabina
Silicea

Schneefall/Schneewetter verschlimmert Symptome

Acidum phosphoricum
Calcium carbonicum
Conium
Lycopodium
Phosphorus
Pulsatilla
Rhus toxicodendron
Sepia
Silicea
Sulfur

Sonnenschein verschlimmert Symptome

Antimonium crudum
Glonoinum
Natrium carbonicum
Natrium muriaticum
Pulsatilla

Symptome verschlimmern sich kurz vor einem Gewitter

Agaricus
Calcium carbonicum
Gelsemium
Manganum
Medorrhinum
Natrium carbonicum
Natrium muriaticum
Petroleum
Phosphorus
Pulsatilla
Rhododendron
Rhus toxicodendron
Sepia
Sulfur
Syphilinum

Symptome verschlimmern sich im Gewitter

Gelsemium
Natrium carbonicum
Petroleum
Phosphorus

Allgemeine Arzneisuchtabelle – Umwelt, Fortsetzung		
Psorinum Rhododendron Silicea Syphilinum Wind verschlimmert Symptome Chamomilla Lycopodium Nux vomica Pulsatilla Rhododendron Phosphorus kalter Wind verschlimmert Symptome Belladonna Hepar sulfuris Nux vomica Spongia	windiges oder stürmisches Wetter verschlimmern Symptome Acidum muriaticum Aconitum Badiaga Chamomilla China Hepar sulfuris Lachesis Magnesium phosphoricum Nux vomica Nux moschata Phosphorus Psorinum Pulsatilla Rhododendron Sepia	**Zugluft** Zugluft verschlimmert Symptome Belladonna Calcium carbonicum Calcium phosphoricum Kalium carbonicum Pulsatilla Rhus toxicodendron Selenium Silicea Sulfur Luft zufächeln lindert Symptome Apis Carbo vegetabilis Sulfur

Allgemeine Arzneisuchtabelle – Geist und Seele

Allgemeine Arzneisuchtabelle – Geist und Seele		
Angstzustände Acidum nitricum Aconitum Argentum nitricum Arsenicum album Arsenicum jodatum Aurum metallicum Belladonna Bismut Bryonia Cactus Calcium carbonicum Calcium phosphoricum Calcium sulfuricum Camphora Carbo vegetabilis Carboneum sulfuratum Causticum	China Conium Digitalis Jodum Kalium carbonicum Kalium jodatum Kalium phosphoricum Kalium sulfuricum Lycopodium Mezereum Natrium arsenicosum Phosphorus Psorinum Pulsatilla Rhus toxicodendron Secale Sulfur Veratrum album	Besorgtheit Bryonia Calcium carbonicum Chininum sulfuricum Cicuta Phosphorus Furcht und Furchtsamkeit Aconitum Aurum metallicum Belladonna Borax Calcium carbonicum Calcium phosphoricum Carboneum sulfuratum Cicuta Digitalis

Allgemeine Arzneisuchtabelle – Geist und Seele, Fortsetzung

Graphites
Ignatia
Kalium arsenicosum
Lycopodium
Natrium carbonicum
Phosphorus
Platinum
Psorinum
Sepia
Stramonium

Schreckhaftigkeit

Argentum nitricum
Arsenicum album
Barium carbonicum
Borax
Graphites
Lycopodium
Natrium arsenicosum
Natrium carbonicum
Sepia
Stramonium

Aufregungen und Aufgeregtheit

Acidum nitricum
Acidum phosphoricum
Aconitum
Argentum nitricum
Aurum metallicum
Belladonna
Chamomilla
Coffea
Graphites
Hyoscyamus
Kalium bromatum
Kalium jodatum
Lac caninum
Lachesis
Moschus
Natrium muriaticum
Nux vomica
Opium
Phosphorus
Pulsatilla

Enthusiasmus verschlimmert Symptome

Phosphorus

Erkrankung und Beschwerden infolge großer Aufregung oder großer Freude

Aconitum
Coffea
Opium
Pulsatilla

Erkrankungen infolge großen Schrecks oder Schocks

Acidum phosphoricum
Aconitum
Ignatia
Lycopodium
Natrium muriaticum
Opium
Phosphorus
Silicea

Aversion gegen Nachdenken

Acidum phosphoricum
Baptisia
Carbo vegetabilis
China
Gelsemium
Lycopodium
Phosphorus

Neigung zum Grübeln

Acidum benzoicum e resina
Ambra
Chamomilla
China
Cocculus
Conium
Natrium muriaticum
Platinum
Sepia
Sulfur

Stumpfheit, Teilnahmslosigkeit; Schwierigkeiten, gedanklich zu folgen

Acidum phosphoricum
Acidum picrinicum
Argentum nitricum
Baptisia
Barium carbonicum
Barium muriaticum
Belladonna
Bryonia
Calcium carbonicum
Calcium phosphoricum
Calcium sulfuricum
Carbo vegetabilis
Gelsemium
Graphites
Guaiacum
Helleborus
Hyoscyamus
Kalium bromatum
Kalium carbonicum
Lachesis
Laurocerasus
Lycopodium
Natrium arsenicosum
Natrium carbonicum
Natrium muriaticum
Nux moschata
Opium
Phosphorus
Plumbum
Pulsatilla
Senega
Silicea
Staphisagria
Sulfur
Tuberculinum
Zincum metallicum

Nachdenken über Symptome oder Erkrankung bringt Linderung

Camphora
Helleborus

Allgemeine Arzneisuchtabelle – Geist und Seele, Fortsetzung

Nachdenken über Symptome oder Erkrankung bringt Verschlimmerung

Acidum nitricum
Acidum oxalicum
Alumina
Baptisia
Barium carbonicum
Calcium phosphoricum
Causticum
Gelsemium
Helleborus
Lachesis
Medorrhinum
Nux vomica
Ranunculus
Sabadilla
Spongia

Depression

Acidum nitricum
Aconitum
Arsenicum album
Arsenicum jodatum
Aurum metallicum
Aurum muriaticum
Calcium carbonicum
Calcium arsenicosum
Calcium sulfuricum
Causticum
Chamomilla
China
Cimicifuga
Ferrum metallicum
Ferrum jodatum
Gelsemium
Graphites
Helleborus
Ignatia
Jodum
Kalium bromatum
Kalium phosphoricum
Lac caninum
Lachesis
Lilium
Lycopodium
Mercurius solubilis Hahnemanni
Mezereum
Murex
Natrium arsenicosum
Natrium muriaticum
Natrium sulfuricum
Platinum
Psorinum
Pulsatilla
Rhus toxicodendron
Sepia
Stannum
Sulfur
Thuja
Veratrum album
Zincum metallicum

Beschwerden oder Erkrankung infolge von Liebeskummer

Acidum phosphoricum
Aurum metallicum
Hyoscyamus
Ignatia
Natrium muriaticum

Verzweiflung

Arsenicum album
Aurum metallicum
Calcium carbonicum
Coffea
Helleborus
Ignatia
Psorinum

Eifersucht

Apis
Calcium sulfuricum
Hyoscyamus
Lachesis
Lycopodium
Medorrhinum
Pulsatilla
Stramonium

Gleichgültigkeit, Interesselosigkeit gegenüber Dingen und Personen

Acidum phosphoricum
Apis
Carbo vegetabilis
China
Helleborus
Lilium
Mezereum
Natrium carbonicum
Natrium muriaticum
Natrium phosphoricum
Onosmodium
Opium
Phosphorus
Platinum
Pulsatilla
Sepia
Staphisagria

Heimweh

Acidum phosphoricum
Aurum metallicum
Capsicum
Carbo animalis
Ignatia
Pulsatilla

Halluzinationen, überaktive Einbildungskraft

Acidum phosphoricum
Argentum nitricum
Belladonna
Cocculus
Hyoscyamus
Ignatia
Lachesis
Petroleum
Sabadilla
Stramonium
Sulfur

verringerte Libido

Agnus

Allgemeine Arzneisuchtabelle – Geist und Seele, Fortsetzung

Barium carbonicum
Graphites
Lycopodium
Silicea
Staphisagria

übermäßige Libido

Phosphorus
Stramonium
Zincum metallicum

gesteigerte Libido

Acidum picrinicum
Barium muriaticum
Calcium carbonicum
Calcium phosphoricum
Cantharis
Conium
Lycopodium
Lyssin
Nux vomica
Platinum
Pulsatilla
Silicea
Staphisagria
Tuberculinum
Zincum metallicum

unerfüllte sexuelle Lust

Apis
Camphora
Conium
Lyssin
Pulsatilla

Ruhelosigkeit, Nervosität

Aconitum
Anacardium occidentale
Argentum nitricum
Arsenicum album
Arsenicum jodatum
Baptisia
Belladonna
Calcium carbonicum
Calcium phosphoricum
Camphora
Cimicifuga
Colocynthis
Cuprum metallicum
Ferrum metallicum
Helleborus
Hyoscyamus
Lycopodium
Mercurius solubilis Hahnemanni
Plumbum
Pulsatilla
Rhus toxicodendron
Sepia
Silicea
Staphisagria
Stramonium
Sulfur
Tarantula
Zincum metallicum

ständige Hast und Eile

Acidum sulfuricum
Lilium
Medorrhinum
Mercurius solubilis Hahnemanni
Natrium muriaticum
Sulfur
Tarantula

Ungeduld

Chamomilla
Ignatia
Nux vomica
Sepia
Sulfur

allgemeine Reizbarkeit

Acidum nitricum
Acidum phosphoricum
Acidum sulfuricum
Aconitum
Alumina
Antimonium crudum
Apis
Aurum metallicum
Belladonna
Bovista
Bryonia
Calcium carbonicum
Calcium sulfuricum
Carbo vegetabilis
Carboneum sulfuratum
Causticum
Chamomilla
Graphites
Hepar sulfuris
Kalium carbonicum
Kalium jodatum
Kalium sulfuricum
Lilium
Lycopodium
Magnesium carbonicum
Natrium carbonicum
Nux vomica
Petroleum
Phosphorus
Platinum
Pulsatilla
Ranunculus
Rhus toxicodendron
Sepia
Silicea
Staphisagria
Sulfur
Thuja
Veratrum viride
Zincum metallicum

sich gedrängt fühlen verschlimmert Symptome

Anacardium occidentale
Cina
Colocynthis
Ignatia
Ipecacuanha
Phosphorus
Staphisagria

Kritik verschlimmert Symptome

Staphisagria

Allgemeine Arzneisuchtabelle – Geist und Seele, Fortsetzung

Unzufriedenheit, ständiges Nörgeln

Anacardium occidentale
Calcium phosphoricum
Mercurius solubilis Hahnemanni
Natrium muriaticum
Sulfur

Symptome schlimmer in Anwesenheit Fremder

Ambra
Barium carbonicum
Bryonia
Sepia
Stramonium

Schüchternheit

Barium carbonicum
Calcium carbonicum
Calcium sulfuricum
Gelsemium
Kalium carbonicum
Lycopodium
Natrium carbonicum
Petroleum
Phosphorus
Plumbum
Pulsatilla
Sepia
Sulfur

kann nicht ertragen, angeschaut zu werden

Antimonium crudum
Antimonium tartaricum
Arsenicum album
Chamomilla
China
Cina
Jodum
Natrium muriaticum

kann nicht ertragen, angesprochen zu werden

Arsenicum album
Arsenicum jodatum
Carboneum sulfuratum
Chamomilla
Gelsemium
Graphites
Hyoscyamus
Jodum
Natrium sulfuricum
Sulfur
Tarantula

kann Widerspruch nicht ertragen

Aurum metallicum
Bryonia
Cocculus
Ferrum metallicum
Ignatia
Lycopodium
Nux vomica
Sepia
Silicea

meidet Gesellschaft

Anacardium occidentale
Barium carbonicum
Carbo animalis
Chamomilla
Cicuta
Gelsemium
Ignatia
Natrium muriaticum
Nux vomica

Bedürfnis nach Gesellschaft

Argentum nitricum
Arsenicum album
Bismut
Hyoscyamus
Kalium carbonicum
Lac caninum
Lycopodium
Phosphorus
Pulsatilla

Verlegenheit oder Scham verschlimmern Symptome

Acidum phosphoricum
Colocynthis
Ignatia
Lycopodium
Natrium muriaticum
Palladium
Staphisagria

Bestrafung verschlimmert Symptome

Argentum nitricum
Capsicum
Chamomilla
China
Ignatia

Schuldgefühle

Alumina
Ammonium carbonicum
Anacardium occidentale
Arsenicum album
Aurum metallicum
Carbo vegetabilis
Causticum
Chelidonium
Cocculus
Conium
Digitalis
Ferrum metallicum
Graphites
Hyoscyamus
Ignatia
Medorrhinum
Mercurius solubilis Hahnemanni

Allgemeine Arzneisuchtabelle – Geist und Seele, Fortsetzung

	Natrium muriaticum Nux vomica Psorinum Rhus toxicodendron Silicea Sulfur Thuja Veratrum album Zincum metallicum
sehr rasches Sprechen	Hepar sulfuris Hyoscyamus Lachesis Mercurius solubilis Hahnemanni
unartikuliertes Sprechen	Bryonia Hyoscyamus Lachesis Phosphorus Rhus toxicodendron Stramonium
obszöne Ausdrucksweise	Belladonna Hyoscyamus Lilium Nux vomica Stramonium
extreme Gesprächigkeit	Anacardium occidentale Bryonia Hyoscyamus Lachesis Stramonium
sehr langsames, schleppendes Sprechen	Acidum phosphoricum Argentum nitricum Helleborus Kalium bromatum Lachesis Opium Phosphorus Plumbum Secale Sepia Thuja
wirre, ungereimte Ausdrucksweise	Belladonna Hyoscyamus Lachesis Lycopodium Nux vomica Stramonium
Unwille, keine Neigung zum Sprechen	Acidum phosphoricum Aurum metallicum Carbo animalis Cocculus Glonoinum Natrium sulfuricum Phosphorus Platinum Pulsatilla Sulfur Veratrum album Zincum metallicum
Erkrankung oder Beschwerden infolge von Trauer	Acidum phosphoricum Aurum metallicum Causticum
	Cocculus Ignatia Lachesis Natrium muriaticum Staphisagria
Trauer	Aurum metallicum Causticum Ignatia Natrium muriaticum Pulsatilla
emotionale Erschöpfung, Apathie und Gleichgültigkeit infolge von Trauer	Acidum phosphoricum
starke Empfindsamkeit, Weinen, wenn es anderen schlecht geht	Acidum nitricum Causticum Ignatia Natrium carbonicum Natrium muriaticum Nux vomica Phosphorus
Neigung zu Tränenausbrüchen	Apis Calcium carbonicum Calcium sulfuricum Carboneum sulfuratum Causticum Cicuta Graphites Ignatia Kalium bromatum Lac caninum

Allgemeine Arzneisuchtabelle – Geist und Seele, Fortsetzung

Lycopodium
Natrium muriaticum
Palladium
Platinum
Pulsatilla
Rhus toxicodendron
Sepia
Sulfur
Veratrum album

sehr aufgebracht über schlechte Nachrichten

Apis
Calcium carbonicum
Gelsemium
Ignatia
Medorrhinum
Natrium muriaticum
Palladium
Sulfur

übermäßiger Stolz

Calcium carbonicum
Lachesis
Palladium
Platinum
Silicea
Sulfur

Sympathiebezeugungen lindern Symptome

Pulsatilla

Sympathiebezeugungen verschlimmern Symptome

Ignatia
Natrium muriaticum
Sepia
Silicea

Ärger, Zorn, Wutausbrüche

Acidum nitricum
Aconitum
Anacardium occidentale
Arsenicum album
Aurum metallicum
Bryonia
Chamomilla
Hepar sulfuris
Ignatia
Kalium carbonicum
Kalium sulfuricum
Lycopodium
Natrium muriaticum
Nux vomica
Petroleum
Sepia
Staphisagria
Sulfur

Empörung, Indignation

Arsenicum album
Calcium phosphoricum
Colocynthis
Ignatia
Nux vomica
Staphisagria

Neigung zu Grobheit, Unfreundlichkeit

Hyoscyamus
Lac caninum
Lycopodium
Nux vomica
Stramonium
Veratrum album

Unfreundlichkeit verschlimmert Symptome

Staphisagria

unterdrückte, angestaute Gefühle

Aconitum
Bryonia
Conium
Cuprum metallicum
Graphites
Lachesis
Natrium carbonicum
Natrium muriaticum
Opium
Secale
Sepia
Staphisagria
Sulfur
Zincum metallicum

Homöopathische Mittel und ihre Herkunft

Hier finden Sie sämtliche homöopathischen Mittel, die in diesem Buch erwähnt werden, dahinter in Klammern ihre gebräuchlichen Abkürzungen sowie ihre lateinischen und deutschen Namen. Die meisten von ihnen entstammen lebenden Organismen, manchmal auch ganz speziellen organischen Produkten.

Abies canadensis (Abies can.)
Schierlingstanne, Kanadische Fichte (frische Rinde und junge Triebe)
Abies nigra (Abies nig.)
Amerikanische Schwarzfichte (eingetrocknetes Harz)
Abrotanum Artemisia abrotanum
Eberraute (frische Blätter und Triebe)
Absinthium Artemisia absinthium
Wermutkraut (frische junge Blätter und Blüten)
Acidum aceticum (Acidum acet.)
Essigsäure
Acidum benzoicum e resina (Acidum benz.)
Benzoesäure (Benzoeharz)
Acidum boricum (Acidum bor.)
Borsäure
Acidum carbolicum (Acidum carb.)
Karbolsäure, Phenol
Acidum hydrofluoricum (Acidum hydrofl.)
wäßrige Flußsäure
Acidum lacticum (Acidum lact.)
Milchsäure
Acidum muriaticum (Acidum mur.)
Salzsäure
Acidum nitricum (Acidum nit.)
Salpetersäure
Acidum oxalicum (Acidum oxal.)
Oxalatsäure
Acidum phosphoricum (Acidum phos.)
Phosphorsäure
Acidum picrinicum (Acidum picr.)
Pikrinsäure
Acidum salicylicum (Acidum sal.)
Salicylsäure (Hauptwirkstoff des Medikaments Aspirin)
Acidum sulfuricum (Acidum sulf.)
Schwefelsäure
Aconitum Aconitum napellus
Blauer Eisenhut, Sturmhut (ganze, frische Pflanze samt Wurzel, zur Zeit der beginnenden Blüte gesammelt)
Actaea Actaea spictata
Christophskraut (Wurzel, im Herbst gesammelt)
Aesculus Aesculus hippocastanum
Roßkastanie (reife, geschälte Früchte)
Aethusa Aethusa cynapium
Hundspetersilie (frische, blühende, ganze Pflanze)
Agaricus Agaricus muscarius, Amanita muscaria
Fliegenpilz (frischer Pilz oder getrockneter Hut)
Agnus castus Vitex agnus-castus
Mönchspfeffer, Keuschlamm (reife, getrocknete Früchte)
Agraphis Agraphis nutans
Glockenblume, wilde Hyazinthe (frische Pflanze und Schößlinge)
Ailanthus Ailanthus glandulosa
Götterbaum, Sumachbaum (sich öffnende Blüten, Sprossen, junge Rinde)
Aletris Aletris farinosa
Sternwurzel, Runzelwurzel (frische Wurzelknolle)
Allium cepa
Rote Küchenzwiebel (ganze frische Pflanze, im Juli/August geerntet)
Allium sativum (Allium sat.)
Knoblauch (frische Knollen)
Aloe Aloe socotrina
Aloe (getrockneter Saft der Blätter)
Alum Alumen
Aluminium-Kalium-Sulfat
Alumina
Aluminiumoxyd, Tonerde
Ambra Ambra grisea
Grauer Amber, talgartiges Ausscheidungsprodukt aus den Eingeweiden des Pottwals
Ambrosia Ambrosia artemisiaefolia
Ambrosiapflanze (frische Blütenköpfe und junge Triebe)

Ammonium bromatum (Ammonium brom.)
Ammoniumbromid
Ammonium carbonicum (Ammonium carb.)
Ammoniumkarbonat, Hirschhornsalz
Ammonium muriaticum (Ammonium mur.) oder *Ammonium chloratum*
Ammoniumchlorid, Salmiak
Amylium nitrosum (Amyl nit.)
Amylnitrit
Anacardium occidentale
Cashewnuß (schwarzer Saft zwischen innerer und äußerer Schale)
Anacardium orientale oder *Semecarpus anacardium*
Malakkanuß, ostindische Tintenbaumfrucht oder „Elefantenlaus" (reife getrocknete Früchte, Schicht zwischen Schale und Nußkern)
Anthemis *Anthemis nobilis*
Römische Kamille (Blüten)
Anthrax *Anthracinum anthrax*
Nosode eines Milzgifts aus der Milz erkrankter Schafe
Antimonium crudum
Schwarzer Spießglanz (aus natürlichen Mineralien)
Antimonium tartaricum (Antimonium tart.)
Kalium-Antimonium-Tartrat, Brechweinstein
Apis *Apis mellifica* oder *Apis mellifera*, auch: *Apisinum*
Honigbiene (ganzes Tier; Apisinum: reines Bienengift)
Apocynum *Apocynum cannabinum*
Indianerhanf, Kanadischer Hanf, Hanfartiger Hundswürger (frischer Wurzelstock, auch ganze frische Pflanze)
Argentum metallicum
Silber
Argentum nitricum (Argentum nit.)
Silbernitrat, Höllenstein
Arnica *Arnica montana*
Arnika, Wolferlei, Bergwohlverleih (getrockneter und gepulverter Wurzelstock)
Arsenicum album
Arsentrioxyd, Weißes Arsenik
Arsenum jodatum (Arsenum iod.)
Arsentrijodid
Artemisia *Artemisia vulgaris*
Gewöhnlicher Beifuß (frische Wurzel)
Arum *Arum triphyllum*
Dreiblättriger Aronstab, Zehrwurzel (frischer Wurzelstock, vor Entwicklung der Blätter gesammelt)
Arundo *Arundo mauritanica*
ein in den Mittelmeerländern beheimatetes Gras (Wurzelsprossen)
Asa foetida *Ferula assa-foetida*
Stinkasant, Teufelsdreck (Gummiharz)
Asarum *Asarum europaeum*
Haselwurz (frischer Wurzelstock oder ganze Pflanze)
Asclepias *Asclepias cornuti* oder *Asclepias tuberosa*
Knollige Seidenpflanze (frischer Wurzelstock)
Astacus *Astacus fluviatilis*
Süßwasser-Panzerkrebs (ganzes Tier)
Asterias *Asterias rubens*
Roter Seestern (ganzes Tier)
Atropin *Atropinum sulfuricum*
Atropinsulfat (Alkaloid aus Belladonna, siehe dort)
Aurum metallicum
Goldpulver
Aurum muriaticum natronatum oder *Aurum chloratum natronatum (Aurum mur.)*
Goldchlorid-Chlornatrium
Avena *Avena sativa*
Hafer (frische blühende Pflanze)

Bacillinum
Nosode aus dem Speichel von Tuberkulosekranken
Badiaga *Badiaga Spongia palustris*
Süßwasserschwamm (getrockneter Schwamm, im Herbst gesammelt)
Baptisia *Baptisia tinctoria*
Wilder Indigo (frische Wurzel und Rinde)
Barium carbonicum oder *Baryta carbonica*
Bariumkarbonat
Barium muriaticum oder *Barium chloratum (Barium mur.)*
Bariumchlorid
Belladonna *Atropa belladonna*
Tollkirsche (ganze frische Pflanze, am Ende der Blütezeit gesammelt)
Bellis *Bellis perennis*
Gänseblümchen, Maßliebchen (blühende ganze Pflanze)

Berberis *Berberis vulgaris*
Gemeine Berberitze, Sauerdorn (getrocknete Rinde oder Wurzel)
Bismut *Bismutum subnitricum*
Basisches Wismutnitrat
Blatta *Blatta orientalis*
Indische Küchenschabe (ganzes Insekt)
Borax *Natrium boracicum*
Natriumtetraborat
Bothrops *Bothrops lanceolatus* oder *Bothrops atrox*
Lanzenschlange, in Martinique beheimatet (Schlangengift)
Bovista *Lycoperdon bovista, Calvatia gigantea*
Riesenbovist, Staubschwamm (trockene Sporen des reifen Pilzes)
Bromium
Brom
Bryonia *Bryonia alba* oder *Bryonia cretica dioica*
Rote Zaunrübe, Teufelsrübe (frische Wurzel, vor der Blütezeit geerntet)
Bufo *Bufo rana, Bufo vulgaris*
Gemeine Kröte (Gift aus den Hautdrüsen)

Cactus *Selenicereus* oder *Cactus grandiflorus*
Königin der Nacht (frische junge Stengel und Blüten, im Sommer gepflückt)
Cadmium *Cadmium sulfuratum*
Kadmiumsulfat
Cadmium metallicum (Cadmium met.)
Kadmium
Cadmium phosphoricum (Cadmium phos.)
Kadmiumorthophosphat
Caladium *Caladium seguinum, Dieffenbachia seguine*
Schweigrohr (frische ganze Pflanze)
Calcium carbonicum Hahnemanni (Calc.)
Austernschalenkalk (aus den inneren weißen Teilen der Auster Ostrea edulis)
Calcium arsenicosum (Calc. ars.)
Kalziumarsenit
Calcium fluoratum (Calc. fluor.)
Kalziumfluorid
Calcium hypophosphorosum (Calc. hypophos.)
Kalziumhypophosphat
Calcium jodatum (Calc. iod.)
Kalziumjodid
Calcium phosphoricum (Calc. phos.)
Kalziumhydrogenphosphat
Calcium silicatum (Calc. sil.)
Kalziumsilikat
Calcium sulfuricum (Calc. sulf.)
Gefälltes Kalziumsulfat
Calendula *Calendula officinalis*
Ringelblume (zur Zeit der Blüte gesammelte Pflanze)
Camphora *Cinnamomum camphora*
Rechts-Kampfer (aus dem Harz des Baumes gewonnen)
Cantharis *Cantharis* oder *Lytta vesicatoria*
Spanische Fliege (getrockneter, pulverisierter Käfer)
Capsicum *Capsicum annuum*
Cayenne-Pfeffer, kleine scharfe Paprikaschoten (reife, getrocknete Früchte)
Carbo animalis (Carbo an.)
Tierkohle (aus lohgarem Rindsleder)
Carbo vegetabilis (Carbo veg.)
Holzkohle (aus Rotbuchen-, Birken- oder Pappelholz)
Carboneum sulfuratum (Carbon. sulf.)
Schwefelkohlenstoff
Carduus *Carduus marianus* oder *Silybum marianum*
Mariendistel (reife, getrocknete Samen)
Caulophyllum *Caulophyllum thalictroides*
Frauenwurzel, Blauer Hahnenfuß (frische Wurzeln)
Causticum *Causticum Hahnemanni*
Ätzstoff aus frisch gebranntem Kalk mit Kaliumhydrogensulfat, nach HAB-Vorschrift verarbeitet
Ceanothus *Ceanothus americanus*
Säckelblume (getrocknete Blätter)
Chamomilla *Chamomilla vulgaris* oder *Matricaria chamomilla*
Echte Kamille (frische, ganze, blühende Pflanze)
Chelidonium *Chelidonium majus*
Schöllkraut (frische unterirdische Teile, im Frühjahr gesammelt)
Chenopodium *Chenopodium anthelminticum*
Klebriger Gänsefuß, Wurmsame (ganze frische Pflanze oder extrahiertes Öl)
Chimaphila *Chimaphila umbellata*
Doldenblütiges Wintergrün, Winterlieb (frische, blühende, ganze Pflanze)
China *Cinchona succirubra* oder *China officinalis*
Chinarindenbaum, Cinchonabaum (getrocknete Rinde der Zweige)

Chininum arsenicosum (Chin. ars.)
Chininarsenit
Chininum sulfuricum (Chin. sulf.)
neutrales Chininsulfat
Chionanthus *Chionantus virginica*
Schneeflockenbaum (frische Wurzelrinde)
Cicuta *Cicuta virusa*
Wasserschierling (frischer Wurzelstock, wenn die Pflanze blüht)
Cimicifuga *Cimicifuga racemosa*
Wanzenkraut (frischer Wurzelstock oder Harz)
Cina *Artemisia cina maritima*
Zitwer (getrocknete Blütenköpfchen, vor dem Aufblühen gesammelt)
Cinnabaris *Hydrargyrum sulfuratum rubrum*
Rotes Quecksilbersulfid, Zinnober
Cistus *Cistus canadensis*
Sonnenröschen (ganze Pflanze)
Clematis *Clematis erecta*
Aufrechte Waldrebe, Clematis (Stengel und Blätter)
Cocculus *Cocculus indicus* oder *Anamirta cocculus*
Kokkelspflanze, Kockelskörner (reife, getrocknete Früchte; enthalten das stark wirksame Pikrotoxin)
Coccus *Coccus cacti, Dactylopius coccus*
Cochenille-Laus, Kaktus-Schildlaus (ganzes weibl. Tier)
Codeinum
Präparat aus Codein, einem Alkaloid des Opiums
Coffea *Coffea arabica (cruda)*
Kaffeebohne (ungeröstet, getrocknet)
Colchicum *Colchicum autumnale*
Herbstzeitlose (frische, im Herbst gesammelte Frühjahrsknollen)
Collinsonia *Collinsonia canadensis*
Grießwurzel (frischer Wurzelstock)
Colocynthis *Citrullus colocynthis*
Koloquinthe, Bitterapfel (reife, geschälte, entkernte Früchte)
Conchiolinum
Perlmutt aus Austernschalen
Conium *Conium maculatum*
Gefleckter Schierling (frisches, blühendes Kraut)
Convallaria *Convallaria majalis*
Maiglöckchen (frische, blühende Pflanze)
Copaiva *Copaifera officinalis*
Copaivabalsam (aus Samenkeimlingen)
Corallium *Corallium rubrum*
Edelkoralle (Kalkgerüst der *Gorgonia nobilis*)
Crataegus *Crataegus oxyacantha* oder *Crataegus monogyna*
Weißdorn (frische, reife Beeren)
Crocus *Crocus sativus*
Safrankrokus (getrocknete Narbenschenkel)
Crotalus *Crotalus horridus*
Wald-Klapperschlange (Gift der Oberkieferdrüsensäcke)
Croton *Croton tiglium*
Krotonölbaum (Öl aus reifen, getrockneten Samen)
Cuprum metallicum
Kupfer
Cuprum arsenicosum (Cuprum ars.)
Kupferarsenit
Cusparia *Cusparia officinalis* oder *Cusparia angostura*
Angosturastrauch (frische Rinde)
Cyclamen *Cyclamen purpurascens (europaeum)*
Zyklame, Alpenveilchen (frische Wurzelknolle, im Frühling geerntet)

Digitalis *Digitalis purpurea*
Roter Fingerhut (frische Blätter, nach Blütezeit gesammelt)
Dioscorea *Dioscorea villosa*
Zottige Yamswurzel (frische Wurzel, nach Blütezeit gesammelt)
Drosera *Drosera rotundifolia* oder *Drosera anglica*
Sonnentau (frische, blühende Pflanze)
Dulcamara *Solanum dulcamara*
Bittersüß, Bittersüßer Nachtschatten (junge Triebe und Blätter vor der Blüte)

Echinacea *Echinacea angustifolia*
Echinazea, Schmalblättrige Kegelblume (frische, ganze Blühpflanze)
Elaps *Elaps corralinus*
Brasilianische Korallenschlange (Gift der Kieferdrüsen)
Equisetum *Equisetum hyemale*
Winterschachtelhalm (frisches Kraut)
Eupatorium *Eupatorium perfoliatum*
Wasserhanf (frische, oberirdisch wachsende Pflanzenteile)

Euphorbium *Euphorbium officinarum* oder *Euphorbia resinifera*
Euphorbe (erhärteter Milchsaft)
Euphrasia *Euphrasia officinalis* oder *Euphrasia sticta*
Augentrost (frische, ganze Blühpflanze)

Ferrum metallicum
Eisen
Ferrum arsenicosum (Ferrum ars.)
Ferriarsenit
Ferrum jodatum (Ferrum iod.)
Eisenjodid
Ferrum phosphoricum (Ferrum phos.)
phosphorsaures Eisen
Ferrum picrinicum (Ferrum pic.)
Eisenpikrat, pikrinsaures Eisen
Ferrum sulfuricum (Ferrum sulf.)
Eisensulfat
Fraxinus *Fraxinus americanus*
Weißesche, Amerikanische Esche (Rinde)
Fucus vesiculosus (Fucus vesic.)
Blasentang (gereinigt, getrocknet)

Gelsemium *Gelsemium sempervirens*
Falscher Jasmin, Gelber Gift-Jasmin (frischer Wurzelstock oder Rinde)
Gentiana *Gentiana lutea*
Gelber Enzian (frische Wurzel)
Glonoinum
Nitroglyzerin
Gnaphalium *Gnaphalium polycephalum* oder *Gnaphalium obtusifolium*
Ruhrkraut, Wollkraut (frische blühende Pflanze)
Graphites
Reißblei, natürlicher Graphit
Gratiola *Gratiola officinalis*
Heckenysop, (Gottes-)Gnadenkraut (frische Knolle, vor der Blühzeit gesammelt)
Guaiacum *Guaiacum officinale*
Guajakharz des Pockholzbaumes

Hamamelis *Hamamelis virginica*
Virginische Zaubernuß, Hamamelis (frische Rinde der Zweige, Wurzeln, oder frische blühende Zweige)
Hekla *Hekla-Lava*
Lava aus dem Vulkan Hekla auf Island
Helleborus *Helleborus niger*
Christrose, Christwurz, Schwarzer Nieswurz (Milchsaft aus dem frischen Wurzelstock)
Helonias *Helonias dioica* oder *Chamaelirium luteum*
Falsche Einhornwurzel (frische Wurzeln)
Hepar sulfuris oder *Calcium sulfuratum Hahnemanni (Hepar sulf.)*
Kalkschwefelleber (Sonderverarbeitung aus den weißen Teilen der inneren Austernschale und Schwefelblumen)
Hydrastis *Hydrastis canadensis*
Kanadische Gelbwurz, Blutwurzel, Goldsiegelwurz (getrockneter Wurzelstock)
Hyoscyamus *Hyoscyamus niger*
Bilsenkraut (ganze, frische Blühpflanze)
Hypericum *Hypericum perforatum*
Johanniskraut (frische, blühende Pflanze)

Iberis *Iberis amara*
Bittere Schleifenblume, Bauernsenf (reife, getrocknete Samen)
Ignatia *Ignatia amara, Strychnos ignatii*
Ignatiusbohne (reife, getrocknete Samen)
Ipecacuanha *Cephalis ipecacuanha*
Brechwurzel (getrocknete Wurzeln)
Iris *Iris versicolor*
Buntfarbige Schwertlilie (frischer Wurzelstock, zu Frühlingsbeginn oder im Herbst gesammelt)
Iris tenax oder *Iris minor (Iris ten.)*
Bartlose Schwertlilie (ganze Pflanze)

Jaborandi *Philocarpus Jarborandi* oder *Philocarpus pinnatifolius*
Jaborandistrauch (frische oder getrocknete Blätter und Zweige)
Jacaranda *Jacaranda caroba*
Brasilianischer Jacarandabaum (frische Blüten)
Jodum
Jod
Juglans *Juglans cinerea*
Grauer Walnußbaum (Rinde oder Wurzel)

Kalium arsenicosum (Kalium ars.)
Kaliumarsenit
Kalium bichromicum (Kalium bichrom.)
Kaliumdichromat

Kalium bromatum (Kalium brom.)
Kaliumbromid
Kalium carbonicum (Kalium carb.)
Kaliumkarbonat
Kalium jodatum (Kalium iod.)
Kaliumjodid
Kalium muriaticum oder *Kalium chloratum (Kalium mur.)*
Kaliumchlorid
Kalium nitricum (Kalium nit.)
Kaliumnitrat, Kalisalpeter
Kalium phosphoricum (Kalium phos.)
Kaliumhydrogenphosphat
Kalium sulfuricum (Kalium sulf.)
Kaliumsulfat
Kalmia *Kalmia latifolia* oder *Ledum floribus bullatis*
Breitblättriger Berglorbeer (frische Blätter, in der Blühzeit gesammelt)
Kreosotum
Kreosot, Öl aus Buchenholzteer

Lac caninum (Lac can.)
Milch einer Hündin
Lac vaccinum defloratum (Lac defl.)
entrahmte Kuhmilch
Lachesis Trigonocephalus lachesis oder *Lachesis mutus*
Lanzenförmige Viper, Buschviper (Sekret aus den Giftdrüsen)
Lacnanthes *Lacnanthes tinctoria*
Blauwurz (ganze frische Pflanze)
Lathyrus *Lathyrus sativa*
Kichererbse (Blüten oder grüne Samenkeimlinge)
Latrodectus *Latrodectus mactans*
Schwarze Witwe (Tinktur aus der ganzen zerquetschten Spinne)
Laurocerasus *Prunus laurocerasus*
Kirschlorbeer (frische Blätter)
Ledum *Ledum palustre*
Sumpfporst, wilder Rosmarin (getrocknete junge Sprosse)
Lilium *Lilium tigrinum*
Tigerlilie (frische blühende Pflanze oder Pollen)
Lobelia *Lobelia inflata*
Indianischer Tabak, Lobelienkraut (frische blühende Pflanze, auch Samen)
Lycopodium *Lycopodium clavatum*
Bärlapp (getrocknete Sporen)
Lycopus *Lycopus virginicus*
Virginischer Wolfsfuß, Wolfstrappkraut (frisches blühendes Kraut)
Lyssin *Lyssin hydrophobinum*
Nosode aus Speichel eines tollwütigen Hundes

Magnesium carbonicum (Magnesium carb.)
Basisches Magnesiumkarbonat
Magnesium muriaticum oder *Magnesium chloratum (Magnesium mur.)*
Magnesiumchlorid
Magnesium phosphoricum (Magnesium phos.)
phosphorsaures Magnesium
Magnesium sufuricum (Magnesium sulf.)
trockenes Magnesiumsulfat, Bittersalz
Magnetis polus arcticus (Magnetis arct.)
nach Norden gerichteter Pol eines Magneten
Magnetis polus australis (Magnetis austr.)
nach Süden gerichteter Pol eines Magneten
Mancinella *Hippomane mancinella*
Manzinellabaum (frische Früchte, Blätter und Rinde)
Manganum *Manganum metallicum*
Mangan
Medorrhinum
Nosode aus Harnröhrenausfluß von Gonorrhökranken
Melilotus *Melilotus officinalis* oder *Melilotus alba*
Süßklee, gelb- oder weißblühend (frische blühende Pflanze)
Menyanthes *Menyanthes trifoliata*
Bitterklee, Fieberklee (ganze Pflanze)
Mercurius solubilis Hahnemanni
Gemenge, das im wesentlichen aus Quecksilber(I)oxyd, Mercuroamidonitrat und metallischem Quecksilber besteht
Mercurius sublimatus corrosivus (Mercurius corr.)
Quecksilberchlorid
Mercurius cyanatus (Mercurius cyan.)
Quecksilbercyanid
Mercurius dulcis (Mercurius dulc.)
Quecksilberchlorid
Mezereum *Daphne mezereum*
Seidelbast, Kellerhals (frische Zweigrinde, vor Blütezeit gesammelt)
Millefolium *Achillea millefolium*
Schafgarbe (frische Pflanze mit Blüten, ohne Wurzeln)

Morbillinum
Nosode aus Nasensekret Masernkranker
Moschus *Moschus moschiferus*
Moschushirsch (Bisam-Sekret aus Vorhautdrüse der männl. Tiere)
Murex *Murex purpurea*
Purpurfisch, eine Molluskenart (Farbstoff)
Myristica *Myristica sebiferia*
Ucuuba-Baum (frischer, roter Saft aus der Baumrinde)

Naja tripudans oder *Naja naja (Naja)*
Brillenschlange (Sekret aus den Giftdrüsen)
Natrium arsenicosum (Natrium ars.)
Natriumarsenik
Natrium carbonicum (Natrium carb.)
Trockenes Natriumkarbonat
Natrium muriaticum oder *Natrium chloratum (Natrium mur.)*
Natriumchlorid
Natrium phosphoricum (Natrium phos.)
Natriumphosphat
Natrium sulfuricum (Natrium sulf.)
entwässertes Natriumsulfat, Glaubersalz
Nux vomica *Strychnos nux-vomica*
Brechnuß, Krähenauge (reife, getrocknete Samen)
Nux moschata oder *Myristica fragrans*
Muskatnuß (getrocknete Samen)

Ocimum *Ocimum canum*
Brasilianisches Halfagras (frische Blätter)
Oenanthe *Oenanthe crocata*
Rebendolde (frischer Wurzelstock, zur Blütezeit gesammelt)
Oleander *Nerium oleander*
Oleander (frische Blätter)
Onosmodium *Onosmodium virginianum*
Falscher Stein- oder Bergsamen (ganze frische Pflanze)
Opium
milchiger Saft aus unreifen Samenkapseln des Schlafmohns, *Papaver somniferum*

Paeonia *Paeonia officinalis*
Päonie, Pfingstrose (frische Wurzeln, im Frühjahr gesammelt)
Palladium
Palladium, seltenes Edelmetall
Pareira *Pareira brava* oder *Chondodendron tomentosum*
Grießwurz (frische oder getrocknete Wurzel)
Paris *Paris quadrifolia*
Strauchmargerite (ganze Pflanze, zur Beerenreife geerntet)
Parotidinum
Nosode aus Speichel von Mumpskranken
Petroleum *Oleum petrae*
Steinöl, Petroleum (gereinigt)
Petroselinum *Petroselinum sativum* oder *Petroselinum crispum*
Krause Blattpetersilie (ganze frische Pflanze, zu Beginn der Blütezeit gesammelt)
Phellandrium *Phellandrium aquaticum* oder *Oenanthe aquatica*
Wasserfenchel (reife, getrocknete Früchte)
Phosphorus
Gelber Phosphor
Physostigma *Physostigma venenosum*
Kalabarbohne (ganze Bohne)
Phytolacca *Phytolacca decandra* oder *Phytolacca americana*
Kermesbeere (frische Wurzeln oder reife Beeren, im Herbst gesammelt)
Pilocarpin muriaticum (Pilocarpin mur.)
Pilocarpin-Hydrochlorat (chemischer Abkömmling eines Medikaments gegen Glaukome)
Plantago *Plantago major*
Breitblättriger Wegerich (frisches Kraut)
Platinum *Platinum metallicum*
Platin
Plumbum *Plumbum metallicum*
Blei
Podophyllum *Podophyllum peltatum*
Maiapfel, Entenfuß (nach Fruchtreife im Spätherbst gesammelter Wurzelstock, auch ganze frische Pflanze)
Prunus *Prunus spinosa*
Schlehe, Schlehdorn (frische, gerade aufblühende Blüten)
Psorinum
Sekret aus Krätzepustel
Pulsatilla *Pulsatilla pratensis* oder *Pulsatilla nigricans*
Wiesenanemone, Wiesenküchenschelle (frische, zur Blütezeit gesammelte ganze Pflanze)

Pyrogenium
Extrakt aus autolysiertem (verfaultem) Fleisch

Quercus *Quercus robur*
Sommereiche, Stieleiche (Eichelschalen)

Radium
Radium, ein radioaktives metallisches Element
Radium bromatum (Radium brom.)
Radiumbromid
Ranunculus *Ranunculus bulbosus*
Knollenhahnenfuß (frische ganze Pflanze, zur Blütezeit im Juni gesammelt)
Raphanus *Raphanus sativus*
Rettich (frische Wurzeln, im Frühling vor der Blütezeit geerntet)
Ratanhia *Ratanhia krameria trianda*
Mapato, eine Gemüseart (Wurzeln)
Rheum *Rheum officinale* oder *Rheum palmatum*
Chinesischer Rhabarber (geschälter, getrockneter Wurzelstock)
Rhododendron *Rhododendron chrysanthum* oder *Rhododendron campylocarpum*
Goldgelbe Alpenrose (getrocknete Blätter und Zweige)
Rhus toxicodendron oder *Rhus venenata (Rhus tox.)*
Giftsumach (frische junge Triebe, vor Sonnenaufgang gesammelt)
Robinia *Robinia pseudoacacia*
Robinie, Falsche Akazie (frische Rinde der jungen Zweige)
Rumex *Rumex crispus*
Krauser Ampfer (frische Wurzel, im Frühling gesammelt)
Ruta *Ruta graveolens*
Weinraute, Edelraute (frisches Kraut, zu Beginn der Blütezeit gesammelt)

Sabadilla *Sabadilla officinalis* oder *Schoenocaulon officinale*
Sabadillsamen, Läusekörner (reife, getrocknete Samen)
Sabal *Sabal serrulatum* oder *Serenoa repens*
Zwergpalme (frische, reife Früchte)
Sabina *Juniperus sabina*
Sadebaum (frische Zweigspitzen und Blätter)
Sambucus *Sambucus nigra*
Schwarzer Holunder (frische Blätter und Blüten)
Sanguinaria *Sanguinaria canadensis*
Kanadische Blutwurzel (getrockneter, im Herbst gesammelter Wurzelstock)
Santoninum
Santonin, Extrakt aus Cina (siehe dort)
Sarsaparilla *Sarsaparilla smilax officinalis* oder *Smilax utilis*
Sarsaparilla (getrocknete Wurzel)
Schwarzpulver
Mixtur aus Salpeter, Schwefel und Kohle
Scutellaria *Scutellaria laterifolia*
Helmkraut (ganze frische Pflanze)
Secale *Secale cornutum standardisatum*
Mutterkorn; Dauerform des Schmarotzerpilzes *Claviceps purpurea* auf Roggen (getrocknetes Myzel)
Selenium
Selen; Spurenelement
Sempervivum *Sempervivum tectorium*
Hauslauch, Dachwurz (frische Blätter)
Senecio *Senecio aureus*
Amerikanisches Goldkreuzkraut, Gelbes Kreuzkraut (frische, blühende Pflanze ohne Wurzel)
Senega *Polygala senega*
Senegawurzel, Klapperschlangenwurzel (getrocknete Wurzel)
Sepia *Sepia officinalis*
Tintenfisch (getrockneter Inhalt des Tintenbeutels)
Silicea *Acidum silicicum*
wasserhaltige polymerisierte Kieselsäure
Sol
Milchzuckerlösung, die starkem Sonnenlicht ausgesetzt wurde
Solidago *Solidago virgaurea*
Goldrute (frische Blütenstände)
Spigelia *Spigelia anthelmia*
Wurmkraut (getrocknetes Kraut)
Spongia *Euspongia officinalis (tosta)*
Badeschwamm, Meerschwamm (geröstet)
Squilla *Squilla maritima*
Squille, Echte Meerzwiebel (frische Knolle)
Stannum *Stannum metallicum*
Zinn
Staphisagria *Delphinium staphisagria*
Stephanskraut (getrocknete reife Samen)

Sticta *Sticta* oder *Lobaria pulmonaria*
Lungenmoos, Lungenflechte (getrocknete Pflanze)
Stramonium *Datura stramonium*
Stechapfel (frisches Kraut, zu Blütebeginn gesammelt, auch Samen)
Strontium *Strontium metallicum*
radioaktives Metall
Sulfur
sublimierter Schwefel, Schwefelblüte
Sulfur jodatum (Sulfur iod.)
jodierter Schwefel
Symphytum *Symphytum officinale*
Beinwell, Beinwurz (frische, vor Beginn der Blütezeit gesammelte Wurzel)
Syphilinum
Nosode aus Sekret von Syphilisgeschwüren erkrankter Personen

Tabacum *Nicotiana tabacum*
Tabak (frische, nicht fermentierte Blätter des echten Havanna-Tabaks, vor der Blütezeit gesammelt)
Tamus *Tamus communis*
Schwarze Zaunrübe (frische Wurzel)
Taraxacum *Taraxacum officinale*
Löwenzahn (ganze frische Pflanze, zu Beginn der Blütezeit gesammelt)
Tarantula *Lycosa tarantula* oder *Lycosa fasciiventris*
Tarantel (ganzes Tier)
Tarantula oder *Mygale cubensis (Tarantula cub.)*
Kubanische Tarantel (ganzes Tier)
Tellurium
Tellur, ein Halbmetall
Terebinthina *Oleum Terebinthinae*
Terpentinöl (aus Harz verschiedener Pinienarten)
Teucrium *Teucrium marum verum*
Katzengamander, Katzenminze (ganze frische Pflanze)
Theridion *Theridion curassavicum*
Orangenspinne, in Curaçao und Westindien beheimatet (ganzes Tier)
Thiosin *Thiosinaminum*
Schwefelcarbamidalkyl, aus dem Öl von Senfkörnern extrahiert
Thlaspi *Thlaspi* oder *Capsella bursa pastoris*
Hirtentäschelkraut (frisches blühendes Kraut)
Thuja *Thuja occidentalis*
Abendländischer Lebensbaum (frische Zweige mit Blättern, vor der Blütezeit gesammelt)
Tuberculinum *Koch-Tuberkulinum*
Nosode aus Kultur der Tuberkelbazillen von Kühen (nach Robert Koch)

Uranium nitricum (Uranium nit.)
Urannitrat
Urtica *Urtica urens*
Brennessel (frisches blühendes Kraut)
Ustilago *Ustilago maidis* oder *Ustilago Zeae*
Maisbrand, Schmarotzerpilz auf dem Mais (Pilzsporen)
Uva ursi *Arctostaphylus uva-ursi*
Bärentraube (frische Blätter, im Herbst gesammelt)

Vaccininum
Windpocken-Impfstoff
Valeriana *Valeriana officinalis*
Baldrian (getrocknete Wurzel)
Variolinum
Nosode aus Windpockensekret
Veratrum album
Weiße Nieswurz, Germer (getrocknete Wurzeln)
Veratrum viride (Veratrum vir.)
Grüne Nieswurz (getrocknete Wurzeln)
Verbascum *Verbascum thapsiforme* oder *Verbascum densiflorum*
Königskerze, Wollblume (frische Pflanze, zu Beginn der Blütezeit gesammelt)
Verbena *Verbena hastata*
Eisenkraut (frische Pflanze)
Viburnum *Viburnum opulus*
Gemeiner Schneeball (frische Rinde)
Vinca *Vinca minor*
Kleines Immergrün, Singrün (ganze frische Pflanze)
Viola *Viola tricolor*
Feld-Stiefmütterchen (frische blühende Pflanze)
Vipera *Vipera berus berus*
Kreuzotter (frisches Sekret aus den Giftdrüsen)

Viscum *Viscum album*
Mistel (frische Pflanze ohne verholzte Teile, im Herbst gesammelt)

Wyethia *Alarconica helenoides* oder *Melarhiza inuiloides*
Wyethia, giftiger Korbblütler (Wurzelextrakt)

Zincum metallicum
Zink

Zincum phosphoricum (Zincum phos.)
Zinkphosphat

Zincum sulfuricum (Zincum sulf.)
Zinksulfat

Sechzig Arzneimittelbilder

Alle homöopathischen Mittel haben zwei Seiten, sozusagen zwei Persönlichkeiten. Auf der einen Seite weiß man, daß sie bei gesunden Personen eine ganze Reihe von Symptomen *verursachen*. Auf der anderen Seite ist bekannt, daß sie, gemäß der Ähnlichkeitsregel, bei kranken Menschen genau die gleichen Symptome *lindern* können. Homöopathika jedoch, die sich lediglich auf die körperlichen Symptome beziehen, reichen oftmals nicht aus, um die Gesundheit wiederherzustellen. Im Idealfall, und um den besten Heilerfolg zu erzielen, müßte das jeweilige Mittel sowohl mit den körperlichen als auch mit den seelisch-geistigen Symptomen als auch mit der Konstitution der jeweils zu behandelnden Person übereinstimmen.

Sie haben also ein Mittel herausgesucht, das den körperlichen Symptomen der Person entspricht, die damit behandelt werden soll. Jetzt sollten Sie in diesem Teil des Buches das Arzneimittelbild der Substanz nachschlagen und sehen, ob es sich auch mit den geistig-seelischen Symptomen und mit der allgemeinen Konstitution der Person deckt. Falls ja, dürfte das von Ihnen gewählte Mittel höchst effektiv sein. Falls Ihnen zwei oder mehr Mittel aufgrund der körperlichen oder geistig-seelischen Symptome gut geeignet erscheinen, schauen Sie nach, welches von der Konstitution her am besten zu passen scheint: Dieses wird dann auch am ehesten wirksam sein. Das ist übrigens auch der Grund dafür, weshalb keine einzige der in diesem Buch genannten Substanzen für sich genommen bereits die volle homöopathische Wirkung entfaltet. Beispielsweise ist *Antimonium tartaricum* in der Potenzierung C6 zweifellos ein Homöopathikum, nach Vorschrift durch Verdünnen und Verschütteln hergestellt; homöopathisch *wirksam* ist es jedoch nur, wenn es Personen verabreicht wird, die entweder jung, betagt oder sehr schwach sind. Andernfalls wird es wenig Wirkung zeigen.

Auf den nun folgenden Seiten sind sechzig der gebräuchlichsten homöopathischen Substanzen mit ihren Arzneimittelbildern beschrieben. Sie werden sehen, daß jede davon eine unverwechselbare „Persönlichkeit" besitzt. Zu vielen dieser Substanzen gibt es zudem Komplementärmittel, also Mittel, die auf ähnliche oder vergleichbare Weise wirken und mit denen sich eine Behandlung recht gut zu Ende führen läßt, sobald das Hauptmittel seine Arbeit geleistet hat. Zu anderen Mitteln wiederum gibt es Antidote; das sind Substanzen, welche die Wirkung der Mittel sehr effektiv wieder rückgängig machen können. Falls Sie einmal in die Lage kommen sollten, den Wirkungen eines Homöopathikums entgegensteuern zu müssen, sollten Sie dazu das Antidot auswählen, das am besten zu Ihren unerwünschten Symptomen paßt. Bestimmten Mitteln sind außerdem „inkompatible" oder „feindselige" (unverträgliche) Mittel zugeordnet. Nimmt man sie sofort oder kurze Zeit nach dem eigentlichen Mittel ein, bringen sie die Vitalkraft völlig durcheinander. Ein Antidot oder ein Inkompatibilum sollte also in aller Regel nicht zeitgleich mit dem entsprechenden Homöopathikum eingenommen werden. Ein oder zwei der hier beschriebenen Mittel sind außerdem sogenannte Spezifika, die bei bestimmten Erkrankungen routinemäßig verordnet werden können, unabhängig von der Konstitution der zu behandelnden Person.

Die Arzneimittelbilder dieses Buches wurden aus Schriften von Hahnemann selbst zusammengestellt sowie aus Werken von James Tyler Kent, Margaret Tyler und J. H. Clark. Hineinverwoben wurden außerdem eigene Beobachtungen der Autoren sowie Notizen, die sie sich während höchst interessanter Vorlesungen von Margery Blackie, George Vithoulkas und Francisco Eizyaga gemacht haben.

■ Acidum phosphoricum

Herkunft: Das Homöopathikum wird aus Phosphorsäure (Acidum phosphoricum) hergestellt, die hauptsächlich auf das Nervensystem einwirkt. Zu viel Phosphorsäure kann unter anderem zu einer Gastroenteritis (heftigen Magen-Darm-Entzündungen) führen.

Konstitutionstyp: Acidum phosphoricum ist am nützlichsten bei Kindern und Heranwachsenden, die rasch aufschießen und dabei dünn, ja mager werden. Es ist auch angezeigt bei Menschen, deren an sich kräftige Konstitution durch eine besonders virulente Krankheit, exzessiven

Flüssigkeitsverlust oder aber Trauer, Kummer oder Depression stark mitgenommen wurde. Die meisten Acidum-phosphoricum-Persönlichkeitstypen sind von sanftem, nachgiebigem Wesen.
Mittel hilft seelisch-geistig bei: Apathie; Gleichgültigkeit gegenüber seinen Mitmenschen und seiner Umgebung; Schwierigkeiten, mitzubekommen, was vor sich geht.
Mittel hilft körperlich bei: Kopfschmerzen, die durch Geräusche, vor allem Musik, verschlimmert werden; großer Schläfrigkeit oder Dahindämmern am Rande der Bewußtlosigkeit während akuter Erkrankung; sich „schwach auf der Brust" fühlen; Husten; starkem, aber schmerzlosem Durchfall, nach dem es nicht schlechter, sondern besser zu gehen scheint.

Die oben genannten Symptome werden meist eher verschlimmert durch Lärm, Musik, starke Gerüche, schlechte Nachrichten, kalte Zugluft, Wind, Schneeluft sowie durch Sitzen, Stehen und Angefaßtwerden. Spazierengehen, Frischluft und Schlaf, ja selbst schon ein kurzes Nickerchen haben hingegen einen wohltuenden Einfluß.

Antidot: Coffea.

■ Aconitum
Herkunft: Blauer Eisenhut, Steinhut (Aconitum napellus); er enthält das giftige Alkaloid Aconitin sowie Aconitinsäure. Das Homöopathikum wird aus der ganzen, frischen Pflanze samt Wurzel zubereitet, die zur Blütezeit gesammelt wird. Traditionell wird das Mittel zur Behandlung akuter oder chronischer Spannungszustände und trokkener fiebriger Infektionen benutzt, kurz bevor sich Entzündungen entwickeln beziehungsweise ungewöhnliche Sekretionen auftreten.
Konstitutionstyp: Erwachsene, die gut auf Aconitum reagieren, sind gewöhnlich kräftige und gesund aussehende Vollblut-Menschen; Babies und Kleinkinder sind normalerweise rosig und rundlich.
Mittel hilft seelisch-geistig bei: verschiedenen angstbedingten Verhaltensweisen; Todesangst oder gar Vorhersage der eigenen Todesstunde; Agoraphobie (Angst vor weiten öffentlichen Räumen, Platzangst); Gehetztfühlen; speziellen oder allgemeinen Ängste, die sich auch im Gesicht abzeichnen; Unruhe; nächtlichem Hin- und Herwerfen.
Mittel hilft körperlich bei: Augenschmerzen oder verletzungsbedingter Entzündung; Augenrötungen durch Blutstau in den Gefäßen; plötzlich auftretendem Fieber, dabei heißer, trockener, gespannter Haut; Kribbeln in Händen und Füßen; hohlklingendem und trockenem Husten; großem Durst.

Die oben genannten Symptome entstehen häufig infolge von Schock, Schreck, bei trockenen, kalten Winden oder gelegentlich bei sehr heißem Wetter. Sie verschlechtern sich meist durch Aufenthalt in warmen Räumen, Zigarettenrauch, Musik, Liegen auf der betroffenen Seite; abends und nachts wird gewöhnlich alles schlimmer. Frischluft lindert in aller Regel die Symptome.

Ergänzende, gut dazupassende Mittel: Arnica, Belladonna, Ipecacuanha, Bryonia, Silicea, Sulfur.
Komplementärmittel: Sulfur.
Antidote: Nux vomica, Coffea; außerdem säuerliche Früchte, Wein, Kaffee, Limonaden.

■ Allium cepa
Herkunft: Rote Küchenzwiebel (Allium cepa). Zu ihren Inhaltsstoffen gehören schwefelhaltige Aminosäuren, ätherische Öle, Glutamylpeptide, Thiothiamin, Flavone, Polysaccharide, Pektin sowie die Enzyme Arginase und Alliinase. Das Homöopathikum wird aus der im Juli und August gesammelten frischen Zwiebel zubereitet. Sie enthält beißende ätherische Öle, welche die Tränendrüsen und die Schleimhautmembranen der oberen Atemwege stimulieren. Früher benutzte man ihren Saft zur Entwurmungskur, bei Ohrenschmerzen und gegen den Biß tollwütiger Hunde.
Konstitutionstyp: kein besonderer.
Mittel hilft seelisch-geistig bei: Angst vor Schmerzen.
Mittel hilft körperlich bei: Stirnkopfschmerz; Ohrenschmerzen bei Kindern; tränenden Augen, die ein nicht-entzündliches Sekret absondern; laufender Nase, deren Sekret die Nasenflügel und Oberlippe rötlich entzündet; verstopfter Nase, bei der mal die eine, mal die andere Seite läuft; Zahnschmerzen im Backenbereich, die sich von links nach rechts oder von einem Zahn zum anderen verlagern; Heiserkeit, Frühstadien einer Laryngitis (Rachenentzündung); Husten,

der reißende, krächzende Geräusche in der Kehle verursacht – Hand fährt unwillkürlich zur Kehle; Husten in kalter Luft; neuralgischen Schmerzen; *bei Babies:* Unterleibskoliken.

Die oben genannten Symptome werden verschlimmert durch Aufenthalt in warmen Räumen, Kälte oder Feuchtigkeit sowie starke Blumendüfte; sie beginnen meist links und verlagern sich dann nach rechts. Kühle Räume und Frischluft wirken meist lindernd.

Komplementärmittel: Phosphorus, Thuja, Pulsatilla.
Antidote: Arnica, Chamomilla, Veratrum album.

■ Alumina
Herkunft: Das Homöopathikum wird aus Aluminiumoxyd (Tonerde) hergestellt. Viele Kochgeräte enthalten Aluminium, das in signifikanten Mengen vom Organismus aufgenommen wird und dann geistige Prozesse verlangsamen kann. Das homöopathische Mittel wird generell bei Einbußen der Denkfähigkeit, geistiger Stumpfheit eingesetzt.
Konstitutionstyp: Alumina wirkt am besten bei verwirrten oder senilen Menschen; am besten reagieren darauf dünne Menschen mit ausgetrockneter, grauer Haut und trockenen, entzündeten Schleimhäuten.
Mittel hilft seelisch-geistig bei: Verwirrtheit, Gefühl der Unwirklichkeit und „Verlangsamung" zeitlicher Abläufe; innerem Gehetztfühlen trotz äußerer Langsamkeit; großer Besorgnis, dem Gefühl, gleich müsse etwas Furchtbares passieren; dem Empfinden, man spräche, hörte, röche und sähe mit Mund, Ohren, Nase und Augen eines anderen Menschen; tiefer Verzweiflung, Schwarzsehen; Selbstmord- oder Mordgedanken angesichts von Messern oder Blut.
Mittel hilft körperlich bei: Schwindelgefühl, wenn man die Augen schließt; dem Empfinden, Spinnweben breiteten sich über das Gesicht; trockener Haut mit „Ameisenkribbeln"; verlangsamten Reaktionen auf Nervenreize; Taubheitsgefühl in den Beinen; Schweregefühl, mitunter gefolgt von Lähmungserscheinungen; Schwierigkeiten beim Schlucken fester Nahrung, Engegefühl in der Kehle; Gier nach Süßem, nach Gemüse sowie nach Unverdaulichem wie Bleistiften, Kalk, Teeblättern, Kaffeesatz; Aversion gegen Fleisch und Bier; Schwierigkeiten beim Wasserlassen – die Bauchmuskulatur muß zum Pressen stark angespannt werden, damit die Blase sich entleert; Darmträgheit – große Anstrengung beim Stuhlgang nötig, selbst wenn Darm voll und Stuhl von weicher Konsistenz, wobei eher die Bauch- als die Rektalmuskeln das Pressen besorgen und man das Gefühl hat, es müsse noch etwas kommen, selbst wenn der Stuhl bereits abgegangen ist; bei Frauen: starker, sehr irritierender Scheidenausfluß.

Die oben genannten Symptome können sich verschlimmern in kalter Luft oder durch Genuß von Wein, Essig, Pfeffer, Salz oder Kartoffeln bzw. andere stärkehaltige Nahrungsmittel; morgens fühlt man sich meist am schlimmsten.

Komplementärmittel: Bryonia.
Antidote: Ipecacuanha, Chamomilla.

■ Anacardium occidentale
Herkunft: Malakkanuß, auch „Elefantenlaus" genannt, ostindische Tintenbaumfrucht (Anacardium orientale oder Semecarpus anacardium). Sie enthält Anacardsäure, Cardanol (ein Gemisch aus vier Phenolen), fettes Öl und Beta-Sitosterol. Das Homöopathikum wird aus Cardol gewonnen, einem schwärzlichen Saft zwischen Schale und Kern der reifen Nuß. In Indien und manchen anderen Ländern wird er als Stoffarbe sowie zum Wegätzen von Hautmalen benutzt.
Konstitutionstyp: Anacardium occidentale ist hochwirksam bei Menschen mit Minderwertigkeitskomplexen, die sich ständig unter Beweis stellen müssen; sie leiden unter extremen inneren Konflikten und beherbergen sozusagen „zwei Seelen in ihrer Brust". So sind etwa Kinder, die von einem Tag auf den anderen nicht mehr auf ein Examen lernen wollen, weil sie „nicht behalten können, was sie lesen", beste Kandidaten für Anacardium occidentale. Außerdem kommt dieses Homöopathikum für das, was in der Religion „Besessenheit" genannt wird, am ehesten in Frage. Vielleicht drückt sich dieser Zustand auch nur in dem Gefühl aus, Sie seien „nicht mehr ganz Sie selbst" – Sie stehen sozusagen neben sich und sehen sich beim Handeln zu, oder Sie schreiben derweil innerlich Tagebuch. In extremen Fällen haben Sie das Gefühl, ein anderes Wesen habe von Ihnen Besitz ergriffen.

Mittel hilft seelisch-geistig bei: angegriffenem Selbstwertgefühl, maskiert eventuell auch durch auftrumpfendes, grausames oder sadistisches Benehmen; Unfähigkeit, zwischen Realität und Phantasie zu unterscheiden; extremem Mißtrauen anderen gegenüber, ja Verfolgungswahn; Neigung zu ständigem Fluchen.
Mittel hilft körperlich bei: dem Gefühl, ein Eisenring läge um Arme oder Beine; Zwölffingerdarmgeschwüren, die etwa zwei Stunden nach dem Essen sehr unangenehm sind, unmittelbar nach der Mahlzeit aber dann weitaus besser zu sein scheinen.

Die oben genannten Symptome verschlimmern sich nach heißen Bädern, heißen Duschen oder warmen Kompressen.

Ergänzendes, gut damit zu vereinbarendes Mittel: Platinum.
Antidote: Coffea, Rhus toxicodendron.

■ Antimonium crudum
Herkunft: Antimoniumsulfat (Antimonium crudum oder Stibium sulfuratum nigrum laevigatum), Schwarzer Spießglanz, eine aus natürlichen Mineralien gewonnene Substanz. Eine Antimoniumvergiftung äußert sich in Kopfweh, Husten und Niesen, Libidoverlust, schmerzhaftem Wasserlassen, Unterleibsschmerzen, Hautausschlägen und allgemeiner Geistesschwäche.
Konstitutionstyp: Antimonium crudum ist am wirkungsvollsten bei Kindern und älteren Menschen. Die typische Antimonium-Persönlichkeit zeichnet sich dadurch aus, daß sie „den Hals nicht vollkriegen" kann, sentimental ist, leicht dem Charme des Mondlichts erliegt und sich häufig heftig verliebt. Körperlich gesehen sind diese Menschen oft sehr dick, obwohl sie gleichzeitig über chronischen Appetitmangel klagen, und haben gelegentlich deformierte Füße oder Ausschläge um den Mund herum.
Mittel hilft seelisch-geistig bei: Aversion bei Kindern, angeschaut oder angefaßt zu werden; Ausbrüche von Verrücktkeit bei Erwachsenen, plötzlichen Ankündigungen, sich umbringen zu müssen bzw. das Leben unerträglich zu finden.
Mittel hilft körperlich bei: Juckreiz der Kopfhaut, Haarausfall; roten, entzündeten Augenlidern; entzündeten Nasenlöchern; Husten, der bei Hitze (Starren ins Kaminfeuer) schlimmer wird; schmerzhaften Hühneraugen oder Hornhaut an den Füßen; chronischem Appetitverlust; Aufstoßen, wobei man den Geschmack des eben Verzehrten wieder im Mund hat; bei älteren Leuten auch abwechselnd Verstopfung und Durchfall.

Die oben genannten Symptome werden durch Hitze (Sonne oder Feuer) schlimmer, auch nach Mahlzeiten, vor allem Genuß von Wein, säuerlichen Getränken, Brot, Pasteten und Schweinefleisch; außerdem sind sie meist abends, nachts und bei hellem Mondlicht schlimmer als sonst. Ruhen hat gewöhnlich günstigen Einfluß.

Komplementärmittel: Sulfur.
Antidot: Hepar sulfuris.

■ Antimonium tartaricum
Herkunft: Das Homöopathikum wird aus Kalium-Antimonium-Tartrat, Brechweinstein (Antimonium tartaricum) zubereitet, das sowohl als Irritans bekannt ist (es vermehrt die Sekretabsonderung) wie auch als Depressivum.
Konstitutionstyp: Antimonium tartaricum hilft am ehesten bei sehr alten und sehr jungen Menschen sowie bei Kranken, die zu schwach zum Abhusten des Bronchialschleims sind.
Mittel hilft seelisch-geistig bei: Schläfrigkeit, Vor-sich-hin-Dösen; Reizbarkeit, vor allem gegenüber Störungen.
Mittel hilft körperlich bei: Kopfweh, als zöge sich ein enges Band um den Schädel, durch Husten verschlimmert; blassem oder zyanotischem – blau angelaufenem – Gesicht, das sich kalt anfühlt; stark belegter, in der Mitte und an den Rändern jedoch roter Zunge; Keuchen und rasselndem Atemgeräusch; Unfähigkeit zum Schleimabhusten; Brechreiz, durch Erbrechen gelindert; mangelndem Durstgefühl, oder falls vorhanden, dann nur nach sauren oder säuerlichen Getränken; Wasseransammlungen in den Beinen.

All diese Symptome werden verschlimmert durch warme Räume, feuchte Kälte, Bewegen oder Hinlegen; nachts zwischen drei und vier Uhr sind sie meist am ärgsten. Milch und saure Nahrungsmittel verschlechtern die Symptome. Kalte, trockene Luft und Hinsetzen verschaffen meistens Erleichterung.

Antidote: Pulsatilla, Sepia.

■ Apis
Herkunft: Die Honigbiene (Apis mellifica), die unter anderem das Bienengift Apisinum enthält. Das Homöopathikum wird aus der ganzen, in Alkohol aufgelösten Biene hergestellt. Bienenstiche verursachen, wie viele Menschen zu ihrem Leidwesen schon erfahren haben, rasch wachsende, wässerige Schwellungen, die stark jucken und brennen; ein anaphylaktischer Schock (starke allergische Reaktion) kann Herz und Gehirn schädigen.
Konstitutionstyp: kein besonderer.
Mittel hilft seelisch-geistig bei: Depression, Reizbarkeit; plötzlich aufsteigender Eifersucht, Mißtrauen, Überempfindlichkeit.
Mittel hilft körperlich bei: wäßrigen Schwellungen um den Mund oder an den Lidern; Schwellungen, die sich im Rachenraum ausbreiten und die Atmung behindern; generalisierten Ödemen; Fieber, begleitet von trockener Haut und heftigem Kopfweh sowie nachmittäglichen Anfällen von Schüttelfrost; Fieber ohne Durstgefühl; jeglichem Kopfweh, das plötzliche, schrille Klagelaute auslöst; seltenem Wasserlassen (wenn der Harndrang dann zunimmt, bedeutet das, daß das Homöopathikum gut anschlägt).

Die oben genannten Symptome fangen meist rechts an und verlagern sich dann nach links; sie werden verschlimmert durch Schlafen, Berührung, Druck, Hitze und ungelüftete, warme Räume; nachmittags sind sie oft ärger als sonst. Frischluft, kalte Bäder und Ausziehen bringen Erleichterung.

Komplementärmittel: Natrium muriaticum; falls auch das Lymphsystem betroffen ist, die Lymphdrüsen also geschwollen sind, zudem Barium carbonicum.
Warnhinweis: Wegen seiner potentiell nierenschädigenden Nebenwirkungen sollte Apis in der Schwangerschaft nur in Potenzen ab C30 eingenommen werden!

■ Argentum nitricum
Herkunft: Silbernitrat (Argentum nitricum), auch als Höllenstein bekannt, weil es ätzend, mitunter sogar tödlich wirken kann. Chronische Silbernitratvergiftungen verfärben die Haut dauerhaft bläulich und schädigen die Nieren, die Leber, die Milz und die Aorten (große Schlagadern). Akute Vergiftungen – nicht ungewöhnlich zu Zeiten, in denen man Höllenstein zum Ausbrennen von Wunden nach Operationen benutzte – verursachen schwere Atemstörungen.
Konstitutionstyp: Argentum nitricum ist besonders geeignet für Menschen, deren Arbeit rasches Denken und ein gutes Gedächtnis erfordern und bei der großer Wert auf vorzeigbare Leistungen gelegt wird. Das gilt zum Beispiel für Künstler und Künstlerinnen auf der Bühne und im Musikbereich, Personen im höheren Management, an Schulen oder Universitäten Lehrende, Studenten und Studentinnen usw. Die meisten Argentum-nitricum-Persönlichkeiten sind zwar extrovertiert, doch steht hinter ihrem äußerlichen Gebaren oft eine tiefempfundene Versagensangst.
Mittel hilft seelisch-geistig bei: Verwirrtheit und Kontrollverlust in Streßsituationen, wobei dann tausend irrationale Gedanken durch den Kopf schwirren; dem Gefühl, man könne es gerade noch schaffen, gefährlichen Impulsen zu widerstehen, etwa sich vor einen fahrenden Zug zu werfen oder aus einem hochgelegenen Fenster zu springen; geistiger Erschöpfung; dem Gefühl des Gehetztseins, der inneren Hast und großen Drucks, als bewege man sich immer schneller voran; Unsicherheit; Antrieb zum Handeln aus Versagensängsten heraus; Neigung zu irrationalen Einschätzungen und Schlußfolgerungen; Platzangst, Höhenangst, Angst, den Zug oder eine Verabredung usw. zu verpassen; Angst, von zusammenstürzenden Gebäuden begraben zu werden; ständiger Furcht, gleich müsse etwas sehr Schreckliches passieren; Angst vor ungewöhnlichen oder unerwarteten Situationen (auch heftigem Lampenfieber), manchmal begleitet von Durchfall.
Mittel hilft körperlich bei: plötzlich auftretenden Kopfschmerzen, die allmählich abklingen, von Aufregung, Überarbeitung, Reisen, Süßigkeiten usw. hervorgerufen werden und von schmerzenden, verkrampften Nackenmuskeln begleitet sind – ein meist in der linken Schläfe konzentrierter Schmerz, der in frischer Luft oder bei Anwendung von Druck/Akupressur abklingt, jedoch beim Reden, Vornüberbeugen oder Umhergehen stärker wird; Schwindelgefühl beim Hinaufschauen an oder Herabschauen von hohen Gebäuden; Epilepsie; Bindehautentzündung; Schleimfäden im Mund; Asthma, das bei feuchter Luft und Wärme besser wird; Warzen; Angst-

schweiß und Herzklopfen, die durch Angst hervorgerufen und beim Liegen auf der linken Seite schlimmer werden; Gier nach Salzigem, Süßem und Kaltem; Blähungen, die durch Aufstoßen nicht besser werden; Erbrechen und Durchfall (grün verfärbter Stuhl), ausgelöst durch Angst und in warmem Wetter noch schlimmer als sonst; *bei Babies:* Durchfall in der Abstillperiode; *bei Frauen:* nach unten ziehendes Schweregefühl im Unterleib; Gebärmuttersenkung oder -vorfall.

Die oben genannten Symptome werden nicht besser durch Wärme, süße Speisen oder Essen im allgemeinen; emotionale Probleme verschlimmern sie; desgleichen werden sie nachts, bei Mondschein, sowie während der Menstruation stärker. Frischluft und Kälte bringen gewöhnlich Erleichterung.

Antidot: Natrium muriaticum.

■ Arnica

Herkunft: Arnika, Bergwohlverleih, Wolferlei (Arnica montana). Zu seinen Inhaltsstoffen gehören ätherische Öle, Gerbstoffe und Katechin. Das Homöopathikum wird aus dem getrockneten, pulverisierten Wurzelstock zubereitet, manchmal auch aus der ganzen frischen Pflanze oder den getrockneten Blüten. Traditionell wird Arnica verwendet, um die unmittelbaren Folgen von Schock, Stürzen, Abschürfungen, blutenden Wunden und durch stumpfe Gegenstände hervorgerufene Verletzungen zu lindern. Es setzt den Heilungsprozeß verletzter Gewebe in Gang.
Konstitutionstyp: Am meisten profitieren von Arnica diejenigen, die zur Verdrießlichkeit neigen und eine ziemlich morbide Phantasie haben. Wie krank sie sich auch fühlen mögen, geben sie doch nur ungern zu, daß etwas mit ihnen nicht in Ordnung ist, und weigern sich, zu einem Arzt zu gehen.
Mittel hilft seelisch-geistig bei: dem Wunsch, in Ruhe gelassen zu werden; Neigung zu Hypochondrie; Hoffnungslosigkeit; Gleichgültigkeit; innerer Unruhe; nächtlichem Hin- und Herwerfen, das dann dem „zu harten Bett" zugeschrieben wird; Alpträumen, in denen es um Räuber, schlammige Gewässer, schreckliche Ereignisse der Vergangenheit usw. geht und von denen man zu Tode erschrocken aufwacht und sich ans Herz greift; Ungeduld; Geistesabwesenheit; Konzentrationsunfähigkeit, weil man sich leicht ablenken läßt oder zusammenfährt; Angst vor plötzlichem Tod.
Mittel hilft körperlich bei: heißem Kopf, kaltem Körper; Gehirnerschütterung; einem blauen Auge; überanstrengten Augen; kalter, verkühlter Nase; schlechtem Atem; schmerzendem Zahnfleisch nach Zahnarztbesuch; Fieber, das zu emotionaler Erstarrung (Stupor), völliger Entkräftung oder sogar Bewußtlosigkeit führt; Ekzemen; Verbrühungen; geplatzten Äderchen unter oder in der Haut, vor allem nach einer Entbindung oder Verletzung; schmerzenden Muskeln nach ungewohnter Bewegung; Verstauchungen; Tennisellenbogen; Aversion gegen Milch und Fleisch; Gier nach süßsauer Eingemachtem und in Essig Eingelegtem; übelriechendem Stuhl; Kot-Inkontinenz bei Alpträumen; *bei Kindern:* keuchendem Husten, wobei das Kind weint.

Die oben genannten Symptome bessern sich, wenn man umhergeht oder sich bewegt, werden mit zunehmender Bewegung jedoch schlimmer. Hinlegen und den Kopf tiefer lagern als die Füße kann Erleichterung bringen. Hitze, Ruhen und leichter Druck verschlimmern die Beschwerden gewöhnlich.

Komplementärmittel: Aconitum, Ipecacuanha.
Antidot: Camphora.

■ Arsenicum album

Herkunft: Arsentrioxyd, Weißes Arsenik (Arsenicum album) oder Acidum arsenicosum anhydricum genannt. In früheren Zeiten wurde Weißes Arsenik zur Behandlung der Syphilis, Milzbrand, Karbunkeln, Frambösie (Himbeerseuche, eine syphilisähnliche Hautkrankheit) und anderer Erkrankungen verwendet. Auch bei industriellen Herstellungsprozessen wurde es weithin benutzt. Eine Arsenikvergiftung führt zu einer allgemeinen Schwäche, Appetitverlust, Erbrechen, Schweregefühl sowie „verdorbenem Magen", Durchfall, Neuritis (Nervenentzündung), laufender Nase, Hautausschlägen und Hautverfärbungen sowie Ekzemen.
Konstitutionstyp: Arsenicum album schlägt am besten bei Menschen an, die im tiefsten Innern sehr verunsichert sind und ein fast unstillbares Bedürfnis nach Schutz und Trost haben. „Arsenicum-Kinder" sind meist höchst empfindsam und zart, haben feines Haar und eine dünne Haut; ob-

wohl sie geistig und körperlich rege sind, oft auch altklug, werden sie in der Schule häufig herumgeschubst. Die „Arsenicum-Erwachsenen" sehen ängstlich, ja furchtsam aus und machen den Eindruck, als schwänden sie allmählich dahin. Wegen ihrer tiefverwurzelten Unsicherheit neigen sie zu häufigen Rezidiven (Wiederkehr ihrer Beschwerden).

Mittel hilft seelisch-geistig bei: Angst vor dem Alleinsein oder davor, allein auszugehen; Angst, ausgeraubt zu werden; Dunkelangst; Versagensängsten; Angst davor, an einem unheilbaren Leiden erkrankt zu sein – also Ängsten, die Willens- und Geisteskräfte aufzehren; dem Gefühl, sterben zu müssen, falls nicht der Arzt gerufen wird; angstbedingter innerer Unruhe; Selbstmordgedanken; übermäßiger Sorgfalt und Pedanterie in Kleidung und Gewohnheiten; Reizbarkeit; der Neigung, überall böse Omen zu erblicken, ohne sich jedoch beruhigen zu lassen; religiöser Manie; Besitzdenken; Sammelwut und Geiz; der Weigerung, Freunde und Bekannte zu sehen, aus Angst, man könne sie das letzte Mal beleidigt haben; Überempfindlichkeit gegenüber Berührungen, Gerüchen und Kälte; nächtlichen Alpträumen; Aufwachen beim leisesten Geräusch, vor allem zwischen Mitternacht und zwei Uhr morgens, dann Neigung zum Aufstehen und Umherwandern; Unfähigkeit, einzuschlafen, obwohl man müde ist.

Mittel hilft körperlich bei: Kopfschmerzen in etwa dreiwöchigen Abständen, begleitet von Schwindelgefühl und Erbrechen, verschlimmert durch Druck sowie den Geruch von Essen oder Zigarettenrauch, jedoch gelindert durch Bewegung und kalte Wasseranwendungen, falls sie früh genug eingesetzt werden – der Schmerz im Kopf pocht und brennt, beginnt an der Nasenwurzel und breitet sich über den gesamten Kopf aus, der äußerst empfindlich wird; bei brennenden, tränenden Augen; Niesen und Katarrh, der sticht und brennt, durch Aufschnupfen von etwas warmem Wasser aber gelindert wird; roter geschwollener Unterlippe, die durch warme Wasseranwendungen besser wird; trockenen, aufgesprungenen oder blassen, blutenden Lippen; sehr schmerzhaften Geschwüren um den Mund, wobei die Zunge rot und glasig belegt erscheint; angstbedingtem Asthma mit schwerer Atemnot zwischen Mitternacht und zwei Uhr morgens, bei dem man sich gezwungen fühlt, sich im Bett aufzusetzen, um Luft zu bekommen, das aber durch Wärme und Aufschnupfen von etwas warmem Wasser durch die Nase oft besser wird; frühen Stadien von Herzversagen, begleitet von Ödemen, vor allem um die Knöchel; Neigung, bei Verletzungen rasch zu bluten; Venen, die sich anfühlen, als flösse eiskaltes oder kochendheißes Wasser in ihnen; rauher, schuppiger, aufgesprungener Haut; keinerlei oder aber übermäßigem Schwitzen; Erbrechen, wobei das Erbrochene in der Kehle brennt; häufigem Verlangen nach einem Schluck Wasser; Verlangen ausschließlich nach fetten oder sauren Speisen; Durchfall, oft von Erbrechen begleitet, ausgelöst von kaltem Wind oder davon, daß man zuviel reifes Obst, Gemüse, eisgekühlte Nahrungsmittel oder Alkohol zu sich genommen hat; häufigem Stuhldrang, wobei der Stuhl wäßrig, kärglich, übelriechend ist und ein wundes Gefühl um den After sowie brennende Schmerzen im Rektum verursacht; Austrocknung und Kollaps durch häufiges Erbrechen, vor allem bei Kindern.

Die oben genannten Symptome werden oft gelindert durch Wärme, heiße Getränke und das Unterschieben eines weiteren Kopfkissens beim Hinlegen. Der Anblick oder Geruch von Essen, kalte Speisen oder Getränke sowie kalter Wind verschlimmern die Beschwerden, die auch meist rechts sowie nachts zwischen 24 Uhr und zwei Uhr morgens am ärgsten sind.

Komplementärmittel: Rhus toxicodendron, Carbo vegetabilis, Phosphorus, Thuja, Secale.
Antidote: Opium, Camphor, China, Hepar sulfuris, Nux vomica.

■ Barium carbonicum
Herkunft: Das Homöopathikum wird aus Bariumkarbonat (Barium carbonicum oder Baryta carbonica) hergestellt, das in der Natur als Witherit vorkommt. Eine Bariumvergiftung durch Aufnahme großer Mengen verursacht Brechreiz, Erbrechen, Konvulsionen und Durchfall.
Konstitutionstyp: Barium carbonicum ist am ehesten wirksam bei ganz jungen und ganz alten Menschen. Kinder, die davon am besten profitieren, sind geistig und körperlich langsam, sehr dünn für ihr Alter, haben einen aufgedunsenen Bauch, meist auch faltige Haut und einen leeren Gesichtsausdruck. Ältere Menschen sind hinge-

gen eher fettleibig. Beide Gruppen könnten auch unter Störungen des Hormonhaushalts leiden.
Mittel hilft seelisch-geistig bei: extremer Schüchternheit; Angst vor Menschen oder Situationen; Konzentrationsmangel; Vergeßlichkeit; unreifem Benehmen.
Mittel hilft körperlich bei: Kopfschmerzen, die an frischer Luft besser werden, sich hingegen in der warmen Sonne oder vor einem Kaminfeuer oder heißen Ofen verschlimmern; geschwollenen Mandeln, begleitet von Lymphknotenschwellungen im Hals und in der Leistengegend; Husten, der sich abends verschlimmert, doch nach Mitternacht sowie in Bauchlage besser wird; Muskelschmerzen nach dem Essen oder Schlafen; talgabsondernden Zysten; fettigen Geschwülsten oder Warzen; wunden Füßen aufgrund von übermäßiger Schweißabsonderung und dem Gebrauch von Antiperspiranzien oder Deodoranzien; Arteriosklerose („Arterienverkalkung"); hohem Blutdruck; Aneurysmen (krankhafter Ausweitung einer Schlagader); Herzklopfen, das sich bei heftiger Bewegung verschlimmert; krampfartigen Magenschmerzen, die sich in Bauchlage bessern.

Die oben genannten Symptome werden intensiviert durch Kälte, Feuchtigkeit, Abspülen in kaltem Wasser, heiße Mahlzeiten, Aufregungen, Heben der Arme, beim Grübeln über Schmerzen und Beschwerden sowie in der Anwesenheit Fremder; meist werden sie auch beim Liegen auf der linken Seite schlimmer. Besser wird es, wenn man kalte Füße bekommt und in Ruhe gelassen wird.

Komplementärmittel: Dulcamara, Psorinum und Silicea.
Inkompatibilum/unverträgliches Mittel: Calcium carbonicum.

■ Belladonna
Herkunft: Tollkirsche (Atropa belladonna). Das Homöopathikum wird aus der frischen Pflanze samt Wurzelstock zubereitet, die zu Ende der Blütezeit gesammelt wird. Sie ist hochgiftig und enthält die Alkaloide Atropin, l-Hyoscyamin, in der Wurzel auch Scopolamin. Die Symptome einer Tollkirschenvergiftung sind: Schwindelgefühle, Verwirrtheit, zunehmend erregtes, unverständliches oder gewalttätiges Benehmen, Mund- und Rachentrockenheit, Gesichtsrötung, geweitete, starre Pupillen sowie Schwierigkeiten beim Sprechen und Schlucken. Hohes Fieber stellt sich ein, manchmal begleitet von Konvulsionen. Schließlich folgen erschöpfende Müdigkeit, Koma und Tod.
Konstitutionstyp: Personen, die am besten auf Belladonna reagieren, sind von kräftiger Statur, scheinen sich einer robusten Gesundheit zu erfreuen und sind körperlich wie geistig sehr lebhaft.
Mittel hilft seelisch-geistig bei: Unruhezuständen; wildem, unbegreiflichem, erregtem Benehmen; irrem Gelächter; allzu üppig blühender Phantasie; Halluzinationen; Zusammenfahren und Erschrecken, wenn sich jemand nähert; dem Gefühl, völlig neben sich zu stehen und unzurechnungsfähig zu sein; schlimmen Alpträumen; Schläfrigkeit, ohne jedoch schlafen zu können.
Mittel hilft körperlich bei: ungewöhnlicher Licht-, Geräusch-, Berührungs-, Druck-, Bewegungs-, Vibrations- oder Schmerzempfindlichkeit; Krampfanfällen; pochendem Kopfschmerz, als sei einem sämtliches Blut zu Kopfe gestiegen (verschlimmert durch Sonne, Kälte, Schock, Menstruation, Bewegung, Vornüberbeugen, Augenbewegungen); heißem, gerötetem Gesicht, wobei die Umgebung des Munds und die Lippen jedoch sehr blaß sind; Ohrenschmerzen, vor allem rechts (verschlimmern sich bei nassem Kopf oder Kälte); geweiteten, starren Pupillen und Lichtscheu; leuchtendroter Zunge, die manchmal an den Rändern wund und in der Mitte belegt ist; trockenem, krampfartigem, ein Kitzelgefühl verursachendem Husten, der beim Sprechen schlimmer wird; Wundgefühl im Schlund, dabei Berührungsempfindlichkeit und Halsschmerzen, die Kopf und Hals immer wieder zucken lassen (vor allem bei Schluckversuchen); Verlangen nach Zitronensaft, der jedoch keine Erleichterung bringt; Nierenentzündung; Hin- und Herwerfen im Schlaf; brennender, trockener, geröteter und pochend schmerzender Haut, dabei kalten Händen und Füßen; *bei Kleinkindern:* Schmerzen beim Zahnen.

Viele der oben genannten Symptome werden verschlimmert durch Vibrationen, Bewegung, Licht, Lärm, Druck, Sonne sowie durch Friseurbesuch (Haareschneiden) und Hinlegen. Meist sind sie außerdem rechts schlimmer als links, und von

23 Uhr an werden die Beschwerden stärker. Oftmals werden sie gelindert durch Stehen, aufrechtes Sitzen, Aufenthalt im Warmen und warme Anwendungen auf den betroffenen Körperpartien.

Spezielle Indikation: fiebriger Scharlach.
Komplementärmittel: Calcium carbonicum.
Antidote: Camphora, Coffea, Opium, Aconitum; daneben Acetylsäure (in Obst, Zitronensaft, Essig), Tee, Kaffee.

■ Bryonia
Herkunft: Rote (Rotbeerige) Zaunrübe, Teufelsrübe (Bryonia alba oder Bryonia cretica dioica). Das Homöopathikum wird aus der frischen Wurzel, gesammelt vor der Blütezeit der Pflanze, zubereitet. Diese enthält verschiedene bittere Cucurbitacine, Bryosid, Bryoamarid, Bryodulcosid, die Triterpene Bryonon- und Bryonolsäure, Anthrachinon, Chrysophansäure, die Enzyme Perioxydase und Elaterase sowie Pyrogene (fiebererzeugende Substanzen) und Polysaccharide. Da Bryonia die Bindegewebe, die serösen (sekretabsondernden) Schleimhäute, Gelenkscheiden, Sehnen und Bänder sowie Nervenhüllen beeinflußt, die sämtlich von Rheuma befallen und schmerzhaft entzündet sein können, wird das Homöopathikum häufig Rheumakranken verordnet, vor allem, wenn sie auch an Fieber leiden.
Konstitutionstyp: Personen, die am besten auf Bryonia reagieren, sind oft von etwas schwerfälliger Intelligenz, rundlich und fleischig, mit dunklem Teint und dunklen Haaren; sie klagen oft über stechende Schmerzen und sind leicht verärgert oder irritiert.
Mittel hilft seelisch-geistig bei: dem Gefühl von Müdigkeit, Mattigkeit, Lustlosigkeit, sich zu bewegen oder auf ein Gespräch einzugehen; dumpfem Gefühl im Kopf, als würde er gleich zerspringen, dabei jedoch Reizbarkeit; dem irrtümlichen Gefühl, fern von zuhause zu sein und heimzuwollen, obwohl man doch daheim ist; dem Verlangen nach etwas Unbestimmtem oder Unmöglichem, oder Ablehnung dessen, was man erst haben wollte, dann aber nicht mehr interessant findet, sobald man es angeboten bekommt; Angst vor dem Tod oder davor, nie mehr gesund zu werden; Hoffnungslosigkeit; Sorgen um Arbeit oder Geld, vor allem nach Auseinandersetzungen mit Vorgesetzten; sorgenvollen Träumen, in denen oft Geld oder Arbeit eine Rolle spielen.
Mittel hilft körperlich bei: berstendem Kopfschmerz, der sich bei der kleinsten Bewegung oder auch durch zu viel Essen, Alkohol, heiße Getränke, Erkältung und Husten verschlimmert, hingegen durch festen Druck und Kälte besser wird; schweren Lidern und stechenden Augenschmerzen; trockenen, aufgesprungenen und juckenden Lippen; übelschmeckender, belegter Zunge; trokkener, verengter Kehle; extremem Durst in langen Zeitabständen; Erbrechen nach fettigen Mahlzeiten oder heißen Getränken; Verlangen nach Fleisch oder ungewöhnlichen Speisen; dem Gefühl, man habe einen Stein im Magen – verschlimmert durch Draufdrücken; hartem, massigem, bröckeligem, schwarz oder angekohlt aussehendem Stuhl; Schmerzen im Brustkorb, die so stark sind, daß man sich beim Husten um die Brust oder an den Kopf greift; Schmerzen um die Rippen, die sich durch Husten, Trinken, warme Räume sowie nachts verschlimmern; kalten Händen und Füßen; bei Rheumakranken: heiße, geschwollene, schmerzende Gelenke, die bei kalter Zugluft oder kleinsten Bewegungen noch mehr wehtun; übermäßiges Schwitzen, wobei der Schweiß säuerlich riecht; *bei Frauen:* harte, entzündete Brüste, als entstehe ein Abszeß in ihnen, wobei die kleinste Bewegung alles noch schlimmer macht.

Viele der oben genannten Symptome verschlechtern sich durch Aufregung, helles Licht, Lärm, Berührung, Bewegung und Essen. Auch sind sie meist morgens, gegen neun Uhr, schlimmer als sonst (also dann, wenn Delirium und Fieber normalerweise ihren Höhepunkt erreichen), sowie nachmittags um 15 Uhr. Kalte, trockene Winde und Zugluft sollten gemieden werden. Kühle Luft hingegen sowie fester kühler Druck (kalter Wickel) auf den betroffenen Körperpartien bringen gewöhnlich Erleichterung.

Komplementärmittel: Natrium muriaticum, Natrium sulfuricum sowie, etwas weniger wirksam, auch Alumina.
Antidote: Aconitum, Chamomilla, Nux vomica.

■ Calcium carbonicum
Herkunft: Kalziumkarbonat (Calcium carbonicum oder Calcarea carbonica Hahnemanni), ein von Hahnemann selbst eingeführtes Pulver aus Austernschalenkalk. Die Ursubstanz des Homöo-

pathikums wird aus den inneren, schneeweißen Teilen zerbrochener Austernschalen der Ostrea edulis hergestellt; sie enthält Mangan, Kalzium und verschiedene andere Spurenelemente. Kalzium ist ungemein wichtig für den Aufbau gesunder Knochen und das gute Funktionieren von Nerven und Muskeln.
Konstitutionstyp: Erwachsene, die gut auf Calcium carbonicum reagieren, sind gewöhnlich hellhäutig, schlaff und übergewichtig und haben einen kalten, feuchten Händedruck. Kinder, die gut auf dieses Homöopathikum ansprechen, sind meist von rundlicher Statur, ungelenk und haben einen kalkigweißen Teint, grobe Haut und borstiges, lockiges Haar; oft schwitzen sie nachts am Kopf. Calcium-carbonicum-Persönlichkeiten gehören zu den wenigen Menschen, die sich besser fühlen, wenn sie Verstopfung haben.
Mittel hilft seelisch-geistig bei: Depression; Überempfindlichkeit, zarter Gemütsverfassung; Angst, sich zum Narren zu machen; Angst vor der Dunkelheit oder davor, verrückt zu werden; Unfähigkeit, sich von emotionalen Aufregungen zu erholen; Arbeitssucht, gefolgt von plötzlicher Faulheit und Sorgen um das eigene Ego, die eigene gesundheitliche Verfassung; Passivität, Widerwillen, auf Fragen zu antworten; Abneigung gegen alles und jeden; Sorgen um Geringfügigkeiten, Herummachen an Kleinigkeiten, Trödeln; Selbstmitleid und Weinen deswegen; Wiederkäuen aller Einzelheiten eigener Beschwerden oder Erkrankungen, bis anderen fast der Kragen platzt; schlechtem Gedächtnis, Vergessen dessen, was man gerade erst gelesen hat; Neigung zu extremer Religiosität – zum Beispiel, den ganzen Tag die Bibel lesen; Grausamkeit gegen Menschen und Tiere, wobei man jedoch Tränen vergießt, wenn man von solchen Grausamkeiten erzählt; Schwierigkeiten beim Einschlafen, dann aufwachen und grübeln, was alles schiefgehen könnte; nächtlichen Alpträumen.
Mittel hilft körperlich bei: nächtlichem Schwitzen am Kopf; sich kalt und feucht anfühlendem Kopfbereich; Kopfschmerzen, die in der rechten Schläfe konzentriert sind und durch extreme Hitze oder Kälte oder Überhitzung ausgelöst werden; Kopfschmerzen, weil man nicht gefrühstückt hat; Schwindelgefühl; akuten Augenentzündungen, wobei das Weiße im Auge stark gerötet ist, vor allem im rechten Auge; Katarakt (Grauem Star); ständigem, übelriechendem Ausfluß aus den Ohren; Nasenpolypen; geschwollene Mandeln und Halslymphknoten; geschwollenen Halsdrüsen; Brustschweiß; grober Haut mit großen Poren; Schweißdrüsenekzemen; Frostbeulen; übermäßig großer Schweißabsonderung ohne besonderen oder mit schlechtem Geruch; Skoliose (Wirbelsäulenverbiegung); brennendem Gefühl an den Fußsohlen, weswegen man sie nachts aus dem Bett hängen läßt; schlechte motorische Koordination, Ungeschicklichkeit; zu gutem Appetit, großem Verlangen nach Eiern, eingelegten und sauren Lebensmitteln, Süßem sowie rohen Kartoffeln; Aversion gegen Kaffee, Fleisch und Milch (wobei Milch andere Symptome verschlimmern kann); starkriechendem Urin; Gallensteinen; Hämorrhoiden; Verbesserung des Allgemeinbefindens bei Verstopfung, Verschlechterung hingegen, wenn der Darm sich häufig regt; *bei Kindern:* großer Kopf und Fontanellen, die sich nur langsam schließen; verspätetes oder mit Komplikationen behaftetes Zahnen; spätes Laufenlernen oder Unsicherheit beim Laufen infolge von Übergewicht; Verlangen nach Ungenießbarem wie etwa Seife, Erde oder Kalk; *bei Frauen:* verfrühte oder abnorm starke Menstruationsblutungen.

Die oben genannten Symptome werden verstärkt durch Zugluft, Kälte, kalten feuchten Wind sowie Sport und Gymnastik; zwischen 14 und 15 Uhr sind sie meist am schlimmsten. Morgens verringern sie sich allmählich, werden bei Verstopfung besser und hören meist auf, wenn man sich auf die betroffene Seite legt.

Komplementärmittel: Rhus toxicodendron, Belladonna, Lycopodium, Phosphorus, Silicea, Platinum.
Antidote: Acidum nitricum, Camphora, Ipecacuanha, Nux vomica.
Inkompatible/unverträgliche Mittel: Bryonia, Sulfur.

■ Calcium phosphoricum
Herkunft: Calcium phosphoricum wird aus Kalziumhydrogenphosphat zubereitet.
Konstitutionstyp: Calcium phosphoricum ist vor allem für Menschen gedacht, die unzufrieden wirken und nie recht wissen, was sie wollen; diese Leute sind oft ziemlich dünn (noch dünner als „Calcium-carbonicum-Persönlichkeiten"), haben

dunkles Haar, lange Beine und einen schlaffen Bauch; als Kleinkinder haben sie oftmals erst spät laufen gelernt. Auch jugendliche Spätentwickler/innen sprechen gut auf Calcium phosphoricum an.
Mittel hilft seelisch-geistig bei: Nervosität, innerer Unruhe, Herumzappeln; Unwillen, sich einer Routine zu beugen; unentwegtem Bedürfnis nach Stimulation und Neuem; Schwierigkeiten, morgens aus dem Bett zu kommen.
Mittel hilft körperlich bei: Taubheits- oder Kribbelgefühlen in Händen und Füßen; Schwitzen der Kopfhaut; raschem Zahnverfall; schmerzenden Knochen und Gelenken; schlecht heilenden Knochenbrüchen; Verlangen nach Schinkenrinde und anderen sehr würzigen Nahrungsmitteln; schlechter Verdauung, Magenschmerzen nach dem Essen, Neigung zu Erbrechen, Aufruhr im Magen nach dem Genuß von Speiseeis; sehr weichem, grünverfärbtem Stuhl; *bei Kindern:* verspätetes Schließen der Fontanellen; verspätetes oder kompliziertes Zahnen; Wachstumsschmerzen; Kopfweh bei Schulkindern.

Die oben genannten Symptome werden gewöhnlich noch schlimmer bei feuchtem, kaltem, wechselhaftem Wetter oder in der Schneeschmelze, durch körperliche Anstrengung, beim Heben schwerer Gegenstände und durch Kummer und Sorgen; auch schlechte Nachrichten, sexuelle Exzesse und Liebeskummer wirken sich sehr negativ auf die Beschwerden aus. Im Sommer bzw. bei trockenem, warmem Wetter bessert sich der Zustand oft dramatisch.

Komplementärmittel: Ruta, Hepar sulfuris.

■ Cantharis
Herkunft: Das Homöopathikum wird aus dem Käfer Cantharis (auch: Lytta vesicatoria) hergestellt, der mißverständlicherweise auch Spanische Fliege heißt und ein raschwirksames Irritans namens Cantharidin enthält. In der traditionellen Medizin verwendete man den getrockneten, pulverisierten Käfer, um damit Kahlköpfigkeit zu kurieren, Abtreibungen herbeizuführen und das sexuelle Interesse zu beleben. Menschen, die diese Substanz einnahmen, bekamen davon brennende Hals- und Magenschmerzen, hatten Schluckschwierigkeiten, Brechreiz, Erbrechen, Durchfall und starken Harndrang; ganz Unglückliche bekamen Krämpfe oder fielen gar ins Koma.– Cantharidenpflaster werden von Heilpraktikern noch heute angewandt, um Hautbläschen zu erzeugen, die Fieber und Entzündungen aus dem Körper ausleiten sollen.
Konstitutionstyp: Cantharis sollte das Mittel der ersten Wahl sein bei Menschen, die aussehen, als litten sie fürchterlich.
Mittel hilft seelisch-geistig bei: Wutanfällen, die noch schlimmer werden, wenn man etwas Blankes oder Leuchtendes anschaut oder sich beim Trinken an den Hals faßt; übermäßiger sexueller Begierde, die sich zu einem schier unbezwingbaren Drang nach Geschlechtsverkehr auswächst; extremen Angstzuständen; Schreianfällen; grobem, sehr unhöflichem, streitsüchtigem, reizbarem, sogar gewalttätigem Verhalten; Verlust des Bewußtseins (völlig außer sich geraten).
Mittel hilft körperlich bei: dem Gefühl, Gegenstände in verschiedenen Gelbabstufungen wahrzunehmen; brennendem Gefühl im Hals und großem Durst, doch Zögern, etwas zu trinken, weil das Anfälle von Atemnot verursachen würde; Appetitmangel; Brennen im Magen; Abscheu vor Tabak(rauch); Brust- oder Rippenfellentzündung, begleitet von Schweißausbrüchen und Herzklopfen; Wundrose; Verbrennungen und Verbrühungen, die sich durch kalte Anwendungen bessern; Insektenbissen mit schwärzlichem Wundzentrum; Rötung und Infektion, die sich innerhalb von vier Stunden ausbreitet; Schwellungen und sekretabsondernden Hautausschlägen an den Händen; eiskalten Händen, wobei die Fingernägel sich jedoch glühendheiß anfühlen; nächtlichem Brennen an den Fußsohlen; schwerer Blasenentzündung mit einem brennendheißen Entzündungsherd, die sich rasch verschlechtert und nicht ignoriert werden kann; brennenden Schmerzen im Unterleib, die sich anfühlen, als würden die Darmschleimhäute abgezogen; stark aufgedunsenem Unterleib; Durchfall mit Brennen und Hitzegefühl.

Die oben genannten Symptome werden verschlimmert durch Berührung, Bewegung, Kaffee und kaltes Wasser; meist nehmen die Beschwerden nachmittags zu. Sie reagieren jedoch günstig auf Wärme und sanfte Massage und nehmen auch ab, wenn man aufstoßen oder Winde ablassen kann; nachts und morgens sind sie weniger ausgeprägt.

Komplementärmittel: Belladonna, Mercurius solubilis Hahnemanni, Phosphorus, Sepia, Sulfur.
Antidote: Aconitum, Pulsatilla, Camphora.

■ Carbo vegetabilis
Herkunft: Das Homöopathikum wird aus Holzkohle (Carbo vegetalis oder auch Carbo ligni) hergestellt. Meist handelt es sich um ausgeglühte Kohle von Rotbuchen- oder Birkenholz, manchmal auch von Pappeln. Das Mittel soll vor allem übermäßigen Schleim aus dem Verdauungstrakt befördern helfen. Medizinische Kohle (gereinigte Tier- oder Holzkohle) wird bis heute dazu benutzt, Verdauungsgase zu absorbieren und die Fermentierung im Darm zu verringern.
Konstitutionstyp: Am besten hilft Carbo vegetabilis bei Menschen, die sich darüber beklagen, daß sie sich seit einer bestimmten Erkrankung oder einem Unfall nie mehr so richtig gesund gefühlt hätten. Meist nennen sie als erstes Symptom „geistige Langsamkeit, Abbau der geistigen Kräfte".
Mittel hilft seelisch-geistig bei: verlangsamter Denkfähigkeit und Mangel an geistiger Energie; unzuverlässigem, von „Löchern" durchsetztem Gedächtnis; Tageslicht vor der Dunkelheit den Vorzug geben; Angst vor übernatürlichen Kräften; Interesselosigkeit an den neuesten Nachrichten, dem Alltagsgeschehen; fixen Ideen.
Mittel hilft körperlich bei: Kopfschmerzen am Morgen, vor allem nach zu reichlichem Essen – der Kopf fühlt sich heiß und schwer an; Neigung zu Ohnmachtsanfällen; Schwindelgefühl sowie bei Brechreiz; purpurfarbenem oder grünlich-blassem Gesicht; geröteter Nasenspitze; bitterem, salzigem Geschmack im Mund; kaltem Atem, kalter Zunge; Heiserkeit; krampfartigem Husten mit Spucken, Würgen und Schleimausspeien; Bronchitis, vor allem bei älteren Menschen, die rauchen; Ungeschicklichkeit, schlechter motorischer Koordination; kalten, blau angelaufenen Händen und Füßen; kalter, feuchter Haut; Verlangen nach zugefächelter Luft, weil der Körper sich brennendheiß anfühlt, obwohl er äußerlich kalt ist; inneren oder äußeren Blutungen; stockendem Blutfluß in den Venen oder blutenden Krampfadern; Gangrän (Wundbrand); kalten, geschwollenen Beinen; Aversion gegen Milch und Fleisch; Gier nach Salzigem oder Saurem, nach Süßem sowie Kaffee; Verdauungsproblemen, gleichgültig, wie man sich ernährt; Blähungen und Flatulenzen nach Genuß der meisten Nahrungsmittel, vor allem fettigen; brennendem Gefühl im Magen und in der Herzgegend, saurem Aufstoßen und Wiederhochkommen von Essen; Verdauungsbeschwerden, die sich durch allzu reichliches oder zu fettes Essen sowie sehr spät eingenommene Mahlzeiten verschlimmern.

Die oben genannten Symptome bessern sich meist durch Kälte, Frischluft und Aufstoßen. Fette Speisen, Milch, Kaffee und Wein verschlimmern das Unbehagen; am ausgeprägtesten ist es in warmem, feuchtem Wetter, abends und in Ruhelage.

Komplementärmittel: Kalium carbonicum, Phosphorus, Pulsatilla.
Antidote: Nux vomica, Camphora, Arsenicum album, Ambra.

■ Causticum
Herkunft: Das Causticum Hahnemanni, ein Ätzstoff, wurde von Hahnemann selbst erfunden. Ausgangsmaterial ist frisch gebrannter Kalk mit Kaliumhydrogensulfat, nach den Vorschriften des Deutschen Homöopathischen Arzneibuchs verarbeitet. Es eignet sich besonders bei Erkrankungen, die von örtlichen Lähmungen, einem Gefühl des Brennens, wunder Haut oder Hautausschlägen usw. begleitet sind, welche zuerst durch Cortisongaben unterdrückt wurden.
Konstitutionstyp: Am besten reagieren auf das Causticum Menschen mit dunkler Haar- und Augenfarbe und bläßlicher Haut, von schwächlicher Statur und eher rigide im Denken. Kinder, die gut auf Causticum reagieren, sind oft ausgesprochen leicht erregbar, extrovertiert, interessieren sich sehr für alles, was um sie herum vorgeht, und können Ungerechtigkeiten nicht ausstehen.
Mittel hilft seelisch-geistig bei: Pessimismus, Depression, Angstzuständen; intellektueller Faulheit; plötzlichen Tränen- und Emotionsausbrüchen; (über)starkem Mitleid mit Menschen oder Tieren in Not und Schmerz; Mangel an Selbstvertrauen; Reizbarkeit; Kritik an allem und jedem; Argwohn und auch Mißtrauen, die Schüchternheit und Nervosität verbergen sollen; *bei Kindern:* Weigerung, abends ins Bett zu gehen.
Mittel hilft körperlich bei: Schwindelgefühl beim Vornüber- oder Seitwärtsbeugen, als befände sich zwischen Gehirn und Schädel ein freier Raum; Bellscher Lähmung (Gesichtslähmung); Rauschen und Dröhnen im Ohr; Echoeffekt beim

Hören der eigenen Stimme; Erkältungen, die sich auf die Ohren schlagen; hängenden Lidern und Visusverschlechterung, zeitweiligem Sehverlust; Wundgefühl in der Nase und dickem, gelblichem Schnupfen; Nasenlaufen nach dem Schneuzen, das sich durch kalte Getränke bessert; trockenem, in der Kehle kitzelndem Husten; Heiserkeit, vor allem morgens; kratzendem Gefühl im Hals, dabei schmerzloser Stimmverlust; Stimmbandlähmungen; Rheuma mit Muskelsteifigkeit infolge verspannter Sehnen und Bänder; steifem Hals nach Sitzen in Zugluft; deformierten Gelenken, die stechend oder reißend schmerzen; Warzen im Gesicht oder an den Fingern; Narben oder verheilte Wunden, die wieder aufreißen oder sich bemerkbar machen; *bei Frauen:* verfrüht einsetzende Menstruationsblutungen, die spärlich sind und nachts oder in Ruhelage aufhören; Streßinkontinenz; Blasenentzündung mit starkem Harndrang, jedoch kaum Harnabgang.

Die oben genannten Symptome sind oft rechts schlimmer als links, reagieren jedoch günstig auf Feuchtigkeit und Wärme. Kalte, trockene Winde, süße Nahrungsmittel, Kaffee, Kummer und Schreck- oder Angstzustände verschlimmern das Befinden.

Komplementärmittel: Carbo vegetabilis, Petroselinum.
Inkompatible/unverträgliche Mittel: Phosphorus, Coffea.

■ Chamomilla
Herkunft: Echte Kamille (Matricaria chamomilla). Sie enthält ätherisches Öl mit Azulen, Bisabolol, Matricin und zahlreichen krampflösend wirkenden Flavonen, außerdem Apigenin- und Luteolinglucusid, Rutin, Hyperosid, Cumarine sowie Cholin. Das Homöopathikum wird aus der frischen, ganzen, blühenden Pflanze zubereitet. Als Heilkraut (zum Beispiel Tee) wird Kamillentee für Rollkuren bei Magengeschwüren, Zahnfleischwunden, zur Nervenberuhigung und bei Gebärmutterproblemen eingesetzt.
Konstitutionstyp: Personen, die am besten auf Chamomilla reagieren, haben meist eine sehr niedrige Schmerzschwelle, sind oft schlechter Laune und beklagen sich gern über alles mögliche. Oft beginnen sie dabei mit den Worten: „Ich kann es nicht ausstehen, wenn ..."
Mittel hilft seelisch-geistig bei: innerem Aufruhr; Grobheit; Gemeinheit; schlechter Laune gegenüber allen und allem, auch sich selbst; Unmöglichkeit, die betreffende Person zufriedenzustellen, wie ein Kind, das ruhig ist, wenn man es herumträgt, aber zu schreien beginnt, sobald man es absetzt; der Neigung, beim leisesten Schmerz oder Unbehagen aus dem Bett zu springen und herumzulaufen.
Mittel hilft körperlich bei: Schwitzen und Ohnmachtsneigung bei den leisesten Schmerzen; dumpfem Gefühl im Kopf; durch Ärger hervorgerufene epileptische Zuckungen; pochendem Gefühl in einer Kopfhälfte, das besser wird, wenn man den Kopf zurückbeugt; einer geröteten, einer blassen Wange; schweren Ohrenschmerzen mit Verstopfungsgefühl im betroffenen Ohr; Tinnitus (Ohrensausen und Schwindel); Zahnschmerzen, die sich durch kalte Getränke bessern, durch warme Getränke oder nachts jedoch heftig verschlimmern; gelblich belegter Zunge; Brennen in der Herzgegend; trockenem, stakkatoartigem Husten; Husten im Schlaf oder bei Verärgerung; Müdigkeit, ohne jedoch einschlafen zu können; morgendlicher Verschlafenheit; Angstträumen, bei denen man ruckartig aufwacht und zornig wird; Wimmern und Weinen im Schlaf; sich sehr heiß anfühlender Haut; heißem, brennendem Gefühl an den Füßen, die man deshalb nachts aus dem Bett streckt; Unterleibsschmerzen, bei denen man die Beine anzieht oder sich zusammenrollt; allgemein heftigen Schmerzen; Durchfall mit dünnem, schleimigem, hellgrünlichem Stuhl; heißem, nach faulen Eiern stinkendem Stuhl; *bei Kindern:* Zahnen, vor allem, wenn es begleitet ist von Fieber und grünverfärbtem Stuhl; *bei Frauen:* schwere Menstruationsblutungen, begleitet von wehenartigen Schmerzen.

Die oben genannten Symptome verschlimmern sich fast stets, wenn man schlechter Laune ist, sowie bei Hitze, kaltem Wind, Frischluft und Aufstoßen; nachts sind sie meist heftiger, ab 21 Uhr abends. Warmes, feuchtes Wetter sowie Fasten bringen oft Linderung; Kinder fühlen sich besser, wenn sie auf den Arm genommen und herumgetragen werden.

Komplementärmittel: Belladonna, Magnesium phosphoricum.
Antidote: Camphora, Nux vomica, Pulsatilla.

■ Chelidonium

Herkunft: Schöllkraut (Chelidonium majus). Es enthält außer dem papaverinähnlichen (opiumähnlichen) Chelidonin noch weitere Alkaloide, dazu Berberin, Sanguinarin, Fumarin, Pflanzensäuren sowie Harze. Das Homöopathikum wird aus den frischen, im Frühjahr gesammelten unterirdischen Teilen der Pflanze zubereitet. Es wirkt hauptsächlich auf die Leber und die Gallenblase.

Konstitutionstyp: Chelidonium hat eine gewisse Affinität zu dünnen, hellhäutigen, hellhaarigen, lethargischen Persönlichkeiten.

Mittel hilft seelisch-geistig bei: Depression, Angstzuständen; Pessimismus und Verzagtheit; geistiger Langsamkeit, Unwilligkeit, sich anzustrengen; Neigung zum Grübeln; Weinerlichkeit.

Mittel hilft körperlich bei: Kopfschmerzen, begleitet von starkem Schweregefühl, Lethargie und Schläfrigkeit; Kopf, der sich wie Blei anfühlt; Kater, der Hochsetzen oder Aufstehen unmöglich macht; Katarakt (Grauem Star); Schläfrigkeit tagsüber; belegter Zunge mit Zahnabdrücken; nächtlich auftretendem Asthma; Schmerzen um den unteren Rand des rechten Schulterblatts; verdorbenem Magen mit Brechreiz und Erbrechen; Gier nach Käse und heißen Getränken (manchmal auch: Abscheu vor Käse); geschwollener Leber, begleitet von Schwindelgefühl und Erbrechen; Blähungen im Oberbauch; Gallenbeschwerden.

Die oben genannten Symptome werden im allgemeinen verschlimmert durch Bewegung, Hitze, Berührung und Wetterwechsel; sie betreffen außerdem meist die rechte Seite und sind nachts um vier Uhr, morgens und nachmittags gegen 16 Uhr deutlich schlimmer als sonst. Milch, heiße Getränke, Essen sowie fester Druck bringen normalerweise Erleichterung.

Komplementärmittel: Lycopodium, Bryonia.
Antidot: Chamomilla.

■ China

Herkunft: Chinarindenbaum, Cinchonabaum (Cinchona succiruba oder Cinchona calisaya), ein immergrüner Busch, der in Java, Ostindien, Mittel- und Südamerika beheimatet ist. Seine Rinde enthält Chinin (es wird als Anti-Malaria- und Anti-Fieber-Mittel sowie gelegentlich zu Abtreibungsversuchen eingesetzt), außerdem Chinidin, Conchonin und andere Alkaloide, Chinagerbsäure, Chinova- und verschiedene Phenolsäuren, Beta-Sistosterol und ein Gemisch saurer Saponine. Das Homöopathikum wird aus getrockneter Zweigrinde hergestellt. Eine Chininvergiftung verursacht Kontraktionen der Bronchien, der Milz und der Gebärmutter, irritiert Magen, Innenohrschnecke und die Retina, bewirkt Proteinurie (Eiweiße im Urin) sowie Erhitzung, Schweiß und Fieber. Das Homöopathikum ist sehr wohltuend nach stark schwächenden Erkrankungen sowie großem Flüssigkeitsverlust.

Konstitutionstyp: Menschen mit künstlerischer oder poetischer Ader reagieren normalerweise sehr gut auf China.

Mittel hilft seelisch-geistig bei: Apathie, Gleichgültigkeit; Konzentrationsmangel; emotionaler Unausgeglichenheit, Schreckhaftigkeit, Überempfindlichkeit; nervöser Erschöpfung; Zornesausbrüchen trotz allgemein umgänglichen Wesens; Unfähigkeit, Gefühle geradeheraus auszudrükken; „Luftschlösserbauen", im Traum den Helden oder die Heldin spielen; Träumen, in denen man die Tagesereignisse Revue passieren läßt.

Mittel hilft körperlich bei: Kopfweh, das bei Druck auf die schmerzende Region aufhört, beim Haarekämmen jedoch intensiver wird; Neuralgie; Schwindelgefühl; Krampfanfällen; Blutungen und Nasenbluten; Tinnitus (Ohrensausen); schwachen, zitternden Muskeln; Fieber mit Frösteln und Schweißausbrüchen, wobei man während des Schwitzens nichts trinken möchte, wohl aber während des Schüttelfrosts; übermäßigem Schwitzen; allgemeinem Erröten und Frösteln, ohne Fieber; bleicher, gelblicher Gesichtsfarbe; sehr berührungsempfindlicher Haut; geschwollenen Knöcheln; Aufstoßen, das jedoch die Verdauungsbeschwerden nicht lindert; dem Gefühl, Essensreste seien im Brustkorb bzw. in der Speiseröhre steckengeblieben; Aversion gegen Butter und fette Speisen; Verlangen nach Alkohol; Entzündung des Magen-Darm-Kanals; Gallenleiden; unangenehmen Blähungen, die bei Bewegung schlimmer werden; Blut im Urin; geschwollener Leber und Milz; schaumigem, gelbem, scheibchenweise abgehendem Stuhl.

Die oben genannten Symptome bessern sich nicht durch Essen, Kälte, Zugluft, Bewegung oder Berührung der betroffenen Gebiete; sie sind außerdem meist nachts sowie im Herbst schlimmer als sonst. Schlaf, Wärme und fester Druck helfen in aller Regel.

Komplementärmittel: Ferrum metallicum sowie Calcium phosphoricum.
Antidote: Arnica, Arsenicum album sowie Ipecacuanha.

■ Colocynthis
Herkunft: Koloquinte (Citrullus colocynthis), auch Bitterapfel genannt. Die Früchte der Pflanze enthalten verschiedene Bitterstoffe sowie Citrullol, Phenolsäuren und die Aminosäure Citrullin. Das Homöopathikum wird aus den reifen, geschälten, entkernten Früchten hergestellt und vor allem bei starker Verärgerung und Wutausbrüchen (samt ihren destruktiven Folgen) sowie bei schweren Unterleibsschmerzen oder Koliken eingesetzt. Wer Colocynthisfrüchte ißt, bekommt starke Darmbeschwerden und -schmerzen und muß sich beim Stuhlgang sehr anstrengen, obwohl der Stuhl selbst ziemlich wäßrig ist.
Konstitutionstyp: Am besten sprechen hellhäutige, hellhaarige Menschen auf Colocynthis an.
Mittel hilft seelisch-geistig bei: Zorn, Wut, Empörung; extremer Reizbarkeit, die durch Befragen noch schlimmer wird; heftiger Verlegenheit infolge beleidigender Bemerkungen.
Mittel hilft körperlich bei: Schwindelgefühl, wenn man steht und den Kopf nach links dreht oder senkt; Kopfschmerzen, die sich durch Wärme oder Druck bessern; Trigeminusneuralgie; Magenschmerzen mit Brechreiz und Erbrechen; plötzlich einschießenden, sehr entnervenden Schmerzen um die Nieren oder an den Eierstöcken; Ischiasleiden; Gicht; Rheuma; furchtbaren Unterleibsschmerzen, die besser werden, wenn man sich auf die Seite legt und die Knie bis zum Kinn zieht; krampfartige Unterleibsschmerzen mit Durchfall, die besser werden, wenn man Winde abgehen lassen kann.

Alle oben genannten Symptome verschlimmern sich durch Zorn und Verärgerung, außerdem durch Essen, Trinken und feuchte Kälte; gegen 16 Uhr sind sie meist am schlimmsten. Fester Druck, Wärme, Schlaf, Kaffee und Windeablassen schaffen meist Erleichterung.

Antidote: Coffea, Staphisagria, Chamomilla.

■ Dioscorea
Herkunft: Zottige Yamswurzel (Dioscorea villosa). Das Homöopathikum wird aus dem frischen Wurzelstock zubereitet, der nach der Blütezeit der Pflanze gesammelt wird; er enthält eine Substanz namens Dioscorein, die auf die den Darm und die Genitalregion durchziehenden Nerven höchst irritierend wirkt.
Konstitutionstyp: kein besonderer.
Mittel hilft seelisch-geistig bei: der Neigung, Dinge mit falschen Namen zu bezeichnen.
Mittel hilft körperlich bei: Schmerzen in der Brustmitte sowie die Arme entlang, begleitet von Atemnot; Magengrummeln, als sänke der Magen ab; allgemeinem Unbehagen im Oberbauchbereich; Aufstoßen, vor allem nach Genuß von Tee; Schmerz in der Lebergegend (rechter Oberbauch), der zur rechten Brustwarze ausstrahlt; ständigen Unterleibsschmerzen, akzentuiert von akuten, krampfartigen Schmerzen, die bis in andere Körperbereiche, ja sogar in Finger und Zehen ausstrahlen können; nervöser Übererregbarkeit der Verdauungs- und Genitalorgane mit starken Krampfbeschwerden.

Alle oben genannten Symptome werden gewöhnlich abends und nachts schlimmer; Zusammenrollen oder Hinlegen helfen nicht. Aufstehen, Strecken und Recken, Spaziergänge im Freien sowie Druck auf die betroffene Region haben meist günstige Wirkung.

Antidote: Chamomilla, Camphora.

■ Dulcamara
Herkunft: Bittersüß (Solanum dulcamara), ein Nachtschattengewächs. Die Pflanze enthält ein Alkaloid namens Solanin (es lähmt den Vagusnerv und veranlaßt das Herz, rascher zu schlagen), außerdem Solamarin, das Sapogenin Yamogenin, Cholin, Chlorogensäure sowie viel Kalium. Das Homöopathikum wird aus den jungen Trieben und Blättern der Pflanze zubereitet, die vor ihrer Blütezeit gesammelt werden. Traditionell wird es hauptsächlich bei Beschwerden eingesetzt, die sich durch Wetterwechsel von Wärme zu Kälte oder von Wärme zu feuchter Kälte ergeben.
Konstitutionstyp: kein besonderer.
Mittel hilft seelisch-geistig bei: Ruhelosigkeit; Neigung zu Wutanfällen.

Mittel hilft körperlich bei: Lähmungen oder Schwächeerscheinungen, die durch Kälte und Nässe verschlimmert werden; wunden, juckenden, blutenden oder krustigen Haut- oder Kopfhautausschlägen; Bandwurmbefall; großen, glatten, fleischigen oder flachen Warzen; Urticaria (Nesselsucht); Schnupfen, der sich in warmen Räumen verschlimmert; Heiserkeit; Aushusten großer Schleimmengen; Husten, der in Ruhelage schlimmer wird; Schmerzen in der Nabelgegend; gelblichem oder grünlichem Durchfall; Schwierigkeiten beim Stuhlgang oder Wasserlassen, nachdem man sich erkältet hat.

Die meisten der oben genannten Symptome bessern sich durch Wärme und Bewegung. Stillhalten, feuchte Kälte, Naßwerden und rasches Abkühlen nach einem Schweißausbruch machen alles meist nur schlimmer.

Komplementärmittel: Barium carbonicum.
Antidote: Camphora, Cuprum metallicum.
Inkompatible/unverträgliche Mittel: Belladonna, Lachesis.

■ Euphrasia
Herkunft: Augentrost (Euphrasia officinalis oder E. sticta). Das Homöopathikum wird aus der frischen, ganzen, blühenden Pflanze zubereitet, die unter anderem das Glykosid Rhinantin (Aucubin), ätherische und fette Öle sowie Bitterstoffe enthält; in der traditionellen Medizin nutzt man sie zur Linderung von Augenbeschwerden. Der englische Dichter Milton schrieb dazu, der Erzengel „reinigt' seiner Augen Nerv mit Augentrost und Gartenraut', denn vieles mußt' er sehn".[1]
Konstitutionstyp: kein besonderer.
Mittel hilft seelisch-geistig bei: keinen speziellen Beschwerden.
Mittel hilft körperlich bei: schlimmen Kopfschmerzen; heftigem, brennendem Ausfluß aus den Augen; tränenden Augen; Bindehautentzündung; starker Lichtempfindlichkeit; getrübter Sicht; klebrigem Schleim oder kleinen Bläschen auf der Augenhornhaut; heißen, roten Wangen; mildem Schnupfen mit wäßrigen Nasenabsonderungen; Masern im Frühstadium; Verstopfung; *bei Frauen:* kurze, schmerzhafte Blutungen, die nur eine Stunde pro Tag anhalten, oder auch Ausbleiben der Monatsblutung, dabei Augenbeschwerden; *bei Männern:* Prostataentzündung.

Die oben genannten Symptome verschlimmern sich im allgemeinen bei Wärme, Südwind, hellem Licht und Aufenthalt im Haus; auch sind sie abends meist schlimmer als sonst. Kaffee und abgedunkelte Räume lindern sie häufig.

Antidote: Camphora, Pulsatilla.

■ Ferrum phosphoricum
Herkunft: phosphorsaures Eisen (Ferrum phosphoricum). Am besten wirkt es in den Anfangsstadien von Entzündungen, wenn sich der Blutfluß zu den entzündeten Geweben erhöht.
Konstitutionstyp: Menschen, die am besten auf Ferrum phosphoricum reagieren, sind oft ziemlich blaß, anämisch („blutarm"), beklagen sich über vielerlei, und manchmal steigt ihnen heftige Röte ins Gesicht.
Mittel hilft seelisch-geistig bei: keinen speziellen Beschwerden.
Mittel hilft körperlich bei: Kopfschmerzen, die besser werden, wenn man die Stirn in kaltes Wasser taucht; blassem Gesicht, das oft ganz plötzlich tiefrot anläuft; Katarrh im Kopfbereich, der mit Nasenbluten beginnt; Ohrenschmerzen; Heiserkeit, Rachenentzündung; trockenem, abgehacktem Husten mit Schmerzen in der Brust; rheumabefallenen Gelenken, dabei erhöhter Temperatur und plötzlich einschießenden Schmerzen, die zu Beginn der Bewegung schlimmer werden, bei sanfter Gymnastik aber abnehmen; Fieber, das langsam beginnt, vor allem solches, bei dem das Gesicht blaß ist und sich rote Flecken auf den Wangen zeigen, der Puls schwach und rasch geht und gegen ein Uhr nachmittags Schüttelfrost einsetzt; Blutungen, vor allem, wenn das Blut hellrot ist; Aversion gegen Fleisch und Milch; Gier nach Stimulanzien; saurem Aufstoßen und Erbrechen unverdauter Nahrung; Streß-Inkontinenz und nächtlichem Bettnässen; Frühstadium von Ruhr mit Blut im Stuhl; *bei Frauen:* Menstruationen in dreiwöchigem Abstand, mit starken, ziehenden Schmerzen in der Gebärmutter und Scheitelkopfschmerz; Scheidentrockenheit.

Die oben genannten Symptome verschlimmern sich meist durch Drehungen zur Seite, Berüh-

1 Gartenraute: in der englischen Poesie ein Sinnbild der Reue (Anm. d. Übers.)

rung, Bewegung, Liegen auf der rechten Seite, Erhitzung, Aufenthalt in der Sonne sowie dadurch, daß man nicht ins Schwitzen gerät, wie man es eigentlich sollte, oder auch heilsame Schweißausbrüche durch Antiperspiranzien unterdrückt; die Beschwerden sind außerdem oft heftiger zwischen vier und sechs Uhr morgens. Kalte Anwendungen und sanfte Gymnastik bringen gewöhnlich Erleichterung.

Komplementärmittel: Kalium muriaticum, Kalium phosphoricum, Calcium phosphoricum.

■ Gelsemium

Herkunft: Falscher Jasmin, auch Gelber Gift-Jasmin genannt, (Gelsemium sempervirens). Das Homöopathikum wird aus dem frischen Wurzelstock oder aus der Rinde zubereitet. Zu den Wirkstoffen der Pflanze gehören vor allem verschiedene Alkaloide, die auf das Atmungs- und Bewegungszentrum im Gehirn einwirken und Lähmungen, Muskelzittern und Entzündungen auslösen können.

Konstitutionstyp: Menschen mit nicht besonders ausgeprägter Intelligenz und etwas schwerfälligem Ausdruck sowie bläulicher Gesichtsfarbe reagieren oft besonders gut auf Gelsemium. Auch starken Raucherinnen und Rauchern tut dieses Mittel gut.

Mittel hilft seelisch-geistig bei: Angstzuständen und Phobien, begleitet von Zittern und Harndrang; Ängsten, die darum kreisen, daß man fällt, sich aus großer Höhe herabstürzt, zum Zahnarzt oder sich operieren lassen muß oder das Herz plötzlich stillstünde, wenn man sich nicht sofort bewege; Antriebsschwäche und Schläfrigkeit; Schlaflosigkeit vor Aufregung; Nervosität und dem Gefühl, nutzlos zu sein.

Mittel hilft körperlich bei: schwerem Kopf, der sich anfühlt, als läge ein enges Band darum; Kopfschmerzen, die nach dem Wasserlassen, nach Erbrechen oder Schlafen vergehen, bei hellem Licht oder Bewegung jedoch schlimmer werden; Schwindel- oder Ohnmachtsgefühl; sich wund anfühlender Kopfhaut; gerötetem, schwerem, heißem, verschwitztem Gesicht; Ohrenschmerzen; Augenlidern, die schwer sind und zufallen möchten; Sehstörungen oder Doppeltsehen; brennendem Schmerz im rechten Auge; sommerlichen Erkältungen mit leichtem Fieber, Niesen und wäßrigem Schnupfen; üblem Geschmack im Mund; tauber, zitternder, dick gelblich belegter Zunge; rauhem Hals mit geröteten Mandeln, dabei Ohrenschmerzen und Schluckbeschwerden, oft begleitet von Angstzuständen und verschlimmert durch heiße Getränke; trockenem Husten; schweren, müden, schmerzenden, zitternden Gliedern, begleitet von Nackenschmerzen; Zukken oder Tremor einzelner Muskeln, die sich kalt und kitzlig anfühlen; grippeähnlichem Schüttelfrost mit Schauern entlang der Wirbelsäule, dazwischen Hitzewellen; Durstmangel; *bei Frauen:* schmerzhafte Menstruationen oder Gebärmutterschmerzen unabhängig von der Menstruation.

Die oben genannten Symptome sind meist frühmorgens sowie vor dem Zubettgehen am schlimmsten; Sonne, Hitze, Feuchtigkeit, Nebel, Tabak(rauch), markerschütternder Donner, Aufregung, emotionaler Streß, Sorgenmachen (auch wegen der Symptome) und Lampenfieber vor öffentlichen Auftritten wirken sich ungünstig aus. Frische Luft, Bewegung, Wasserlassen, Genuß von Stimulanzien (Kaffee, Tee, Colagetränken) oder Alkohol, lokale Wärmeanwendungen sowie Vornüberbeugen schaffen Erleichterung.

Antidote: Coffea, China, Digitalis.

■ Glonoinum

Herkunft: Dieses Homöopathikum wird aus Nitroglyzerin, einer hochexplosiven Flüssigkeit, hergestellt. Der Wirkstoff des Nitroglyzerins ist Stickstoffoxydul, auch Lachgas genannt; es erweitert die Blutgefäße und senkt den Blutdruck.

Konstitutionstyp: Glonoinum wirkt am besten bei Frauen mit Bluthochdruck, vor allem solchen mit gerötetem Gesicht und Übergewicht.

Mittel hilft seelisch-geistig bei: Verwirrung; Verlust des Orientierungssinns.

Mittel hilft körperlich bei: dem Gefühl, Hals oder Kopf müßten gleich platzen; Schwindelgefühl; Kopfschmerzen, vor allem, wenn sie durch extreme Hitze oder Kälte, plötzliches Drehen oder Seitwärtsbewegen, heftige Emotionen oder das Aufhören der Monatsblutung hervorgerufen wurden; *bei Frauen:* Hitzewallungen in den Wechseljahren.

Die oben genannten Symptome werden meist schlimmer durch Hitze, Anstrengung, Lärm, Sonnenlicht, helles Lampenlicht, Wein, Stimulanzien, enge oder schwere Kleidung sowie bei zu niedrigem Bett (zu dicht am oder direkt auf dem Boden schlafen). Kalte Luft, kalte Anwendungen, fester Druck, Zurücklegen des Kopfes und Ruhelage, bei der der Kopf höher zu liegen kommt als die Hüften, lindern die Beschwerden meistens.

Antidot: Aconitum.

■ Graphites
Herkunft: Das Homöopathikum wird aus Reißblei, dem natürlich vorkommenden Graphit, zubereitet; es enthält Kohlenstoff, Kieselsäure, Eisen, Mangan und andere Spurenelemente. Früher benutzte man Graphit, um nicht-entzündliche Wunden zu behandeln.
Konstitutionstyp: Ältere Frauen, die übergewichtig sind, unter Verstopfung leiden, denen oft kalt ist und die ziemlich melancholisch sind, reagieren gut auf Graphites. Das gleiche gilt für dunkelhaarige Menschen mit eher grobgeschnittenen Zügen und erdigem Teint. Graphites-Typen verrichten oft schwere Arbeit an frischer Luft oder fahren Lastwagen.
Mittel hilft seelisch-geistig bei: Unentschlossenheit, Schüchternheit, Mangel an Reaktionen auf äußere Ereignisse; schlechtem Kurzzeitgedächtnis; Angst beim Gewahrwerden, daß das Gehirn nicht richtig funktioniert; gelegentlicher Depression; großer Schreckhaftigkeit; Neigung, beim Anhören von Musik sehr emotional zu werden und in Tränen auszubrechen.
Mittel hilft körperlich bei: Haarausfall; Taubheitsgefühlen und Krämpfen in Händen und Füßen; Lichtempfindlichkeit; Hörverlust, der durch Hintergrundgeräusche besser wird; nässendem Ekzem hinterm Ohr; dem Gefühl, ein Spinnweb breite sich übers Gesicht; periodisch wiederkehrenden Hitzewallungen und Schweißausbrüchen, oft gefolgt von Nasenbluten; geschwollenen Drüsen; rauher, trockener, aufgesprungener Haut; Narbengeschwülsten; Herpesbläschen an den Lippen; Neigung zu Entzündung selbst kleinster Schnitt- oder Schürfwunden; Hautläsionen, aus denen dicker, honigfarbener Eiter quillt; Verhärtung von Narbengeweben; Zwölffingerdarmgeschwüren, die durch warmes Essen und Hinlegen besser werden oder die sich mit Hautbeschwerden abwechseln; Aversion gegen Süßes, Fisch sowie Salziges; Verstopfung, wobei man unter großer Mühe umfangreiche, klumpige Brocken herauspreßt; *bei Frauen:* spät einsetzende Menstruationsblutungen, zudem auch Verstopfung; seltene bis kaum noch auftretende Blutungen, dabei vergrößerte Eierstöcke oder hart anschwellende Brüste.

Die oben genannten Symptome werden bei Dunkelheit oder nach dem Schlafen meistens besser, verschlimmern sich jedoch durch Kälte, den Genuß von Süßem bzw. Fisch und Meeresfrüchten sowie durch Anwendung von Cortisonpräparaten, etwa gegen die Hautausschläge. Oft sind die Beschwerden während der Menstruation heftiger als sonst, meist auch links lokalisiert.

Komplementärmittel: Hepar sulfuris, Lycopodium.
Antidote: Nux vomica, Aconitum, Arsenicum album, China.

■ Hamamelis
Herkunft: Virginische Zaubernuß (Hamamelis virginica oder auch Macrophylla dioica). Das Homöopathikum wird entweder aus den frischen Zweigrinden, Zweigspitzen und Wurzeln oder aus den frischen blühenden Zweigen zubereitet. Die Pflanze enthält unter anderem ätherische Öle, Gerbsäuren sowie Hamameltannin. Ihre Wirkstoffe können venöse Blutungen hervorrufen. Traditionell wird die Pflanze zur Verbesserung der Venendurchblutung sowie bei Hautwunden und -abschürfungen eingesetzt.
Konstitutionstyp: kein besonderer.
Mittel hilft seelisch-geistig bei: Depression und Rückzug – Alleinseinwollen, nicht angesprochen werden wollen; dem übermäßigen Wunsch, von anderen gebührend respektiert zu werden; Rastlosigkeit; Reizbarkeit; überzogenen oder größenwahnsinnigen Ideen.
Mittel hilft körperlich bei: Kopfschmerzen, die sich bei Nasenbluten, durch Frischluft, Lesen, Denken oder Reden oftmals bessern; schmerzenden, blutunterlaufenen Augen; Hautverletzungen und Aufschürfungen; berührungsempfindlichen und rheumatisch erkrankten Gelenken; Reizhusten mit blutverflecktem Auswurf; Krampfadern; Venenentzündung; schwer zu stillenden venösen Blutungen; *bei Männern:* Nebenhodenentzündung, Harnleiterentzündung; *bei Frauen:* Gebärmutter- oder Eierstockentzündung, Mittelschmerz (beim Eisprung) oder starken Menstrua-

tionsblutungen mit sehr großen Schmerzen im Unterleib.

Die oben genannten Symptome verschlimmern sich oft in warmer feuchter Luft, bei Druck und Bewegung.

Komplementärmittel: Ferrum metallicum.
Antidot: Arnica.

■ Hepar sulfuris
Herkunft: Kalkschwefelleber (Hepar sulfuris calcareum oder Calcium sulfuratum Hahnemanni). Das Homöopathikum, von Hahnemann selbst entwickelt, ist eine Sonderverarbeitung aus dem weißen inneren Bestandteil der Austernschale und aus Schwefelblumen. In früheren Zeiten verwendete man dieses Mittel, um den unerwünschten Nebenwirkungen vieler quecksilberhaltiger Arzneien entgegenzuwirken.
Konstitutionstyp: Hepar sulfuris hilft am besten bei Menschen, die übergewichtig, schlaff, bläßlich, träge und eher depressiv sind; solche Leute sehen oft aus, als hätten sie eine Menge durchgemacht, und lassen sich meist dankbar in den nächstbesten Sessel sinken.
Mittel hilft seelisch-geistig bei: Reizbarkeit sich selbst und anderen gegenüber, die allerdings tiefe Ängste verschleiert; großer Empfindlichkeit gegenüber Berührung, Schmerzen, kalter trockener Luft, Lärm, Störungen jeglicher Art; Neigung zu Hast, Impulsivität und Veränderungen um der Veränderung willen; unvernünftigen Zu- und Abneigungen gegenüber anderen; Neigung, leicht gekränkt zu sein; äußerer Ruhe, die inneren Aufruhr überspielen soll; dem Gefühl, sehr viel durchgemacht zu haben und anderen immerzu erklären zu müssen, was in der Vergangenheit schon alles schiefgelaufen ist.
Mittel hilft körperlich bei: Ohnmachtsanfällen bei geringfügigen Schmerzen; Stirn- und Nasennebenhöhlenentzündung mit großer Druckempfindlichkeit der befallenen Region, wobei die Symptome durch Vornüberbeugen schlimmer und durch Wärme gelindert werden; Geschwüre der Augenhornhaut; Bindehautentzündung; Lippenherpes oder Geschwüre in den Mundwinkeln (Aphthen); Erkältungen, die mit Kribbeln in der Kehle beginnen; dem Gefühl, man habe eine Gräte im Hals stecken; Halsweh, das beim Schlucken Ohrenschmerzen verursacht; Heiserkeit oder Stimmverlust; Erstickungsanfall oder heftiger Schmerz beim Schlucken, wobei ein warmer Schal um den Hals Erleichterung bringt; Mandelentzündung und geschwollenen Halslymphknoten; trockenem, heiserem Husten durch Verkühlung; hohlem Husten, bei dem man sich zusammenkrümmt, dabei rasselndem, flatterndem Geräusch im Brustkorb (durch lockeren Auswurf), dazu Brechreiz und Erbrechen, nachts am schlimmsten; erschöpfendem Husten, der zwischen 18 Uhr und Mitternacht am schlimmsten ist; Grippe mit Niesanfällen, Fieber, Schweißausbrüchen und Verlangen nach Wärme trotz hoher Temperatur; Abszessen oder Eiterbeulen, wobei der Schweiß säuerlich riecht; ständigem Verlangen nach kleinen Schlucken Flüssigkeit (Kinder sind manchmal auch überhaupt nicht durstig); Gier nach Fettem, nach Salatsaucen und sauren oder in Essig eingelegten Nahrungsmitteln; Aversion gegen Alkohol; Durchfall, der durch den Genuß reifer, saftiger Früchte, Gemüse und geeister Nahrungsmittel noch schlimmer wird.

Die oben genannten Symptome werden durch kalte Luft, Zugluft, Entkleiden und Berührung der betroffenen Körperstelle gewöhnlich verschlimmert und sind meist morgens sowie beim Liegen auf der jeweils betroffenen Seite am ärgsten. Eine Mahlzeit einnehmen, im Warmen bleiben, Kompressen auflegen und den Kopfbereich warm umwickeln – all das hingegen hilft.

Gut passende Zweitmittel: Calcium carbonicum, Calcium sulfuricum.
Komplementärmittel: Calendula.
Antidote: Belladonna, Chamomilla, Silicea, Kalium jodatum.

■ Hyoscyamus
Herkunft: Bilsenkraut (Hyoscyamus niger). Das Homöopathikum wird aus der ganzen, frischen, blühenden Pflanze zubereitet, die l-Hyoscinamin, Scopolamin und (etwa die Tollkirsche) Atropin enthält und hauptsächlich auf das zentrale Nervensystem wirkt.
Konstitutionstyp: Hyoscyamus wirkt am besten bei älteren und senilen Menschen sowie bei Personen, die oft mit sich selbst reden oder Gespräche mit Menschen führen, die gar nicht anwesend bzw. längst tot sind. Hyoscyamus-Typen leben meist in ihrer ganz eigenen Welt.

Mittel hilft seelisch-geistig bei: unverständlichem, erregtem Benehmen, das nicht von Fieber oder Infektion herrührt; Obsessionen (Besessenheit); Ängstlichkeit, Eifersucht, starkem Mißtrauen; Neigung zu obszönem Reden oder Handeln.
Mittel hilft körperlich bei: unwillkürlichen Zuckungen von Kopf, Armen und Händen; Husten, der sich beim Aufsitzen bessert, beim Hinlegen aber schlimmer wird; Muskelzuckungen, dabei seltsam eckigen Bewegungen; extrem empfindlicher Haut; dem Verlangen, sich auszuziehen oder die Bettdecke von sich zu werfen; häufigem Harndrang, auch wenn dann wenig Urin fließt; häufigem Stuhldrang, wobei selten Stuhl abgeht, und wenn, dann in kleinen Mengen.

Die oben genannten Symptome bessern sich meist, wenn man sich vornüberbeugt, werden nachts jedoch meist unangenehmer; Essen oder Hinlegen haben keinen günstigen Einfluß.

Antidote: Belladonna, Camphora.

■ Hypericum
Herkunft: Johanniskraut (Hypericum perforatum). Die Pflanze enthält das photodynamisch wirkende (lichtempfindlich machende) Pigment Hypericin, außerdem die Flavone Hyperosid und Quercetin, ätherisches Öl und Gerbstoffe. Das Homöopathikum wird aus der frischen, blühenden Pflanze zubereitet und vor allem zur Behandlung von Nervenverletzungen eingesetzt, da es vorrangig auf das zentrale Nervensystem wirkt.
Konstitutionstyp: kein besonderer.
Mittel hilft seelisch-geistig bei: Schläfrigkeit, Depressionen.
Mittel hilft körperlich bei: Gehirnerschütterung; Neuralgien; eiskaltem Schweregefühl im Kopf; dem Gefühl, als schwebe der Kopf hoch in der Luft; Augenverletzungen; Unwohlfühlen nach einem Zahnarztbesuch; ziehenden oder reißenden Zahnschmerzen; belegter Zunge mit belagfreier Zungenspitze; schweren, einschießenden Schmerzen, die an der Wirbelsäule entlang nach oben oder unten zu wandern scheinen; punktförmigen, von Nägeln, Splittern oder Bissen verursachten Wunden; Finger- oder Zehenquetschungen; großem Durst; Verlangen nach Wein oder heißen Getränken; Übelkeit; Durchfall, wobei der Stuhl lose und gelblich ist; schmerzenden, blutenden Hämorrhoiden; äußerst unangenehmen Schmerzen im After; *bei Frauen:* verspätet eintretende Menstruationen, begleitet von Kopfschmerzen.

Die oben genannten Symptome bessern sich oft, wenn man den Kopf zurücklegt; Kälte, Feuchtigkeit oder Nebel verschlimmern sie hingegen meist, ebenso der Aufenthalt in warmen, ungelüfteten Räumen; wird der Körper berührt oder an irgendeiner Stelle von Kleidung entblößt, nehmen die Beschwerden meist zu.

Antidote: Arsenicum album, Chamomilla.

■ Ignatia
Herkunft: Ignatiusbohne (Ignatia amara oder Strychnos ignatii). Das Homöopathikum wird aus den reifen, getrockneten Samen zubereitet, die das stark wirksame Gift Strychnin sowie Brucin enthalten. Strychnin wirkt auf das zentrale Nervensystem.
Konstitutionstyp: Ignatia wirkt sehr effektiv bei Kindern, die intelligent, altklug und leicht erregbar sind, sowie bei Erwachsenen, die wach, nervös, recht bleich sind, zu häufigem Seufzen und Gähnen neigen, einen ziemlich angestrengten Gesichtsausdruck haben, der oft von häufigem Blinzeln oder einem anderen „Tick" im Gesicht begleitet wird. Ignatia-Typen sind emotional sehr instabil; sie neigen zu sprunghaftem, manchmal auch perversem Verhalten. Frauen, die gut auf Ignatia reagieren, sind häufig Künstlerinnen.
Mittel hilft seelisch-geistig bei: rasch wechselnder Gemütsverfassung; Furchtsamkeit, Angst vor dem Allein-Ausgehen oder davor, beim Ergreifen der Initiative ertappt zu werden; plötzlichen Tränenausbrüchen; Neigung zu Selbstmitleid, Selbstanklagen und Hysterie; Neigung dazu, leicht schockierbar, emotional leicht überdrehbar, etwa durch Kummer, Liebe, Sorgen; leichten Depressionen, depressiver Stimmung; Unfähigkeit, Wut oder Zorn angemessen auszudrücken; Geräuschempfindlichkeit, vor allem beim Lernen oder Studieren; Unfähigkeit, sich aufs Arbeiten zu konzentrieren; dem übersteigerten Wunsch, soziale Verantwortung zu übernehmen und überall einen guten Eindruck zu hinterlassen.
Mittel hilft körperlich bei: Kopfschmerzen, als würde ein Nagel seitlich in den Kopf getrieben, und schlimmer, wenn man sich auf die betroffene Seite legt; nervösem Kopfweh (auch bei Kindern),

das durch Hitze besser, durch Kaffee schlimmer wird; Ohnmachtsanfällen in engen Räumen; Schweißperlen auf Stirn und Oberlippe, die beim Essen verschwinden; saurem Geschmack im Mund; Schluckauf oder krampfartigem, unangenehmem Aufstoßen; Fieberkrämpfen; großem Durst und Schüttelfrost; rotem Gesicht, das sich jedoch kühl anfühlt; Entzündung, die bei festem Druck besser wird; extremer Schmerzempfindlichkeit; Schmerz, der sich auf eng umgrenztem Raum konzentriert; Atemnot; Kitzelhusten; Halsweh, das bei Genuß fester Nahrung besser wird; dem Gefühl, einen Kloß im Hals zu haben; Verlangen nach ungewöhnlicher Nahrung, wenn man krank ist; Gier nach sauren oder säuerlichen Nahrungsmitteln; Schmerzen im Oberbauch, Übelkeit und Erbrechen, die sich durch Essen bessern; Verstopfung aus seelischen Gründen; Hämorrhoiden; Krämpfe im Rektum oder Afterprolaps mit scharfen, hochschießenden Schmerzen; *bei Frauen:* schmerzhafte Gebärmutterkrämpfe während der Menstruation.

Die oben genannten Symptome bessern sich oft durch Essen, Wasserlassen, festen Druck, Umhergehen oder Hinlegen, Liegen auf der schmerzenden Seite und äußere Hitze. Angst, Furcht, Frischluft, Kälte, zu dicke oder unpassende Kleidung, Kaffee, Hochprozentiges, Tabak(rauch) und starke Gerüche wirken generell verschlimmernd; die Symptome sind meist auch morgens und nach dem Essen heftiger als sonst.

Komplementärmittel: Natrium muriaticum.
Antidote: Pulsatilla, Cocculus, Chamomilla.
Inkompatible/unverträgliche Mittel: Coffea, Tabacum, Nux vomica.

■ Ipecacuanha
Herkunft: Brechwurzel (Ipecacuanha, Cephaelis oder Uragoga ipecacuanha), eine tropische Pflanze, die unter anderem die Alkaloide Emetin, Cephaelin und Psychotrin sowie Glukoside, saure Saponine und Cholin enthält. Das Homöopathikum wird aus der getrockneten Wurzel zubereitet. Ihr Hauptwirkstoff, das Emetin, wird in der Schulmedizin als Expectorans (auswurfförderndes Hustenmittel) und Emeticum (Brechmittel) benutzt. In der Pflanzenheilkunde wird Ipecacuanha bei Hautentzündungen verwendet.
Konstitutionstyp: kein besonderer.
Mittel hilft seelisch-geistig bei: Angstzuständen; Todesangst; Verachtung der ganzen Umgebung; düsterer Gemütsverfassung.
Mittel hilft körperlich bei: einem Ohnmachtsanfall; Nasenbluten; ständigem Kältegefühl; Erstickungsanfällen oder Atemschwierigkeiten; dem Wunsch, gleichzeitig zu husten und zu erbrechen; ständiger Übelkeit, die durch Erbrechen nicht gelindert wird; Asthma, nach Luft schnappen müssen; bleicher, kalter, verschwitzter Haut; Rückenschmerzen; starkem Bluten, wobei hellrotes Blut zutage tritt; zu langsam gerinnendem Blut; schwachem Puls; Mangel an Durst.

Die oben genannten Symptome sind nicht beständig, sondern kommen und gehen; gewöhnlich sind sie im Winter am unangenehmsten und werden von Umhergehen wie von Hinlegen verschlimmert. Streß oder Verlegenheit können die Beschwerden auslösen.

Komplementärmittel: Cuprum metallicum, Arnica.
Antidote: Arsenicum album, China, Tabacum.

■ Kalium carbonicum
Herkunft: Das Homöopathikum wird aus Kaliumkarbonat (Kalium carbonicum) zubereitet.
Konstitutionstyp: Am meisten profitieren von Kalium carbonicum Menschen, die eine teigig-blasse Haut und Plattfüße haben, körperlich schwach und schlaff sind; oft sind sie depressiv, dogmatisch, lassen meist nur Schwarz oder Weiß gelten, ohne Zwischentöne, und besitzen ein ausgeprägtes Pflichtgefühl; Buchhaltung, Übersetzen, Juristerei sowie die Arbeit der Polizei sind für Kaliumcarbonicum-Typen oft genau das richtige.
Mittel hilft seelisch-geistig bei: starken Angstgefühlen, Unglücklichsein, Reizbarkeit, großen Zukunftssorgen; Versagensängsten; Vergeßlichkeit; Nervosität; überwältigendem Gefühl der Einsamkeit, wenn man allein ist; dem Empfinden, das Bett versänke im Boden, sobald man sich schlafenlegt.
Mittel hilft körperlich bei: Schläfenkopfschmerz; Schwindelgefühl, das durch Gähnen oder kalten Wind ausgelöst wird; übermäßig geschwollener oberer Augenpartie; morgendlich verschwollenen Augen; verstopfter Nase, schlimmer in warmen Räumen; wäßrigem, gelblichem Schnupfen mit Erstickungs- oder Brechanfällen; käsigem

Geschmack im Mund; Kloßgefühl im Hals, dabei stechendem Schluckschmerz; Rückenschmerzen, vor allem vor der Menstruation; stechenden, schneidenden oder brennenden Schmerzen, wobei die schmerzende Stelle feuchtkalt oder verschwitzt ist; Asthma, das sich nachts gegen drei Uhr verschlimmert, so daß man sich aufsetzen muß; Schmerzen im Brustkorb, die nichts mit dem Ein- oder Ausatmen zu tun haben, bei Druck und Liegen auf der rechten Seite schlimmer werden, beim Vornüberbeugen jedoch besser; trokkenem, heiserem Husten und Stimmverlust; einem Magen, der oft unter Aufregung und emotionalem Streß leidet; Gier nach süßen, stärkehaltigen oder sauren Speisen sowie säuerlichen Getränken; dem Gefühl, als läge ein schwerer Stein im Magen; Übelkeit, gefolgt von saurem, wäßrigem Erbrechen; Erstickungsanfällen beim Essen; aufgedunsenem, kolikartig schmerzendem Leib; Blähungen, die beim Vorn- oder Hintüberbeugen besser werden, sich aber durch Trinken eiskalten Wassers verschlimmern; *bei Frauen:* prämenstruelles Schwächegefühl und Depressivität, oder auch Menstruationsschmerzen, die an Wehen erinnern.

Die oben genannten Symptome bessern sich oft durch Wärme, Feuchtigkeit und Bewegung und geben sich meist im Lauf des Tages; sie werden verschlimmert durch heiße Getränke, Kaffee, kalte Umgebung, Wetterwechsel, Druck, Berührung, Ruhen und Liegen auf der betroffenen Seite; am stärksten sind sie nach Geschlechtsverkehr und zwischen zwei und vier Uhr morgens.

Komplementärmittel: Carbo vegetabilis.
Antidot: Coffea.

■ Lachesis
Herkunft: Das Homöopathikum wird aus dem Gift der Lanzenförmigen Viper hergestellt, die auch Buschmeister- oder Surucucu-Schlange (Lachesis mutus oder Lachesis trigonocephalus) genannt wird. Das Sekret aus den Giftdrüsen dieser Schlange enthält Hämolysine, Hämagglutinine, Koaguline, Antikoaguline, Hämorrhagin, Cytolysin und verschiedene Neurotoxine. Je nach Größe und Gewicht stirbt das Opfer, das von dieser Schlange gebissen wird, einen raschen Tod, weil das Gift Nervenimpulse innerhalb des Herzmuskels hemmt, oder es siecht langsamer dahin, weil das Gift die Blutgerinnung blockiert und die Zerstörung roter Blutkörperchen beschleunigt, so daß Gelbsucht, Infektion und innere oder äußere Blutungen schließlich zum Tode führen.
Konstitutionstyp: Lachesis wirkt besonders gut bei Menschen, die übererregbar und zitterig, dabei ziemlich aufgedunsen wirken und deren Nerven dringend eines Ventils und der Beruhigung bedürfen; viele von ihnen sind außerdem rothaarig und sommersprossig.
Mittel hilft seelisch-geistig bei: übergroßem Redebedürfnis, Nervosität, Rastlosigkeit, Reizbarkeit; Neigung zu – manchmal auch exzessivem – Mißtrauen und Argwohn; gelegentlicher Depression; Eifersucht wegen Nichtigkeiten; mürrischem Verhalten, vor allem Morgenmuffelei.
Mittel hilft körperlich bei: Kopfweh, das oft schlimmer wird durch Menstruation, helles Licht, heiße Sonne; klopfendem oder bohrendem Kopfweh, das sich durch Vornüberbeugen und Bewegung im allgemeinen verschlechtert; *Petit mal* (einem epileptischen Leiden); Ohnmachtsanfällen; verschwollenem, puterrot angelaufenem Gesicht; dem Tick, ständig mit der Zunge über die Lippen zu fahren; fadenziehendem, übelriechendem Speichel; zitternder Zunge, die trocken, rot und braun oder schwarz verfärbt und rissig ist; Schmerzen in der linken Halsseite sowie linksseitigen Ohrenschmerzen beim Schlucken; zugeschwollener, verengter Kehle, schlimmer beim Trinken heißer Getränke, bei heißen Anwendungen oder eng um den Hals geschlungenen Schals etc., doch besser beim Genuß heißer Speisen; dunkelrotem, entzündetem Rachen; Aufwachen mit Engegefühl im Hals und geschwollenen Halslymphknoten; Lungenentzündung mit allgemeiner Schwäche, schwachem Herzen und Fieber; Schweißausbrüchen und Schüttelfrost, die sich durch Essen bessern, durch Schlafen verschlimmern; Hautgeschwüren und blaugeränderten Wunden; roten, bös aussehenden Beulen, die jedoch nicht schmerzhaft sind; geschwollenen, gestauten Venen, die der Haut eine blaue Farbe verleihen; schnellem, schwachem, unregelmäßigem Puls; Klopfen in verschiedenen Körperteilen, oft begleitet von Kopfschmerzen; Herzklopfen und Ohnmacht; Angina und Atemschwierigkeiten; allgemein geschwollenen Lymphdrüsen; großem Durst; deutlich erhöhtem Appetit; Magenschmerzen und Erbrechen, verschlimmert durch enge Kleidung; Gier nach Austern, Kaffee und Alkohol;

Blinddarmentzündung; Krämpfen im After und blutenden Hämorrhoiden; *bei Frauen:* starke Menstruationskrämpfe, die besser werden, sobald die Blutung einsetzt; prämenstruelles Syndrom; Hitzewallungen in den Wechseljahren.

Die oben genannten Symptome bessern sich nicht durch Berührung, heiße oder warme Bäder, heiße Getränke, Augenzumachen oder Schlafenlegen; sie sind außerdem meist im Frühling besonders ausgeprägt und links stärker als rechts. Bei Ausleitung – Ausfluß, Blutung usw. – nehmen sie jedoch in aller Regel ab.

Komplementärmittel: Crotalus, Lycopodium, Hepar sulfuris.
Antidote: Arsenicum album, Mercurius solubilis Hahnemanni, außerdem Alkohol, Salz.

■ Ledum
Herkunft: Sumpfporst (Ledum palustre). Das Homöopathikum wird aus den getrockneten jungen Sprossen zubereitet; sie enthalten ätherische Öle, Flavone, Arbutin, Ledumkampfer, Ericulin sowie andere Wirkstoffe. Traditionell wird diese Pflanze zum Heilen punktförmiger (Biß-, Splitter) Wunden und Lindern von Schmerzen benutzt, die vom unteren Teil des Körpers nach oben aufsteigen.
Konstitutionstyp: kein besonderer.
Mittel hilft seelisch-geistig bei: Ängstlichkeit; Schüchternheit; düsterer Gemütslage sowie dem Wunsch nach Alleinsein, Ruhe; Menschenfeindlichkeit; Ungeduld und Sich-Hineinsteigern in Wutausbrüche.
Mittel hilft körperlich bei: blauem Auge; steifen Gelenken, die beweglicher werden, wenn man sie in kaltes Wasser taucht; kühler, verschwollener, rot angelaufener Haut, vor allem bei kaltem Wetter.

Die oben genannten Symptome werden keineswegs besser durch Berührung oder Wärme und verschlimmern sich nachts oft. Kalte Anwendungen haben gewöhnlich einen günstigen Einfluß.

■ Lycopodium
Herkunft: Bärlapp (Lycopodium clavatum). Die Pflanze enthält ein fettes Öl, Hexadecan-, Myristin- und Lycopodiumsäure, Beta-Sitosterol, Dihydrokaffeesäure sowie Spuren von Aluminium. Das Homöopathikum wird aus den getrockneten, pulverisierten Sporen des Bärlapp hergestellt. Ihres Fettgehalts wegen schwimmen sie auf Wasser und sind leicht entflammbar, wenn man sie in offenes Feuer wirft.
Konstitutionstyp: Lycopodium-Typen haben oft einen schmerzhaft festen Händedruck und wirken hochmütig oder unfreundlich; charakteristisch ist weiterhin ihre Magerkeit, eine leicht vornübergebeugte Haltung und eine ungesund bleiche Haut, oft zerfurcht und mit vielen Falten. Viele von ihnen gehen in die Politik, in den Lehrberuf, studieren Jura oder werden Priester.
Mittel hilft seelisch-geistig bei: Ängstlichkeit, Nervosität, Unsicherheit, Ungeduld; körperlicher, moralischer oder sozialer Feigheit (Mangel an Zivilcourage); Horror vor dem Alleingelassenwerden; Neigung zu Geheimniskrämerei; Unfähigkeit, abends einzuschlafen, weil die Gedanken sich ständig um die Ereignisse des Tages drehen; geistiger Erschöpfung trotz hoher Intelligenz; Unfähigkeit, morgens „in die Gänge zu kommen"; an Geiz grenzende Sparsamkeit; Überempfindlichkeit gegenüber Geräuschen oder Gerüchen; Hypochondrie; Gedächtnisschwäche; Aversion gegenüber neuen Herausforderungen; allzu hochgespannten Ambitionen; Reden und Lachen im Schlaf, nächtlichen Alpträumen, häufiges Aufwachen gegen vier Uhr morgens; unguten Gefühlen beim Aufwachen, als müsse der Tag Schlimmes bringen.
Mittel hilft körperlich bei: neuralgischen Kopfschmerzen, die sich an frischer Luft bessern, durch Druck oder Verstopfung jedoch verschlimmern; Blutungen aus Blutgefäßen der Augen; frühzeitiger Degenerierung der Augenhornhaut; chronischem Schnupfen; beim Einatmen sich weitenden Nasenflügeln; trockenem, verschwollenem Mund; rechtsseitigem Halsweh, das sich durch Genuß kalter Getränke verschlimmert; Luftröhrenentzündung; rechtsseitiger Lungenentzündung; hartnäckigem, trockenem Reizhusten; brennendem Schmerz zwischen den Schulterblättern; langsamer Rekonvaleszenz nach einer Grippe bzw. dem postviralen Syndrom (Erschöpfungszustand nach Virusinfektion); heißen, trokkenen Händen und Füßen oder wenn der rechte Fuß viel heißer ist als der linke; Psoriasis (Schuppenflechte) auf den Handflächen; Aneurysmen (Arterienerweiterungen); pulsierendem Gefühl in den Arterien; Thyreotoxikose (schwe-

rer Schilddrüsenstörung); Gier nach Süßem; Aversion gegen Zwiebeln; großem Hunger, der jedoch schon nach wenigen Bissen einem Unbehagen weicht; Verdauungsbeschwerden, wenn man aufs Essen warten muß; häufiger Übelkeit und Erbrechen; rötlich verfärbtem Urin mit sandigen Sedimenten darin; aufgedunsenem Leib, Blähungen; Darmträgheit, Verstopfung oder aber Krämpfen im Afterschließmuskel, die den Stuhlgang trotz Pressens unmöglich machen; blutenden Hämorrhoiden; *bei Kindern:* Abneigung gegen Frühstück, weil sie partout nicht in die Schule gehen wollen; Verstopfung; *bei Männern:* Zunahme der Libido, dabei jedoch Unfähigkeit, eine Erektion zu bekommen oder zu halten; Prostatavergrößerung.

Die oben genannten Symptome hören oftmals auf, wenn man bemitleidet wird, sich bewegt, entkleidet, in kalter Umgebung aufhält oder abends eine heiße Mahlzeit oder heiße Getränke zu sich nimmt; sie nehmen meist auch nach Mitternacht ab. Ungelüftete Räume, zu enge Kleidung und zuviel Essen verschlimmern die Beschwerden gewöhnlich; meist sind sie rechts schlimmer als links und erscheinen zwischen 16 und 20 Uhr am unangenehmsten.

Komplementärmittel: Calcium carbonicum, Sulfur.
Antidote: Camphora, Pulsatilla, Causticum.

■ Magnesium phosphoricum
Herkunft: Das Homöopathikum wird aus phosphorsaurem Magnesium, auch Magnesiumhydrogenphosphat (Magnesium phosphoricum) genannt, hergestellt. Es hat vor allem krampflösende Wirkung.
Konstitutionstyp: Magnesium phosphoricum ist am besten bei Menschen wirksam, die dünn und von dunklem Typ sind, nervös, müde und erschöpft.
Mittel hilft seelisch-geistig bei: Unfähigkeit, klar zu denken; Jammern und Klagen.
Mittel hilft körperlich bei: Kopfschmerzen, die sich durch geistige Anstrengung verschlimmern; Schwindelgefühl infolge von Bewegung; Tendenz, nach vorn zu kippen, wenn die Augen geschlossen sind; unwillkürlichen Zuckungen im Gesicht oder von Händen und Armen; ständigem Erröten; Neuralgie im rechten Auge oder rechtem Ohr, die sich durch kalte Waschung verschlimmert; Zahnweh, das sich bei Wärme bessert; Gaumengeschwüren, begleitet von geschwollenen Halslymphknoten; ständigem Schluckauf; Brechreiz, Würgen; schwachen oder zuckenden Muskeln; krampfartigen, unangenehmen Schmerzen, die durch Wärme und Druck besser werden, sich jedoch durch Kälte und körperliche Anstrengung verschlimmern; Krampf in der Schreibhand; Aufstoßen, das jedoch das Unwohlgefühl im Magen nicht beseitigt; Verlangen nach kalten Getränken; Leibschmerzen und Blähungen, die durch Druck und Wärme bzw. beim Lockern der Kleidung, Umhergehen oder beim Winde ablassen besser werden; Verstopfung; *bei Frauen:* Menstruationsschmerzen, die sich durch Wärme bessern, oder zu früh einsetzende Menstruation mit dunklem, fadenziehendem Blut.

Die oben genannten Symptome werden fast immer durch Wärme, Druck und Zusammenrollen des Körpers gelindert; sie sind meist rechts schlimmer als links, nachts schlimmer als tags, und werden durch Berührung, Entkleiden und Kälte ausgesprochen unangenehm.

Antidote: Belladonna, Gelsemium, Lachesis.

■ Mercurius solubilis Hahnemanni
Herkunft: „schwarzes Quecksilberoxid" (Mercurius solubilis Hahnemanni). Das Homöopathikum wird aus einem von Hahnemann selbst eingeführten Spezialgemenge hergestellt, das im wesentlichen Mercuroamidonitrat, metallisches Quecksilber und Quecksilber(I)oxid enthält. Seinerzeit wurde Quecksilber recht freigiebig allen möglichen Arzneien zugesetzt. Es kann aus dem Körper nicht vollständig ausgeschieden werden und führte daher zu chronischen oder akuten Vergiftungen.
Konstitutionstyp: Mercurius-Menschen sind meist hellhaarig, sprechen ziemlich schleppend und haben verlangsamte Reaktionen, als ob sie unter Drogen stünden.
Mittel hilft seelisch-geistig bei: dem Gefühl, „neben der Schüssel", verlangsamt im Denken und Handeln zu sein oder nicht recht zu wissen, was man sagen oder aber antworten soll; Nervosität, Schüchternheit, Argwohn, Mißtrauen, Ängstlichkeit, Rastlosigkeit, Reizbarkeit; dem Gefühl, ständig in Hetze und Hast zu sein; sehr raschem Spre-

chen; Verständnis- und Gedächtnisproblemen; Willenlosigkeit; dem Empfinden, die Zeit vergehe allzu langsam; Müdigkeit und Lustlosigkeit, kein Spaß mehr am Leben.
Mittel hilft körperlich bei: Neuralgie; Taubheitsgefühl in einer Körperregion; quälenden, zehrenden Kopfschmerzen; brennendem Schmerz über der linken Schläfe; dem Gefühl, ein enges Band liege über der Nase und oberhalb der Augen; verkrusteten Kopfhautwunden mit übelriechendem Sekret; starken Eiterabsonderungen aus den Ohren und Ohrenschmerzen, die durch Bettwärme schlimmer werden; chronischer Bindehautentzündung, wobei die Lider rot und geschwollen sind und zusammenkleben; stechend schmerzenden, tränenden Augen und starkem Schmerz hinter den Augäpfeln, der noch schlimmer wird, wenn man ins Feuer oder in helles Licht schaut; beißender, wäßriger Schnupfen; Niesanfällen, bei denen sich die Nase wund und rauh anfühlt, vor allem, wenn die Sonne scheint; aufgeschürften Nasenflügeln, verschlimmert durch Feuchtigkeit; schleimziehendem Speichel, der nachts aufs Kopfkissen tropft; geschwollenem Gaumen; taubem oder wundem Gaumen; zitternder Zunge; geschwollener Zunge mit Zahnabdrücken; schlechtem Atem; metallischem Geschmack im Mund; lockeren Zähnen in rot entzündetem Zahnfleisch; geschwollenem, wundem, dunkelrotem Rachen oder auch Rachengeschwüre, die einen „Kloß im Hals" bilden und das Schlucken erschweren; Halsweh, begleitet von fiebrigen Schweißausbrüchen; verkrampftem Kiefer, rechts schlimmer als links; Husten mit gelblichem Auswurf, oft nachts und in warmen Räumen schlimmer; Hustenanfällen, die sich in warmer oder in feuchter Atmosphäre, durch Zigarettenrauch oder Liegen auf der rechten Seite verstärken; schwachen, zitternden Muskeln; schmerzenden Gelenken; heißen Schweißausbrüchen mit starker Schweißabsonderung, welche die Haut beim Verdampfen sehr abkühlt; starkem und fettigem Schwitzen, das alle anderen Beschwerden zu verschlimmern scheint, vor allem nachts; Bläschen oder eitergefüllten Pusteln auf der Haut; offenen Aufschürfungen, Wundliegen; juckenden sowie stechenden Geschwüren, vor allem wenn man im Bett liegt; niedrigem Blutdruck; geschwollenen Lymphknoten; Gier nach kalten Getränken oder Stimulanzien; Magenbeschwerden, vor allem nach Genuß von Süßem und fester Nahrung; abwechselnd Verstopfung und Durchfall; chronischen Darmbeschwerden mit wundem und mit schmerzendem After; grünlichem Stuhl mit Blutspuren; schmerzhaftem Stuhlgang; schneidenden Schmerzen im Unterleib; übermäßiger Harnproduktion und Proteinurie (Eiweiß im Urin); *bei Männern:* erhöhte Smegmaproduktion, wobei die Penisspitze empfindlich und auch wund ist; *bei Frauen:* starker Scheidenausfluß.

Die oben genannten Symptome bessern sich zumeist, wenn man sich ausruht und sich warm einpackt. Temperaturschwankungen, Hitze und Kälte, große Bettwärme, Feuchtigkeit und Schwitzen machen im allgemeinen alles noch schlimmer; die Symptome treten außerdem zumeist eher rechts auf und sind nachts am unangenehmsten.

Komplementärmittel: Badiga, Sulfur.
Antidote: Hepar sulfuris, Aurum metallicum, Mezereum.
Inkompatible/unverträgliche Mittel: Silicea.

■ Natrium muriaticum
Herkunft: Kochsalz (Natrium muriaticum oder Natrium chloratum; Natriumchlorid). Das Homöopathikum wird aus hochgereinigtem Speisesalz hergestellt.
Konstitutionstyp: Natrium muriaticum wirkt am besten bei Menschen mit vierschrötigem Körperbau, die oft deutlich mit den Fersen zuerst auftreten; ob hell- oder dunkelhaarig, haben sie doch meist eine recht fettige Haut und eine aufgesprungene Unterlippe; sie wirken zwar bedächtig und selbstsicher, sind aber häufig introvertiert und verletzlich. Auch magere Kinder mit harten, knotigen Lymphdrüsen reagieren gut auf Natrium muriaticum.
Mittel hilft seelisch-geistig bei: Ungeduld, Ungeschicklichkeit, großer Empfindlichkeit; Außer-sich-Geraten über Kleinigkeiten; Wutausbrüchen; Weinen beim Lachen; häufigen Depressionen, vor allem morgendlichem „Blues"; Ängstlichkeit; Schwierigkeiten, die wahren Gefühle auszudrükken; dem Gefühl, verletzt oder gedemütigt worden zu sein; Neigung, Druck abzulassen, indem man sich ins Kämmerlein zurückzieht und weint; Angst vor Dunkelheit und Donner; Unfähigkeit, aus Trauer zu weinen; allzuwenig Sinn für Humor; Sentimentalität; ständigem Grübeln über

Ungerechtigkeiten; scheinbar höflichem Verhalten, das doch nur Härte und Rücksichtslosigkeit verbergen soll; großen Schwierigkeiten im Zusammenleben, weil man nur in Gesellschaft umgänglich, daheim jedoch oft tyrannisch ist; allzuhohen Anforderungen an die Geduld anderer; Widersprüchlichkeiten im Verhalten.
Mittel hilft körperlich bei: schrecklicher Migräne mit Sehstörungen und Zickzacklinien vor den Augen, oftmals hervorgerufen durch überanstrengte Augen, Sonnenlicht, Reisen, öffentliche Räume voller Menschen, emotionales Trauma oder auch Gymnastik; Migräne mit Schweißausbrüchen; Kopfweh bei heranwachsenden Mädchen; hämmernden Kopfschmerzen, die oft zwischen zehn und elf Uhr vormittags am schlimmsten sind; Kopfweh, das am Hinterkopf beginnt und sich dann über den gesamten Schädel ausbreitet; linksseitigem Kopfweh, vor allem bei gebeugtem Kopf, das in Frischluft besser wird; dem Gefühl beim Aufwachen, als sei man mehr tot als lebendig; berührungsempfindlicher Kopfhaut; vorstehenden Augen; heißen, schwitzigen Händen; Taubheitsgefühl in den Händen; Warzen auf den Handinnenflächen; fettiger Haut; Gicht; Herzklopfen und Ohnmachtsneigung, durch Hinlegen verschlimmert; erhöhter Blutdruck; Anämie („Blutarmut"); Störungen der Milz; Rückenschmerzen, die durch festen Druck gelindert werden; Schnupfen mit klaren Absonderungen; entzündeter Nase; schmerzhaft wunder Haut unter der Nase; einseitigen Nasenschwellungen; Lippenherpes und erhöhter Temperatur; aufgesprungener Unterlippe; Taubheitsgefühl in den Lippen und auf der Zunge; einer Zunge, die rissig ist wie eine Landkarte oder sich pelzig anfühlt; Geschwüren im Mund; stark erhöhtem oder mangelhaftem Appetit; Gier nach Salzigem, frischer Milch und Bier; Aversion gegenüber Fett, Fleisch, Kaffee und saurem Wein; Abneigung gegen Salz; Verdauungsbeschwerden, die durch Rauchen schlimmer werden bzw. aufhören, wenn man nichts oder nur sehr wenig ißt; plötzlich blutenden Zwölffingerdarmgeschwüren; Bettnässen; Verstopfung mit trockenem, hartem Stuhl; blutenden Analfissuren; *bei Frauen:* trockene oder wunde Scheide, Scheidenkrämpfe, wäßriger Scheidenausfluß, Streß-Amenorrhö (Ausbleiben der Menstruation), auch infolge von Schock oder Trauer, unregelmäßige Menstruationen, prämenstruelles Syndrom oder Unwohlfühlen kurz nach der Monatsblutung, geschwollene Knöchel vor der Blutung.

Die oben genannten Symptome werden meist gelindert durch Frischluft, Fasten, kalte Bäder und Schlafen auf harter Matratze; sie verschlimmern sich häufig gegen zehn Uhr morgens sowie bei sehr kaltem oder gewittrigem Wetter und lassen sich keineswegs besänftigen durch geistige oder körperliche Anstrengungen, Reden, Schreiben, Körperdrehungen, Lärm, Musik, Wärme, helles Licht, warmen Sonnenschein, Zugluft, Meeresluft oder Mitgefühl anderer.

Komplementärmittel: Apis, Sepia, Thuja.
Antidote: Arsenicum album, Phosphorus.

■ Natrium sulfuricum
Herkunft: Glaubersalz, entwässertes Natriumsulfat (Natrium sulfuricum), Bestandteil vieler Heilwässer.
Konstitutionstyp: Natrium sulfuricum hilft Menschen besonders, die bleich und müde sind, schlecht aussehen, eine empfindsame Seele besitzen und vielfach verletzt worden sind.
Mittel hilft seelisch-geistig bei: Melancholie, Schweigsamkeit; schlechter Laune; innerem Aufruhr und verwirrenden Gefühlen, die oft schlimmer werden, wenn man redet oder angesprochen wird; Hin-und-hergerissen-Sein zwischen Lebenslust und Todeswünschen; Selbstmordgedanken; Schüchternheit; Ängstlichkeit; Träumen, die von fließendem Wasser handeln.
Mittel hilft körperlich bei: berstenden Kopfschmerzen im Hinterkopf und an der Stirn; Scheitelkopfweh; Kopfschmerz nach Schädeltrauma bzw. Kopfwunden; trockenem Mund und aufgesprungenen oder bläschenübersäten Lippen, Geschwüren auf Zunge oder Gaumen, als habe man scharfgewürzte Speisen gegessen; übermäßigem dünnem Speichelfluß; Abneigung, etwas zu essen; Asthma, das sich bei Kälte und Feuchtigkeit verschlimmert; grünlichem Auswurf; Atemschwierigkeiten, vor allem zwischen vier und fünf Uhr morgens oder am vierten, fünften Tag einer Erkältung – das Atmen wird nicht erleichtert durch Druck auf die Brust oder warmen bzw. feuchten Anwendungen; Husten mit Auswurf, der die Nachtruhe stört, gelindert durch Liegen auf der linken Seite, jedoch verschlimmert durch Druck auf die Brust; plötzlichen Hustenan-

fällen, bei denen man sich im Bett aufsetzen und abhusten muß; linksseitigem Schmerz im Brustkorb; leerem Gefühl im Brustkorb, dazu Auswurf; rheumatischen Schmerzen und Beschwerden auf der linken Körperseite; dem Gefühl, als werde der Ellbogen zusammengedrückt, vor allem bei feuchtem oder stürmischem Wetter; Druckempfindlichkeit oder scharfen, stechenden Schmerzen in der Lebergegend, die durch enge Kleidung und warmen Sonnenschein schlimmer werden; Grummeln im Bauch sowie schmerzhaften Blähungen, die man aber nicht loswerden kann; Unterleibskrämpfen; Darmbewegungen gegen fünf Uhr morgens, derentwegen man aufstehen muß; spärlich fließendem, stechende Schmerzen verursachendem Urin.

Die oben genannten Symptome werden im allgemeinen dadurch gelindert, daß man sich warm und trocken hält und häufig die Lage/Körperposition wechselt. Feuchtigkeit, Kälte, Nässe, Seeluft, Musikhören und Liegen auf der linken Seite verschlimmern die Beschwerden zumeist; morgens sind sie in aller Regel am unangenehmsten.

Komplementärmittel: Arsenicum album, Thuja.

■ Nux vomica
Herkunft: Brechnuß oder Krähenauge (Nux vomica, auch Strychnos nux-vomica). Das Homöopathikum wird aus den reifen, getrockneten Samen der Pflanze zubereitet; sie enthalten unter anderem die an Chlorogensäure gebundenen Alkaloide Brucin, Vomicin, Colubrin und vor allem das Nervengift Strychnin, welches das Zentralnervensystem lähmt. In winzigen Spuren kann dieses Gift die Wahrnehmungsfähigkeit erhöhen und den Speichelfluß anregen; in etwas größeren Mengen führt es zu Starrkrampf und Muskelzuckungen sowie Tod durch Atemlähmung.
Konstitutionstyp: Verschiedene Menschentypen reagieren gut auf Nux vomica. Zu ihren Charakteristika gehören Selbstvertrauen, Effizienz und Vorliebe für harte Arbeit; das erklärt, weshalb viele Nux-vomica-Persönlichkeiten im Management, als Aufsichtskräfte oder in der Unternehmensführung tätig sind. Manche Nux-vomica-Typen sind stets wie aus dem Ei gepellt, herzlich und lebensfroh; andere sehen aus, als wären sie die ganze Nacht nicht ins Bett gekommen; viele sind dünn, Männer auch vorzeitig kahl; oft leiden sie an Verdauungsbeschwerden und Jähzorn und neigen zum Luxus; ihre Haut ist meist trocken, voller Fältchen und bläßlich; viele haben auch Ringe unter den Augen.
Mittel hilft seelisch-geistig bei: fanatischem Perfektionismus; Reizbarkeit; Wutausbrüchen und Gewalttätigkeit, dazu eingesetzt, andere zu dominieren; Ansteuern zu hoch gesetzter Ziele, mit denen man anderen das Leben vergällt; allzugroßem Streben nach Anerkennung und Bewunderung; pompöser, extravaganter Redeweise, die niemals Zweifel oder Sorgen ausdrückt; Ängstlichkeit, Hoffnungslosigkeit, Erschöpfungszuständen; Wut und Frustration, wenn nicht alles so läuft, wie man will; stetem Sorgen um die Gesundheit anderer, doch Vernachlässigung der eigenen; zu großer Impulsivität.
Mittel hilft körperlich bei: Kater nach übermäßigem Alkoholgenuß; Aufwachen mit „dickem Kopf" oder sehr empfindlichem Schädel, oder auch Kopfweh, das sich anfühlt, als würde einem ein Nagel über den Augen eingetrieben; 24-Stunden-Grippe mit Schüttelfrost und steifen, schmerzenden Muskeln; Schlaflosigkeit, verschlimmert durch Überarbeitung oder Alkohol- bzw. Medikamentenmißbrauch; Kitzeln in der Nase, das zum Niesen führt; Niesen, das an frischer Luft aufhört; nächtlich verstopfter, tagsüber laufender Nase; heißer, wunder Nase; unangenehmer Mundtrockenheit und dick belegter Zunge; Schwierigkeiten beim Schlucken (Essen rutscht zunächst, bleibt aber dann stecken); quälendem Husten mit Würgen; Kitzelhusten und Schmerzen im Rachen; Rückenschmerzen, die besser werden, wenn man sich im Bett aufsetzt oder auf die andere Seite legt; im Krankheitsfall: Gier nach Fettem, Abscheu vor Brot, Fleisch, Kaffee und Tabak(rauch); gelegentlicher Gier nach Saurem; Vorliebe für Hochprozentiges; Bestehen auf absolut taufrischen Nahrungsmitteln; Vorliebe für besonders stark bzw. sehr scharf gewürzte Speisen; Verdauungsbeschwerden mit Erbrechen; Verstopfung; Durchfall nach Genuß von saftigem Obst, Gemüse oder Reis; Unterleibskrämpfen, die durch Hitze gelindert, durch Druck verschlimmert werden; kolikartigen Schmerzen, die Übelkeit verursachen, jedoch beim Stuhlgang vergehen; Hämorrhoiden, die den Stuhlgang stark erschweren oder unmöglich machen; *bei Frauen:* vorzeitig einsetzende Menstruationsblutungen, die dann lang und schwer verlaufen, unregel-

mäßige Monatsblutungen, Neigung zu prämenstruellen Ohnmachtsanfällen oder auch häufigem Harn- und Stuhldrang während der Menstruation.

Die oben genannten Symptome werden im allgemeinen gelindert durch Wärme, Schlaf, festen Druck, Waschungen oder feuchte Anwendungen (zum Beispiel Wickel); außerdem nehmen sie oft gegen Abend ab sowie dann, wenn man von anderen in Ruhe gelassen wird. Kälte, Wind, Trockenheit, Zorn und Berührung durch andere verschlimmern die Symptome in aller Regel; sie sind außerdem meist schlimmer im Winter sowie zwischen drei und vier Uhr morgens.

Antidote: Coffea, Ignatia, Cocculus.
Inkompatibles/unverträgliches Mittel: Zincum metallicum.

■ Opium
Herkunft: Schlafmohn (Papaver somniferum). Das Homöopathikum wird aus dem milchigen Saft der unreifen Samenkapseln zubereitet; er enthält viele Alkaloide, unter anderem Morphin, Codein, Papaverin, Thebain und Narkotin. Aus dem Schlafmohn werden sowohl hochwirksame Medikamente als auch hochgiftige Drogen (etwa Heroin) hergestellt, sämtlich Abkömmlinge des Opiums, das auf das gesamte Nervensystem einwirkt und zunächst Euphorie, dann Depression hervorruft und die Vitalität stark dämpft.
Konstitutionstyp: kein besonderer.
Mittel hilft seelisch-geistig bei: Apathie, Mangel an Lebensfreude; Unfähigkeit, sich über etwas zu beklagen, wenn das angebracht wäre; Übererregtheit; Angstzuständen und ihren Folgen.
Mittel hilft körperlich bei: Gehirnschlag; Schädel- und Hirnverletzungen (etwa Gehirnerschütterung); Delirium tremens; starkem Niesen; unregelmäßiger Atmung; schweißiger oder feuchtkalter Haut; Darmlähmung nach Operationen.

Die oben genannten Symptome verschlimmern sich bei Wärme und werden im oder nach dem Schlaf erheblich schlimmer; sie bessern sich oft in kühler Umgebung, vor allem, wenn man in Bewegung bleibt.

Antidote: Ipecacuanha, Nux vomica, Passiflora, außerdem schwarzer Kaffee.

■ Phosphorus
Herkunft: Das Homöopathikum wird aus amorphem gelbem Phosphor zubereitet. Eine Phosphorvergiftung wirkt sich auf fast alle Organe aus, vor allem auf Herz, Leber, Nieren und Augen sowie die Schleimhäute.
Konstitutionstyp: Phosphorus wirkt ausgezeichnet bei dünnen Kindern, die groß sind für ihr Alter, von zarter Gesundheit und mit ausgeprägtem Bestätigungs- und Sicherheitsbedürfnis. Wenn sie einen starren Blick bekommen, so heißt das meist, das sie verängstigt sind. Erwachsene, die am besten auf Phosphorus reagieren, sind meist von wohlproportioniertem Körperbau, haben eine zarte Haut, die leicht errötet, dazu dunkles oder auch helles Haar, oft mit rötlichem Schimmer; sie sind intelligent, gesellig und manchmal künstlerisch veranlagt; ihre Begeisterung hält jedoch meist nur für kurze Zeit an und wird anschließend oft bedauert; sie fühlen sich zum Verkauf, zur Politik und zu humanitären Unternehmungen hingezogen.
Mittel hilft seelisch-geistig bei: nervöser Anspannung, vor allem aufgrund von Überarbeitung; starker Abneigung gegen Hausaufgaben und Examina; Aufstauen von Problemen und Gefühlen, Abneigung, über Schwierigkeiten zu sprechen; Gleichgültigkeit gegenüber kranken Familienangehörigen oder Freunden oder Freundinnen; großem Geltungsbedürfnis; Angst vor Dunkelheit, Donner, Alleinsein, Sterben; der Neigung, überall gleich Katastrophen zu wittern; übergroßer Empfindlichkeit gegenüber der jeweils herrschenden Atmosphäre.
Mittel hilft körperlich bei: Kopfschmerzen, die durch Hitze schlimmer werden, jedoch durch Nahrungsaufnahme oder kalte Stirnauflagen gelindert werden können; trockener Haut; sich oft heiß anfühlenden Extremitäten; mangelhafter Durchblutung in den Fingerspitzen (und Übelkeit, falls man sie in heißes Wasser taucht); roten, tränenden Augen, die bei hellem Licht und kalter Luft noch stärker schmerzen; dem Empfinden, Gedrucktes rot zu sehen und Lampenlicht mit einem grünen Schimmer darum; Echoeffekt beim Hören der eigenen Stimme; Schwierigkeiten damit, aus Geräuschen menschliche Stimmen herauszuhören; Schweißtropfen auf der Stirn oder Oberlippe, vor allem bei geistig-seelischem oder körperlichem Streß; labilem, emotional leicht erschütterbarem Herzen, was dann zu Herzklop-

fen, Schwäche- oder Erstickungsgefühl führt; kleinem, schwachgehendem Puls; schwerer Anämie („Blutarmut"); Fieber mit Schüttelfrost; Nasenbluten, hervorgerufen durch Schneuzen; chronischem Atemwegskatarrh; Mundtrockenheit und steifer Zunge mit bräunlicher Mitte; Zahnfleischbluten; empfindlichem Rachenraum, Heiserkeit, Stimmverlust; trockenem Kitzelhusten, der sich durch Reden, Lachen und kalte Luft verschlimmert, manchmal auch Würgen und Erbrechen zur Folge hat; rostfarbenem Auswurf; Lungenentzündung, die sich durch Liegen auf der betroffenen Seite oder auf dem Rücken verschlimmert; Engegefühl im Brustkorb bzw. unterhalb des Rippenbogens, vor allem nach einer Erkältung; akutem Asthma, akuter Bronchitis; Atemschwierigkeiten; Atemwegssymptomen, die sich im Warmen bessern, beim Hinlegen oder nach dem Essen jedoch schlimmer werden; Schluckauf; brennenden Schmerzen an der Wirbelsäule; Taubheitsgefühlen oder Koordinationsverlust; Krämpfen; kalten Knien, vor allem nachts; Gier nach Salzigem, Fleisch, Speiseeis und kalten Getränken; Aversion gegenüber Süßem; Sodbrennen, das beim Essen aufhört; Druckgefühl im Magen; Übelkeit; Magengeschwüren, zu deren Symptomen verstärkter Speichelfluß gehört; Magenschleimhautblutung, vor allem in der Schwangerschaft; Sexualprobleme, die der/dem Betreffenden zwar schwer zu schaffen machen, ohne daß jedoch eine Lösung in Sicht scheint.

Die oben genannten Symptome bessern sich im allgemeinen durch Schlaf, Reibung, Frischluft, Liegen auf der rechten Seite, Trinken sowie Berührtwerden. Körperliche oder geistige Anstrengung, heißes Essen und heiße Getränke sowie Liegen auf der schmerzenden Seite macht alles nur schlimmer; die Symptome sind außerdem zwischen Sonnenuntergang und Mitternacht sowie in gewittrigem oder wechselhaftem Wetter deutlich stärker.

Komplementärmittel: Arsenicum album, Allium cepa, Lycopodium, Silicea.
Antidot: Nux vomica.
Inkompatibles/unverträgliches Mittel: Causticum.

■ Phytolacca
Herkunft: Kermesbeere (Phytolacca decandra oder Phytolacca americana genannt). Das Homöopathikum wird aus den frischen Wurzeln oder den reifen, im Herbst gesammelten Beeren zubereitet. Sie enthalten das Alkaloid Phytolaccin, ein Saponin sowie die Phytolaccasäure. Die aktiven Wirkstoffe der Pflanze, auf denen auch das Homöopathikum basiert, beeinflussen das Nervensystem, Hals und Rachen, das Verdauungssystem sowie die Bindegewebe im ganzen Körper, einschließlich der knochennahen.
Konstitutionstyp: kein besonderer.
Mittel hilft seelisch-geistig bei: Gleichgültigkeit gegenüber Menschen und Dingen; dem Gefühl, jeden Augenblick sterben zu müssen.
Mittel hilft körperlich bei: einschießenden Schmerzen, die sich anfühlen wie Elektroschocks; Schwindelgefühl beim Aufstehen aus dem Sitzen; Schmerzen im Augapfel, die aber in Frischluft offenbar gelindert werden; dem Drang, mit den Zähnen knirschen oder die Zähne fest zusammenbeißen zu müssen; geschwollenem, schmerzendem Schlund mit Schluckbeschwerden, verschlimmert durch heiße Getränke, dabei Schmerzen am Zungengrund und die Eustachische Röhre hinauf bis zum Innenohr – beim Hineinschauen wirkt der Rachen trocken, dunkelrot und geschwollen; steifem Hals, der bei Bewegung schmerzt und nachts schlimmer wird (falls Bryonia oder Rhus toxicodendron versagen); Hüftschmerzen, die durch Reiben besser werden; Übelkeit, die durch Erbrechen gelindert wird; *bei Frauen:* steinharte, schmerzende Brüste, die bei Druck weniger schmerzen, oder knotige Brüste (Mastopathie) mit Absonderung aus den Brustwarzen und Schmerz, der von den Brüsten zum Rücken hin zieht.

Die oben genannten Symptome verschlimmern sich meist durch Kälte, kaltfeuchte Räume, Bettwärme, Bewegung und Menstruation; sie sind oft nachts heftiger als sonst sowie auf der rechten Körperseite deutlicher spürbar.

Antidote: Belladonna, Mezereum.
Inkompatibles/unverträgliches Mittel: Mercurius solubilis Hahnemanni.

■ Pulsatilla
Herkunft: Wiesenküchenschelle oder Wiesenanemone (Pulsatilla nigricans bzw. Pulsatilla pratensis). Das Homöopathikum wird aus den frischen, ganzen, zur Blütezeit gesammelten Pflanzen her-

gestellt; sie enthalten Anemonin, Kampfer, verschiedene Säuren und Saponine.
Konstitutionstyp: Relativ kleinwüchsige Kinder, hellhäutig, hellhaarig, mit zartem Knochenbau, intelligent und fröhlich, doch auch schüchtern und sensibel, mit Neigung zu raschem Erröten, reagieren sehr gut auf Pulsatilla. Das gleiche gilt für etwas dickere, dunklere, schwerfälligere Kinder, die sich sehr nach Zuneigung sehnen, es aber schwer haben, sie selbst zu zeigen und zu geben. Auch schüchterne, freundliche, hellhäutige oder hellhaarige Erwachsene, die ziemlich rundlich sind, können von Pulsatilla profitieren. Der Pulsatilla-Typ ist leicht zu lenken und zu formen und meist recht wechselhaft.
Mittel hilft seelisch-geistig bei: Depressionen; der übergroßen Bereitschaft zur Nachgiebigkeit; übersteigertem Schutz- und Sicherheitsbedürfnis; großem Mitleid gegenüber Menschen oder Tieren in Not, oft bis hin zu Tränenausbrüchen; starker Schüchternheit; übergroßem Verlangen nach Aufmerksamkeit und Liebe; allzu starker Neigung, es anderen immer recht zu machen, zum Beispiel bei all ihren Witzen und Scherzen gute Miene zum bösen Spiel zu machen; dem Gefühl, in einem Raum ja nicht allein bleiben zu können; Angst vor Tod oder Wahnsinnigwerden; allzuwenig „Rückgrat" und Durchsetzungsfähigkeit; zu wenig Möglichkeit, Ärger angemessen auszudrücken.
Mittel hilft körperlich bei: Kopfschmerzen, die sich über den Augen konzentrieren und durch festen Druck leichter, durch Verdauungsbeschwerden stärker werden, nachts aber am schlimmsten sind; Neigung zu Ohnmachtsanfällen, vor allem in überhitzten, schlecht gelüfteten Räumen; Augenhornhaut-Geschwüren, Gerstenkörnern oder Augen-Bindehautentzündung; Fieber ganz ohne Durstgefühl; nachts verstopfter, tags laufender Nase; gelblichem Schnupfen ohne weitere Symptome, der sich in Frischluft bessert, im Warmen verschlimmert; Verlust des Geruchssinns; akuter Sinusitis (Nebenhöhlenentzündung); Nasenbluten; weißer, belegter Zunge und schlechtem Geschmack im Mund; Mundtrockenheit, doch kein Durstgefühl; Zahnschmerzen; Prickeln im Gaumen, das in kalter Luft abnimmt, im Warmen jedoch schlimmer wird; Halstrockenheit; lockerem Husten mit grünlichem Auswurf am Morgen; Schmerzen im unteren Rückenbereich, die sich durch Bewegung nicht bessern; kurzzeitigen Gelenkschmerzen, die durch Bewegen und kalte Anwendungen vergehen, bei Wärme jedoch schlimmer werden; Schlafstellung mit den Händen über dem Kopf; Schlafstörungen infolge zu üppigen Abendessens oder eines überheizten Schlafzimmers (ein wenig Gymnastik vor dem Schlafengehen verschafft gute Nachtruhe); leichter Anämie („Blutarmut"); Herzklopfen; Krampfadern; einem Magen, der morgens verkrampft scheint und üppiges oder fettiges Essen schlecht verträgt, vor allem Schweinefleisch; Druckgefühl unter dem Rippenbogen nach den Mahlzeiten; Gier nach Süßem; Rumpel- und Gurgelgeräuschen im Bauch; Übermäßiger Sexualtrieb; Bettnässen; häufigem Stuhlgang, wobei der Stuhl jedesmal anders aussieht; *bei Frauen:* dicker, cremiger, scharfer Ausfluß aus der Scheide, spät einsetzende oder ganz ausbleibende Menstruationen, vor allem nach Schock, akuter Infektion oder anderer Krankheit.

Die oben genannten Symptome werden oftmals durch Weinen gelindert, durch Erheben der Hände über Kopfhöhe, leichte Gymnastik, Frischluft und kalte Getränke oder kalte Anwendungen; auch Mitleidsbezeigungen anderer haben einen günstigen Einfluß. Sonne, Hitze, Temperaturschwankungen, üppiges oder fettes Essen sowie Liegen auf der schmerzenden Seite verschlimmern die Beschwerden gewöhnlich, die abends und nachts stärker sind als sonst.

Komplementärmittel: Coffea, Nux vomica, Chamomilla.

■ Rhus toxicodendron
Herkunft: Giftsumach (Rhus toxicodendron), eine in Nordamerika beheimatete, in Deutschland angebaute Pflanze. Sie enthält die Wirksubstanzen Urushiol und Fisetin, dazu Gallusgerbsäure. Dieses Homöopathikum wird aus der frischen Zweigrinde oder aus den frischen Blättern der Pflanze zubereitet, die bei Berührung ein Kontaktgift absondern (manche Menschen sind allerdings auch immun dagegen). Traditionell wird der Giftsumach dazu benutzt, Versteifungen aufzulösen – und zwar körperliche, geistige und emotionale.
Konstitutionstyp: kein besonderer, mit Ausnahme eines gewissen Mangels an körperlicher und geistiger Flexibilität.

Mittel hilft seelisch-geistig bei: Tränenausbrüchen ohne besonderen Grund; Ruhelosigkeit, Nervosität und Reizbarkeit; Depression oder Selbstmordgedanken; geringer Freude an sinnlichen Wahrnehmungen; großem Mißtrauen gegenüber Medikamenten und anderen Mitteln, ja Furcht, davon vergiftet zu werden; Träumen, in denen große körperliche Anstrengungen geleistet werden müssen.
Mittel hilft körperlich bei: Schwindelgefühl, als schwappe das Gehirn im Kopf herum, verschlimmert durch Umhergehen oder Aufstehen; schwerem Kopf, wie bei einem Kater; stark erhöhter Temperatur, begleitet von Verwirrung und Delirium, durch Schwitzenkönnen gelindert; Fieber nach Verkühlung; Ekzemen mit roter, geschwollener, blasenförmig aufgeworfener Haut, die brennt und juckt; herdförmig umschriebenen roten Hautflecken, wobei Röte und normale Haut deutlich voneinander abgesetzt sind; geschwollenen Augen, in denen schmerzhafte Tränen stehen; verklebten Augenlidern; empfindlicher Kopfhaut; heftig pochendem Gefühl in der Nase, die nachts verstopft ist; trockener, eingerissener, bräunlicher Zunge mit roter Spitze; Kiefergelenken, die beim Kauen knacken; locker sitzenden oder zu lang erscheinenden Zähnen; bitterem Geschmack im Mund; geschwollenem Schlund; irritierendem Husten, der beim Reden oder Singen nachläßt; steifen, schmerzenden Muskeln, die sich durch Ruhe noch mehr verkrampfen, durch Gymnastik oder Wärme jedoch lockern; Versteifung im unteren Rückenbereich; Taubheitsgefühlen in Armen und Beinen; stechenden Schmerzen, die durch Kälte und Feuchtigkeit noch schlimmer werden; Gier nach kalten Getränken; Übelkeit und Erbrechen; Schläfrigkeit nach den Mahlzeiten; Bettnässen; sehr großen Mengen Urin beim Wasserlassen; schaumigem, übelriechendem Durchfall ohne Bauchschmerzen; Bauchschmerzen, die bei Liegen im Embryohaltung besser werden; *bei Frauen:* frühzeitig einsetzende Menstruationen, die stark sind und zu lange dauern; Brennen in der Scheide, das sich durch Wärme verschlimmert.

Die oben genannten Symptome bessern sich meist durch ständiges Bewegen und Haltungswechsel sowie Warm- und Trockenhalten. Sie werden schlimmer, sobald man sich ausruht, nach dem Ruhen zu bewegen beginnt oder die Kleider ablegt, sowie bei kaltem Wind und gewittriger Luft; nachts sind sie deutlicher spürbar.

Komplementärmittel: Bryonia, Calcium carbonicum, Phytolacca.
Antidote: Anacardium occidentale, Croton.
Inkompatible/unverträgliche Mittel: Mezereum, Graphites, Apis.

■ Ruta
Herkunft: Wein- oder Edelraute (Ruta graveolens). Sie enthält zahlreiche krampflösend wirkende Furocumarine und Alkaloide, außerdem ätherische Öle sowie das Flavon Rutin. Das Homöopathikum wird aus der ganzen frischen Pflanze zubereitet, vor der Blütezeit gesammelt. In alten Kräuterbüchern gilt die Weinraute als „Gegenmittel gegen alle gefährlichen Gifte". In der Homöopathie wird Ruta vor allem bei Ruhelosigkeit und bei Verbrennungen und Quetschungen mit Erfolg angewandt.
Konstitutionstyp: kein besonderer.
Mittel hilft seelisch-geistig bei: Angstzuständen; Streitsucht, ständigen Widerworten; Depressionen, Unzufriedenheit mit sich selbst und anderen.
Mittel hilft körperlich bei: Kopfschmerzen aufgrund von überanstrengten Augen, häufig durch Lesen allzu kleiner Schrift und verschlimmert durch Alkoholgenuß; geröteten, heißen Augen; Zahnfleischentzündung nach einer Zahnextraktion; „schwacher Brust" sowie Atemschwierigkeiten, mit Schmerz über dem Rippenbogen; Sehnenverletzungen und Knochenschürfungen; Ischiasleiden, das sich sehr oft nachts im Liegen verschlimmert; tiefsitzendem Knochenschmerz; schmerzhaften Abschürfungen; Afterprolaps, der beim Vornüberbeugen noch schlimmer wird; Verstopfung mit großen Stuhl-Bollen, die schwer auszuscheiden sind, abwechselnd damit weicher Stuhl voller Blutspuren und voller schaumigem Schleim; reißenden oder ziehenden Schmerzen im Rektum.

Die oben genannten Symptome bessern sich in aller Regel durch Bewegung, verschlimmern sich jedoch durch Kälte, Feuchtigkeit, Ruhe und Hinlegen.

Komplementärmittel: Calcium phosphoricum.
Antidot: Camphora.

■ Sepia

Herkunft: Tintenfisch (Sepia officinalis). Das Homöopathikum wird aus dem getrockneten Inhalt des Tintenbeutels hergestellt; er enthält verschiedene organische und anorganische Substanzen sowie den Farbstoff Melanin. Sepia wird vor allem in Situationen benutzt, die durch eine gewisse Stasis, einen Stillstand der Lebenskräfte, charakterisiert sind, wobei Nerven- und Hormonimpulse einander auszulöschen scheinen.

Konstitutionstyp: Am besten reagieren Personen auf Sepia, die ziemlich hochgewachsen, mager und schmalhüftig sind, weiche Gesichtszüge, dunkles Haar, braune Augen, Schatten unter den Augen und eine teigige Hautfarbe haben (manchmal mit gelblichbraunem „Sattel" über Nase und Wangen). Auch wenn sie müde und depressiv aussehen, leben sie doch auf, wenn sie gefordert werden. Auch Frauen in den Wechseljahren reagieren gut auf Sepia.

Mittel hilft seelisch-geistig bei: Gleichgültigkeit, sogar gegenüber den liebsten Menschen; Reizbarkeit und Kurzangebundenheit gegenüber Familie und Freunden oder Freundinnen, die das Zusammenleben schwer machen, doch Freundlichkeit gegenüber Fremden; Unfähigkeit, die eigenen Gedanken für sich zu behalten, gleichzeitig dem Wunsch, „in einem Mauseloch verschwinden" zu können; Selbstsüchtigkeit; aufgestautem Zorn; Verzweiflung; Angst, es müsse gleich etwas Furchtbares passieren; Neigung zum Weinen, sobald man über Symptome oder Krankheiten redet; körperlicher und geistiger Erstarrung, auch wenn man scheinbar immer der „Partyclown" ist; dem Gefühl, vom Leben überwältigt zu werden und ein schlechtes Los gezogen zu haben; Neigung zu Gier und zu Vorurteilen; Neigung dazu, die Märtyrerin bzw. den Märtyrer zu spielen.

Mittel hilft körperlich bei: Kopfschmerzen mit Übelkeit, vor allem abends (oft erleichtert durch Erbrechen oder Kopfwickel, jedoch verschlimmert durch stickige Räume, Streit, Lärm, Tabakrauch, überfüllte Plätze sowie die Menstruation); Schwindel, als rolle ein Ball im Kopf herum; Haarausfall; extremer Geruchsempfindlichkeit; ständigem, salzig schmeckendem Schnupfen; einer Kehle, die gegenüber dem leisesten Druck sehr empfindlich ist; blassen Lippen, belegter Zunge und saurem Geschmack im Mund; Verdauungsbeschwerden durch Milch und fettige Speisen, vor allem abends; Übelkeit beim Riechen von Essensdüften; Gier nach scharfgewürzten Speisen sowie Wein und Weinessig; Schmerzen im Rücken und an den Seiten, die durch Gymnastik und Druck gelindert werden, sich jedoch im Stehen verschlimmern; unerträglich juckender Haut mit gelbbräunlich verfärbten Flecken; Vitiligo („Weißfleckenkrankheit"); übelriechendem Fußschweiß; niedrigem Blutdruck; Herzklopfen; abwechselnd kalten und heißen Schweißausbrüchen; Krampfadern; Bettnässen in den ersten Schlafstadien; Blähungen und Druckempfindlichkeit des Unterleibs, die beim Liegen auf der rechten Seite nachlassen; *bei Männern:* Sexualstörungen und große Erschöpfung nach dem Sexualverkehr; *bei Frauen:* Menstruationsstörungen und Hitzewallungen in den Wechseljahren, Gebärmuttersenkung oder Gebärmuttervorfall, Schmerzen beim Geschlechtsverkehr, Aversion gegen Sex und Berührtwerden.

Die oben genannten Symptome verschwinden meist nach dem Essen, Schlafen, nach Gymnastik oder heißen Anwendungen sowie in gewittriger Atmosphäre. Sie verschlechtern sich im allgemeinen durch Kälte, Tabak(rauch), geistige Erschöpfung sowie Anstrengung unter heißen, feuchten Bedingungen, und sie sind morgens, abends, beim Aufkommen eines Sturms sowie auf der linken Körperseite am stärksten ausgeprägt.

Gutes Folgemittel: Guaiacum.
Komplementärmittel: Natrium muriaticum, Phosphorus, Nux vomica.
Unverträgliche Mittel: Lachesis, Pulsatilla.

■ Silicea

Herkunft: wasserhaltige, polymerisierte Kieselsäure (Acidum silicicum oder Silicea). Kieselsäure ist essentiell notwendig für Wachstum und Knochenentwicklung; sie ist in allen Bindegeweben vorhanden und hilft, die Knorpel flexibel und die Haut elastisch zu erhalten.

Konstitutionstyp: Am meisten nützt Silicea bei Kindern, die schwächlich und ohne Elan sind, vor allem, wenn sie einen großen, schweißigen Kopf, zarte Haut, sandfarbenes Haar, blaue Augen und kleine Hände und Füße besitzen. Solche Kinder sind oft sehr lebhaft und freundlich, wahre Engelchen, wenn sie richtig behandelt werden (und Teufelchen, falls nicht). Auch intellektuelle, „verkopfte" Erwachsene profitieren von Silicea.

Mittel hilft seelisch-geistig bei: dem Gefühl, herumgestoßen zu werden, was dann an Untergebenen ausgelassen wird; Selbstzweifeln, Mangel an Selbstvertrauen und Selbstsicherheit, Versagensängsten; Überarbeitung oder Perfektionismus bis zur schieren Erschöpfung; Starrköpfigkeit, Halsstarrigkeit (oft ausbalanciert durch Sinn für Humor, Wortwitz, Freundlichkeit und gelegentlich aufflammende Zivilcourage); Neigung zu gelegentlicher Gemeinheit, vor allem in Kleinigkeiten; Schlafstörungen bei Streß.
Mittel hilft körperlich bei: rechtsseitiger Migräne, die gegen Mittag schlimmer wird und gut auf Druck reagiert; Kopfschmerzen, die durch Wasserlassen besser werden, durch geistige oder auch körperliche Anstrengung jedoch schlimmer (Schmerz beginnt am Hinterkopf und zieht sich bis über ein Auge hinweg); Tinnitus („Ohrensausen"); dem Gefühl, das Ohr sei verstopft; entzündeten unteren Augenlidern; chronischem Schnupfen und rissiger Haut an den Nasenlöchern; Stottern; Abneigung gegen Fleisch und heiße Speisen, weil sie Schweißausbrüche provozieren; verstärktem Durst; starkem Schwitzen und üblem Fußgeruch; kränklich wirkender Haut mit Flecken oder Pickeln; Fingern, die im Winter eiskalt und blaß werden, fast absterben; schlechten, von dicker Haut umgebenden Nägeln, die leicht einreißen; Kraftlosigkeit beim Stuhlgang, so daß der Stuhl oft wieder zurückrutscht.

Die oben genannten Symptome werden in aller Regel schlimmer durch Liegen auf der linken Seite, „Ameisenlaufen" in Armen und Beinen, Ausziehen, Waschen und Baden sowie plötzliches Aufhören oder Unterdrücken des Schwitzens. Sie neigen außerdem dazu, sich morgens sowie in feuchter, zugiger Umgebung, bei kaltem, windigem Wetter und bei Neumond zu verstärken. Im Sommer bzw. im Feuchtheißen wird oft alles besser; auch der Kopf muß stets gut eingewickelt werden.

Komplementärmittel: Thuja, Sanicula, Pulsatilla, Acidum hydrofluoricum.
Inkompatibles/unverträgliches Mittel: Mercurius solubilis Hahnemanni.

■ Spongia
Herkunft: der aus dem Mittelmeer, Roten Meer oder Atlantik stammende Badeschwamm (Euspongia officinalis). Das Homöopathikum wird aus dem gerösteten Meerschwamm zubereitet; er enthält viele anorganische Salze, vor allem Jodide sowie Bromin. Im Übermaß aufgenommen, reizen diese Wirkstoffe den Rachen und führen zu Entzündungen der Speiseröhre und der Luftröhre, Schilddrüsenstörungen, Herzbeschwerden und Testikelentzündungen.
Konstitutionstyp: Spongia wirkt am besten bei Personen, die hellhaarig, blauäugig, mager sind und ziemlich ausgetrocknet wirken. Besonders wirksam ist Spongia auch, wenn in der Familie schon Tuberkulose und andere Lungenerkrankungen vorgekommen sind.
Mittel hilft seelisch-geistig bei: Angstzuständen, ständiger Besorgnis, Angst vor dem Sterbenmüssen.
Mittel hilft körperlich bei: allgemeinem Schwere- und Erschöpfungsgefühl, mit Blutandrang im Brustbereich, Hals und Gesicht; Erkältungen, die mit Kitzeln in der Kehle beginnen, die sehr berührungsempfindlich ist; Schwellungsgefühl im Hals; Heiserkeit und brennendem, wunden Gefühl im Schlund; vergrößerter Schilddrüse; trockenen Schleimhäuten; trockenem, pfeifendem Husten, der sich anhört wie eine Säge, die Holz durchschneidet, verschlimmert durch Schwitzen und kalte Getränke; Morbus Krupp mit deutlichem Keuchen beim Einatmen, obwohl die Brust beim Abhören frei zu sein scheint; Aufwachen aus dem Tiefschlaf und Erstickungsgefühl; Herzklopfen, vor allem um Mitternacht und während der Menstruation.

Die oben genannten Symptome machen am meisten zu schaffen beim Reden, Schlucken, Umhergehen oder wenn man sich so hinlegt, daß der Kopf tiefer liegt als die Füße, sowie auch beim Berühren der betroffenen Körperregionen; auch sind sie meist gegen Mitternacht am schlimmsten. Warme Speisen, warme Getränke sowie Aufsetzen verschaffen meist etwas Erleichterung.

Komplementärmittel: Aconitum, Hepar sulfuris.
Antidot: Camphora.

■ Staphisagria
Herkunft: Stephanskraut (Delphinium staphisagria). Das Homöopathikum wird aus den getrockneten, reifen Samen zubereitet; sie enthalten die Alkaloide Delphinin und Staphisin sowie

fettes Öl. Früher benutzte man diese Wirkstoffe zum Abtöten von Kopfläusen.
Konstitutionstyp: Die Menschen, die am meisten von Staphisagria profitieren, neigen dazu, ihre Gefühle zu unterdrücken, vor allem wenn sie verliebt sind. Obgleich sie an der Oberfläche nett und freundlich wirken, herrscht darunter oft großer emotionaler Aufruhr.
Mittel hilft seelisch-geistig bei: aufgestautem Zorn, der alle anderen Symptome verschlimmert; großer Ungeduld; (unwillkürlich) gemeinem Benehmen; Neigung, auf alten Beleidigungen herumzukauen und jedes Wort auf die Goldwaage zu legen, dadurch allzu große Verletzbarkeit; Melancholie.
Mittel hilft körperlich bei: betäubendem Kopfschmerz (dem Gefühl, der Kopf sei bleischwer), der durch Gähnen und sehr aktiven Sexualverkehr noch schlimmer wird; Gerstenkörnern bzw. Klümpchen auf den Lidern; reißenden Schmerzen im Augapfel; Jucken auf und hinter den Ohren; Zahnschmerzen, die durch Beißen, Kauen oder Berühren des betroffenen Zahns schlimmer werden, vor allem während der Menstruation; Schnittwunden oder Operationswunden; Ekzemen; übermäßigem Appetit, selbst wenn der Magen voll ist; Übelkeit nach Unterleibsoperationen; Gier nach Tabak oder Rauchen; Störungen des Urogenitaltrakts, vor allem nach dem ersten Sexualverkehr – Blasenentzündung oder das Gefühl, die Scheide sei schmerzhaft überdehnt.

Die oben genannten Symptome werden meist besser bei Wärme, nach dem Frühstück bzw. nach gutem Nachtschlaf. Ärger, Empörung, Selbstverleugnung, Kummer, sexuelle Exzesse sowie Berührtwerden, vor allem an den betroffenen Körperstellen, verschlimmern die Symptome zumeist; das gilt auch für Rauchen und Austrocknen der Gewebe (zu wenig Flüssigkeitsaufnahme).

Komplementärmittel: Causticum, Colocynthis.
Antidot: Camphora.
Inkompatibles/unverträgliches Mittel: Ranunculus.

■ Sulfur
Herkunft: Das Homöopathikum wird aus sublimiertem Schwefel (Sulfur), der Schwefelblüte, hergestellt. Medizinisch gesehen ist Schwefel ein Abführmittel und erhöht die Harnstoffproduktion (durch Proteinaufspaltung) in der Leber. Außerdem wird er zum Aufbau von Albumin und Epithelgewebe benötigt. In früheren Zeiten verwendete man außerordentlich viel Schwefel zur Behandlung von Rheumatismus.
Konstitutionstyp: Sulfur hilft Personen am besten, die ein reizbares, mürrisches Wesen haben, immer pessimistisch sind, schlecht schlafen und häufig über Hauterkrankungen klagen. Ihre Augenlieder sind meist rot entzündet, ihre Wimpern lang, ihr Teint unrein und grau; ihr Körper ist mager, ihre Haltung oft vornübergebeugt. Doch auch kleine, knochige oder rundgesichtige, vollschlanke Menschen können davon profitieren. Der Sulfur-Typ neigt meist zu Egoismus, sieht sich gern als intellektuell an und gerät oft ins Philosophieren.
Mittel hilft seelisch-geistig bei: geistiger und emotionaler Faulheit, „Laissez-faire"-Mentalität; Mangel an Energie und Willenskraft; allzu großer Neigung, es beim Denken zu belassen statt zu handeln; Neigung, immer den eigenen Willen durchzusetzen; Neigung zu Melancholie, Selbstmitleid, Hypochondrie; Abscheu gegenüber ordinären Ausdrücken oder Benehmen; ständiger, doch oft nur scheinbarer Hilfsbereitschaft gegenüber anderen; Tagträumerei; der Tendenz, zu viele Dinge gleichzeitig in Angriff nehmen zu wollen und dann den Mut zu verlieren; plötzlicher Verlegenheit, Unentschlossenheit und Schwierigkeit, mitzubekommen, was eigentlich los ist; nächtlichem Aufwachen gegen drei Uhr morgens.
Mittel hilft körperlich bei: Kopfschmerzen, die sich in Frischluft verschlimmern, in warmen Räumen jedoch abklingen; glänzendem Haar, das aber trotzdem ausfällt; trockener, sich schuppender Haut und Kopfhaut; selbst nach dem Waschen noch schmutziggrau aussehender Haut; gelegentlichen Schweißausbrüchen; brennend heißen Handinnenflächen und Fußsohlen (nachts wirft man zur Kühlung die Bettdecken ab); roten, juckenden Flecken auf der Haut, die sich durch Wärme, Waschen oder Kratzen verschlimmern; Bindehautentzündung oder roten Augen; chronischem, grünlichem Schnupfen; Empfindlichkeit gegenüber üblen Gerüchen; Husten, der oft in Niesen endet; wunden, brennenden Lippen; plötzlichen Hitzewallungen im Gesicht; Schwindelgefühl und Erröten, vor allem beim morgend-

lichen Aufstehen; Gefühl des Erstickens, vor allem nachts; Druck- und Schweregefühl sowie Brennen im Brustkorb, dabei einschießenden Rückenschmerzen, die sich bei tiefem Einatmen und Liegen auf dem Rücken verschlimmern; Neigung, Nahrung wieder hochzuwürgen; unregelmäßigem Essen und Heißhunger auf alles Ungesunde (Fett, Salz, Zucker, Scharfgewürztes, Hochprozentiges), vor allem gegen elf und 23 Uhr; saurem Magen und Erbrechen; dem Gefühl, als sacke (angstbedingt) der Magen nach unten, vor allem gegen elf Uhr vormittags; häufigen Durstanfällen; Hypoglykämie; Schmerzen im unteren Rückenbereich, die in die Lendenregion ausstrahlen; steifen Gelenken, die knackende Geräusche machen; Muskelkrämpfen, die durch Baden noch schlimmer werden; chronischem Durchfall, der gegen fünf Uhr morgens schlimmer wird, sowie entzündetem After; Analfissuren.

Die oben genannten Symptome werden gelindert durch Aufenthalt in frischer Luft, Warm- und Trockenhalten sowie Liegen auf der rechten Seite. Bewegungsmangel, langes Stehen, zu viel Kleidung am Körper, feuchte Kälte, Waschen, zu große Bettwärme sowie Alkoholgenuß machen meist alles nur schlimmer; die Symptome sind außerdem morgens und nachts ärger als sonst und weisen einen Zwölf-Stunden-Zyklus auf.

Komplementärmittel: Aconitum, Aloe, Nux vomica, Psorinum.
Antidote: Camphora, Chamomilla, China, Mercurius solubilis Hahnemanni, Rhus toxicodendron, Sepia, Thuja.

■ Tarantula
Herkunft: die Tarantel (Lycosa fasciiventris), eine in Italien und Spanien vorkommende große schwarze Spinne. Das Homöopathikum wird aus dem in neunzigprozentigem Alkohol getöteten und dann zerquetschten Tier zubereitet, dessen Gewebe unter anderem das Gift Arachnolysin enthält. Der Biß dieser Spinne, hieß es früher, verursache den Veitstanz; das Homöopathikum wurde traditionell als Heilmittel bei hysterischen Verhaltensweisen, unbeherrschbarer Erregtheit und ähnlichen Symptomen eingesetzt.
Konstitutionstyp: kein besonderer.
Mittel hilft seelisch-geistig bei: plötzlichen Stimmungsschwankungen; Lachen und Fröhlichkeit, die ganz unvermittelt in üble Laune und Zerstörungswut umschlagen; unglaublich raschen, verschlagen wirkenden Reaktionen; extremer Unruhe und dem Drang, immer alles sofort haben und machen zu müssen, nie auch nur ein paar Minuten warten zu können; Arbeitswut, dem ständigen Drang, sich zu beschäftigen.
Mittel hilft körperlich bei: der Unfähigkeit, ruhig sitzen zu bleiben; Syndrom der „restless legs“ (Unruhe sowie Zucken in den Beinen), beim Gehen eher noch schlimmer; Schwindelgefühl; Taubheitsgefühl; *bei Frauen:* Juckreiz in der Genitalgegend.

Die oben genannten Symptome werden verschlimmert durch Lärm, Gehen, Berührtwerden sowie die Beobachtung, daß andere Menschen in Not sind. Leuchtende Farben, Musik und frische Luft hingegen üben gewöhnlich einen besänftigenden Einfluß aus.

Antidot: Lachesis.

■ Thuja
Herkunft: der Abendländische Lebensbaum (Thuja occidentalis). Das Homöopathikum wird aus den frischen grünen Zweigen mit Blättern zubereitet, die kurz vor der Blütezeit gesammelt werden. Sie enthalten ätherische Öle mit den Bestandteilen Thujon, Pinen und Fenchon, außerdem Pinikrin und Gerbstoffe. Diese Wirksubstanzen beeinflussen den Wasser- und Elektrolythaushalt des Körpers. Thuja wirkt am besten bei Erkrankungen, die durch kleine, örtlich umgrenzte, schmerzende Regionen charakterisiert sind.
Konstitutionstyp: Thuja ist am erfolgreichsten bei Menschen mit fettiger Haut, die wenig Wert auf ihre äußere Erscheinung legen, vor allem, wenn sie ohnehin wenig attraktiv, dazu noch verschlagen und manipulierend wirken. Auch Kinder, die klein und zartknochig, dazu etwas zurückgeblieben sind oder Schwierigkeiten haben, sich richtig auszudrücken, reagieren gut auf Thuja.
Mittel hilft seelisch-geistig bei: Paranoia (dem Gefühl, unter fremdem Einfluß zu stehen oder ständig fremde Präsenzen um sich zu haben); Abneigung, zu sprechen; großer Empfindlichkeit, Verletzbarkeit, Neigung zu Tränenausbrüchen beim Hören von Musik; unentwegten Schuldgefühlen; der Neigung, sich in körperliche Aktivität zu stürzen, weil dabei Gedanken und Gefühle weniger

intensiv werden; unruhigem Schlaf, vor allem in mondhellen Nächten; Reden im Schlaf; Fallträumen oder Träumen von Verstorbenen.
Mittel hilft körperlich bei: Kopfschmerzen infolge von Übermüdung, großer Aufregung oder Streß; chronischem grünlich-gelbem Schnupfen; nicht belegter, stark geröteter Zunge; Zahnverfall; entzündetem, geschwollenem Gaumen oder Gelenken; Asthma; Knochenbrüchigkeit; sekret- oder blutabsondernden Warzen; fettiger oder blasser, wachsähnlicher Haut, die an den unbedeckten Partien zum Schwitzen neigt; übelriechendem Schweiß, der die Kleidung gelblich verfärbt; sich kalt anfühlender linker Körperseite; hellem Haar, das auch entlang der Wirbelsäule wächst; morgendlichem Appetitmangel; durch Teetrinken verursachten Verdauungsbeschwerden; Harnwegsinfektionen; weichem, blassem und fettigem Stuhl und gurgelnden Darmgeräuschen; *bei Frauen:* Scheiden- und Gebärmutterinfektionen, zu seltene oder zu früh einsetzende Menstruationen, starke Menstruationsschmerzen, vor allem im Bereich des linken Eierstocks; Fehlgeburten.

Die oben genannten Symptome werden im allgemeinen schlimmer durch feuchte Kälte, nach Impfungen, in Sonnen- und hellem Lampenlicht, durch Bettwärme, fettiges Essen und Kaffeegenuß; sie sind meist auch links schlimmer als rechts, nachts und morgens oder kurz nach dem Frühstück sowie bei abnehmendem Mond ärger als sonst. Wenn man die Beine anzieht oder sich auf die betroffene Seite legt, wird es oft besser.

Komplementärmittel: Sabina, Arsenicum album, Natrium sulfuricum, Silicea.
Antidote: Mercurius solubilis Hahnemanni und Camphora.

■ Urtica
Herkunft: Brennessel (Urtica urens). Das Homöopathikum wird aus dem frischen blühenden Kraut zubereitet, getreu dem englischen Sprichwort: „Im Juni gepflückt, kommt's nochmal angerückt ..." Die Brennessel enthält im Brennhaar Histamin und Acetylcholin, in den Blättern viel Chlorophyll sowie Carotinoide, Kieselsäure sowie ein sogenanntes Sekretin, das auf die Bauchspeicheldrüse einwirkt. Urtica wird traditionell dazu benutzt, Erkrankungen zu lindern, die mit Brennen oder Hitzeentwicklung einhergehen.
Konstitutionstyp: Urtica hilft besonders wirkungsvoll bei Menschen, die unter Gicht bzw. hohen Harnsäurespiegeln im Blut leiden.
Mittel hilft seelisch-geistig bei: keinen besonderen Symptomen.
Mittel hilft körperlich bei: Rheumaschmerzen; Neuritis (Nervenentzündung) sowie Neuralgie; juckender oder fleckiger Haut, auch Haut, die sich heiß anfühlt oder Bläschen wirft; *bei Frauen:* Mangel an Muttermilch; Juckreiz in der Genitalgegend.

Die oben genannten Symptome verschlimmern sich allgemein durch Berührung, kalte feuchte Luft, Wasser und Schnee.

Antidot: Ampferblätter (zum Auflegen).

■ Veratrum album
Herkunft: die Weiße Nieswurz, auch Germer genannt (Veratrum album). Das Homöopathikum wird aus dem Wurzelstock zubereitet, der kurz vor der Blütezeit der Pflanze gesammelt wird; er enthält zahlreiche Sterin-Alkaloide sowie Chelidon- und Veratrumsäure und Fett. Traditionell wird das Mittel bei Kreislaufkollaps mit schweren kalten Schweißausbrüchen eingesetzt.
Konstitutionstyp: kein besonderer.
Mittel hilft seelisch-geistig bei: Aufregung, Übererregbarkeit, allzugroßer Euphorie; Neigung, alles und alle zu kritisieren; Neigung zu Grübelei und Vor-sich-hin-Schweigen, dabei jedoch starke Abneigung gegen Alleingelassenwerden; Melancholie; Angst vor dem Sterbenmüssen.
Mittel hilft körperlich bei: extrem kalter, schweißiger, eventuell auch blau angelaufener Haut; schwachem, raschem Puls; heftigen Reaktionen auf Schmerz; dem Gefühl, die Muskeln seien schwach oder wie gelähmt; Wadenkrämpfen; extremem Durstgefühl; starkem Erbrechen; Krampfschmerzen im Unterleib, begleitet von heftigem Durchfall.

Die oben genannten Symptome werden oft gelindert durch Wärme und Umherlaufen, jedoch verschlimmert durch feuchte Kälte, Trinken, Stuhlgang sowie Schreck oder Angst; oft sind sie in der Nacht schlimmer als tags.

Antidote: Camphora, Aconitum, China, Staphisagria.

Register

Die in diesem Register nicht aufgeführten Homöopathika finden Sie im Kapitel „Homöopathische Mittel und ihre Herkunft“, Seite 368 bis 377.

Homöopathika sind *kursiv* gesetzt.

C